化学性有害因素
健康危害数据手册

张忠彬　樊晶光　刘宝龙　主编

应急管理出版社

·北　京·

图书在版编目（CIP）数据

化学性有害因素健康危害数据手册／张忠彬，樊晶光，
刘宝龙主编．－－北京：应急管理出版社，2020
ISBN 978 - 7 - 5020 - 8115 - 7

Ⅰ.①化… Ⅱ.①张… ②樊… ③刘… Ⅲ.①化学性
损伤—有害元素—统计数据—手册 Ⅳ.①R135 - 62

中国版本图书馆 CIP 数据核字（2020）第 086341 号

化学性有害因素健康危害数据手册

主　　编	张忠彬　樊晶光　刘宝龙
责任编辑	闫　非　肖　力
责任校对	赵　盼　李新荣　陈　慧
封面设计	于春颖

出版发行	应急管理出版社（北京市朝阳区芍药居 35 号　100029）
电　　话	010 - 84657898（总编室）　010 - 84657880（读者服务部）
网　　址	www. cciph. com. cn
印　　刷	北京建宏印刷有限公司
经　　销	全国新华书店

开　　本	889mm×1194mm $\frac{1}{16}$　印张　$53\frac{1}{4}$　字数　1525 千字
版　　次	2020 年 7 月第 1 版　2020 年 7 月第 1 次印刷
社内编号	20192524　　　　定价　220.00 元

编 委 会

前　　言

健康有害性的辨识、分析和评价是职业健康或职业病危害风险评价的重要基础。健康有害性是化学性有害因素各类危害性中较为复杂的：所致损害的发生有急性、慢性或远期影响的区别，所损害的靶器官有呼吸系统、心血管系统、消化系统、神经系统等的不同，所致损害的类型则呈现出刺激性或腐蚀性、遗传毒性、发育毒性、生殖毒性、神经毒性、致癌性、致敏性等的差异。因此，化学性有害因素健康危害的数据呈现出数量巨大、类别繁多的特点。

查询相关书刊、数据库等，是获取化学性有害因素健康危害数据的通常方式。但是，我国目前可获取资源存在以下几个突出问题：

（1）化学性有害因素健康危害数据通常以化学品安全数据表（MSDS/SDS）形式呈现，覆盖范围通常依据《危险化学品目录》，国内尚没有针对《职业病危害因素分类目录》（国卫疾控发〔2015〕92号）、《工作场所有害因素职业接触限值　第1部分：化学有害因素》（GBZ2.1）所列化学有害因素的专门数据，部分数据虽有交叉但并没有全面涵盖职业病危害防治领域的化学有害因素。

（2）无论是书籍还是国内网站上可查询的数据，通常具有一定的滞后性；检索国外相关网站，因检索资源有限和语言问题，也给管理人员实际采用带来不便。

（3）由联合国发起推行的《全球化学品统一分类和标签制度》（GHS），已为我国在内的众多国家和组织所采用，基于毒理学数据等的GHS分类也愈益成为化学性有害因素健康有害性评价的重要分类依据。但国内目前可获取的数据通常存在缺乏GHS分类数据或GHS数据不准确的突出问题。

为此，我们组织本领域相关专业技术人员，基于《职业病危害因素分类目录》《工作场所有害因素职业接触限值　第1部分：化学有害因素》所列化学有害因素，对列入目录范围及有限值要求的57种（类）粉尘、496种（类）化学毒物的健康有害性及管理信息进行了系统归集和梳理，并给出了相关有害因素的《全球化学品统一分类和标签制度》（GHS）的健康危害分类信息、国际癌症研究机构（IARC）等的致癌性分类信息、美国国家咨询委员会（NAC）等有关化学毒物的急性暴露水平（AEGL）数据及化学性有害因素的职业接触限值等，旨在为相关人员开展化学性有害因素的健康有害性评价等提供参考。

本书作为化学性有害因素健康危害的工具书，适用于职业健康技术服务、管理和研究的人员阅读，也可用作毒理学、安全科学及相关领域的研究人员进行化学性有害因素安全和健康评价时借鉴。

　　本书的编写和出版得到国家重点研发计划项目（2016YFC0801700）、中国安全生产科学研究院基本科研业务专项资金项目（2017JBKY02）的支持，在此表示感谢！

　　限于编者水平、数据查询和引证的局限及部分化学有害因素基础研究数据等的缺乏，本手册疏漏或不妥之处在所难免，敬请广大读者批评指正。

编　者

2020 年 1 月

目　　录

9

相 关 指 标 说 明

一、GHS 危害分类说明

表1　GHS 危害分类指标及含义

序号	危害类型	定　义	危 险 说 明					
1	急性毒性	急性毒性是指在单剂量或在24 h内多剂量口服或皮肤接触一种物质，或吸入接触4 h之后出现的有害效应	途径（急性毒性估计值ATE）	第1类	第2类	第3类	第4类	第5类
			LD$_{50}$　口服（mg/kg体重）	吞咽致命（5）	吞咽致命（50）	吞咽会中毒（300）	吞咽有害（2000）	吞咽可能有害（5000）
			皮肤（mg/kg体重）	皮肤接触致命（50）	皮肤接触致命（200）	皮肤接触会中毒（1000）	皮肤接触有害（2000）	皮肤接触可能有害（5000）
			LC$_{50}$　气体（ppmV）	吸入致命（100）	吸入致命（500）	吸入会中毒（2500）	吸入有害（20000）	吸入可能有害
			蒸汽（mg/L）	吸入致命（0.5）	吸入致命（2.0）	吸入会中毒（10）	吸入有害（20）	吸入可能有害
			粉尘和烟雾（mg/L）	吸入致命（0.05）	吸入致命（0.5）	吸入会中毒（1.0）	吸入有害（5）	吸入可能有害

序号	危害类型	定　义	第1类			第2类	第3类
			1A	1B	1C		
2	皮肤腐蚀/刺激	皮肤腐蚀是对皮肤造成不可逆损伤；即施用试验物质达到4 h内，可观察到表皮和真皮坏死。皮肤刺激是施用试验物质达到4 h后对皮肤造成可逆损伤	造成严重皮肤灼伤（接触最多3 min和观察最多1 h出现腐蚀反应）	造成严重皮肤灼伤（接触3 min到1 h之间和观察最多14天后出现腐蚀反应）	造成严重皮肤灼伤（接触1 h到4 h之间和观察最多14天后发生腐蚀反应）	造成皮肤刺激	造成轻微皮肤刺激

序号	危害类型	定　义	第1类	第2A类	第2B类
3	严重眼损伤/眼刺激	严重眼损伤是在眼前部表面施加试验物质之后，造成在施用21天内并不完全可逆的眼部组织损伤，或严重的实际视觉衰退。眼刺激是在眼前部表面施加试验物质之后，产生在施用21天内完全可逆的眼部变化	造成严重眼损伤（眼部不可逆效应）	造成严重眼刺激	造成轻微眼刺激

表1（续）

序号	危害类型	定 义	危 险 说 明			
4	呼吸或皮肤敏化作用	呼吸敏化物是吸入后会导致气管过敏反应的物质。皮肤敏化物是皮肤接触后会导致过敏反应的物质。敏化是某人因接触某种过敏原而引起特定免疫记忆。后因某一致敏个人因接触某种过敏原而产生细胞介导或抗体介导的过敏反应	呼吸敏化作用 第1类		皮肤敏化作用 第1类	
			吸入可能导致过敏或哮喘病症状或呼吸困难		可能导致皮肤过敏反应	
5	生殖细胞致突变性	生殖细胞致突变性指可能导致人类生殖细胞发生可传播给后代的突变。突变指细胞中遗传物质的数量或结构发生永久性改变	第1A类	第1B类		第2类
			可能导致遗传性缺陷（已知引起人类生殖细胞可遗传突变）	可能导致遗传性缺陷（应认为可能引起人类生殖细胞可遗传突变）		怀疑会导致遗传性缺陷（可能引起人类生殖细胞可遗传突变而引起关注）
6	致癌性	致癌物是指可导致癌症或增加癌症发生率的化学物质或化学物质混合物	第1A类	第1B类		第2类
			可能致癌（已知对人类有致癌可能，主要根据人类证据）	可能致癌（假定对人类有致癌可能，主要根据动物证据）		怀疑会致癌（可疑的人类致癌物）
7	生殖毒性	生殖毒性包括对成年雄性和雌性性功能和生育能力的有害影响，以及对后代的发育毒性。对性功能和生育能力的有害影响指化学品干扰性功能和生育能力的任何效应。对后代发育的有害影响指出生前或出生后干扰胎儿正常发育的任何效应	第1A类	第1B类	第2类	影响哺乳期或通过哺乳期产生影响的附加类别
			可能对生育能力或胎儿造成伤害（已知的人类生殖毒物）	可能对生育能力或胎儿造成伤害（假定的人类生殖毒物）	怀疑对生育能力或胎儿造成伤害（可疑的人类生殖毒物）	可能对母乳喂养的婴儿造成伤害
8	特定靶器官毒性(单次接触)	特定靶器官毒性——单次接触指由于单次接触某种物质和混合物而产生特异性、非致命靶器官毒性。包括所有可能损害机能的、可逆和不可逆的、即时和/或延迟的并且未具体论述的显著健康影响	第1类	第2类		第3类
			会损害器官（对人类产生显著毒性的物质，或者根据实验动物研究得到的证据，可假定在单次接触之后有可能对人类产生显著毒性的物质）	可能损害器官（根据实验动物研究得到的证据可假定在单次接触之后有可能对人类健康产生危害的物质）		可能引起呼吸道刺激或者可能引起昏昏欲睡或眩晕（暂时性靶器官效应）
9	特定靶器官毒性(重复接触)	特定靶器官毒性——重复接触指由于重复接触某种物质和混合物而产生特定靶器官毒性。包括所有可能损害机能的、可逆和不可逆的、即时和/或延迟的显著健康影响	第1类		第2类	
			长期或重复接触会对器官造成伤害（对人类产生显著毒性的物质，或者根据实验动物研究得到的证据，可假定在重复接触之后有可能对人类产生显著毒性的物质）		长期或重复接触可能对器官造成伤害（根据实验动物研究得到的证据，可假定在重复接触之后有可能危害人类健康的物质）	

表 1（续）

序号	危害类型	定 义	危 险 说 明	
			第 1 类	第 2 类
10	吸入危险	吸入危险指液态或固态化学品通过口腔或鼻腔直接进入或者因呕吐间接进入气管和下呼吸系统可能对人类造成吸入毒性。吸入毒性包括化学性肺炎、不同程度的肺损伤或吸入后死亡等严重急性效应	吞咽并进入呼吸道可能致命（已知引起人类吸入毒性危险的化学品或者被看作会引起人类吸入毒性的危险化学品）	吞咽并进入呼吸道可能有害（因假定它们会引起人类吸入毒性危险为令人担心的化学品）

二、急性毒性相关指标

（1）急性毒性：指机体（实验动物或人）一次或 24 h 内接触多次一定剂量外源化合物后在短期内所产生的毒作用及死亡。

（2）呼吸道吸入半数致死浓度（LC_{50}）：指能引起一群受试对象 50% 个体死亡所需的浓度，单位 mg/m^3。

（3）经口、经皮半数致死剂量（LD_{50}）：指引起一群受试对象 50% 个体死亡所需的剂量，单位 mg/kg，LD_{50} 的数值越小，表示毒物的毒性越强；反之，LD_{50} 的数值越大，毒物的毒性越低。

三、致癌性分类说明

表 2　国际癌症研究机构（IARC）致癌性分类

分类	含 义
1 类	对人类致癌性证据充分
2A 类	很可能对人致癌（指对人致癌性证据有限，对实验动物致癌性证据充分）
2B 类	可能对人致癌（指对人类致癌性证据有限，对实验动物致癌性证据并不充分；或指对人类致癌性证据不足，对实验动物致癌性证据充分）
3 类	对人的致癌性尚无法分类，即可以对人致癌
4 类	对人很可能不致癌

表 3　美国政府工业卫生学家会议（ACGIH）致癌性分类

分类		含 义
A 组	A1	确认的人类致癌物。基于流行病学证据定位对人的致癌物
	A2	可疑的人类致癌物。对人致癌性证据有限，但动物致癌性证据充足
	A3	确认的动物致癌物。与人类的关系不详，较高剂量时对实验动物致癌
	A4	未分类的人群致癌物。可能对人致癌，但缺乏资料不能评出结论
	A5	未疑为人类致癌物。不能疑为对人的致癌物

表4 德国致癌性分类

分类	含义
类别1	引起人类肿瘤的物质,对人的肿瘤危险性有显著贡献。流行病学研究提出足够的证据表明其接触与人的肿瘤之间有阳性联系
类别2	有足够的长期动物实验致癌证据或有有限的长期动物实验致癌证据,加上流行病学研究提示可能对人的致癌危险起作用;或有有限的长期动物实验致癌证据,加上该物作用方式与人有相关关系的证据,及体外实验和短期动物实验致癌证据的支持
类别3	可能对人类致癌而引起关注的物质,因缺乏资料而未能作出结论性评定
类别4	有致癌效应的物质,但遗传效应在过程中不起或起很小的作用,预期对人的肿瘤危险不起显著的作用
类别5	有致癌性及遗传毒性的物质,但是其作用强度很弱

四、ToxCast 毒性指标

(1) AC_{50}(AR):指在 ToxCast 数据库中化学品在高通量生物毒性测试中的半数最大活性浓度(雄激素受体)。

(2) AC_{50}(AhR):指在 ToxCast 数据库中化学品在高通量生物毒性测试中的半数最大活性浓度(芳香烃受体)。

(3) AC_{50}(ESR):指在 ToxCast 数据库中化学品在高通量生物毒性测试中的半数最大活性浓度(雌激素受体)。

(4) AC_{50}(p53):指在 ToxCast 数据库中化学品在高通量生物毒性测试中的半数最大活性浓度(抗癌基因)。

五、急性暴露水平指标

1. 指标说明

急性暴露水平(AEGL):是美国国家咨询委员会(NAC)与国家研究委员会(NRC)针对国家、地方政府以及个人企业处理包括泄漏、灾难性暴露等紧急情况所制定的急性暴露标准。

AEGL 适用于短时的、突发性事故中泄漏物质的伤害影响,适用于一般公众(包括婴儿、儿童和其他易受影响的人群)暴露在突发性污染事故中 10 min 至 8 h 的风险物质的浓度暴露限值。根据影响程度的不同分为 3 个等级,每个等级包括 5 个暴露时间段(10 min、30 min、1 h、4 h 及 8 h)。

2. 指标分类

(1) AEGL-1:是空气中风险物质的浓度标准(以 ppm 或 mg/m^3 表示),超过该值一般人群,包括敏感的个人,表现为明显不适、愤怒或某些症状,非感官效果。但是,这种影响并不是不能控制的,它是短暂的和可逆的短时暴露。

① AEGL1-10 min:一般公众(包括婴儿、儿童和其他易受影响的人群)暴露在突发性污染事故中 10 min,影响程度等级为 AEGL-1 的风险物质的浓度标准。

② AEGL1-8 h:一般公众(包括婴儿、儿童和其他易受影响的人群)暴露在突发性污染事故中 8 h,影响程度等级为 AEGL-1 的风险物质的浓度标准。

(2) AEGL-2:是空气中风险物质的浓度标准(以 ppm 或 mg/m^3 表示),超过该值一般人群,包括敏感的个人,表现为不可逆转的或其他严重的,长期持久的不良健康影响,或受损的逃生能力。

① AEGL2-10 min:一般公众(包括婴儿、儿童和其他易受影响的人群)暴露在突发性污染事故中 10 min,影响程度等级为 AEGL-2 的风险物质的浓度标准。

② AEGL2 – 8 h：一般公众（包括婴儿、儿童和其他易受影响的人群）暴露在突发性污染事故中8 h，影响程度等级为 AEGL – 2 的风险物质的浓度标准。

（3）AEGL – 3：是空气中风险物质的浓度标准（以 ppm 或 mg/m³ 表示），超过该值一般民众，包括敏感的个人，能造成生命健康的影响或死亡。

① AEGL3 – 10 min：一般公众（包括婴儿、儿童和其他易受影响的人群）暴露在突发性污染事故中 10 min，影响程度等级为 AEGL – 3 的风险物质的浓度标准。

② AEGL3 – 8 h：一般公众（包括婴儿、儿童和其他易受影响的人群）暴露在突发性污染事故中8 h，影响程度等级为 AEGL – 3 的风险物质的浓度标准。

六、职业接触限值指标

（1）阈限值（TLV）：是美国政府工业卫生学家会议（ACGIH）推荐的工作场所空气中有害物质的职业接触限值。在该浓度条件下每日反复暴露的几乎所有工人不致受到有害影响。

① 时间加权平均值（TLV – TWA）：指一个正常 8 h 工作日或一个 40 h 工作周中以接触有害物质的时间为权数，计算所得的平均浓度。

② 短期接触限值（TLV – STEL）：即使 8 h 时间加权平均值满足 TLV – TWA 要求，工作日任何时间也不得超过 15 min 时间加权平均值。

③ 上限值（TLV – C）：工作时段任何时间都不得超过的浓度。

（2）时间加权平均容许浓度（PC – TWA）：是以时间为权数规定的 8 h 工作日、40 h 工作周的平均容许接触浓度。

（3）短时间接触容许浓度（PC – STEL）：是在遵守 PC – TWA 前提下容许短时间（15 min）接触的加权平均浓度。

（4）最高容许浓度（MAC）：是在一个工作日内、任何时间、任何地点的化学有毒物质均不应超过的浓度。

粉 尘 部 分

1. 白云石粉尘（Dolomite dust）

基 本 信 息	
中文名	白云石粉尘
别名	/
英文名	Dolomite dust
CAS 号	/
分子式	/
相对分子量	/
结构式	/
组分名称	化学成分为 $CaMg(CO_3)_2$，SiO_2 及三价氧化物的含量偏高，而 CaO 及 MgO 含量偏低
危 险 性 概 述	
物理危险性	/
化学危险性	/
健康危险性	扩散时，可较快地达到空气中颗粒物有害浓度。短期接触可能引起机械刺激；反复或长期吸入粉尘可能对肺有影响，导致尘肺
环境危险性	/
健 康 危 害	
职业接触	白云石可用于建材、陶瓷、玻璃和耐火材料、化工以及农业、环保、节能等领域。主要用作碱性耐火材料和高炉炼铁的熔剂；生产钙镁磷肥和制取硫酸镁；以及生产玻璃和陶瓷的配料，在上述生产过程可产生白云石粉尘
暴露途径	主要经呼吸道吸入体内
靶器官	呼吸系统
所致疾病	尘肺
症状	长期或反复接触，可能对呼吸系统造成损害，导致尘肺。早期无明显症状，随着病情的发展，可有咳嗽、咳痰、胸痛、气急、肺功能减退等症状
预后	预后较差
职业接触限值	时间加权平均容许浓度：总尘：8 mg/m³，呼尘：4 mg/m³（中国，2019 年）
接 触 控 制/个 体 防 护	
工程控制	防止粉尘沉积、扩散；密闭系统
接触控制	防止粉尘扩散，避免一切接触
呼吸系统防护	局部排气通风或呼吸防护，建议佩戴自吸过滤式防尘口罩
身体防护	/
眼睛防护	戴安全护目镜
手部防护	戴防护手套
其他防护	工作时不得进食、饮水或吸烟；进食前洗手，工作完沐浴更衣

健 康 检 查	
检查项目	症状询问：重点询问呼吸系统、心血管系统疾病史、吸烟史及咳嗽、咳痰、喘息、胸痛、呼吸困难、气短等症状； 体格检查：内科常规检查，重点检查呼吸系统、心血管系统；实验室检查：血常规、尿常规、心电图、血清 ALT、肺功能、后前位 X 射线高千伏胸片或 DR 胸片
检查周期	在岗检查：①生产性粉尘作业分级Ⅰ级，4 年 1 次，分级Ⅱ级及以上，2～3 年 1 次；②X 射线胸片表现为观察对象者健康检查每年 1 次，连续观察 5 年，若 5 年内不能确诊为尘肺患者，按①执行；③尘肺患者每 1～2 年进行 1 次医学检查，或根据病情随时检查。 离岗后检查：接触粉尘工龄在 20 年（含 20 年）以下者，随访 10 年，接触粉尘工龄超过 20 年者，随访 15 年，随访周期原则为每 5 年 1 次。若接触粉尘工龄在 5 年（含 5 年）以下者，且接尘浓度达到国家卫生标准可以不随访
职业禁忌	活动性肺结核病、慢性阻塞性肺病、慢性间质性肺病和伴肺功能损害的疾病

急 救 措 施
吸入应急：新鲜空气，休息。 皮肤应急：脱去污染的衣服。冲洗，然后用水和肥皂清洗皮肤。 眼睛应急：先用大量水冲洗几分钟（如可能易行，摘除隐形眼镜），然后就医

2. 玻璃钢粉尘（Fiberglass reinforced plastic dust）

基 本 信 息	
中文名	玻璃钢粉尘
别名	/
英文名	Fiberglass reinforced plastic dust
CAS 号	/
分子式	/
相对分子量	/
结构式	/
组分名称	合成树脂黏合剂、玻璃纤维（主要成分二氧化硅、氧化铝、氧化钙、氧化硼、氧化镁、氧化钠等）及其制品

理 化 性 质	
理化特性	不导电、耐化学腐蚀、优良的绝缘和绝热性能及可塑性好

危 险 性 概 述	
物理危险性	/
化学危险性	/
健康危险性	扩散时，可较快地达到空气中颗粒物有害浓度。短期接触可能引起呼吸系统和皮肤机械刺激，引起皮炎，反复或长期吸入粉尘可能对肺有影响，导致尘肺病
环境危险性	/

健 康 危 害	
职业接触	宇航等军事工业、建筑、船舶、汽车等领域，在环氧氯丙烷逸散和玻璃钢套管机加工时产生玻璃钢粉尘。脱模、小件切割打磨、船内打磨、船外打磨、舾装等工种的工人也会接触到玻璃钢粉尘

健 康 危 害	
暴露途径	主要经呼吸道吸入体内
靶器官	呼吸系统和皮肤
所致疾病	尘肺和过敏性接触性皮炎
症状	长期或反复接触，可能对呼吸系统和皮肤造成损害，导致尘肺和过敏性接触性皮炎。尘肺：咳嗽、咳痰、胸痛、胸闷、气短、呼吸困难等；肺部听诊可闻干性啰音、湿性啰音。X 线胸片表现主要为肺纹理紊乱，呈粗细不等的细网状阴影，有的在中下肺野可见细小结节及两肺呈磨玻璃样改变。过敏性接触性皮炎：红斑、水疱、大疱甚至坏死
预后	尘肺预后较差；过敏性接触性皮炎病程有自限性
职业接触限值	时间加权平均容许浓度：总尘：3 mg/m³（中国，2019 年）
急性暴露水平	/

接触控制/个体防护	
工程控制	防止粉尘沉积、扩散；密闭系统
接触控制	防止粉尘扩散，避免一切接触
呼吸系统防护	局部排气通风或呼吸防护，建议佩戴自吸过滤式防尘口罩
身体防护	/
眼睛防护	戴安全护目镜
手部防护	戴防护手套
其他防护	工作时不得进食、饮水或吸烟；进食前洗手，工作完沐浴更衣

健 康 检 查	
检查项目	若开展健康监护，需通过专家评估，评估内容详见《职业健康监护技术规范》（GBZ 188—2014）的 4.4.4 相关内容
检查周期	/
职业禁忌	/

急 救 措 施
吸入应急：新鲜空气，休息。 皮肤应急：脱去污染的衣服。冲洗，然后用水和肥皂清洗皮肤。 眼睛应急：先用大量水冲洗几分钟（如可能易行，摘除隐形眼镜），然后就医

3. 茶尘（Tea dust）

基 本 信 息	
中文名	茶尘
别名	/
英文名	Tea dust
CAS 号	/
分子式	/
相对分子量	/

（续）

基 本 信 息	
结构式	/
组分名称	茶叶碎片、泥土、矿物质、霉菌和细菌

理 化 性 质	
理化特性	水分含量高、比电阻大、安息角较大、滑动角小

危 险 性 概 述	
物理危险性	/
化学危险性	/
健康危险性	扩散时，可较快地达到空气中颗粒物有害浓度。短期接触可能引起机械刺激；反复或长期吸入粉尘可能对呼吸系统有影响，导致支气管哮喘和茶尘肺
环境危险性	/

健 康 危 害	
职业接触	红茶、绿茶和茶砖等在茶叶烘工、分、风选和包装等加工过程产生的粉尘
暴露途径	主要经呼吸道吸入体内
靶器官	呼吸系统
所致疾病	职业性哮喘、职业性急性变应性肺泡炎和茶尘肺
致癌性	类别3（国际癌症研究机构，IARC）
症状	长期或反复接触，可能对呼吸系统造成损害，导致呼吸系统炎症和茶尘肺。咳嗽、气急、咳痰、头痛、头昏、失眠、心悸等症状，早期过敏性肺泡炎，长期反复刺激，引起茶尘肺，X线表现小阴影形态为P
预后	病情进展缓慢，预后较差
职业接触限值	时间加权平均容许浓度：总尘：2 mg/m³（中国，2019年）
急性暴露水平	/

接 触 控 制/个 体 防 护	
工程控制	防止粉尘沉积、扩散；密闭系统；防止粉尘爆炸型电气设备和照明
接触控制	防止粉尘扩散，避免一切接触
呼吸系统防护	局部排气通风或呼吸防护，建议佩戴自吸过滤式防尘口罩
身体防护	/
眼睛防护	戴安全护目镜
手部防护	戴防护手套
其他防护	工作时不得进食、饮水或吸烟；进食前洗手，工作完沐浴更衣

健 康 检 查	
检查项目	症状询问：重点询问花粉、药物等过敏史、哮喘病史、吸烟史、呼吸系统、心血管系统疾病史及有无喘息、气短、咳嗽、咳痰、呼吸困难、喷嚏、流涕等症状，有无反复抗原接触史、体重下降等； 体格检查：内科常规检查，重点检查呼吸系统（注意肺病湿性啰音的部位和持续性）、心血管系统；鼻科常规检查，重点检查有无过敏性鼻炎； 实验室检查：血常规、尿常规、心电图、血清ALT、血嗜酸细胞计数、肺功能、胸部X射线摄片（必检项目），有过敏史或可疑有过敏体质的受检者可做肺弥散功能、血气分析、非特异性气管激发试验（气道高反应性激发试验，选检项目）

（续）

健 康 检 查	
检查周期	在岗检查：①劳动者在开始工作的第 6~12 个月之间应进行 1 次健康检查；②生产性粉尘作业分级Ⅰ级，4~5 年 1 次，分级Ⅱ级及以上，2~3 年 1 次。 离岗检查：检查内容同在岗检查，检查周期未有规定
职业禁忌	致喘物过敏和支气管哮喘、慢性阻塞性肺病、慢性间质性肺病和伴肺功能损害的心血管系统疾病

急 救 措 施
吸入应急：新鲜空气，休息。 皮肤应急：脱去污染的衣服。冲洗，然后用水和肥皂清洗皮肤。 眼睛应急：先用大量水冲洗几分钟（如可能易行，摘除隐形眼镜），然后就医

4. 沉淀 SiO_2 粉尘（Precipitated／Hydrated silica dust）

基 本 信 息	
中文名	沉淀 SiO_2 粉尘
别名	白炭黑
英文名	Precipitated／Hydrated silica dust
CAS 号	112926 - 00 - 8
分子式	／
相对分子量	／
结构式	／
组分名称	水合的无定形硅酸

理 化 性 质	
理化特性	白色粉末。不溶于酸，在空气中吸收水分后成为聚集的细粒。加热时，能溶于氢氧化钠和氢氟酸，耐高温，具有很好的电绝缘性、多孔性及分散性，表面呈极性，不溶于水，吸水性强。不燃烧

危 险 性 概 述	
物理危险性	／
化学危险性	／
健康危险性	扩散时，可较快地达到空气中颗粒物有害浓度。短期接触可能引起机械刺激；反复或长期吸入粉尘引起咳嗽、咳痰、胸闷、胸痛等
环境危险性	／

健 康 危 害	
职业接触	橡胶工业、造纸业、农药生产、干电池、医药、合成树脂行业生产过程
暴露途径	主要经呼吸道吸入体内
靶器官	呼吸系统
所致疾病	上呼吸道及皮肤刺激
症状	长期或反复接触，可能对呼吸系统造成损害，导致咳嗽、咳痰、胸痛、气急等症状

健 康 危 害	
预后	预后较好
职业接触限值	时间加权平均容许浓度：总尘：5 mg/m³（中国，2019 年）

接触控制/个体防护	
工程控制	防止粉尘沉积、扩散；密闭系统
接触控制	防止粉尘扩散，避免一切接触
呼吸系统防护	局部排气通风或呼吸防护，建议佩戴自吸过滤式防尘口罩
身体防护	/
眼睛防护	戴安全护目镜
手部防护	戴防护手套
其他防护	工作时不得进食、饮水或吸烟；进食前洗手，工作完沐浴更衣

健 康 检 查	
检查项目	症状询问：重点询问呼吸系统、心血管系统疾病史、吸烟史及咳嗽、咳痰、喘息、胸痛、呼吸困难、气短等症状； 体格检查：内科常规检查，重点检查呼吸系统、心血管系统；实验室检查：血常规、尿常规、心电图、血清 ALT、肺功能、后前位 X 射线高千伏胸片或 DR 胸片
检查周期	在岗检查：①生产性粉尘作业分级Ⅰ级，4 年 1 次，分级Ⅱ级及以上，2～3 年 1 次；②X 射线胸片表现为观察对象者健康检查每年 1 次，连续观察 5 年，若 5 年内不能确诊为尘肺患者，按①执行；③尘肺患者每 1～2 年进行 1 次医学检查，或根据病情随时检查。 离岗后检查：接触粉尘工龄在 20 年（含 20 年）以下者，随访 10 年，接触粉尘工龄超过 20 年者，随访 15 年，随访周期原则为每 5 年 1 次。若接触粉尘工龄在 5 年（含 5 年）以下者，且接尘浓度达到国家卫生标准可以不随访
职业禁忌	活动性肺结核病、慢性阻塞性肺病、慢性间质性肺病和伴肺功能损害的疾病

急 救 措 施
吸入应急：新鲜空气，休息。 皮肤应急：脱去污染的衣服。冲洗，然后用水和肥皂清洗皮肤。 眼睛应急：先用大量水冲洗几分钟（如可能易行，摘除隐形眼镜），然后就医

5. 大理石粉尘（Marble dust）

基 本 信 息	
中文名	大理石粉尘
别名	/
英文名	Marble dust
CAS 号	1317 – 65 – 3
分子式	/
相对分子量	/
结构式	/
组分名称	钙酸盐、镁酸盐、碳酸盐岩类

理 化 性 质	
理化特性	/

危 险 性 概 述	
物理危险性	/
化学危险性	/
健康危险性	扩散时，可较快地达到空气中颗粒物有害浓度。短期接触可能引起机械刺激；反复或长期吸入粉尘可能对肺有影响，导致尘肺
环境危险性	/

健 康 危 害	
职业接触	大理石加工企业湿式切割、打磨、抛光、凿切，采用湿式加工工艺，粉尘浓度较低。开采大理石虽是露天开采，但为干式作业，粉尘浓度较高，危害较大
暴露途径	主要经呼吸道吸入体内
靶器官	呼吸系统
所致疾病	尘肺
症状	长期或反复接触，可能对呼吸系统造成损害，导致呼吸系统炎症和尘肺。早期无明显症状，随着病情的发展，出现咳嗽、咳痰、胸痛、胸闷、气短、呼吸困难等，肺部听诊可闻干性啰音、湿性啰音
预后	预后较差
职业接触限值	时间加权平均容许浓度：总尘：8 mg/m³，呼尘：4 mg/m³（中国，2019 年）

接触控制／个体防护	
工程控制	防止粉尘沉积、扩散；密闭系统
接触控制	防止粉尘扩散，避免一切接触
呼吸系统防护	局部排气通风或呼吸防护，建议佩戴自吸过滤式防尘口罩
身体防护	/
眼睛防护	戴安全护目镜
手部防护	戴防护手套
其他防护	工作时不得进食、饮水或吸烟；进食前洗手，工作完沐浴更衣

健 康 检 查	
检查项目	症状询问：重点询问呼吸系统、心血管系统疾病史、吸烟史及咳嗽、咳痰、喘息、胸痛、呼吸困难、气短等症状； 体格检查：内科常规检查，重点检查呼吸系统、心血管系统；实验室检查：血常规、尿常规、心电图、血清 ALT、肺功能、后前位 X 射线高千伏胸片或 DR 胸片
检查周期	在岗检查：①生产性粉尘作业分级 I 级，4 年 1 次，分级 II 级及以上，2~3 年 1 次；②X射线胸片表现为观察对象者健康检查每年 1 次，连续观察 5 年，若 5 年内不能确诊为尘肺患者，按①执行；③尘肺患者每 1~2 年进行 1 次医学检查，或根据病情随时检查。 离岗后检查：接触粉尘工龄在 20 年（含 20 年）以下者，随访 10 年，接触粉尘工龄超过20 年者，随访 15 年，随访周期原则为每 5 年 1 次。若接触粉尘工龄在 5 年（含 5 年）以下者，且接尘浓度达到国家卫生标准可不随访
职业禁忌	活动性肺结核病、慢性阻塞性肺病、慢性间质性肺病和伴肺功能损害的疾病

（续）

急 救 措 施
吸入应急：新鲜空气，休息。 皮肤应急：脱去污染的衣服。冲洗，然后用水和肥皂清洗皮肤。 眼睛应急：先用大量水冲洗几分钟（如可能易行，摘除隐形眼镜），然后就医

6. 电焊烟尘（Welding fume）

基 本 信 息	
中文名	电焊烟尘
别名	/
英文名	Welding fume
CAS 号	/
分子式	/
相对分子量	/
结构式	/
组分名称	烟尘的成分取决于焊条种类和金属母材以及被焊金属，包括氧化铁、SiO_2、氧化锰、氟化物、臭氧和氮氧化合物等
理 化 性 质	
理化特性	/
危 险 性 概 述	
物理危险性	/
化学危险性	/
健康危险性	扩散时，可较快地达到空气中颗粒物有害浓度。短期接触可能引起机械刺激；反复或长期吸入粉尘可能对肺有影响，导致电焊工尘肺和肺癌；此外，可引起哮喘和导致神经系统中毒
环境危险性	/
健 康 危 害	
职业接触	电焊作业中易接触焊接烟尘，电焊作业在建筑、矿山、机械加工、造船、化工、国防、铁路等工业部门广泛应用。在锅炉、油罐或船体装备等通风不良及密闭的容器内进行电焊作业时，接触电焊烟尘浓度较高
暴露途径	主要经呼吸道吸入体内
靶器官	呼吸系统和神经系统
所致疾病	哮喘、电焊工尘肺、肺癌和神经系统中毒
致癌性	类别 1（国际癌症研究机构，IARC）
症状	长期或反复接触，可能对呼吸系统造成损害，导致呼吸系统炎症和电焊工尘肺，早期无明显症状，随着病情的发展，部分患者可有咳嗽、咳痰、胸痛、气急等症状。肺癌相关症状：咳嗽、咳痰、痰中带血、低热、胸痛、气闷、消瘦和恶病质。神经系统中毒症状：早期以神经衰弱综合征和自主神经功能紊乱为主，如记忆力减退、嗜睡、精神萎靡等，继而出现明显的锥体外系神经受损症状，肌张力增高，手指细小震颤、情绪不稳定等
预后	预后较差
职业接触限值	时间加权平均容许浓度：总尘：4 mg/m^3（中国，2019 年）

（续）

接触控制/个体防护	
工程控制	防止粉尘沉积、扩散；密闭系统
接触控制	防止粉尘扩散，避免一切接触
呼吸系统防护	局部排气通风或呼吸防护，建议佩戴自吸过滤式防尘口罩
身体防护	/
眼睛防护	戴安全护目镜
手部防护	戴防护手套
其他防护	工作时不得进食、饮水或吸烟；进食前洗手，工作完沐浴更衣

健 康 检 查	
检查项目	症状询问：重点询问呼吸系统、心血管系统疾病史、吸烟史及咳嗽、咳痰、喘息、胸痛、呼吸困难、气短等症状； 体格检查：内科常规检查，重点检查呼吸系统、心血管系统；实验室检查：血常规、尿常规、心电图、血清 ALT、肺功能、后前位 X 射线高千伏胸片或 DR 胸片
检查周期	在岗检查：①生产性粉尘作业分级Ⅰ级，4 年 1 次，分级Ⅱ级及以上，2～3 年 1 次；②X 射线胸片表现为观察对象者健康检查每年 1 次，连续观察 5 年，若 5 年内不能确诊为尘肺患者，按①执行；③尘肺患者每 1～2 年进行 1 次医学检查，或根据病情随时检查； 离岗后检查：接触粉尘工龄在 20 年（含 20 年）以下者，随访 10 年，接触粉尘工龄超过 20 年者，随访 15 年，随访周期原则为每 5 年 1 次。若接触粉尘工龄在 5 年（含 5 年）以下者，且接尘浓度达到国家卫生标准可以不随访
职业禁忌	活动性肺结核病、慢性阻塞性肺病、慢性间质性肺病和伴肺功能损害的疾病

急 救 措 施
吸入应急：新鲜空气，休息。 皮肤应急：脱去污染的衣服。冲洗，然后用水和肥皂清洗皮肤。 眼睛应急：先用大量水冲洗几分钟（如可能易行，摘除隐形眼镜），然后就医

7. 二氧化钛粉尘（Titanium dioxide dust）

基 本 信 息	
中文名	二氧化钛粉尘
别名	金红石
英文名	Titanium dioxide dust
CAS 号	13463 - 67 - 7
分子式	TiO_2
相对分子量	79.9
结构式	/
组分名称	二氧化钛

理 化 性 质	
理化特性	外观与性状：无色至白色晶体粉末 沸点：2500～3000 ℃ 熔点：1855 ℃ 密度：3.9～4.3 g/cm³ 水中溶解度：不溶

危 险 性 概 述	
物理危险性	/
化学危险性	/
健康危险性	扩散时，可较快地达到空气中颗粒物有害浓度。短期接触可能引起机械刺激；反复或长期吸入粉尘可能对肺有影响，尚未有定论
环境危险性	/

健 康 危 害	
职业接触	钛铁矿生产岗位、钛颜料生产和加工岗位、TiCl$_4$ 生产、水解和破碎包装岗
暴露途径	可通过吸入其气溶胶吸收到体内
靶器官	呼吸系统
所致疾病	动物实验发现可致小鼠肺部纤维化，可能导致肺癌；下呼吸道刺激
致癌性	类别2B（国际癌症研究机构，IARC）。 A4（美国政府工业卫生学家会议，2001 年）。 3A（德国，2009 年）
症状	长期或反复接触，可能对呼吸系统造成损害，动物实验发现可致小鼠肺部纤维化，可能导致肺癌。咳嗽、咳痰、痰中带血、低热、胸痛、气闷、消瘦和恶病质
预后	预后较差
职业接触限值	时间加权平均容许浓度：总尘：8 mg/m^3（中国，2019 年）。 阈限值：10 mg/m^3（时间加权平均值，美国美国政府工业卫生学家会议，2001 年）

接触控制/个体防护	
工程控制	防止粉尘沉积、扩散；密闭系统
接触控制	防止粉尘扩散，避免一切接触
呼吸系统防护	局部排气通风或呼吸防护，建议佩戴自吸过滤式防尘口罩
身体防护	/
眼睛防护	戴安全护目镜
手部防护	戴防护手套
其他防护	工作时不得进食、饮水或吸烟；进食前洗手，工作完沐浴更衣

健 康 检 查	
检查项目	若开展健康监护，需通过专家评估，评估内容详见《职业健康监护技术规范》（GBZ 188—2014）的 4.4.4 相关内容
检查周期	/
职业禁忌	/

急 救 措 施	

火灾应急：周围环境着火时，允许使用各种灭火剂。
吸入应急：新鲜空气，休息。
皮肤应急：脱去污染的衣服。冲洗，然后用水和肥皂清洗皮肤。
眼睛应急：先用大量水冲洗几分钟（如可能易行，摘除隐形眼镜），然后就医

8. 沸石粉尘（Zeolite dust）

基　本　信　息	
中文名	沸石粉尘（毛沸石粉尘外）
别名	/
英文名	Zeolite dust
CAS 号	1318 – 02 – 1
分子式	/
相对分子量	/
结构式	/
组分名称	含水的架状铝硅酸盐矿物

理　化　性　质	
理化特性	吸附分离性、稳定性、化学反应性、可逆的脱水性和电导性

危　险　性　概　述	
物理危险性	/
化学危险性	/
健康危险性	扩散时，可较快地达到空气中颗粒物有害浓度。短期接触可能引起机械刺激；反复或长期吸入粉尘可能对肺有影响，可疑致癌物
环境危险性	/

健　康　危　害	
职业接触	沸石广泛应用于能源、石油化工、建筑、冶金、电子、宇宙空间技术、原子能等各个领域，在生产制造过程中产生沸石粉尘
暴露途径	主要经呼吸道吸入体内
靶器官	呼吸系统
所致疾病	尘肺
致癌性	类别 3（国际癌症研究机构，IARC）
症状	长期或反复接触，可能对呼吸系统造成损害，尘肺：咳嗽、咳痰、胸痛、胸闷、气短、呼吸困难等
预后	预后较差
职业接触限值	时间加权平均容许浓度：总尘：5 mg/m^3（中国，2019 年）

接触控制/个体防护	
工程控制	防止粉尘沉积、扩散；密闭系统
接触控制	防止粉尘扩散，避免一切接触
呼吸系统防护	局部排气通风或呼吸防护，建议佩戴自吸过滤式防尘口罩
身体防护	/
眼睛防护	戴安全护目镜
手部防护	戴防护手套
其他防护	工作时不得进食、饮水或吸烟；进食前洗手，工作完沐浴更衣

健 康 检 查	
检查项目	症状询问：重点询问呼吸系统、心血管系统疾病史、吸烟史及咳嗽、咳痰、喘息、胸痛、呼吸困难、气短等症状； 体格检查：内科常规检查，重点检查呼吸系统、心血管系统；实验室检查：血常规、尿常规、心电图、血清 ALT、肺功能、后前位 X 射线高千伏胸片或 DR 胸片
检查周期	在岗检查：①生产性粉尘作业分级 I 级，4 年 1 次，分级 II 级及以上，2～3 年 1 次；②X射线胸片表现为观察对象者健康检查每年 1 次，连续观察 5 年，若 5 年内不能确诊为尘肺患者，按①执行；③尘肺患者每 1～2 年进行 1 次医学检查，或根据病情随时检查。 离岗后检查：接触粉尘工龄在 20 年（含 20 年）以下者，随访 10 年，接触粉尘工龄超过20 年者，随访 15 年，随访周期原则为每 5 年 1 次。若接触粉尘工龄在 5 年（含 5 年）以下者，且接尘浓度达到国家卫生标准可以不随访
职业禁忌	活动性肺结核病、慢性阻塞性肺病、慢性间质性肺病和伴肺功能损害的疾病

急 救 措 施
吸入应急：新鲜空气，休息。 皮肤应急：脱去污染的衣服。冲洗，然后用水和肥皂清洗皮肤。 眼睛应急：先用大量水冲洗几分钟（如可能易行，摘除隐形眼镜），然后就医

9. 酚醛树脂粉尘（Phenolic aldehyde resin dust）

基 本 信 息	
中文名	酚醛树脂粉尘
别名	/
英文名	Phenolic aldehyde resin dust
CAS 号	/
分子式	/
相对分子量	/
结构式	/
组分名称	酚类和醛类，苯酚、甲醛、二甲苯酚、丁基苯酚、间苯二酚和糠醛等

理 化 性 质	
理化特性	具有爆炸危险性，A、B 阶段的酚醛树脂缩聚不完全，具有可溶性，含游离体较多，且常呈液态，C 阶段的酚醛树脂具有耐热、不燃、强度大、绝缘

危 险 性 概 述	
物理危险性	具有爆炸危险性
化学危险性	/
健康危险性	扩散时，可较快地达到空气中颗粒物有害浓度。短期接触可能引起机械刺激；反复或长期吸入粉尘可能对肺有影响，导致尘肺
环境危险性	/

健 康 危 害	
职业接触	应用于电气工业以及机械制造、建筑、飞机、汽车和船舶制造。近年来在牙科方面也应用于牙髓填充。 酚醛树脂在生产过程中，除合成阶段是在密闭状态下进行外，粉碎至包装（粉碎、加木粉和苯胺黑等附料、辊压、磨粉和包装）等阶段均为敞开式，产生大量粉尘
暴露途径	主要经呼吸道吸入体内
靶器官	呼吸系统
所致疾病	尘肺
症状	长期或反复接触，可能对呼吸系统造成损害，导致呼吸系统炎症和滑石尘肺。早期无明显症状，随着病情的发展，部分患者可有咳嗽、咳痰、胸痛、气急等症状
预后	预后较差
职业接触限值	时间加权平均容许浓度：总尘：6 mg/m³（中国，2019 年）
接触控制/个体防护	
工程控制	防止粉尘沉积、扩散；密闭系统；防止粉尘爆炸型电气设备和照明
接触控制	防止粉尘扩散，避免一切接触
呼吸系统防护	局部排气通风或呼吸防护，建议佩戴自吸过滤式防尘口罩
身体防护	/
眼睛防护	戴安全护目镜
手部防护	戴防护手套
其他防护	工作时不得进食、饮水或吸烟；进食前洗手，工作完沐浴更衣
健 康 检 查	
检查项目	若开展健康监护，需通过专家评估，评估内容详见《职业健康监护技术规范》（GBZ 188—2014）的 4.4.4 相关内容
检查周期	/
职业禁忌	/

急 救 措 施

吸入应急：新鲜空气，休息。
皮肤应急：脱去污染的衣服。冲洗，然后用水和肥皂清洗皮肤。
眼睛应急：先用大量水冲洗几分钟（如可能易行，摘除隐形眼镜），然后就医

10. 谷物粉尘（Grain dust，游离 SiO₂ 含量＜10%）

基 本 信 息	
中文名	谷物粉尘
别名	/
英文名	Grain dust
CAS 号	/
分子式	/

（续）

基 本 信 息	
相对分子量	/
结构式	/
组分名称	谷壳内胚、米糠、面粉、硅化物、致病微生物等

理 化 性 质	
理化特性	/

危 险 性 概 述	
物理危险性	/
化学危险性	/
健康危险性	扩散时，可较快地达到空气中颗粒物有害浓度。短期接触可能引起机械刺激；反复或长期吸入粉尘可能对肺有影响，导致职业性过敏性肺炎（农民肺）、有机粉尘毒性综合征（谷物热）、谷物尘肺
环境危险性	/

健 康 危 害	
职业接触	小麦、稻谷、玉米、高粱等在加工、运输、储藏及饲料等过程中产生
暴露途径	主要经呼吸道吸入体内
靶器官	呼吸系统
所致疾病	职业性过敏性肺炎（农民肺）、有机粉尘毒性综合征（谷物热）、职业性哮喘、谷物尘肺
症状	长期或反复接触，可能对呼吸系统造成损害，导致职业性过敏性肺炎（农民肺）、有机粉尘毒性综合征（谷物热）、职业性哮喘、谷物尘肺。农民肺：畏寒、发热、头痛、气短伴咳嗽，可有明显的胸闷、气短，X 线胸片可见弥漫性网状和细小结节阴影；谷物热：流感样发热、发冷、头痛、肌肉关节痛、乏力严重者可出现寒战；哮喘：间歇发作性喘息、气急、胸闷或咳嗽；谷物尘肺：咳嗽、咳痰、胸痛、呼吸困难
预后	农民肺、谷物热一般预后较好
职业接触限值	时间加权平均容许浓度：总尘：4 mg/m³（中国，2019 年）

接触控制/个体防护	
工程控制	防止粉尘沉积、扩散；密闭系统
接触控制	防止粉尘扩散，避免一切接触
呼吸系统防护	局部排气通风或呼吸防护，建议佩戴自吸过滤式防尘口罩
身体防护	/
眼睛防护	戴安全护目镜
手部防护	戴防护手套
其他防护	工作时不得进食；饮水或吸烟；进食前洗手，工作完沐浴更衣

健 康 检 查	
检查项目	症状询问：重点询问花粉、药物等过敏史、哮喘史、呼吸系统、心血管系统疾病史及有无喘息、气短、咳嗽、咳痰、呼吸困难、喷嚏、流涕等症状，有无反复抗原接触史、体重下降等； 体格检查：内科常规检查，重点检查呼吸系统（注意肺病湿性啰音的部位和持续性）、心血管系统；鼻科常规检查，重点检查有无过敏性鼻炎； 实验室检查：血常规、尿常规、心电图、血清 ALT、血嗜酸细胞计数、肺功能、胸部 X 射线摄片（必检项目），有过敏史或可疑有过敏体质的受检者可做肺弥散功能、血气分析、非特异性气管激发试验（气道高反应性激发试验，选检项目）

	健 康 检 查	
检查周期	在岗检查：①劳动者在开始工作的第6~12个月之间应进行1次健康检查；②生产性粉尘作业分级Ⅰ级，4~5年1次，分级Ⅱ级及以上，2~3年1次。 离岗检查：检查内容同在岗检查，检查周期未有规定	
职业禁忌	致喘物过敏和支气管哮喘、慢性阻塞性肺病、慢性间质性肺病和伴肺功能损害的心血管系统疾病	

	急 救 措 施	

吸入应急：新鲜空气，休息。
皮肤应急：脱去污染的衣服。冲洗，然后用水和肥皂清洗皮肤。
眼睛应急：先用大量水冲洗几分钟（如可能易行，摘除隐形眼镜），然后就医

11. 硅灰石粉尘（Wollastonite dust）

	基 本 信 息	
中文名	硅灰石粉尘	
别名	/	
英文名	Wollastonite dust	
CAS号	13983 - 17 - 0	
分子式	$CaSiO_3$	
相对分子量	/	
结构式	/	
组分名称	偏硅酸钙，属于结合的 SiO_2；纯硅灰石含 CaO 48.3% 和 SiO_2 51.7%	

	理 化 性 质	
理化特性	外观与性状：大部分呈纤维状、针状、放射叶片状，有时呈块状和板状双结晶，纯硅灰石为白色或乳白色，具有玻璃和珍珠光辉； 其他：较高的绝缘性和较好的耐高温性、耗电率低	

	危 险 性 概 述	
物理危险性	/	
化学危险性	/	
健康危险性	扩散时，可较快地达到空气中颗粒物有害浓度。短期接触可能引起机械刺激；反复或长期吸入粉尘可能对肺有影响，导致尘肺	
环境危险性	/	

	健 康 危 害	
职业接触	硅灰石是一种新型的天然工业矿物质，用于油漆涂料中代替立德粉及钛白粉；塑料、橡胶中作充填剂，此外还用于精制陶瓷、耐火材料、造纸、焊接、磨料、玻璃、冶金、矿棉等工业中，特别是近年来被广泛用作石棉代替品	
暴露途径	主要经呼吸道吸入体内	
靶器官	呼吸系统	
所致疾病	尘肺	

（续）

健 康 危 害	
致癌性	类别3（国际癌症研究机构，IARC）
预后	预后较差
职业接触限值	时间加权平均容许浓度：总尘：5 mg/m³（中国，2019年）

接触控制/个体防护	
工程控制	防止粉尘沉积、扩散；密闭系统
接触控制	防止粉尘扩散，避免一切接触
呼吸系统防护	局部排气通风或呼吸防护，建议佩戴自吸过滤式防尘口罩
身体防护	/
眼睛防护	戴安全护目镜
手部防护	戴防护手套
其他防护	工作时不得进食、饮水或吸烟；进食前洗手，工作完沐浴更衣

健 康 检 查	
检查项目	症状询问：重点询问呼吸系统、心血管系统疾病史、吸烟史及咳嗽、咳痰、喘息、胸痛、呼吸困难、气短等症状； 体格检查：内科常规检查，重点检查呼吸系统、心血管系统；实验室检查：血常规、尿常规、心电图、血清ALT、肺功能、后前位X射线高千伏胸片或DR胸片
检查周期	在岗检查：①生产性粉尘作业分级Ⅰ级，4年1次，分级Ⅱ级及以上，2~3年1次；②X射线胸片表现为观察对象者健康检查每年1次，连续观察5年，若5年内不能确诊为尘肺患者，按①执行；③尘肺患者每1~2年进行1次医学检查，或根据病情随时检查。 离岗后检查：接触粉尘工龄在20年（含20年）以下者，随访10年，接触粉尘工龄超过20年者，随访15年，随访周期原则为每5年1次。若接触粉尘工龄在5年（含5年）以下者，且接尘浓度达到国家卫生标准可以不随访
职业禁忌	活动性肺结核病、慢性阻塞性肺病、慢性间质性肺病和伴肺功能损害的疾病

急 救 措 施
吸入应急：新鲜空气，休息。 皮肤应急：脱去污染的衣服。冲洗，然后用水和肥皂清洗皮肤。 眼睛应急：先用大量水冲洗几分钟（如可能易行，摘除隐形眼镜），然后就医

12. 硅藻土粉尘（Diatomite dust，游离SiO₂含量<10%）

基 本 信 息	
中文名	硅藻土粉尘（游离SiO_2含量<10%）
别名	/
英文名	Diatomite dust
CAS号	61790-53-2
分子式	SiO_2

（续）

基 本 信 息	
相对分子量	60.8
结构式	/
组分名称	无定型 SiO_2

理 化 性 质	
理化特性	外观与性状：白色细粉末 沸点：2200 ℃ 熔点：1710 ℃ 密度：2.3 g/cm³ 水中溶解度：不溶

危 险 性 概 述	
物理危险性	加热至高温时，生成晶体二氧化硅
化学危险性	/
健康危险性	扩散时，可较快地达到空气中颗粒物有害浓度。短期接触可能引起机械刺激；反复或长期吸入粉尘可能对肺有影响，导致轻微纤维变性
环境危险性	/

健 康 危 害	
职业接触	作为吸附剂、滤过剂、保温材料和耐火材料已被广泛地应用于化工、医药和食品等工业；硅藻土的开采和加工利用等环节产生
暴露途径	主要经呼吸道吸入体内
靶器官	呼吸系统
所致疾病	尘肺
症状	长期或反复接触，可能对呼吸系统造成损害，导致呼吸系统炎症和轻微纤维变性。早期无明显症状，随着病情的发展，部分患者可有咳嗽、咳痰、胸痛、气急等症状
预后	预后较差
职业接触限值	时间加权平均容许浓度：总尘：6 mg/m³（中国，2019 年）。 最高容许浓度：4 mg/m³（可吸入组分）（德国，2005 年）

接触控制/个体防护	
工程控制	防止粉尘沉积、扩散；密闭系统
接触控制	防止粉尘扩散，避免一切接触
呼吸系统防护	局部排气通风或呼吸防护，建议佩戴自吸过滤式防尘口罩
身体防护	/
眼睛防护	戴安全护目镜
手部防护	戴防护手套
其他防护	工作时不得进食、饮水或吸烟；进食前洗手，工作完沐浴更衣

健 康 检 查	
检查项目	症状询问：重点询问呼吸系统、心血管系统疾病史、吸烟史及咳嗽、咳痰、喘息、胸痛、呼吸困难、气短等症状； 体格检查：内科常规检查，重点检查呼吸系统、心血管系统；实验室检查：血常规、尿常规、心电图、血清 ALT、肺功能、后前位 X 射线高千伏胸片或 DR 胸片

健 康 检 查	
检查周期	在岗检查：①生产性粉尘作业分级Ⅰ级，4年1次，分级Ⅱ级及以上，2~3年1次；②X射线胸片表现为观察对象者健康检查每年1次，连续观察5年，若5年内不能确诊为尘肺患者，按①执行；③尘肺患者每1~2年进行1次医学检查，或根据病情随时检查。 离岗后检查：接触粉尘工龄在20年（含20年）以下者，随访10年，接触粉尘工龄超过20年者，随访15年，随访周期原则为每5年1次。若接触粉尘工龄在5年（含5年）以下者，且接尘浓度达到国家卫生标准可以不随访
职业禁忌	活动性肺结核病、慢性阻塞性肺病、慢性间质性肺病和伴肺功能损害的疾病

急 救 措 施	
火灾应急：周围环境着火时，使用适当的灭火剂。 吸入应急：新鲜空气，休息。 皮肤应急：脱去污染的衣服。冲洗，然后用水和肥皂清洗皮肤。 眼睛应急：先用大量水冲洗几分钟（如可能易行，摘除隐形眼镜），然后就医	

13. 滑石粉尘（Talc dust，游离 SiO₂ 含量＜10%）

基 本 信 息	
中文名	滑石粉尘
别名	/
英文名	Talc dust
CAS 号	14807 - 96 - 6
分子式	$Mg_3(OH)_2Si_4O_{10}$
相对分子量	379.3
结构式	/
组分名称	含镁硅酸盐（不含二氧化硅和纤维）

理 化 性 质	
理化特性	外观与性状：白色粉末 相对密度：2.7 g/cm³ 熔点：900~1000 ℃ 水中溶解度：不溶

危 险 性 概 述	
物理危险性	/
化学危险性	/
健康危险性	扩散时，可较快地达到空气中颗粒物有害浓度。短期接触可能对眼睛和呼吸道造成机械刺激；反复或长期吸入粉尘可能对肺有影响，导致滑石尘肺
环境危险性	/

健 康 危 害	
职业接触	滑石广泛应用于橡胶、建筑、纺织、造纸、涂料、雕刻、高级绝缘材料、医药及化妆品生产等。滑石开采和加工的工人可接触大量滑石粉尘
暴露途径	主要经呼吸道吸入体内

健 康 危 害	
靶器官	呼吸系统
所致疾病	滑石尘肺
致癌性	类别 3（不含石棉的滑石粉尘）（国际癌症研究机构，IARC）； 类别 1（含石棉的滑石粉尘）（国际癌症研究机构，IARC）
症状	长期或反复接触，可能对呼吸系统造成损害，导致呼吸系统炎症和滑石尘肺。早期无明显症状，随着病情的发展，部分患者可有咳嗽、咳痰、胸痛、气急等症状。由于接触的滑石粉尘中所含杂质不同，其病变类型不同故其 X 线表现多样
预后	进展一般较缓慢，预后较矽肺和石棉肺好
职业接触限值	时间加权平均容许浓度：总尘：3 mg/m³，呼尘：1 mg/m³（中国，2019 年）。 阈限值：2 mg/m³（可吸入粉尘）（时间加权平均值）（美国政府工业卫生学家会议，2004年）

接触控制/个体防护	
工程控制	防止粉尘沉积、扩散；密闭系统
接触控制	防止粉尘扩散，避免一切接触
呼吸系统防护	局部排气通风或呼吸防护，建议佩戴自吸过滤式防尘口罩
身体防护	工装裤
眼睛防护	戴安全护目镜
手部防护	戴防护手套
其他防护	工作时不得进食、饮水或吸烟；进食前洗手，工作完沐浴更衣

健 康 检 查	
检查项目	症状询问：重点询问呼吸系统、心血管系统疾病史、吸烟史及咳嗽、咳痰、喘息、胸痛、呼吸困难、气短等症状； 体格检查：内科常规检查，重点检查呼吸系统、心血管系统；实验室检查：血常规、尿常规、心电图、血清 ALT、肺功能、后前位 X 射线高千伏胸片或 DR 胸片
检查周期	在岗检查：①生产性粉尘作业分级Ⅰ级，4 年 1 次，分级Ⅱ级及以上，2~3 年 1 次；②X射线胸片表现为观察对象者健康检查每年 1 次，连续观察 5 年，若 5 年内不能确诊为尘肺患者，按①执行；③尘肺患者每 1~2 年进行 1 次医学检查，或根据病情随时检查。 离岗后检查：接触粉尘工龄在 20 年（含 20 年）以下者，随访 10 年，接触粉尘工龄超过20 年者，随访 15 年，随访周期原则为每 5 年 1 次。若接触粉尘工龄在 5 年（含 5 年）以下者，且接尘浓度达到国家卫生标准可以不随访
职业禁忌	活动性肺结核病、慢性阻塞性肺病、慢性间质性肺病和伴肺功能损害的疾病

急 救 措 施

火灾应急：不可燃，周围环境着火时，使用适当的灭火剂。
吸入应急：新鲜空气，休息。
皮肤应急：脱去污染的衣服。冲洗，然后用水和肥皂清洗皮肤。
眼睛应急：先用大量水冲洗几分钟（如可能易行，摘除隐形眼镜），然后就医

14. 活性炭粉尘（Active carbon dust）

基 本 信 息	
中文名	活性炭粉尘
别名	/
英文名	Active carbon dust
CAS 号	64365 – 11 – 3
分子式	/
相对分子量	/
结构式	/
组分名称	无定形碳，主要成分是碳素

理 化 性 质	
理化特性	外观与性状：黑色粉末状或颗粒状；多孔、堆积密度低、比表面积大

危 险 性 概 述	
物理危险性	/
化学危险性	/
健康危险性	扩散时，可较快地达到空气中颗粒物有害浓度。短期接触可能引起机械刺激；反复或长期吸入粉尘可能对肺有影响，导致活性炭尘肺
环境危险性	/

健 康 危 害	
职业接触	活性炭作为一种优良的吸附剂，广泛应用于许多行业，如食品工业和医药卫生工业；从事活性炭生产和加工行业的工人
暴露途径	主要经呼吸道吸入体内
靶器官	呼吸系统
所致疾病	活性炭尘肺
症状	长期或反复接触，可能对呼吸系统造成损害，导致呼吸系统炎症和活性炭尘肺。早期无明显症状，随着病情的发展，部分患者可有咳嗽、咳痰、胸痛、气急等症状
预后	预后较差
职业接触限值	时间加权平均容许浓度：总尘：5 mg/m^3（中国，2019 年）

接触控制/个体防护	
工程控制	防止粉尘沉积、扩散；密闭系统
接触控制	防止粉尘扩散，避免一切接触
呼吸系统防护	局部排气通风或呼吸防护，建议佩戴自吸过滤式防尘口罩
身体防护	/
眼睛防护	戴安全护目镜
手部防护	戴防护手套
其他防护	工作时不得进食、饮水或吸烟；进食前洗手，工作完沐浴更衣

（续）

健 康 检 查	
检查项目	若开展健康监护，需通过专家评估，评估内容详见《职业健康监护技术规范》(GBZ 188—2014) 的 4.4.4 相关内容
检查周期	/
职业禁忌	/

急 救 措 施	

吸入应急：新鲜空气，休息。
皮肤应急：脱去污染的衣服。冲洗，然后用水和肥皂清洗皮肤。
眼睛应急：先用大量水冲洗几分钟（如可能易行，摘除隐形眼镜），然后就医

15. 聚丙烯粉尘（Polypropylene dust）

基 本 信 息	
中文名	聚丙烯粉尘
别名	/
英文名	Polypropylene dust
CAS 号	/
分子式	$(C_3H_6)_n$
相对分子量	/
结构式	/
组分名称	聚丙烯

理 化 性 质	
理化特性	熔点：164~170 ℃ 密度：0.92 g/cm³ 水溶性：极难溶于水 其他：可塑性和很好的耐热性，具有优良的电绝缘性，易形成静电积聚；达到聚丙烯爆炸条件引发爆炸

危 险 性 概 述	
物理危险性	达到聚丙烯爆炸条件引发爆炸
化学危险性	/
健康危险性	/
环境危险性	/

健 康 危 害	
职业接触	化工、化纤、建筑、轻工、家电、汽车、包装等工业和民用塑料制品领域；塑料生产线容积式喂料机和混料机岗位
暴露途径	主要经呼吸道吸入体内
靶器官	呼吸系统
所致疾病	动物实验发现可致小鼠肺部纤维化
致癌性	类别 3（国际癌症研究机构，IARC）

健 康 危 害	
症状	长期或反复接触，可能对呼吸系统造成损害。早期无明显症状，随着病情的发展，部分患者可有咳嗽、咳痰、胸痛、气急等症状
预后	进展一般较缓慢，预后较矽肺和石棉肺好
职业接触限值	时间加权平均容许浓度：总尘：5 mg/m³（中国，2019 年）

接触控制/个体防护	
工程控制	防止粉尘沉积、扩散；密闭系统；聚丙烯粉尘作业区最好要保持一定湿度（65% 以上）
接触控制	防止粉尘扩散，避免一切接触
呼吸系统防护	局部排气通风或呼吸防护，建议佩戴自吸过滤式防尘口罩
身体防护	/
眼睛防护	戴安全护目镜
手部防护	戴防护手套
其他防护	工作时不得进食、饮水或吸烟；进食前洗手，工作完沐浴更衣

健 康 检 查	
检查项目	若开展健康监护，需通过专家评估，评估内容详见《职业健康监护技术规范》（GBZ 188—2014）的 4.4.4 相关内容
检查周期	/
职业禁忌	/

急 救 措 施
吸入应急：新鲜空气，休息。 皮肤应急：脱去污染的衣服。冲洗，然后用水和肥皂清洗皮肤。 眼睛应急：先用大量水冲洗几分钟（如可能易行，摘除隐形眼镜），然后就医

16. 聚丙烯腈纤维粉尘（Polyacrylonitrile fiber dust）

基 本 信 息	
中文名	聚丙烯腈纤维粉尘
别名	/
英文名	Polyacrylonitrile fiber dust
CAS 号	/
分子式	/
相对分子量	/
结构式	/
组分名称	聚丙烯腈纤维

理 化 性 质	
理化特性	耐晒、耐酸、耐氧化剂和一般有机溶剂，耐碱性较差； 纤维软化温度 190 ~ 230 ℃

	健 康 危 害	
职业接触	化纤厂毛条车间，抓毛、拉断、梳毛、针梳和成球等岗位；聚丙烯腈纤维纱生产过程中，梳毛、针梳、粗纱、细纱、捻线和筒摇等工段	
暴露途径	主要经呼吸道吸入体内	
靶器官	呼吸系统	
所致疾病	肺通气功能损伤	
症状	长期或反复接触，可能对呼吸系统造成损害及眼结膜刺激作用。早期无明显症状，随着病情的发展，部分患者可有咳嗽、咳痰、胸痛、气急等症状，可引起尘肺	
预后	预后较差	
职业接触限值	时间加权平均容许浓度：总尘：2 mg/m^3（中国，2019 年）	

	接触控制/个体防护	
工程控制	防止粉尘沉积、扩散，密闭系统。改革工艺过程，革新生产设备；湿式作业、通风除尘和抽风除尘	
接触控制	防止粉尘扩散，避免一切接触	
呼吸系统防护	局部排气通风或呼吸防护，建议佩戴自吸过滤式防尘口罩	
身体防护	/	
眼睛防护	戴安全护目镜	
手部防护	戴防护手套	
其他防护	工作时不得进食、饮水或吸烟；进食前洗手，工作完沐浴更衣	

	健 康 检 查	
检查项目	若开展健康监护，需通过专家评估，评估内容详见《职业健康监护技术规范》（GBZ 188—2014）的 4.4.4 相关内容	
检查周期	/	
职业禁忌	/	

急 救 措 施
吸入应急：新鲜空气，休息。 皮肤应急：脱去污染的衣服。冲洗，然后用水和肥皂清洗皮肤。 眼睛应急：先用大量水冲洗几分钟（如可能易行，摘除隐形眼镜），然后就医

17. 聚氯乙烯粉尘（Polyvinyl chloride dust）

	基 本 信 息
中文名	聚氯乙烯粉尘
别名	/
英文名	Polyvinyl chloride（PVC）dust
CAS 号	9002 – 86 – 2
分子式	$(C_2H_3CL)_n$
相对分子量	60000 ~ 150000

（续）

基 本 信 息	
结构式	/
组分名称	聚氯乙烯

理 化 性 质	
理化特性	外观与性状：白色粉末或球状颗粒 相对密度：1.41 g/cm^3 水中溶解度：难溶 其他：具有爆炸性

危 险 性 概 述	
物理危险性	以粉末或颗粒形状与空气混合，可能发生粉尘爆炸
化学危险性	加热时，分解生成氯化氢和光气有毒烟雾。与氟激烈反应
健康危险性	扩散时，可较快地达到空气中颗粒物有害浓度。短期接触可能引起机械刺激；反复或长期吸入粉尘可能对肺有影响，导致尘肺病
环境危险性	/

健 康 危 害	
职业接触	广泛应用于国防、建筑材料、工业产品、生活用品等领域；主要存在于PVC仓库和PVC包装工序
暴露途径	主要经呼吸道吸入体内
靶器官	呼吸系统
所致疾病	下呼吸道刺激；肺功能改变
致癌性	类别3（国际癌症研究机构，IARC）
症状	长期或反复接触，可能对呼吸系统造成损害，导致呼吸系统炎症和尘肺。早期无明显症状，随着病情的发展，部分患者可有咳嗽、咳痰、胸痛、气急等症状
预后	预后较差
职业接触限值	时间加权平均容许浓度：总尘：5 mg/m^3（中国，2019年）。 最高容许浓度：1.5 mg/m^3（以下呼吸道可吸入部分计，德国，2009年）

接 触 控 制/个 体 防 护	
工程控制	防止粉尘沉积、扩散；密闭系统；防止粉尘爆炸型电气设备和照明
接触控制	防止粉尘扩散，避免一切接触
呼吸系统防护	局部排气通风或呼吸防护，适用于空气中浓度的颗粒物过滤呼吸器
身体防护	/
眼睛防护	戴安全护目镜
手部防护	戴防护手套
其他防护	工作时不得进食、饮水或吸烟；进食前洗手，工作完沐浴更衣

健 康 检 查	
检查项目	若开展健康监护，需通过专家评估，评估内容详见《职业健康监护技术规范》（GBZ 188—2014）的4.4.4相关内容

健 康 检 查	
检查周期	/
职业禁忌	/

急 救 措 施	

火灾应急：干粉，雾状水，泡沫，二氧化碳。
吸入应急：新鲜空气，休息。
皮肤应急：脱去污染的衣服。冲洗，然后用水和肥皂清洗皮肤。
眼睛应急：先用大量水冲洗几分钟（如可能易行，摘除隐形眼镜），然后就医

18. 聚乙烯粉尘（Polyethylene dust）

基 本 信 息	
中文名	聚乙烯粉尘
别名	/
英文名	Polyethylene（PE）dust
CAS 号	9002 - 88 - 4
分子式	$(C_2H_4)_n$
相对分子量	聚合物，分子式可变
结构式	/
组分名称	聚乙烯

理 化 性 质	
理化特性	外观与性状：白色各种形态固体 熔点：85 ~ 140 ℃ 密度：0.91 ~ 0.96 g/cm³ 闪点：341 ℃ 自燃温度：330 ~ 410 ℃

危 险 性 概 述	
物理危险性	以粉末或颗粒形状与空气混合，可能发生粉尘爆炸
化学危险性	加热时，分解生成有毒和刺激性烟雾，有着火和爆炸危险。与氟激烈反应。与强酸和强氧化剂发生反应
健康危险性	扩散时，可较快地达到空气中颗粒物有害浓度。短期接触可能引起机械刺激；反复或长期吸入粉尘可能对肺有影响，有动物实验发现可致小鼠肺部纤维化
环境危险性	/

健 康 危 害	
职业接触	电子行业线路板处理工艺的线路板投料、锤磨、电选机出料的岗位，塑料生产工艺中的溶剂式喂料机、混料机等岗位；家电拆解工艺流程的电视机/电脑拆解岗位，线路板拆解岗位；塑料制品业混料工和破碎工岗位等
暴露途径	主要经呼吸道吸入体内
靶器官	呼吸系统

健 康 危 害	
所致疾病	动物实验发现可致小鼠肺部纤维化；呼吸道刺激
致癌性	类别 3（国际癌症研究机构，IARC）
症状	长期或反复接触，可能对呼吸系统造成损害，导致呼吸系统炎症。早期无明显症状，随着病情的发展，部分患者可有咳嗽、咳痰、胸痛、气急等症状。动物实验发现可致小鼠肺部纤维化，未见人群报道
预后	致纤维化预后较差
职业接触限值	时间加权平均容许浓度：总尘：5 mg/m³（中国，2019 年）
接触控制/个体防护	
工程控制	防止粉尘沉积、扩散；密闭系统；防止粉尘爆炸型电气设备和照明
接触控制	防止粉尘扩散，避免一切接触
呼吸系统防护	局部排气通风或呼吸防护，适用于惰性颗粒物的 P1 过滤呼吸器
身体防护	/
眼睛防护	戴安全护目镜
手部防护	戴防护手套
其他防护	工作时不得进食、饮水或吸烟；进食前洗手，工作完沐浴更衣
健 康 检 查	
检查项目	若开展健康监护，需通过专家评估，评估内容详见《职业健康监护技术规范》（GBZ 188—2014）的 4.4.4 相关内容
检查周期	/
职业禁忌	/

急 救 措 施

火灾应急：干粉，雾状水，泡沫，二氧化碳。
吸入应急：新鲜空气，休息。
皮肤应急：脱去污染的衣服。冲洗，然后用水和肥皂清洗皮肤。
眼睛应急：先用大量水冲洗几分钟（如可能易行，摘除隐形眼镜），然后就医

19. 铝尘（Aluminum dust）

基 本 信 息	
中文名	铝尘
别名	/
英文名	Aluminum dust
CAS 号	7429 - 90 - 5
分子式	Al
相对分子量	27
结构式	/
组分名称	金属铝、氧化铝等

（续）

理 化 性 质	
理化特性	外观与性状：银白色至灰色粉末 沸点：2327 ℃ 熔点：660 ℃ 密度：2.7 g/cm³ 水中溶解度：不溶，发生反应 自燃温度：590 ℃

危 险 性 概 述	
物理危险性	以粉末或颗粒形状与空气混合，可能发生粉尘爆炸
化学危险性	与水和醇类发生反应。与氧化剂、强酸、强碱和氯代烃类激烈反应，有着火和爆炸的危险
健康危险性	扩散时，可较快地达到空气中颗粒物有害浓度。短期接触可能引起机械刺激；反复或长期接触粉尘颗粒，肺可能受损伤。可能对神经系统有影响，导致功能损伤
环境危险性	/

健 康 危 害	
职业接触	航空、船舶、建筑材料和电器等工业部门；冶炼铝和生产铝粉等过程中产生的金属铝粉及氧化铝粉，另一类是熔炼铝矾土时产生的烟气
暴露途径	主要经呼吸道吸入体内
靶器官	呼吸系统
所致疾病	铝尘肺
症状	长期或反复接触，可能对呼吸系统造成损害，导致呼吸系统炎症和铝肺，咳嗽、气短、胸痛、胸闷，也可有倦怠、乏力。患者早期无阳性体征，当晚期或有并发症时，可闻及肺干、湿性啰音。X 线可见两肺中下区较细的不规则形小阴影，呈网状或蜂窝状
预后	预后较差
职业接触限值	时间加权平均容许浓度：总尘（铝金属、铝合金粉尘）：3 mg/m³；总尘（氧化铝粉尘）：4 mg/m³（中国，2019 年）。 阈限值（以 Al 计）：5 mg/m³（高温粉末）（时间加权平均值）；10 mg/m³（金属粉尘）（时间加权平均值）（美国政府工业卫生学家会议，2000 年）。 最高容许浓度：1.5 mg/m³（可达肺泡区的粉尘）；4 mg/m³（可进入下呼吸道的粉尘）（德国，2008 年）

接触控制/个体防护	
工程控制	防止粉尘沉积、扩散；密闭系统；防止粉尘爆炸型电气设备和照明
接触控制	防止粉尘扩散，避免一切接触
呼吸系统防护	局部排气通风或呼吸防护，建议佩戴自吸过滤式防尘口罩
身体防护	/
眼睛防护	戴安全护目镜
手部防护	戴防护手套
其他防护	工作时不得进食、饮水或吸烟；进食前洗手，工作完沐浴更衣

健 康 检 查	
检查项目	症状询问：重点询问呼吸系统、心血管系统疾病史、吸烟史及咳嗽、咳痰、喘息、胸痛、呼吸困难、气短等症状； 体格检查：内科常规检查，重点检查呼吸系统、心血管系统；实验室检查：血常规、尿常规、心电图、血清 ALT、肺功能、后前位 X 射线高千伏胸片或 DR 胸片

健 康 检 查	
检查周期	在岗检查：①生产性粉尘作业分级Ⅰ级，4年1次，分级Ⅱ级及以上，2~3年1次；②X射线胸片表现为观察对象者健康检查每年1次，连续观察5年，若5年内不能确诊为尘肺患者，按①执行；③尘肺患者每1~2年进行1次医学检查，或根据病情随时检查。 离岗后检查：接触粉尘工龄在20年（含20年）以下者，随访10年，接触粉尘工龄超过20年者，随访15年，随访周期原则为每5年1次。若接触粉尘工龄在5年（含5年）以下者，且接尘浓度达到国家卫生标准可以不随访
职业禁忌	活动性肺结核病、慢性阻塞性肺病、慢性间质性肺病和伴肺功能损害的疾病

急 救 措 施
火灾应急：干砂土，特殊粉末。禁止用水。禁用二氧化碳，泡沫灭火。 吸入应急：新鲜空气，休息。 皮肤应急：脱去污染的衣服。冲洗，然后用水和肥皂清洗皮肤。 眼睛应急：先用大量水冲洗几分钟（如可能易行，摘除隐形眼镜），然后就医

20. 麻尘－黄麻尘（Jute dust，游离 SiO_2 含量＜10%）

基 本 信 息	
中文名	黄麻尘
别名	/
英文名	Jute dust
CAS号	/
分子式	/
相对分子量	/
结构式	/
组分名称	/

理 化 性 质	
理化特性	具有爆炸性

危 险 性 概 述	
物理危险性	如果以粉末和颗粒形式与空气混合，可能发生粉尘爆炸
化学危险性	/
健康危险性	扩散时，可较快地达到空气中颗粒物有害浓度。短期接触可能引起机械刺激；反复或长期吸入粉尘可能对肺有影响，导致棉尘病
环境危险性	/

健 康 危 害	
职业接触	拣麻、梳麻、并条、纺纱、络经、织布和缝边等工艺过程都会产生麻尘
暴露途径	主要经呼吸道吸入体内
靶器官	呼吸系统
所致疾病	棉尘病

（续）

健 康 危 害	
症状	长期或反复接触，可能对呼吸系统造成损害，导致呼吸系统炎症和棉尘病。特征性的胸部紧束感和/或胸闷、气短等症状，症状主要出现于假日或周末休息后，重新上班的第一天工作几小时后，并有急性通气功能下降。X 胸片无特异性改变
预后	预后较好
职业接触限值	时间加权平均容许浓度：总尘：2 mg/m³（中国，2019 年）
接触控制/个体防护	
工程控制	防止粉尘沉积、扩散；密闭系统；严格控制点火源和热量扩散；车间内部空气惰性化；增强设备耐压；对于不可避免的一次爆炸，采用防爆板、防爆门、无焰阻火器、建筑用防爆板等进行爆炸泄放
接触控制	防止粉尘扩散，避免一切接触
呼吸系统防护	局部排气通风或呼吸防护，建议佩戴自吸过滤式防尘口罩
身体防护	/
眼睛防护	戴安全护目镜
手部防护	戴防护手套
其他防护	工作时不得进食、饮水或吸烟；进食前洗手，工作完沐浴更衣
健 康 检 查	
检查项目	症状询问：重点询问呼吸系统、心血管系统疾病史、吸烟史及咳嗽、咳痰、胸闷、气短、发热等症状； 体格检查：内科常规检查，重点检查呼吸系统； 实验室检查：血常规、尿常规、心电图、血清 ALT、胸部 X 射线摄片、肺功能
检查周期	在岗检查：①劳动者在开始工作的第 6~12 个月之间应进行 1 次健康检查；②生产性粉尘作业分级Ⅰ级，4~5 年 1 次，分级Ⅱ级及以上，2~3 年 1 次；③棉尘病观察对象医学观察时间为半年，观察期满仍不能诊断为棉尘病者，按②执行。离岗检查：检查内容同在岗检查，检查周期未有规定
职业禁忌	活动性肺结核病、慢性阻塞性肺病和伴肺功能损害的疾病
急 救 措 施	

吸入应急：新鲜空气，休息。
皮肤应急：脱去污染的衣服。冲洗，然后用水和肥皂清洗皮肤。
眼睛应急：先用大量水冲洗几分钟（如可能易行，摘除隐形眼镜），然后就医

21. 麻尘－亚麻尘（Flax dust，游离 SiO₂ 含量＜10%）

基 本 信 息	
中文名	亚麻尘
别名	/
英文名	Flax dust
CAS 号	/
分子式	/

（续）

基 本 信 息	
相对分子量	/
结构式	/
组分名称	/

理 化 性 质	
理化特性	具有爆炸性

危 险 性 概 述	
物理危险性	如果以粉末和颗粒形式与空气混合，可能发生粉尘爆炸
化学危险性	/
健康危险性	扩散时，可较快地达到空气中颗粒物有害浓度。短期接触可能引起机械刺激；反复或长期吸入粉尘可能对肺有影响，导致棉尘病
环境危险性	/

健 康 危 害	
职业接触	拣麻、梳麻、并条、纺纱、络经、织布和缝边等工艺过程都会产生麻尘
暴露途径	主要经呼吸道吸入体内
靶器官	呼吸系统
所致疾病	棉尘病
症状	长期或反复接触，可能对呼吸系统造成损害，导致呼吸系统炎症和棉尘病。特征性的胸部紧束感和/或胸闷、气短等症状，症状主要出现于假日或周末休息后，重新上班的第一天工作几小时后，并有急性通气功能下降。X 胸片无特异性改变
预后	预后较好
职业接触限值	时间加权平均容许浓度：总尘：1.5 mg/m³（中国，2019 年）

接 触 控 制/个 体 防 护	
工程控制	防止粉尘沉积、扩散；密闭系统；严格控制点火源和热量扩散；车间内部空气惰性化；增强设备耐压；对于不可避免的一次爆炸，采用防爆板、防爆门、无焰阻火器、建筑用防爆板等进行爆炸泄放
接触控制	防止粉尘扩散，避免一切接触
呼吸系统防护	局部排气通风或呼吸防护，建议佩戴自吸过滤式防尘口罩
身体防护	/
眼睛防护	戴安全护目镜
手部防护	戴防护手套
其他防护	工作时不得进食、饮水或吸烟；进食前洗手，工作完沐浴更衣

健 康 检 查	
检查项目	症状询问：重点询问呼吸系统、心血管系统疾病史、吸烟史及咳嗽、咳痰、胸闷、气短、发热等症状； 体格检查：内科常规检查，重点检查呼吸系统； 实验室检查：血常规、尿常规、心电图、血清 ALT、胸部 X 射线摄片、肺功能

健 康 检 查	
检查周期	在岗检查：①劳动者在开始工作的第6~12个月之间应进行1次健康检查；②生产性粉尘作业分级Ⅰ级，4~5年1次，分级Ⅱ级及以上，2~3年1次；③棉尘病观察对象医学观察时间为半年，观察期满仍不能诊断为棉尘病者，按②执行。离岗检查：检查内容同在岗检查，检查周期未有规定
职业禁忌	活动性肺结核病、慢性阻塞性肺病和伴肺功能损害的疾病

急 救 措 施
吸入应急：新鲜空气，休息。 皮肤应急：脱去污染的衣服。冲洗，然后用水和肥皂清洗皮肤。 眼睛应急：先用大量水冲洗几分钟（如可能易行，摘除隐形眼镜），然后就医

22. 麻尘－苎麻尘（Ramie dust，游离 SiO$_2$ 含量＜10%）

基 本 信 息	
中文名	苎麻尘
别名	/
英文名	Ramie dust
CAS号	/
分子式	/
相对分子量	/
结构式	/
组分名称	/

理 化 性 质	
理化特性	具有爆炸性

危 险 性 概 述	
物理危险性	如果以粉末和颗粒形式与空气混合，可能发生粉尘爆炸
化学危险性	/
健康危险性	扩散时，可较快地达到空气中颗粒物有害浓度。短期接触可能引起机械刺激；反复或长期吸入粉尘可能对肺有影响，导致棉尘病
环境危险性	/

健 康 危 害	
职业接触	拣麻、梳麻、并条、纺纱、络经、织布和缝边等工艺过程都会产生麻尘
暴露途径	主要经呼吸道吸入体内
靶器官	呼吸系统
所致疾病	棉尘病
症状	长期或反复接触，可能对呼吸系统造成损害，导致呼吸系统炎症和棉尘病。特征性的胸部紧束感和/或胸闷、气短等症状，症状主要出现于假日或周末休息后，重新上班的第一天工作几小时后，并有急性通气功能下降。X胸片无特异性改变

健 康 危 害	
预后	预后较好
职业接触限值	时间加权平均容许浓度：总尘：3 mg/m³（中国，2019年）

接触控制/个体防护	
工程控制	防止粉尘沉积、扩散；密闭系统；严格控制点火源和热量扩散；车间内部空气惰性化；增强设备耐压；对于不可避免的一次爆炸，采用防爆板、防爆门、无焰阻火器、建筑用防爆板等进行爆炸泄放
接触控制	防止粉尘扩散，避免一切接触
呼吸系统防护	局部排气通风或呼吸防护，粉尘超标建议佩戴自吸过滤式防尘口罩
身体防护	/
眼睛防护	戴安全护目镜
手部防护	戴防护手套
其他防护	工作时不得进食、饮水或吸烟；进食前洗手，工作完沐浴更衣

健 康 检 查	
检查项目	症状询问：重点询问呼吸系统、心血管系统疾病史、吸烟史及咳嗽、咳痰、胸闷、气短、发热等症状； 体格检查：内科常规检查，重点检查呼吸系统；实验室检查：血常规、尿常规、心电图、血清 ALT、胸部 X 射线摄片、肺功能
检查周期	在岗检查：①劳动者在开始工作的第 6～12 个月之间应进行 1 次健康检查；②生产性粉尘作业分级 I 级，4～5 年 1 次，分级 II 级及以上，2～3 年 1 次；③棉尘病观察对象医学观察时间为半年，观察期满仍不能诊断为棉尘病者，按②执行。 离岗检查：检查内容同在岗检查，检查周期未有规定
职业禁忌	活动性肺结核病、慢性阻塞性肺病和伴肺功能损害的疾病

急 救 措 施
火灾应急：干粉，雾状水，泡沫，二氧化碳，着火时喷雾状水保持料桶等冷却。 吸入应急：新鲜空气，休息。 皮肤应急：脱去污染的衣服。冲洗，然后用水和肥皂清洗皮肤。 眼睛应急：先用大量水冲洗几分钟（如可能易行，摘除隐形眼镜），然后就医

23. 毛沸石粉尘（Erionite dust）

基 本 信 息	
中文名	毛沸石粉尘
别名	/
英文名	Erionite dust
CAS 号	66733 - 21 - 9
分子式	/
相对分子量	/
结构式	/
组分名称	含水的架状铝硅酸盐矿物

理 化 性 质	
理化特性	吸附分离性、稳定性、化学反应性、可逆的脱水性和电导性
危 险 性 概 述	
物理危险性	／
化学危险性	／
健康危险性	扩散时，可较快地达到空气中颗粒物有害浓度。短期接触可能引起机械刺激；反复或长期吸入粉尘可能对肺有影响，导致尘肺、肺癌，此外还可引起胸膜间皮瘤
环境危险性	／
健 康 危 害	
职业接触	毛沸石是一种较为罕见的天然纤维状钠钾钙铝硅酸盐矿物，矿石开采加工及沸石开采使用过程
暴露途径	主要经呼吸道吸入体内
靶器官	呼吸系统
所致疾病	尘肺、肺癌、胸膜间皮瘤
致癌性	类别1（国际癌症研究机构，IARC）
症状	长期或反复接触，可能对呼吸系统造成损害，导致尘肺、肺癌和胸膜间皮瘤。尘肺：咳嗽、咳痰、胸痛、胸闷、气短、呼吸困难等。肺癌：咳嗽、咳痰、痰中带血、低热、胸痛、气闷、消瘦和恶病质。胸膜间皮瘤：局限型者可无明显不适或仅有胸痛、活动后气促，弥漫型者有较剧烈胸痛、气促、消瘦等，患侧胸廓活动受限，饱满，叩诊浊音，呼吸音减低或消失，可有锁骨上窝及腋下淋巴结肿大
预后	预后较差
职业接触限值	／
接 触 控 制/个 体 防 护	
工程控制	防止粉尘沉积、扩散；密闭系统
接触控制	防止粉尘扩散，避免一切接触
呼吸系统防护	局部排气通风或呼吸防护，建议佩戴自吸过滤式防尘口罩
身体防护	／
眼睛防护	戴安全护目镜
手部防护	戴防护手套
其他防护	工作时不得进食、饮水或吸烟；进食前洗手，工作完沐浴更衣
健 康 检 查	
检查项目	症状询问：重点询问呼吸系统、心血管系统疾病史、吸烟史及咳嗽、咳痰、喘息、胸痛、呼吸困难、气短等症状； 体格检查：内科常规检查，重点检查呼吸系统、心血管系统；实验室检查：血常规、尿常规、心电图、血清 ALT、肺功能、后前位 X 射线高千伏胸片或 DR 胸片
检查周期	参照沸石粉尘
职业禁忌	活动性肺结核病、慢性阻塞性肺病、慢性间质性肺病和伴肺功能损害的疾病

急 救 措 施
吸入应急：新鲜空气，休息。 皮肤应急：脱去污染的衣服。冲洗，然后用水和肥皂清洗皮肤。 眼睛应急：先用大量水冲洗几分钟（如可能易行，摘除隐形眼镜），然后就医

24. 煤尘（Coal dust）

基 本 信 息	
中文名	煤尘
别名	/
英文名	Coal dust
CAS 号	/
分子式	/
相对分子量	/
结构式	/
组分名称	煤的主要成分是炭和含碳有机物，尘粒结构则以炭为主，一定比例的游离 SiO_2
理 化 性 质	
理化特性	一般煤尘的爆炸下限：$30 \sim 50 \ g/m^3$，煤的炭化程度越低，挥发分越高，爆炸性越强。无烟煤的挥发分小于 10%，无爆炸性；贫煤挥发分为 10%～20%，弱爆炸性；烟煤挥发分大于 20%，强爆炸性。疏水性、吸油性、对有毒气体有吸附性
稳定性和反应活性	
稳定性	/
禁配物	/
避免接触的条件	禁止明火
聚合危险	/
分解产物	/
危 险 性 概 述	
物理危险性	与空气中的氧气发生反应引起粉尘的自燃或爆炸
化学危险性	/
健康危险性	扩散时，可较快地达到空气中颗粒物有害浓度。短期接触可能引起机械刺激，咳嗽，眼刺激、发红等。长期或反复接触可能对肺有影响，导致煤工尘肺
环境危险性	/
健 康 危 害	
职业接触	煤田地质勘探过程中的钻孔、坑探、物炭、采样分析等岗位；地下开采过程中的凿岩、爆破、井下通风等岗位；露天开采的钻孔、爆破、挖掘等；洗煤厂的煤炭装卸、破碎、水洗等；煤球制造工、车站和码头煤炭装卸工等
暴露途径	主要经呼吸道吸入体内
靶器官	呼吸系统

健 康 危 害	
所致疾病	煤工尘肺
致癌性	类别 3（国际癌症研究机构，IARC）
症状	长期或反复接触，可能对呼吸系统造成损害，导致呼吸系统炎症和煤肺，气短、呼吸困难、通气功能、弥散功能和气体功能都有减退或障碍
预后	煤工尘肺预后较差
职业接触限值	时间加权平均容许浓度：游离 SiO_2 含量 ≤ 10%，总尘：4 mg/m³，呼尘：2.5 mg/m³（中国，2019 年）

接触控制/个体防护	
工程控制	防止粉尘沉积、扩散；密闭系统；防止粉尘爆炸型电气设备和照明
接触控制	防止粉尘扩散，避免一切接触
呼吸系统防护	局部排气通风或呼吸防护，建议佩戴自吸过滤式防尘口罩
身体防护	/
眼睛防护	戴安全护目镜
手部防护	戴乳胶防护手套
其他防护	工作时不得进食、饮水或吸烟；进食前洗手，工作完沐浴更衣

健 康 检 查	
检查项目	症状询问：重点询问呼吸系统、心血管系统疾病史、吸烟史及咳嗽、咳痰、喘息、胸痛、呼吸困难、气短等症状； 体格检查：内科常规检查，重点检查呼吸系统、心血管系统；实验室检查：血常规、尿常规、心电图、血清 ALT、肺功能、后前位 X 射线高千伏胸片或 DR 胸片
检查周期	在岗检查：①生产性粉尘作业分级 I 级，3 年 1 次，分级 II 级及以上，2 年 1 次；②X 射线胸片表现为观察对象者健康检查每年 1 次，连续观察 5 年，若 5 年内不能确诊为煤工尘肺患者，按①执行；③煤工尘肺患者每 1~2 年进行 1 次，或根据病情随时检查。 离岗后检查：接触煤尘工龄在 20 年（含 20 年）以下者，随访 10 年，接触煤尘工龄超过 20 年者，随访 15 年，随访周期原则为每 5 年 1 次。若接触煤尘工龄在 5 年（含 5 年）以下者，且接尘浓度达到国家卫生标准可以不随访
职业禁忌	活动性肺结核病、慢性阻塞性肺病、慢性间质性肺病和伴肺功能损害的疾病

急 救 措 施
火灾应急：着火时，喷雾状水灭火冷却。 吸入应急：新鲜空气，休息。 皮肤应急：脱去污染的衣服。冲洗，然后用水和肥皂清洗皮肤。 眼睛应急：先用大量水冲洗几分钟（如可能易行，摘除隐形眼镜），然后就医

25. 棉尘（Cotton dust）

基 本 信 息	
中文名	棉尘
别名	/
英文名	Cotton dust

基　本　信　息	
CAS 号	/
分子式	/
相对分子量	/
结构式	/
组分名称	棉纤维、植物碎片、细菌、霉菌和泥土尘
理　化　性　质	
理化特性	易燃
危　险　性　概　述	
物理危险性	/
化学危险性	/
健康危险性	扩散时，可较快地达到空气中颗粒物有害浓度。短期接触可能引起机械刺激；反复或长期吸入粉尘可能对肺有影响，导致棉尘病
环境危险性	/
健　康　危　害	
职业接触	纺织厂前纺车间从事清棉、开棉及梳棉等作业轧花厂、絮棉厂的各工序及亚麻和软大麻的处理过程中
暴露途径	主要经呼吸道吸入体内
靶器官	呼吸系统
所致疾病	棉尘病
症状	长期或反复接触，可能对呼吸系统造成损害，导致呼吸系统炎症和棉尘病。特征性的胸部紧束感和/或胸闷、气短等症状，症状主要出现于假日或周末休息后，重新上班的第一天工作几小时后，并有急性通气功能下降。X 胸片无特异性改变
预后	预后较好
职业接触限值	时间加权平均容许浓度：总尘：1 mg/m^3（中国，2019 年）
接触控制/个体防护	
工程控制	防止粉尘沉积、扩散；密闭系统
接触控制	防止粉尘扩散，避免一切接触
呼吸系统防护	局部排气通风或呼吸防护，建议佩戴自吸过滤式防尘口罩
身体防护	/
眼睛防护	戴安全护目镜
手部防护	戴防护手套
其他防护	工作时不得进食、饮水或吸烟；进食前洗手，工作完沐浴更衣
健　康　检　查	
检查项目	症状询问：重点询问呼吸系统、心血管系统疾病史、吸烟史及咳嗽、咳痰、胸闷、气短、发热等症状； 体格检查：内科常规检查，重点检查呼吸系统； 实验室检查：血常规、尿常规、心电图、血清 ALT、胸部 X 射线摄片、肺功能

（续）

	健　康　检　查
检查周期	在岗检查：①劳动者在开始工作的第6~12个月之间应进行1次健康检查；②生产性粉尘作业分级Ⅰ级，4~5年1次，分级Ⅱ级及以上，2~3年1次；③棉尘病观察对象医学观察时间为半年，观察期满仍不能诊断为棉尘病者，按②执行。离岗检查：检查内容同在岗检查，检查周期未有规定
职业禁忌	活动性肺结核病、慢性阻塞性肺病和伴肺功能损害的疾病

	急　救　措　施

吸入应急：新鲜空气，休息。
皮肤应急：脱去污染的衣服。冲洗，然后用水和肥皂清洗皮肤。
眼睛应急：先用大量水冲洗几分钟（如可能易行，摘除隐形眼镜），然后就医

26. 木粉尘（Wood dust）

	基　本　信　息
中文名	木粉尘
别名	/
英文名	Wood dust
CAS号	/
分子式	/
相对分子量	/
结构式	/
组分名称	纤维素、半纤维素、木质素等

	理　化　性　质
理化特性	易燃

	危　险　性　概　述
物理危险性	/
化学危险性	/
健康危险性	扩散时，可较快地达到空气中颗粒物有害浓度。短期接触可能引起机械刺激；反复或长期吸入粉尘可能对肺有影响，导致木尘肺、鼻癌、鼻旁窦癌、职业性哮喘、职业性急性变应性肺泡炎
环境危险性	/

	健　康　危　害
职业接触	各种刨床、铣床切削所产生的木花、木皮和木丝等属于大型木粉尘；各种锯床、钻床切削所产生的木屑属中型木尘；各种砂光机切削所产生的木粉属细型木粉尘
暴露途径	主要经呼吸道吸入体内
靶器官	呼吸系统
所致疾病	木尘肺、鼻癌、鼻旁窦癌、职业性哮喘、职业性急性变应性肺泡炎
致癌性	类别1（国际癌症研究机构，IARC）

（续）

健 康 危 害	
症状	长期或反复接触，可能对呼吸系统造成损害，导致呼吸系统炎症和木尘肺。咳嗽、气急、咳痰、头痛、头昏、失眠、心悸等症状，早期过敏性肺泡炎，长期反复刺激，引起茶尘肺，X 线表现小阴影形态为 P。鼻癌、鼻窦癌，吸鼻后痰中带血，或擤出带血鼻涕，耳鸣、耳闷塞感及听力下降
预后	预后较差
职业接触限值	时间加权平均容许浓度：总尘：3 mg/m³（中国，2019 年）

接触控制/个体防护	
工程控制	防止粉尘沉积、扩散；密闭系统
接触控制	防止粉尘扩散，避免一切接触
呼吸系统防护	局部排气通风或呼吸防护，粉尘超标建议佩戴自吸过滤式防尘口罩
身体防护	/
眼睛防护	戴安全护目镜
手部防护	戴防护手套
其他防护	工作时不得进食、饮水或吸烟；进食前洗手，工作完沐浴更衣

健 康 检 查	
检查项目	症状询问:重点询问花粉、药物等过敏史、哮喘史、吸烟史、呼吸系统、心血管系统疾病史及有无喘息、气短、咳嗽、咳痰、呼吸困难、喷嚏、流涕等症状，有无反复抗原接触史、体重下降等； 体格检查：内科常规检查，重点检查呼吸系统（注意肺病湿性啰音的部位和持续性）、心血管系统；鼻科常规检查，重点检查有无过敏性鼻炎； 实验室检查：血常规、尿常规、心电图、血清 ALT、血嗜酸细胞计数、肺功能、胸部 X 射线摄片（必检项目）；有过敏史或可疑有过敏体质的受检者可做肺弥散功能、血气分析、非特异性气管激发试验（气道高反应性激发试验，选检项目）
检查周期	在岗检查：①劳动者在开始工作的第 6～12 个月之间应进行 1 次健康检查；②生产性粉尘作业分级 I 级，4～5 年 1 次，分级 II 级及以上，2～3 年 1 次。 离岗检查：检查内容同在岗检查，检查周期未有规定
职业禁忌	致喘物过敏和支气管哮喘、慢性阻塞性肺病、慢性间质性肺病和伴肺功能损害的心血管系统疾病

急 救 措 施
吸入应急：新鲜空气，休息。 皮肤应急：脱去污染的衣服。冲洗，然后用水和肥皂清洗皮肤。 眼睛应急：先用大量水冲洗几分钟（如可能易行，摘除隐形眼镜），然后就医

27. 凝聚 SiO₂ 粉尘 （Condensed silica dust）

基 本 信 息	
中文名	凝聚 SiO₂ 粉尘
别名	/
英文名	Condensed silica dust
CAS 号	/
分子式	/

（续）

基 本 信 息	
相对分子量	/
结构式	/
组分名称	无定型 SiO_2

理 化 性 质	
理化特性	/

危 险 性 概 述	
物理危险性	/
化学危险性	/
健康危险性	吸入粉尘可能引起机械刺激，动物实验发现可致小鼠肺部纤维化
环境危险性	/

健 康 危 害	
职业接触	产生于用四氯化硅（$SiCl_4$）生产远紫外石英玻璃、低膨胀石英玻璃和光导纤维等新型材料及石英制品加工过程中
暴露途径	主要经呼吸道吸入体内
靶器官	呼吸系统
所致疾病	呼吸系统炎症，动物实验发现可致小鼠肺部纤维化
症状	可能对呼吸系统造成损害，导致呼吸系统炎症，动物实验发现可致小鼠肺部纤维化
预后	预后较差
职业接触限值	时间加权平均容许浓度：总尘：1.5 mg/m³，呼吸性粉尘：0.5 mg/m³（中国，2019 年）

接 触 控 制／个 体 防 护	
工程控制	防止粉尘沉积、扩散；密闭系统
接触控制	防止粉尘扩散，避免一切接触
呼吸系统防护	局部排气通风或呼吸防护，建议佩戴自吸过滤式防尘口罩
身体防护	/
眼睛防护	戴安全护目镜
手部防护	戴防护手套
其他防护	工作时不得进食、饮水或吸烟；进食前洗手，工作完沐浴更衣

健 康 检 查	
检查项目	若开展健康监护，需通过专家评估，评估内容详见《职业健康监护技术规范》（GBZ 188—2014）的 4.4.4 相关内容
检查周期	/
职业禁忌	/

急 救 措 施	

吸入应急：新鲜空气，休息。
皮肤应急：脱去污染的衣服。冲洗，然后用水和肥皂清洗皮肤。
眼睛应急：先用大量水冲洗几分钟（如可能易行，摘除隐形眼镜），然后就医

28. 膨润土粉尘（Bentonite dust）

基 本 信 息	
中文名	膨润土粉尘
别名	皂土或浆土粉尘
英文名	Bentonite dust
CAS 号	1302 – 78 – 9
分子式	/
相对分子量	/
结构式	/
组分名称	层状硅酸盐，以 SiO_2 和 Al_2O_3 为主，另有少量 Fe_2O_3、MgO、CaO 等
理 化 性 质	
理化特性	外观与性状：灰色至白色粉末或块状物 熔点：＞1200 ℃ 相对密度（水＝1）：2.5 水中溶解度：不溶
危 险 性 概 述	
物理危险性	/
化学危险性	/
健康危险性	扩散时，可较快地达到空气中颗粒物有害浓度。短期接触可轻微刺激眼睛和皮肤；反复或长期吸入粉尘可能对肺有影响，导致尘肺
环境危险性	/
健 康 危 害	
职业接触	膨润土加工生产过程中投料、制粉、包装工序，球团矿生产过程
暴露途径	主要经呼吸道吸入体内
靶器官	呼吸系统
所致疾病	尘肺；鼻、喉、肺、眼刺激；支气管哮喘
症状	长期或反复接触，可能对呼吸系统造成损害，导致尘肺。早期无明显症状，随着病情的发展，出现咳嗽、咳痰、胸痛、胸闷、气短、呼吸困难等
预后	预后较差
职业接触限值	时间加权平均容许浓度：总尘：6 mg/m^3（中国，2019 年）
接触控制/个体防护	
工程控制	防止粉尘沉积、扩散；密闭系统
接触控制	防止粉尘扩散，避免一切接触
呼吸系统防护	局部排气通风或呼吸防护，建议佩戴自吸过滤式防尘口罩
身体防护	/
眼睛防护	戴安全护目镜
手部防护	戴防护手套
其他防护	工作时不得进食、饮水或吸烟；进食前洗手，工作完沐浴更衣

健 康 检 查	
检查项目	症状询问：重点询问呼吸系统、心血管系统疾病史、吸烟史及咳嗽、咳痰、喘息、胸痛、呼吸困难、气短等症状； 体格检查：内科常规检查，重点检查呼吸系统、心血管系统；实验室检查：血常规、尿常规、心电图、血清 ALT、肺功能、后前位 X 射线高千伏胸片或 DR 胸片
检查周期	在岗检查：①生产性粉尘作业分级Ⅰ级，4 年 1 次，分级Ⅱ级及以上，2～3 年 1 次；②X射线胸片表现为观察对象者健康检查每年 1 次，连续观察 5 年，若 5 年内不能确诊为尘肺患者，按①执行；③尘肺患者每 1～2 年进行 1 次医学检查，或根据病情随时检查。 离岗检查：接触粉尘工龄在 20 年（含 20 年）以下者，随访 10 年，接触粉尘工龄超过 20年者，随访 15 年，随访周期原则为每 5 年 1 次。若接触粉尘工龄在 5 年（含 5 年）以下者，且接尘浓度达到国家卫生标准可以不随访
职业禁忌	活动性肺结核病、慢性阻塞性肺病、慢性间质性肺病和伴肺功能损害的疾病

急 救 措 施
火灾应急：不可燃，周围环境着火时，各种灭火剂均可使用。 吸入应急：新鲜空气，休息。 皮肤应急：脱去污染的衣服。冲洗，然后用水和肥皂清洗皮肤。 眼睛应急：先用大量水冲洗几分钟（如可能易行，摘除隐形眼镜），然后就医

29. 皮毛粉尘（Fur dust）

基 本 信 息	
中文名	皮毛粉尘
别名	/
英文名	Fur dust
CAS 号	/
分子式	/
相对分子量	/
结构式	/
组分名称	脱落的皮屑、毛、家禽的羽毛、动物的排泄物

理 化 性 质	
理化特性	/

危 险 性 概 述	
物理危险性	/
化学危险性	/
健康危险性	扩散时，可较快地达到空气中颗粒物有害浓度。短期接触可能引起机械刺激；反复或长期吸入粉尘可能导致职业性哮喘、职业性急性变应性肺泡炎
环境危险性	/

健 康 危 害	
职业接触	皮毛加工的各个工序中，均可产生大量粉尘。刮毛、梳毛、剪毛、烫毛、转笼除尘等工序产生的尘埃、碎毛及铲皮时产生的皮屑

健 康 危 害	
暴露途径	主要经呼吸道吸入体内
靶器官	呼吸系统
所致疾病	职业性哮喘、职业性急性变应性肺泡炎
症状	长期或反复接触，可能对呼吸系统造成损害，导致职业性过敏性肺炎和职业性哮喘。职业性急性变应性肺泡炎：畏寒、发热、头痛、气短伴咳嗽，可有明显的胸闷、气短，X 线胸片可见弥漫性网状和细小结节阴影；职业性哮喘：间歇发作性喘息、气急、胸闷或咳嗽
预后	职业性过敏性肺炎预后相对较好，职业性哮喘较难治愈
职业接触限值	时间加权平均容许浓度：总尘：8 mg/m³（中国，2019 年）
接触控制/个体防护	
工程控制	防止粉尘沉积、扩散；密闭系统
接触控制	防止粉尘扩散，避免一切接触
呼吸系统防护	局部排气通风或呼吸防护，建议佩戴自吸过滤式防尘口罩
身体防护	/
眼睛防护	戴安全护目镜
手部防护	戴防护手套
其他防护	工作时不得进食、饮水或吸烟；进食前洗手，工作完沐浴更衣
健 康 检 查	
检查项目	症状询问：重点询问花粉、药物等过敏史、哮喘史、呼吸系统、心血管系统疾病史及有无喘息、气短、咳嗽、咳痰、呼吸困难、喷嚏、流涕等症状，有无反复抗原接触史、体重下降； 体格检查：内科常规检查，重点检查呼吸系统（注意肺病湿性啰音的部位和持续性）、心血管系统；鼻科常规检查，重点检查有无过敏性鼻炎； 实验室检查：血常规、尿常规、心电图、血清 ALT、血嗜酸细胞计数、肺功能、胸部 X 射线摄片（必检项目），有过敏史或可疑有过敏体质的受检者可做肺弥散功能、血气分析、非特异性气管激发试验（气道高反应性激发试验，选检项目）
检查周期	在岗检查：①劳动者在开始工作的第 6～12 个月之间应进行 1 次健康检查；②生产性粉尘作业分级Ⅰ级，4～5 年 1 次，分级Ⅱ级及以上，2～3 年 1 次。 离岗检查：检查内容同在岗检查，检查周期未有规定
职业禁忌	致喘物过敏和支气管哮喘、慢性阻塞性肺病、慢性间质性肺病和伴肺功能损害的心血管系统疾病
急 救 措 施	

吸入应急：新鲜空气，休息。
皮肤应急：脱去污染的衣服。冲洗，然后用水和肥皂清洗皮肤。
眼睛应急：先用大量水冲洗几分钟（如可能易行，摘除隐形眼镜），然后就医

30. 人造矿物纤维绝热棉粉尘 – 玻璃棉(Man – made mineral fiber insulation wools – Glass wool)

基 本 信 息	
中文名	人造矿物纤维绝热棉粉尘 – 玻璃棉
别名	/

（续）

基 本 信 息	
英文名	Man – made mineral fiber insulation wools – Glass wool
CAS 号	
分子式	/
相对分子量	/
结构式	/
组分名称	碱金属和碱土金属的氧化物
理 化 性 质	
理化特性	玻璃棉的最高使用温度为400 ℃，良好的保温、隔热性能
危 险 性 概 述	
物理危险性	/
化学危险性	/
健康危险性	扩散时，可较快地达到空气中颗粒物有害浓度。短期接触可能引起机械刺激；反复或长期吸入粉尘可能对肺有影响，导致尘肺
环境危险性	/
健 康 危 害	
职业接触	纺丝机旁、集棉系统入口、固化炉入口和出口、切边处、打包处
暴露途径	主要经呼吸道吸入体内
靶器官	呼吸系统
所致疾病	尘肺；皮肤和眼刺激；呼吸道不良健康效应
致癌性	类别2B（特殊用途玻璃纤维：Special – purpose fibres such as E – glass and "475" glass fibres）（国际癌症研究机构，IARC）
症状	长期或反复接触，可能对呼吸系统造成损害，导致呼吸系统炎症和尘肺。早期无明显症状，随着病情的发展，反复或长期吸入粉尘可能对肺有影响，导致尘肺，出现咳嗽、咳痰、胸痛、胸闷、气短、呼吸困难等
预后	预后较差
职业接触限值	时间加权平均容许浓度：总尘：5 mg/m^3；纤维：1 f/mL（中国，2019 年）
急性暴露水平	/
接 触 控 制／个 体 防 护	
工程控制	防止粉尘沉积、扩散；密闭系统
接触控制	防止粉尘扩散，避免一切接触
呼吸系统防护	局部排气通风或呼吸防护，建议佩戴自吸过滤式防尘口罩
身体防护	/
眼睛防护	戴安全护目镜
手部防护	戴防护手套
其他防护	工作时不得进食、饮水或吸烟；进食前洗手，工作完沐浴更衣

健 康 检 查	
检查项目	若开展健康监护，需通过专家评估，评估内容详见《职业健康监护技术规范》（GBZ 188—2014）的 4.4.4 相关内容
检查周期	/
职业禁忌	/

急 救 措 施
吸入应急：新鲜空气，休息。 皮肤应急：脱去污染的衣服。冲洗，然后用水和肥皂清洗皮肤。 眼睛应急：先用大量水冲洗几分钟（如可能易行，摘除隐形眼镜），然后就医

31. 人造矿物纤维绝热棉粉尘 – 矿渣棉（Man – made mineral fiber insulation wools – Slag wool）

基 本 信 息	
中文名	人造矿物纤维绝热棉粉尘 – 矿渣棉
别名	/
英文名	Man – made mineral fiber insulation wools – Slag wool
CAS 号	/
分子式	/
相对分子量	/
结构式	/
组分名称	碱金属和碱土金属的氧化物

理 化 性 质	
理化特性	矿渣棉的最高使用温度为 600 ~ 650 ℃，良好的保温、隔热性能

危 险 性 概 述	
物理危险性	/
化学危险性	/
健康危险性	扩散时，可较快地达到空气中颗粒物有害浓度。短期接触可能引起机械刺激；反复或长期吸入粉尘可能对肺有影响，导致尘肺
环境危险性	/

健 康 危 害	
职业接触	纺丝机旁、集棉系统入口、固化炉入口和出口、切边处、打包处
暴露途径	主要经呼吸道吸入体内
靶器官	呼吸系统
所致疾病	尘肺；皮肤和眼刺激；呼吸道不良健康效应
致癌性	类别 3（国际癌症研究机构，IARC）
症状	长期或反复接触，可能对呼吸系统造成损害，导致呼吸系统炎症和尘肺。早期无明显症状，随着病情的发展，反复或长期吸入粉尘可能对肺有影响，导致尘肺，出现咳嗽、咳痰、胸痛、胸闷、气短、呼吸困难等

（续）

健　康　危　害	
预后	预后较差
职业接触限值	时间加权平均容许浓度：总尘：5 mg/m³；纤维：1 f/mL（中国，2019 年）
急性暴露水平	/

接触控制/个体防护	
工程控制	防止粉尘沉积、扩散；密闭系统
接触控制	防止粉尘扩散，避免一切接触
呼吸系统防护	局部排气通风或呼吸防护，粉尘超标建议佩戴自吸过滤式防尘口罩
身体防护	/
眼睛防护	戴安全护目镜
手部防护	戴防护手套
其他防护	工作时不得进食、饮水或吸烟；进食前洗手，工作完沐浴更衣

健　康　检　查	
检查项目	若开展健康监护，需通过专家评估，评估内容详见《职业健康监护技术规范》（GBZ 188—2014）的 4.4.4 相关内容
检查周期	/
职业禁忌	/

急　救　措　施
吸入应急：新鲜空气，休息。 皮肤应急：脱去污染的衣服。冲洗，然后用水和肥皂清洗皮肤。 眼睛应急：先用大量水冲洗几分钟（如可能易行，摘除隐形眼镜），然后就医

32. 人造矿物纤维绝热棉粉尘－岩棉（Man－made mineral fiber insulation wools－Rock wool）

基　本　信　息	
中文名	人造矿物纤维绝热棉粉尘－岩棉
别名	/
英文名	Man－made mineral fiber insulation wools－Rock wool
CAS 号	/
分子式	/
相对分子量	/
结构式	/
组分名称	碱金属和碱土金属的氧化物

理　化　性　质	
理化特性	岩棉的最高使用温度为 820～870 ℃，良好的保温、隔热性能

危　险　性　概　述	
物理危险性	/

危 险 性 概 述	
化学危险性	/
健康危险性	扩散时，可较快地达到空气中颗粒物有害浓度。短期接触可能引起机械刺激；反复或长期吸入粉尘可能对肺有影响，导致尘肺
环境危险性	/

健 康 危 害	
职业接触	纺丝机旁、集棉系统入口、固化炉入口和出口、切边处、打包处
暴露途径	主要经呼吸道吸入体内
靶器官	呼吸系统
所致疾病	尘肺
致癌性	类别3（国际癌症研究机构，IARC）
症状	长期或反复接触，可能对呼吸系统造成损害，导致呼吸系统炎症和尘肺。早期无明显症状，随着病情的发展，反复或长期吸入粉尘可能对肺有影响，导致尘肺，出现咳嗽、咳痰、胸痛、胸闷、气短、呼吸困难等
预后	预后较差
职业接触限值	时间加权平均容许浓度：总尘：5 mg/m³；纤维：1 f/mL（中国，2019年）

接 触 控 制/个 体 防 护	
工程控制	防止粉尘沉积、扩散；密闭系统
接触控制	防止粉尘扩散，避免一切接触
呼吸系统防护	局部排气通风或呼吸防护，建议佩戴自吸过滤式防尘口罩
身体防护	/
眼睛防护	戴安全护目镜
手部防护	戴防护手套
其他防护	工作时不得进食、饮水或吸烟；进食前洗手，工作完沐浴更衣

健 康 检 查	
检查项目	若开展健康监护，需通过专家评估，评估内容详见《职业健康监护技术规范》（GBZ 188—2014）的4.4.4相关内容
检查周期	/
职业禁忌	/

急 救 措 施
吸入应急：新鲜空气，休息。 皮肤应急：脱去污染的衣服。冲洗，然后用水和肥皂清洗皮肤。 眼睛应急：先用大量水冲洗几分钟（如可能易行，摘除隐形眼镜），然后就医

33. 桑蚕丝尘（Mulberry silk dust）

基 本 信 息	
中文名	桑蚕丝尘
别名	/

（续）

基 本 信 息	
英文名	Mulberry silk dust
CAS 号	/
分子式	/
相对分子量	/
结构式	/
组分名称	含有蛋白质有机物的混合粉尘
理 化 性 质	
理化特性	/
危 险 性 概 述	
物理危险性	/
化学危险性	/
健康危险性	扩散时，可较快地达到空气中颗粒物有害浓度。短期接触可能引起机械刺激；反复或长期吸入粉尘可能导致职业性过敏性肺炎和职业性哮喘
环境危险性	/
健 康 危 害	
职业接触	丝绸厂主要接尘车间为选剥车间，剥茧、混茧、剪花、平毛、烧毛等工种粉尘浓度较高；绢纺厂制绵（开剪、切绵、落绵、梳绵）、后纺（整丝、烧毛、摇纱）、毛纺（清花、除尘），丝毯厂地毯（平毛、剪花）等车间工种会接触到桑蚕丝尘
暴露途径	主要经呼吸道吸入体内
靶器官	呼吸系统；眼
所致疾病	职业性过敏性肺炎和职业性哮喘；眼刺激
症状	长期或反复接触，可能对呼吸系统造成损害，导致职业性过敏性肺炎和职业性哮喘。职业性过敏性肺炎：畏寒、发热、头痛、气短伴咳嗽，可有明显的胸闷、气短，X 线胸片可见弥漫性网状和细小结节阴影；职业性哮喘：间歇发作性喘息、气急、胸闷或咳嗽
预后	职业性过敏性肺炎预后相对较好；职业性哮喘较难治愈，一般不影响日常工作生活
职业接触限值	时间加权平均容许浓度：总尘：8 mg/m³（中国，2019 年）
接触控制/个体防护	
工程控制	防止粉尘沉积、扩散；密闭系统
接触控制	防止粉尘扩散，避免一切接触
呼吸系统防护	局部排气通风或呼吸防护，建议佩戴自吸过滤式防尘口罩
身体防护	/
眼睛防护	戴安全护目镜
手部防护	戴防护手套
其他防护	工作时不得进食、饮水或吸烟；进食前洗手，工作完沐浴更衣

健 康 检 查	
检查项目	症状询问：重点询问花粉、药物等过敏史、哮喘史、呼吸系统、心血管系统疾病史及有无喘息、气短、咳嗽、咳痰、呼吸困难、喷嚏、流涕等症状，有无反复抗原接触史、体重下降等； 体格检查：内科常规检查，重点检查呼吸系统（注意肺病湿性啰音的部位和持续性）、心血管系统；鼻科常规检查，重点检查有无过敏性鼻炎； 实验室检查：血常规、尿常规、心电图、血清 ALT、血嗜酸细胞计数、肺功能、胸部 X 射线摄片（必检项目），有过敏史或可疑有过敏体质的受检者可做肺弥散功能、血气分析、非特异性气管激发试验（气道高反应性激发试验，选检项目）
检查周期	在岗检查：①劳动者在开始工作的第 6～12 个月之间应进行 1 次健康检查；②生产性粉尘作业分级 I 级，4～5 年 1 次，分级 II 级及以上，2～3 年 1 次。 离岗检查：检查内容同在岗检查，检查周期未有规定
职业禁忌	致喘物过敏和支气管哮喘、慢性阻塞性肺病、慢性间质性肺病和伴肺功能损害的心血管系统疾病

急 救 措 施
吸入应急：新鲜空气，休息。 皮肤应急：脱去污染的衣服。冲洗，然后用水和肥皂清洗皮肤。 眼睛应急：先用大量水冲洗几分钟（如可能易行，摘除隐形眼镜），然后就医

34. 砂轮磨尘（Grinding wheel dust）

基 本 信 息	
中文名	砂轮磨尘
别名	/
英文名	Grinding wheel dust
CAS 号	/
分子式	/
相对分子量	/
结构式	/
组分名称	金属铁尘，包括铁和氧化铁粉尘

理 化 性 质	
理化特性	/

危 险 性 概 述	
物理危险性	/
化学危险性	/
健康危险性	扩散时，可较快地达到空气中颗粒物有害浓度。短期接触可能引起机械刺激；反复或长期吸入粉尘可能对肺有影响，导致尘肺
环境危险性	/

健 康 危 害	
职业接触	使用人工磨料从事金属研磨而发生的粉尘
暴露途径	主要经呼吸道吸入体内

健 康 危 害	
靶器官	呼吸系统
所致疾病	轻微致肺纤维化作用
症状	长期或反复接触，可能对呼吸系统造成损害，导致呼吸系统炎症和尘肺。早期无明显症状，随着病情的发展，反复或长期吸入粉尘可能对肺有影响，导致尘肺，出现咳嗽、咳痰、胸痛、胸闷、气短、呼吸困难等
预后	预后较差
职业接触限值	时间加权平均容许浓度：总尘：8 mg/m³（中国，2019 年）
接触控制/个体防护	
工程控制	防止粉尘沉积、扩散；密闭系统
接触控制	防止粉尘扩散，避免一切接触
呼吸系统防护	局部排气通风或呼吸防护，建议佩戴自吸过滤式防尘口罩
身体防护	/
眼睛防护	戴安全护目镜
手部防护	戴防护手套
其他防护	工作时不得进食、饮水或吸烟；进食前洗手，工作完沐浴更衣
健 康 检 查	
检查项目	若开展健康监护，需通过专家评估，评估内容详见《职业健康监护技术规范》（GBZ 188—2014）的 4.4.4 相关内容
检查周期	/
职业禁忌	/
急 救 措 施	

吸入应急：新鲜空气，休息。
皮肤应急：脱去污染的衣服。冲洗，然后用水和肥皂清洗皮肤。
眼睛应急：先用大量水冲洗几分钟（如可能易行，摘除隐形眼镜），然后就医

35. 石膏粉尘（Gypsum dust）

基 本 信 息	
中文名	石膏粉尘
别名	二水合硫酸钙；生石膏；二水硫酸钙；矿物白
英文名	Gypsum dust
CAS 号	10101 – 41 – 4
分子式	$CaSO_4 \cdot 2H_2O$
相对分子量	172.2
结构式	/
组分名称	二水合硫酸钙

（续）

理 化 性 质	
理化特性	外观与性状：结晶粉末 熔点：100～150 ℃ 密度：2.32 g/cm³ 水中溶解度：20 ℃时 0.2 g/100 mL（难溶）

危 险 性 概 述	
物理危险性	/
化学危险性	/
健康危险性	扩散时，可较快地达到空气中颗粒物有害浓度。短期接触可能引起机械刺激；反复或长期吸入粉尘可能对肺有影响，不排除致纤维化的可能
环境危险性	/

健 康 危 害	
职业接触	从事石膏石装载作业，石膏矿开采、石膏制品加工作业
暴露途径	主要经呼吸道吸入体内
靶器官	呼吸系统
所致疾病	可能致纤维化；肺炎；上呼吸道、眼和皮肤刺激
症状	长期或反复接触，可能对呼吸系统造成损害，导致纤维化
预后	预后较差
职业接触限值	时间加权平均容许浓度：总尘：8 mg/m³，呼尘：4 mg/m³（中国，2019 年）。 阈限值：10 mg/m³（可吸入粉尘，时间加权平均值）（美国政府工业卫生学家会议，2009 年）。 最高容许浓度：4 mg/m³（以上呼吸道可吸入粉尘计）；1.5 mg/m³（以下呼吸道可吸入粉尘计）

接 触 控 制/个 体 防 护	
工程控制	防止粉尘沉积、扩散；密闭系统
接触控制	防止粉尘扩散，避免一切接触
呼吸系统防护	局部排气通风或呼吸防护，建议佩戴自吸过滤式防尘口罩
身体防护	/
眼睛防护	戴安全护目镜
手部防护	戴防护手套
其他防护	工作时不得进食、饮水或吸烟；进食前洗手，工作完沐浴更衣

健 康 检 查	
检查项目	症状询问：重点询问呼吸系统、心血管系统疾病史、吸烟史及咳嗽、咳痰、喘息、胸痛、呼吸困难、气短等症状； 体格检查：内科常规检查，重点检查呼吸系统、心血管系统；实验室检查：血常规、尿常规、心电图、血清 ALT、肺功能、后前位 X 射线高千伏胸片或 DR 胸片
检查周期	在岗检查：①生产性粉尘作业分级Ⅰ级，4 年 1 次，分级Ⅱ级及以上，2～3 年 1 次；②X射线胸片表现为观察对象者健康检查每年 1 次，连续观察 5 年，若 5 年内不能确诊为尘肺患者，按①执行；③尘肺患者每 1～2 年进行 1 次医学检查，或根据病情随时检查。 离岗检查：接触粉尘工龄在 20 年（含 20 年）以下者，随访 10 年，接触粉尘工龄超过 20年者，随访 15 年，随访周期原则为每 5 年 1 次。若接触粉尘工龄在 5 年（含 5 年）以下者，且接尘浓度达到国家卫生标准可以不随访
职业禁忌	活动性肺结核病、慢性阻塞性肺病、慢性间质性肺病和伴肺功能损害的疾病

急 救 措 施
火灾应急：不可燃，在火焰中释放出刺激性或有毒烟雾（或气体）。在火焰中释放出刺激性或有毒烟雾（或气体）。周围环境着火时，使用适当的灭火剂。 吸入应急：新鲜空气，休息。 皮肤应急：脱去污染的衣服。冲洗，然后用水和肥皂清洗皮肤。 眼睛应急：先用大量水冲洗几分钟（如可能易行，摘除隐形眼镜），然后就医

36. 石灰石粉尘（Limestone dust）

基 本 信 息	
中文名	石灰石粉尘
别名	/
英文名	Limestone dust
CAS 号	1317 – 65 – 3
分子式	/
相对分子量	/
结构式	/
组分名称	碳酸钙
理 化 性 质	
理化特性	/
危 险 性 概 述	
物理危险性	/
化学危险性	/
健康危险性	扩散时，可较快地达到空气中颗粒物有害浓度。短期接触可能引起机械刺激；反复或长期吸入粉尘可能对肺有影响，导致尘肺
环境危险性	/
健 康 危 害	
职业接触	石灰石是生产玻璃的主要原料。石灰和石灰石大量用做建筑材料，也是许多工业的重要原料。在此过程中，产生石灰石粉尘
暴露途径	主要经呼吸道吸入体内
靶器官	呼吸系统；眼；皮肤
所致疾病	尘肺；眼、皮肤刺激
症状	长期或反复接触，可能对呼吸系统造成损害，导致呼吸系统炎症和尘肺。早期无明显症状，随着病情的发展，部分患者可有咳嗽、咳痰、胸痛、气急等症状
预后	预后较差
职业接触限值	时间加权平均容许浓度：总尘：8 mg/m³，呼尘：4 mg/m³（中国，2019 年）
接触控制/个体防护	
工程控制	防止粉尘沉积、扩散；密闭系统
接触控制	防止粉尘扩散，避免一切接触

接触控制/个体防护	
呼吸系统防护	局部排气通风或呼吸防护，建议佩戴自吸过滤式防尘口罩
身体防护	/
眼睛防护	戴安全护目镜
手部防护	戴防护手套
其他防护	工作时不得进食、饮水或吸烟；进食前洗手，工作完沐浴更衣

健 康 检 查	
检查项目	症状询问：重点询问呼吸系统、心血管系统疾病史、吸烟史及咳嗽、咳痰、喘息、胸痛、呼吸困难、气短等症状； 体格检查：内科常规检查，重点检查呼吸系统、心血管系统；实验室检查：血常规、尿常规、心电图、血清 ALT、肺功能、后前位 X 射线高千伏胸片或 DR 胸片
检查周期	在岗检查：①生产性粉尘作业分级 I 级，4 年 1 次，分级 II 级及以上，2～3 年 1 次；②X 射线胸片表现为观察对象者健康检查每年 1 次，连续观察 5 年，若 5 年内不能确诊为尘肺患者，按①执行；③尘肺患者每 1～2 年进行 1 次医学检查，或根据病情随时检查。 离岗后检查：接触粉尘工龄在 20 年（含 20 年）以下者，随访 10 年，接触粉尘工龄超过 20 年者，随访 15 年，随访周期原则为每 5 年 1 次。若接触粉尘工龄在 5 年（含 5 年）以下者，且接尘浓度达到国家卫生标准可以不随访
职业禁忌	活动性肺结核病、慢性阻塞性肺病、慢性间质性肺病和伴肺功能损害的疾病

急 救 措 施
吸入应急：新鲜空气，休息。 皮肤应急：脱去污染的衣服。冲洗，然后用水和肥皂清洗皮肤。 眼睛应急：先用大量水冲洗几分钟（如可能易行，摘除隐形眼镜），然后就医

37. 石棉粉尘（Asbestos dust，石棉含量＞10%）

基 本 信 息	
中文名	石棉粉尘/石棉纤维
别名	/
英文名	Asbestos dust/Asbestos fiber
CAS 号	12001－29－5（温石棉）
分子式	$Mg_3(Si_2O_5)(OH)_4$
相对分子量	554
结构式	/
组分名称	石棉

理 化 性 质	
理化特性	外观与性状：白色，灰色，绿色或浅黄色纤维状固体 相对密度：2.2～2.6 g/cm³ 熔点：无熔点，耐热至 500 ℃，1000 ℃时完全分解 水中溶解度：不溶

（续）

危险性概述	
物理危险性	/
化学危险性	/
健康危险性	扩散时，可较快地达到空气中颗粒物有害浓度。短期接触可能引起机械刺激；反复或长期吸入，可能引起石棉肺（肺部纤维化）、胸膜斑、增厚和积液。是人类致癌物。造成人类肺癌、间皮瘤、喉癌和卵巢癌。有限证据证明引起大肠癌、咽癌或胃癌
环境危险性	/

健康危害	
职业接触	石棉加工和处理，如纺织、建筑、绝缘、造船、造炉、电焊、耐火材料、石棉制品检修、保温材料；其次是石棉矿的开采和选矿；此外，运输和使用石棉制品的场合，如果发生破损，石棉可能飘在空中，形成作业人员的接触机会
暴露途径	可通过吸入吸收到体内
靶器官	呼吸系统
所致疾病	石棉肺，肺癌和间皮瘤
致癌性	类别 1（国际癌症研究机构，IARC）
症状	缓慢出现、逐渐加重的呼吸困难，干咳，严重吸烟者咳嗽往往较重，且伴有黏液痰。胸痛往往较轻，常为背部或胸骨后钝痛，镜下可见石棉小体及脏层胸膜肥厚和在壁层胸膜形成胸膜斑；咳嗽、咳痰、痰中带血、低热、胸痛、气闷、消瘦和恶病质；局限型者可无明显不适或仅有胸痛、活动后气促，弥漫型者有较剧烈胸痛、气促、消瘦等；患侧胸廓活动受限，饱满，叩诊浊音，呼吸音减低或消失；可有锁骨上窝及腋下淋巴结肿大
预后	预后较差
职业接触限值	时间加权平均容许浓度:石棉粉尘总尘:0.8 mg/m³,石棉纤维:0.8 f/ml(中国,2019 年); 阈限值: 0.1 纤维/cm³（纤维长度＞5 μm, 长径比≥3∶1）（时间加权平均值）（美国政府工业卫生学家会议,2004 年）; 职业接触限值: 0.1 纤维/cm³（欧盟,2003 年）

接触控制/个体防护	
工程控制	防止粉尘沉积、扩散；密闭系统
接触控制	防止粉尘扩散，避免一切接触
呼吸系统防护	局部排气通风或呼吸防护，佩戴自吸过滤式防尘口罩
身体防护	/
眼睛防护	戴安全护目镜
手部防护	戴防护手套
其他防护	工作时不得进食、饮水或吸烟；进食前洗手，工作完沐浴更衣

健康检查	
检查项目	症状询问：重点询问呼吸系统、心血管系统疾病史、吸烟史及咳嗽、咳痰、喘息、胸痛、咯血、呼吸困难、气短等症状; 体格检查：内科常规检查，重点检查呼吸系统、心血管系统；实验室检查：血常规、尿常规、心电图、血清 ALT、肺功能、后前位 X 射线高千伏胸片或 DR 胸片（必检项目）、侧位 X 射线高千伏胸片、CT 检查、胸腔穿刺和病理检查、肺弥散功能（选检项目）

健 康 检 查	
检查周期	在岗检查：①生产性粉尘作业分级Ⅰ级，2年1次，分级Ⅱ级及以上，1年1次；②X射线胸片表现为观察对象者健康检查每年1次，连续观察5年，若5年内不能确诊为石棉肺患者，按①执行；③石棉肺患者每年进行1次，或根据病情随时检查。 离岗后检查：接触粉尘工龄在10年（含10年）以下者，随访10年，接触粉尘工龄超过10年者，随访21年，随访周期原则为每3年1次。若接触粉尘工龄在5年（含5年）以下者，且接尘浓度达到国家卫生标准可以不随访
职业禁忌	活动性肺结核病、慢性阻塞性肺病、慢性间质性肺病和伴肺功能损害的疾病

急 救 措 施
火灾应急：不可燃，周围环境着火时，使用适当的灭火剂。 吸入应急：新鲜空气，休息。 皮肤应急：脱去污染的衣服。冲洗，然后用水和肥皂清洗皮肤。 眼睛应急：先用大量水冲洗几分钟（如可能易行，摘除隐形眼镜），然后就医

38. 石墨粉尘（Graphite dust）

基 本 信 息	
中文名	石墨粉尘
别名	黑铅
英文名	Graphite dust
CAS号	7782 – 42 – 5
分子式	C
相对分子量	12.01
结构式	/
组分名称	炭、游离 SiO_2 含量＜10%

理 化 性 质	
理化特性	外观与性状：黑色薄片，块，粉末或碎片 相对密度：2.09 ~ 2.23 升华点：3652 ℃ 水中溶解度：难溶

危 险 性 概 述	
物理危险性	如果以粉末和颗粒形式与空气混合，可能发生粉尘爆炸
化学危险性	/
健康危险性	扩散时，可较快地达到空气中颗粒物有害浓度。反复或长期吸入粉尘可能对肺产生损害，导致石墨尘肺
环境危险性	/

健 康 危 害	
职业接触	石墨的开采过程，爆破、采掘、运矿等工序；使用石墨为原料制造各种石墨制品的过程；使用石墨作为钢锭涂复剂、铸模涂料，以及原子反应堆、原子能发电站、火箭、导弹等的建造和生产过程
暴露途径	主要经呼吸道吸入体内

（续）

健 康 危 害	
靶器官	呼吸系统
所致疾病	石墨尘肺
症状	长期或反复接触，可能对呼吸系统造成损害，导致呼吸系统炎症和石墨尘肺。症状轻微，体征较少，早期以口腔、鼻咽部干燥为主，多有咳嗽、咯黑色痰，但量不多，劳动后胸闷、气短，X 线以 p 小阴影为主
预后	石墨尘肺预后较差
职业接触限值	时间加权平均容许浓度：总尘：4 mg/m³，呼尘：2 mg/m³（中国，2019 年）。 阈限值：2 mg/m³（可吸入粉尘）（时间加权平均值）（美国政府工业卫生学家会议，2008 年）。 最高容许浓度：1.5 mg/m³（可达肺泡区的粉尘），4 mg/m³（可进入下呼吸道的粉尘），（德国，2008 年）
接 触 控 制/个 体 防 护	
工程控制	防止粉尘沉积、扩散；密闭系统；防止粉尘爆炸型电气设备和照明
接触控制	防止粉尘扩散，避免一切接触
呼吸系统防护	局部排气通风或呼吸防护，建议佩戴自吸过滤式防尘口罩
身体防护	/
眼睛防护	戴安全护目镜
手部防护	戴乳胶防护手套
其他防护	工作时不得进食、饮水或吸烟；进食前洗手，工作完沐浴更衣
健 康 检 查	
检查项目	症状询问：重点询问呼吸系统、心血管系统疾病史、吸烟史及咳嗽、咳痰、喘息、胸痛、呼吸困难、气短等症状； 体格检查：内科常规检查，重点检查呼吸系统、心血管系统；实验室检查：血常规、尿常规、心电图、血清 ALT、肺功能、后前位 X 射线高千伏胸片或 DR 胸片
检查周期	在岗检查：①生产性粉尘作业分级 I 级，4 年 1 次，分级 II 级及以上，2～3 年 1 次；②X 射线胸片表现为观察对象者健康检查每年 1 次，连续观察 5 年，若 5 年内不能确诊为尘肺患者，按①执行；③尘肺患者每 1～2 年进行 1 次医学检查，或根据病情随时检查。 离岗后检查：接触粉尘工龄在 20 年（含 20 年）以下者，随访 10 年，接触粉尘工龄超过 20 年者，随访 15 年，随访周期原则为每 5 年 1 次。若接触粉尘工龄在 5 年（含 5 年）以下者，且接尘浓度达到国家卫生标准可以不随访
职业禁忌	活动性肺结核病、慢性阻塞性肺病、慢性间质性肺病和伴肺功能损害的疾病
急 救 措 施	

火灾应急：干粉，雾状水，泡沫，二氧化碳，着火时喷雾状水保持料桶等冷却。
吸入应急：新鲜空气，休息。
皮肤应急：脱去污染的衣服。冲洗，然后用水和肥皂清洗皮肤。
眼睛应急：先用大量水冲洗几分钟（如可能易行，摘除隐形眼镜），然后就医

39. 水泥粉尘（Cement dust，游离 SiO₂ 含量＜10%）

基 本 信 息	
中文名	水泥粉尘
别名	/
英文名	Cement dust
CAS 号	/
分子式	/
相对分子量	/
结构式	/
组分名称	无定型硅酸盐，主要包括石灰石、黏土、铁粉、矿渣、石膏、沸石等，游离 SiO₂ 含量＜10%

理 化 性 质	
理化特性	外观与性状：灰色或其他颜色粉末 熔点：1350～1800 ℃ 其他：水泥粉尘呈碱性

危 险 性 概 述	
物理危险性	/
化学危险性	/
健康危险性	扩散时，可较快地达到空气中颗粒物有害浓度。短期接触可能引起机械刺激；反复或长期吸入粉尘可能对肺有影响，导致水泥尘肺
环境危险性	/

健 康 危 害	
职业接触	水泥生产厂以及运输、储藏和使用水泥的建筑、筑路等行业。水泥厂工作人员主要接触混合性粉尘，原料的破碎和烘干时接触生料粉尘，煅烧和包装时接触水泥熟料粉尘
暴露途径	主要经呼吸道吸入体内
靶器官	呼吸系统
所致疾病	水泥尘肺
症状	水泥尘肺发病工龄多在 20 年以上，主要症状为气短、咳嗽、咳痰，体征多不明显，X 线表现不规则形小阴影和圆形小阴影同时存在
预后	预后较差
职业接触限值	时间加权平均容许浓度：总尘：4 mg/m³，呼尘：1.5 mg/m³（中国，2019 年）

接触控制/个体防护	
工程控制	防止粉尘沉积、扩散；密闭系统
接触控制	防止粉尘扩散，避免一切接触
呼吸系统防护	局部排气通风或呼吸防护，建议佩戴自吸过滤式防尘口罩
身体防护	/
眼睛防护	戴安全护目镜
手部防护	戴防护手套
其他防护	工作时不得进食、饮水或吸烟；进食前洗手，工作完沐浴更衣

健 康 检 查	
检查项目	症状询问：重点询问呼吸系统、心血管系统疾病史、吸烟史及咳嗽、咳痰、喘息、胸痛、呼吸困难、气短等症状； 体格检查：内科常规检查，重点检查呼吸系统、心血管系统；实验室检查：血常规、尿常规、心电图、血清 ALT、肺功能、后前位 X 射线高千伏胸片或 DR 胸片
检查周期	在岗检查：①生产性粉尘作业分级 I 级，4 年 1 次，分级 II 级及以上，2～3 年 1 次；②X 射线胸片表现为观察对象者健康检查每年 1 次，连续观察 5 年，若 5 年内不能确诊为尘肺患者，按①执行；③尘肺患者每 1～2 年进行 1 次医学检查，或根据病情随时检查 离岗后检查：接触粉尘工龄在 20 年（含 20 年）以下者，随访 10 年，接触粉尘工龄超过 20 年者，随访 15 年，随访周期原则为每 5 年 1 次。若接触粉尘工龄在 5 年（含 5 年）以下者，且接尘浓度达到国家卫生标准可以不随访
职业禁忌	活动性肺结核病、慢性阻塞性肺病、慢性间质性肺病和伴肺功能损害的疾病

急 救 措 施
吸入应急：新鲜空气，休息。 皮肤应急：脱去污染的衣服。冲洗，然后用水和肥皂清洗皮肤。 眼睛应急：先用大量水冲洗几分钟（如可能易行，摘除隐形眼镜），然后就医

40. 炭黑粉尘（Carbon black dust）

基 本 信 息	
中文名	炭黑粉尘
别名	炉法炭黑；乙炔黑
英文名	Carbon black dust
CAS 号	1333 – 86 – 4
分子式	C
相对分子量	12.0
结构式	/
组分名称	碳成分占 90～95%，游离 SiO_2 含量 0.5%～1.5%

理 化 性 质	
理化特性	外观与性状：无气味黑色球状颗粒或极细粉末 相对密度：1.8～2.1 熔点：3550 ℃ 自燃温度：高于 500 ℃ 爆炸性：微细分散的颗粒物在空气中形成爆炸性混合物 水中溶解度：不溶

危 险 性 概 述	
物理危险性	粉尘与炽热表面接触时，烟云可能被引燃（高于 500 ℃）
化学危险性	是一种强还原剂，与氧化剂发生剧烈反应。与许多化合物发生剧烈反应
健康危险性	扩散时，可较快地达到空气中颗粒物有害浓度。短期接触可能引起机械刺激；反复或长期吸入粉尘可能对肺产生损害，可能是人类致癌物
环境危险性	/

（续）

健 康 危 害	
职业接触	炭黑作为填充剂、着色剂广泛用于橡胶、塑料、电极制造、油漆、墨汁、造纸、冶金等工业，还用于脱色剂、助滤器、炭黑纸的制造。炭黑厂的筛粉、包装工序；炭黑制品工序，如电极厂配料、成型，橡胶轮胎厂投料工序
暴露途径	主要经呼吸道吸入体内
靶器官	呼吸系统
所致疾病	炭黑尘肺，可能导致肺癌
致癌性	类别2B（国际癌症研究机构，IARC）
症状	长期或反复接触，可能对呼吸系统造成损害，导致呼吸系统炎症和炭黑尘肺，可能引起肺癌。咳嗽、咳痰、气短，但不明显。两肺显著变黑。整个肺区呈毛玻璃感
预后	预后较差
职业接触限值	时间加权平均容许浓度：总尘：4 mg/m³（中国，2019 年）； 阈限值：3.5 mg/m³（可吸入粉尘，时间加权平均值）（美国政府工业卫生学家会议，2010 年）

接触控制/个体防护	
工程控制	防止粉尘沉积、扩散；密闭系统；防止粉尘爆炸型电气设备和照明
接触控制	防止粉尘扩散，避免一切接触
呼吸系统防护	局部排气通风或呼吸防护，粉尘超标建议佩戴自吸过滤式防尘口罩
身体防护	/
眼睛防护	戴安全护目镜
手部防护	戴防护手套
其他防护	工作时不得进食、饮水或吸烟；进食前洗手，工作完沐浴更衣

健 康 检 查	
检查项目	症状询问：重点询问呼吸系统、心血管系统疾病史、吸烟史及咳嗽、咳痰、喘息、胸痛、呼吸困难、气短等症状； 体格检查：内科常规检查，重点检查呼吸系统、心血管系统；实验室检查：血常规、尿常规、心电图、血清 ALT、肺功能、后前位 X 射线高千伏胸片或 DR 胸片
检查周期	在岗检查：①生产性粉尘作业分级 I 级，4 年 1 次，分级 II 级及以上，2~3 年 1 次；②X 射线胸片表现为观察对象者健康检查每年 1 次，连续观察 5 年，若 5 年内不能确诊为尘肺患者，按①执行；③尘肺患者每 1~2 年进行 1 次医学检查，或根据病情随时检查。 离岗后检查：接触粉尘工龄在 20 年（含 20 年）以下者，随访 10 年，接触粉尘工龄超过 20 年者，随访 15 年，随访周期原则为每 5 年 1 次。若接触粉尘工龄在 5 年（含 5 年）以下者，且接尘浓度达到国家卫生标准可以不随访
职业禁忌	活动性肺结核病、慢性阻塞性肺病、慢性间质性肺病和伴肺功能损害的疾病

急 救 措 施

火灾应急：干粉，雾状水，泡沫，二氧化碳，着火时喷雾状水保持料桶等冷却。
吸入应急：新鲜空气，休息。
皮肤应急：脱去污染的衣服。冲洗，然后用水和肥皂清洗皮肤。
眼睛应急：先用大量水冲洗几分钟（如可能易行，摘除隐形眼镜），然后就医

41. 碳化硅粉尘（Silicon carbide dust）

基 本 信 息	
中文名	碳化硅粉尘
别名	/
英文名	Silicon carbide dust
CAS 号	409－21－2
分子式	SiC
相对分子量	40.1
结构式	/
组分名称	碳化硅

理 化 性 质	
理化特性	外观与性状：黄色至绿色，至蓝色至黑色晶体，取决于其纯度 升华点：2700 ℃ 密度：3.2 g/cm³ 水中溶解度：不溶

危 险 性 概 述	
物理危险性	/
化学危险性	/
健康危险性	扩散时，可较快地达到空气中颗粒物有害浓度。短期接触可能引起机械刺激；反复或长期吸入粉尘引起尘肺病
环境危险性	/

健 康 危 害	
职业接触	功能陶瓷、高级耐火材料、磨料及冶金原料、光伏产业，制造碳化硅磨料及碳化硅制品企业的作业车间，如制造碳化硅磨料的粉碎、分拣、包装等工序及碳化硅制品企业的原料投料、烘干投料、均化配料、均化混料和均化混筛等岗位
暴露途径	主要经呼吸道吸入体内
靶器官	呼吸系统
所致疾病	尘肺病；上呼吸道刺激
致癌性	类别2A（国际癌症研究机构，IARC）
症状	长期或反复接触，可能对呼吸系统造成损害，导致机械刺激，在混合粉尘情况下有纤维变性的证据，出现咳嗽、咳痰、胸痛、胸闷、气短、呼吸困难等，肺门密度增高、增宽及肺纹理扭曲变形、出现粗细网形等；但在其他粉尘不存在情况下，无证据表明碳化硅（非纤维）会引起纤维变性
预后	纤维变性预后较差
职业接触限值	时间加权平均容许浓度：总尘：8 mg/m³，呼尘：4 mg/m³（中国，2019 年）。 阈限值：10 mg/m³（以上呼吸道可吸入部分计，时间加权平均值）；3 mg/m³（以下呼吸道可吸入部分计，时间加权平均值）（美国政府工业卫生学家会议，2004 年）。 最高容许浓度：1.5 mg/m³（无纤维）（以下呼吸道可吸入部分计）（德国，2009 年）

（续）

接 触 控 制/个 体 防 护	
工程控制	防止粉尘沉积、扩散；密闭系统
接触控制	防止粉尘扩散，避免一切接触
呼吸系统防护	局部排气通风或呼吸防护，建议佩戴自吸过滤式防尘口罩
身体防护	/
眼睛防护	戴安全护目镜
手部防护	戴防护手套
其他防护	工作时不得进食、饮水或吸烟；进食前洗手，工作完沐浴更衣

健 康 检 查	
检查项目	若开展健康监护，需通过专家评估，评估内容详见《职业健康监护技术规范》（GBZ 188—2014）的 4.4.4 相关内容
检查周期	/
职业禁忌	/

急 救 措 施
火灾应急：不可燃，周围环境着火时，使用适当的灭火剂。 吸入应急：新鲜空气，休息。 皮肤应急：脱去污染的衣服。冲洗，然后用水和肥皂清洗皮肤。 眼睛应急：先用大量水冲洗几分钟（如可能易行，摘除隐形眼镜），然后就医

42. 碳纤维粉尘（Carbon fiber dust）

基 本 信 息	
中文名	碳纤维粉尘
别名	/
英文名	Carbon fiber dust
CAS 号	/
分子式	/
相对分子量	/
结构式	/
组分名称	碳化有机纤维，化学成分 92% 以上是碳

理 化 性 质	
理化特性	单根碳纤维的直径多在 5~8 μm 之间，个别品种的直径 < 3 μm，碳纤维比重低，耐高温，硬度、强度和弹性大，化学稳定性高

危 险 性 概 述	
物理危险性	/
化学危险性	/
健康危险性	扩散时，可较快地达到空气中颗粒物有害浓度。接触可能引起皮炎和一般呼吸系统症状
环境危险性	/

（续）

健 康 危 害	
职业接触	用碳纤维制成的碳纤维复合材料主要用于需要轻载的航空航天领域，也用于制造高强度的部件和体育用品。碳纤维生产过程中收丝岗位等会接触到碳纤维粉尘
暴露途径	主要经呼吸道吸入体内
靶器官	皮肤和呼吸系统
所致疾病	皮肤刺激和一般呼吸系统症状
症状	引起皮炎，出现皮肤瘙痒等症状；一般呼吸系统症状包括咳嗽、咳痰等
预后	预后较好
职业接触限值	时间加权平均容许浓度：总尘：$3 \ mg/m^3$（中国，2019 年）
接 触 控 制/个 体 防 护	
工程控制	防止粉尘沉积、扩散；密闭系统
接触控制	防止粉尘扩散，避免一切接触
呼吸系统防护	局部排气通风或呼吸防护，建议佩戴自吸过滤式防尘口罩
身体防护	/
眼睛防护	戴安全护目镜
手部防护	戴防护手套
其他防护	工作时不得进食、饮水或吸烟；进食前洗手，工作完沐浴更衣
健 康 检 查	
检查项目	若开展健康监护，需通过专家评估，评估内容详见《职业健康监护技术规范》（GBZ 188—2014）的 4.4.4 相关内容
检查周期	/
职业禁忌	/
急 救 措 施	

吸入应急：新鲜空气，休息。
皮肤应急：脱去污染的衣服。冲洗，然后用水和肥皂清洗皮肤。
眼睛应急：先用大量水冲洗几分钟（如可能易行，摘除隐形眼镜），然后就医

43. 陶土粉尘（Clay dust）

基 本 信 息	
中文名	陶土粉尘
别名	/
英文名	/
CAS 号	/
分子式	/
相对分子量	/
结构式	/
组分名称	游离 SiO_2 和硅酸盐

61

（续）

理　化　性　质	
理化特性	/

危　险　性　概　述	
物理危险性	/
化学危险性	/
健康危险性	扩散时，可较快地达到空气中颗粒物有害浓度。短期接触可能引起机械刺激；反复或长期吸入粉尘可能对肺有影响，导致陶工尘肺
环境危险性	/

健　康　危　害	
职业接触	陶工在生产陶瓷的整个工序中都可接触混合性的陶土粉尘
暴露途径	主要经呼吸道吸入体内
靶器官	呼吸系统
所致疾病	陶工尘肺
症状	长期或反复接触，可能对呼吸系统造成损害，导致呼吸系统炎症和陶工尘肺，发病比较缓慢，平均发病工龄 25 年以上。临床症状较轻，早期有轻度咳嗽，少量咳痰，体力劳动时感到胸闷、气短。合并肺气肿时，出现明显呼吸困难。X 线可见两肺多为不规则形弥漫性"s、t"型小阴影
预后	预后较差
职业接触限值	时间加权平均容许浓度：总尘：8 mg/m^3（中国，2019 年）

接触控制/个体防护	
工程控制	防止粉尘沉积、扩散；密闭系统
接触控制	防止粉尘扩散，避免一切接触
呼吸系统防护	局部排气通风或呼吸防护，建议佩戴自吸过滤式防尘口罩
身体防护	/
眼睛防护	戴安全护目镜
手部防护	戴防护手套
其他防护	工作时不得进食、饮水或吸烟；进食前洗手，工作完沐浴更衣

健　康　检　查	
检查项目	症状询问：重点询问呼吸系统、心血管系统疾病史、吸烟史及咳嗽、咳痰、喘息、胸痛、呼吸困难、气短等症状； 体格检查：内科常规检查，重点检查呼吸系统、心血管系统；实验室检查：血常规、尿常规、心电图、血清 ALT、肺功能、后前位 X 射线高千伏胸片或 DR 胸片
检查周期	在岗检查：①生产性粉尘作业分级Ⅰ级，4 年 1 次，分级Ⅱ级及以上，2～3 年 1 次；②X 射线胸片表现为观察对象者健康检查每年 1 次，连续观察 5 年，若 5 年内不能确诊为尘肺患者，按①执行；③尘肺患者每 1～2 年进行 1 次医学检查，或根据病情随时检查。 离岗检查：接触粉尘工龄在 20 年（含 20 年）以下者，随访 10 年，接触粉尘工龄超过 20 年者，随访 15 年，随访周期原则为每 5 年 1 次。若接触粉尘工龄在 5 年（含 5 年）以下者，且接尘浓度达到国家卫生标准可以不随访
职业禁忌	活动性肺结核病、慢性阻塞性肺病、慢性间质性肺病和伴肺功能损害的疾病

（续）

<table>
<tr><td colspan="2" align="center">急 救 措 施</td></tr>
</table>

吸入应急：新鲜空气，休息。
皮肤应急：脱去污染的衣服。冲洗，然后用水和肥皂清洗皮肤。
眼睛应急：先用大量水冲洗几分钟（如可能易行，摘除隐形眼镜），然后就医

44. 锑粉（Antimony dust）

<table>
<tr><td colspan="2" align="center">基 本 信 息</td></tr>
<tr><td>中文名</td><td>锑粉</td></tr>
<tr><td>别名</td><td>/</td></tr>
<tr><td>英文名</td><td>Antimony dust</td></tr>
<tr><td>CAS 号</td><td>7440 - 36 - 0（锑）</td></tr>
<tr><td>分子式</td><td>Sb</td></tr>
<tr><td>相对分子量</td><td>121.8</td></tr>
<tr><td>结构式</td><td>/</td></tr>
<tr><td>组分名称</td><td>锑粉</td></tr>
<tr><td colspan="2" align="center">理 化 性 质</td></tr>
<tr><td>理化特性</td><td>外观与性状：银白色有光泽的、坚硬易碎的块状物或暗灰色粉末
沸点：1635 ℃
熔点：630 ℃
密度：6.7 g/cm³
水中溶解度：不溶</td></tr>
<tr><td colspan="2" align="center">危 险 性 概 述</td></tr>
<tr><td>物理危险性</td><td>以粉尘或颗粒形状与空气混合，可能发生粉尘爆炸</td></tr>
<tr><td>化学危险性</td><td>燃烧时，生成有毒烟雾（氧化锑）。与氧化剂激烈反应，有着火和爆炸危险。与酸接触时，可能释放出有毒气体（锑化三氢）</td></tr>
<tr><td>健康危险性</td><td>扩散时，可较快地达到空气中颗粒物有害浓度。短期接触可能对眼睛引起机械性刺激；反复或长期与皮肤接触可能引起皮炎，尤其是接触烟雾时。可能对肺有影响，导致尘肺病</td></tr>
<tr><td>环境危险性</td><td>/</td></tr>
<tr><td colspan="2" align="center">健 康 危 害</td></tr>
<tr><td>职业接触</td><td>锑金属及含锑的金属冶炼或煤矿的开采，锑矿石在冶炼和燃烧过程中，产生锑粉尘</td></tr>
<tr><td>暴露途径</td><td>主要经呼吸道吸入体内</td></tr>
<tr><td>靶器官</td><td>呼吸系统和皮肤</td></tr>
<tr><td>所致疾病</td><td>皮炎、肺锑末沉着病</td></tr>
<tr><td>致癌性</td><td>/</td></tr>
<tr><td>症状</td><td>长期或反复接触，可能呼吸系统和皮肤造成损害，导致皮炎、肺锑末沉着病和肺癌。肺锑末沉着病：一般无明显症状和体征，只是当 X 线胸片显示大量密集的斑点阴影时才开始出现轻度呼吸系统症状，如咳嗽、咳痰、气短、胸闷等</td></tr>
</table>

健 康 危 害	
预后	肺锑末沉着病病程可逆，预后良好
职业接触限值	时间加权平均容许浓度（按锑计）：总尘：0.5 mg/m³（中国，2019 年）。 阈限值：0.5 mg/m³（时间加权平均值）（美国政府工业卫生学家会议，2006 年）

接触控制/个体防护	
工程控制	防止粉尘沉积、扩散；密闭系统；防止粉尘爆炸型电气设备和照明
接触控制	防止粉尘扩散，避免一切接触。禁止明火。禁止与氧化剂、卤素和酸类接触
呼吸系统防护	局部排气通风或呼吸防护，建议佩戴自吸过滤式防尘口罩
身体防护	/
眼睛防护	戴安全护目镜
手部防护	戴防护手套
其他防护	工作时不得进食、饮水或吸烟；进食前洗手，工作完沐浴更衣

健 康 检 查	
检查项目	若开展健康监护，需通过专家评估，评估内容详见《职业健康监护技术规范》（GBZ 188—2014）的 4.4.4 相关内容
检查周期	/
职业禁忌	/

急 救 措 施
火灾应急：干粉，雾状水，泡沫，二氧化碳。 吸入应急：新鲜空气，休息。 皮肤应急：脱去污染的衣服。冲洗，然后用水和肥皂清洗皮肤。 眼睛应急：先用大量水冲洗几分钟（如可能易行，摘除隐形眼镜），然后就医

45. 铁及其化合物粉尘（Iron dust）

基 本 信 息	
中文名	铁及其化合物粉尘
别名	/
英文名	Iron dust
CAS 号	/
分子式	/
相对分子量	/
结构式	/
组分名称	铁及其化合物

理 化 性 质	
理化特性	/

危 险 性 概 述	
物理危险性	/
化学危险性	/
健康危险性	扩散时，可较快地达到空气中颗粒物有害浓度。短期接触可能引起机械刺激；反复或长期吸入粉尘可能对肺有影响，导致肺铁末沉着病和肺癌
环境危险性	/

健 康 危 害	
职业接触	铁矿开采、机械铸造、钢铁冶炼、氧化铁或含铁颜料生产、磁性材料生产等行业
暴露途径	主要经呼吸道吸入体内
靶器官	呼吸系统
所致疾病	肺铁末沉着病和肺癌
致癌性	类别3（糖氧化铁、右旋糖酐铁复合物、铁山梨醇–柠檬酸复合物）；类别2B（铁糊精复合物）；类别1（钢铁铸造过程（职业暴露））（国际癌症研究机构，IARC）
症状	长期或反复接触，可能对呼吸系统造成损害，导致肺铁末沉着病和肺癌。肺铁末沉着病，一般无明显症状和体征，只是当X线胸片显示大量密集的斑点阴影时才开始出现轻度呼吸系统症状，如咳嗽、咳痰、气短、胸闷等。肺癌，咳嗽、咳痰、痰中带血、低热、胸痛、气闷、消瘦和恶病质
预后	肺铁末沉着病病程可逆，预后良好；肺癌预后较差
职业接触限值	时间加权平均容许浓度：总尘：8 mg/m^3（中国，2019年）

接触控制/个体防护	
工程控制	防止粉尘沉积、扩散；密闭系统
接触控制	防止粉尘扩散，避免一切接触
呼吸系统防护	局部排气通风或呼吸防护，建议佩戴自吸过滤式防尘口罩
身体防护	/
眼睛防护	戴安全护目镜
手部防护	戴防护手套
其他防护	工作时不得进食、饮水或吸烟；进食前洗手，工作完沐浴更衣

健 康 检 查	
检查项目	若开展健康监护，需通过专家评估，评估内容详见《职业健康监护技术规范》（GBZ 188—2014）的4.4.4相关内容
检查周期	/
职业禁忌	/

急 救 措 施

吸入应急：新鲜空气，休息。
皮肤应急：脱去污染的衣服。冲洗，然后用水和肥皂清洗皮肤。
眼睛应急：先用大量水冲洗几分钟（如可能易行，摘除隐形眼镜），然后就医

46. 矽尘（Silica dust）

基 本 信 息	
中文名	矽尘
别名	游离二氧化硅（SiO$_2$）粉尘/石英粉尘
英文名	Silica dust
CAS 号	14808 - 60 - 7
分子式	SiO$_2$
相对分子量	60.1
结构式	/
组分名称	石英，游离 SiO$_2$ 含量≥10%

理 化 性 质	
理化特性	外观与性状：无色，白色晶体 密度：2.6 g/mL（18 ℃） 熔点：1610 ℃ 沸点：2230 ℃（常压） 水中溶解度：不溶于水

危 险 性 概 述	
物理危险性	/
化学危险性	耐酸碱、耐高温、抗腐蚀
健康危险性	扩散时，可较快地到达空气中颗粒物有害浓度。短期接触可能引起机械刺激，咳嗽，眼刺激、发红等。长期或反复接触可能对肺有影响，导致纤维变性（硅肺病）
环境危险性	/

健 康 危 害	
职业接触	煤矿、非煤矿山采掘；隧道开挖；冶金、机械、陶瓷等原料破碎等工序；珠宝加工、石器加工等
暴露途径	主要经呼吸道吸入体内
靶器官	呼吸系统
所致疾病	矽肺，肺癌
致癌性	类别1（国际癌症研究机构，IARC）
症状	长期或反复接触，可能对呼吸系统造成损害，导致矽肺、呼吸系统炎症和肺癌，胸闷、气短、胸痛、咳嗽、咳痰、呼吸困难等
预后	矽肺和肺癌预后较差
职业接触限值	时间加权平均容许浓度：10% ≤游离 SiO$_2$ 含量≤50%，总尘：1 mg/m^3，呼尘：0.7 mg/m^3；50% <游离 SiO$_2$ 含量≤80%，总尘：0.7 mg/m^3，呼尘：0.3 mg/m^3；游离 SiO$_2$ 含量>80%，总尘：0.5 mg/m^3，呼尘：0.2 mg/m^3（中国，2019 年）。 阈限值：0.025 mg/m^3（时间加权平均值）（美国政府工业卫生学家会议，2009 年）

接触控制/个体防护	
工程控制	防止粉尘沉积、扩散；密闭系统

接触控制/个体防护	
接触控制	防止粉尘扩散，避免一切接触
呼吸系统防护	局部排气通风或呼吸防护，建议佩戴自吸过滤式防尘口罩
身体防护	/
眼睛防护	戴安全护目镜
手部防护	戴防护手套
其他防护	工作时不得进食、饮水或吸烟；进食前洗手，工作完沐浴更衣

健 康 检 查	
检查项目	症状询问：重点询问呼吸系统、心血管系统疾病史、吸烟史及咳嗽、咳痰、喘息、胸痛、呼吸困难、气短等症状； 体格检查：内科常规检查，重点检查呼吸系统、心血管系统；实验室检查：血常规、尿常规、心电图、血清 ALT、肺功能、后前位 X 射线高千伏胸片或 DR 胸片
检查周期	在岗检查：①生产性粉尘作业分级 I 级，2 年 1 次，分级 II 级及以上，1 年 1 次；②X 射线胸片表现为观察对象者健康检查每年 1 次，连续观察 5 年，若 5 年内不能确诊为矽肺患者，按①执行；③矽肺患者原则每年进行 1 次，或根据病情随时检查。 离岗后检查：接触矽尘工龄在 10 年（含 10 年）以下者，随访 10 年，接触矽尘工龄超过 10 年者，随访 21 年，随访周期原则为每 3 年 1 次。若接触矽尘工龄在 5 年（含 5 年）以下者，且接尘浓度达到国家卫生标准可以不随访
职业禁忌	活动性肺结核病、慢性阻塞性肺病、慢性间质性肺病和伴肺功能损害的疾病

急 救 措 施
火灾应急：周围环境着火时，各种灭火剂均可用。 吸入应急：新鲜空气，休息。 皮肤应急：脱去污染的衣服。冲洗，然后用水和肥皂清洗皮肤。 眼睛应急：先用大量水冲洗几分钟（如可能易行，摘除隐形眼镜），然后就医

47. 稀土粉尘（Rare earth dust，游离 SiO_2 含量＜10%）

基 本 信 息	
中文名	稀土粉尘
别名	/
英文名	Rare earth dust
CAS 号	/
分子式	/
相对分子量	/
结构式	/
组分名称	CeO_2 及铈组混合稀土、Y_2O_3 及钇组混合稀土

理 化 性 质	
理化特性	/

危 险 性 概 述	
物理危险性	/
化学危险性	/
健康危险性	扩散时，可较快地达到空气中颗粒物有害浓度。短期接触可能引起机械刺激；反复或长期吸入粉尘可能对肺有影响，导致尘肺；皮肤接触引起皮炎
环境危险性	/

健 康 危 害	
职业接触	稀土粉尘主要产生于稀土矿的开采、破碎、运输和稀土精矿的干燥、焙烧、产品包装及稀土合金的冶炼等生产过程
暴露途径	主要经呼吸道吸入体内
靶器官	呼吸系统和皮肤
所致疾病	尘肺和皮炎
症状	长期或反复接触，可能对呼吸系统造成损害，导致呼吸系统炎症和尘肺。尘肺：早期无明显症状，随着病情的发展，部分患者可有咳嗽、咳痰、胸痛、气急等症状。此外还可引起皮肤干燥、瘙痒、毛囊炎、色素沉着、皲裂和脱屑等症状
预后	预后较差
职业接触限值	时间加权平均容许浓度：总尘：2.5 mg/m³（中国，2019 年）

接触控制/个体防护	
工程控制	防止粉尘沉积、扩散；密闭系统
接触控制	防止粉尘扩散，避免一切接触
呼吸系统防护	局部排气通风或呼吸防护，建议佩戴自吸过滤式防尘口罩
身体防护	/
眼睛防护	戴安全护目镜
手部防护	戴防护手套
其他防护	工作时不得进食、饮水或吸烟；进食前洗手，工作完沐浴更衣

健 康 检 查	
检查项目	若开展健康监护，需通过专家评估，评估内容详见《职业健康监护技术规范》(GBZ 188—2014) 的 4.4.4 相关内容
检查周期	/
职业禁忌	/

急 救 措 施

吸入应急：新鲜空气，休息。
皮肤应急：脱去污染的衣服。冲洗，然后用水和肥皂清洗皮肤。
眼睛应急：先用大量水冲洗几分钟（如可能易行，摘除隐形眼镜），然后就医

48. 锡及其化合物粉尘 （TIN / SnO₂ dust）

基 本 信 息	
中文名	锡及其化合物粉尘
别名	/
英文名	TIN dust
CAS 号	7440 – 31 – 5 （锡）
分子式	Sn
相对分子量	118.7
结构式	/
组分名称	锡及其化合物

理 化 性 质	
理化特性	外观与性状：白色晶体粉末 沸点：2260 ℃ 熔点：231.9 ℃ 水中溶解度：不溶 可燃性：可燃

危 险 性 概 述	
物理危险性	/
化学危险性	与强氧化剂发生反应
健康危险性	扩散时，可较快地达到空气中颗粒物有害浓度。短期接触可能引起机械刺激；反复或长期吸入粉尘可能对肺有影响，导致良性的肺尘病（锡尘肺）
环境危险性	/

健 康 危 害	
职业接触	锡及其制品在研磨、焙烧、筛粉、包装的过程中也可能产生细小的锡及其氧化物的微粒子，其中冶炼厂粗炼和烟化炉车间由于在冶炼过程中炉内温度高达 1200 ~ 1400 ℃，大量含 SnO₂ 的烟尘污染车间空气；精炼车间冶炼时合锡锅温度在 230 ~ 320 ℃，在此条件下以金属锡和 SnO₂ 粉尘形式污染为主
暴露途径	主要经呼吸道吸入体内
靶器官	呼吸系统
所致疾病	肺锡末沉着病
症状	长期或反复接触，可能对呼吸系统造成损害，导致呼吸系统炎症和肺锡末沉着病。一般无明显症状和体征，只是当 X 线胸片显示大量密集的斑点阴影时才开始出现轻度呼吸系统症状，如咳嗽、咳痰、气短、胸闷等
预后	病程可逆，预后良好
职业接触限值	时间加权平均容许浓度：总尘：8 mg/m³ （中国，2019 年）。 阈限值：2 mg/m³ （以 Sn 计）（时间加权平均值）（美国政府工业卫生学家会议，2004 年）

接触控制/个体防护	
工程控制	防止粉尘沉积、扩散；密闭系统；禁止明火
接触控制	防止粉尘扩散，避免一切接触

接触控制/个体防护	
呼吸系统防护	局部排气通风或呼吸防护，建议佩戴自吸过滤式防尘口罩
身体防护	/
眼睛防护	戴安全护目镜
手部防护	戴防护手套
其他防护	工作时不得进食、饮水或吸烟；进食前洗手，工作完沐浴更衣

健 康 检 查	
检查项目	若开展健康监护，需通过专家评估，评估内容详见《职业健康监护技术规范》（GBZ 188—2014）的 4.4.4 相关内容
检查周期	/
职业禁忌	/

急 救 措 施
火灾应急：专用粉末，干砂土，禁用其他灭火剂。 吸入应急：新鲜空气，休息。 皮肤应急：脱去污染的衣服。冲洗，然后用水和肥皂清洗皮肤。 眼睛应急：先用大量水冲洗几分钟（如可能易行，摘除隐形眼镜），然后就医

49. 洗衣粉混合尘 （Detergent mixed dust）

基 本 信 息	
中文名	洗衣粉混合尘
别名	/
英文名	Detergent mixed dust
CAS 号	/
分子式	/
相对分子量	/
结构式	/
组分名称	直链烷基苯磺酸钠（LAS）、纯碱、增白剂、香料、枯草杆菌蛋白酶等

理 化 性 质	
理化特性	/

危 险 性 概 述	
物理危险性	/
化学危险性	/
健康危险性	吸入粉尘可能引起机械刺激和支气管哮喘
环境危险性	/

健 康 危 害	
职业接触	洗衣粉厂包装车间
暴露途径	主要经呼吸道吸入体内

健 康 危 害	
靶器官	呼吸系统、皮肤、眼
所致疾病	皮肤、眼和上呼吸道刺激；致敏（支气管哮喘）
症状	长期或反复接触，可能对呼吸系统造成损害，导致支气管哮喘，出现歇发作性喘息、气急、胸闷或咳嗽
预后	哮喘较难治愈
职业接触限值	时间加权平均容许浓度：总尘：1 mg/m³（中国，2019 年）
接触控制/个体防护	
工程控制	防止粉尘沉积、扩散；密闭系统
接触控制	防止粉尘扩散，避免一切接触
呼吸系统防护	局部排气通风或呼吸防护，建议佩戴自吸过滤式防尘口罩
身体防护	/
眼睛防护	戴安全护目镜
手部防护	戴防护手套
其他防护	工作时不得进食、饮水或吸烟；进食前洗手，工作完沐浴更衣
健 康 检 查	
检查项目	若开展健康监护，需通过专家评估，评估内容详见《职业健康监护技术规范》（GBZ 188—2014）的 4.4.4 相关内容
检查周期	/
职业禁忌	/
急 救 措 施	

吸入应急：新鲜空气，休息。
皮肤应急：脱去污染的衣服。冲洗，然后用水和肥皂清洗皮肤。
眼睛应急：先用大量水冲洗几分钟（如可能易行，摘除隐形眼镜），然后就医

50. 烟草粉尘（Tobacco dust）

基 本 信 息	
中文名	烟草粉尘
别名	/
英文名	Tobacco dust
CAS 号	/
分子式	/
相对分子量	/
结构式	/
组分名称	游离 SiO_2、烟焦油、尼古丁、添加剂、真菌等微生物
理 化 性 质	
理化特性	/

（续）

危 险 性 概 述	
物理危险性	/
化学危险性	/
健康危险性	扩散时，可较快地达到空气中颗粒物有害浓度。短期接触可能引起机械刺激；反复或长期吸入粉尘可能导致职业性过敏性肺炎、职业性哮喘和烟草尘肺
环境危险性	/

健 康 危 害	
职业接触	制丝车间开包、切片、除杂、加料、配叶柜清洁、切丝挑杂、切丝挡车、烘丝清洁等；卷包车间的烟丝卷接和烟支包装等环节。除尘房下料振筛、切块岗位
暴露途径	主要经呼吸道吸入体内
靶器官	呼吸系统
所致疾病	职业性过敏性肺炎、职业性哮喘和烟草尘肺；鼻咽炎
症状	长期或反复接触，可能对呼吸系统造成损害，导致职业性过敏性肺炎和职业性哮喘。职业性过敏性肺炎：畏寒、发热、头痛、气短伴咳嗽，可有明显的胸闷、气短，X线胸片可见弥漫性网状和细小结节阴影；职业性哮喘：间歇发作性喘息、气急、胸闷或咳嗽
预后	职业性过敏性肺炎预后相对较好；职业性哮喘较难治愈；烟草尘肺预后较差
职业接触限值	时间加权平均容许浓度：总尘：2 mg/m³（中国，2019 年）

接触控制/个体防护	
工程控制	防止粉尘沉积、扩散；密闭系统
接触控制	防止粉尘扩散，避免一切接触
呼吸系统防护	局部排气通风或呼吸防护，建议佩戴自吸过滤式防尘口罩
身体防护	/
眼睛防护	戴安全护目镜
手部防护	戴防护手套
其他防护	工作时不得进食、饮水或吸烟；进食前洗手，工作完沐浴更衣

健 康 检 查	
检查项目	症状询问：重点询问花粉、药物等过敏史、哮喘史、呼吸系统、心血管系统疾病史及有无喘息、气短、咳嗽、咳痰、呼吸困难、喷嚏、流涕等症状，有无反复抗原接触史、体重下降等； 体格检查：内科常规检查，重点检查呼吸系统（注意肺病湿性啰音的部位和持续性）、心血管系统；鼻科常规检查，重点检查有无过敏性鼻炎； 实验室检查：血常规、尿常规、心电图、血清 ALT、血嗜酸细胞计数、肺功能、胸部 X 射线摄片（必检项目），有过敏史或可疑有过敏体质的受检者可做肺弥散功能、血气分析、非特异性气管激发试验（气道高反应性激发试验，选检项目）
检查周期	在岗检查：①劳动者在开始工作的第 6～12 个月之间应进行 1 次健康检查；②生产性粉尘作业分级 I 级，4～5 年 1 次，分级 II 级及以上，2～3 年 1 次。 离岗检查：检查内容同在岗检查，检查周期未有规定
职业禁忌	致喘物过敏和支气管哮喘、慢性阻塞性肺病、慢性间质性肺病和伴肺功能损害的心血管系统疾病

（续）

急 救 措 施
吸入应急：新鲜空气，休息。 皮肤应急：脱去污染的衣服。冲洗，然后用水和肥皂清洗皮肤。 眼睛应急：先用大量水冲洗几分钟（如可能易行，摘除隐形眼镜），然后就医

51. 萤石混合性粉尘（Fluorspar mixed dust）

基 本 信 息	
中文名	萤石混合性粉尘
别名	萤石又称氟石
英文名	Fluorspar mixed dust
CAS 号	/
分子式	/
相对分子量	/
结构式	/
组分名称	CaF_2、氟及游离 SiO_2
理 化 性 质	
理化特性	/
危 险 性 概 述	
物理危险性	/
化学危险性	/
健康危险性	扩散时，可较快地达到空气中颗粒物有害浓度。短期接触可能引起机械刺激；反复或长期吸入粉尘可能对肺有影响，导致尘肺
环境危险性	/
健 康 危 害	
职业接触	萤石在冶金工业上用为助熔剂，亦是制造钙和氟的重要原料。萤石矿作业人员、萤石加工作业人员等会暴露于萤石混合性粉尘
暴露途径	主要经呼吸道吸入体内
靶器官	呼吸系统
所致疾病	矽肺
症状	长期或反复接触，可能对呼吸系统造成损害，导致呼吸系统炎症和尘肺。早期无明显症状，随着病情的发展，可有咳嗽、咳痰、胸痛、气急等症状
预后	预后较差
职业接触限值	时间加权平均容许浓度：总尘：$1\ mg/m^3$，呼尘：$0.7\ mg/m^3$（中国，2019 年）
急性暴露水平	/
接触控制/个体防护	
工程控制	防止粉尘沉积、扩散；密闭系统
接触控制	防止粉尘扩散，避免一切接触

接触控制/个体防护	
呼吸系统防护	局部排气通风或呼吸防护，建议佩戴自吸过滤式防尘口罩
身体防护	/
眼睛防护	戴安全护目镜
手部防护	戴防护手套
其他防护	工作时不得进食、饮水或吸烟；进食前洗手，工作完沐浴更衣

健 康 检 查	
检查项目	症状询问：重点询问呼吸系统、心血管系统疾病史、吸烟史及咳嗽、咳痰、喘息、胸痛、呼吸困难、气短等症状； 体格检查：内科常规检查，重点检查呼吸系统、心血管系统；实验室检查：血常规、尿常规、心电图、血清 ALT、肺功能、后前位 X 射线高千伏胸片或 DR 胸片
检查周期	在岗检查：①生产性粉尘作业分级Ⅰ级，4 年 1 次，分级Ⅱ级及以上，2～3 年 1 次；②X 射线胸片表现为观察对象者健康检查每年 1 次，连续观察 5 年，若 5 年内不能确诊为尘肺患者，按①执行；③尘肺患者每 1～2 年进行 1 次医学检查，或根据病情随时检查。 离岗检查：接触粉尘工龄在 20 年（含 20 年）以下者，随访 10 年，接触粉尘工龄超过 20 年者，随访 15 年，随访周期原则为每 5 年 1 次。若接触粉尘工龄在 5 年（含 5 年）以下者，且接尘浓度达到国家卫生标准可以不随访
职业禁忌	活动性肺结核病、慢性阻塞性肺病、慢性间质性肺病和伴肺功能损害的疾病

急 救 措 施
吸入应急：新鲜空气，休息。 皮肤应急：脱去污染的衣服。冲洗，然后用水和肥皂清洗皮肤。 眼睛应急：先用大量水冲洗几分钟（如可能易行，摘除隐形眼镜），然后就医

52. 硬质合金粉尘（Hard alloy dust）

基 本 信 息	
中文名	硬质合金粉尘
别名	/
英文名	Hard alloy dust
CAS 号	/
分子式	/
相对分子量	/
结构式	/
组分名称	碳化钨、金属钴

理 化 性 质	
理化特性	耐热、耐磨损、耐酸碱、硬度仅次于金刚石

危 险 性 概 述	
物理危险性	/
化学危险性	/

危 险 性 概 述	
健康危险性	扩散时，可较快地达到空气中颗粒物有害浓度。短期接触可能引起机械刺激；反复或长期吸入粉尘可能对肺有影响，导致硬金属肺病
环境危险性	/
健 康 危 害	
职业接触	切削、钻探、冲头以及军事领域中飞机和舰艇的制造；生产硬质合金过程中的原料混合、压型和烧结以及加工使用中的研磨、切削
暴露途径	主要经呼吸道吸入体内
靶器官	呼吸系统
所致疾病	硬金属肺病
症状	长期或反复接触，可能对呼吸系统造成损害，导致硬金属肺病。一般无明显症状和体征，只是当 X 线胸片显示大量密集的斑点阴影时才开始出现轻度呼吸系统症状，如咳嗽、咳痰、气短、胸闷等
预后	硬金属肺病病程可逆，预后良好
职业接触限值	时间加权平均容许浓度：总尘：8 mg/m³（中国，2019 年）
接触控制/个体防护	
工程控制	防止粉尘沉积、扩散；密闭系统
接触控制	防止粉尘扩散，避免一切接触
呼吸系统防护	局部排气通风或呼吸防护，建议佩戴自吸过滤式防尘口罩
身体防护	/
眼睛防护	戴安全护目镜
手部防护	戴防护手套
其他防护	工作时不得进食、饮水或吸烟；进食前洗手，工作完沐浴更衣
健 康 检 查	
检查项目	若开展健康监护，需通过专家评估，评估内容详见《职业健康监护技术规范》（GBZ 188—2014）的 4.4.4 相关内容
检查周期	/
职业禁忌	/
急 救 措 施	

吸入应急：新鲜空气，休息。
皮肤应急：脱去污染的衣服。冲洗，然后用水和肥皂清洗皮肤。
眼睛应急：先用大量水冲洗几分钟（如可能易行，摘除隐形眼镜），然后就医

53. 云母粉尘（Mica dust）

基 本 信 息	
中文名	云母粉尘
别名	/
英文名	Mica dust

（续）

基 本 信 息	
CAS 号	12001－26－2
分子式	/
相对分子量	/
结构式	/
组分名称	天然铝硅酸盐矿物

理 化 性 质	
理化特性	外观与性状：柔软透明，富有弹性 其他：耐热、隔热、绝缘性能，并易分剥成薄片

危 险 性 概 述	
物理危险性	/
化学危险性	/
健康危险性	扩散时，可较快地达到空气中颗粒物有害浓度。短期接触可能对呼吸道造成机械刺激；反复或长期吸入粉尘可能对肺有影响，导致云母尘肺
环境危险性	/

健 康 危 害	
职业接触	采矿和加工。开采云母时主要接触的是混合性粉尘，其中含游离 SiO_2。加工云母可分为厚片加工和薄片加工以及磨粉，主要接触的是纯云母粉尘，游离 SiO_2 含量较低
暴露途径	主要经呼吸道吸入体内
靶器官	呼吸系统
所致疾病	云母尘肺
症状	长期或反复接触，可能对呼吸系统造成损害，导致呼吸系统炎症和云母尘肺。云母尘肺发病工龄，采矿工 11～38 年，加工云母工 20 年以上，主要症状为气短、咳嗽、咳痰，X 线表现以不规则形小阴影为主
预后	进展一般较缓慢，预后较矽肺和石棉肺好
职业接触限值	时间加权平均容许浓度：总尘：2 mg/m³，呼尘：1.5 mg/m³（中国，2019 年）

接触控制/个体防护	
工程控制	防止粉尘沉积、扩散；密闭系统
接触控制	防止粉尘扩散，避免一切接触
呼吸系统防护	局部排气通风或呼吸防护，建议佩戴自吸过滤式防尘口罩
身体防护	工装裤
眼睛防护	戴安全护目镜
手部防护	戴防护手套
其他防护	工作时不得进食、饮水或吸烟；进食前洗手，工作完沐浴更衣

健 康 检 查	
检查项目	症状询问：重点询问呼吸系统、心血管系统疾病史、吸烟史及咳嗽、咳痰、喘息、胸痛、呼吸困难、气短等症状； 体格检查：内科常规检查，重点检查呼吸系统、心血管系统；实验室检查：血常规、尿常规、心电图、血清 ALT、肺功能、后前位 X 射线高千伏胸片或 DR 胸片

健 康 检 查	
检查周期	在岗检查：①生产性粉尘作业分级Ⅰ级，4年1次，分级Ⅱ级及以上，2~3年1次；②X射线胸片表现为观察对象者健康检查每年1次，连续观察5年，若5年内不能确诊为尘肺患者，按①执行；③尘肺患者每1~2年进行1次医学检查，或根据病情随时检查； 离岗后检查：接触粉尘工龄在20年（含20年）以下者，随访10年，接触粉尘工龄超过20年者，随访15年，随访周期原则为每5年1次。若接触粉尘工龄在5年（含5年）以下者，且接尘浓度达到国家卫生标准可以不随访
职业禁忌	活动性肺结核病、慢性阻塞性肺病、慢性间质性肺病和伴肺功能损害的疾病

急 救 措 施
吸入应急：新鲜空气，休息。 皮肤应急：脱去污染的衣服。冲洗，然后用水和肥皂清洗皮肤。 眼睛应急：先用大量水冲洗几分钟（如可能易行，摘除隐形眼镜），然后就医

54. 珍珠岩粉尘（Perlite dust）

基 本 信 息	
中文名	珍珠岩粉尘
别名	/
英文名	Perlite dust
CAS号	93763－70－3
分子式	/
相对分子量	/
结构式	/
组分名称	SiO_2、Al_2O_3、Fe_2O_3、CaO、K_2O、Na_2O、MgO 和 H_2O 等

理 化 性 质	
理化特性	外观与性状：白色至灰色粉末 熔点：＞1093 ℃ 相对密度（水=1）：2.2~2.4（粗珍珠岩）；0.05~0.3（膨胀珍珠岩） 水中溶解度：微溶

危 险 性 概 述	
物理危险性	/
化学危险性	/
健康危险性	扩散时，可较快地达到空气中颗粒物有害浓度。短期接触可能引起机械刺激；反复或长期吸入粉尘可能对肺有影响，动物实验发现可致小鼠肺部纤维化
环境危险性	/

健 康 危 害	
职业接触	用于建筑材料，还可作为高效除油剂、绝缘体、滤过剂、充填剂、土壤调整剂，在生产加工过程中会接触到珍珠岩粉尘
暴露途径	主要经呼吸道吸入体内
靶器官	呼吸系统；眼；皮肤

健康危害	
所致疾病	动物实验发现可致小鼠肺部纤维化；眼、皮肤、上呼吸道刺激
症状	长期或反复接触，可能对呼吸系统造成损害，导致呼吸系统炎症，动物实验发现可致小鼠肺部纤维化
预后	预后较差
职业接触限值	时间加权平均容许浓度：总尘：8 mg/m³，呼尘：4 mg/m³（中国，2019 年）

接触控制/个体防护	
工程控制	防止粉尘沉积、扩散；密闭系统
接触控制	防止粉尘扩散，避免一切接触
呼吸系统防护	局部排气通风或呼吸防护，建议佩戴自吸过滤式防尘口罩
身体防护	/
眼睛防护	戴安全护目镜
手部防护	戴防护手套
其他防护	工作时不得进食、饮水或吸烟；进食前洗手，工作完沐浴更衣

健康检查	
检查项目	症状询问：重点询问呼吸系统、心血管系统疾病史、吸烟史及咳嗽、咳痰、喘息、胸痛、呼吸困难、气短等症状； 体格检查：内科常规检查，重点检查呼吸系统、心血管系统；实验室检查：血常规、尿常规、心电图、血清 ALT、肺功能、后前位 X 射线高千伏胸片或 DR 胸片
检查周期	在岗检查：①生产性粉尘作业分级 I 级，4 年 1 次，分级 II 级及以上，2~3 年 1 次；②X 射线胸片表现为观察对象者健康检查每年 1 次，连续观察 5 年，若 5 年内不能确诊为尘肺患者，按①执行；③尘肺患者每 1~2 年进行 1 次医学检查，或根据病情随时检查。 离岗检查：接触粉尘工龄在 20 年（含 20 年）以下者，随访 10 年，接触粉尘工龄超过 20 年者，随访 15 年，随访周期原则为每 5 年 1 次。若接触粉尘工龄在 5 年（含 5 年）以下者，且接尘浓度达到国家卫生标准可以不随访
职业禁忌	活动性肺结核病、慢性阻塞性肺病、慢性间质性肺病和伴肺功能损害的疾病

急救措施
火灾应急：不可燃，周围环境着火时，允许使用各种灭火剂。 吸入应急：新鲜空气，休息。 皮肤应急：脱去污染的衣服。冲洗，然后用水和肥皂清洗皮肤。 眼睛应急：先用大量水冲洗几分钟（如可能易行，摘除隐形眼镜），然后就医

55. 蛭石粉尘（Vermiculite dust）

基 本 信 息	
中文名	蛭石粉尘
别名	/
英文名	Vermiculite dust
CAS 号	/

（续）

基 本 信 息	
分子式	/
相对分子量	/
结构式	/
组分名称	铁镁的含水铝酸盐类矿物

理 化 性 质	
理化特性	/

危 险 性 概 述	
物理危险性	/
化学危险性	/
健康危险性	扩散时，可较快地达到空气中颗粒物有害浓度。短期接触可能引起机械刺激；反复或长期吸入粉尘可能对肺有影响，导致尘肺
环境危险性	/

健 康 危 害	
职业接触	作为建筑材料、工业原料，以及经加热膨胀制造管道保温用品等，在蛭石加工过程中产生蛭石粉尘
暴露途径	主要经呼吸道吸入体内
靶器官	呼吸系统；眼
所致疾病	尘肺；眼和上呼吸道刺激
症状	长期或反复接触，可能对呼吸系统造成损害，导致呼吸系统炎症和尘肺。早期无明显症状，随着病情的发展，可有咳嗽、咳痰、胸痛、气急等症状
预后	预后较差
职业接触限值	时间加权平均容许浓度：总尘：3 mg/m³（中国，2019 年）

接触控制/个体防护	
工程控制	防止粉尘沉积、扩散；密闭系统
接触控制	防止粉尘扩散，避免一切接触
呼吸系统防护	局部排气通风或呼吸防护，建议佩戴自吸过滤式防尘口罩
身体防护	/
眼睛防护	戴安全护目镜
手部防护	戴防护手套
其他防护	工作时不得进食、饮水或吸烟；进食前洗手，工作完沐浴更衣

健 康 检 查	
检查项目	症状询问：重点询问呼吸系统、心血管系统疾病史、吸烟史及咳嗽、咳痰、喘息、胸痛、呼吸困难、气短等症状； 体格检查：内科常规检查，重点检查呼吸系统、心血管系统；实验室检查：血常规、尿常规、心电图、血清 ALT、肺功能、后前位 X 射线高千伏胸片或 DR 胸片

（续）

健 康 检 查	
检查周期	在岗检查：①生产性粉尘作业分级Ⅰ级，4年1次，分级Ⅱ级及以上，2~3年1次；②X射线胸片表现为观察对象者健康检查每年1次，连续观察5年，若5年内不能确诊为尘肺患者，按①执行；③尘肺患者每1~2年进行1次医学检查，或根据病情随时检查。 离岗检查：接触粉尘工龄在20年（含20年）以下者，随访10年，接触粉尘工龄超过20年者，随访15年，随访周期原则为每5年1次。若接触粉尘工龄在5年（含5年）以下者，且接尘浓度达到国家卫生标准可以不随访
职业禁忌	活动性肺结核病、慢性阻塞性肺病、慢性间质性肺病和伴肺功能损害的疾病

急 救 措 施
吸入应急：新鲜空气，休息。 皮肤应急：脱去污染的衣服。冲洗，然后用水和肥皂清洗皮肤。 眼睛应急：先用大量水冲洗几分钟（如可能易行，摘除隐形眼镜），然后就医

56. 重晶石粉尘（Barite dust）

基 本 信 息	
中文名	重晶石粉尘
别名	硫酸钡；钡白；人造重晶石粉
英文名	Barite dust
CAS号	7727-43-7
分子式	/
相对分子量	233.43
结构式	/
组分名称	$BaSO_4$

理 化 性 质	
理化特性	外观与性状：无气味、无味道，白色或浅黄色晶体或粉末 熔点：1600 ℃（分解） 密度：4.5 g/cm³ 水中溶解度：不溶

危 险 性 概 述	
物理危险性	/
化学危险性	与铝粉激烈反应
健康危险性	扩散时，可较快地达到空气中颗粒物有害浓度。短期接触可能引起机械刺激；反复或长期接触其粉尘颗粒，肺可能受损伤，导致钡尘肺（一种良性的肺尘病）
环境危险性	/

健 康 危 害	
职业接触	开采钡矿产生钡尘，硫酸钡加工时产生扬尘
暴露途径	可通过吸入其气溶胶吸收到体内
靶器官	呼吸系统；眼
所致疾病	钡尘肺/钡沉着症；眼刺激

（续）

<table>
<tr><td colspan="2" align="center">健 康 危 害</td></tr>
<tr><td>症状</td><td>钡尘肺/钡沉着症：临床表现不明显，可有轻微咳嗽、咳痰症状，但一般无气促、呼吸困难，长期接触，可观察到大而坚硬的阴影，类似融合病灶。脱离接触后，阴影缓慢消失，肺野逐渐清晰</td></tr>
<tr><td>预后</td><td>病程可逆，预后较好</td></tr>
<tr><td>职业接触限值</td><td>时间加权平均容许浓度：总尘：5 mg/m³（中国，2019 年）。
阈限值：10 mg/m³（时间加权平均值）（美国政府工业卫生学家会议，2004 年）。
最高容许浓度：1.5 mg/m³（以下呼吸道吸入部分计）；4 mg/m³（以上呼吸道可吸入部分计）（德国，2009 年）</td></tr>
<tr><td colspan="2" align="center">接触控制/个体防护</td></tr>
<tr><td>工程控制</td><td>防止粉尘沉积、扩散；密闭系统</td></tr>
<tr><td>接触控制</td><td>防止粉尘扩散，避免一切接触</td></tr>
<tr><td>呼吸系统防护</td><td>局部排气通风或呼吸防护，建议佩戴自吸过滤式防尘口罩</td></tr>
<tr><td>身体防护</td><td>/</td></tr>
<tr><td>眼睛防护</td><td>戴安全护目镜</td></tr>
<tr><td>手部防护</td><td>戴防护手套</td></tr>
<tr><td>其他防护</td><td>工作时不得进食、饮水或吸烟；进食前洗手，工作完沐浴更衣</td></tr>
<tr><td colspan="2" align="center">健 康 检 查</td></tr>
<tr><td>检查项目</td><td>若开展健康监护，需通过专家评估，评估内容详见《职业健康监护技术规范》（GBZ 188—2014）的 4.4.4 相关内容</td></tr>
<tr><td>检查周期</td><td>/</td></tr>
<tr><td>职业禁忌</td><td>/</td></tr>
<tr><td colspan="2" align="center">急 救 措 施</td></tr>
<tr><td colspan="2">火灾应急：不可燃，在火焰中释放出刺激性或有毒烟雾（或气体）。周围环境着火时，允许使用各种灭火剂。
吸入应急：新鲜空气，休息。
皮肤应急：脱去污染的衣服。冲洗，然后用水和肥皂清洗皮肤。
眼睛应急：先用大量水冲洗几分钟（如可能易行，摘除隐形眼镜），然后就医</td></tr>
</table>

57. 铸造粉尘（Foundry dust）

<table>
<tr><td colspan="2" align="center">基 本 信 息</td></tr>
<tr><td>中文名</td><td>铸造粉尘</td></tr>
<tr><td>别名</td><td>/</td></tr>
<tr><td>英文名</td><td>Foundry dust</td></tr>
<tr><td>CAS 号</td><td>/</td></tr>
<tr><td>分子式</td><td>/</td></tr>
<tr><td>相对分子量</td><td>/</td></tr>
<tr><td>结构式</td><td>/</td></tr>
<tr><td>组分名称</td><td>SiO_2、黏土、炭（煤粉）、硅酸盐、铁、铝、铅、锰、镍等金属</td></tr>
</table>

（续）

理 化 性 质	
理化特性	/

危 险 性 概 述	
物理危险性	/
化学危险性	/
健康危险性	扩散时，可较快地达到空气中颗粒物有害浓度。短期接触可能引起机械刺激；反复或长期吸入粉尘可能对肺有影响，导致尘肺
环境危险性	/

健 康 危 害	
职业接触	铸造过程的各个工序都可产生大量粉尘，铸造作业中的翻砂、造型作业者长期吸入成分复杂而游离 SiO_2 含量不高的粉尘
暴露途径	主要经呼吸道吸入体内
靶器官	呼吸系统
所致疾病	铸工尘肺
症状	长期或反复接触，可能对呼吸系统造成损害，导致呼吸系统炎症和滑石尘肺。早期无明显症状，随着病情的发展，出现咳嗽、咳痰、气急及肺功能减退。X 线表现为两肺出现不规则形小阴影，以"t"小阴影为多，"s"小阴影相对较少，中、下肺区分布较明显
预后	预后较差
职业接触限值	时间加权平均容许浓度：总尘：8 mg/m³（中国，2019 年）

接 触 控 制/个 体 防 护	
工程控制	改革工艺过程，革新生产设备，通过用安全无害的工艺或原材料来替代有害的工艺和原材料来加以控制。常见的方法如用刷子清除浮尘和沙子，替代用压缩空气法，使用铬酸盐砂替代硅砂；湿式作业、通风除尘和抽风除尘
接触控制	防止粉尘扩散，避免一切接触
呼吸系统防护	局部排气通风或呼吸防护，建议佩戴自吸过滤式防尘口罩
身体防护	/
眼睛防护	戴安全护目镜
手部防护	戴防护手套
其他防护	工作时不得进食、饮水或吸烟；进食前洗手，工作完沐浴更衣

健 康 检 查	
检查项目	症状询问：重点询问呼吸系统、心血管系统疾病史、吸烟史及咳嗽、咳痰、喘息、胸痛、呼吸困难、气短等症状； 体格检查：内科常规检查，重点检查呼吸系统、心血管系统；实验室检查：血常规、尿常规、心电图、血清 ALT、肺功能、后前位 X 射线高千伏胸片或 DR 胸片
检查周期	在岗检查：①生产性粉尘作业分级 I 级，4 年 1 次，分级 II 级及以上，2~3 年 1 次；②X 射线胸片表现为观察对象者健康检查每年 1 次，连续观察 5 年，若 5 年内不能确诊为尘肺患者，按①执行；③尘肺患者每 1~2 年进行 1 次医学检查，或根据病情随时检查。 离岗检查：接触粉尘工龄在 20 年（含 20 年）以下者，随访 10 年，接触粉尘工龄超过 20 年者，随访 15 年，随访周期原则为每 5 年 1 次。若接触粉尘工龄在 5 年（含 5 年）以下者，且接尘浓度达到国家卫生标准可以不随访

健 康 检 查	
职业禁忌	活动性肺结核病、慢性阻塞性肺病、慢性间质性肺病和伴肺功能损害的疾病
急 救 措 施	

吸入应急：新鲜空气，休息。
皮肤应急：脱去污染的衣服。冲洗，然后用水和肥皂清洗皮肤。
眼睛应急：先用大量水冲洗几分钟（如可能易行，摘除隐形眼镜），然后就医

化 学 毒 物 部 分

1. 吖啶（Acridine）

基 本 信 息	
原化学品目录	吖啶
化学物质	吖啶
别名	二苯并吡啶
英文名	ACRIDINE
CAS 号	260 – 94 – 6
化学式	$C_{13}H_9N$
分子量	179.22
成分/组成信息	吖啶；二苯并吡啶

物 化 性 质	
理化特性	沸点：346 ℃ 熔点：110 ℃ 水中溶解度：微溶于热水，易溶于乙醇、乙醚、苯、二硫化碳等 蒸汽压：184 ℃时 1.33 kPa
禁配物	酸类、酰基氯、酸酐、氯仿、强氧化剂

健康危害与毒理信息	
危险有害概述	健康危险性：对皮肤、黏膜有强烈刺激性。引起眼睑水肿、结膜炎、喉炎、支气管炎及哮喘发作。皮肤接触后，引起剧痒，皮肤黏膜有时可发生严重炎症，对皮肤有光敏感作用。严重中毒者可有呼吸加速，血压升高
GHS 危害分类	急性毒性 – 经口：类别 4； 急性毒性 – 经皮：类别 1； 严重眼损伤/眼刺激：类别 1； 急性水生毒性：类别 1； 慢性水生毒性：类别 1
急性毒性数据（HSDB）	/
致癌分类	类别 A3（美国政府工业卫生学家会议，2017 年）。 类别 3B（德国，2018 年）
ToxCast 毒性数据	/
急性暴露水平（AEGL）	/
暴露途径	可通过皮肤和食入吸收到体内
靶器官	眼睛、皮肤
中毒症状	刺激皮肤、黏膜，严重者出现呼吸加速，血压升高
职业接触限值	/

（续）

防 护 与 急 救	
接触控制/个体防护	工程控制：严加密闭，提供充分的局部排风。 呼吸系统防护：高浓度环境中，应该佩戴防毒口罩。紧急事态抢救或逃生时，佩戴自给式呼吸器。 眼睛防护：戴化学安全防护眼镜。 身体防护：穿相应的防护服。 手部防护：戴防化学品手套
急救措施	火灾应急：二氧化碳、雾状水、干粉、砂土。 吸入应急：迅速脱离现场至空气新鲜处。保持呼吸道通畅。必要时进行人工呼吸。就医。 皮肤应急：脱去污染的衣着，立即用流动清水彻底冲洗。 眼睛应急：立即提起眼睑，用流动清水或生理盐水冲洗至少15 min。就医。 食入应急：误服者给饮大量温水，催吐，就医

2. 氨（Ammonia）

基 本 信 息	
原化学品目录	氨
化学物质	氨
别名	/
英文名	AMMONIA（ANHYDROUS）
CAS 号	7664 - 41 - 7
化学式	NH_3
分子量	17.03
成分/组成信息	氨
物 化 性 质	
理化特性	外观与性状：无色压缩液化气体，有刺鼻气味 沸点：-33 ℃ 熔点：-78 ℃ 相对密度（水=1）：-33 ℃时0.7 水中溶解度：20 ℃时54 g/100 mL 蒸汽压：26 ℃时1013 kPa 蒸汽相对密度（空气=1）：0.59 自燃温度：651 ℃ 爆炸极限：15% ~28%（体积）
禁配物	卤素、酰基氯、酸类、氯仿、强氧化剂
健康危害与毒理信息	
危险有害概述	物理危险性：气体比空气轻。 化学危险性：与汞、银和金的氧化物生成撞击敏感化合物。是一种强碱。与酸激烈反应，有腐蚀性。与强氧化剂、卤素激烈反应。侵蚀铜、铝、锌及其合金。溶解在水中时，放出热量。 健康危险性：①吸入危险性：容器漏损时，气体很快达到空气中有害浓度。②短期接触的影响：腐蚀眼睛、皮肤和呼吸道。高浓度吸入可能引起肺水肿。液体迅速蒸发，可能造成冻伤。 环境危险性：对水生生物有极高毒性

	健康危害与毒理信息	
GHS 危害分类	易燃气体：类别 1； 高压气体：低压液化气体； 急性毒性 – 吸入：类别 4（气体）； 皮肤腐蚀/刺激性：类别 1； 严重眼损伤/眼刺激：类别 1； 呼吸致敏性：类别 1； 特异性靶器官毒性 – 单次接触：类别 1（呼吸系统）； 特异性靶器官毒性 – 反复接触：类别 1（肺）； 危害水生环境 – 急性危害：类别 1； 危害水生环境 – 长期危害：类别 1	
急性毒性数据（HSDB）	/	
致癌分类	/	
ToxCast 毒性数据	/	
急性暴露水平（AEGL）	AEGL1 – 10 min = 30 ppm；AEGL1 – 8 h = = 30 ppm；AEGL2 – 10 min = 220 ppm；AEGL2 – 8 h = 110 ppm；AEGL3 – 10 min = 2700 ppm；AEGL3 – 8 h = 390 ppm	
暴露途径	可通过吸入吸收到体内	
靶器官	呼吸系统、皮肤、眼	
中毒症状	吸入：灼烧感，咳嗽，呼吸困难，气促，咽喉痛。症状可能推迟显现。 皮肤：发红，皮肤烧伤，疼痛，水疱。与液体接触：冻伤。 眼睛：发红，疼痛，严重深度烧伤	
职业接触限值	阈限值：25 ppm（时间加权平均值），35 ppm（短期接触限值）（美国政府工业卫生学家会议，2017 年）。 时间加权平均容许浓度：20 mg/m³，短时间接触容许浓度：30 mg/m³（中国，2019 年）。 时间加权平均容许浓度：20 ppm，14 mg/m³（德国，2016 年）	
	防 护 与 急 救	
接触控制/个体防护	工程控制：禁止明火、禁止火花和禁止吸烟。密闭系统、通风、局部排气通风、防爆型电气设备和照明。 接触控制：避免一切接触。 呼吸系统防护：防毒口罩或面罩。 身体防护：防护服。 手部防护：保温手套。 眼睛防护：面罩或眼睛防护结合呼吸防护	
急救措施	火灾应急：周围环境着火时，允许使用各种灭火剂。 爆炸应急：着火时喷雾状水保持钢瓶冷却。 吸入应急：新鲜空气，休息，半直立体位，必要时进行人工呼吸，给予医疗护理。 皮肤应急：冻伤时，用大量水冲洗，不要脱掉衣服，给予医疗护理。 眼睛应急：先用大量水冲洗几分钟（如可能易行，摘除隐形眼镜），然后就医	

3. 2 - 氨基吡啶 (2 - Aminopyridine)

基 本 信 息	
原化学品目录	2 - 氨基吡啶
化学物质	2 - 氨基吡啶
别名	邻氨基吡啶；α - 氨基吡啶
英文名	2 - AMINOPYRIDINE；o - AMINOPYRIDINE；alpha - AMINOPYRIDINE
CAS 号	504 - 29 - 0
化学式	$C_5H_6N_2/NH_2C_5H_4N$
分子量	94.1
成分/组成信息	2 - 氨基吡啶；α - 吡啶胺

物 化 性 质	
理化特性	沸点：211 ℃ 熔点：58 ℃ 水中溶解度：易溶 蒸汽压：25 ℃时 0.8 kPa 蒸汽相对密度（空气 =1）：3.2 闪点：68 ℃（闭杯） 辛醇、水分配系数的对数值：0.49
禁配物	禁配物：强氧化剂、酸类。 避免接触条件：光照

健康危害与毒理信息	
危险有害概述	物理危险性：以粉末或颗粒形状与空气混合，可能发生粉尘爆炸。 化学危险性：燃烧时，分解生成氮氧化物。与强氧化剂反应，有着火和爆炸危险。水溶液是一种强碱。与酸激烈反应并有腐蚀性。 健康危险性：接触本晶对眼、鼻、喉有刺激作用，吸入或经皮吸收，出现头痛、头昏、迟钝、四肢无力、惊厥、昏迷，甚至引起死亡。 环境危险性：对水生生物是有毒的。①吸入危险性：20 ℃时，蒸发迅速达到空气中有害污染浓度。②短期接触的影响：刺激眼睛和皮肤。可能对中枢神经系统有影响，导致惊厥和呼吸抑制。可能引起血压升高。接触远高于职业接触限值，可能导致死亡
GHS 危害分类	急性毒性 - 经口：类别3； 急性毒性 - 经皮：类别3； 严重眼损伤/眼刺激：类别2B； 特定靶器官毒性 - 单次接触：类别1（中枢神经系统）； 急性水生毒性：类别3； 慢性水生毒性：类别3
急性毒性数（HSDB）	LD_{50}：500 mg/kg（豚鼠经皮）
致癌分类	/
ToxCast 毒性数据	$AC_{50}(AR)$ = Inactive；$AC_{50}(AhR)$ = Inactive；$AC_{50}(ESR)$ = Inactive；$AC_{50}(p53)$ = Inactive
急性暴露水平（AEGL）	/

健康危害与毒理信息	
暴露途径	可通过吸入其气溶胶，经皮肤和食入吸收到体内
靶器官	中枢神经系统、眼
中毒症状	吸入：惊厥，头晕，头痛，恶心，气促，虚弱。 皮肤：可能被吸收，发红。 眼睛：发红。 食入：症状同吸入
职业接触限值	阈限值：0.5 ppm（时间加权平均值）（美国政府工业卫生学家会议，2016 年）。 时间加权平均容许浓度：2 mg/m³（中国，2019 年）
防 护 与 急 救	
接触控制/个体防护	工程控制：严加密闭，提供充分的局部排风。 呼吸系统防护：空气中浓度超标时，必须佩戴防毒面具。紧急事态抢救或逃生时，建议佩戴自给式呼吸器。 身体防护：穿相应的防护服。 手部防护：戴防化学品手套。 眼睛防护：戴化学安全防护眼镜
急救措施	火灾应急：泡沫、干粉、二氧化碳、砂土。 吸入应急：迅速脱离现场至空气新鲜处。呼吸困难时给输氧。呼吸及心跳停止者立即进行人工呼吸和心脏按压术。就医。 皮肤应急：立即脱去污染的衣着，用大量流动清水彻底冲洗。注意手、足和指甲等部位。就医。 眼睛应急：立即提起眼睑，用流动清水或生理盐水冲洗至少15 min。 食入应急：患者清醒时给饮大量温水，催吐，就医

4. 4－氨基吡啶（4－Aminopyridine）

基 本 信 息	
原化学品目录	苯的氨基及硝基化合物（不含三硝基甲苯）
化学物质	4－氨基吡啶
别名	γ－吡啶胺
英文名	4－AMINOPYRIDINE；γ－PYRIDYLAMINE
CAS 号	504－24－5
化学式	$C_5H_6N_2$
分子量	94. 12
成分/组成信息	4－氨基吡啶
物 化 性 质	
理化特性	外观与性状：无色针状结晶 熔点（℃）：158～159 沸点（℃）：273 饱和蒸气压（kPa）：1.73（180 ℃） 溶解性：溶于水、乙醚、苯，易溶于乙醇
禁配物	强氧化剂、酸类

健康危害与毒理信息	
危险有害概述	化学危险性：遇明火、高热可燃。受热分解放出有毒的氧化氮烟气。与强氧化剂接触可发生化学反应。 健康危险性：如吸入、口服或经皮吸收可中毒死亡。对眼睛、上呼吸道、黏膜和皮肤有刺激性
GHS 危害分类	急性毒性－经口：类别2； 急性毒性－经皮：类别3； 特异性靶器官毒性－单次接触：类别1（神经系统）； 特异性靶器官毒性－反复接触：类别1（神经系统）； 危害水生环境－急性危害：类别2； 危害水生环境－长期危害：类别2
急性毒性数据（HSDB）	LD_{50}：50 mg/kg（小鼠经口）
致癌分类	/
ToxCast 毒性数据	/
急性暴露水平（AEGL）	/
暴露途径	可通过吸入，经皮肤和食入吸收到体内
靶器官	神经系统
中毒症状	黏膜刺激，高浓度摄入可引起呼吸衰竭、致死
职业接触限值	/
防 护 与 急 救	
接触控制/个体防护	工程控制：严加密闭，提供充分的局部排风。提供安全淋浴和洗眼设备。 呼吸系统防护：空气中粉尘浓度超标时，应该佩戴头罩型电动送风过滤式防尘呼吸器。紧急事态抢救或撤离时，建议佩戴空气呼吸器。 身体防护：穿胶布防毒衣。 手部防护：戴橡胶手套。 眼睛防护：呼吸系统防护中已作防护。 其他防护：工作现场禁止吸烟、进食和饮水。 工作完毕，彻底清洗。工作服不准带至非作业场所。单独存放被毒物污染的衣服，洗后备用。保持良好的卫生习惯
急救措施	吸入应急：迅速脱离现场至空气新鲜处。保持呼吸道通畅。如呼吸困难，给输氧。如呼吸停止，立即进行人工呼吸。就医。 皮肤应急：立即脱去污染的衣着，用肥皂水和清水彻底冲洗皮肤。就医。 眼睛应急：提起眼睑，用流动清水或生理盐水冲洗。就医。 食入应急：饮足量温水，催吐。就医

5. 氨基二苯（Diphenylamine）

基 本 信 息	
原化学品目录	苯的氨基及硝基化合物（不含三硝基甲苯）
化学物质	氨基二苯
别名	二苯胺；N－苯基苯胺；苯胺基苯；N，N－二苯胺
英文名	DIPHENYLAMINE；N－PHENYLANILINE；ANILINOBENZENE；N，N－DIPHENYLAMINE；N－PHENYLBENZAMINE

基 本 信 息	
CAS 号	122 – 39 – 4
化学式	$C_{12}H_{11}N/C_6H_5NHC_6H_5$
分子量	169.2
成分/组成信息	氨基二苯

物 化 性 质	
理化特性	外观与性状：无色晶体，有特殊气味 沸点：302 ℃ 熔点：53 ℃ 密度：1.2 g/cm³ 水中溶解度：（难溶） 蒸汽压：20 ℃时 蒸汽相对密度（空气 = 1）：5.8 闪点：153 ℃（闭杯） 自燃温度：634 ℃ 辛醇、水分配系数的对数值：3.5
禁配物	强氧化剂、强酸

健康危害与毒理信息	
危险有害概述	物理危险性：以粉末或颗粒形状与空气混合，可能发生粉尘爆炸。 化学危险性：加热时或燃烧时，分解生成含有氮氧化物的有毒烟雾。与强氧化剂和强酸发生反应。 健康危险性：①吸入危险性：20 ℃时蒸发可忽略不计，但可较快地达到空气中颗粒物有害浓度。②短期接触的影响：刺激眼睛和呼吸道。③长期或反复接触的影响：可能对肾脏有影响，导致功能损伤。可能对血液有影响，导致贫血。 环境危险性：对水生生物是有毒的。强烈建议不要进让其入环境。可能在水生环境中造成长期影响
GHS 危害分类	急性毒性 – 经口：类别 3； 急性毒性 – 吸入：类别 3； 急性毒性 – 经皮：类别 3； 严重眼损伤/眼刺激：类别 1； 皮肤致敏性：类别 1； 生殖毒性：类别 2； 特异性靶器官毒性 – 单次接触：类别 1（血液系统、泌尿器官）； 特异性靶器官毒性 – 反复接触：类别 1（心血管系统、血液、膀胱），类别 2（肾脏）； 危害水生环境 – 急性危害：类别 1； 危害水生环境 – 长期危害：类别 1
急性毒性数据（HSDB）	LD_{50}：1750 mg/kg（小鼠经口）； LD_{50}：2000 mg/kg（大鼠经口）
致癌分类	类别 A4（美国政府工业卫生学家会议，2017 年）。 类别 3B（德国，2018 年）
ToxCast 毒性数据	AC_{50}（AR）= Inactive；AC_{50}（AhR）= Inactive；AC_{50}（ESR）= 48.22；AC_{50}（p53）= Inactive
急性暴露水平（AEGL）	/
暴露途径	可通过吸入和经皮肤和食入吸收到体内

健康危害与毒理信息	
靶器官	心血管系统、血液、膀胱、肾脏、皮肤、眼
中毒症状	吸入：咳嗽，咽喉痛。 皮肤：发红。 眼睛：发红。 食入：咽喉疼痛
职业接触限值	阈限值：10 mg/m³（时间加权平均值）（美国政府工业卫生学家会议，2017 年）。 时间加权平均容许浓度：10 mg/m³（中国，2019 年）
防 护 与 急 救	
接触控制/个体防护	工程控制：禁止明火。防止粉尘沉积、密闭系统、防止粉尘爆炸型电气设备和照明。局部排气通风。 接触控制：防止粉尘扩散。 呼吸系统防护：防毒口罩。 手部防护：防护手套。 眼睛防护：安全护目镜。 其他防护：工作时不得进食，饮水或吸烟
急救措施	火灾应急：干粉，抗溶性泡沫，雾状水，二氧化碳。 吸入应急：新鲜空气，休息。 皮肤应急：冲洗，然后用水和肥皂清洗皮肤。 眼睛应急：用大量水冲洗（如可能易行，摘除隐形眼镜）。 食入应急：漱口。饮用 1 杯或 2 杯水

6. 氨基磺酸铵 （Ammonium sulfamate）

基 本 信 息	
原化学品目录	氨基磺酸铵
化学物质	氨基磺酸铵
别名	磺酸一铵盐
英文名	AMMONIUM SULFAMATE；SULFAMIC ACID；MONOAMMONIUM SALT；AMMONIUM AMIDOSULFONATE； AMMONIUM SULFAMIDATE
CAS 号	7773 – 06 – 0
化学式	$H_6N_2O_3S/NH_4OSO_2NH_2$
分子量	114.1
成分/组成信息	氨基磺酸铵
物 化 性 质	
理化特性	外观与性状：无色至白色吸湿晶体粉末 沸点：160 ℃（分解） 熔点：131 ℃ 相对密度（水 =1）：1.8 水中溶解度：易溶 蒸汽压：20 ℃时可忽略不计
禁配物	/

健康危害与毒理信息	
危险有害概述	化学危险性：加热到160℃以上时，分解生成氨、氮氧化物和硫氧化物。水溶液是一种弱酸。侵蚀低碳钢。与热水接触可能产生大量蒸汽。与酸类和强氧化剂发生反应。 健康危险性：①吸入危险性：喷洒或扩散时可较快地达到空气中颗粒物有害浓度，尤其是粉末。②短期接触的影响：刺激眼睛
GHS 危害分类	急性毒性 – 经口：类别5； 眼睛敏感性：2A – 2B； 特异性靶器官毒性 – 单次接触：类别3（呼吸道刺激、麻醉效果）
急性毒性数据（HSDB）	LD_{50}：2000 mg/kg（大鼠经口）； LD_{50}：3100 mg/kg（小鼠经口）
致癌分类	/
ToxCast 毒性数据	/
急性暴露水平（AEGL）	/
暴露途径	可通过吸入蒸气吸收到体内
靶器官	呼吸系统、神经系统、眼
中毒症状	眼睛：发红、疼痛
职业接触限值	阈限值：10 mg/m³（时间加权平均值）（美国政府工业卫生学家会议，2017年）。 时间加权平均容许浓度：6 mg/m³（中国，2019年）
防 护 与 急 救	
接触控制/个体防护	呼吸系统防护：新鲜空气，休息。 身体防护：用大量水冲洗皮肤或淋浴。 手部防护：用大量水冲洗。 眼睛防护：先用大量水冲洗几分钟（如可能易行，摘除隐形眼镜），然后就医。 其他防护：漱口
急救措施	火灾应急：周围环境着火时，使用适当的灭火剂。 吸入应急：新鲜空气，休息。 皮肤应急：用大量水冲洗皮肤或淋浴。 眼睛应急：先用大量水冲洗几分钟（如可能易行，摘除隐形眼镜），然后就医。 食入应急：漱口

7. 胺腈（Cyanamide）

基 本 信 息	
原化学品目录	胺腈
化学物质	胺腈
别名	氨腈；氨基化氰；氰胺；碳二亚胺；碳酰亚胺；氰酰胺；酰胺氰；氨基氰
英文名	Cyanamide；Carbamonitrile；Hydrogen cyanamide；Carbodiimide；Carbimide；Cyanogenamide；Amidocyanogen
CAS 号	420 – 04 – 2
化学式	CH_2N_2/H_2NCN
分子量	42.0
成分/组成信息	胺腈

（续）

物 化 性 质	
理化特性	外观与性状：无色吸湿易潮解晶体。 密度：1.282 g/cm³ 相对密度（水=1）：1.28 熔点：44 ℃，在260 ℃时分解 闪点：141 ℃ 蒸汽压：0.5 Pa（20 ℃时） 沸点：83 ℃（0.067 kPa时） 溶解性：易溶于水、乙醇、乙醚、苯、三氯甲烷、丙酮等，微溶于二硫化碳
禁配物	/

健康危害与毒理信息	
危险有害概述	化学危险性：高反应性化合物。真空蒸馏时可爆炸。可能发生自聚。二聚反应在温度高于40 ℃时强烈放热。二聚反应由痕量碱进行催化。与酸、碱和湿气接触时，分解生成含有氨、氮氧化物和氰化物的有毒烟雾。与酸、强氧化剂和强还原剂发生反应，有爆炸和有毒的危险。侵蚀金属（如钢、铜、铝）。 健康危险性：扩散时，尤其是粉末可较快地到达空气中颗粒物有害浓度。反复或长期接触可能引起皮肤过敏。动物实验表明，可能造成人类生殖或发育毒性
GHS危害分类	急性毒性-经口：类别3； 皮肤过敏：类别1； 生殖细胞致突变性：类别2； 急性水生毒性：类别3； 慢性水生毒性：类别3
急性毒性数（HSDB）	LD_{50}：125~280 mg/kg（大鼠经口）； LD_{50}：84 mg/kg（大鼠经皮）； LD_{50}：200 mg/kg（小鼠腹腔注射）
致癌分类	/
ToxCast毒性数据	$AC_{50}(AR)$ = Inactive；$AC_{50}(AhR)$ = Inactive；$AC_{50}(ESR)$ = Inactive $AC_{50}(p53)$ = Inactive
急性暴露水平（AEGL）	/
暴露途径	可通过吸入其气溶胶、经皮肤和经食入吸收到体内
靶器官	眼、皮肤、呼吸系统（上呼吸道）
中毒症状	咳嗽；呼吸短促；皮肤发红、疼痛；眼睛发红、疼痛；灼烧感；咽喉疼痛；腹部疼痛
职业接触限值	时间加权平均容许浓度：2 mg/m³（美国政府工业卫生学家会议，2017年）。 时间加权平均容许浓度：0.58 ppm，1 mg/m³（欧盟，2006年）

防 护 与 急 救	
接触控制/个体防护	呼吸系统防护：穿戴防护设备，避免吸入粉尘、烟、气体、烟雾、蒸气、喷雾。 身体防护：穿戴防护服，面部保护罩，操作后彻底清洁皮肤。 手部防护：穿戴防护手套、操作后彻底清洁。 眼睛防护：穿戴眼保护罩。 其他防护：使用时不要进食、饮水或吸烟。禁止将污染的工作服带出作业场所
急救措施	皮肤应急：脱去污染的衣服。用大量水冲洗皮肤或淋浴。给予医疗护理。眼睛应急：用水缓慢温和地冲洗几分钟。如戴隐形眼镜并可方便地取出，取出隐形眼镜，然后继续冲洗。 食入应急：漱口。饮用1杯或2杯水。不要催吐。给予医疗护理。 吸入应急：呼吸新鲜空气，休息。如果感觉不舒服，需就医

8. 巴豆醛 （Croton aldehyde）

基 本 信 息	
原化学品目录	巴豆醛（丁烯醛）
化学物质	巴豆醛
别名	丙烯基（甲）醛；2－丁烯醛；β－甲基丙烯醛；甲基丙烯醛
英文名	CROTONALDEHYDE；PROPYLENE ALDEHYDE；2－BUTENAL；BETA－METHYLAC-ROLEIN；METHYL PROPENAL
CAS 号	4170－30－3
化学式	$C_4H_6O/CH_3CH=CHCHO$
分子量	70.1
成分/组成信息	巴豆醛

物 化 性 质	
理化特性	外观与性状：无色液体，有刺鼻气味，遇光和空气时变淡黄色 沸点：104 ℃ 熔点：－76.5 ℃（反式）；－69 ℃（顺式） 相对密度（水＝1）：0.85 水中溶解度：15~18 g/100 mL 蒸汽压：20 ℃时4.0 kPa 蒸汽相对密度（空气＝1）：2.41 闪点：13 ℃（开杯） 自燃温度：232.2 ℃ 爆炸极限：空气中2.1%~15.5%（体积） 辛醇、水分配系数的对数值：0.63
禁配物	强氧化剂、碱类、氧

健康危害与毒理信息	
危险有害概述	物理危险性：蒸气比空气重，可能沿地面流动；可能造成远处着火。 化学危险性：大概能生成爆炸性过氧化物。可能聚合，有着火或爆炸危险。是一种强还原剂。与氧化剂和许多其他物质激烈反应，有着火和爆炸危险。侵蚀塑料和许多其他物质。 健康危险性：①吸入危险性：20 ℃时，蒸发迅速达到空气中有害污染浓度。②短期接触的影响：流泪。蒸气严重刺激皮肤和呼吸道，腐蚀眼睛。吸入高浓度可能引起肺水肿。吸入高浓度可能引起死亡。需进行医学观察。 环境危险性：对水生生物是有毒的
GHS 危害分类	易燃液体：类别2； 急性毒性－经口：类别3； 急性毒性－经皮：类别3； 急性毒性－吸入：类别1（蒸气）； 皮肤腐蚀/刺激：类别1； 严重眼损伤/眼刺激：类别1； 皮肤致敏性：类别1； 生殖细胞致突变性：类别1B； 特异性靶器官毒性－单次接触：类别3（呼吸道刺激）
急性毒性数据（HSDB）	LC_{50}：200 mg/m³，2 h（大鼠吸入）
致癌分类	类别3（国际癌症研究机构，2019 年）。 类别A3（美国政府工业卫生学家会议，2018 年） 类别3B（德国，2018 年）

健康危害与毒理信息	
ToxCast 毒性数据	$AC_{50}(AR)$ = Inactive；$AC_{50}(AhR)$ = Inactive；$AC_{50}(ESR)$ = Inactive；$AC_{50}(p53)$ = Inactive
急性暴露水平（AEGL）	AEGL1 – 10 min = 0.19 ppm；AEGL1 – 8 h = 0.19 ppm；AEGL2 – 10 min = 27 ppm；AEGL2 – 8 h = 0.56 ppm；AEGL3 – 10 min = 44 ppm；AEGL3 – 8 h = 1.5 ppm
暴露途径	可通过吸入其蒸气，经皮肤和食入吸收到体内
靶器官	呼吸道、眼、皮肤
中毒症状	吸入：灼烧感，咳嗽，呼吸困难，气促，咽喉痛，症状可能推迟显现。 皮肤：发红，灼烧感，疼痛。 眼睛：腐蚀作用，发红，疼痛，严重深度烧伤。 食入：腹部疼痛，灼烧感，腹泻，恶心，呕吐
职业接触限值	阈限值：0.3 ppm（上限值）（经皮）（美国政府工业卫生学家会议，2017 年）。 最高容许浓度：12 mg/m³（中国，2019 年）
防 护 与 急 救	
接触控制/个体防护	工程控制：禁止明火，禁止火花和禁止吸烟。禁止与氧化剂及性质相互抵触的物质接触。密闭系统，通风，防爆型电气设备和照明。不要使用压缩空气灌装、卸料或转运。通风，局部排气通风。 接触控制：防止产生烟云，严格作业环境管理。 呼吸系统防护：适当的呼吸防护。 身体防护：防护服。 手部防护：防护手套。 眼睛防护：面罩或眼睛防护结合呼吸防护。 其他防护：工作时不得进食、饮水或吸烟；进食前洗手
急救措施	火灾应急：干粉，抗溶性泡沫，雾状水，二氧化碳。 爆炸应急：着火时，喷雾状水保持料桶等冷却。从掩蔽位置灭火。 接触应急：一切情况均向医生咨询。 吸入应急：新鲜空气，休息，给予医疗护理，半直立体位，必要时进行人工呼吸。 皮肤应急：脱去污染的衣服；用大量水冲洗皮肤或淋浴；给予医疗护理。 眼睛应急：先用大量水冲洗几分钟（如可能易行，摘除隐形眼镜），然后就医。 食入应急：漱口，大量饮水，给予医疗护理

9. 白磷（White phosphorus）

基 本 信 息	
原化学品目录	磷及其化合物（磷化氢、磷化锌、磷化铝、有机磷单列）
化学物质	白磷
别名	黄磷
英文名	WHITE PHOSPHORUS
CAS 号	7723 – 14 – 0
化学式	P_4
分子量	123.90
成分/组成信息	磷

参见 173. 黄磷。

10. 百草枯（1，1-二甲基-4，4′-联吡啶鎓盐二氯化物，Paraquat dichloride）

基 本 信 息	
原化学品目录	1，1-二甲基-4，4′-联吡啶鎓盐二氯化物（百草枯）
化学物质	1，1-二甲基-4，4′-联吡啶鎓盐二氯化物
别名	对草快二氯化物；对草快；联二-N-甲基吡啶二氯化物
英文名	PARAQUAT DICHLORIDE；PARAQUAT；1，1′-DIMETHYL-4，4′-BIPYRIDINIUM DICHLORIDE； METHYL VIOLOGEN DICHLORIDE
CAS 号	1910-42-5
化学式	$CH_3(C_5H_4N)_2CH_3Cl_2$
分子量	257.2
成分/组成信息	1，1-二甲基-4，4′-联吡啶鎓盐二氯化物

物 化 性 质	
理化特性	外观与性状：无色吸湿的晶体，或白色至黄色吸湿的晶体粉末对草快二氯化物水溶液为暗红色 沸点：300 ℃（分解） 熔点：175~180 ℃ 相对密度（水=1）：1.25 水中溶解度：20 ℃时 70 g/100 mL 蒸汽压：20 ℃时 0.0001 Pa 辛醇、水分配系数的对数值：-4.2
禁配物	强氧化剂、强酸、强碱

健康危害与毒理信息	
危险有害概述	化学危险性：加热超过300 ℃时，分解生成含氮氧化物、氯化氢有毒烟雾。侵蚀金属。 健康危险性：①吸入危险性：20 ℃时，蒸发可忽略不计，但喷洒时和扩散时可较快地达到空气中颗粒物有害浓度。②短期接触的影响：刺激眼睛、皮肤和呼吸道。吸入可能引起肺水肿。可能对肾、肝、胃肠道、心血管系统和肺有影响，导致功能损伤、体组织损伤，包括出血和肺纤维变性。高浓度接触可能导致死亡，需进行医疗观察。③长期或反复接触的影响：反复或长期与皮肤接触可能引起皮炎。可能对指甲有影响，导致指甲损伤。 环境危险性：对水生生物有极高毒性。可能在水生环境中造成长期影响。避免非正常使用情况下释放到环境中
GHS危害分类	急性毒性-经口：类别3； 急性毒性-经皮：类别2； 急性毒性-吸入：类别1（粉尘与烟雾）； 皮肤腐蚀/刺激：类别2； 严重眼损伤/眼刺激：类别2A； 特异性靶器官毒性-单次接触：类别1（肺、肝、肾）； 特异性靶器官毒性-反复接触：类别2（肺）； 危害水生环境-急性危害：类别1； 危害水生环境-长期危害：类别1
急性毒性数据（HSDB）	LC_{50}：0.6~1.4 mg/m³，4 h（大鼠雄性吸入）； LD_{50}：236 mg/kg（兔经皮）； LD_{50}：>2000 mg/kg（小鼠经皮）； LD_{50}：120 mg/kg（小鼠经口）； LD_{50}：126 mg/kg（大鼠经口）

健康危害与毒理信息	
致癌分类	/
ToxCast 毒性数据	$AC_{50}(AR)=$ Inactive；$AC_{50}(AhR)=$ Inactive；$AC_{50}(ESR)=$ Inactive；$AC_{50}(p53)=$ Inactive
急性暴露水平（AEGL）	/
暴露途径	可通过吸入其气溶胶，经皮肤和食入吸收到体内
靶器官	肺、肝、肾、眼、皮肤
中毒症状	吸入：咳嗽，咽喉痛，呼吸困难，头痛，鼻出血。 皮肤：可能被吸收，发红。 眼睛：发红，疼痛。 食入：咽喉疼痛，腹部疼痛，恶心，呕吐，腹泻
职业接触限值	阈限值：0.1 mg/m³（可吸入组分，时间加权平均值），0.5 mg/m³（时间加权平均值）（美国政府工业卫生学家会议，2017 年）。 时间加权平均容许浓度：0.5 mg/m³（中国，2019 年）。 最高容许浓度：0.1 ppm（德国，2016 年）
防 护 与 急 救	
接触控制/个体防护	工程控制：局部排气通风。 接触控制：防止粉尘扩散，严格作业环境管理。 呼吸系统防护：防毒口罩。 身体防护：防护服。 手部防护：防护手套。 眼睛防护：面罩。如为粉末，眼睛防护结合呼吸防护。 其他防护：工作时不得进食、饮水或吸烟；进食前洗手
急救措施	火灾应急：周围环境着火时，使用干粉，雾状水，泡沫，二氧化碳灭火。 接触应急：一切情况均向医生咨询。 吸入应急：新鲜空气，休息，半直立体位，给予医疗护理。 皮肤应急：脱去污染的衣服，冲洗，然后用水和肥皂清洗皮肤，给予医疗护理。 眼睛应急：先用大量水冲洗几分钟（如可能易行，摘除隐形眼镜），然后就医。 食入应急：漱口，大量饮水。用水冲服硼润土，或用水冲服活性炭浆。催吐（仅对清醒病人），给予医疗护理

11. 百菌清（Chlorothalonil）

基 本 信 息	
原化学品目录	百菌清
化学物质	百菌清
别名	四氯间苯二氰；2，4，5，6－四氯－1，3－苯二腈；2，4，5，6－四氯－3－氰基苄腈
英文名	Chlorothalonil；Tetrachloroisophthalonitrile；2，4，5，6 - Tetrachloro - 1，3 - benzenedicarbonitrile；2，4，5，6 - Tetrachloro - 3 - cyanobenzonitrile
CAS 号	1897 - 45 - 6
化学式	$C_8Cl_4N_2$
分子量	265.9
成分/组成信息	百菌清

（续）

物 化 性 质	
理化特性	外观与性状：无味无色晶体。 密度：(1.7 ± 0.1) g/cm³（25 ℃） 相对密度（水 = 1）：1.8 熔点：250 ~ 251 ℃ 沸点：350 ℃ 闪点：(153.8 ± 20.7)℃ 饱和蒸气压：0.0013 kPa（40 ℃） 溶解性：微溶于水
禁配物	强氧化剂

健康危害与毒理信息	
危险有害概述	化学危险性：加热时分解，生成含有氯化氢和氮氧化物的有毒和腐蚀性烟雾。 健康危险性：扩散时，可较快地达到空气中颗粒物有害浓度。反复或长期与皮肤接触可能引起皮炎。反复或长期接触可能引起皮肤过敏
GHS 危害分类	急性毒性 – 吸入（粉尘和雾气）：类别 2； 严重眼损伤/眼刺激：类别 1； 皮肤过敏：类别 1； 致癌性：类别 2； 生殖毒性：类别 2； 特异性靶器官毒性 – 单次接触：类别 3（呼吸系统）； 急性水生毒性：类别 1； 长期水生毒性：类别 1
急性毒性数（HSDB）	LD_{50}：>2500 mg/kg（大鼠经皮）； LD_{50}：2500 mg/kg（大鼠腹腔注射）； LD_{50}：310 mg/m³，1 h（大鼠吸入）； LD_{50}：422 mg/kg［大鼠（雄性）经口］； LD_{50}：242 mg/kg［大鼠（雌性）经口］
致癌分类	类别 2B（国际癌症研究机构，2019 年）
ToxCast 毒性数据	AC_{50}（AR）= Inactive；AC_{50}（AhR）= Inactive；AC_{50}（ESR）= Inactive； AC_{50}（p53）= 1.28 μmol/L
急性暴露水平（AEGL）	/
暴露途径	可通过吸入吸收到体内
靶器官	眼、皮肤、呼吸系统
中毒症状	皮肤发红，眼睛发红，疼痛，视力模糊，咽喉和胸腔有灼烧感，腹疼
职业接触限值	最高容许浓度：1 mg/m³（中国，2019 年）

防 护 与 急 救	
接触控制/个体防护	工程控制：密闭操作，局部排风。 呼吸系统防护：空气中粉尘浓度超标时，必须佩戴自吸过滤式防尘口罩。紧急事态抢救或撤离时，应该佩戴空气呼吸器。 身体防护：穿防毒物渗透工作服。 手部防护：戴橡胶手套。 眼睛防护：戴化学安全防护眼镜。 其他防护：工作现场禁止吸烟、进食和饮水。工作后，淋浴更衣。保持良好的卫生习惯

防 护 与 急 救	
急救措施	吸入应急：脱离现场至空气新鲜处。保持呼吸道通畅。如呼吸困难，给输氧。如呼吸停止，立即进行人工呼吸。就医。 皮肤应急：脱去污染的衣着，用大量流动清水冲洗。 眼睛应急：提起眼睑，用流动清水或生理盐水冲洗。就医。 食入应急：误服者，饮足量温水，催吐。就医

12. 钡（Barium）

基 本 信 息	
原化学品目录	钡及其化合物
化学物质	钡
别名	/
英文名	BARIUM
CAS 号	7440 – 39 – 3
化学式	Ba
分子量	137.3
成分/组成信息	钡

物 化 性 质	
理化特性	外观与性状：浅黄色至白色，有光泽的各种形态固体 沸点：1640 ℃ 熔点：725 ℃ 密度：3.6 g/cm³ 水中溶解度：反应
禁配物	强氧化剂、氧、水、空气、卤素、碱、酸类、卤化物

健康危害与毒理信息	
危险有害概述	物理危险性：以粉末或颗粒形状与空气混合，可能发生粉尘爆炸。 化学危险性：如果以粉末形式与空气接触，可能发生自燃。是一种强还原剂。与氧化剂和酸类激烈反应。与卤代溶剂激烈反应。与水反应生成易燃/爆炸性气体氢，有着火和爆炸危险。 健康危险性：刺激眼睛、皮肤和呼吸道
GHS 危害分类	物质和接触水排放易燃气体的混合物：类别2； 皮肤过敏：类别2； 严重眼腐蚀/刺激：类别2； 特异性靶器官毒性 – 单次接触：类别1（呼吸道过敏）； 危害水生环境 – 急性危害：类别3； 危害水生环境 – 长期危害：类别3
急性毒性数据（HSDB）	/
致癌分类	类别 A4（美国政府工业卫生学家会议，2017 年）
ToxCast 毒性数据	/
急性暴露水平（AEGL）	/
暴露途径	可经吸入、食入吸收到体内
靶器官	呼吸道、眼、皮肤

（续）

	健康危害与毒理信息	
中毒症状	吸入：咳嗽，咽喉痛。 皮肤：发红。 眼睛：发红，疼痛	
职业接触限值	阈限值：0.5 mg/m³（时间加权平均值）（美国政府工业卫生学家会议，2017 年）。 时间加权平均容许浓度：0.5 mg/m³，短时间接触容许浓度：1.5 mg/m³（中国，2019 年）。 时间加权平均值：0.5 g/m³（欧盟，2006 年）	
	防 护 与 急 救	
接触控制/个体防护	工程控制：禁止明火、禁止火花和禁止吸烟；禁止与水接触；防止粉尘沉积，密闭系统；防止粉尘爆炸型电气设备和照明；局部排气通风。 接触控制：防止粉尘扩散，严格作业环境管理。 呼吸系统防护：适当的呼吸防护。 手部防护：防护手套。 眼睛防护：护目镜。 其他防护：工作时不得进食、饮水或吸烟	
急救措施	火灾应急：特殊粉末，干砂土；禁用含水灭火剂；禁止用水。 吸入应急：新鲜空气，休息，给予医疗护理。 皮肤应急：脱去污染的衣服，用大量水冲洗皮肤或淋浴，给予医疗护理。 眼睛应急：先用大量水冲洗几分钟（如可能易行，摘除隐形眼镜），然后就医。 食入应急：漱口，给予医疗护理	

13. 苯（Benzene）

	基 本 信 息
原化学品目录	苯
化学物质	苯
别名	环己三烯
英文名	BENZENE；CYCLOHEXATRIENE；BENZOL
CAS 号	71 - 43 - 2
化学式	C_6H_6
分子量	78.1
成分/组成信息	苯
	物 化 性 质
理化特性	外观与性状：无色液体，有特殊气味 沸点：80 ℃ 熔点：6 ℃ 相对密度（水 = 1）：0.88 水中溶解度：25 ℃时 0.18 g/100 mL 蒸汽压：20 ℃时 10 kPa 蒸汽相对密度（空气 = 1）：2.7 蒸汽、空气混合物的相对密度（20 ℃，空气 = 1）：1.2 闪点：- 11 ℃（闭杯） 自燃温度：498 ℃ 爆炸极限：空气中 1.2% ~8.0%（体积） 辛醇、水分配系数的对数值：2.13

（续）

物 化 性 质	
禁配物	强氧化剂

健康危害与毒理信息	
危险有害概述	物理危险性：蒸气比空气重，可能沿地面流动，可能造成远处着火。由于流动、搅拌等，可能产生静电。 化学危险性：与氧化剂、硝酸、硫酸和卤素激烈反应，有着火和爆炸危险。侵蚀塑料和橡胶。 健康危险性：①吸入危险性：20 ℃时蒸发迅速达到空气中有害污染浓度。②短期接触的影响：刺激眼睛、皮肤和呼吸道。如果吞咽液体，吸入肺中，可能有化学肺炎的危险。可能对中枢神经系统有影响，导致意识降低。接触远高于职业接触限值可能导致神志不清和死亡。③长期或反复接触的影响：液体使皮肤脱脂。可能对骨髓和免疫系统有影响，导致血细胞减少。是人类致癌物。 环境危险性：对水生生物有极高毒性
GHS 危害分类	易燃液体：类别 2； 急性毒性 – 经口：类别 4； 皮肤腐蚀/刺激：类别 2； 严重眼损伤/眼刺激：类别 2A； 生殖细胞致突变性：类别 2； 致癌性：类别 1A； 生殖毒性：类别 2； 特异性靶器官毒性 – 单次接触：类别 1（呼吸系统），类别 3（麻醉效果）； 特异性靶器官毒性 – 反复接触：类别 1（中枢神经系统、造血系统）； 呛吸毒性：类别 1； 危害水生环境 – 急性危害：类别 2； 危害水生环境 – 长期危害：类别 2
急性毒性数据（HSDB）	LC_{50}：10000 ppm/7 h（大鼠吸入）； LD_{50}：12000 mg/kg（小鼠经皮）； LD_{50}：3306 mg/kg（大鼠经口）； LD_{50}：4700 mg/kg（小鼠经口）
致癌分类	类别 1（国际癌症研究机构，2019 年）。 类别 A1（美国政府工业卫生学家会议，2017 年）。 类别 1（德国，2016 年）
ToxCast 毒性数据	AC_{50}（AR）= Inactive；AC_{50}（AhR）= Inactive；AC_{50}（ESR）= Inactive；AC_{50}（p53）= Inactive
急性暴露水平（AEGL）	AEGL1 – 10 min = 130 ppm；AEGL1 – 8 h = 9 ppm；AEGL2 – 10 min = 2000 ppm；AEGL2 – 8 h = 200 ppm；AEGL3 – 10 min = 9700 ppm；AEGL3 – 8 h = 990 ppm
暴露途径	可通过吸入，经皮肤和食入吸收到体内
靶器官	中枢神经系统、呼吸系统、造血系统、眼、皮肤
中毒症状	吸入：头晕，嗜睡，头痛，恶心，气促，惊厥，神志不清。 皮肤：可能被吸收。皮肤干燥，发红，疼痛。 眼睛：发红，疼痛。 食入：腹部疼痛，咽喉疼痛，呕吐
职业接触限值	阈限值：0.5 ppm（时间加权平均值）；2.5 ppm（短期接触限值，经皮），（美国政府工业卫生学家会议，2017 年）。 时间加权平均容许浓度：6 mg/m³，短时间接触容许浓度：10 mg/m³（中国，2019 年）

防 护 与 急 救	
接触控制/个体防护	工程控制：禁止明火，禁止火花和禁止吸烟；密闭系统，通风，局部排气通风、防爆型电气设备和照明；不要使用压缩空气灌装、卸料或转运；使用无火花手工具；防止静电荷聚集（例如，通过接地）。 接触控制：避免一切接触。 呼吸防护：适当的呼吸防护。 身体防护：防护服。 手部防护：防护手套。 眼睛防护：面罩，或眼睛防护结合呼吸防护。 其他防护：工作时不得进食、饮水或吸烟
急救措施	火灾应急：干粉，水成膜泡沫，泡沫，二氧化碳。 爆炸应急：着火时，喷雾状水保持料桶等冷却。 吸入应急：新鲜空气，休息。给予医疗护理。 皮肤应急：脱去污染的衣服。用大量水冲洗皮肤或淋浴。给予医疗护理。 眼睛应急：先用大量水冲洗几分钟（如可能易行，摘除隐形眼镜），然后就医。 食入应急：漱口，不要催吐，给予医疗护理

14. 苯胺（Aniline）

基 本 信 息	
原化学品目录	苯的氨基及硝基化合物（不含三硝基甲苯）
化学物质	苯胺
别名	氨基苯
英文名	ANILINE；BENZENEAMINE；AMINOBENZENE；PHENYLAMINE
CAS 号	62 - 53 - 3
化学式	$C_6H_7N/C_6H_5NH_2$
分子量	93.1
成分/组成信息	苯胺

物 化 性 质	
理化特性	外观与性状：无色油状液体，有特殊气味，遇空气或光时变棕色 沸点：184 ℃ 熔点：-6 ℃ 相对密度（水 =1）：1.02 水中溶解度：20 ℃时 3.4 g/100 mL 蒸汽压：20 ℃时 40 Pa 蒸汽相对密度（空气 =1）：3.2 闪点：70 ℃（闭杯） 自燃温度：615 ℃ 爆炸极限：空气中 1.2% ~11%（体积） 辛醇、水分配系数的对数值：0.94
禁配物	强氧化剂、酸类、酰基氯、酸酐

健康危害与毒理信息	
危险有害概述	化学危险性：加热到 190 ℃以上时，分解生成氨和氮氧化物有毒和腐蚀性烟雾及易燃蒸气。是一种弱碱。与强氧化剂激烈反应，有着火和爆炸危险。与强酸激烈反应。侵蚀铜及其合金。 健康危险性：①吸入危险性：20 ℃时蒸发相当慢地达到空气中有害浓度，但喷洒或扩散时要快得多。②短期接触的影响：刺激眼睛和皮肤。可能对血液有影响，导致形成正铁血红蛋白。高浓度下接触可能导致死亡。需进行医学观察。影响可能推迟显现。③长期或反复接触的影响：可能引起皮肤过敏。可能对血液有影响，导致形成正铁血红蛋白。 环境危险性：对水生生物有极高毒性
GHS 危害分类	易燃液体：类别 4； 急性毒性 – 经口：类别 4； 急性毒性 – 经皮：类别 3； 急性毒性 – 吸入：类别 2（蒸气）； 急性毒性 – 吸入：类别 4（粉尘和烟雾）； 皮肤腐蚀/刺激：类别 2A； 皮肤致敏性：类别 1； 生殖细胞致突变性：类别 2； 致癌性：类别 2； 生殖毒性：类别 2； 特异性靶器官毒性 – 单次接触：类别 1（血液系统、全身毒性）； 特异性靶器官毒性 – 反复接触：类别 1（血液系统、全身毒性）； 危害水生环境 – 急性危害：类别 1
急性毒性数据（HSDB）	LD_{50}：1400 mg/kg（兔经皮）； LD_{50}：442 mg/kg（大鼠经口）； LD_{50}：250 mg/kg（大鼠经口）
致癌分类	类别 3（国际癌症研究机构，2019 年）。 类别 A3（美国政府工业卫生学家会议，2017 年）。 类别 4（德国，2018 年）
ToxCast 毒性数据	AC_{50}（AR）= Inactive；AC_{50}（AhR）= Inactive；AC_{50}（ESR）= Inactive；AC_{50}（p53）= Inactive
急性暴露水平（AEGL）	AEGL1 – 10 min = 480 ppm；AEGL1 – 8 h = 1 ppm；AEGL2 – 10 min = 72 ppm；AEGL2 – 8 h = 1.5 ppm；AEGL3 – 10 min = 120 ppm；AEGL3 – 8 h = 2.5 ppm
暴露途径	可通过吸入其蒸气和气溶胶，经皮肤和经食入吸收到体内
靶器官	血液系统、眼、皮肤等
中毒症状	吸入：嘴唇发青或手指发青。皮肤发青，头痛，头晕，呼吸困难，惊厥，心跳增加，呕吐，虚弱，神志不清，症状可能推迟显现。 皮肤：可能被吸收，发红。 眼睛：发红，疼痛。 食入：症状同吸入
职业接触限值	阈限值（以苯胺和同系物计）：2 ppm（经皮）（时间加权平均值）（美国政府工业卫生学家会议，2017 年）。 时间加权平均容许浓度：3 mg/m³（中国，2019 年）。 最高容许浓度：2 ppm，7.7 mg/m³（德国，2016 年）

	防 护 与 急 救	
接触控制/个体防护	工程控制：禁止明火，禁止与氧化剂接触。高于70℃，使用密闭系统、通风，局部排气通风。 接触控制：避免一切接触。 呼吸系统防护：适当呼吸防护。 身体防护：防护服。 手部防护：防护手套。 眼睛防护：面罩，或眼睛防护结合呼吸防护。 其他防护：工作时不得进食、饮水或吸烟；进食前洗手	
急救措施	火灾应急：干粉、雾状水、泡沫、二氧化碳。 爆炸应急：着火时，喷雾状水保持料桶等冷却。 吸入应急：新鲜空气，休息，给予医疗护理。 皮肤应急：脱去污染的衣服，冲洗，然后用水和肥皂清洗皮肤。给予医疗护理。 眼睛应急：先用大量水冲洗几分钟（如可能易行，摘除隐形眼镜），然后就医。 食入应急：漱口，催吐（仅对清醒病人），给予医疗护理	

15. 苯并（a）芘 [Benzo（a）pyrene]

	基 本 信 息	
原化学品目录	焦炉逸散物	
化学物质	苯并（a）芘	
别名	3，4－苯并芘	
英文名	BENZO（a）PYRENE；BENZ（a）PYRENE；3，4－BENZOPYRENE；BENZO（d，e，f）CHRYSENE	
CAS 号	50－32－8	
化学式	$C_{20}H_{12}$	
分子量	252.3	
成分/组成信息	苯并（a）芘	

	物 化 性 质	
理化特性	外观与性状：淡黄色晶体 沸点：496℃ 熔点：178.1℃ 密度：1.4 g/cm³ 水中溶解度：<0.1 g/100 mL（不溶） 蒸汽压：可忽略不计 辛醇、水分配系数的对数值：6.04	
禁配物	强氧化剂	

	健康危害与毒理信息	
危险有害概述	化学危险性：与强氧化剂发生反应，有着火和爆炸的危险。 健康危险性：①吸入危险性：20℃时蒸发可忽略不计，但扩散时可较快地达到空气中颗粒物有害浓度。②长期或反复接触的影响：是人类致癌物。可能引起人类胚细胞可继承的遗传损伤。动物实验表明，可能造成人类生殖或发育毒性。 环境危险性：对水生生物有极高毒性。可能在鱼类、植物和软体动物中发生生物蓄积。可能在水生环境中造成长期影响	

健康危害与毒理信息	
GHS 危害分类	生殖细胞致突变性：类别 1B； 致癌性：类别 1B； 生殖毒性：类别 1B； 特异性靶器官毒性 – 反复接触：类别 2（骨髓、呼吸系统）； 急性水生毒性：类别 2； 慢性水生毒性：类别 2
急性毒性数据（HSDB）	500 mg/kg（小鼠腹腔）［MLD］； 50 mg/kg（大鼠皮下）
致癌分类	类别 1（国际癌症研究机构，2019 年）。 类别 A1（美国政府工业卫生学家会议，2018 年）
ToxCast 毒性数据	/
急性暴露水平（AEGL）	/
暴露途径	可通过吸入其气溶胶、经皮肤和食入吸收到体内
靶器官	造血系统、呼吸系统、神经系统
中毒症状	可导致肿瘤发生
职业接触限值	/
防 护 与 急 救	
接触控制/个体防护	工程控制：禁止明火，局部排气通风。 接触控制：避免一切接触。 呼吸系统防护：适当的呼吸防护。 身体防护：防护服。 手部防护：防护手套。 眼睛防护：安全护目镜或眼睛防护结合呼吸防护。 其他防护：工作时，不得进食、饮水或吸烟
急救措施	火灾应急：干粉，雾状水，泡沫，二氧化碳。 吸入应急：新鲜空气，休息。 皮肤应急：脱掉污染的衣服，然后用水和肥皂洗皮肤。 眼睛应急：先用大量水冲洗几分钟（如可能易行，摘除隐形眼镜），然后就医。 食入应急：催吐（仅对清醒病人），给予医疗护理

16. 苯并蒽（Benzoanthracene）

基 本 信 息	
原化学品目录	焦炉逸散物
化学物质	苯并蒽
别名	1，2 – 苯并蒽；2，3 – 苯基菲；萘并蒽
英文名	BENZOANTHRACENE；1，2 – BENZOANTHRACENE；BENZO（a）ANTHRANCENE；2，3 – BENZPHENANTHRENE；NAPHTHANTHRACENE
CAS 号	56 – 55 – 3
化学式	$C_{18}H_{12}$

（续）

基 本 信 息	
分子量	228.3
成分/组成信息	苯并蒽

物 化 性 质	
理化特性	外观与性状：无色至黄棕色荧光薄片或粉末 升华点：435 ℃ 熔点：162 ℃ 相对密度（水=1）：1.274 水中溶解度：不溶 蒸汽压：20 ℃时292 Pa 辛醇、水分配系数的对数值：5.61
禁配物	强氧化剂

健康危害与毒理信息	
危险有害概述	物理危险性：如果以粉末或颗粒形状与空气混合，可能发生粉尘爆炸。 健康危险性：①吸入危险性：20 ℃时蒸发可忽略不计，但可以较快地达到空气中颗粒物有害浓度。②长期或反复接触的影响：很可能是人类致癌物。 环境危险性：可能在海产食品中发生生物蓄积
GHS危害分类	生殖细胞致突变性：类别2； 致癌性：类别1B； 急性水生毒性：类别2； 慢性水生毒性：类别2
急性毒性数据（HSDB）	>200 mg/kg（大鼠静脉）；10 mg/kg（小鼠静脉）
致癌分类	类别2B（国际癌症研究机构，2019年）。 类别A1（美国政府工业卫生学家会议，2017年）。 类别2（德国，2016年）
ToxCast毒性数据	/
急性暴露水平（AEGL）	/
暴露途径	可经呼吸道吸入进入人体
靶器官	/
中毒症状	/
职业接触限值	/

防 护 与 急 救	
接触控制/个体防护	工程控制：干粉，雾状水。周围环境着火时，允许使用各种灭火剂。 呼吸系统防护：新鲜空气，休息。 身体防护：脱去污染的衣服，冲洗，然后用水和肥皂清洗皮肤。 眼睛防护：先用大量水冲洗几分钟（如可能易行，摘除隐形眼镜），然后就医。 其他防护：漱口
急救措施	火灾应急：干粉，雾状水。周围环境着火时，允许使用各种灭火剂。 吸入应急：新鲜空气，休息。 皮肤应急：脱去污染的衣服，冲洗，然后用水和肥皂清洗皮肤。 眼睛应急：先用大量水冲洗几分钟（如可能易行，摘除隐形眼镜），然后就医。 食入应急：漱口

17. 苯并蒽酮（Benzanthrone）

基 本 信 息	
原化学品目录	苯绕蒽酮
化学物质	苯并蒽酮
别名	/
英文名	BENZANTHRONE
CAS 号	82 – 05 – 3
化学式	$C_{17}H_{10}O$
分子量	230.27
成分/组成信息	苯并蒽酮；苯嵌蒽酮

物 化 性 质	
理化特性	熔点：170 ~ 171 ℃ 水中溶解度：不溶于水、稀酸、稀碱液，溶于浓硫酸，易溶于乙醇 蒸汽压：225.0 ℃时 0.133 kPa
禁配物	强氧化剂

健康危害与毒理信息	
危险有害概述	健康危险性：有毒。对眼睛、皮肤和黏膜有刺激作用。受热分解释出有腐蚀性、刺激性的烟雾
GHS 危害分类	/
急性毒性数据（HSDB）	/
致癌分类	类别 A3（美国政府工业卫生学家会议，2018 年）。 类别 4（德国，2018 年）
ToxCast 毒性数据	/
急性暴露水平（AEGL）	/
暴露途径	可经呼吸道吸入进入人体
靶器官	皮肤、眼等
中毒症状	/
职业接触限值	/

防 护 与 急 救	
接触控制/个体防护	工程控制：生产过程密闭，加强通风。 呼吸系统防护：佩戴防尘口罩。高浓度环境中，应该佩戴防毒面具。 眼睛防护：戴化学安全防护眼镜。 身体防护：穿相应的防护服。 手部防护：戴防化学品手套
急救措施	火灾应急：雾状水、抗溶性泡沫、二氧化碳、干粉。 吸入应急：迅速脱离现场至空气新鲜处。保持呼吸道通畅。必要时进行人工呼吸。就医。 皮肤应急：用肥皂水及清水彻底冲洗。就医。 眼睛应急：立即提起眼睑，用流动清水或生理盐水冲洗至少15 min。就医。 食入应急：误服者给饮大量温水，催吐，就医

18. 苯基醚（Diphenyl ether）

基　本　信　息	
原化学品目录	苯基醚（二苯醚）
化学物质	苯基醚
别名	（二）苯醚；二苯基氧；苯氧基苯；1，1′-氧二苯
英文名	DIPHENYL ETHER；DIPHENYLO XIDE；PHENOXYBENZENE；1，1′-OXYBISBENZENE；PHENYL ETHER
CAS 号	101-84-8
化学式	$C_{12}H_{10}O/C_6H_5OC_6H_5$
分子量	170.2
成分/组成信息	苯基醚

物　化　性　质	
理化特性	外观与性状：无色液体或晶体，有特殊气味 沸点：257 ℃ 熔点：28 ℃ 相对密度（水=1）：1.08 水中溶解度：25 ℃时 0.002 g/100 mL 蒸汽压：25 ℃时 2.7 Pa 蒸汽相对密度（空气=1）：5.9 蒸汽、空气混合物的相对密度（20 ℃，空气=1）：1 闪点：115 ℃（闭杯）；96 ℃（开杯） 自燃温度：610 ℃ 爆炸极限：空气中 0.8% ~ 1.5%（体积） 辛醇、水分配系数的对数值：4.21
禁配物	强氧化剂

健康危害与毒理信息	
危险有害概述	化学危险性：与强氧化剂发生反应。 健康危险性：①吸入危险性：20 ℃时蒸发，不会或很缓慢地达到空气中有害污染浓度。②短期接触的影响：气溶胶刺激眼睛和呼吸道。③长期或反复接触的影响：可能引起皮炎。 环境危险性：对水生生物有极高毒性。在对人类重要的食物链中发生生物蓄积，特别是在鱼体内。避免非正常使用时释放到环境中
GHS 危害分类	急性毒性-经口：类别 5； 严重眼损伤/眼刺激：类别 2B； 皮肤敏感性：类别 3； 急性水生毒性：类别 2； 慢性水生毒性：类别 2
急性毒性数据（HSDB）	LD_{50}：2830 ~ 3990 mg/kg（大鼠经口）
致癌分类	类别 A4（美国政府工业卫生学家会议，2018 年）
ToxCast 毒性数据	AC_{50}（AR）= Inactive；AC_{50}（AhR）= Inactive；AC_{50}（ESR）= Inactive；AC_{50}（p53）= Inactive
急性暴露水平（AEGL）	/

健康危害与毒理信息	
暴露途径	可通过吸入和食入吸收到体内
靶器官	眼睛、皮肤
中毒症状	吸入：咳嗽，头痛，恶心，咽喉疼痛。 皮肤：皮肤干燥，发红，疼痛。 眼睛：发红，疼痛。 食入：腹痛，腹泻，恶心，呕吐
职业接触限值	阈限值：1 ppm、7 mg/m³（蒸气）（时间加权平均值）；2 ppm、14 mg/m³（短期接触限值）（美国政府工业卫生学家会议，2017 年）。 时间加权平均容许浓度：7 mg/m³，短时间接触容许浓度：14 mg/m³（中国，2019 年）

防 护 与 急 救	
接触控制/个体防护	工程控制：禁止明火；通风，局部排气通风。 接触控制：防止粉尘扩散。 呼吸系统防护：适当的呼吸防护。 手部防护：防护手套。 眼睛防护：安全护目镜。 其他防护：工作时不得进食、饮水或吸烟
急救措施	火灾应急：干粉，雾状水，泡沫，二氧化碳。 吸入应急：新鲜空气，休息。 皮肤应急：脱掉污染的衣服，冲洗，然后用水和肥皂洗皮肤。 眼睛应急：先用大量水冲洗几分钟（如可能易行，摘除隐形眼镜），然后就医。 食入应急：漱口，用水冲服活性炭浆

19. 苯基羟胺（Phenylhydroxylamine）

基 本 信 息	
原化学品目录	苯基羟胺（苯胲）
化学物质	苯基羟胺
别名	/
英文名	PHENYLHYDROXYLAMINE；N－PHENYLHYDROXYLAMINE
CAS 号	100－65－2
化学式	C_6H_7NO
分子量	110.13
成分/组成信息	苯基羟胺

物 化 性 质	
理化特性	外观与性状：无色针状结晶 熔点：81～82 ℃ 溶解性：溶于冷水、热水，易溶于醇、醚
禁配物	强氧化剂

健康危害与毒理信息	
危险有害概述	化学危险性：遇明火、高热可燃。燃烧分解时，放出有毒的氮氧化物气体。 健康危险性：可致高铁血红蛋白血症。高铁血红蛋白血症的主要表现有：明显的发绀、神经系统症状、心悸、胸闷、恶心、呕吐等，重者可致休克、心律失常、惊厥以致昏迷
GHS 危害分类	急性毒性 – 经口：类别 3
急性毒性数据（HSDB）	/
致癌分类	/
ToxCast 毒性数据	$AC_{50}(AR)$ = Inactive；$AC_{50}(AhR)$ = 28.29；$AC_{50}(ESR)$ = 51.42；$AC_{50}(p53)$ = Inactive
急性暴露水平（AEGL）	/
暴露途径	可通过吸入和食入吸收到体内
靶器官	血液系统
中毒症状	发绀、心悸、胸闷、恶心、呕吐、心律失常等，严重者出现惊厥以致昏迷
职业接触限值	/

防 护 与 急 救	
接触控制/个体防护	工程控制：严加密闭，提供充分的局部排风。 呼吸系统防护：空气中粉尘浓度超标时，建议佩戴自吸过滤式防尘口罩。紧急事态抢救或撤离时，应该佩戴空气呼吸器。 身体防护：戴乳胶手套。 手部防护：穿防毒物渗透工作服。 眼睛防护：戴化学安全防护眼镜。 其他防护：工作现场禁止吸烟、进食和饮水。及时换洗工作服。工作前后不饮酒，用温水洗澡。注意检测毒物。实行就业前和定期的体检
急救措施	吸入应急：迅速脱离现场至空气新鲜处。保持呼吸道通畅。如呼吸困难，给输氧。如呼吸停止，立即进行人工呼吸。就医。 皮肤应急：立即脱去污染的衣着，用肥皂水和清水彻底冲洗皮肤。就医。 眼睛应急：提起眼睑，用流动清水或生理盐水冲洗。就医。 食入应急：饮足量温水，催吐。就医

20. 苯肼（Phenylhydrazine）

基 本 信 息	
原化学品目录	苯肼
化学物质	苯肼
别名	肼苯；单苯肼
英文名	PHENYLHYDRAZINE；HYDRAZINOBENZENE；MONOPHENYLHYDRAZINE
CAS 号	100 – 63 – 0
化学式	$C_6H_8N_2/C_6H_5NHNH_2$
分子量	108.1
成分/组成信息	苯肼

（续）

物 化 性 质	
理化特性	外观与性状：无色至黄色油状液体或晶体，遇空气和光时变棕红色 沸点：243.5 ℃（分解） 熔点：19.5 ℃ 相对密度（水 = 1）：1.1 水中溶解度：25 ℃时 14.5 g/100 mL 蒸汽压：20 ℃时 10 Pa 蒸汽相对密度（空气 = 1）：3.7 闪点：88 ℃（闭杯） 自燃温度：174 ℃ 爆炸极限：空气中 1.1%（爆炸下限，体积） 辛醇、水分配系数的对数值：1.25
禁配物	强氧化剂

健康危害与毒理信息	
危险有害概述	化学危险性：燃烧时，分解生成含氮氧化物的有毒烟雾。与强氧化剂发生反应。与二氧化铅激烈反应。 健康危险性：①吸入危险性：20 ℃时，蒸发相当快地达到空气中有害污染浓度。②短期接触的影响：刺激眼睛、皮肤和呼吸道。可能对血液有影响，导致溶血。影响可能推迟显现。需进行医学观察。③长期或反复接触的影响：可能引起皮肤过敏。可能对血液有影响，导致贫血。可能是人类致癌物。 环境危险性：对水生生物是有毒的
GHS 危害分类	易燃液体：类别 2； 急性毒性 – 经口：类别 3； 急性毒性 – 经皮：类别 3； 急性毒性 – 吸入：类别 3； 皮肤腐蚀/刺激：类别 2； 严重眼损伤/眼刺激：类别 2A； 皮肤敏感性：类别 1； 生殖细胞致突变性：类别 2； 致癌性：类别 1B； 特异性靶器官毒性 – 单次接触：类别 1（血液）； 特异性靶器官毒性 – 反复接触：类别 1（血液）； 急性水生毒性：类别 1
急性毒性数据（HSDB）	LD_{50}：90 mg/kg（兔经皮）； LD_{50}：188 mg/kg（大鼠经口）； LD_{50}：175 mg/kg（小鼠经口）
致癌分类	类别 A3（美国政府工业卫生学家会议，2017 年）。 类别 3B（德国，2016 年）
ToxCast 毒性数据	/
急性暴露水平（AEGL）	AEGL1 – 10 min = 0.1 ppm；AEGL1 – 8 h = 0.1 ppm；AEGL2 – 10 min = 23 ppm；AEGL2 – 8 h = 1.6 ppm；AEGL3 – 10 min = 64 ppm；AEGL3 – 8 h = 4.4 ppm
暴露途径	可通过吸入其气溶胶、经皮肤和食入吸收到体内
靶器官	血液、皮肤、眼

（续）

健康危害与毒理信息	
中毒症状	吸入：咳嗽，咽喉痛，虚弱，头晕。 皮肤：可能被吸收，皮肤干燥，发红，疼痛。 眼睛：发红，疼痛，视力模糊。 食入：腹部疼痛，腹泻，头晕，恶心，呕吐，虚弱
职业接触限值	阈限值：0.1 ppm（时间加权平均值）（经皮）（美国政府工业卫生学家会议，2017 年）

防 护 与 急 救	
接触控制/个体防护	工程控制：禁止明火。高于 88 ℃，使用密闭系统、通风，局部排气通风。 接触控制：避免一切接触。 呼吸系统防护：适当的呼吸防护。 身体防护：防护服。 手部防护：防护手套。 眼睛防护：面罩，或眼睛防护结合呼吸防护。 其他防护：工作时不得进食、饮水或吸烟
急救措施	火灾应急：雾状水，抗溶性泡沫，干粉，二氧化碳。 爆炸应急：着火时，喷雾状水保持料桶等冷却。 吸入应急：新鲜空气，休息。给予医疗护理。 皮肤应急：脱去污染的衣服。用大量水冲洗皮肤或淋浴。给予医疗护理。 眼睛应急：先用大量水冲洗几分钟（如可能易行，摘除隐形眼镜），然后就医。 食入应急：漱口。用水冲服活性炭浆。给予医疗护理

21. 苯硫磷（EPN）

基 本 信 息	
原化学品目录	苯硫磷
化学物质	苯硫磷
别名	O－乙基－O－（4－硝基苯基）苯基硫代磷酸酯；O－乙基－O－4－硝基苯基苯基硫代磷酸酯
英文名	EPN；Phosphonothioic acid, phenyl－O－ethyl O－（4－nitrophenyl）ester；O－Ethyl－O－4－nitrophenyl phenyl phosphonothioate
CAS 号	2104－64－5
化学式	$C_{14}H_{14}NO_4PS$
分子量	323.3
成分/组成信息	苯硫磷

物 化 性 质	
理化特性	外观与性状：浅黄色晶体粉末，有特殊气味。 熔点：36 ℃ 闪点：2 ℃ 沸点：215 ℃（0.667 kPa 时） 密度：1.3 g/cm³ 蒸汽压：25 ℃时＜0.01 Pa 溶解性：不溶于水，可溶于大多数有机溶剂
禁配物	/

	健康危害与毒理信息
危险有害概述	化学危险性：加热时，分解生成含有氮氧化物、磷氧化物、硫氧化物的有毒和腐蚀性烟雾。与强氧化剂发生反应，有着火和爆炸的危险。分解。在碱类的作用下，生成对硝基苯酚。 健康危险性：可较快地达到空气中颗粒物有害浓度。刺激眼睛和皮肤。可能对神经系统有影响，导致惊厥、呼吸衰竭。接触可能导致神志不清或死亡。影响可能推迟显现。需进行医学观察。可能发生累积作用
GHS 危害分类	急性毒性 - 经口：类别 2； 急性毒性 - 经皮：类别 1； 急性毒性 - 吸入（粉尘和雾气）：类别 1； 皮肤腐蚀/刺激：类别 3； 严重眼损伤/眼刺激：类别 2B； 生殖毒性：类别 2； 特异性靶器官毒性 - 反复接触：类别 1（神经系统）第 3 类（麻醉效果）； 特异性靶器官毒性 - 单次接触：类别 1（神经系统）； 危害水生环境 - 急性危害：类别 1； 危害水生环境 - 长期危害：类别 1
急性毒性数（HSDB）	LD_{50}：2850 mg/kg（大鼠经皮：雄性）； LD_{50}：538 mg/kg（大鼠经皮：雌性）； LD_{50}：7 mg/kg（大鼠经口）； LD_{50}：160 mg/m³，1 h（大鼠吸入）
致癌分类	类别 A4（美国政府工业卫生学家会议，2018 年）
ToxCast 毒性数据	AC_{50}（AR）= Inactive；AC_{50}（AhR）= Inactive；AC_{50}（ESR）= 34.33 μmol/L； AC_{50}（p53）= Inactive
急性暴露水平（AEGL）	/
暴露途径	可通过吸入其气溶胶、经皮肤和食入吸收到体内
靶器官	神经系统、眼、皮肤、呼吸系统
中毒症状	头晕。瞳孔收缩，肌肉痉挛，多涎。出汗。肌肉抽搐。皮肤发红，疼痛。眼睛发红。视力模糊。恶心，胃痉挛，呕吐，腹泻，嗜睡
职业接触限值	时间加权平均容许浓度：0.1 mg/m³（经皮）（美国政府工业卫生学家会议，2017 年）。 时间加权平均容许浓度：0.5 mg/m³（中国，2019 年）。 最高容许浓度：0.05 mg/m³（德国，2016 年）
	防 护 与 急 救
接触控制/个体防护	工程控制：密闭操作，局部排风。尽可能机械化、自动化。 呼吸系统防护：可能接触其粉尘时，必须佩戴防尘面具（全面罩）；可能接触其蒸气时，应佩戴自吸过滤式防毒面具（全面罩）。 身体防护：穿胶布防毒衣。 手部防护：戴橡胶手套。 眼睛防护：呼吸系统防护中已作防护。 其他防护：工作完毕，沐浴更衣。注意个人清洁卫生
急救措施	吸入应急：迅速脱离现场至空气新鲜处。保持呼吸道通畅。如呼吸困难，给输氧。如呼吸停止，立即进行人工呼吸。就医。 皮肤应急：立即脱去污染的衣着，用肥皂水及流动清水彻底冲洗污染的皮肤、头发、指甲等。就医。 眼睛应急：提起眼睑，用流动清水或生理盐水冲洗。就医。 食入应急：饮足量温水，催吐。用清水或2% ~5% 碳酸氢钠溶液洗胃。就医

22. 1，2，4－苯三酸酐（Trimellitic anhydride）

基 本 信 息	
原化学品目录	1，2，4－苯三酸酐
化学物质	1，2，4－苯三酸酐
别名	偏苯三酸酐；1，3－二氢－1，3－二氧－5－异苯并呋喃羧酸
英文名	TRIMELLITIC ANHYDRIDE；1，2，4－BENZENETRICARBOXYLIC ACID ANHYDRIDE；1，3－DIHYDRO－1，3－DIOXO－5－ISOBENZOFURANCARBOXYLIC ACID
CAS 号	552－30－7
化学式	$C_9H_4O_5$
分子量	192.2
成分/组成信息	1，2，4－苯三酸酐

物 化 性 质	
理化特性	外观与性状：无色晶体或粉末 沸点：1.87 kPa 时 240～245 ℃ 熔点：161～163.5 ℃ 水中溶解度：反应 蒸汽压：25 ℃时可忽略不计 蒸汽相对密度（空气＝1）：6.6 闪点：227 ℃（开杯）
禁配物	/

健康危害与毒理信息	
危险有害概述	物理危险性：如果以粉末或颗粒形状与空气混合，可能发生粉尘爆炸。如果在干燥状态，由于搅拌、空气输送和注入等能够产生静电。 化学危险性：与碱类和氧化剂激烈反应。与水缓慢反应，生成偏苯三酸。 健康危险性：①吸入危险性：扩散时可较快地达到空气中颗粒物有害浓度。②短期接触的影响：刺激皮肤和呼吸道，严重刺激眼睛。吸入粉末或蒸气可能引起哮喘反应。③长期或反复接触的影响：可能引起哮喘。可能引起似流感症状的过敏反应和肺病－贫血症综合征
GHS 危害分类	急性毒性－经口：类别5； 皮肤腐蚀/刺激：类别3； 严重眼损伤/眼刺激：类别1； 皮肤致敏性：类别1； 呼吸致敏性：类别1； 特异性靶器官毒性－单次接触：类别1（血液系统）； 特异性靶器官毒性－反复接触：类别2（血液系统、呼吸系统）
急性毒性数据（HSDB）	LC_{50}：＞2330 mg/m³，4 h（大鼠吸入）； LD_{50}：5.6 g/kg（大鼠经皮）
致癌分类	类别A4（美国政府工业卫生学家会议，2018 年）
ToxCast 毒性数据	AC_{50}（AR）＝Inactive；AC_{50}（AhR）＝Inactive；AC_{50}（ESR）＝Inactive；AC_{50}（p53）＝Inactive
急性暴露水平（AEGL）	/
暴露途径	可通过吸入和食入吸收进体内
靶器官	皮肤、眼、血液系统、呼吸系统

（续）

健康危害与毒理信息	
中毒症状	吸入：咳嗽，血色痰，头痛，恶心，呼吸短促，喘息。症状可能推迟显现。 皮肤：发红。 眼睛：发红，疼痛。 食入：恶心，腹部疼痛，灼烧感，呕吐，腹泻
职业接触限值	阈限值：0.04 mg/m³（上限值）；时间加权平均值：0.0005 mg/m³（IFV）；短时间接触限值：0.0002 mg/m³（IFV）（美国政府工业卫生学家会议，2017 年）。 时间加权平均容许浓度：0.04 mg/m³（德国，2016 年）
防 护 与 急 救	
接触控制/个体防护	工程控制：禁止明火；防止静电荷积聚；防止粉尘沉积，密闭系统，采用防止粉尘爆炸型电气设备和照明；局部排气通风。 接触控制：防止粉尘扩散，严格作业环境管理。 呼吸系统防护：防毒口罩。 手部防护：防护手套。 眼睛防护：安全护目镜或眼睛防护结合呼吸防护。 其他防护：工作时不得进食、饮水或吸烟
急救措施	火灾应急：雾状水，干粉。 吸入应急：新鲜空气，休息，给予医疗护理。 皮肤应急：脱去污染的衣服，用大量水冲洗或淋浴。 眼睛应急：先用大量水冲洗数分钟（如可能易行，摘除隐形眼镜），然后就医。 食入应急：漱口，大量饮水，给予医疗护理

23. β-苯乙醇（Phenethyl alcohol）

基 本 信 息	
原化学品目录	苯乙醇
化学物质	β-苯乙醇
别名	苯乙醇；2-苯乙烷-1-醇；苯基乙醇
英文名	PHENETHYL ALCOHOL；2-PHENYLETHANE-1-OL；BENZENEETHANOL；PHENYLETHYL ALCOCHOL
CAS 号	60-12-8
化学式	$C_8H_{10}O/C_6H_5CH_2CH_2OH$
分子量	122.2
成分/组成信息	β-苯乙醇
物 化 性 质	
理化特性	沸点：219 ℃ 熔点：-27 ℃ 相对密度（水=1）：1.02 水中溶解度：微溶 蒸汽压：20 ℃时 8 Pa 蒸汽相对密度（空气=1）：4.2 闪点：102 ℃ 辛醇、水分配系数的对数值：1.4
禁配物	强氧化剂、强酸

健康危害与毒理信息	
危险有害概述	化学危险性：与强氧化剂和强酸发生反应。加热时，分解生成辛辣烟气和刺激性烟雾。 健康危险性：①短期接触的影响：刺激眼睛、皮肤和呼吸道。具有麻醉作用，可能对中枢神经系统有影响。②长期或反复接触的影响：动物实验表明，可能对人类生殖产生毒性影响
GHS 危害分类	急性毒性－经口：类别4； 急性毒性－经皮：类别3； 皮肤腐蚀/刺激：类别2； 生殖毒性：类别2； 特异性靶器官毒性－单次接触：类别2（肝脏、肾脏），类别3（麻醉效果）
急性毒性数据（HSDB）	LD_{50}：790 mg/kg（兔经皮）； LD_{50}：1790 ~ 2460 mg/kg（大鼠经口）； LD_{50}：800 ~ 1500 mg/kg（小鼠经口）
致癌分类	/
ToxCast 毒性数据	AC_{50}（AR）= Inactive；AC_{50}（AhR）= Inactive；AC_{50}（ESR）= Inactive；AC_{50}（p53）= Inactive
急性暴露水平（AEGL）	AEGL1 – 10 min = 0.09 ppm；AEGL1 – 8 h = 0.09 ppm；AEGL2 – 10 min = 11 ppm；AEGL2 – 8 h = 0.33 ppm；AEGL3 – 10 min = 87 ppm；AEGL3 – 8 h = 1.5 ppm
暴露途径	可经皮肤和经食入吸收到体内
靶器官	肝脏、肾脏、神经系统
中毒症状	吸入：咳嗽，呼吸困难，气促，咽喉痛。 皮肤：发红。 眼睛：发红，疼痛。 食入：腹痛，灼烧感
职业接触限值	/
防护与急救	
接触控制/个体防护	工程控制：生产过程密闭，全面通风。 呼吸系统防护：空气中浓度较高时，应该佩戴防毒面具。 身体防护：穿工作服。 手部防护：必要时戴防护手套。 眼睛防护：一般不需特殊防护，但建议特殊情况下，戴化学安全防护眼镜
急救措施	火灾应急：雾状水、泡沫、二氧化碳、干粉、砂土。 吸入应急：迅速脱离现场至空气新鲜处。保持呼吸道通畅；呼吸困难时给输氧。呼吸停止时，立即进行人工呼吸。就医。 皮肤应急：脱去污染的衣着，用流动清水冲洗。 眼睛应急：立即翻开上下眼睑，用流动清水或生理盐水冲洗。 食入应急：给饮足量温水，催吐，就医

24. 苯乙烯（Styrene）

基 本 信 息	
原化学品目录	苯乙烯
化学物质	苯乙烯
别名	乙烯基苯

基 本 信 息	
英文名	STYRENE；VINYL BENZENE；PHENYLETHYLENE；ETHENYL BENZENE
CAS 号	100 - 42 - 5
化学式	$C_8H_8/C_6H_5CHCH_2$
分子量	104.2
成分/组成信息	苯乙烯

物 化 性 质	
理化特性	外观与性状：无色至黄色油状液体 沸点：145 ℃ 熔点：-30.6 ℃ 相对密度（水=1）：0.91 水中溶解度：20 ℃时 0.03 g/100 mL 蒸汽压：20 ℃时 0.67 kPa 蒸汽相对密度（空气=1）：3.6 蒸汽、空气混合物的相对密度（20 ℃，空气=1）：1.02 闪点：31 ℃（闭杯） 自燃温度：490 ℃ 爆炸极限：空气中 0.9%~6.8%（体积） 辛醇、水分配系数的对数值：3.0
禁配物	禁配物：强氧化剂、酸类

健康危害与毒理信息	
危险有害概述	化学危险性：能生成爆炸性过氧化物。由于加温，在光、氧化剂、氧和过氧化物的作用下，可能发生聚合，有着火和爆炸危险。与强酸、强氧化剂激烈反应，有着火和爆炸的危险。侵蚀橡胶、铜和铜合金。 健康危险性：①吸入危险性：20 ℃时，蒸发相当慢地达到空气中有害污染浓度。②短期接触的影响：刺激眼睛、皮肤和呼吸道。如果吞咽的液体吸入肺中，有引起化学肺炎的危险。可能对中枢神经系统有影响。高浓度时，接触可能导致神志不清。③长期或反复接触的影响：液体使皮肤脱脂。可能对中枢神经系统有影响。接触物质可能加重因噪声引起的听力损伤。 环境危险性：对水生生物是有毒的。强烈建议不要让其进入环境
GHS 危害分类	易燃液体：类别3； 急性毒性 - 吸入：类别4（蒸气）； 皮肤腐蚀/刺激：类别2； 严重眼损伤/眼刺激：类别2A； 生殖细胞致突变性：类别2； 致癌性：类别2； 生殖毒性：类别1B； 特异性靶器官毒性 - 单次接触：类别1（中枢神经系统），类别3（呼吸道刺激）； 特异性靶器官毒性 - 反复接触：类别1（呼吸系统、神经系统、血液系统、肝）； 呛吸毒性：类别1； 危害水生环境 - 急性危害：类别2
急性毒性数据（HSDB）	LD_{50}：24000 mg/m³，4 h（大鼠吸入）； LD_{50}：9500 mg/m³，4 h（小鼠吸入）； LD_{50}：5000 mg/kg（大鼠经口）； LD_{50}：316 mg/kg（小鼠经口）

健康危害与毒理信息	
致癌分类	类别 2B（国际癌症研究机构，2019 年）。 类别 A4（美国政府工业卫生学家会议，2018 年）。 类别 5（德国，2016 年）
ToxCast 毒性数据	AC_{50}（AR）= Inactive；AC_{50}（AhR）= Inactive；AC_{50}（ESR）= Inactive；AC_{50}（p53）= Inactive
急性暴露水平（AEGL）	/
暴露途径	可通过吸入其蒸气吸收到体内
靶器官	呼吸系统、神经系统、血液系统、肝、眼、皮肤
中毒症状	吸入：头晕，嗜睡，头痛，恶心，呕吐，虚弱，神志不清。 皮肤：发红，疼痛。 眼睛：发红，疼痛。 食入：恶心，呕吐
职业接触限值	阈限值：20 ppm（时间加权平均值）；40 ppm（短期接触限值）（美国政府工业卫生学家会议，2017 年）。 时间加权平均许可浓度：50 mg/m³，短时间接触容许浓度：100 mg/m³（中国，2019 年）。 时间加权平均容许浓度：20 ppm，86 mg/m³（德国，2016 年）

防 护 与 急 救	
接触控制/个体防护	工程控制：禁止明火，禁止火花和禁止吸烟。高于 31 ℃，使用密闭系统、通风，局部排气通风和防爆型电气设备。 接触控制：严格作业环境管理。 呼吸系统防护：适当的呼吸防护。 身体防护：防护服。 手部防护：防护手套。 眼睛防护：安全护目镜，眼睛防护结合呼吸防护。 其他防护：工作时不得进食、饮水或吸烟
急救措施	火灾应急：干粉，水成膜泡沫，泡沫，二氧化碳。 爆炸应急：着火时，喷雾状水保持料桶等冷却。 吸入应急：新鲜空气，休息。给予医疗护理。 皮肤应急：脱去污染的衣服，冲洗，然后用水和肥皂清洗皮肤。 眼睛应急：先用大量水冲洗几分钟（如可能易行，摘除隐形眼镜），然后就医。 食入应急：漱口，不要催吐，大量饮水，休息

25. 吡啶（Pyridine）

基 本 信 息	
原化学品目录	吡啶
化学物质	吡啶
别名	吖嗪；氮杂苯
英文名	PYRIDINE；AZINE；AZABENZENE
CAS 号	110 - 86 - 1
化学式	C_5H_5N
分子量	79.1
成分/组成信息	吡啶；氮（杂）苯

（续）

物 化 性 质	
理化特性	沸点：115 ℃ 熔点：−42 ℃ 相对密度（水 =1）：0.98 水中溶解度：混溶 蒸汽压：20 ℃时 2.0 kPa 蒸汽相对密度（空气 =1）：2.73 闪点：20 ℃（闭杯） 自燃温度：482 ℃ 爆炸极限：空气中 1.8% ~12.4%（体积） 辛醇、水分配系数的对数值：0.65
禁配物	酸类、强氧化剂、氯仿

健康危害与毒理信息	
危险有害概述	物理危险性：蒸气比空气重，可能沿地面流动，可能造成远处着火。 化学危险性：燃烧时，分解生成氮氧化物和氰化氢有毒烟雾。是一种弱碱，与强氧化剂和强酸激烈反应。 健康危险性：有强烈刺激性；能麻醉中枢神经系统。对眼及上呼吸道有刺激作用。高浓度吸入后，轻者有欣快或窒息感，继之出现抑郁、肌无力、呕吐；重者意识丧失、大小便失禁、强直性痉挛、血压下降。误服可致死。慢性影响：长期吸入出现头晕、头痛、失眠、步态不稳及消化道功能紊乱。可发生肝肾损害。可引起皮炎。①吸入危险性：20 ℃时，蒸发相当快地达到空气中有害污染浓度。②短期接触的影响：刺激眼睛、皮肤和呼吸道。可能对中枢神经系统、胃肠道有影响。远高于职业接触限值接触能够造成意识降低。③长期或反复接触的影响：可能对中枢神经系统、肝、肾有影响。 环境危险性：对水生生物有害
GHS 危害分类	易燃液体：类别 2； 急性毒性 – 经口：类别 4； 急性毒性 – 经皮：类别 3； 急性毒性 – 吸入：类别 4（蒸气）； 皮肤腐蚀/刺激：类别 1A ~1C； 严重眼损伤/眼刺激：类别 1； 致癌性：类别 2； 生殖毒性：类别 2； 特定靶器官毒性 – 单次接触：类别 1（呼吸系统、神经系统），类别 3（麻醉效应）； 特定靶器官毒性 – 反复接触：类别 1（肝脏、肾脏、神经系统），类别 2（血液系统）
急性毒性数（HSDB）	LC_{50}：4000 ppm/4 h（大鼠吸入）； LD_{50}：1500 ~1580 mg/kg（大鼠经口）； LD_{50}：1121 mg/kg（兔子经皮）
致癌分类	类别 3（国际癌症研究机构，2019 年）。 类别 A3（美国政府工业卫生学家会议，2017 年）。 类别 3B（德国，2018）
ToxCast 毒性数据	AC_{50}（AR）= Inactive；AC_{50}（AhR）= Inactive；AC_{50}（ESR）= Inactive；AC_{50}（p53）= Inactive
急性暴露水平（AEGL）	/
暴露途径	可通过吸入，经皮肤和食入吸收到体内
靶器官	肝脏、肾脏、神经系统、呼吸系统、血液、皮肤、眼
中毒症状	吸入：咳嗽，头晕，头痛，恶心，气促，神志不清。 皮肤：可能被吸收，发红，皮肤烧伤。 眼睛：发红，疼痛。 食入：腹部疼痛，腹泻，呕吐，虚弱

健康危害与毒理信息	
职业接触限值	阈限值：1 ppm（时间加权平均值）（美国政府工业卫生学家会议，2017 年）。 时间加权平均容许浓度：4 mg/m³（中国，2019 年）
防 护 与 急 救	
接触控制/个体防护	工程控制：密闭操作，局部排风。 呼吸系统防护：可能接触其蒸气时，必须佩戴防毒口罩。紧急事态抢救或逃生时，建议佩戴自给式呼吸器。 眼睛防护：戴化学安全防护眼镜。 身体防护：穿相应的防护服。 手部防护：戴防化学品手套
急救措施	火灾应急：雾状水、抗溶性泡沫、二氧化碳、干粉。 吸入应急：迅速脱离现场至空气新鲜处。呼吸困难时给输氧。呼吸及心跳停止者立即进行人工呼吸和心脏按压术。就医。 皮肤应急：脱去污染的衣着，立即用流动清水彻底冲洗。 眼睛应急：立即提起眼睑，用流动清水或生理盐水冲洗至少15 min。就医。 食入应急：患者清醒时给饮大量温水，催吐，就医

26. 苄基氯（Benzyl chloride）

基 本 信 息	
原化学品目录	苄基氯
化学物质	苄基氯
别名	α - 氯甲苯；（氯甲基）苯；甲苯基氯
英文名	BENZYL CHLORIDE；ALPHA - CHLOROTOLUENE；（CHLOROMETHYL）BENZENE；TOLYL CHLORIDE
CAS 号	100 - 44 - 7
化学式	$C_7H_7Cl/C_6H_5CH_2Cl$
分子量	126.6
成分/组成信息	苄基氯
物 化 性 质	
理化特性	外观与性状：无色液体，有刺鼻气味 沸点：179 ℃ 熔点：大约 -43 ℃ 相对密度（水 =1）：1.1 水中溶解度：不溶（0.1 g/100 mL） 蒸汽压：20 ℃时 120 Pa 蒸汽相对密度（空气 =1）：4.4 蒸汽、空气混合物的相对密度（20 ℃，空气 =1）：1 闪点：67 ℃（闭杯） 自燃温度：585 ℃ 爆炸极限：空气中 1.1% ~14.0%（体积） 辛醇、水分配系数的对数值：2.3
禁配物	强氧化剂、铁、铁盐、铝、水、醇类

	健康危害与毒理信息			
危险有害概述	化学危险性：在所有常见金属（镍和铅除外）的作用下，会发生聚合，释放出氯化氢腐蚀性烟雾，有着火或爆炸危险。燃烧时，生成氯化氢有毒和腐蚀性烟雾。与强氧化剂激烈反应。有水存在时，侵蚀许多金属。 健康危险性：①吸入危险性：20 ℃时，蒸发相当快地达到空气中有害浓度，喷洒时要快得多。②短期接触的影响：腐蚀眼睛。蒸气刺激眼睛、皮肤和呼吸道。吸入蒸气或气溶胶可能引起肺水肿。可能对中枢神经系统有影响，导致神志不清、流泪。③长期或反复接触的影响：可能对肝和肾有影响，导致组织损伤。可能是人类致癌物。动物实验表明，可能对人类生殖或发育造成毒作用。 环境危险性：对水生生物是有毒的			
GHS 危害分类	易燃液体：类别4； 急性毒性 – 经口：类别4； 急性毒性 – 吸入：类别1（蒸气）； 严重眼损伤/眼刺激：类别1； 致癌性：类别2； 特异性靶器官毒性 – 单次接触：类别1（神经系统、呼吸系统）； 特异性靶器官毒性 – 反复接触：类别1（肝脏、神经系统、呼吸系统），类别2（心脏）； 急性水生毒性：类别1			
急性毒性数据（HSDB）	LC_{50}：0.74 mg/L/2 h（大鼠吸入）； LD_{50}：1150～1660 mg/kg（大鼠经口）			
致癌分类	类别2A（国际癌症研究机构，2019 年）。 类别A3（美国工业卫生学家会议，2017 年）。 类别2（德国，2016 年）			
ToxCast 毒性数据	AC_{50}（AR）= Inactive；AC_{50}（AhR）= Inactive；AC_{50}（ESR）= Inactive；AC_{50}（p53）= Inactive			
急性暴露水平（AEGL）	／			
暴露途径	可通过吸入，经皮肤和食入吸收到体内			
靶器官	肝脏、神经系统、呼吸系统、心脏、眼			
中毒症状	吸入：灼烧感，咳嗽，恶心，头痛，气促，头晕。 皮肤：可能被吸收，发红，疼痛。 眼睛：发红，疼痛，视力模糊，严重深度烧伤。 食入：腹部疼痛，腹泻，呕吐，灼烧感			
职业接触限值	阈限值：1 ppm（时间加权平均值）（美国政府工业卫生学家会议，2017 年）。 最高容许浓度：5 mg/m³（中国，2019 年）			
	防 护 与 急 救			
接触控制/个体防护	工程控制：禁止明火。高于67 ℃，使用密闭系统，通风。 接触控制：避免一切接触，避免孕妇接触。 呼吸系统防护：通风，局部排气通风适当的呼吸防护。 身体防护：防护服。 手部防护：防护手套。 眼睛防护：安全护目镜，或眼睛防护结合呼吸防护。 其他防护：工作时不得进食、饮水或吸烟。进食前洗手			
急救措施	火灾应急：干粉、水成膜泡沫、泡沫、二氧化碳。 爆炸应急：着火时，喷雾状水保持料桶等冷却。 吸入应急：新鲜空气，休息，半直立体位，给予医疗护理。 皮肤应急：脱去污染的衣服。用大量水冲洗皮肤或淋浴，给予医疗护理。 眼睛应急：先用大量水冲洗几分钟（如可能易行，摘除隐形眼镜），然后就医。 食入应急：漱口，给予医疗护理			

27. 苄基溴（Benzyl bromide）

基 本 信 息	
原化学品目录	苄基溴（溴甲苯）
化学物质	苄基溴
别名	α-溴甲苯；溴苯基甲烷
英文名	BENZYL BROMIDE；ALPHA-BROMOTOLUENE；BROMOPHENYLMETHANE
CAS 号	100-39-0
化学式	C_7H_7Br
分子量	171.0
成分/组成信息	苄基溴

物 化 性 质	
理化特性	外观与性状：无色至黄色液体，有刺鼻气味 沸点：198～199 ℃ 熔点：-4.0 ℃ 相对密度（水=1）：1.438 水中溶解度：反应 蒸汽压：32.2 ℃时 133 Pa 蒸汽相对密度（空气=1）：5.9 蒸汽、空气混合物的相对密度（20 ℃，空气=1）：1 闪点：79 ℃（闭杯） 辛醇、水分配系数的对数值：2.92
禁配物	碱类、胺类、强氧化剂、醇类

健康危害与毒理信息	
危险有害概述	化学危险性：燃烧时，生成溴化氢有毒烟雾。与水接触时，缓慢分解，生成溴化氢。与碱类、镁和强氧化剂激烈反应。侵蚀许多金属，尤其是有湿气存在时。 健康危险性：①吸入危险性：未指明20 ℃时蒸发达到空气中有害浓度的速率。②短期接触的影响：引起流泪。严重刺激眼睛、皮肤、呼吸道和胃肠道
GHS 危害分类	易燃液体：类别4； 皮肤腐蚀/刺激：类别2； 严重眼损伤/眼刺激：类别2； 特异性靶器官毒性-单次接触：类别3（呼吸道刺激）
急性毒性数据（HSDB）	/
致癌分类	/
ToxCast 毒性数据	$AC_{50}(AR)$ = Inactive；$AC_{50}(AhR)$ = Inactive；$AC_{50}(ESR)$ = Inactive；$AC_{50}(p53)$ = Inactive
急性暴露水平（AEGL）	/
暴露途径	可通过吸入和经食入吸收到体内
靶器官	呼吸道、皮肤、眼
中毒症状	吸入：咳嗽，咽喉痛。 皮肤：发红，疼痛。 眼睛：发红，疼痛，流泪。 食入：灼烧感，腹部疼痛，腹泻，恶心，呕吐
职业接触限值	/

防 护 与 急 救	
接触控制/个体防护	工程控制：禁止明火。高于79 ℃，使用密闭系统、通风。 接触控制：防止产生烟云。 呼吸系统防护：通风，局部排气通风适当的呼吸防护。 身体防护：防护服。 手部防护：防护手套。 眼睛防护：面罩，或眼睛防护结合呼吸防护。 其他防护：工作时不得进食、饮水或吸烟
急救措施	火灾应急：干粉、雾状水、泡沫、二氧化碳。 爆炸应急：着火时，喷雾状水保持料桶等冷却。 吸入应急：新鲜空气，休息。给予医疗护理。 皮肤应急：新鲜空气，休息。给予医疗护理。 眼睛应急：先用大量水冲洗几分钟（如可能易行，摘除隐形眼镜），然后就医。 食入应急：漱口，不要催吐，大量饮水，给予医疗护理

28. 丙醇（Propyl alcohol）

基 本 信 息	
原化学品目录	丙醇
化学物质	丙醇
别名	1 - 丙醇；丙烷 - 1 - 醇
英文名	1 - PROPANOL；PROPYL ALCOHOL；PROPAN - 1 - OL
CAS 号	71 - 23 - 8
化学式	$C_3H_8O/CH_3CH_2CH_2OH$
分子量	60.1
成分/组成信息	丙醇

物 化 性 质	
理化特性	外观与性状：无色清澈液体，有特殊气味 沸点：97 ℃ 熔点：- 127 ℃ 相对密度（水 =1）：0.8 水中溶解度：混溶 蒸汽压：20 ℃时2.0 kPa 蒸汽相对密度（空气 =1）：2.1 闪点：15 ℃（闭杯） 自燃温度：371 ℃ 爆炸极限：空气中2.1% ~13.5%（体积） 辛醇、水分配系数的对数值：0.25
禁配物	强氧化剂、酸酐、酸类、卤素

健康危害与毒理信息	
危险有害概述	物理危险性：蒸气与空气充分混合，容易形成爆炸性混合物。 化学危险性：与强氧化剂反应，有着火和爆炸的危险。侵蚀某些塑料和橡胶。 健康危险性：①吸入危险性：20 ℃时蒸发，相当慢地达到空气中有害浓度，但喷洒或扩散时要快得多。②短期接触的影响：刺激眼睛。可能对中枢神经系统有影响。高浓度下接触，可能导致神志不清。③长期或反复接触的影响：液体使皮肤脱脂

健康危害与毒理信息	
GHS 危害分类	易燃液体：类别 2； 急性毒性－经皮：类别 5； 急性毒性－经口：类别 5； 致癌性：类别 2； 严重眼损伤/眼刺激：类别 1； 生殖毒性：类别 2； 特异性靶器官毒性－单次接触：类别 3（麻醉效果、呼吸系统致敏性）
急性毒性数据（HSDB）	LD_{50}：1870 mg/kg（大鼠经口）； LD_{50}：6800 mg/kg（小鼠经口）
致癌分类	类别 A4（美国政府工业卫生学家会议，2018 年）
ToxCast 毒性数据	AC_{50}（AR）= Inactive；AC_{50}（AhR）= Inactive；AC_{50}（ESR）= Inactive；AC_{50}（p53）= Inactive
急性暴露水平（AEGL）	/
暴露途径	可通过吸入其蒸气和经食入吸收到体内
靶器官	眼睛、呼吸系统
中毒症状	吸入：共济失调，意识模糊，头晕，嗜睡，头痛，恶心，虚弱。 皮肤：皮肤发干。 眼睛：发红，疼痛，视力模糊。 食入：腹部疼痛，咽喉疼痛，呕吐。
职业接触限值	阈限值：100 ppm（时间加权平均值）（美国政府工业卫生学家会议，2017 年）。 时间加权平均容许浓度：200 mg/m³，短时间接触容许浓度：300 mg/m³（中国，2019 年）
防 护 与 急 救	
接触控制/个体防护	工程控制：禁止明火、禁止火花和禁止吸烟。禁止与氧化剂接触。密闭系统、通风、防爆型电气设备和照明。不要使用压缩空气灌装、卸料或转运。 呼吸系统防护：适当的呼吸防护。 手部防护：防护手套。 眼睛防护：护目镜。 其他防护：工作时不得进食、饮水或吸烟
急救措施	火灾应急：干粉、抗溶性泡沫、雾状水、二氧化碳。 爆炸应急：着火时，喷雾状水保持料桶等冷却。 吸入应急：新鲜空气，休息。 皮肤应急：冲洗，然后用水和肥皂清洗皮肤。 眼睛应急：先用大量水冲洗几分钟（如可能易行，摘除隐形眼镜），然后就医。 食入应急：漱口，给予医疗护理

29. 丙酸（Propionic acid）

基 本 信 息	
原化学品目录	丙酸
化学物质	丙酸
别名	乙基甲酸；甲基乙酸；乙烷羧酸
英文名	PROPIONIC ACID；ETHYLFORMIC ACID；METHYLACETIC ACID；PROPANOIC ACID；ETHANECARBOXYLIC ACID

（续）

<table>
<tr><td colspan="2" align="center">基 本 信 息</td></tr>
<tr><td>CAS 号</td><td>79 - 09 - 4</td></tr>
<tr><td>化学式</td><td>$C_3H_6O_2/CH_3CH_2COOH$</td></tr>
<tr><td>分子量</td><td>74.1</td></tr>
<tr><td>成分/组成信息</td><td>丙酸</td></tr>
<tr><td colspan="2" align="center">物 化 性 质</td></tr>
<tr><td>理化特性</td><td>沸点：141 ℃
熔点：-21 ℃
相对密度（水=1）：0.99
水中溶解度：易溶
蒸汽压：20 ℃时 390 Pa
蒸汽相对密度（空气=1）：2.6
闪点：54 ℃（闭杯）；57 ℃（开杯）
自燃温度：485 ℃
爆炸极限：空气中 2.1% ~ 12%（体积）
辛醇、水分配系数的对数值：0.33</td></tr>
<tr><td>禁配物</td><td>碱类、强氧化剂、强还原剂</td></tr>
<tr><td colspan="2" align="center">健康危害与毒理信息</td></tr>
<tr><td>危险有害概述</td><td>化学危险性：是一种中强酸。与氧化剂和胺发生反应，有着火和爆炸危险。侵蚀许多金属，生成易燃/爆炸性气体氢。
健康危险性：吸入对呼吸道有强烈刺激性，可发生肺水肿。蒸气对眼有强烈刺激性，液体可致严重眼损害。皮肤接触可致灼伤。大量口服出现恶心、呕吐和腹痛。①吸入危险性：20 ℃时，蒸发可相当快地达到空气中有害污染浓度。②短期接触的影响：腐蚀眼睛、皮肤和呼吸道。
环境危险性：对水生生物有害</td></tr>
<tr><td>GHS 危害分类</td><td>易燃液体：类别 3；
急性毒性 - 经皮：类别 3；
皮肤腐蚀/刺激：类别 1；
严重眼损伤/眼刺激：类别 1；
特异性靶器官毒性 - 单次接触：类别 1（呼吸道刺激）；
急性水生毒性：类别 3</td></tr>
<tr><td>急性毒性数（HSDB）</td><td>LD_{50}：500 mg/kg（兔子经皮）</td></tr>
<tr><td>致癌分类</td><td>/</td></tr>
<tr><td>ToxCast 毒性数据</td><td>/</td></tr>
<tr><td>急性暴露水平（AEGL）</td><td>/</td></tr>
<tr><td>暴露途径</td><td>可通过吸入其蒸气和食入吸收到体内</td></tr>
<tr><td>靶器官</td><td>呼吸道、皮肤、眼睛</td></tr>
<tr><td>中毒症状</td><td>吸入：灼烧感，咳嗽，气促，咽喉痛。
皮肤：皮肤烧伤，疼痛，水疱。
眼睛：发红，疼痛，视力模糊，严重深度烧伤。
食入：胃痉挛，灼烧感，恶心，咽喉痛，休克或虚脱，呕吐</td></tr>
<tr><td>职业接触限值</td><td>阈限值：10 ppm（时间加权平均值，美国政府工业卫生学家会议，2017 年）。
时间加权平均容许浓度：10 ppm（德国，2016 年）。
时间加权平均容许浓度：30 mg/m³（中国，2019 年）</td></tr>
</table>

（续）

防护与急救	
接触控制/个体防护	工程控制：生产过程密闭，加强通风。提供安全淋浴和洗眼设备。 呼吸系统防护：可能接触其蒸气时，应该佩戴自吸过滤式防毒面具（半面罩）。紧急事态抢救或撤离时，建议佩戴自给式呼吸器。 眼睛防护：戴化学安全防护眼镜。 身体防护：穿防酸碱塑料工作服。 手部防护：戴橡胶耐酸碱手套。 其他防护：工作场所禁止吸烟、进食和饮水，饭前要洗手。工作完毕，淋浴更衣。注意个人清洁卫生
急救措施	火灾应急：用水喷射逸出液体，使其稀释成不燃性混合物，并用雾状水保护消防人员。 灭火剂：雾状水、抗溶性泡沫、干粉、二氧化碳、砂土。 吸入应急：迅速脱离现场至空气新鲜处。保持呼吸道通畅。如呼吸困难，给输氧。如呼吸停止，立即进行人工呼吸。就医。 皮肤应急：立即脱去污染的衣着，用大量流动清水冲洗至少15 min。就医。 眼睛应急：立即提起眼睑，用大量流动清水或生理盐水彻底冲洗至少15 min。就医。 食入应急：用水漱口，给饮牛奶或蛋清。就医

30. 丙酮（Acetone）

基 本 信 息	
原化学品目录	丙酮
化学物质	丙酮
别名	2 - 丙酮；二甲基酮；甲基酮
英文名	ACETONE；2 - PROPANONE；DIMETHYL KETONE；METHYL KETONE
CAS 号	67 - 64 - 1
化学式	$C_3H_6O/CH_3 - CO - CH_3$
分子量	58.1
成分/组成信息	丙酮

物 化 性 质	
理化特性	沸点：56 ℃ 熔点：-95 ℃ 相对密度（水=1）：0.8 水中溶解度：混溶 蒸汽压：20 ℃时 24 kPa 蒸汽相对密度（空气=1）：2.0 蒸汽、空气混合物的相对密度（20 ℃，空气=1）：1.2 黏度：在40 ℃时 0.34 mm²/s 闪点：-18 ℃（闭杯） 自燃温度：465 ℃ 爆炸极限：空气中 2.2% ~13%（体积） 辛醇、水分配系数的对数值：-0.24
禁配物	强氧化剂、强还原剂、碱

（续）

健康危害与毒理信息	
危险有害概述	物理危险性：蒸气比空气重。可能沿地面流动；可能造成远处着火。 化学危险性：与强氧化剂如乙酸，硝酸，过氧化氢接触时，能生成爆炸性过氧化物。在碱性条件下，与氯仿和三溴甲烷发生反应，有着火和爆炸危险。侵蚀塑料。 健康危险性：急性中毒主要表现为对中枢神经系统的麻醉作用，出现乏力、恶心、头痛、头晕、易激动。重者发生呕吐、气急、痉挛，甚至昏迷。对眼、鼻、喉有刺激性。口服后，先有口唇、咽喉有烧灼感，后出现口干、呕吐、昏迷、酸中毒和酮症。慢性影响：长期接触该品出现眩晕、灼烧感、咽炎、支气管炎、乏力、易激动等。皮肤长期反复接触可致皮炎。①吸入危险性：20 ℃时，蒸发相当快地达到空气中有害污染浓度，但喷洒或扩散时要快得多。②短期接触的影响：刺激眼睛和呼吸道。高浓度时接触可能导致意识水平下降。③长期或反复接触的影响：液体使皮肤脱脂。反复与皮肤接触可能导致皮肤干燥和皲裂。 环境危险性：对环境有危害
GHS 危害分类	易燃液体：类别2； 严重眼损伤/眼刺激：类别2B； 生殖毒性：类别2； 特异性靶器官毒性－单次接触：类别3（呼吸道刺激、麻醉效应）； 特异性靶器官毒性－反复接触：类别1（中枢神经系统、呼吸系统、胃肠道）； 呛吸毒性：类别2
急性毒性数据（HSDB）	LC_{50}：76 mg/L，4 h（大鼠吸入）； LD_{50}：5800～9800 mg/kg bw（大鼠经口）
致癌分类	类别A4（美国政府工业卫生学家会议，2009 年）
ToxCast 毒性数据	AC_{50}（AR）= Inactive；AC_{50}（AhR）= Inactive；AC_{50}（ESR）= Inactive；AC_{50}（p53）= Inactive
急性暴露水平（AEGL）	/
暴露途径	可通过吸入吸收到体内
靶器官	血液、呼吸道、眼
中毒症状	吸入：咽喉痛，咳嗽，意识模糊，头痛，头晕，嗜睡，神志不清。 皮肤：皮肤干燥。 眼睛：发红，疼痛，视力模糊。 食入：恶心，呕吐
职业接触限值	阈限值：250 ppm（时间加权平均值），500 ppm（短期接触限值）（美国政府工业卫生学家会议，2017 年）。 时间加权平均值：500 ppm，1200 mg/m³（德国，2016 年）。 时间加权平均容许浓度：300 mg/m³，短时间接触容许浓度：450 mg/m³（中国，2019年）
防 护 与 急 救	
接触控制/个体防护	工程控制：生产过程密闭，全面通风。 呼吸系统防护：空气中浓度超标时，佩戴过滤式防毒面具（半面罩）。 眼睛防护：一般不需要特殊防护，高浓度接触时可戴安全防护眼镜。 身体防护：穿防静电工作服。 手部防护：戴橡胶耐油手套。 其他防护：工作现场严禁吸烟。注意个人清洁卫生。避免长期反复接触

（续）

防 护 与 急 救	
急救措施	火灾应急：尽可能将容器从火场移至空旷处。喷水保持火场容器冷却，直至灭火结束。处在火场中的容器若已变色或从安全泄压装置中产生声音，必须马上撤离。灭火剂：抗溶性泡沫、二氧化碳、干粉、砂土。用水灭火无效。 吸入应急：迅速脱离现场至空气新鲜处。保持呼吸道通畅。如呼吸困难，给输氧。如呼吸停止，立即进行人工呼吸。就医。 皮肤应急：脱去污染的衣着，用肥皂水和清水彻底冲洗皮肤。 眼睛应急：立即提起眼睑，用大量流动清水或生理盐水彻底冲洗至少15 min。就医。 食入应急：饮足量温水，催吐。洗胃，就医

31. 丙酮氰醇（Acetone cyanohydrin）

基 本 信 息	
原化学品目录	丙酮氰醇
化学物质	丙酮氰醇
别名	丙酮合氰化氢；2－氰基丙基－2－醇；2－羟基－2－甲基丙腈；2－甲基乳腈；对羟基异丁腈
英文名	ACETONE CYANOHYDRIN；2－CYANOPROPAN－2－OL；2－HYDROXY－2－METHYLPROPANENITRILE；2－METHYL－LACTONITRILE；P－HYDROXYISOBUTYRONITRILE
CAS 号	75－86－5
化学式	C_4H_7NO
分子量	85.1
成分/组成信息	丙酮氰醇

物 化 性 质	
理化特性	外观与性状：无色液体，有特殊气味 密度：0.995 g/cm³ 相对密度（水=1）：0.93 熔点：－19 ℃ 沸点：95 ℃ 闪点：74 ℃（闭杯） 蒸汽压：3.0 kPa（20 ℃） 爆炸极限：空气中2.2% ~12%（体积）
禁配物	氧化剂、酸

健康危害与毒理信息	
危险有害概述	物理危险性：蒸气比空气重。 化学危险性：加热或与碱或水接触时，快速分解，生成高毒和易燃的氰化氢和丙酮。与氧化剂和酸激烈反应，有着火和爆炸危险。 健康危险性：20 ℃时，蒸发相当快地达到空气中有害污染浓度。可能对中枢神经系统和甲状腺有影响，导致功能损害

（续）

健康危害与毒理信息	
GHS 危害分类	急性毒性 – 经口：类别 2； 急性毒性 – 经皮：类别 1； 急性毒性 – 吸入：类别 1； 严重眼损伤/眼刺激：类别 2； 生殖毒性：类别 2； 特异性靶器官毒性 – 反复接触：类别 1（中枢神经系统）； 特异性靶器官毒性 – 单次接触：类别 1（肝、肾）； 危害水生环境 – 急性危害：类别 1； 危害水生环境 – 长期危害：类别 1
急性毒性数（HSDB）	LD_{50}：0.17 g/kg（大鼠经口）； LD_{50}：17 mg/kg（兔子经皮）
致癌分类	/
ToxCast 毒性数据	AC_{50}（AR）= Inactive；AC_{50}（AhR）= Inactive；AC_{50}（ESR）= 26.57 μmol/L
急性暴露水平（AEGL）	AEGL1 – 10 min = 2.5 ppm；AEGL1 – 8 h = = 1.0 ppm；AEGL2 – 10 min = 17 ppm；AEGL2 – 8 h = 2.5 ppm；AEGL3 – 10 min = 27 ppm；AEGL3 – 8 h = 6.6 ppm
暴露途径	可通过吸入、经皮肤和食入吸收到体内
靶器官	中枢神经系统、肝脏、肾脏、眼、皮肤、呼吸系统
中毒症状	惊厥，咳嗽，头晕，头痛，呼吸困难，恶心，气促，神志不清，呕吐，心律不齐，胸紧。皮肤发红，疼痛。眼睛发红，疼痛。胃痉挛，灼烧感，惊厥，神志不清，呕吐
职业接触限值	上限值：5 mg/m³（美国政府工业卫生学家会议，2017 年）。 最高容许浓度：3 mg/m³（中国，2019 年）
防 护 与 急 救	
接触控制/个体防护	工程控制：严加密闭，提供充分的局部排风和全面通风。尽可能机械化、自动化。 呼吸系统防护：空气中浓度超标时，必须佩戴自吸过滤式防毒面具（全面罩）。紧急事态抢救或撤离时，应该佩戴空气呼吸器。 身体防护：穿胶布防毒衣。戴橡胶耐油手套。 眼睛防护：呼吸系统防护中已作防护。 其他防护：工作完毕，彻底清洗。工作服不准带至非作业场所。单独存放被毒物污染的衣服，洗后备用。车间应配备急救设备及药品。作业人员应学会自救互救
急救措施	吸入应急：迅速脱离现场至空气新鲜处。保持呼吸道通畅。如呼吸困难，给输氧。呼吸心跳停止时，立即进行人工呼吸（勿用口对口）和胸外心脏按压术。给吸入亚硝酸异戊酯，就医。 皮肤应急：脱去污染的衣着，用大量流动清水冲洗。 眼睛应急：提起眼睑，用流动清水或生理盐水冲洗。就医。 食入应急：用 1：5000 高锰酸钾或 5% 硫代硫酸钠溶液洗胃。就医

32. 丙酮醛（Pyruvaldehyde）

基 本 信 息	
原化学品目录	丙酮醛
化学物质	丙酮醛
别名	甲基乙二醛

基 本 信 息	
英文名	PYRUVALDEHYDE
CAS 号	78 – 98 – 8
化学式	$C_3H_4O_2$
分子量	72.06
成分/组成信息	丙酮醛（甲基乙二醛）

物 化 性 质	
理化特性	外观：黄色透明液体，具有刺激性辛辣气味和焦糖样甜味
禁配物	极易聚合、具有吸湿性，在封管中可保存几天

健康危害与毒理信息	
危险有害概述	健康危险性：皮肤黏膜刺激，可能导致皮肤过敏反应，造成严重眼损伤，怀疑会导致遗传性缺陷
GHS 危害分类	金属腐蚀剂：类别 1； 急毒性 – 口服：类别 4； 皮肤敏化作用：类别 1； 严重眼损伤/眼刺激：类别 1； 生殖细胞致突变性：类别 2
急性毒性数（HSDB）	LD_{50}：165 mg/kg（大鼠经口）
致癌分类	类别 3（国际癌症研究机构，2019 年）
ToxCast 毒性数据	/
急性暴露水平（AEGL）	/
暴露途径	可通过吸入进入到体内
靶器官	皮肤、眼睛、生殖系统
中毒症状	/
职业接触限值	/

防 护 与 急 救	
接触控制/个体防护	工程控制：使用前获特别指示；在明白所有安全防护措施之前请勿搬动；只能在原容器中存放；作业后彻底清洗。 呼吸系统防护：避免吸入粉尘、烟、气体、烟雾、蒸气、喷雾。 其他防护：使用时不要进食、饮水或吸烟。 身体防护：受沾染的工作服不得带出工作场地，戴防护眼罩，戴防护面具。 手部防护：戴防护手套。 眼睛防护：戴防护眼罩
急救措施	食入应急：立即呼叫中毒急救中心、医生。漱口。如误吞咽：如感觉不适，呼叫中毒急救中心/医生。 皮肤应急：如皮肤沾染：用水充分清洗。如接触到或有疑虑：求医/就诊。如发生皮肤刺激或皮疹：求医、就诊。脱掉所有沾染的衣服，清洗后方可重新使用。 眼睛应急：如进入眼睛：用水小心冲洗几分钟。如戴隐形眼镜并可方便地取出，取出隐形眼镜，继续冲洗

其 他 信 息	
其他信息	许多食物和饮料存在丙酮醛，如咖啡和糖酵解和糖发酵期间会产生丙酮醛，肠道里许多品种的细菌也会产生丙酮醛。它甚至会出现在烟草烟雾里

33. 丙烷 (Propane)

基 本 信 息	
原化学品目录	丙烷
化学物质	丙烷
别名	正丙烷
英文名	PROPANE；n - PROPANE
CAS 号	74 - 98 - 6
化学式	$C_3H_8/CH_3CH_2CH_3$
分子量	44.1
成分/组成信息	丙烷

物 化 性 质	
理化特性	沸点：-42 ℃ 熔点：-189.7 ℃ 相对密度（水 =1）：0.5 水中溶解度：20 ℃时 0.007 g/100 mL 蒸汽压：20 ℃时 840 kPa 蒸汽相对密度（空气 =1）：1.6 闪点：-104 ℃（闭杯） 自燃温度：450 ℃ 爆炸极限：空气中 2.1% ~9.5%（体积） 辛醇、水分配系数的对数值：2.36
禁配物	强氧化剂、卤素

健康危害与毒理信息	
危险有害概述	物理危险性：气体比空气重，可能沿地面流动，可能造成远处着火。可能积聚在低层空间，造成缺氧。由于流动、搅拌等，可能产生静电。 健康危险性：有单纯性窒息及麻醉作用。人短暂接触 1% 丙烷，不引起症状；10% 以下的浓度，只引起轻度头晕；接触高浓度时可出现麻醉状态、意识丧失；极高浓度时可致窒息。①吸入危险性：容器漏损时，该液体迅速蒸发造成封闭空间空气中过饱和，有窒息的严重危险。②短期接触的影响：液体迅速蒸发可能引起冻伤。可能对中枢神经系统有影响
GHS 危害分类	易燃气体：类别 1； 高压气体：液化气体； 特异性靶器官毒性 - 单次接触：类别 3（麻醉效果）
急性毒性数（HSDB）	LC_{50}：>1464 mg/L，15 min（大鼠吸入）
致癌分类	/
ToxCast 毒性数据	/
急性暴露水平（AEGL）	AEGL1 - 10 min = 10000 ppm；AEGL1 - 8 h = 5500 ppm；AEGL2 - 10 min = 17000 ppm；AEGL2 - 8 h = 17000 ppm；AEGL3 - 10 min = 33000 ppm；AEGL3 - 8 h = 33000 ppm
暴露途径	可通过吸入吸收到体内

健康危害与毒理信息	
靶器官	神经系统
中毒症状	吸入：嗜睡。神志不清。 皮肤：与液体接触：冻伤。 眼睛：与液体接触：冻伤
职业接触限值	阈限值：1000 ppm（时间加权平均值）（美国政府工业卫生学家会议，2017 年）。 时间加权平均容许浓度：1000 ppm，1800 mg/m³（德国，2016 年）
防 护 与 急 救	
接触控制/个体防护	工程控制：生产过程密闭，全面通风。 呼吸系统防护：一般不需要特殊防护，但建议特殊情况下，佩戴自吸过滤式防毒面具（半面罩）。 眼睛防护：一般不需要特殊防护，高浓度接触时可戴安全防护眼镜。 身体防护：穿防静电工作服。 手部防护：戴一般作业防护手套。 其他防护：工作现场严禁吸烟。避免长期反复接触。进入罐、限制性空间或其他高浓度区作业，须有人监护
急救措施	火灾应急：切断气源。若不能切断气源，则不允许熄灭泄漏处的火焰。喷水冷却容器，可能的话将容器从火场移至空旷处。灭火剂：雾状水、泡沫、二氧化碳、干粉。 吸入应急：迅速脱离现场至空气新鲜处。保持呼吸道通畅。如呼吸困难，给输氧。如呼吸停止，立即进行人工呼吸。就医

34. 丙烯醇（Allyl alcohol）

基 本 信 息	
原化学品目录	丙烯醇
化学物质	丙烯醇
别名	烯丙醇；蒜醇；乙烯基甲醇；2－丙烯－1－醇；3－羟基丙烯
英文名	ALLYL ALCOHOL；VINYL CARBINOL；PROPENYL ALCOHOL；2－PROPEN－1－OL；3－HYDROXYPROPENE
CAS 号	107－18－6
化学式	$C_3H_6O/CH_2 = CHCH_2OH$
分子量	58.1
成分/组成信息	丙烯醇
物 化 性 质	
理化特性	外观与性状：无色液体，有刺鼻气味 沸点：97 ℃ 熔点：－129 ℃ 相对密度（水 =1）：0.9 水中溶解度：混溶 蒸汽压：20 ℃时 2.5 kPa 蒸汽相对密度（空气 =1）：2.0 蒸汽、空气混合物的相对密度（20 ℃，空气 =1）：1.03 闪点：21 ℃（闭杯） 自燃温度：378 ℃ 爆炸极限：空气中 2.5% ~18.0%（体积） 辛醇、水分配系数的对数值：0.17

（续）

物　化　性　质	
禁配物	强氧化剂、碱金属、酸类

健康危害与毒理信息	
危险有害概述	化学危险性：与四氯化碳、硝酸和氯磺酸反应，有着火和爆炸危险。 健康危险性：①吸入危险性：20 ℃时，蒸发迅速地达到空气中有害污染浓度。②短期接触的影响：流泪。刺激眼睛、皮肤和呼吸道。可能对肌肉有影响，导致局部痉挛和痛苦。影响可能推迟显现。可能对肾和肝有影响。 环境危险性：对水生生物有极高毒性
GHS 危害分类	易燃液体：类别 2； 急性毒性 – 经口：类别 3； 急性毒性 – 经皮：类别 1； 急性毒性 – 吸入：类别 2（蒸气）； 严重眼损伤/眼刺激：类别 2A； 特异性靶器官毒性 – 单次接触：类别 1（中枢神经系统、肺、肝、肾），类别 3（呼吸道刺激）； 特异性靶器官毒性 – 反复接触：类别 1（肝、肾）； 危害水生环境 – 急性危害：类别 1
急性毒性数据（HSDB）	LC_{50}：165 ppm/4 h（大鼠吸入）； LD_{50}：45 mg/kg（兔经皮）； LD_{50}：64 mg/kg（大鼠经口）； LD_{50}：85 ~ 96 mg/kg（小鼠经口）
致癌分类	类别 A4（美国政府工业卫生学家会议，2017 年）。 类别 3B（德国，2018 年）
ToxCast 毒性数据	AC_{50}（AR）= Inactive；AC_{50}（AhR）= Inactive；AC_{50}（ESR）= Inactive；AC_{50}（p53）= Inactive
急性暴露水平（AEGL）	AEGL1 – 10 min = 0. 09 ppm；AEGL1 – 8 h = 0. 09 ppm；AEGL2 – 10 min = 11 ppm；AEGL2 – 8 h = 0. 33 ppm；AEGL3 – 10 min = 87 ppm；AEGL3 – 8 h = 1. 5 ppm
暴露途径	可通过吸入其蒸气，经皮肤和食入吸收到体内
靶器官	中枢神经系统、肺、肝、肾、呼吸系统、眼
中毒症状	吸入：头痛，恶心，呕吐。 皮肤：可能被吸收。痛苦，疼痛，水疱。 眼睛：发红，疼痛，视力模糊，暂时失明，严重深度烧伤，对光过敏。 食入：腹部疼痛，神志不清
职业接触限值	阈限值：0. 5 ppm（时间加权平均值）（经皮）；（美国政府工业卫生学家会议，2017 年）。 时间加权平均许可浓度：2 mg/m³，短时间接触容许浓度：3 mg/m³（中国，2019 年）

防　护　与　急　救	
接触控制/个体防护	工程控制：禁止明火、禁止火花和禁止吸烟。高于 21 ℃，使用密闭系统、通风和防爆型电气设备。 接触控制：严格作业环境管理。防止产生烟云。 呼吸系统防护：通风，局部排气通风，适当的呼吸防护。 身体防护：防护服。 手部防护：防护手套。 眼睛防护：面罩或眼睛防护结合呼吸防护。 其他防护：工作时不得进食、饮水或吸烟。进食前洗手

防 护 与 急 救	
急救措施	火灾应急：干粉、抗溶性泡沫、大量水、二氧化碳。 爆炸应急：着火时，喷雾状水保持料桶等冷却。 吸入应急：新鲜空气，休息。 皮肤应急：脱去污染的衣服，冲洗，然后用水和肥皂清洗皮肤。 眼睛应急：先用大量水冲洗几分钟（如可能易行，摘除隐形眼镜），然后就医。 食入应急：漱口。大量饮水。催吐（仅对清醒病人），休息，给予医疗护理

35. 丙烯基芥子油（Propylene mustard oil）

基 本 信 息	
原化学品目录	丙烯基芥子油
化学物质	丙烯基芥子油
别名	异硫氰酸丙烯酯；3-异硫氰基-1-丙烯；人造芥子油；异硫氰酸烯丙酯；烯丙基异硫氰酸酯；烯丙基芥子油
英文名	PROPYLENE MUSTARD OIL；ALLY ISOTHIOCYANTE； 3-ISOTHIOCYANTO-1-PROPENE；ALLY MUSTARD OIL； ARTIFICIAL MUSTARD OIL；CARBOSPOL
CAS 号	57-06-7
化学式	C_4H_5NS
分子量	99.16
成分/组成信息	丙烯基芥子油

物 化 性 质	
理化特性	外观与性状：无色或淡黄色油状液体，有刺激性气味 沸点：152 ℃ 熔点：-80 ℃ 相对密度（水=1）：1.01 饱和蒸汽压：1.33 kPa（38.3 ℃） 蒸汽相对密度（空气=1）：3.41 蒸汽、空气混合物的相对密度（20 ℃，空气=1）：1.03 闪点：46 ℃ 辛醇、水分配系数的对数值：2.11 溶解性：微溶于水，易溶于多数有机溶剂
禁配物	水、醇类、强碱、胺类、酸类、强氧化剂

健康危害与毒理信息	
危险有害概述	化学危险性：遇明火、高热或与氧化剂接触，有引起燃烧爆炸的危险。受高热或与酸接触会产生剧毒的氰化物气体。健康危险性：对呼吸道有刺激性，引起鼻炎、咽喉炎、支气管炎等。可有眼刺激症状，引起结膜角膜炎。皮肤接触引起灼热、疼痛、发红。作用较长时间可出现水疱。对皮肤有致敏作用，可引起皮肤湿疹。严重中毒者症状为排尿次数增加，有时排血尿，腹痛、肚胀、下泻、便血，呼吸困难，严重时体温下降，心脏衰弱，虚脱而死

健康危害与毒理信息	
GHS危害分类	易燃液体：类别3； 急性毒性－经口：类别4； 急性毒性－经皮：类别2； 皮肤腐蚀/刺激：类别2； 生殖毒性：类别2； 皮肤敏感性：类别1； 特异性靶器官毒性－单次接触：类别2（全身毒性）； 特异性靶器官毒性－反复接触：类别2（全身毒性）； 危害水生环境－急性危害：类别1； 危害水生环境－长期危害：类别1
急性毒性数据（HSDB）	LD_{50}：112 mg/kg（大鼠经口）； LD_{50}：88 mg/kg（兔经皮）
致癌分类	类别3（国际癌症研究机构，2019年）。 类别4（德国，2018年）
ToxCast毒性数据	/
急性暴露水平（AEGL）	/
暴露途径	可通过皮肤吸收或吸入进入到体内
靶器官	皮肤、肝脏、肾脏、膀胱等
中毒症状	皮肤刺激、呼吸道刺激，排尿次数，血尿，腹痛，肚胀，下泻，便血，呼吸困难，严重时体温下降，心脏衰弱，虚脱而死
职业接触限值	/
防护与急救	
接触控制/个体防护	工程控制：严加密闭，提供充分的局部排风。尽可能机械化、自动化。提供安全淋浴和洗眼设备。 接触控制：严格作业环境管理。 呼吸系统防护：可能接触毒物时，佩戴自吸过滤式防毒面具（全面罩）。紧急事态抢救或撤离时，建议佩戴氧气呼吸器。 身体防护：穿连衣式胶布防毒衣。戴橡胶手耐油手套。 眼睛防护：呼吸系统防护中已作防护。 其他防护：工作现场禁止吸烟、进食和饮水。工作完毕，彻底清洗。单独存放被毒物污染的衣服，洗后备用。车间应配备急救设备及药品。作业人员应学会自救互救
急救措施	火灾应急：采用泡沫、干粉、二氧化碳、砂土灭火。禁止使用酸碱灭火剂。用水灭火无效，但可用水保持火场中容器冷却。 吸入应急：迅速脱离现场至空气新鲜处。保持呼吸道通畅。如呼吸困难，给输氧。呼吸心跳停止时，立即进行人工呼吸。就医。 皮肤应急：立即脱去被污染的衣着，用肥皂水和清水彻底冲洗皮肤。就医。 眼睛应急：提起眼睑，用大量流动清水或生理盐水冲洗至少15 min。就医。 食入应急：饮足量温水，催吐。就医

36. 丙烯腈 (Acrylonitrile)

基 本 信 息	
原化学品目录	丙烯腈
化学物质	丙烯腈
别名	氰乙烯；2-丙烯腈；乙烯基氰
英文名	ACRYLONITRILE；CYANOETHYLENE；2-PROPENENITRILE；VINYL CYANIDE
CAS 号	107-13-1
化学式	C_3H_3N
分子量	53.1
成分/组成信息	丙烯腈

物 化 性 质	
理化特性	外观与性状：无色或灰白色液体，有刺鼻气味 熔点：-84 ℃ 沸点：77 ℃ 闪点：-1 ℃（闭杯） 相对密度（水=1）：0.8 相对蒸气密度（空气=1）：1.8 饱和蒸气压：11.0 kPa（20 ℃） 燃烧热：-1761.5 kJ/mol 自燃温度：481 ℃ 辛醇/水分配系数：0.25 爆炸上限：17.0%（体积） 爆炸下限：3.0%（体积） 溶解性：微溶于水，易溶于多数有机溶剂
禁配物	强氧化剂、碱类、酸类

健康危害与毒理信息	
危险有害概述	物理危险性：蒸气比空气重，可能沿地面流动，可能造成远处着火。 化学危险性：加热或在光和碱的作用下，发生聚合，有着火和爆炸危险。加热时分解生成含氰化氢、氮氧化物有毒烟雾。与强酸和强氧化剂激烈反应。侵蚀塑料和橡胶。 健康危险性：①吸入危险性：20 ℃时，蒸发迅速地达到空气中有害污染浓度。②反复或长期接触的影响：可能引起皮肤过敏。可能对中枢神经系统和肝脏有影响
GHS 危害分类	易燃液体：类别2； 急性毒性-经口：类别3； 急性毒性-经皮：类别2； 急性毒性-吸入（蒸汽）：类别2； 皮肤腐蚀/刺激：类别2； 严重眼损伤/眼刺激：类别1； 皮肤致敏物：类别1； 致癌性：类别1B； 生殖毒性：类别1B； 特异性靶器官毒性-单次接触：第1类（神经系统，肝脏，肾脏，血液系统），第3类（呼吸道刺激，麻醉效应）； 特异性靶器官毒性-反复接触：第1类（神经系统，呼吸系统，血液系统，肝脏，肾脏，睾丸）； 危害水生环境-急性危害：类别2； 危害水生环境-长期危害：类别2

健康危害与毒理信息	
急性毒性数（HSDB）	LD_{50}：78 mg/kg（大鼠经口）； LC_{50}：425 ppm/4 h（大鼠吸入）； LD_{50}：148 mg/kg（大鼠经皮）
致癌分类	类别 2B（国际癌症研究机构，2019 年）。 类别 2（德国，2018 年）。 类别 A3（美国政府工业卫生学家会议，2018 年）
ToxCast 毒性数据	AC_{50}（AR）= Inactive；AC_{50}（AhR）= Inactive；AC_{50}（ESR）= 80.38 μmol/L
急性暴露水平（AEGL）	AEGL1 - 10 min = 1.5 ppm；AEGL1 - 8 h = NR；AEGL2 - 10 min = 8.6 ppm；AEGL2 - 8 h = 0.26 ppm；AEGL3 - 10 min = 130；AEGL3 - 8 h = 5.2 ppm
暴露途径	可通过吸入其蒸气，经皮肤和食入吸收到体内
靶器官	神经系统，呼吸系统，血液系统，肝脏，肾脏，皮肤，眼，呼吸系统
中毒症状	头晕，头痛，恶心，气促，呕吐，虚弱，惊厥，胸闷。皮肤发红，疼痛，水疱。眼睛发红，疼痛。腹部疼痛，呕吐
职业接触限值	时间加权平均容许浓度：2 ppm（经皮）（美国，2017 年）。 时间加权平均容许浓度：1 mg/m³；短时间接触容许浓度：2 mg/m³（中国，2019 年）
防 护 与 急 救	
接触控制/个体防护	工程控制：严加密闭，提供充分的局部排风和全面通风。尽可能机械化、自动化。提供安全淋浴和洗眼设备。 呼吸系统防护：可能接触其蒸气时，必须佩戴过滤式防毒面具（全面罩）。紧急事态抢救或撤离时，建议佩戴空气呼吸器。 身体防护：穿连衣式胶布防毒衣。戴橡胶手耐油手套。 眼睛防护：呼吸系统防护中已作防护。 其他防护：工作现场禁止吸烟、进食和饮水。工作完毕，彻底清洗。单独存放被毒物污染的衣服，洗后备用。车间应配备急救设备及药品。作业人员应学会自救互救
急救措施	吸入应急：迅速脱离现场至空气新鲜处。保持呼吸道通畅。如呼吸困难，给输氧。呼吸心跳停止时，立即进行人工呼吸（勿用口对口）和胸外心脏按压术。给吸入亚硝酸异戊酯，就医。 皮肤应急：立即脱去被污染的衣着，用流动清水或5%硫代硫酸钠溶液彻底冲洗至少20 min。就医。 眼睛应急：提起眼睑，用流动清水或生理盐水冲洗。就医。 食入应急：饮足量温水，催吐，用1∶5000 高锰酸钾或5%硫代硫酸钠溶液洗胃。就医

注：本书中标注"NR"意为无推荐标准。

37. 丙烯醛（Acrolein）

基 本 信 息	
原化学品目录	丙烯醛
化学物质	丙烯醛
别名	2 - 丙烯醛；2 - 丙烯 - 1 - 醛
英文名	ACROLEIN；2 - PROPENAL；2 - PROPEN - 1 - AL
CAS 号	107 - 02 - 8
化学式	$CH_2 = CHCHO$

（续）

基 本 信 息	
分子量	56.06
成分/组成信息	丙烯醛

物 化 性 质	
理化特性	外观与性状：黄色至无色液体，有刺鼻气味 沸点：53 ℃ 熔点：-88 ℃ 相对密度（水=1）：0.8 水中溶解度：20 ℃时 20 g/100 mL 蒸汽压：20 ℃时 29 kPa 蒸汽相对密度（空气=1）：1.9 蒸汽、空气混合物的相对密度（20 ℃，空气=1）：1.2 闪点：-26 ℃（闭杯） 自燃温度：234 ℃ 爆炸极限：空气中2.8% ~31%（体积） 辛醇、水分配系数的对数值：0.9
禁配物	碱、强氧化剂、强还原剂、氧、酸类

健康危害与毒理信息	
危险有害概述	物理危险性：蒸气比空气重，可能沿地面流动，可能造成远处着火。 化学危险性：能生成爆炸性过氧化物。可能聚合，有着火和爆炸危险。加热时生成有毒烟雾。与强酸、强碱和强氧化剂发生反应，有着火和爆炸的危险。 健康危险性：①吸入危险性：20 ℃时，蒸发，迅速地达到空气中有害污染浓度。②短期接触的影响：流泪。严重刺激眼睛、皮肤和呼吸道。高浓度吸入可能引起肺水肿。影响可能推迟显现，需进行医学观察。 环境危险性：对水生生物有极高毒性
GHS 危害分类	易燃液体：类别2； 急性毒性-经口：类别2； 急性毒性-经皮：类别3； 急性毒性-吸入：类别1（蒸气）； 皮肤腐蚀/刺激：类别1； 严重眼损伤/眼刺激：类别1； 特异性靶器官毒性-单次接触：类别1（呼吸系统、神经系统、肝脏），类别3（麻醉效应）； 特异性靶器官毒性-反复接触：类别1（呼吸系统、肝、肾）； 急性水生毒性：类别1； 慢性水生毒性：类别1
急性毒性数（HSDB）	LD_{50}：46 mg/kg（大鼠经口）； LD_{50}：231 mg/kg（兔子经皮）
致癌分类	类别3（国际癌症研究机构，2019 年）。 类别A4（美国政府工业卫生学家会议，2017 年）。 类别3B（德国，2016 年）
ToxCast 毒性数据	AC_{50}（AR）= Inactive；AC_{50}（AhR）= Inactive；AC_{50}（ESR）= Inactive；AC_{50}（p53）= Inactive
急性暴露水平（AEGL）	AEGL1-10 min = 0.03 ppm；AEGL1-8 h = 0.037 ppm；AEGL2-10 min = 0.44 ppm；AEGL2-8 h = 0.1 ppm；AEGL3-10 min = 6.2 ppm；AEGL3-8 h = 0.27 ppm
暴露途径	可通过吸入其蒸气，经皮肤和食入吸收到体内
靶器官	神经系统、呼吸系统、肝、肾、皮肤、眼

（续）

健康危害与毒理信息	
中毒症状	吸入：灼烧感，咳嗽，呼吸困难，气促，咽喉痛，恶心。症状可能推迟显现。 皮肤：发红，疼痛，水疱，皮肤烧伤。 眼睛：发红，疼痛，严重深度烧伤。 食入：灼烧感，惊厥，恶心
职业接触限值	阈限值：0.1 ppm（上限值）（经皮）（美国政府工业卫生学家会议，2017 年）。 最高容许浓度：0.3 mg/m³（中国，2019 年）

防 护 与 急 救	
接触控制/个体防护	工程控制：禁止明火、禁止火花和禁止吸烟。密闭系统、通风、防爆型电气设备和照明。使用无火花手工工具。 接触控制：严格作业环境管理。 呼吸系统防护：通风，局部排气通风，适当的呼吸防护。 身体防护：防护服。 手部防护：防护手套。 眼睛防护：面罩或眼睛防护结合呼吸防护。 其他防护：工作时不得进食、饮水或吸烟。进食前洗手
急救措施	火灾应急：抗溶性泡沫，干粉，二氧化碳。 爆炸应急：着火时，喷雾状水保持料桶等冷却。从掩蔽位置灭火。 接触应急：一切情况均向医生咨询。 吸入应急：新鲜空气，休息。半直立体位，给予医疗护理。 皮肤应急：脱去污染的衣服，用大量水冲洗皮肤或淋浴，给予医疗护理。 眼睛应急：先用大量水冲洗几分钟（如可能易行，摘除隐形眼镜），然后就医

38. 丙烯酸（Acrylic acid）

基 本 信 息	
原化学品目录	丙烯酸
化学物质	丙烯酸
别名	2 - 丙烯酸
英文名	ACRYLIC ACID；2 - PROPENOIC ACID
CAS 号	79 - 10 - 7
化学式	$C_3H_4O_2$
分子量	72.07
成分/组成信息	丙烯酸

物 化 性 质	
理化特性	外观与性状：具有刺鼻气味的无色液体 熔点：14 ℃ 沸点：141 ℃ 闪点：48～55 ℃（闭杯） 相对密度（水 =1）：1.05 蒸汽压：413 Pa（20 ℃时） 蒸汽相对密度（空气 =1）：2.5 自燃温度：395 ℃ 爆炸上限：19.8.0%（体积） 爆炸下限：3.9%（体积） 水中溶解度：与水混溶，可混溶于乙醇、乙醚

（续）

物　化　性　质	
禁配物	强氧化剂、强碱
健康危害与毒理信息	
危险有害概述	物理危险性：蒸气未经阻聚，可能在通风口或储槽的阻火器中发生聚合，导致堵塞。 化学危险性：在光、氧、如过氧化物的氧化剂或其他活化剂（酸、铁盐）的作用下，加热容易发生聚合。有着火或爆炸的危险。加热时，分解，生成有毒烟雾。是一种中强酸，与强碱和胺类急剧发生反应。侵蚀包括镍和铜在内的很多金属。 健康危险性：20 ℃时蒸发，相当快地达到空气中有害污染浓度，喷洒或扩散时快得多。反复或长期与皮肤接触，可能引起皮炎。可能对上呼吸道和肺有影响。可能导致肺功能下降和呼吸道过敏
GHS 危害分类	易燃液体：类别 3； 急性毒性 – 经口：类别 4； 急性毒性 – 经皮：类别 3； 急性毒性 – 吸入：类别 3； 皮肤腐蚀/刺激：类别 1A； 严重眼损伤/眼刺激：类别 1； 特异性靶器官毒性 – 单次接触：类别 1（呼吸系统，肾脏）类别 2（肝脏）； 特异性靶器官毒性 – 反复接触：类别 1（呼吸系统）； 危害水生环境 – 急性危害：类别 1； 危害水生环境 – 长期危害：类别 2
急性毒性数（HSDB）	/
致癌分类	类别 3（国际癌症研究机构，2019 年）。 类别 A4（美国工业卫生学家会议，2017 年）
ToxCast 毒性数据	/
急性暴露水平（AEGL）	AEGL1 – 10 min = 1.5 ppm；AEGL1 – 8 h = 1.5 ppm；AEGL2 – 10 min = 68 ppm；AEGL2 – 8 h = 14 ppm；AEGL3 – 10 min = 480 ppm；AEGL3 – 8 h = 58 ppm
暴露途径	可通过吸入、经皮肤和食入吸收到体内
靶器官	肝脏、肾脏、眼、皮肤、呼吸系统
中毒症状	咳嗽，喉咙痛，灼烧感。呼吸短促，呼吸困难。皮肤发红，疼痛。眼睛发红，疼痛，角膜损伤。食入有灼烧感，腹泻，休克或虚脱，神志不清
职业接触限值	时间加权平均容许浓度：2 ppm（美国工业卫生学家会议，2017 年）。 时间加权平均容许浓度：6 mg/m^3（中国，2019 年）。 时间加权平均容许浓度：10 ppm；30 mg/m^3（德国，2016 年）
防　护　与　急　救	
接触控制/个体防护	工程控制：生产过程密闭，加强通风。提供安全淋浴和洗眼设备。 呼吸系统防护：可能接触其蒸气时，必须佩戴自吸过滤式防毒面具（全面罩）或直接式防毒面具（半面罩）。紧急事态抢救或撤离时，佩戴自给式呼吸器。 身体防护：穿戴橡胶耐酸碱服。戴橡胶耐酸碱手套。 眼睛防护：呼吸系统防护中已作防护。 其他防护：工作现场禁止吸烟、进食和饮水。工作完毕，沐浴更衣。注意个人清洁卫生
急救措施	吸入应急：迅速脱离现场至空气新鲜处。保持呼吸道通畅。如呼吸困难，给输氧。如呼吸停止，立即进行人呼吸。就医。 皮肤应急：立即脱去被污染的衣着，用大量流动清水或生理盐水彻底冲洗至少 15 min。就医。 眼睛应急：立即提起眼睑，用大量流动清水或生理盐水彻底冲洗 15 min。就医。 食入应急：用水漱口，给饮牛奶或蛋清。就医

39. 丙烯酸丁酯（n - Butyl acrylate）

基 本 信 息	
原化学品目录	丙烯酸正丁酯
化学物质	丙烯酸丁酯
别名	丙烯酸正丁酯；2 - 丙烯酸丁酯
英文名	BUTYL ACRYLATE；ACRYLIC ACID N - BUTYL ESTER；2 - PROPENOIC ACID；BU-TYL ESTER；BUTYL 2 - PROPENOATE
CAS 号	141 - 32 - 2
化学式	$CH_2CHCOOC_4H_9/C_7H_{12}O_2$
分子量	128.2
成分/组成信息	丙烯酸丁酯

物 化 性 质	
理化特性	沸点：145 ~ 149 ℃ 熔点：- 64 ℃ 相对密度（水 = 1）：0.90 水中溶解度：0.14 g/100 mL 蒸汽压：20 ℃时 0.43 kPa 蒸汽相对密度（空气 = 1）：4.42 闪点：36 ℃（闭杯） 自燃温度：267 ℃ 爆炸极限：空气中 1.3% ~ 9.9%（体积） 辛醇、水分配系数的对数值：1.3% ~ 9.9%
禁配物	强氧化剂、强碱、强酸

健康危害与毒理信息	
危险有害概述	物理危险性：蒸气未经阻聚可能发生聚合，堵塞通风口。 化学危险性：由于加温，在光的作用下和与过氧化物接触时，可能自聚。与强氧化剂激烈反应，有着火和爆炸的危险。 健康危险性：吸入、口服或经皮肤吸收对身体有害。其蒸气或雾对眼睛、黏膜和呼吸道有刺激作用。中毒表现有烧灼感、咳嗽、喘息、喉炎、气短、头痛、恶心和呕吐。①吸入危险性：20 ℃时蒸发相当快达到空气中有害污染浓度。②短期接触的影响：刺激眼睛、皮肤和呼吸道。如果吞咽液体吸入肺中，可能引起化学肺炎。③长期或反复接触的影响：可能引起皮肤过敏。 环境危险性：对水生生物有害
GHS 危害分类	易燃液体：类别 3； 自反应物质和混合物：类别 G； 急性毒性 - 吸入：类别 3（蒸气）； 急性毒性 - 经皮：类别 5； 急性毒性 - 经口：类别 4； 皮肤腐蚀/刺激：类别 2； 严重眼损伤/眼刺激：类别 2A； 皮肤致敏性：类别 1； 生殖毒性：类别 2； 特异性靶器官毒性 - 单次接触：类别 1（呼吸系统）； 特异性靶器官毒性 - 反复接触：类别 1（鼻腔）； 急性水生毒性：类别 2

健康危害与毒理信息	
急性毒性数据（HSDB）	LC$_{50}$：2730 ppm/4 h（大鼠吸入）； LD$_{50}$：900～3730 mg/kg（大鼠经口）； LD$_{50}$：2000 mg/kg（兔子经皮）
致癌分类	类别3（国际癌症研究机构，2019年）。 类别A4（美国政府工业卫生学家会议，2017年）
ToxCast 毒性数据	AC$_{50}$（AR）= 4.88；AC$_{50}$（AhR）= Inactive；AC$_{50}$（ESR）= Inactive；AC$_{50}$（p53）= Inactive
急性暴露水平（AEGL）	/
暴露途径	可通过吸入和经皮肤吸收到体内
靶器官	呼吸系统、皮肤、眼
中毒症状	吸入：灼烧感，咳嗽，气促，咽喉痛。 皮肤：发红，疼痛。 眼睛：发红，疼痛。 食入：腹部疼痛，恶心，呕吐，腹泻
职业接触限值	阈限值：2 ppm（时间加权平均值）（美国政府工业卫生学家会议，2017年）。 时间加权平均容许浓度：2 ppm，11 mg/m^3（德国，2016年）。 时间加权平均容许浓度：25 mg/m^3（中国，2019年）
防护与急救	
接触控制/个体防护	工程控制：生产过程密闭，全面通风。提供安全淋浴和洗眼设备。 呼吸系统防护：空气中浓度超标时，应该佩戴直接式防毒面具（半面罩）。必要时，佩戴导管式防毒面具或自给式呼吸器。 眼睛防护：戴化学安全防护眼镜。 身体防护：穿防静电工作服。 手部防护：戴橡胶耐油手套。 其他防护：工作现场禁止吸烟、进食和饮水。工作完毕，淋浴更衣。注意个人清洁卫生
急救措施	火灾应急：消防人员必须穿全身防火防毒服，在上风向灭火。遇大火，消防人员须在有防护掩蔽处操作。灭火剂：泡沫、干粉、二氧化碳、砂土。用水灭火无效，但可用水保持火场中容器冷却。 吸入应急：迅速脱离现场至空气新鲜处。保持呼吸道通畅。如呼吸困难，给输氧。如呼吸停止，立即进行人工呼吸。就医。 皮肤应急：脱去污染的衣着，立即用水冲洗至少15 min。就医治疗。 眼睛应急：立即提起眼睑，用流动清水或生理盐水冲洗至少15 min。就医。 食入应急：饮足量温水，催吐。就医

40. 丙烯酸甲酯（Methyl acrylate）

基 本 信 息	
原化学品目录	丙烯酸甲酯
化学物质	丙烯酸甲酯
别名	甲基丙烯酸酯；甲基-2-丙烯酸酯；2-丙烯酸甲酯
英文名	METHYL ACRYLATE；ACRYLIC ACID；METHYL ESTER；METHYL-2-PROPENO-ATE；2-PROPENOIC ACID；METHYL ESTER

（续）

<table>
<tr><td colspan="2" align="center">基 本 信 息</td></tr>
<tr><td>CAS 号</td><td>96－33－3</td></tr>
<tr><td>化学式</td><td>$C_4H_6O_2/CH_2=CHCOOCH_3$</td></tr>
<tr><td>分子量</td><td>86.1</td></tr>
<tr><td>成分/组成信息</td><td>丙烯酸甲酯</td></tr>
<tr><td colspan="2" align="center">物 化 性 质</td></tr>
<tr><td>理化特性</td><td>外观与性状：无色液体，有刺鼻气味
沸点：80.5 ℃
熔点：－76.5 ℃
相对密度（水＝1）：0.95（20 ℃时）
水中溶解度：20 ℃时 6 g/100 mL
蒸汽压：20 ℃时 9.1 kPa
蒸汽相对密度（空气＝1）：3.0
闪点：－2.8 ℃（闭杯）
自燃温度：468 ℃
爆炸极限：空气中 2.8%～25%（体积）（93 ℃）
辛醇、水分配系数的对数值：0.8
溶解性：微溶于水，易溶于乙醇、乙醚、丙酮、苯</td></tr>
<tr><td>禁配物</td><td>酸类、碱类、强氧化剂</td></tr>
<tr><td colspan="2" align="center">健康危害与毒理信息</td></tr>
<tr><td>危险有害概述</td><td>物理危险性：蒸气比空气重。可能沿地面流动；可能造成远处着火。
化学危险性：由于加温、在光作用下和接触过氧化物时，可能自聚合。与强酸、强碱和强氧化剂激烈反应，有着火和爆炸的危险。
健康危险性：高浓度接触，引起流涎、眼及呼吸道的刺激症状，严重者口唇发白、呼吸困难、痉挛，因肺水肿而死亡。误服急性中毒者，出现口腔、胃、食管腐蚀症状，伴有虚脱、呼吸困难、躁动等。长期接触可致皮肤损害，亦可致肺、肝、肾病变。①吸入危险性：20 ℃时蒸发迅速达到空气中有害污染浓度。②短期接触的影响：刺激皮肤和呼吸道，和严重刺激眼睛。③长期或反复接触的影响：可能引起皮肤过敏。
环境危险性：对水生生物有害</td></tr>
<tr><td>GHS 危害分类</td><td>自反应物质和混合物：类别 G；
易燃液体：类别 2；
急性毒性－经口：类别 3；
急性毒性－经皮：类别 4；
急性毒性－吸入：类别 3（蒸气）；
生殖细胞致突变性：类别 2；
皮肤腐蚀/刺激：类别 1A～1C；
严重眼损伤/眼刺激：类别 1；
皮肤致敏性：类别 1A；
特异性靶器官毒性－单次接触：类别 1（系统性毒性，中枢神经系统），类别 3（呼吸道刺激）；
特异性靶器官毒性－反复接触：类别 1（呼吸系统）、类别 2（肾）；
急性水生毒性：类别 2；
慢性水生毒性：类别 3</td></tr>
<tr><td>急性毒性数据（HSDB）</td><td>LC_{50}：1350 ppm/4 h（大鼠吸入）；
LD_{50}：1300 mg/kg（大鼠经皮）；
LD_{50}：277～300 mg/kg（大鼠经口）</td></tr>
</table>

健康危害与毒理信息	
致癌分类	类别 3（国际癌症研究机构，2019 年）。 类别 A4（美国政府工业卫生学家会议，2017 年）
ToxCast 毒性数据	AC_{50}（AR）= Inactive；AC_{50}（AhR）= Inactive；AC_{50}（ESR）= Inactive；AC_{50}（p53）= Inactive
急性暴露水平（AEGL）	/
暴露途径	可通过吸入，经皮肤和食入吸收到体内
靶器官	肾脏、皮肤、眼、呼吸系统、中枢神经系统
中毒症状	吸入：咳嗽，气促，咽喉痛。 皮肤：发红，疼痛。 眼睛：发红，疼痛。 食入：腹部疼痛，腹泻，恶心，呕吐
职业接触限值	阈限值：2 ppm（时间加权平均值）（经皮）（美国政府工业卫生学家会议，2017 年）。 时间加权平均容许浓度：2 ppm，7.1 mg/m³（德国，2016 年）。 时间加权平均容许浓度：20 mg/m³（中国，2019 年）
防 护 与 急 救	
接触控制/个体防护	工程控制：生产过程密闭，全面通风。提供安全淋浴和洗眼设备。 呼吸系统防护：空气中浓度超标时，应该佩戴自吸过滤式防毒面具（半面罩）；必要时，佩戴自给式呼吸器。 眼睛防护：戴化学安全防护眼镜。 身体防护：穿防静电工作服。 手部防护：戴橡胶耐油手套。 其他防护：工作现场禁止吸烟、进食和饮水。工作完毕，淋浴更衣。注意个人清洁卫生
急救措施	火灾应急：消防人员必须穿全身防火防毒服，在上风向灭火。遇大火，消防人员须在有防护掩蔽处操作。灭火剂：抗溶性泡沫、二氧化碳、干粉、砂土。用水灭火无效，但可用水保持火场中容器冷却。 吸入应急：迅速脱离现场至空气新鲜处。保持呼吸道通畅。如呼吸困难，给输氧。如呼吸停止，立即进行人工呼吸。就医。 皮肤应急：脱去污染的衣着，立即用水冲洗至少15 min。就医治疗。 眼睛应急：立即提起眼睑，用流动清水或生理盐水冲洗至少 15 min。就医。 食入应急：用水漱口，给饮牛奶或蛋清。就医

41. 丙烯酰胺（Acrylamide）

基 本 信 息	
原化学品目录	丙烯酰胺
化学物质	丙烯酰胺
别名	丙烯酰胺；2 - 丙烯酰胺；丙烯酸酰胺；乙烯基酰胺
英文名	ACRYLAMIDE；2 - PROPENE AMIDE；ACYLIC ACID AMIDE；VINYL AMIDE
CAS 号	79 - 06 - 1
化学式	$C_3H_5NO/CH_2 = CHCONH_2$
分子量	71.1
成分/组成信息	丙烯酰胺

（续）

物 化 性 质	
理化特性	熔点：84.5 ℃ 密度：1.13 g/cm³ 水中溶解度：25 ℃时 204 g/100 mL 蒸汽压：20 ℃时 1 Pa 蒸汽相对密度（空气=1）：2.45 闪点：138 ℃（闭杯） 自燃温度：424 ℃ 辛醇、水分配系数的对数值：-1.65 ~ -0.67
禁配物	强氧化剂、酸类、碱类

健康危害与毒理信息	
危险有害概述	化学危险性：加热到 85 ℃以上或在光和氧化剂的作用下，激烈发生聚合。 健康危险性：是一种蓄积性的神经毒物，主要损害神经系统。轻度中毒以周围神经损害为主；重度可引起小脑病变。中毒多为慢性经过，初起为神经衰弱综合征。继之发生周围神经病。出现四肢麻木，感觉异常，腱反射减弱或消失，抽搐，瘫痪等。重度中毒出现以小脑病变为主的中毒性脑病。出现震颤、步态紊乱、共济失调，甚至大小便失禁或小便潴留。皮肤接触，可发生粗糙、角化、脱屑。中毒主要因皮肤吸收引起。①吸入危险性：20 ℃时蒸发可忽略不计，但可较快地达到空气中颗粒物有害浓度。②短期接触的影响：刺激眼睛、皮肤和呼吸道，可能对中枢神经系统有影响。③长期或反复接触的影响：可能对神经系统有影响，导致末梢神经损害。可能引起人类可继承的遗传损伤。 环境危险性：可能对环境有危害，应特别注意对鱼类的危害
GHS 危害分类	急性毒性 - 经口：类别 3； 急性毒性 - 吸皮：类别 3； 皮肤腐蚀/刺激：类别 3； 严重眼损伤/眼刺激：类别 2A； 皮肤致敏性：类别 1； 生殖细胞致突变性：类别 1B； 致癌性：类别 1B； 生殖毒性：类别 1B； 特异性靶器官毒性 - 单次接触：类别 1（神经系统、睾丸）； 特异性靶器官毒性 - 反复接触：类别 1（神经系统、睾丸）； 危害水生环境 - 急性危害：类别 3
急性毒性数据（HSDB）	LD_{50}：1.68 mL/kg（小鼠经皮）； LD_{50}：150 ~ 180 mg/kg（大鼠经口）； LD_{50}：107 mg/kg（小鼠经口）
致癌分类	类别 2A（国际癌症研究机构，2019 年）。 类别 A3（美国政府工业卫生学家会议，2017 年）。 类别 2（德国，2016 年）
ToxCast 毒性数据	AC_{50}(AR) = Inactive；AC50(AhR) = 21.04；AC_{50}(ESR) = Inactive；AC_{50}(p53) = Inactive
急性暴露水平（AEGL）	/
暴露途径	可迅速地通过吸入，经皮肤和食入吸收到体内
靶器官	神经系统、睾丸、眼、皮肤
中毒症状	吸入：咳嗽，咽喉痛，虚弱。 皮肤：可能被吸收，发红，疼痛。 眼睛：发红，疼痛。 食入：腹部疼痛，虚弱

健康危害与毒理信息	
职业接触限值	阈限值：0.03 mg/m³（时间加权平均值，经皮）；（美国政府工业卫生学家会议，2017 年）。 时间加权平均容许浓度：0.3 mg/m³（中国，2019 年）

防 护 与 急 救	
接触控制/个体防护	工程控制：严加密闭，提供充分的局部排风。提供安全淋浴和洗眼设备。 呼吸系统防护：空气中粉尘浓度超标时，应该佩戴头罩型电动送风过滤式防尘呼吸器。紧急事态抢救或撤离时，佩戴空气呼吸器。 身体防护：穿胶布防毒衣。 手部防护：戴橡胶手套。 眼睛防护：呼吸系统防护中已作防护。 其他防护：工作现场禁止吸烟、进食和饮水。工作完毕，彻底清洗。单独存放被毒物污染的衣服，洗后备用。实行就业前和定期的体检
急救措施	火灾应急：采用雾状水、抗溶性泡沫、二氧化碳、干粉、砂土灭火。 吸入应急：迅速脱离现场至空气新鲜处。保持呼吸道通畅。如呼吸困难，给输氧。如呼吸停止，立即进行人工呼吸。就医。 皮肤应急：脱去污染的衣着，用肥皂水和清水彻底冲洗皮肤。 眼睛应急：迅速脱离现场至空气新鲜处。保持呼吸道通畅。如呼吸困难，给输氧。如呼吸停止，立即进行人工呼吸。就医。 食入应急：饮足量温水，催吐。就医

42. 草酸（Oxalic acid）

基 本 信 息	
原化学品目录	草酸
化学物质	草酸
别名	乙二酸
英文名	OXALIC ACID；ETHANEDIOIC ACID
CAS 号	144－62－7
化学式	$C_2H_2O_4/(COOH)_2$
分子量	90.03
成分/组成信息	草酸

物 化 性 质	
理化特性	外观与性状：无色、无味的有吸湿性物质，单斜片状、棱柱体结晶或白色颗粒 熔点：189.5 ℃分解 密度：1.9 g/cm³ 水中溶解度：20 ℃时 9～10 g/100 mL（适度溶解） 辛醇、水分配系数的对数值：－0.81 溶解性：溶于水、乙醇和乙醚，不溶于苯和氯仿
禁配物	碱、酰基氯、碱金属

健康危害与毒理信息	
危险有害概述	健康危险性：具有强烈的刺激性和腐蚀性。其粉末和浓溶液可导致皮肤、眼或黏膜的严重损害。口服腐蚀口腔和消化道，出现肠胃道反应、虚脱、抽搐、休克而引起死亡，肾脏发生明显损害，甚至发生尿毒症。可在体内与钙离子结合而发生低血钙。长期吸入蒸气可引起神经衰弱综合征，头痛、呕吐、鼻黏膜溃疡，尿中出现蛋白，贫血等

健康危害与毒理信息	
GHS 危害分类	急性毒性 – 经口：类别 4； 急性毒性 – 经皮：类别 4； 皮肤腐蚀/刺激：类别 1； 严重眼损伤/眼刺激：类别 1； 生殖毒性：类别 2； 特异性靶器官毒性 – 单次接触：类别 2（呼吸系统）； 特异性靶器官毒性 – 反复接触：类别 1（肾）； 危害水生环境 – 急性危害：类别 3
急性毒性数（HSDB）	LD_{50}：375 mg/kg（大鼠经口）；20000 mg/kg（兔经皮）； 刺激性：50 mg/24 h，轻度刺激（家兔经皮）；0.25 mg/24 h，重度刺激（家兔经眼）
致癌分类	/
ToxCast 毒性数据	/
急性暴露水平（AEGL）	/
暴露途径	可通过吸入、食入吸收到体内
靶器官	眼、皮肤、肾脏、呼吸系统、消化系统、神经系统
中毒症状	人若口服 5 g 草酸即发生胃肠道炎、虚脱、抽搐和休克等症状以至死亡。吸入草酸蒸气发生慢性中毒者，有极度虚弱、鼻黏膜溃疡、咳嗽、全身疼痛、呕吐及体重减轻等症状并在尿中出现蛋白
职业接触限值	阈限值：1 mg/m³（时间加权平均值）、2 mg/m³（短时间接触限值），（美国政府工业卫生学家会议，2017 年）。 时间加权平均容许浓度：1 mg/m³，短时间接触容许浓度：2 mg/m³（中国，2019 年）
防 护 与 急 救	
接触控制/个体防护	呼吸系统防护：可能接触其粉尘时，必须佩戴防尘面具（全面罩）。紧急事态或撤离时，应该佩戴空气呼吸器。 身体防护：穿连衣式胶布防毒衣。 眼睛防护：面罩，或呼吸系统中已作防护。 其他防护：工作完毕，淋浴更衣。注意个人清洁卫生
急救措施	吸入应急：迅速脱离现场至空气新鲜处。保持呼吸道通畅。如呼吸困难，给输氧。如呼吸停止，立即进行人工呼吸。就医。 皮肤应急：立即脱去被污染的衣着，用大量流动清水冲洗至少 15 min。就医。 眼睛应急：立即提起眼睑，用大量流动清水或生理盐水冲洗至少 15 min。就医。 食入应急：尽快用清水或清水加乳酸钙、葡萄糖酸钙或石灰水洗胃。再用葡萄糖 40 g 灌入胃内

43. 柴油（Diesel oil）

基 本 信 息	
原化学品目录	柴油
化学物质	柴油
别名	/
英文名	DIESEL OIL

（续）

基 本 信 息	
CAS 号	68334 – 30 – 5
化学式	/
分子量	/
成分/组成信息	柴油

物 化 性 质	
理化特性	沸点：282~338 ℃ 熔点：-30 ~ -18 ℃ 水中溶解度：20 ℃时 0.0005 g/100 mL 闪点：52 ℃（闭杯） 自燃温度：254~285 ℃ 爆炸极限：空气中 0.6%~6.5%（体积） 辛醇、水分配系数的对数值：>3.3
禁配物	强氧化剂、卤素

健康危害与毒理信息	
危险有害概述	健康危险性：①吸入危险性：20 ℃时蒸发不会或很缓慢地达到空气中有害污染浓度，吸入可引起吸入性肺炎。②短期接触的影响：刺激眼睛、皮肤和呼吸道。可能对中枢神经系统有影响。如果吞咽的液体吸入肺中，可能引起化学肺炎。③长期或反复接触的影响：液体使皮肤脱脂。 环境危险性：对水生生物有害
GHS 危害分类	致癌性：类别 2
急性毒性数据（HSDB）	/
致癌分类	类别 2B（国际癌症研究机构，2019 年）。 类别 A3（美国政府工业卫生学家会议，2018 年）
ToxCast 毒性数据	$AC_{50}(AR)$ = Inactive；$AC_{50}(AhR)$ = 3.25；$AC_{50}(ESR)$ = 34.61；$AC_{50}(p53)$ = 2.92
急性暴露水平（AEGL）	/
暴露途径	可通过吸入，经皮肤和经食入吸收到体内
靶器官	眼、皮肤、神经系统
中毒症状	吸入：头晕，头痛，恶心。 皮肤：皮肤干燥，发红。 眼睛：发红，疼痛。 食入：头晕，头痛，恶心。 短期接触的影响：刺激眼睛、皮肤和呼吸道。可能对中枢神经系统有影响。如果吞咽的液体吸入肺中，可能引起化学肺炎。 长期或反复接触的影响：液体使皮肤脱脂
职业接触限值	阈限值：100 ppm（时间加权平均值）（经皮）（美国政府工业卫生学家会议，2017 年）

防 护 与 急 救	
接触控制/个体防护	工程控制：密闭操作，注意通风。 呼吸系统防护：一般不需特殊防护，但建议特殊情况下，佩戴供气式呼吸器。 身体防护：穿工作服。 手部防护：必要时戴防护手套。 眼睛防护：必要时戴安全防护眼镜。 其他防护：工作时不得进食、饮水或吸烟。进食前洗手

（续）

防 护 与 急 救	
急救措施	火灾应急：泡沫、二氧化碳、干粉、1211 灭火剂、砂土。 吸入应急：脱离现场。脱去污染的衣着，至空气新鲜处，就医。防治吸入性肺炎。 皮肤应急：脱去污染的衣着，用肥皂和大量清水清洗污染皮肤。 眼睛应急：立即翻开上下眼睑，用流动清水冲洗，至少 15 min。就医。 食入应急：误服者饮牛奶或植物油，洗胃并灌肠，就医

44. 柴油机油 2 号（Diesel fuel No. 2）

基 本 信 息	
原化学品目录	汽油（C5 ~ C12 脂肪烃和环烷烃类、一定量芳香烃）
化学物质	柴油机油 2 号
别名	柴油机燃料 2 号
英文名	DIESEL FUEL No. 2；FUELS DIESEL No. 2；DIESEL OIL No. 2；GASOIL – UNSPECIFIED
CAS 号	68476 – 34 – 6
化学式	/
分子量	/
成分/组成信息	柴油机油 2 号

物 化 性 质	
理化特性	外观与性状：棕色稍黏稠的液体，有特殊气味 沸点：282 ~ 338 ℃ 熔点：30 ~ – 18 ℃ 水中溶解度：20 ℃时 0.0005 g/100 mL 闪点：52 ℃（闭杯） 自燃温度：254 ~ 285 ℃ 爆炸极限：空气中 0.6% ~ 6.5%（体积） 辛醇、水分配系数的对数值：> 3.3
禁配物	/

健康危害与毒理信息	
危险有害概述	健康危险性：①吸入危险性：20 ℃时，蒸发不会或很缓慢地达到空气中有害污染浓度。 ②短期接触的影响：刺激眼睛、皮肤和呼吸道。可能对中枢神经系统有影响。如果吞咽的液体吸入肺中，可能引起化学肺炎。③长期或反复接触的影响：液体使皮肤脱脂。 环境危险性：对水生生物有害
GHS 危害分类	易燃液体：类别 1 ~ 3； 皮肤腐蚀/刺激：类别 2； 严重眼损伤/眼刺激：类别 2A； 致癌性：类别 1B； 特异性靶器官毒性 – 单次接触：类别 1（眼睛、皮肤、呼吸道、中枢神经系统、肺）； 特异性靶器官毒性 – 反复接触：类别 1（皮肤）； 呛吸毒性：类别 1； 危害水生环境 – 急性危害：类别 2； 危害水生环境 – 长期危害：类别 2
急性毒性数据（HSDB）	/
致癌分类	类别 2B（国际癌症研究机构，2019 年）

健康危害与毒理信息	
ToxCast 毒性数据	/
急性暴露水平（AEGL）	/
暴露途径	可通过吸入其蒸气，经皮肤和经食入吸收到体内
靶器官	眼睛、皮肤、呼吸道、中枢神经系统、肺
中毒症状	吸入：头晕，头痛，恶心。 皮肤：皮肤干燥，发红。 眼睛：发红，疼痛 食入：症状同吸入
职业接触限值	阈限值：100 ppm（时间加权平均值）（经皮）（美国政府工业卫生学家会议，2017 年）
防 护 与 急 救	
接触控制/个体防护	工程控制：禁止明火。高于 52 ℃，使用密闭系统、通风和防爆型电气设备。通风，局部排气通风。 呼吸系统防护：适当的呼吸防护。 手部防护：防护手套。 眼睛防护：安全护目镜，或眼睛防护结合呼吸防护。 其他防护：工作时不得进食、饮水或吸烟
急救措施	火灾应急：雾状水，抗溶性泡沫，干粉，二氧化碳。 爆炸应急：着火时，喷雾状水保持料桶等冷却。 吸入应急：新鲜空气，休息。给予医疗护理。 皮肤应急：冲洗，然后用水和肥皂清洗皮肤。 眼睛应急：先用大量水冲洗几分钟（如可能易行，摘除隐形眼镜），然后就医。 食入应急：漱口，不要催吐。给予医疗护理

45. 重氮甲烷（Diazomethane）

基 本 信 息	
原化学品目录	重氮甲烷
化学物质	重氮甲烷
别名	/
英文名	DIAZOMETHANE；AZIMETHYLENE；DIAZIRINE
CAS 号	334 - 88 - 3
化学式	CH_2N_2
分子量	42.04
成分/组成信息	重氮甲烷
物 化 性 质	
理化特性	外观与性状：黄色气体 沸点：-23 ℃ 熔点：-145 ℃ 相对密度（水 =1）：1.45 水中溶解度：反应 蒸汽相对密度（空气 =1）：1.4 闪点：易燃气体 自燃温度：100 ℃（爆炸）

（续）

物 化 性 质	
禁配物	强氧化剂、活性金属粉末、水

健康危害与毒理信息	
危险有害概述	物理危险性：气体比空气重，可能沿地面流动，可能造成远处着火。 化学危险性：受撞击、摩擦、震动时，可能发生爆炸分解。加热到100 ℃或与粗糙表面接触，或者在未经稀释的液体中或在浓溶液中有杂质或固体物存在时，或者在高强光照下，可能发生爆炸。与碱金属和硫酸钙接触会引起爆炸。 健康危险性：①吸入危险性：容器漏损时，该气体迅速地达到空气中有害浓度。②短期接触的影响：强烈刺激眼睛、皮肤和呼吸道。吸入蒸气可能引起肺水肿。吸入蒸气可能引起哮喘反应。液体可能引起冻伤。高于职业接触限值接触时，可能造成死亡。需要进行医学观察。③长期或反复接触的影响：反复或长期吸入接触可能引起哮喘。可能是人类致癌物
GHS 危害分类	易燃气体：类别1； 皮肤腐蚀/刺激：类别2； 严重眼损伤/眼刺激：类别1； 皮肤致敏性：类别1； 呼吸致敏性：类别1； 生殖毒性：类别2； 致癌性：类别1B； 特异性靶器官毒性－单次接触：类别1（呼吸系统），类别3（脾脏、肝脏）
急性毒性数据（HSDB）	/
致癌分类	类别3（国际癌症研究机构，2019 年）。 类别A2（美国政府工业卫生学家会议，2017 年）。 类别2（德国，2016 年）
ToxCast 毒性数据	$AC_{50}(AR)$ = Inactive；$AC_{50}(AhR)$ = Inactive；$AC_{50}(ESR)$ = 38.55；$AC_{50}(p53)$ = Inactive
急性暴露水平（AEGL）	/
暴露途径	可通过吸入吸收到体内
靶器官	皮肤、眼、脾脏、肝脏、呼吸系统
中毒症状	吸入：头痛，呼吸困难，气促，咽喉疼痛，呕吐，不适。症状可能推迟显现。 皮肤：发红，灼烧感，疼痛，严重冻伤。 眼睛：发红，疼痛
职业接触限值	阈限值：0.2 ppm（时间加权平均值），（美国政府工业卫生学家会议，2017 年）。 时间加权平均容许浓度：0.35 mg/m³，短时间接触容许浓度：0.7 mg/m³（中国，2019 年）

防 护 与 急 救	
接触控制/个体防护	工程控制：禁止明火、禁止火花和禁止吸烟。密闭系统，通风，防爆型电气设备与照明。不要受摩擦或撞击。防止静电荷积聚（例如，通过接地）。 接触控制：避免一切接触。 呼吸系统防护：适当的呼吸防护。 手部防护：保温手套。 眼睛防护：面罩或眼睛防护结合呼吸防护。 其他防护：工作时不得进食、饮水或吸烟

（续）

防 护 与 急 救	
急救措施	火灾应急：切断气源，如不可能并对周围环境无危险，让火自行燃尽。其他情况用干粉，二氧化碳灭火。 爆炸应急：从掩蔽位置灭火。 接触应急：一切情况均向医生咨询。 吸入应急：新鲜空气，休息，半直立体位，必要时进行人工呼吸，给予医疗护理。 皮肤应急：冻伤时，用大量水冲洗，不要脱去衣服，给予医疗护理，急救时戴防护手套。 眼睛应急：首先用大量水冲洗几分钟（如可能易行，摘除隐形眼镜），然后就医

46. 抽余油（60～220 ℃）[Raffinate（60～220 ℃）]

基 本 信 息	
原化学品目录	抽余油（60～220 ℃）
化学物质	抽余油（60～220 ℃）
别名	/
英文名	RAFFINATE（60～220 ℃）
CAS 号	68425－35－4；97722－19－5
化学式	/
分子量	/
成分/组成信息	抽余油（60～220 ℃）
物 化 性 质	
理化特性	/
禁配物	/
健康危害与毒理信息	
危险有害概述	物理危险性：蒸气比空气重，能在较低处扩散到相当远的地方，遇火源会着火回燃。 化学危险性：遇明火、高热或与氧化剂接触，有引起燃烧爆炸的危险。若遇高热，容器内压增大，有开裂和爆炸的危险。 健康危险性：中毒症状主要表现为中枢神经系统抑制。慢性影响为头痛、乏力、失眠、多梦及眼和呼吸道黏膜充血
GHS 危害分类	易燃液体：类别 1； 致癌性：类别 1A； 生殖细胞致突变性：类别 1B； 呛吸毒性：类别 1
急性毒性数（HSDB）	/
致癌分类	/
ToxCast 毒性数据	/
急性暴露水平（AEGL）	/
暴露途径	可通过吸入吸收到体内
靶器官	神经系统
中毒症状	/
职业接触限值	时间加权平均容许浓度：300 mg/m³（中国，2019 年）

（续）

	防 护 与 急 救
接触控制/个体防护	工程控制：密闭操作，全面通风。采用防爆型的通风系统和设备。 呼吸系统防护：佩戴自吸过滤式防毒面具（半面罩）。 手部防护：戴防化学品手套。 眼睛防护：戴化学安全防护眼镜，面罩或眼睛防护结合呼吸防护。 其他防护：工作时不得进食、饮水或吸烟
急救措施	火灾应急：迅速撤离泄漏污染区人员至安全区，并进行隔离，严格限制出入。切断火源。建议应急处理人员戴自吸过滤式防毒面具（全面罩），穿一般作业工作服。 爆炸应急：从掩蔽位置灭火。 接触应急：一切情况均向医生咨询。 吸入应急：迅速脱离现场至空气新鲜处。保持呼吸道通畅。如呼吸困难，给输氧。如呼吸停止，立即进行人工呼吸。就医。 皮肤应急：脱去污染的衣着，用流动清水冲洗。 眼睛应急：提起眼睑，用流动清水或生理盐水冲洗。就医。 食入应急：饮足量温水，催吐。就医

47. 臭氧（Ozone）

	基 本 信 息
原化学品目录	臭氧
化学物质	臭氧
别名	/
英文名	OZONE
CAS 号	10028 – 15 – 6
化学式	O_3
分子量	48
成分/组成信息	臭氧

	物 化 性 质
理化特性	沸点：– 112 ℃ 熔点：– 193 ℃ 水中溶解度：不溶 蒸汽相对密度（空气 =1）：1.6
禁配物	易燃或可燃物、还原剂、活性金属粉末

	健康危害与毒理信息
危险有害概述	物理危险性：比空气重。 化学危险性：加温时分解，生成氧气，有着火和爆炸的危险。与无机和有机化合物激烈地发生反应，有着火和爆炸的危险。侵蚀橡胶。 健康危险性：具有强氧化能力，对眼睛结膜和整个呼吸道有直接刺激作用。吸入后引起咳嗽、咯痰、胸部紧束感，高浓度吸入引起肺水肿，长期接触可引起支气管炎，细支气管炎，甚至并发肺硬化。①吸入危险性：容器漏损时，迅速达到空气中该气体的有害浓度。②短期接触的影响：刺激眼睛和呼吸道。可能对中枢神经系统有影响，导致功能损伤。吸入浓度超过 5 ppm 的气体可能引起肺水肿。影响可能推迟显现。该液体可能引起冻伤。③长期或反复接触的影响：反复或长期接触其气体，肺可能受损伤。 环境危险性：可能对环境有危害，对植物应给予特别注意

153

健康危害与毒理信息	
GHS 危害分类	氧化性气体：类别 1； 急性毒性 – 吸入：类别 1（气体）； 严重眼损伤/眼刺激：类别 2A～2B； 生殖细胞致突变性：类别 2； 生殖毒性：类别 2； 特定靶器官毒性 – 单次接触：类别 1（呼吸系统）； 特定靶器官毒性 – 反复接触：类别 1（肺、支气管）； 急性水生毒性：类别 1
急性毒性数据（HSDB）	/
致癌分类	类别 A4（美国政府工业卫生学家会议，2017 年）。 类别 3B（德国，2016 年）
ToxCast 毒性数据	/
急性暴露水平（AEGL）	/
暴露途径	可通过吸入吸收到体内
靶器官	眼、呼吸系统
中毒症状	吸入：咽喉痛，咳嗽，头痛，呼吸短促，呼吸困难。 皮肤：冻伤（与液体接触）。 眼睛：发红，疼痛
职业接触限值	阈限值：（轻松工作）0.1 ppm（时间加权平均值）；（中等工作）0.08 ppm（时间加权平均值）；（繁重工作）0.05 ppm（时间加权平均值）；（繁重、中等或轻松工作 2 h 以内）0.2 ppm（时间加权平均值）（美国政府工业卫生学家会议，2017 年）。 最高容许浓度：0.3 mg/m³（中国，2019 年）
防 护 与 急 救	
接触控制/个体防护	工程控制：生产过程密闭，全面通风。 呼吸系统防护：空气中浓度超标时，必须佩戴防毒面具。 眼睛防护：必要时戴化学安全防护眼镜。 身体防护：穿工作服。 手部防护：必要时戴防护手套
急救措施	火灾应急：切断气源。喷水冷却容器，可能的话将容器从火场移至空旷处。 吸入应急：迅速脱离现场至空气新鲜处。保持呼吸道通畅。呼吸困难时给输氧。呼吸停止时，立即进行人工呼吸。就医

48. 醋酸三苯基锡（Triphenyltin acetate）

基 本 信 息	
原化学品目录	有机锡
化学物质	醋酸三苯基锡
别名	/
英文名	TRIPHENYLTIN ACETATE；ACETOXYTRIPHENYLSTANNANE；FENTIN ACETATE
CAS 号	900 – 95 – 8
化学式	$C_{20}H_{18}O_2Sn$；$(C_6H_5)_3SnOOCCH_3$

基 本 信 息	
分子量	/
成分/组成信息	醋酸三苯基锡

物 化 性 质	
理化特性	外观与性状：白色固体 熔点：122 ℃
禁配物	/

健康危害与毒理信息	
危险有害概述	健康危险性：其氯化物会刺激、严重灼伤皮肤，引起肾衰竭，导致死亡；伤害中枢神经系统、眼睛、肝、泌尿系统和血液
GHS 危害分类	急性毒性 – 经口：类别 3； 急性毒性 – 经皮：类别 3； 急性毒性 – 吸入：类别 1（粉尘和烟雾）； 严重眼损伤/眼刺激：类别 1； 皮肤致敏性：类别 1； 致癌性：类别 2； 生殖毒性：类别 2； 特异性靶器官毒性 – 单次接触：类别 1（中枢神经系统），类别 3（呼吸道过敏）； 特异性靶器官毒性 – 反复接触：类别 1（免疫系统）； 危害水生环境 – 急性危害：类别 1； 危害水生环境 – 长期危害：类别 1
急性毒性数据（HSDB）	LC_{50}：0.069 mg/L，4 h（大鼠雌性吸入）； LC_{50}：0.044 mg/L，4 h（大鼠雄性吸入）； LD_{50}：125 mg/kg（大鼠经口）
致癌分类	/
ToxCast 毒性数据	/
急性暴露水平（AEGL）	AEGL1 – 10 min = NR；AEGL1 – 8 h = NR；AEGL2 – 10 min = 0.1 ppm；AEGL2 – 8 h = 0.0045 ppm；AEGL3 – 10 min = 0.46 ppm；AEGL3 – 8 h = 0.02 ppm
暴露途径	可通过吸入其气溶胶、经皮肤和食入吸收到体内
靶器官	皮肤、眼、中枢神经系统、呼吸系统、免疫系统
中毒症状	/
职业接触限值	/

防 护 与 急 救	
接触控制/个体防护	呼吸系统防护：紧急情况时，穿戴压气式、自吸式、全面罩自携式呼吸器或自吸式送风呼吸器。 身体防护：穿全遮式防化服
急救措施	火灾应急：喷水或使用干粉、二氧化碳、泡沫灭火剂。 吸入应急：将患者移至新鲜空气处，就医；救护人员必须佩戴呼吸器。 皮肤应急：用水冲洗；更换被污染衣物。 眼睛应急：用大量水或和生理盐水冲洗 20～30 min；就医。 食入应急：若患者清醒且无痉挛，给饮 1 杯水，是否催吐应遵医嘱；若昏迷或痉挛，立即就医

49. 醋酸正丁酯 (n-Butyl acetate)

基 本 信 息	
原化学品目录	乙酸丁酯
化学物质	醋酸正丁酯
别名	醋酸正丁酯；乙酸正丁酯
英文名	n-BUTYL ACETATE；ACETIC ACID；n-BUTYL ESTER；BUTYL ETHANOATE
CAS 号	123-86-4
化学式	$C_6H_{12}O_2/CH_3COO(CH_2)_3CH_3$
分子量	116.2
成分/组成信息	醋酸正丁酯

物 化 性 质	
理化特性	沸点：126 ℃ 熔点：-78 ℃ 相对密度（水=1）：0.88 水中溶解度：20 ℃时 0.7 g/100 mL 蒸汽压：20 ℃时 1.2 kPa 蒸汽相对密度（空气=1）：4.0 闪点：22 ℃（闭杯） 自燃温度：420 ℃ 爆炸极限：空气中 1.2%～7.6%（体积） 辛醇、水分配系数的对数值：1.82
禁配物	强氧化剂、碱类、酸类

健康危害与毒理信息	
危险有害概述	物理危险性：蒸气比空气重，可能沿地面流动，可能造成远处着火。 化学危险性：与强氧化剂、强酸和强碱发生反应，有着火和爆炸危险。侵蚀许多塑料和橡胶。 健康危险性：对眼及上呼吸道均有强烈的刺激作用，有麻醉作用。吸入高浓度出现流泪、咽痛、咳嗽、胸闷、气短等，严重者出现心血管和神经系统的症状。可引起结膜炎、角膜炎，角膜上皮有空泡形成。皮肤接触可引起皮肤干燥。①吸入危险性：20 ℃时，蒸发相当慢地达到空气中有害污染浓度。②短期接触的影响：刺激眼睛和呼吸道。可能对中枢神经系统有影响。远高于职业接触限值接触，能够造成意识降低。③长期或反复接触的影响：液体使皮肤脱脂。 环境危险性：对水生生物有害
GHS 危害分类	易燃液体：类别2； 急性毒性-吸入：类别3（蒸气）； 急性毒性-吸入：类别4（粉尘和烟雾）； 皮肤敏感性：类别3； 眼睛敏感性：类别2B； 特异性靶器官毒性-单次接触：类别1（中枢神经系统），类别2（肺），类别3（呼吸道刺激）； 急性水生毒性：类别3
急性毒性数据（HSDB）	LD_{50}：13100 mg/kg（大鼠经口）； LD_{50}：>14112 mg/kg bw（兔子经皮）
致癌分类	/

健康危害与毒理信息	
ToxCast 毒性数据	AC_{50}（AR）= Inactive；AC_{50}（AhR）= Inactive；AC_{50}（ESR）= Inactive；AC_{50}（p53）= Inactive
急性暴露水平（AEGL）	/
暴露途径	可通过吸入其蒸气吸收到体内
靶器官	眼、皮肤、中枢神经系统、呼吸系统
中毒症状	吸入：咳嗽，咽喉痛，头晕，头痛。 皮肤：皮肤干燥。 眼睛：发红，疼痛。 食入：恶心
职业接触限值	阈限值：50 ppm（时间加权平均值），150 ppm（短期接触限值）（美国政府工业卫生学家会议，2017 年）。 时间加权平均许可浓度：100 ppm，480 mg/m^3（德国，2016 年）。 时间加权平均容许浓度：200 mg/m^3，短时间接触容许浓度：·300 mg/m^3（中国，2019 年）
防 护 与 急 救	
接触控制/个体防护	工程控制：生产过程密闭，全面通风。提供安全淋浴和洗眼设备。 呼吸系统防护：可能接触其蒸气时，应该佩戴自吸过滤式防毒面具（半面罩）。紧急事态抢救或撤离时，建议佩戴空气呼吸器。 眼睛防护：戴化学安全防护眼镜。 身体防护：穿防静电工作服。 手部防护：戴橡胶耐油手套。 其他防护：工作现场严禁吸烟。工作完毕，淋浴更衣。注意个人清洁卫生
急救措施	火灾应急：采用抗溶性泡沫、二氧化碳、干粉、砂土灭火。用水灭火无效，但可用水保持火场中容器冷却。 吸入应急：迅速脱离现场至空气新鲜处。保持呼吸道通畅。如呼吸困难，给输氧。如呼吸停止，立即进行人工呼吸。就医。 皮肤应急：脱去污染的衣着，用肥皂水和清水彻底冲洗皮肤。 眼睛应急：提起眼睑，用流动清水或生理盐水冲洗。就医。 食入应急：饮足量温水，催吐。就医

50. 滴滴涕（DDT）[Dichlorodiphenyltrichloroethane（DDT）]

基 本 信 息	
原化学品目录	滴滴涕（DDT）
化学物质	滴滴涕（DDT）
别名	二氯二苯基三氯乙烷；1，1，1 - 三氯 - 2，2 - 双（对氯苯基）乙烷；2，2 - 双（对氯苯基）- 1，1，1 - 三氯乙烷；1，1′ -（2，2，2 - 三氯亚乙基）双（4 - 氯苯）；p，p′ - DDT
英文名	DDT；DICHLORODIPHENYLTRICHLOROETHANE；1，1，1 - TRICHLORO - 2，2 - BIS（P - CHLOROPHENYL）ETHANE；2，2 - BIS（P - CHLOROPHENYL）- 1，1，1 - TRI-CHLOROETHANE；1，1′ -（2，2，2 - TRICHLOROETHYLIDENE）BIS（4 - CHLORO-BENZENE）；P，P′ - DDT
CAS 号	50 - 29 - 3
化学式	$C_{14}H_9Cl_5$

基 本 信 息	
分子量	354.5
成分/组成信息	滴滴涕（DDT）

物 化 性 质	
理化特性	外观与性状：无色晶体或白色粉末。原药为蜡状固体 密度：1.6 g/cm³ 熔点：109 ℃ 沸点：260 ℃（常压） 闪点：72 ℃ 溶解性：易溶于吡啶及二氧六环，不溶于水、稀酸和碱液
禁配物	氧化剂、碱类

健康危害与毒理信息	
危险有害概述	物理危险性：可燃，具刺激性。 化学危险性：燃烧时，生成含有氯化氢的有毒和腐蚀性烟雾。与铝和铁发生反应。 健康危险性：①吸入危险性：20 ℃时蒸发可忽略不计，但可较快地达到空气中颗粒物有害浓度，尤其是粉末。②短期接触的影响：可能对中枢神经系统和肝有影响。③长期或反复接触的影响：可能是人类致癌物。动物实验表明，可能造成人类生殖或发育毒性
GHS危害分类	急性毒性 - 经皮：类别3； 急性毒性 - 经口：类别3； 皮肤腐蚀/刺激：类别2； 严重眼损伤/眼刺激：类别2B； 生殖细胞致突变性：类别1B； 致癌性：类别2； 生殖毒性：类别2； 特异性靶器官毒性 - 单次接触：类别1（神经系统，肝脏）； 特异性靶器官毒性 - 反复接触：类别1（肝脏，神经系统）； 危害水生环境 - 急性危害：类别1； 危害水生环境 - 长期危害：类别1
急性毒性数（HSDB）	LD_{50}：100 mg/kg（大鼠经口）； LD_{50}：1931 mg/kg（大鼠经皮）； LD_{50}：9100 μg/kg（大鼠腹腔注射）； LD_{50}：68 mg/kg（大鼠静脉注射）
致癌分类	类别2A（国际癌症研究机构，2019年）。 类别A3（美国政府工业卫生学家会议，2017年）
ToxCast毒性数据	AC_{50}（AR）= Inactive；AC_{50}（AhR）= Inactive；AC_{50}（ESR）= 4.74 μmol/L；AC_{50}（p53）= 54.51 μmol/L
急性暴露水平（AEGL）	/
暴露途径	可经食入吸收到体内
靶器官	神经系统、肝脏、眼、呼吸系统
中毒症状	咳嗽，眼睛发红，震颤，腹泻，头晕，头痛，呕吐，麻木，感觉异常，过度兴奋，惊厥
职业接触限值	时间加权平均容许浓度：1 mg/m³（美国政府工业卫生学家会议，2017年）。 最高容许浓度：1 mg/m³（经皮）（德国，2016年）。 时间加权平均容许浓度：0.2 mg/m³（中国，2019年）

（续）

防 护 与 急 救	
接触控制/个体防护	工程控制：严加密闭，提供充分的局部排风。 呼吸系统防护：可能接触其粉尘时，必须佩戴防尘面具（全面罩）。紧急事态抢救或撤离时，应该佩戴空气呼吸器。 身体防护：穿防毒物渗透工作服。戴橡胶手套。 眼睛防护：呼吸系统防护中已作防护。 其他防护：工作现场禁止吸烟、进食和饮水。工作完毕，淋浴更衣。保持良好的卫生习惯
急救措施	吸入应急：迅速脱离现场至空气新鲜处。保持呼吸道通畅。如呼吸困难，给输氧。如呼吸停止，立即进行人工呼吸。就医。 皮肤应急：脱去污染的衣着，用大量流动清水冲洗。就医。 眼睛应急：提起眼睑，用流动清水或生理盐水冲洗。就医。 食入应急：饮足量温水，催吐。洗胃，导泄。就医

51. 敌百虫（Trichlorphon）

基 本 信 息	
原化学品目录	敌百虫
化学物质	敌百虫
别名	二甲基（2，2，2－三氯－1－羟基乙基）膦酸酯；（2，2，2－三氯－1－羟基乙基）膦酸二甲酯
英文名	TRICHLORPHON；TRICHLORPHENE；CHLOROFOS DIMETHYL－2，2，2－TRICHLO-RO－1－HYDROXYETHYLPHOSPHONATE；（2，2，2－TRICHLORO－1－HYDROXY-ETHYL）PHOSPHONIC ACID DIMETHYL ESTER；
CAS 号	52－68－6
化学式	$C_4H_8Cl_3O_4P$
分子量	257.4
成分/组成信息	敌百虫

物 化 性 质	
理化特性	外观与性状：白色晶体 熔点：83～84℃ 沸点：100℃（13.3 Pa） 相对密度（水＝1）：1.73 饱和蒸气压：13.33 kPa（100℃） 辛醇/水分配系数：0.51 溶解性：溶于水、氯仿，不溶于汽油
禁配物	强氧化剂、强碱

健康危害与毒理信息	
危险有害概述	化学危险性：加热和与酸和碱接触时，分解生成有毒烟雾。侵蚀许多金属。 健康危险性：①吸入危险性：20℃时蒸发可忽略不计，但在粉尘形成时，可较快地达到空气中颗粒物有害浓度。②短期接触的影响：可能通过抑制胆碱酯酶对神经系统有影响，导致惊厥，呼吸衰竭和死亡。胆碱酯酶抑制剂。高浓度接触时，可能导致死亡。影响可能推迟显现。需要进行医学观察。③长期或反复接触的影响：可能引起皮肤过敏。可能对神经系统有影响。胆碱酯酶抑制剂。可能有累积影响

健康危害与毒理信息	
GHS 危害分类	急性毒性－经口：类别 3； 急性毒性－吸入（粉尘和雾气）：类别 3； 严重眼损伤/眼刺激：类别 2A； 皮肤致敏物：类别 1； 生殖细胞致突变性：类别 1B； 生殖毒性：类别 1B； 特异性靶器官毒性－单次接触：类别 1（神经系统）； 特异性靶器官毒性－反复接触：类别 1（神经系统、血液），类别 2（胃肠道，肝脏，肾脏，睾丸，卵巢）； 危害水生环境－急性危害：类别 1； 危害水生环境－长期危害：类别 1
急性毒性数（HSDB）	LD_{50}：250 mg/kg（大鼠经口）； LD_{50}：2000 mg/kg（大鼠经皮）； LC_{50}：533 mg/m³，4 h（大鼠吸入）
致癌分类	类别 3（国际癌症研究机构，2019 年）。 类别 A4（美国政府工业卫生学家会议，2017 年）
ToxCast 毒性数据	AC_{50}（AR）= Inactive；AC_{50}（AhR）= Inactive；AC_{50}（ESR）= Inactive；AC_{50}（p53）= 116.95 μmol/L
急性暴露水平（AEGL）	/
暴露途径	可通过吸入其气溶胶，经皮肤和食入吸收到体内
靶器官	神经系统、消化系统、肝脏、肾脏、睾丸、眼、皮肤、呼吸系统等
中毒症状	恶心，头晕，呕吐，瞳孔缩窄，出汗，多涎，肌肉痉挛，呼吸困难，惊厥，神志不清。症状可能推迟显现。眼睛发红，疼痛，视力模糊，瞳孔缩窄。虚弱，胃痉挛，腹泻
职业接触限值	时间加权平均容许浓度：1 mg/m³（美国政府工业卫生学家会议，2017 年）。 时间加权平均容许浓度：0.5 mg/m³，短时间接触容许浓度：1 mg/m³（中国，2019 年）
防 护 与 急 救	
接触控制/个体防护	工程控制：生产过程密闭，加强通风。提供安全淋浴和洗眼设备。 呼吸系统防护：生产操作或农业使用时，建议佩戴头罩型电动送风过滤式防尘呼吸器。 身体防护：穿防毒物渗透工作服。 手部防护：戴氯丁橡胶手套。 眼睛防护：呼吸系统防护中已作防护。 其他防护：工作现场禁止吸烟、进食和饮水。工作完毕，淋浴更衣。工作服不准带至非作业场所。单独存放被毒物污染的衣服，洗后备用。注意个人清洁卫生
急救措施	吸入应急：迅速脱离现场至空气新鲜处。保持呼吸道通畅。如呼吸困难，给输氧。如呼吸停止，立即进行人工呼吸。就医。 皮肤应急：立即脱去污染的衣着，用大量流动清水冲洗。就医。 眼睛应急：提起眼睑，用流动清水或生理盐水冲洗。就医。 食入应急：饮足量温水，催吐。用 1：5000 高锰酸钾溶液洗胃。就医

52. 敌草隆（Diuron）

基 本 信 息	
原化学品目录	敌草隆
化学物质	敌草隆
别名	地草净；3 –（3，4 –二氯苯基）– N，N –二甲基脲；3 –（3，4 –二氯苯）– 1，1 –二甲基脲；N –（3，4 –二氯苯基）– N，N′ –二甲基脲；3 –（3，4 –二氯苯基）– 1，1 –二甲基脲；N –（3，4 –二氯苯基）– N′，N′ –二甲基脲
英文名	DIURON
CAS 号	330 – 54 – 1
化学式	$C_9H_{10}Cl_2N_2O$
分子量	233.094
成分/组成信息	敌草隆
物 化 性 质	
理化特性	外观与性状：纯品为白色无臭晶体 密度：1.48 g/mL 相对蒸汽密度（空气 =1）：8.04 g/mL 熔点：158 ~ 159 ℃ 沸点：180 ~ 190 ℃（常压） 蒸气压：4.13×10^{-4} kPa（25 ℃） 溶解性：微溶于水
禁配物	/
健康危害与毒理信息	
危险有害概述	健康危险性：属低毒除草剂。误服会中毒。对黏膜和上呼吸道有刺激作用。吞咽有害；长期或重复接触可能对器官造成伤害； 环境危险性：对水生生物毒性极大；对水生生物毒性极大并具有长期持续影响
GHS 危害分类	致癌性：类别 2； 急性毒性 – 经口：类别 4； 皮肤腐蚀/刺激：类别 3； 严重眼损伤/眼刺激：类别 2B； 特异性靶器官毒性 – 单次接触：类别 3（呼吸道刺激）； 特异性靶器官毒性 – 反复接触：类别 2（血液）； 危害水生环境 – 急性危害：类别 1； 危害水生环境 – 长期危害：类别 1
急性毒性数（HSDB）	LD_{50}：1017 ~ 3400 mg/kg（大鼠经口）
致癌分类	类别 A4（美国政府工业卫生学家会议，2017 年）
ToxCast 毒性数据	AC_{50}（AR）= Inactive；AC_{50}（AhR）= 17.01 μmol/L；AC_{50}（ESR）= Inactive；AC_{50}（p53）= Inactive
急性暴露水平（AEGL）	/
暴露途径	吸入、食入、经皮吸收
靶器官	眼、皮肤、呼吸系统、血液系统
中毒症状	误服会中毒。对黏膜和上呼吸道有刺激作用

健康危害与毒理信息	
职业接触限值	时间加权平均容许浓度：10 mg/m³（美国政府工业卫生学家会议，2017年）。 时间加权平均容许浓度：10 mg/m³（中国，2019年）

防 护 与 急 救	
接触控制/个体防护	呼吸系统防护：生产操作或农业使用时，佩戴防毒口罩。必要时佩戴防毒面具。 身体防护：穿紧袖工作服，长筒胶鞋。 手部防护：必要时戴防护手套。 眼睛防护：必要时可采用安全面罩。 其他防护：工作现场严禁吸烟、进食和饮水。工作后，淋浴更衣。注意个人清洁卫生
急救措施	火灾应急：泡沫、干粉、砂土、水。 吸入应急：脱离现场至空气新鲜处。就医。 皮肤应急：用肥皂水及清水彻底冲洗。就医。 眼睛应急：拉开眼睑，用流动清水冲洗15 min。就医。 食入应急：误服者，饮适量温水，催吐。就医

53. 敌敌畏（Dichlorvos）

基 本 信 息	
原化学品目录	有机磷
化学物质	敌敌畏
别名	2,2-二氯乙烯基二甲基磷酸酯；磷酸-2,2-二氯乙烯基二甲酯
英文名	DICHLORVOS；2,2-DICHLOROVINYL DIMETHYLPHOSPHATE；PHOSPHORIC ACID；2,2-DICHLOROETHENYL DIMETHYL ESTER；DDVP
CAS号	62-73-7
化学式	$C_4H_7CP_2O_4P/CCP_2=CHOPO(OCH_3)_2$
分子量	220.98
成分/组成信息	敌敌畏

物 化 性 质	
理化特性	外观与性状：无色至琥珀色液体，有特殊气味 沸点：2.7 kPa时140℃ 相对密度（水=1）：1.4 水中溶解度：适度溶解 蒸汽压：20℃时1.6 Pa 闪点：>80℃ 辛醇、水分配系数的对数值：1.47
禁配物	/

健康危害与毒理信息	
危险有害概述	化学危险性：燃烧时，分解生成磷氧化物、光气和氯气有毒烟雾。侵蚀金属、塑料和橡胶。 健康危险性：①吸入危险性：20℃时，蒸发不会或很缓慢地达到空气中有害污染浓度，但喷洒或扩散时快得多。②短期接触的影响：刺激皮肤。可能对中枢神经有影响。胆碱酯酶抑制剂。超过职业接触限值接触时，可能导致死亡。影响可能推迟显现。需要进行医学观察。③长期或反复接触的影响：可能引起皮炎，皮肤过敏。胆碱酯酶抑制剂，可能发生累积影响。 环境危险性：对水生生物有极高毒性

健康危害与毒理信息	
GHS 危害分类	急性毒性 – 经口：类别 3； 急性毒性 – 吸皮：类别 2； 急性毒性 – 吸入：类别 1（蒸气）； 急性毒性 – 吸入：类别 2（粉尘和烟雾）； 皮肤腐蚀/刺激：类别 2； 严重眼损伤/眼刺激：类别 2B； 皮肤致敏性：类别 1； 致癌性：类别 2； 特异性靶器官毒性 – 单次接触：类别 1（神经系统）； 特异性靶器官毒性 – 反复接触：类别 1（神经系统）； 危害水生环境 – 急性危害：类别 1； 危害水生环境 – 长期危害：类别 1
急性毒性数据（HSDB）	LC_{50}：455 mg/m^3，4 h（大鼠雄性吸入）； LD_{50}：70,400 μg/kg（小鼠经皮）； LD_{50}：17～25 mg/kg（大鼠经口）
致癌分类	类别 2B（国际癌症研究机构，2019 年）。 类别 A4（美国政府工业卫生学家会议，2017 年）
ToxCast 毒性数据	AC_{50}(AR) = Inactive；AC_{50}(AhR) = 3.62；AC_{50}(ESR) = Inactive；AC_{50}(p53) = Inactive
急性暴露水平（AEGL）	/
暴露途径	可通过吸入气溶胶，经皮肤和食入吸收到体内
靶器官	神经系统、眼、皮肤
中毒症状	吸入：惊厥，头晕，出汗，呼吸困难，恶心，瞳孔缩窄，神志不清，肌肉痉挛，多涎。 皮肤：可能被吸收，发红，疼痛。 食入：胃痉挛，腹泻，呕吐
职业接触限值	阈限值：0.1 ppm（时间加权平均值）(经皮)（美国政府工业卫生学家会议，2017 年）。 时间加权平均容许浓度：0.11 ppm，1 mg/m^3；皮肤吸收（德国，2016 年）
防 护 与 急 救	
接触控制/个体防护	工程控制：禁止明火。 接触控制：严格作业环境管理，避免孕妇接触，避免青少年和儿童接触。 呼吸系统防护：通风，局部排气通风适当的呼吸防护。 身体防护：防护服。 手部防护：防护手套。 眼睛防护：面罩，或眼睛防护结合呼吸防护。 其他防护：工作时不得进食、饮水或吸烟
急救措施	火灾应急：干粉，雾状水，泡沫，二氧化碳。 接触应急：一切情况均向医生咨询。 吸入应急：新鲜空气，休息，必要时进行人工呼吸，给予医疗护理。 皮肤应急：脱掉污染的衣服，冲洗，然后用水和肥皂洗皮肤，给予医疗护理。 眼睛应急：首先用大量水冲洗几分钟（如可能易行，摘除隐形眼镜），然后就医。 食入应急：漱口，催吐（仅对清醒病人），给予医疗护理

54. 碲化铋 (Bismuth telluride)

基 本 信 息	
原化学品目录	碲化铋
化学物质	碲化铋
别名	碲化铋 (III)
英文名	DIBISMUTH TRITELLURIDE
CAS 号	1304 – 82 – 1
化学式	Bi_2Te_3
分子量	800.76
成分/组成信息	碲化铋 (III)

物 化 性 质	
理化特性	外观：灰色粉末
禁配物	氧化物、水分/潮湿、酸

健康危害与毒理信息	
危险有害概述	/
GHS 危害分类	急性毒性 – 吸入：类别 4； 急毒性 – 经口：类别 4； 急毒性 – 皮肤：类别 4； 皮肤腐蚀/刺激：类别 2； 严重眼损伤/眼刺激：类别 2A； 急毒性 – 吸入：类别 4； 特定目标器官毒性 – 单次接触：类别 3 (呼吸道刺激)
急性毒性数据 (HSDB)	/
致癌分类	类别 A4 (美国政府工业卫生学家会议，2017 年)
ToxCast 毒性数据	/
急性暴露水平 (AEGL)	/
暴露途径	可通过吸入其气溶胶、经皮肤和食入吸收到体内
靶器官	呼吸道、皮肤、眼
中毒症状	吞咽有害，皮肤接触有害，皮肤刺激，造成严重眼刺激；吸入有害，可能造成呼吸道刺激
职业接触限值	时间加权平均容许浓度：10 mg/m³ (美国政府工业卫生学家会议，2017 年)。 时间加权平均容许浓度：5 mg/m³ (中国，2019 年)

防 护 与 急 救	
接触控制/个体防护	呼吸系统防护：避免吸入粉尘/烟/气体/烟雾/蒸气/喷雾。 工程控制：作业后彻底清洗。只能在室外或通风良好之处使用。 其他防护：使用时不要进食、饮水或吸烟。 身体防护：穿防护服，戴防护面具。 手部防护：戴防护手套。 眼睛防护：戴防护眼罩

防 护 与 急 救	
急救措施	吸入应急：如误吸入：将受害人转移到空气新鲜处，保持呼吸舒适的休息姿势。如感觉不适，呼叫中毒急救中心/医生。 食入应急：漱口。如误吞咽：如感觉不适，呼叫中毒急救中心/医生。 皮肤应急：如皮肤沾染：用水充分清洗。如发生皮肤刺激：求医/就诊。脱掉所有沾染的衣服，清洗后方可重新使用。 眼睛应急：如仍觉眼刺激：求医/就诊。如进入眼睛：用水小心冲洗几分钟。如戴隐形眼镜并可方便地取出，取出隐形眼镜继续冲洗

55. 碘 （Iodine）

基 本 信 息	
原化学品目录	碘
化学物质	碘
别名	碘浓缩液；碘
英文名	IODINE
CAS 号	7553 – 56 – 2
化学式	I_2
分子量	253.8
成分/组成信息	碘

物 化 性 质	
理化特性	外观与性状：浅蓝黑色或暗紫色晶体，有刺鼻气味 熔点：113.5 ℃ 沸点：184.0 ℃（常压） 密度：1.32 g/mL 相对蒸汽密度（g/mL，空气 =1）：4.9 蒸汽压：25 ℃时 0.04 kPa 蒸汽相对密度（空气 =1）：8.8 溶解性：难溶于水、硫酸，易溶于乙醇、醚、三氯甲烷、二硫化碳、苯和其他有机溶剂及碱金属的碘化物溶液
禁配物	乙醇、乙醛、乙炔、氧、硫化物、卤素、氨、镁

健康危害与毒理信息	
危险有害概述	物理危险性：碘容易升华。 化学危险性：加热时，生成有毒烟雾。是一种强氧化剂。与可燃物质和还原性物质发生反应。与金属粉末、锑、氨、乙醛和乙炔激烈反应，有着火和爆炸的危险。 健康危险性：20 ℃时，蒸发相当快地达到空气中有害污染浓度。在偶尔情况下，反复或长期接触可能引起皮肤过敏。反复或长期吸入接触可能引起类似哮喘综合征（RADS）。可能对甲状腺有影响
GHS 危害分类	急性毒性 – 吸入：类别 1（蒸汽）； 急性毒性 – 经皮：类别 4； 急性毒性 – 经口：类别 4； 皮肤腐蚀/刺激：类别 2； 严重眼损伤/眼刺激：类别 2A – 2B； 皮肤过敏性：类别 1；

健康危害与毒理信息	
GHS 危害分类	特异性靶器官毒性 – 单次接触：类别 3（呼吸道刺激）； 特异性靶器官毒性 – 反复接触：类别 1（甲状腺）； 危害水生环境 – 急性危害：类别 1； 危害水生环境 – 长期危害：类别 1
急性毒性数（HSDB）	LD_{50}：14 g/kg（大鼠经口）
致癌分类	类别 A4（美国政府工业卫生学家会议，2017 年）
ToxCast 毒性数据	/
急性暴露水平（AEGL）	/
暴露途径	可通过吸入其蒸气，经皮肤和食入吸收到体内
靶器官	甲状腺、眼、皮肤、呼吸系统
中毒症状	吸入：咳嗽，喘息，呼吸困难，症状可能推迟显现。 皮肤：皮肤发红，疼痛。 眼睛：引起流泪，发红，疼痛。 食入：腹部疼痛，腹泻，恶心，呕吐
职业接触限值	时间加权平均容许浓度：0.01 ppm；短时间接触容许浓度：0.1 ppm（美国政府工业卫生学家会议，2017 年）。 最高容许浓度：1 mg/m³（中国，2019 年）
防 护 与 急 救	
接触控制/个体防护	工程控制：严加密闭，提供充分的局部排风。 呼吸系统防护：空气中粉尘浓度超标时，必须佩戴自吸过滤式防尘口罩。紧急事态抢救或撤离时，应该佩戴空气呼吸器。 身体防护：穿防毒物渗透工作服。 手部防护：戴橡胶手套。 眼睛防护：戴化学安全防护眼镜。 其他防护：工作现场严禁吸烟。注意个人清洁卫生
急救措施	吸入应急：迅速脱离现场至空气新鲜处。保持呼吸道通畅。如呼吸困难，给输氧。如呼吸停止，立即进行人工呼吸。就医。 皮肤应急：立即脱去污染的衣着，用大量流动清水冲洗至少 15 min。就医。 眼睛应急：立即提起眼睑，用大量流动清水或生理盐水彻底冲洗至少 15 min。就医。 食入应急：饮足量温水，催吐。洗胃，导泻。就医

56. 碘仿（Iodoform）

基 本 信 息	
原化学品目录	碘仿
化学物质	碘仿
别名	三碘甲烷；IPG 干胶条
英文名	IODOFORM；TRIIODOMETHANE
CAS 号	75 – 47 – 8
化学式	CHI_3
分子量	393.73
成分/组成信息	碘仿

（续）

物 化 性 质	
理化特性	外观与性状：黄色粉末或晶体，有不愉快的气味 熔点：115 ~ 120 ℃ 沸点：218 ℃ 相对密度（水 = 1）：4.01 相对蒸气密度（空气 = 1）：13.0 辛醇/水分配系数：3.03 溶解性：微溶于水，溶于苯、乙醚、丙酮
禁配物	强氧化剂、强碱、碱金属、汞及其化合物
健康危害与毒理信息	
危险有害概述	健康危险性：对呼吸道有刺激性，吸入后出现咳嗽、呼吸困难、胸痛，重者发生肺水肿。高浓度接触可引起神经系统改变，出现精神错乱、兴奋、头痛、幻觉、共济失调等。对眼有刺激性。口服灼伤口腔和胃，出现中枢神经系统抑制及心、肝、肾损害。慢性影响：皮肤长期接触可致湿疹、发热、皮疹等。可致肝、肾损害
GHS 危害分类	急性毒性 - 经口：类别 4； 急性毒性 - 经皮：类别 4； 急性毒性 - 吸入（粉尘和雾气）：类别 4； 严重眼损伤/眼刺激：类别 2A - 2B； 特异性靶器官毒性 - 单次接触：类别 3（麻醉效果）； 危害水生环境 - 急性危害：类别 2； 危害水生环境 - 长期危害：类别 2
急性毒性数（HSDB）	LD_{50}：355 mg/kg（大鼠经口）； LD_{50}：1184 mg/kg（大鼠经皮）
致癌分类	/
ToxCast 毒性数据	AC_{50}（AR）= Inactive；AC_{50}（AhR）= 8.85 μmol/L；AC_{50}（ESR）= 22.70 μmol/L
急性暴露水平（AEGL）	/
暴露途径	吸入、食入、经皮吸收
靶器官	神经系统、眼、皮肤、呼吸系统
中毒症状	吸入：后出现咳嗽、呼吸困难、胸痛，重者发生肺水肿。高浓度接触可出现精神错乱、兴奋、头痛、幻觉、共济失调等。 食入：灼伤口腔和胃，出现中枢神经系统抑制及心、肝、肾损害。皮肤：长期接触可致湿疹、发热、皮疹等
职业接触限值	时间加权平均容许浓度：0.6 ppm（美国政府工业卫生学家会议，2017 年）。 时间加权平均容许浓度：10 mg/m³（中国，2019 年）
防 护 与 急 救	
接触控制/个体防护	工程控制：密闭操作，局部排风。 呼吸系统防护：空气中粉尘浓度超标时，应佩戴防毒口罩。紧急事态抢救或逃生时，建议佩戴空气呼吸器。 身体防护：穿相应的防护服。 手部防护：必要时戴橡胶手套。 眼睛防护：戴化学安全防护眼镜。 其他防护：工作现场严禁吸烟、进食和饮水。工作后，沐浴更衣。单独存放被毒物污染的衣服，洗后再用。注意个人清洁卫生

	防 护 与 急 救
急救措施	吸入应急：脱离现场至空气新鲜处。保持呼吸道通畅。必要时进行人工呼吸。就医。 皮肤应急：脱去污染的衣着，用肥皂水及清水彻底冲洗。 眼睛应急：立即提起眼睑，用流动清水冲洗。 食入应急：误服者给饮大量温水，催吐，就医

57. 碘甲烷（Methyl iodide）

	基 本 信 息
原化学品目录	碘甲烷
化学物质	碘甲烷
别名	甲基碘
英文名	METHYL IODIDE；IODOMETHANE
CAS 号	74 – 88 – 4
化学式	CH_3I
分子量	142.0
成分/组成信息	碘甲烷

	物 化 性 质
理化特性	外观与性状：无色液体，有特殊气味，遇光和湿气时变棕色 沸点：42.5 ℃ 熔点： –66.5 ℃ 相对密度（水 =1）：2.3 水中溶解度：20 ℃时 1.4 g/100 mL 蒸汽压：20 ℃时 50 kPa 蒸汽相对密度（空气 =1）：4.9 辛醇、水分配系数的对数值：1.51 ~ 1.69
禁配物	强氧化剂、强碱

	健康危害与毒理信息
危险有害概述	物理危险性：蒸气比空气重。可能积聚在低层空间，造成缺氧。 化学危险性：加热至 270 ℃以上时，分解生成碘化氢。与强氧化剂激烈反应。在 300 ℃时与氧激烈反应，有爆炸的危险。 健康危险性：①吸入危险性：20 ℃时，蒸发迅速达到空气中有害污染浓度。②短期接触的影响：刺激眼睛、皮肤和呼吸道。可能对中枢神经系统有影响。影响可能推迟显现，需进行医学观察
GHS 危害分类	易燃液体：类别 2； 急性毒性 – 经皮：类别 4； 急性毒性 – 经口：类别 3； 急性毒性 – 吸入：类别 3（蒸气）； 皮肤腐蚀/刺激：类别 2； 严重眼损伤/眼刺激：类别 1； 特定靶器官毒性 – 单次接触：类别 3（麻醉效果、呼吸道过敏）； 特定靶器官毒性 – 重复接触：类别 2（甲状腺、呼吸系统）； 危害水生环境 – 急性危害：类别 3

健康危害与毒理信息	
急性毒性数据（HSDB）	LC$_{50}$：1300 mg/m^3，4 h（大鼠吸入）； LD$_{50}$：76 mg/kg（大鼠经口）
致癌分类	类别 3（国际癌症研究机构，2019 年）。 类别 2（德国，2016 年）
ToxCast 毒性数据	/
急性暴露水平（AEGL）	AEGL1 – 10 min = NR；AEGL1 – 8 h = NR；AEGL2 – 10 min = 80 ppm；AEGL2 – 8 h = 7.9 ppm；AEGL3 – 10 min = 360 ppm；AEGL3 – 8 h = 35 ppm
暴露途径	可通过吸入其蒸气、经皮肤和食入吸收到体内
靶器官	神经系统、眼、皮肤、甲状腺、呼吸系统
中毒症状	吸入：咳嗽，咽喉痛，头痛，头晕，嗜睡，虚弱，意识模糊，腹泻，恶心，呕吐，症状可能推迟显现。 皮肤：发红，疼痛，水疱。 眼睛：发红，疼痛。 食入：症状同吸入
职业接触限值	阈限值：2 ppm（时间加权平均值）（经皮）（美国政府工业卫生学家会议，2017 年）。 时间加权平均容许浓度：10 mg/m^3（中国，2019 年）
防护与急救	
接触控制/个体防护	工程防护：通风，局部排气通风。 接触控制：严格作业环境管理。 呼吸系统防护：适当的呼吸防护。 身体防护：防护服。 手部防护：防护手套。 眼睛防护：安全护目镜，或眼睛防护结合呼吸防护。 其他防护：工作时不得进食、饮水或吸烟
急救措施	火灾应急：周围环境着火时，使用适当的灭火剂。 爆炸应急：着火时，喷雾状水保持料桶等冷却。 吸入应急：新鲜空气，休息。给予医疗护理。 皮肤应急：脱去污染的衣服。用大量水冲洗皮肤或淋浴。给予医疗护理。 眼睛应急：先用大量水冲洗几分钟（如可能易行，摘除隐形眼镜），然后就医。 食入应急：漱口。催吐（仅对清醒病人）。用水冲服活性炭浆。给予医疗护理

58. 叠氮化钠（Sodium azide）

基 本 信 息	
原化学品目录	叠氮化钠
化学物质	叠氮化钠
别名	叠氮化钠；三氮化钠
英文名	SODIUM AZIDE；HYDRAZOIC ACID；SODIUM SALT
CAS 号	26628 – 22 – 8
化学式	NaN$_3$
分子量	65.0
成分/组成信息	叠氮化钠

物　化　性　质	
理化特性	外观与性状：无色六角结晶性粉末 熔点：275 ℃（分解） 蒸气压：1 Pa（20 ℃时） 相对密度（水 =1）：1.85 相对蒸气密度（空气 =1）：2.2 溶解性：溶于水，液氨，不溶于乙醚，微溶于乙醇
禁配物	酸类、酰基氯、活性金属粉末、强氧化剂
健康危害与毒理信息	
危险有害概述	物理危险性：加热时，酸和叠氮化钠水溶液易于转化成叠氮酸。 化学危险性：高于275 ℃时，加热分解，生成有毒烟雾，有着火和爆炸的危险。与铜、铅、银、汞和二硫化碳发生反应，生成特殊冲击敏感性化合物。与酸类发生反应，生成有毒、易爆叠氮化氢。 健康危险性：扩散时，尤其是粉末，可较快地达到空气中颗粒物有害浓度。轻微刺激眼睛和上呼吸道。可能对心血管系统和中枢神经系统造成影响。可能导致血压降低、心脏异常和中枢神经系统功能障碍。大量食入，会造成死亡。吸入粉尘，可能导致哮喘样反应（RADS）
GHS 危害分类	急性毒性 – 经口：类别 2； 急性毒性 – 经皮：类别 1； 皮肤腐蚀/刺激：类别 1； 严重眼损伤/眼刺激：类别 1； 特异性靶器官毒性 – 单次接触：类别 1（心血管系统，肺，中枢神经系统，全身毒性）； 特异性靶器官毒性 – 反复接触：类别 1（中枢神经系统，心血管系统），类别 2（肺）； 危害水生环境 – 急性危害：类别 1； 危害水生环境 – 长期危害：类别 1
急性毒性数（HSDB）	LD_{50}：27 ~ 45 mg/kg（大鼠经口）； LD_{50}：45 mg/kg（大鼠皮下注射）
致癌分类	类别 A4（美国政府工业卫生学家会议，2017 年）
ToxCast 毒性数据	AC_{50}（AR）= Inactive；AC_{50}（AhR）= Inactive；AC_{50}（ESR）= Inactive；AC_{50}（p53）= Inactive
急性暴露水平（AEGL）	/
暴露途径	可经吸入和经食入吸收到体内
靶器官	中枢神经系统、心血管系统、眼、皮肤、呼吸系统
中毒症状	咳嗽，头痛，鼻充血，血压下降，呼吸短促。眼睛发红，疼痛。腹痛，恶心，出汗，血压下降，心率加快，虚弱，视力模糊，休克或虚脱
职业接触限值	上限值：0.29 mg/m³（美国政府工业卫生学家会议，2017 年）。 时间加权平均容许浓度：0.2 mg/m³（德国，2016 年）。 最高容许浓度：0.3 mg/m³（中国，2019 年）
防　护　与　急　救	
接触控制/个体防护	工程控制：严加密闭，提供充分的局部排风。尽可能机械化、自动化。提供安全淋浴和洗眼设备。 呼吸系统防护：可能接触其粉尘时，必须佩戴头罩型电动送风过滤式防尘呼吸器。紧急事态抢救或撤离时，建议佩戴自给式呼吸器。 身体防护：穿连衣式胶布防毒衣。 手部防护：戴橡胶手套。 眼睛防护：呼吸系统防护中已作防护。 其他防护：工作现场禁止吸烟、进食和饮水。工作毕，淋浴更衣。单独存放被毒物污染的衣服，洗后备用。保持良好的卫生习惯

	防 护 与 急 救
急救措施	吸入应急：迅速脱离现场至空气新鲜处。保持呼吸道通畅。如呼吸困难，给输氧。如呼吸停止，立即进行人工呼吸。就医。 皮肤应急：脱去被污染的衣着，用肥皂水和清水彻底冲洗皮肤。 眼睛应急：提起眼睑，用流动清水或生理盐水冲洗。就医。 食入应急：饮足量温水，催吐，就医

59. 叠氮酸（Hydrazoic acid vapor）

	基 本 信 息
原化学品目录	叠氮酸
化学物质	叠氮酸
别名	迭氮化氢
英文名	HYDRAZOIC ACID VAPOR
CAS 号	7782 – 79 – 8
化学式	HN_3
分子量	43.03
成分/组成信息	叠氮酸

	物 化 性 质
理化特性	外观与性状：无色透明易流动液体 沸点：37 ℃ 熔点：–80 ℃ 相对密度：1.09（25 ℃/4 ℃）
禁配物	硝酸、铜、氟

	健康危害与毒理信息
危险有害概述	物理危险性：属爆炸品，易燃，高毒，具刺激性。 健康危险性：吸入，可引起鼻、眼刺激症状，头痛、眩晕、软弱无力、支气管炎、血压降低等。长期接触，可致低血压、搏动性头痛、心悸、软弱无力、眼鼻刺激症状等
GHS 危害分类	严重眼损伤/眼刺激：类别 2； 特异性靶器官毒性 – 单次接触：类别 1（中枢神经系统，心血管系统），类别 3（呼吸道刺激）
急性毒性数（HSDB）	LD_{50}：22 mg/kg（小鼠腹腔注射）
致癌分类	/
ToxCast 毒性数据	/
急性暴露水平（AEGL）	/
暴露途径	吸入，食入，经皮吸收
靶器官	眼、中枢神经系统、心血管系统、呼吸系统
中毒症状	/
职业接触限值	最高容许浓度：0.2 mg/m³（中国，2019 年）。 时间加权平均容许浓度：0.1 ppm（德国，2016 年）

（续）

防 护 与 急 救	
接触控制/个体防护	工程控制：密闭操作，局部排风。尽可能机械化、自动化。 呼吸系统防护：空气中浓度超标时，必须佩戴自吸过滤式防毒面具（全面罩）。紧急事态抢救或撤离时，应该佩戴空气呼吸器。 身体防护：穿防静电工作服。 手部防护：戴橡胶手套。 眼睛防护：呼吸系统防护中已作防护。 其他防护：工作现场禁止吸烟、进食和饮水。工作后，淋浴更衣。注意个人清洁卫生。避免长期反复接触
急救措施	吸入应急：迅速脱离现场至空气新鲜处。保持呼吸道通畅。如呼吸困难，给输氧。如呼吸停止，立即进行人工呼吸。就医。 皮肤应急：脱去污染的衣着，用大量流动清水冲洗。 眼睛应急：拉开眼睑，用流动清水冲洗15 min。就医。 食入应急：误服者，饮适量温水，催吐。就医。

60. 丁胺（n – Butylamine）

基 本 信 息	
原化学品目录	正丁胺
化学物质	丁胺
别名	正丁胺；1 – 氨基丁烷；1 – 丁胺
英文名	N – BUTYLAMINE；1 – AMINOBUTANE；1 – BUTYLAMINE；MONOBUTYLAMINE
CAS 号	109 – 73 – 9
化学式	$C_4H_9NH_2/CH_3(CH_2)_3NH_2$
分子量	73.1
成分/组成信息	丁胺

物 化 性 质	
理化特性	沸点：78 ℃ 熔点：– 50 ℃ 相对密度（水 = 1）：0.74 水中溶解度：混溶 蒸汽压：20 ℃时10.9 kPa 蒸汽相对密度（空气 = 1）：2.5 闪点：– 12 ℃（闭杯） 自燃温度：312 ℃ 爆炸极限：空气中 1.7% ~ 9.8%（体积） 辛醇、水分配系数的对数值：0.86
禁配物	强氧化剂、酸类、铝

健康危害与毒理信息	
危险有害概述	物理危险性：蒸气比空气重，可能沿地面流动，可能造成远处着火。 化学危险性：加热或燃烧时，生成氮氧化物有毒烟雾。是一种弱碱。与强氧化剂和酸发生反应，有着火和爆炸危险。有水存在时，侵蚀某些金属。 健康危险性：对呼吸道有强烈的刺激性，吸入后引起咳嗽、呼吸困难、胸痛、肺水肿、昏迷。对眼和皮肤有强烈刺激性甚至引起灼伤。口服刺激和腐蚀消化道。①吸入危险

健康危害与毒理信息	
危险有害概述	性：20 ℃时，蒸发可迅速达到空气中有害污染浓度。②短期接触的影响：蒸气腐蚀眼睛、皮肤和呼吸道。吸入蒸气可能引起肺水肿。影响可能推迟显现。需进行医学观察。③长期或反复接触的影响：与皮肤接触可能引起皮炎。 环境危险性：对水生生物有害
GHS 危害分类	易燃液体：类别 2； 急性毒性 – 经口：类别 3； 急性毒性 – 经皮：类别 3； 皮肤腐蚀/刺激：类别 1A ~ 1C； 严重眼损伤/眼刺激：类别 1； 特异性靶器官毒性 – 单次接触：类别 1（呼吸系统）； 特定靶器官毒性 – 反复接触：类别 1（呼吸系统）； 急性水生毒性：类别 3
急性毒性数据（HSDB）	LC_{50}：4.2 mg/m³，4 h（大鼠吸入）； LD_{50}：366 ~ 500 mg/kg（大鼠经口）； LD_{50}：850 mg/kg（兔子经皮）
致癌分类	/
ToxCast 毒性数据	AC_{50}（AR）= Inactive；AC_{50}（AhR）= Inactive；AC_{50}（ESR）= 27.50；AC_{50}（p53）= Inactive
急性暴露水平（AEGL）	/
暴露途径	可通过吸入其蒸气、经皮肤和食入吸收到体内
靶器官	呼吸系统、皮肤、眼
中毒症状	吸入：咽喉痛，咳嗽，灼烧感，头痛，头晕，脸红，呕吐，气促，呼吸困难。症状可能推迟显现。 皮肤：可能被吸收，发红，皮肤烧伤，疼痛，水疱。 眼睛：疼痛，发红，严重深度烧伤，失明。 食入：灼烧感，腹痛，腹泻，恶心，呕吐，休克或虚脱
职业接触限值	阈限值：5 ppm（上限值）（经皮）（美国政府工业卫生学家会议，2017 年）。 上限值：5 ppm；时间加权平均容许浓度：2 ppm（德国，2016 年）。 最高容许浓度：15 mg/m³（中国，2019 年）
防 护 与 急 救	
接触控制/个体防护	工程控制：生产过程密闭，加强通风。提供安全淋浴和洗眼设备。 呼吸系统防护：可能接触其蒸气时，佩戴导管式防毒面具。紧急事态抢救或撤离时，应该佩戴氧气呼吸器、空气呼吸器。 眼睛防护：呼吸系统防护中已作防护。 身体防护：穿胶布防毒衣。 手部防护：戴橡胶耐油手套。 其他防护：工作现场禁止吸烟、进食和饮水。工作完毕，淋浴更衣。实行就业前和定期的体检
急救措施	火灾应急：喷水冷却容器，可能的话将容器从火场移至空旷处。灭火剂：抗溶性泡沫、二氧化碳、干粉、砂土。用水灭火无效。 吸入应急：迅速脱离现场至空气新鲜处。呼吸困难时给输氧。呼吸停止时，立即进行人工呼吸。就医。 皮肤应急：脱去污染的衣着，立即用水冲洗至少 15 min。若有灼伤，就医治疗。 眼睛应急：立即提起眼睑，用流动清水或生理盐水冲洗至少 15 min。就医。 食入应急：误服者立即漱口，给饮牛奶或蛋清。就医

61. 丁醇（Butyl alcohol）

基 本 信 息	
原化学品目录	丁醇
化学物质	丁醇
别名	1-丁醇；丙基甲醇；正丁基醇；正丁醇
英文名	1-BUTANOL；n-BUTANOL；n-BUTYL ALCOHOL；PROPYL CARBINOL；BUTAN-1-OL；BUTYL ALCOHOL
CAS 号	71-36-3
化学式	$C_4H_{10}O/CH_3(CH_2)_3OH$
分子量	74.1
成分/组成信息	丁醇

物 化 性 质	
理化特性	外观与性状：无色液体，有特殊气味 沸点：117 ℃ 熔点：-90 ℃ 相对密度（水=1）：0.81 水中溶解度：20 ℃时 7.7 g/100 mL 蒸汽压：20 ℃时 0.58 kPa 蒸汽相对密度（空气=1）：2.6 蒸汽、空气混合物的相对密度（20 ℃，空气=1）：1.01 闪点：29 ℃（闭杯） 自燃温度：345 ℃ 爆炸极限：空气中 1.4%～11.3%（体积） 辛醇、水分配系数的对数值：0.9
禁配物	强酸、酰基氯、酸酐、强氧化剂

健康危害与毒理信息	
危险有害概述	化学危险性：加热到 100 ℃时，与铝发生反应。与强氧化剂，如三氧化铬反应，生成易燃/爆炸性气体氢。侵蚀某些塑料、橡胶和涂层。 健康危险性：①吸入危险性：20 ℃时，蒸发相当慢地达到空气中有害污染浓度。②短期接触的影响：刺激皮肤，严重刺激眼睛。蒸气刺激眼睛和呼吸道。远高于职业接触限值接触能够造成意识降低。如果吞咽的液体吸入肺中，可能引起化学肺炎。③长期或反复接触的影响：液体使皮肤脱脂
GHS 危害分类	易燃液体：类别3； 急性毒性-经皮：类别5； 急性毒性-经口：类别4； 皮肤腐蚀/刺激：类别2； 严重眼损伤/眼刺激：类别2A； 特异性靶器官毒性-单次接触：类别3（麻醉作用、呼吸道刺激）； 特异性靶器官毒性-反复接触：类别1（中枢神经系统、听觉器官）
急性毒性数据（HSDB）	LD_{50}：3400～4200 mg/kg（兔经皮）； LD_{50}：790～4360 mg/kg（大鼠经口）
致癌分类	/
ToxCast 毒性数据	AC_{50}(AR) = Inactive；AC_{50}(AhR) = Inactive；AC_{50}(ESR) = Inactive；AC_{50}(p53) = Inactive

（续）

健康危害与毒理信息	
急性暴露水平（AEGL）	/
暴露途径	可通过吸入其蒸气和食入吸收到体内
靶器官	中枢神经系统、听觉器官、呼吸道、皮肤、眼
中毒症状	吸入：咳嗽，咽喉痛，头痛，头晕，嗜睡。 皮肤：发红，疼痛，皮肤干燥。 眼睛：发红，疼痛。 食入：腹部疼痛，嗜睡，头晕，恶心，腹泻，呕吐
职业接触限值	阈限值：20 ppm（时间加权平均值）（美国政府工业卫生学家会议，2017 年）。 时间加权平均许浓度：100 ppm，310 mg/m³（德国，2016 年）。 时间加权平均容许浓度：100 mg/m³（中国，2019 年）
防 护 与 急 救	
接触控制/个体防护	工程控制：禁止明火，禁止火花和禁止吸烟。高于 29 ℃，使用密闭系统、通风和防爆型电气设备。通风，局部排气通风。 呼吸系统防护：适当的呼吸防护。 手部防护：防护手套。 眼睛防护：安全护目镜。 其他防护：工作时不得进食、饮水或吸烟
急救措施	火灾应急：干粉，雾状水，泡沫，二氧化碳。 爆炸应急：着火时，喷雾状水保持料桶等冷却。 吸入应急：新鲜空气，休息。 皮肤应急：脱去污染的衣服。用大量水冲洗皮肤或淋浴。 眼睛应急：先用大量水冲洗几分钟（如可能易行，摘除隐形眼镜），然后就医。 食入应急：漱口，大量饮水，不要催吐。给予医疗护理

62. 1，3 - 丁二烯（1，3 - Butadiene）

基 本 信 息	
原化学品目录	1，3 - 丁二烯
化学物质	1，3 - 丁二烯
别名	丁二烯；丁烯基乙烯
英文名	1，3 - BUTADIENE；DIVINYL；VINYLETHYLENE
CAS 号	106 - 99 - 0
化学式	$C_4H_6/CH_2 = (CH)_2 = CH_2$
分子量	54.1
成分/组成信息	1，3 - 丁二烯
物 化 性 质	
理化特性	外观与性状：无色压缩液化气体，有特殊气味 沸点：- 4 ℃ 熔点：- 109 ℃ 相对密度（水 =1）：0.6 水中溶解度：0.1 g/100 mL（不溶）

物 化 性 质	
理化特性	蒸汽压：20 ℃时 245 kPa 蒸汽相对密度（空气 =1）：1.9 闪点：-76 ℃ 自燃温度：414 ℃ 爆炸极限：空气中 1.1% ~16.3%（体积） 辛醇、水分配系数的对数值：1.99
禁配物	禁配物：强氧化剂、卤素、氧

健康危害与毒理信息	
危险有害概述	物理危险性：该气体比空气重，可能沿地面流动，可能造成远处着火。由于流动、搅拌等，可能产生静电。蒸气未经阻聚，可能在通风口或储槽的阻火器中生成聚合物，导致通风口堵塞。 化学危险性：在特定条件下（暴露在空气中），能生成过氧化物，引发爆炸性聚合。由于受热，可能聚合，有着火或爆炸危险。与铜及其合金生成撞击敏感的化合物。在加压下迅速加热发生爆炸性分解。与氧化剂和许多其他物质激烈反应，有着火和爆炸危险。 健康危险性：①吸入危险性：容器漏损时，迅速达到空气中该气体的有害浓度。②短期接触的影响：刺激眼睛和呼吸道。液体迅速蒸发可能引起冻伤。可能对中枢神经系统有影响，导致意识降低。③长期或反复接触的影响：可能对骨髓有影响，导致白血病。很可能是人类致癌物。可能引起人类可继承的遗传损伤。动物实验表明，可能对人类生殖产生毒性影响
GHS 危害分类	易燃气体：类别 1； 高压气体：液化气体； 生殖细胞致突变性：类别 1B； 致癌性：类别 1A； 特异性靶器官毒性 – 单次接触：类别 3（呼吸道刺激、麻醉效应）； 特异性靶器官毒性 – 反复接触：类别 1（卵巢），类别 2（血液系统、心脏、肝、骨髓、睾丸）
急性毒性数据（HSDB）	LC_{50}：285000 mg/m^3，4 h（大鼠吸入）； LD_{50}：5480 mg/kg（大鼠经口）
致癌分类	类别 1（国际癌症研究机构，2019 年）。 类别 A2（美国政府工业卫生学家会议，2017 年）。 类别 1（德国，2016 年）
ToxCast 毒性数据	/
急性暴露水平（AEGL）	/
暴露途径	可通过吸入其粉尘吸收到体内
靶器官	卵巢、血液系统、心脏、肝、骨髓、睾丸、呼吸系统
中毒症状	吸入：咳嗽，咽喉痛，头晕，头痛，嗜睡，出汗，恶心，神志不清。 皮肤：冻伤（与液体接触）。 眼睛：发红，疼痛，视力模糊
职业接触限值	阈限值：2 ppm（时间加权平均值）；（美国政府工业卫生学家会议，2017 年）。 时间加权平均容许浓度：5 mg/m^3（中国，2019 年）

（续）

防 护 与 急 救	
接触控制/个体防护	工程控制：禁止明火、禁止火花和禁止吸烟。密闭系统、通风、局部排气通风、防爆型电气设备和照明。如果为液体，防止静电荷积聚（例如通过接地）。 接触控制：避免一切接触，避免孕妇接触。 呼吸系统防护：防毒口罩。 手部防护：保温手套。 眼睛防护：护目镜。 其他防护：工作时不得进食、饮水或吸烟
急救措施	火灾应急：切断气源，如不可能并对周围环境无危险，让火自行燃尽。其他情况用雾状水，干粉，二氧化碳灭火。 爆炸应急：着火时，喷雾状水保持钢瓶冷却。 吸入应急：新鲜空气，休息，给予医疗护理。 皮肤应急：冻伤时，用大量水冲洗，不要脱去衣服，给予医疗护理。 眼睛应急：先用大量水冲洗几分钟（如可能易行，摘除隐形眼镜），然后就医

63. 丁醛（Butyraldehyde）

基 本 信 息	
原化学品目录	丁醛
化学物质	丁醛
别名	/
英文名	BUTYRALDEHYDE；BUTANAL；BUTYL ALDEHYDE
CAS 号	123 - 72 - 8
化学式	$C_4H_8O/CH_3CH_2CH_2CHO$
分子量	72.1
成分/组成信息	丁醛

物 化 性 质	
理化特性	外观与性状：无色液体，有刺鼻气味 沸点：74.8 ℃ 熔点：-99 ℃ 密度：0.8 g/cm³ 水中溶解度：7 g/100 mL 蒸汽压：20 ℃时 12.2 kPa 蒸汽相对密度（空气＝1）：2.5 闪点：-12 ℃（闭杯） 自燃温度：230 ℃ 爆炸极限：空气中 1.9% ~ 12.5%（体积） 辛醇、水分配系数的对数值：0.88
禁配物	强氧化剂、强碱、强还原剂、氧

健 康 危 害 与 毒 理 信 息	
危险有害概述	物理危险性：蒸气比空气重。可能沿地面流动，可能造成远处着火。 化学危险性：大概能生成爆炸性过氧化物，可能发生聚合。与胺类、氧化剂、强碱和酸类发生反应。 健康危险性：①吸入危险性：未指明 20 ℃时蒸发达到空气中有害浓度的速率。②短期接触的影响：刺激眼睛、皮肤和呼吸道。 环境危险性：对水生生物有害

健康危害与毒理信息	
GHS 危害分类	易燃液体：类别 2； 严重眼损伤/眼刺激：类别 2； 特异性靶器官毒性 – 单次接触：类别 1（呼吸系统）； 慢性水生毒性：类别 3
急性毒性数据（HSDB）	LC_{50}：60000 ppm/0.5 h（大鼠吸入）； LD_{50}：5890 mg/kg（大鼠经口）； LD_{50}：3560 mg/kg（兔子经皮）
致癌分类	/
ToxCast 毒性数据	AC_{50}（AR）= Inactive；AC_{50}（AhR）= Inactive；AC_{50}（ESR）= Inactive；AC_{50}（p53）= Inactive
急性暴露水平（AEGL）	/
暴露途径	可通过吸入其蒸气和经食入吸收到体内
靶器官	呼吸系统、眼
中毒症状	吸入：咳嗽，咽喉痛。 皮肤：发红。 眼睛：发红，疼痛。 食入：灼烧感
职业接触限值	时间加权平均容许浓度：5 mg/m³；短时间接触容许浓度：10 mg/m³（中国，2019 年）
防 护 与 急 救	
接触控制/个体防护	工程控制：禁止明火，禁止火花和禁止吸烟。密闭系统，通风，局部排气通风，防爆型电气设备和照明。不要使用压缩空气灌装、卸料或转运。 呼吸系统防护：适当的呼吸防护。 手部防护：防护手套。 眼睛防护：安全眼镜。 其他防护：工作时不得进食、饮水或吸烟
急救措施	火灾应急：泡沫，干粉，二氧化碳。 爆炸应急：着火时，喷雾状水保持料桶等冷却。 吸入应急：新鲜空气，休息。 皮肤应急：脱去污染的衣服。用大量水冲洗皮肤或淋浴。 眼睛应急：先用大量水冲洗几分钟（如可能易行，摘除隐形眼镜），然后就医。 食入应急：漱口，休息

64. 2 – 丁酮（2 – Butanone）

基 本 信 息	
原化学品目录	丁酮
化学物质	2 – 丁酮
别名	甲基乙基（甲）酮；乙基甲基酮；甲基丙酮
英文名	METHYL ETHYL KETONE；ETHYL METHYL KETONE 2 – BUTANONE；METHYL ACE-TONE；MEK

（续）

基 本 信 息	
CAS 号	78 - 93 - 3
化学式	$C_4H_8O/CH_3COCH_2CH_3$
分子量	72.1
成分/组成信息	2 - 丁酮

物 化 性 质	
理化特性	沸点：80 ℃ 熔点：-86 ℃ 相对密度（水 =1）：0.80 水中溶解度：20 ℃时 29 g/100 mL 蒸汽压：20 ℃时 10.5 kPa 蒸汽相对密度（空气 =1）：2.41 闪点：-9 ℃（闭杯） 自燃温度：505 ℃ 爆炸极限：空气中 1.8% ~11.5%（体积） 辛醇、水分配系数的对数值：0.29
禁配物	强氧化剂、碱类、强还原剂

健康危害与毒理信息	
危险有害概述	物理危险性：蒸气比空气重，可沿地面移动，可能引起着火。 化学危险性：与强氧化剂和无机酸激烈反应，有着火和爆炸危险。侵蚀某些塑料。 吸入危险性：20 ℃时，蒸发能相当快达到空气中有害污染浓度。 健康危险性：对眼、鼻、喉、黏膜有刺激性。长期接触可致皮炎。常与己酮混合应用，能加强己酮引起的周围神经病现象，但单独接触丁酮未发现有周围神经病现象。 环境危险性：对环境有危害
GHS 危害分类	易燃液体：类别 2； 急性毒性 - 经口：类别 5； 急性毒性 - 吸入：类别 5（蒸气）； 严重眼损伤/眼刺激：类别 2B； 特异性靶器官毒性 - 单次接触：类别 1（中枢神经系统），类别 2（肾脏），类别 3（呼吸道过敏）； 特异性靶器官毒性 - 反复接触：类别 2（中枢神经系统、周围神经系统）； 呛吸毒性：类别 2
急性毒性数据（HSDB）	LC_{50}：32 mg/L（小鼠吸入）； LC_{50}：34,500 mg/m³（大鼠吸入）（雄）； LD_{50}：2900 ~3400 mg/kg bw（大鼠经口）； LD_{50}：6480 mg/kg（兔子经皮）
致癌分类	/
ToxCast 毒性数据	AC_{50}（AR）= Inactive；AC_{50}（AhR）= Inactive；AC_{50}（ESR）= Inactive；AC_{50}（p53）= Inactive
急性暴露水平（AEGL）	AEGL1 - 10 min = 200 ppm；AEGL1 - 8 h = 200 ppm；AEGL2 - 10 min = 4900 ppm；AEGL2 - 8 h = 1700 ppm；AEGL3 - 10 min = 10000 ppm；AEGL3 - 8 h = 2500 ppm
暴露途径	可通过吸入和食入吸收到体内
靶器官	中枢神经系统、肾脏、呼吸道、眼、周围神经系统

健康危害与毒理信息	
中毒症状	吸入：咳嗽，头晕，嗜睡，头痛，恶心，呕吐。 皮肤：可能被吸收，发红。 眼睛：发红，疼痛。 食入：神志不清。 短期接触的影响：刺激眼睛和呼吸道。可能对中枢神经系统有影响。远高于职业接触限值接触可能导致神志不清。 长期或反复接触的影响：液体使皮肤脱脂。动物实验表明，可能对人类生殖有毒性影响
职业接触限值	阈限值：200 ppm（时间加权平均值），300 ppm（短期接触限值）（美国政府工业卫生学家会议，2017 年）。 最高容许浓度：200 ppm、600 mg/m³（德国，2016 年）。 时间加权平均容许浓度：300 mg/m³，短时间接触容许浓度：600 mg/m³（中国，2019 年）
防 护 与 急 救	
接触控制/个体防护	工程控制：生产过程密闭，全面通风。 呼吸系统防护：空气中浓度超标时，佩戴过滤式防毒面具（半面罩）。 身体防护：穿防静电工作服。 手部防护：戴橡胶耐油手套。 眼睛防护：一般不需要特殊防护，高浓度接触时可戴安全防护眼镜。 其他防护：工作现场严禁吸烟。注意个人清洁卫生。避免长期反复接触
急救措施	火灾应急：尽可能将容器从火场移至空旷处。喷水保持火场容器冷却，直至灭火结束。处在火场中的容器若已变色或从安全泄压装置中产生声音，必须马上撤离。灭火剂：抗溶性泡沫、干粉、二氧化碳、砂土。 吸入应急：迅速脱离现场至空气新鲜处。保持呼吸道通畅。如呼吸困难，给输氧。如呼吸停止，立即进行人工呼吸。就医。 皮肤应急：脱去污染的衣着，用肥皂水和清水彻底冲洗皮肤。 眼睛应急：立即提起眼睑，用大量流动清水或生理盐水彻底冲洗至少15 min。就医。 食入应急：饮足量温水，催吐，洗胃，就医

65. 丁烯（Butylene）

基 本 信 息	
原化学品目录	丁烯
化学物质	丁烯
别名	丁烯
英文名	BUTYLENE
CAS 号	25167 - 67 - 3
化学式	C_4H_8
分子量	56.1072
成分/组成信息	丁烯
物 化 性 质	
理化特性	/
禁配物	/

（续）

健康危害与毒理信息	
危险有害概述	物理危险性：极易燃气体；内装高压气体；遇热可能爆炸
GHS危害分类	易燃气体：类别1； 高压气体：液化气体
急性毒性数据（HSDB）	/
致癌分类	/
ToxCast毒性数据	/
急性暴露水平（AEGL）	/
暴露途径	可通过吸入吸收到体内
靶器官	/
中毒症状	/
职业接触限值	时间加权平均容许浓度：250 ppm（美国政府工业卫生学家会议，2017年）。 时间加权平均容许浓度：100 mg/m³（中国，2019年）
防 护 与 急 救	
接触控制/个体防护	工程控制：远离热源/火花/明火/热表面。禁止吸烟
急救措施	消防：切勿灭火，除非漏气能够安全地制止

66. 毒死蜱（Chlorpyrifos）

基 本 信 息	
原化学品目录	毒死蜱
化学物质	毒死蜱
别名	毒死蜱；O，O－二乙基－O－3，5，6－三氯－2－吡啶基硫代磷酸酯
英文名	Chlorpyrifos；O，O－Diethyl－O－3，5，6－trichloro－2－pyridyl phosphorothioate
CAS号	2921－88－2
化学式	$C_9H_{11}Cl3NO_3PS$
分子量	350.6
成分/组成信息	毒死蜱
物 化 性 质	
理化特性	外观与性状：无色至白色晶体，有特殊气味 密度：1.4 g/cm³。 熔点：41~42 ℃ 沸点：160 ℃（常压） 闪点：2 ℃ 蒸气压：0.0024 Pa（25 ℃时） 溶解性：微溶于水，溶于大部分有机溶剂
禁配物	强氧化剂

健康危害与毒理信息	
危险有害概述	物理危险性：可燃，有毒。 化学危险性：在 160 ℃时分解，生成含有氯化氢、光气、磷氧化物、氮氧化物和硫氧化物的有毒、腐蚀性烟雾。侵蚀铜和黄铜。 健康危险性：喷洒或扩散时，尤其粉末可较快地达到空气中颗粒物有害浓度。可能对通过胆碱酯酶抑制作用，对神经系统造成影响。远高于职业接触限值接触能够造成死亡。影响可能推迟显现，需进行医疗观察。胆碱酯酶抑制。影响可能累积
GHS 危害分类	急性毒性 - 经口：类别 3； 特异性靶器官毒性 - 单次接触：类别 1（神经系统）； 特异性靶器官毒性 - 反复接触：类别 1（神经系统、肾上腺）、类别 2（眼）； 危害水生环境 - 急性危害：类别 1； 危害水生环境 - 长期危害：类别 1
急性毒性数（HSDB）	LD_{50}：82～320 mg/kg bw（大鼠经口）； LC_{50}：560 mg/m^3，4 h（大鼠吸入）； LD_{50}：202 mg/kg（大鼠经皮）
致癌分类	类别 A4（美国政府工业卫生学家会议，2017 年）
ToxCast 毒性数据	AC_{50}（AR）= Inactive；AC_{50}（AhR）= 2.35 μmol/L；AC_{50}（ESR）= 34.33 μmol/L
急性暴露水平（AEGL）	/
暴露途径	可经吸入、经皮肤和经食入吸收到体内
靶器官	神经系统、眼、消化系统等
中毒症状	肌肉抽搐，惊厥，头晕，出汗，气喘，呼吸困难，神志不清。眼睛发红，疼痛，瞳孔收缩，视力模糊。多涎，恶心，呕吐，胃痉挛，腹泻
职业接触限值	时间加权平均容许浓度：0.1 mg/m^3（美国政府工业卫生学家会议，2017 年）。 时间加权平均容许浓度：0.2 mg/m^3（中国，2019 年）
防 护 与 急 救	
接触控制/个体防护	工程控制：密闭操作，局部排风。 呼吸系统防护：空气中粉尘浓度超标时，建议佩戴自吸过滤式防尘口罩。紧急事态抢救或撤离时，应该佩戴空气呼吸器。 身体防护：穿防毒物渗透工作服。 手部防护：戴乳胶手套。 眼睛防护：戴化学安全防护眼镜。 其他防护：工作场所禁止吸烟、进食和饮水。饭前要洗手，工作完毕，淋浴更衣。保持良好的卫生习惯
急救措施	吸入应急：迅速脱离现场至空气新鲜处。保持呼吸道通畅。如呼吸困难，给输氧。如呼吸停止，立即进行人工呼吸。就医。 皮肤应急：立即脱去污染的衣着，用肥皂水及流动清水彻底冲洗污染的皮肤、头发、指甲等。就医。 眼睛应急：提起眼睑，用流动清水或生理盐水冲洗。就医。 食入应急：饮足量温水，催吐。用清水或2%～5%碳酸氢钠溶液洗胃。就医

67. 对氨基酚（p – Aminophenol）

基　本　信　息	
原化学品目录	对氨基酚
化学物质	对氨基酚
别名	4 – 氨基苯酚
英文名	4 – AMINOPHENOL；p – AMINOPHENOL
CAS 号	123 – 30 – 8
化学式	C_6H_7NO
分子量	109.12
成分/组成信息	对氨基酚

物　化　性　质	
理化特性	外观与性状：白色至灰褐色结晶 熔点：184 ℃（分解） 沸点：150 ℃（0.4 kPa） 饱和蒸气压：0.4 kPa（150 ℃） 溶解性：微溶于水、醇、醚
禁配物	酸类、酰基氯、酸酐、氯仿、强氧化剂

健康危害与毒理信息	
危险有害概述	化学危险性：遇明火、高热可燃。受热分解放出有毒的氧化氮烟气。与强氧化剂接触可发生化学反应。 健康危险性：吸入过量的粉尘，可引起高铁血红蛋白血症。有致敏作用，能引起支气管哮喘、接触性变应性皮炎。不易经皮肤吸收
GHS 危害分类	急性毒性 – 经口：类别 4； 急性毒性 – 吸入：类别 4（粉尘和烟雾）； 皮肤致敏性：类别 1； 呼吸致敏性：类别 1； 生殖毒性：类别 2； 特异性靶器官毒性 – 单次接触：类别 1（血液系统）； 特异性靶器官毒性 – 反复接触：类别 1（血液系统、肾脏）； 急性水生毒性：类别 1； 慢性水生毒性：类别 1
急性毒性数据（HSDB）	LC_{50}：＞5.91 mg/L，60 min（大鼠吸入）； LD_{50}：＞8000 mg/kg（兔经皮）； LD_{50}：375 ~ 1270 mg/kg（大鼠经口）； LD_{50}：420 mg/kg（小鼠经口）
致癌分类	/
ToxCast 毒性数据	$AC_{50}(AR)$ = Inactive；$AC_{50}(AhR)$ = Inactive；$AC_{50}(ESR)$ = Inactive；$AC_{50}(p53)$ = Inactive
急性暴露水平（AEGL）	/
暴露途径	可通过吸入气溶胶，经皮肤和食入吸收到体内
靶器官	血液系统、肾脏、皮肤、呼吸系统
中毒症状	/
职业接触限值	/

	防 护 与 急 救
接触控制/个体防护	工程控制：严加密闭，提供充分的局部排风。提供安全淋浴和洗眼设备。 呼吸系统防护：空气中粉尘浓度超标时，佩戴自吸过滤式防尘口罩。紧急事态抢救或撤离时，应该佩戴空气呼吸器。 身体防护：穿一般作业防护服。 手部防护：戴橡胶手套。 眼睛防护：戴化学安全防护眼镜。 其他防护：工作现场禁止吸烟、进食和饮水
急救措施	吸入应急：迅速脱离现场至空气新鲜处。保持呼吸道通畅。如呼吸困难，给输氧。如呼吸停止，立即进行人工呼吸。就医。 皮肤应急：脱去污染的衣着，用肥皂水和清水彻底冲洗皮肤。 眼睛应急：提起眼睑，用流动清水或生理盐水冲洗。就医。 食入应急：饮足量温水，催吐。就医

68. 对苯二胺（p – Phenylenediamine）

	基 本 信 息
原化学品目录	对苯二胺
化学物质	对苯二胺
别名	1，4 – 二氨基苯；1，4 – 苯二胺；对氨基苯胺
英文名	p – PHENYLENEDIAMINE；1，4 – DIAMINOBENZENE；1，4 – BENZENEDIAMINE； p – AMINOANILINE
CAS 号	106 – 50 – 3
化学式	$C_6H_8N_2/C_6H_4(NH_2)_2$
分子量	108.2
成分/组成信息	对苯二胺

	物 化 性 质
理化特性	外观与性状：白色至浅红色晶体，遇空气变暗 沸点：267 ℃ 熔点：145 ~ 147 ℃ 相对密度（水 =1）：1.1 水中溶解度：25 ℃时 4 g/100 mL 蒸汽压：100 ℃时 144 Pa 蒸汽相对密度（空气 =1）：3.7 闪点：156 ℃（闭杯） 自燃温度：400 ℃ 爆炸极限：空气中 1.3% ~9.8%（体积） 辛醇/水分配系数：－0.25 ~ －0.7
禁配物	强氧化剂、酸类、酰基氯、酸酐、氯仿

	健康危害与毒理信息
危险有害概述	物理危险性：如果以粉末或颗粒形状与空气混合，可能发生粉尘爆炸。 化学危险性：燃烧时，分解成氮氧化物有毒烟雾。是一种强还原剂，与氧化剂激烈反应。

（续）

健康危害与毒理信息	
危险有害概述	健康危险性:①吸入危险性: 20 ℃时,蒸发不会或很缓慢地达到空气中有害污染浓度,但喷洒或扩散时快得多。②短期接触的影响:刺激眼睛。吸入粉尘可能引起哮喘反应。食入时,可能发现嘴和咽喉肿大。可能对血液有影响,导致形成正铁血红蛋白。接触可能导致死亡。③长期或反复接触的影响:反复或长期接触可能引起皮肤过敏、哮喘。可能对肾有影响,导致肾损害。 环境危险性: 对水生生物有极高毒性
GHS 危害分类	急性毒性 – 吸入: 类别 3; 急性毒性 – 经皮: 类别 3; 急性毒性 – 经口: 类别 3; 严重眼损伤/眼刺激: 类别 2; 生殖毒性: 类别 2; 特异性靶器官毒性 – 单次接触: 类别 1(心脏、肌肉、肾脏); 特异性靶器官毒性 – 重复接触: 类别 1(肝、神经系统、肾脏)、类别 2(心脏、肌肉); 急性水生毒性: 类别 2; 慢性水生毒性: 类别 2
急性毒性数据（HSDB）	LD_{50}: 80 mg/kg(大鼠经口)
致癌分类	类别 3(国际癌症研究机构,2019 年)。 类别 3B(德国,2016 年)。 类别 A4(美国政府工业卫生学家会议,2017 年)
ToxCast 毒性数据	$AC_{50}(AR)$ = Inactive; $AC_{50}(AhR)$ = 72.23; $AC_{50}(ESR)$ = Inactive; $AC_{50}(p53)$ = Inactive
急性暴露水平（AEGL）	/
暴露途径	可通过吸入、经皮肤和食入吸收到体内
靶器官	眼睛、心脏、神经系统、肾脏、肝脏等
中毒症状	吸入: 咳嗽,头晕,头痛,呼吸困难。 皮肤: 可能被吸收、发红。 眼睛: 发红,疼痛,眼睑肿胀,视力模糊,甚至永久性失明。 食入: 腹部疼痛,唇部或指甲发青,皮肤发青,嗜睡,呼吸困难,气促,虚弱,惊厥
职业接触限值	阈限值: 0.1 mg/m³(时间加权平均值)(美国政府工业卫生学家会议,2017 年)。 时间加权平均容许浓度: 0.1 mg/m³(中国,2019 年)。 时间加权平均容许浓度: 0.1 mg/m³(德国,2016 年)
防 护 与 急 救	
接触控制/个体防护	工程控制: 禁止明火。防止粉尘沉积、密闭系统、防止粉尘爆炸型电气设备和照明。局部排气通风。 接触控制: 严格作业环境管理。 呼吸系统防护: 适当的呼吸防护。 身体防护: 防护服。 手部防护: 防护手套, 眼睛防护: 安全护目镜,面罩或眼睛防护结合呼吸防护。 其他防护: 工作时不得进食、饮水或吸烟
急救措施	火灾应急: 干粉,雾状水。 吸入应急: 新鲜空气,休息,半直立体位,给予医疗护理。 皮肤应急: 先用大量水冲洗,然后脱掉污染的衣服,再次冲洗,给予医疗护理。 眼睛应急: 先用大量水冲洗几分钟(如可能易行,摘除隐形眼镜),然后就医。 食入应急: 漱口,用水冲服活性炭浆,给予医疗护理

69. 对苯二酚（Hydroquinone）

基 本 信 息	
原化学品目录	氢醌（对苯二酚）
化学物质	对苯二酚
别名	1，4－二羟基苯；苯二酚；醌醇
英文名	HYDROQUINONE；1，4－DIHYDROXYBENZENE；HYDROQUINOL；QUINOL
CAS 号	123－31－9
化学式	$C_6H_6O_2/C_6H_4(OH)_2$
分子量	110.1
成分/组成信息	对苯二酚

物 化 性 质	
理化特性	外观与性状：无色晶体 沸点：287 ℃ 熔点：172 ℃ 相对密度（水＝1）：1.3 水中溶解度：15 ℃时 5.9 g/100 mL 蒸汽压：20 ℃时 0.12 Pa 蒸汽相对密度（空气＝1）：3.8 蒸汽、空气混合物的相对密度（20 ℃，空气＝1）：1 闪点：165 ℃ 自燃温度：515 ℃ 辛醇、水分配系数的对数值：0.59
禁配物	酰基氯、酸酐、碱、强氧化剂、强酸

健康危害与毒理信息	
危险有害概述	物理危险性：以粉末或颗粒形状与空气混合，可能发生粉尘爆炸。 化学危险性：与氢氧化钠激烈反应。 健康危险性：①吸入危险性：20 ℃时，蒸发不会或很缓慢地达到空气中有害污染浓度。②短期接触的影响：严重刺激眼睛。刺激皮肤和呼吸道。③长期或反复接触的影响：反复或长期与皮肤接触可能引起皮炎、皮肤过敏。可能对眼睛和皮肤有影响，导致结膜和角膜变色和皮肤脱色素。可能是人类致癌物。 环境危险性：对水生生物有极高毒性
GHS 危害分类	急性毒性－经口：类别4； 严重眼损伤/眼刺激：类别1； 皮肤致敏性：类别1； 生殖细胞致突变性：类别1B； 致癌性：类别2； 特异性靶器官毒性－单次接触：类别1（中枢神经系统，肾脏）； 特异性靶器官毒性－反复接触：类别1（呼吸系统，血液系统），类别2（中枢神经系统，肝脏，肾脏）； 急性水生毒性：类别1； 慢性水生毒性：类别1
急性毒性数据（HSDB）	LD_{50}：＞900 mg/kg（大鼠经皮）； LD_{50}：320 mg/kg（大鼠经口）

健康危害与毒理信息	
致癌分类	类别 3（国际癌症研究机构，2019 年）。 类别 2（德国，2016 年）。 类别 A3（美国政府工业卫生学家会议，2017 年）
ToxCast 毒性数据	/
急性暴露水平（AEGL）	/
暴露途径	可通过吸入、经皮肤和食入吸收到体内
靶器官	肝脏、肾脏、中枢神经系统、血液系统、皮肤
中毒症状	吸入：咳嗽，呼吸困难。 皮肤：发红。 眼睛：发红，疼痛，视力模糊。 食入：头晕，头痛，恶心，气促，惊厥，呕吐，耳鸣
职业接触限值	阈限值：1 mg/m³（时间加权平均值）（美国政府工业卫生学家会议，2017 年）。 时间加权平均容许浓度：1 mg/m³，短时间接触容许浓度：2 mg/m³（中国，2019 年）
防 护 与 急 救	
接触控制/个体防护	工程控制：禁止明火，防止粉尘沉积，密闭系统，防止粉尘爆炸型电气设备和照明。 接触控制：防止粉尘扩散，避免一切接触。 呼吸系统防护：局部排气通风适当的呼吸防护。 身体防护：防护服。 手部防护：防护手套。 眼睛防护：护目镜。 其他防护：工作时不得进食、饮水或吸烟。进食前洗手
急救措施	火灾应急：干粉、雾状水、泡沫、二氧化碳。 吸入应急：新鲜空气，休息。必要时进行人工呼吸，给予医疗护理。 皮肤应急：脱去污染的衣服。冲洗，然后用水和肥皂清洗皮肤。 眼睛应急：先用大量水冲洗几分钟（如可能易行，摘除隐形眼镜），然后就医。 食入应急：漱口，催吐（仅对清醒病人），给予医疗护理

70. 对苯二甲酸（Terephthalic acid）

基 本 信 息	
原化学品目录	对苯二甲酸
化学物质	对苯二甲酸
别名	对苯二酸；1，4-苯二羧酸
英文名	TEREPHTHALIC ACID；PARA-PHTHALIC ACID； 1，4-BENZENEDICARBOXYLIC ACID
CAS 号	100-21-0
化学式	$C_8H_6O_4/C_6H_4(COOH)_2$
分子量	166.1
成分/组成信息	对苯二甲酸

（续）

物 化 性 质	
理化特性	升华点：402 ℃ 相对密度（水=1）：1.51 水中溶解度：20 ℃时 0.28 g/100 mL 蒸汽压：20 ℃时 <1 Pa 闪点：260 ℃ 自燃温度：496 ℃ 辛醇、水分配系数的对数值：1.96
禁配物	碱类、强氧化剂

健康危害与毒理信息	
危险有害概述	物理危险性：如果以粉末或颗粒形状与空气混合，可能发生粉尘爆炸。 化学危险性：与强氧化剂激烈反应。 健康危险性：对眼睛、皮肤、黏膜和上呼吸道有刺激作用，未见职业中毒的报道。 ①吸入危险性：20 ℃时蒸发可忽略不计，但扩散时可较快达到空气中颗粒物有害浓度。 ②短期接触的影响：气溶胶刺激皮肤和眼睛。 环境危险性：对环境有危害，对水体和大气可造成污染
GHS 危害分类	易燃液体：类别4； 皮肤腐蚀/刺激：类别3； 严重眼损伤/眼刺激：类别2B； 生殖毒性：类别2； 特异性靶器官毒性-单次接触：类别3（呼吸道刺激）； 特异性靶器官毒性-反复接触：类别1（呼吸系统），类别2（膀胱）
急性毒性数据（HSDB）	LC_{50}：>2.02 mg/L，2 h（大鼠吸入）； LD_{50}：>2000 mg/kg bw（大鼠经皮）； LD_{50}：1960~18800 mg/kg（大鼠经口）
致癌分类	/
ToxCast 毒性数据	AC_{50}（AR）=Inactive；AC_{50}（AhR）=Inactive；AC_{50}（ESR）=Inactive；AC_{50}（p53）=Inactive
急性暴露水平（AEGL）	/
暴露途径	可通过吸入其气溶胶和食入吸收进体内
靶器官	呼吸系统、膀胱、眼睛、皮肤
中毒症状	吸入：咳嗽。 皮肤：发红。 眼睛：发红
职业接触限值	阈限值：10 mg/m³（时间加权平均值）（美国政府工业卫生学家会议，2017 年）。 时间加权平均容许浓度：5 mg/m³（可吸入粉尘）（德国，2016 年）。 时间加权平均容许浓度：8 mg/m³，短时间接触容许浓度：15 mg/m³（中国，2019 年）

防 护 与 急 救	
接触控制/个体防护	工程控制：密闭操作，局部排风。 呼吸系统防护：空气中粉尘浓度超标时，必须佩戴自吸过滤式防尘口罩。紧急事态抢救或撤离时，应该佩戴空气呼吸器。 眼睛防护：戴化学安全防护眼镜。 身体防护：穿防毒物渗透工作服。 手部防护：戴橡胶耐酸碱手套。 其他防护：工作场所禁止吸烟、进食和饮水，饭前要洗手。工作完毕，淋浴更衣。注意个人清洁卫生

防 护 与 急 救	
急救措施	火灾应急：消防人员须佩戴防毒面具、穿全身消防服，在上风向灭火。灭火剂：雾状水、泡沫、干粉、二氧化碳、砂土。 吸入应急：脱离现场至空气新鲜处。如呼吸困难，给输氧。就医。 皮肤应急：立即脱去污染的衣着，用大量流动清水冲洗至少 15 min。就医。 眼睛应急：立即提起眼睑，用大量流动清水或生理盐水彻底冲洗至少 15 min。就医。 食入应急：饮足量温水，催吐。就医

71. 对苯二甲酸二甲酯（Dimethyl terephthalate）

基 本 信 息	
原化学品目录	对苯二甲酸二甲酯
化学物质	对苯二甲酸二甲酯
别名	二甲基对苯二甲酸酯；二甲基-1，4-苯二甲酸酯
英文名	DIMETHYL TEREPHTHALATE；DIMETHYL-p-PHTHALATE；DIMETHYL 1，4-BENZENEDICARBOXYLATE
CAS 号	120-61-6
化学式	$C_6H_4(COOCH_3)_2/C_{10}H_{10}O_4$
分子量	194.2
成分/组成信息	对苯二甲酸二甲酯

物 化 性 质	
理化特性	外观与性状：白色薄片 沸点：288 ℃ 熔点：140 ℃ 密度：1.2 g/cm³ 水中溶解度：13 ℃时难溶 蒸汽压：2.5 ℃时 1.4 Pa 蒸汽相对密度（空气=1）：5.5 闪点：141 ℃（闭杯） 自燃温度：518 ℃ 爆炸极限：空气中 0.8% ~ 11.8%（体积） 辛醇、水分配系数的对数值：2.35
禁配物	/

健康危害与毒理信息	
危险有害概述	物理危险性：以粉末或颗粒形式与空气混合，可能发生粉尘爆炸。 化学危险性：燃烧时，分解生成刺激性烟雾。 健康危险性：①吸入危险性：20 ℃时，蒸发不会或很缓慢地达到空气中有害污染浓度。②短期接触的影响：可能引起机械刺激。 环境危险性：对水生生物有害
GHS 危害分类	急性毒性-经口：类别5； 皮肤腐蚀/刺激：类别3； 严重眼损伤/眼刺激：类别2B； 特异性靶器官毒性-单次接触：类别3（呼吸道过敏）； 特异性靶器官毒性-反复接触：类别1（神经系统、血液系统、呼吸系统、肝、肾）； 急性水生毒性：类别2

健康危害与毒理信息	
急性毒性数	LD_{50}：4390 mg/kg（大鼠经口）
致癌分类	/
ToxCast 毒性数据	AC_{50}（AR）= Inactive；AC_{50}（AhR）= Inactive；AC_{50}（ESR）= Inactive；AC_{50}（p53）= Inactive
急性暴露水平（AEGL）	/
暴露途径	可通过吸入蒸气和经食入吸收到体内
靶器官	神经系统、血液系统、呼吸系统、肝、肾、眼、皮肤
中毒症状	眼睛：发红
职业接触限值	/
防 护 与 急 救	
接触控制/个体防护	工程控制：禁止明火。防止粉尘沉积，密闭系统，防止粉尘爆炸型电气设备和照明。通风。 呼吸系统防护：适当的呼吸器。 手部防护：防护手套。 眼睛防护：安全眼镜。 其他防护：工作时不得进食、饮水或吸烟
急救措施	火灾应急：干粉、雾状水、泡沫、二氧化碳。 吸入应急：新鲜空气，休息。 皮肤应急：冲洗，然后用水和肥皂清洗皮肤。 眼睛应急：先用大量水冲洗数分钟（如可能易行，摘除隐形眼镜），然后就医。 食入应急：漱口

72. 对二氮己环（Piperazine）

基 本 信 息	
原化学品目录	二乙烯二胺（哌嗪）
化学物质	对二氮己环
别名	哌嗪；1，4 - 二氮杂环己烷；1，4 - 二乙烯二胺；二乙烯二胺
英文名	PIPERAZINE（ANHYDROUS）；ANTIREN；1，4 - DIAZACYCLOHEXANE；1，4 - DIETHYLENEDIAMINE；DIETHYLENEIMINE；HEXAHYDROPIRAZINE
CAS 号	110 - 85 - 0
化学式	$C_4H_{10}N_2$
分子量	86.14
成分/组成信息	哌嗪；对二氮己环
物 化 性 质	
理化特性	沸点：146 ℃ 熔点：106 ℃ 密度：1.1 g/cm³ 水中溶解度：20 ℃时 15 g/100 mL 蒸汽压：20 ℃时 21 Pa 蒸汽相对密度（空气 =1）：3

（续）

物 化 性 质	
理化特性	闪点：65 ℃（闭杯） 自燃温度：320 ℃ 爆炸极限：空气中 4%~14%（体积） 辛醇、水分配系数的对数值：-1.17
禁配物	强氧化剂、强酸、酰基氯、酸酐

健康危害与毒理信息	
危险有害概述	化学危险性：燃烧时，分解生成含氮氧化物有毒和腐蚀性气体。水溶液是一种中强碱。与酸酐、强酸和强氧化剂反应，有着火的危险。侵蚀许多金属，生成易燃/爆炸性气体氢。 健康危险性：大量接触，吸入或经皮吸收，能引起虚弱、视力模糊、共济失调、震颤、癫痫样抽搐。此外，能引起高铁血红蛋白血症，影响血液携氧能力，出现头痛、头晕、恶心、发绀。眼接触引起严重刺激和灼伤。对皮肤有刺激性。慢性影响：粉尘或液体，对皮肤和肺有致敏性，引起皮肤刺痒、皮疹和哮喘。①吸入危险性：未指明20 ℃时，蒸发达到空气中有害浓度的速率。②短期接触的影响：腐蚀眼睛、皮肤和呼吸道。食入有腐蚀性。吸入可能引起肺水肿。大量食入时，可能对神经系统有影响，导致功能损伤和神志不清。③长期或反复接触的影响：反复或长期接触可引起皮肤过敏，引起哮喘。 环境危险性：可能对环境有危害，对鱼应给予特别注意
GHS 危害分类	急性毒性 - 经口：类别4； 急性毒性 - 经皮：类别4； 皮肤腐蚀/刺激：类别1； 严重眼损伤/眼刺激：类别1； 呼吸致敏性：类别1； 皮肤致敏性：类别1； 特定靶器官毒性 - 单次接触：类别1（神经系统、呼吸系统）； 特定靶器官毒性 - 反复接触：类别1（神经系统、呼吸系统）； 急性水生毒性：类别3
急性毒性数据（HSDB）	LD_{50}：2050~4900 mg/kg（大鼠经口）
致癌分类	类别A4（美国政府工业卫生学家会议，2017 年）
ToxCast 毒性数据	AC_{50}（AR）= Inactive；AC_{50}（AhR）= Inactive；AC_{50}（ESR）= Inactive；AC_{50}（p53）= Inactive
急性暴露水平（AEGL）	/
暴露途径	可通过吸入和经食入吸收到体内
靶器官	神经系统、呼吸系统、皮肤、眼
中毒症状	吸入：灼烧感，咳嗽，咽喉痛，气促，呼吸困难，喘息。 皮肤：皮肤烧伤，疼痛，水疱。 眼睛：发红，疼痛，严重深度烧伤。 食入：灼烧感，腹部疼痛，恶心，呕吐，头痛，虚弱，惊厥，休克或虚脱
职业接触限值	时间加权平均容许浓度：0.03 ppm（美国政府工业卫生学家会议，2017 年）

防 护 与 急 救	
接触控制/个体防护	工程控制：密闭操作，局部排风。 呼吸系统防护：一般不需特殊防护。必要时佩戴防毒口罩。 眼睛防护：可采用安全面罩。 身体防护：穿工作服（防腐材料制作）。 手部防护：戴橡皮手套

（续）

	防护与急救
急救措施	火灾应急：雾状水、泡沫、二氧化碳、砂土、干粉。 吸入应急：迅速脱离现场至空气新鲜处。呼吸困难时给输氧。呼吸停止时，立即进行人工呼吸。就医。 皮肤应急：脱去污染的衣着，立即用水冲洗至少 15 min。就医。 眼睛应急：立即提起眼睑，用流动清水或生理盐水冲洗至少 15 min。就医。 食入应急：患者清醒时给充分漱口、饮水，就医

73. 对茴香胺（P – Anisidine）

	基 本 信 息
原化学品目录	对茴香胺
化学物质	对茴香胺
别名	4 – 氨基苯甲醚；对氨基苯甲醚
英文名	P – ANISIDINE
CAS 号	104 – 94 – 9
化学式	C_7H_9NO
分子量	123.2
成分/组成信息	对茴香胺

	物 化 性 质
理化特性	外观与性状：无色至棕色晶体，有特殊气味 密度：1.07 g/cm³ 熔点：57.2 ℃ 沸点：243 ℃（常压） 闪点：122 ℃ 蒸气压：2 Pa（20 ℃时） 蒸汽相对密度（空气 = 1）：4.3 自燃温度：515 ℃ 溶解性：溶于乙醇、丙酮、苯和乙醚，微溶于水。其盐酸盐易溶于水。硫酸盐难溶于水。在空气中逐渐氧化成褐色
禁配物	强氧化剂、强酸、酸酐、酰基氯

	健康危害与毒理信息
危险有害概述	物理危险性：由于流动、搅拌等，可能产生静电。以粉末或颗粒形状与空气混合，可能发生粉尘爆炸。 化学危险性：燃烧时分解，生成含有氮氧化物的有毒烟雾。水溶液是一种弱碱，与酸、氯甲酸酯和强氧化剂发生反应。侵蚀某些涂层和某些形式的塑料和橡胶。 健康危险性：20 ℃时，蒸发相当慢地达到空气中有害污染浓度；但喷洒或扩散时要快得多。可能对血液有影响，导致形成高铁血红蛋白症和贫血
GHS 危害分类	急性毒性 – 经口：类别 2； 急性毒性 – 吸入：类别 2； 急性毒性 – 经皮：类别 1； 特异性靶器官毒性 – 单次接触：类别 1（血液）； 特异性靶器官毒性 – 反复接触：类别 1（血液）； 危害水生环境 – 急性危害：类别 1

健康危害与毒理信息	
急性毒性数（HSDB）	LD_{50}：1400 mg/kg（大鼠经口）； LD_{50}：3200 mg/kg（大鼠经皮）； LD_{50}：1400 mg/kg（大鼠腹腔注射）
致癌分类	类别3（国际癌症研究机构，2019年）。 类别A4（美国政府工业卫生学家会议，2017年）。 类别3B（德国，2016年）
ToxCast毒性数据	AC_{50}（AR）= Inactive；AC_{50}（AhR）= Inactive；AC_{50}（ESR）= Inactive
急性暴露水平（AEGL）	/
暴露途径	可通过吸入其蒸气、经皮肤和经食入吸收到体内
靶器官	眼、血液系统
中毒症状	咳嗽，嘴唇发青或指甲发青，皮肤发青，头晕，头痛，眼睛发红，恶心
职业接触限值	时间加权平均容许浓度：0.5 mg/m³（美国政府工业卫生学家会议，2016年）。 时间加权平均容许浓度：0.5 mg/m³（中国，2019年）
防 护 与 急 救	
接触控制/个体防护	工程控制：严加密闭，提供充分的局部排风。提供安全淋浴和洗眼设备。 呼吸系统防护：空气中粉尘浓度超标时，必须佩戴自吸过滤式防尘口罩。紧急事态抢救或撤离时，应该佩戴空气呼吸器。 身体防护：穿防毒物渗透工作服。 手部防护：戴橡皮手套。 眼睛防护：戴安全防护眼镜。 其他防护：工作现场禁止吸烟、进食和饮水。及时换洗工作服。工作前后不饮酒，用温水洗澡。进行就业前和定期的体检
急救措施	吸入应急：迅速脱离现场至空气新鲜处。如呼吸困难，给输氧。如呼吸停止，立即进行人工呼吸。就医。 皮肤应急：脱去污染的衣着，用大量流动清水冲洗。 眼睛应急：提起眼睑，用流动清水或生理盐水冲洗。就医。 食入应急：饮足量温水，催吐，洗胃，导泄，就医

74. 对硫磷（Parathion）

基 本 信 息	
原化学品目录	有机磷
化学物质	对硫磷
别名	O,O-二乙基-O-（4-硝基苯基）硫代磷酸酯;硫代磷酸-O,O-二乙基-O-（4-硝基苯基）酯;乙基对硫磷
英文名	PARATHION；O, O - DIETHYL - O - （4 - NITROPHENYL） PHOSPHOROTHIOATE；PHOSPHOROTHIOIC ACID O, O - DIETHYL O - （4 - NITROPHENYL） ESTER；ETHYL PARATHION
CAS号	56 - 38 - 2
化学式	$(C_2H_5O)_2PSOC_6H_4NO_2$

（续）

基 本 信 息	
分子量	291.3
成分/组成信息	对硫磷

物 化 性 质	
理化特性	外观与性状：淡黄色至棕色（工业品）液体，有特殊气味 沸点：375 ℃ 熔点：6 ℃ 相对密度（水＝1）：1.26 水中溶解度：25 ℃时 0.002 g/100 mL 闪点：120 ℃ 辛醇、水分配系数的对数值：3.8
禁配物	强氧化剂、碱类

健康危害与毒理信息	
危险有害概述	化学危险性：加热到 200 ℃以上时，分解生成含有一氧化碳、氮氧化物、氧化亚磷和硫氧化物有毒气体。与强氧化剂发生反应。侵蚀某种形式的塑料、橡胶和涂层。 健康危险性：①吸入危险性：20 ℃时，蒸发可忽略不计，但喷洒时可较快地达到空气中颗粒物有害浓度。②短期接触的影响：可能对神经系统有影响，导致惊厥、呼吸衰竭和肌肉虚弱。胆碱酯酶抑制。接触可能导致死亡。影响可能推迟显现。需进行医疗观察。③长期或反复接触的影响：胆碱酯酶抑制剂。可能发生累积影响。 环境危险性：对水生生物有极高毒性。可能对环境有危害，对鸟类应给予特别注意，可能在水生环境中造成长期影响。在正常使用过程中进入环境，但是要特别注意避免任何额外的释放，例如通过不适当处置活动
GHS 危害分类	急性毒性－经口：类别 2； 急性毒性－吸皮：类别 1； 急性毒性－吸入：类别 1（粉尘和烟雾）； 皮肤腐蚀/刺激：类别 3； 严重眼损伤/眼刺激：类别 2B； 生殖毒性：类别 2； 特异性靶器官毒性－单次接触：类别 1（神经系统）； 特异性靶器官毒性－反复接触：类别 1（神经系统）； 危害水生环境－急性危害：类别 1； 危害水生环境－长期危害：类别 1
急性毒性数据（HSDB）	LD_{50}：19 mg/kg（小鼠经皮）； LD_{50}：6800 μg/kg（大鼠经皮）
致癌分类	类别 3（国际癌症研究机构，2019 年）。 类别 A4（美国政府工业卫生学家会议，2017 年）
ToxCast 毒性数据	AC_{50}(AR) = Inactive；AC_{50}(AhR) = Inactive；AC_{50}(ESR) = 58.94；AC_{50}(p53) = Inactive
急性暴露水平（AEGL）	/
暴露途径	可迅速地通过吸入气溶胶，经皮肤和食入吸收到体内
靶器官	神经系统、皮肤、眼
中毒症状	吸入：瞳孔收缩，肌肉痉挛，多涎，出汗，恶心，呕吐，头晕，头痛，惊厥，腹泻，虚弱，呼吸困难，喘息，神志不清。 皮肤：可能被吸收。 眼睛：可能被吸收，发红，疼痛，视力模糊。 食入：胃痉挛，腹泻，呕吐

（续）

健康危害与毒理信息	
职业接触限值	阈限值：0.05 mg/m³（时间加权平均值）（经皮）（美国政府工业卫生学家会议，2017 年）。 时间加权平均容许浓度：0.05 mg/m³，短时间接触容许浓度：0.1 mg/m³（中国，2019 年）

防 护 与 急 救	
接触控制/个体防护	工程控制：禁止明火。通风，局部排气通风。 接触控制：防止产生烟云。严格作业环境管理。避免青少年和儿童接触。 呼吸系统防护：适当的呼吸防护。 身体防护：防护服。 手部防护：防护手套。 眼睛防护：面罩，或眼睛防护结合呼吸防护。 其他防护：工作时不得进食、饮水或吸烟。进食前洗手
急救措施	火灾应急：雾状水，干粉，二氧化碳。 爆炸应急：着火时，喷雾状水保持料桶等冷却。 接触应急：一切情况均向医生咨询。 吸入应急：新鲜空气，休息。必要时进行人工呼吸。给予医疗护理。 皮肤应急：脱去污染的衣服，冲洗，然后用水和肥皂清洗皮肤。给予医疗护理。 眼睛应急：先用大量水冲洗几分钟（如可能易行，摘除隐形眼镜），然后就医。 食入应急：用水冲服活性炭浆。给予医疗护理

75. 对特丁基甲苯（p – Tert – butyltoluene）

基 本 信 息	
原化学品目录	对特丁基甲苯
化学物质	对特丁基甲苯
别名	对叔丁基甲苯；1 – 甲基 – 4 – 叔丁基苯；4 – 叔丁基甲苯；对 – TBT
英文名	p – TERT – BUTYLTOLUENE；1 – METHYL – 4 – TERT – BUTYLBENZENE；4 – TERT – BUTYLTOLUENE；p – TBT
CAS 号	98 – 51 – 1
化学式	$C_{11}H_{16}/CH_3C_6H_4C(CH_3)_3$
分子量	148.3
成分/组成信息	对特丁基甲苯

物 化 性 质	
理化特性	外观与性状：无色至黄色液体，有特殊气味 沸点：101.3 kPa 时 193 ℃ 熔点：– 62.5 ℃ 相对密度（水 = 1）：0.86 水中溶解度：20 ℃时 0.06 g/100 mL（难溶） 蒸汽压：20 ℃时 80 Pa 蒸汽相对密度（空气 = 1）：5.1 闪点：63 ℃（闭杯） 自燃温度：510 ℃ 爆炸极限：空气中 0.7% ~ 7.1%（体积） 辛醇、水分配系数的对数值：4.35
禁配物	强氧化剂

	健康危害与毒理信息
危险有害概述	物理危险性：由于流动、搅拌等，可能产生静电。 化学危险性：燃烧时，分解生成有毒烟雾。与强氧化剂发生反应，有着火和爆炸危险。 健康危险性：①吸入危险性：20 ℃时，蒸发相当快地达到空气中有害污染浓度。②短期接触的影响：刺激眼睛和呼吸道。远高于职业接触限值接触能够造成意识降低。③长期或反复接触的影响：可能对中枢神经系统有影响，导致组织损伤。 环境危险性：对水生生物是有毒的。化学品可能在水生生物中发生生物蓄积。不要让其进入环境
GHS 危害分类	易燃液体：类别4； 急性毒性－经口：类别4； 急性毒性－吸入：类别2（蒸气）； 急性毒性－吸入：类别2（粉尘与烟雾）； 严重眼损伤/眼刺激：类别2A~2B； 生殖毒性：类别1B； 特定靶器官毒性－单次接触：类别3（呼吸道刺激、麻醉效果）； 特定靶器官毒性－重复接触：类别1（神经系统、血液、肝脏、心脏），类别2（睾丸）； 危害水生环境－急性危害：类别2； 危害水生环境－长期危害：类别2
急性毒性数据（HSDB）	LD_{50}：13.8~27.8 mL/kg（兔经皮）； LC_{50}：248 ppm/4 h（大鼠吸入）
致癌分类	/
ToxCast 毒性数据	AC_{50}（AR）= Inactive；AC_{50}（AhR）= Inactive；AC_{50}（ESR）= Inactive；AC_{50}（p53）= Inactive
急性暴露水平（AEGL）	/
暴露途径	可通过吸入和经食入吸收到体内
靶器官	神经系统、血液、肝脏、心脏、睾丸、呼吸道、眼
中毒症状	吸入：咳嗽，咽喉痛，金属味道，呼吸困难，恶心，头晕，头痛，震颤，虚弱。 皮肤：发红。 眼睛：发红，疼痛。 食入：意识模糊，惊厥
职业接触限值	阈限值：1 ppm（时间加权平均值）（美国政府工业卫生学家会议，2017 年）。 时间加权平均容许浓度：6 mg/m³（中国，2019 年）
	防 护 与 急 救
接触控制/个体防护	工程控制：禁止明火。高于63 ℃，使用密闭系统、通风，局部排气通风。 呼吸系统防护：适当的呼吸防护。 手部防护：防护手套。 眼睛防护：安全眼镜，或眼睛防护结合呼吸防护。 其他防护：工作时不得进食、饮水或吸烟
急救措施	火灾应急：雾状水，抗溶性泡沫，干粉，二氧化碳。 吸入应急：新鲜空气，休息。半直立体位。立即给予医疗护理。 皮肤应急：冲洗，然后用水和肥皂清洗皮肤。 眼睛应急：用大量水冲洗（如可能易行，摘除隐形眼镜）。 食入应急：漱口，饮用1或2杯水。给予医疗护理

76. 对溴苯胺 （p – Bromoaniline）

基 本 信 息	
原化学品目录	对溴苯胺
化学物质	对溴苯胺
别名	4 – 溴苯胺
英文名	4 – BROMOANILINE；4 – BROMOBENZENEAMINE；p – BROMOPHENYLAMINE；p – BROMOANILINE
CAS 号	106 – 40 – 1
化学式	$C_6H_6BrN/BrC_6H_4NH_2$
分子量	172.0
成分/组成信息	对溴苯胺

物 化 性 质	
理化特性	外观与性状：无色晶体 沸点：223 ℃ 熔点：66 ℃ 相对密度 （水 = 1）：100 ℃时 1.5 水中溶解度：微溶 蒸汽压：25 ℃时 22.6 Pa 蒸汽相对密度 （空气 = 1）：5.9 辛醇、水分配系数的对数值：2.26
禁配物	强氧化剂、酸类、酸酐、酰基氯

健康危害与毒理信息	
危险有害概述	化学危险性：加热时或燃烧时，分解生成含有溴化氢和氮氧化物的有毒和腐蚀性烟雾。水溶液是一种弱碱。与酸和强氧化剂发生反应。 健康危险性：①吸入危险性：未指明 20 ℃时，蒸发达到空气中有害浓度的速率。②短期接触的影响：可能对血液有影响，导致形成正铁血红蛋白。影响可能推迟显现。需进行医学观察。③长期或反复接触的影响：可能对血液有影响，导致形成正铁血红蛋白。 环境危险性：对水生生物有害
GHS 危害分类	急性毒性 – 经口：类别 3； 急性毒性 – 吸入：类别 3 （粉尘和烟雾）； 皮肤腐蚀/刺激：类别 2； 严重眼损伤/眼刺激：类别 2B； 呼吸致敏性：类别 1； 皮肤致敏性：类别 1A； 特异性靶器官毒性 – 单次接触：类别 1 （心脏、肌肉、肝脏）； 特异性靶器官毒性 – 单次接触：类别 1 （神经系统、肝脏、肾脏），类别 3 （心脏、肌肉）； 急性水生毒性：类别 1； 慢性水生毒性：类别 1
急性毒性数据 （HSDB）	/
致癌分类	/
ToxCast 毒性数据	/
急性暴露水平 （AEGL）	/

健康危害与毒理信息	
暴露途径	可通过吸入其气溶胶和经食入吸收到体内
靶器官	神经系统、肝脏、肾脏、眼、皮肤
中毒症状	吸入：嘴唇发青或指甲发青，皮肤发青，头痛，恶心。 食入：嘴唇发青或指甲发青，皮肤发青，头晕，头痛，呼吸困难，恶心。意识模糊，惊厥，神志不清
职业接触限值	/
防 护 与 急 救	
接触控制/个体防护	工程控制：禁止明火，局部排气通风。 接触控制：严格作业环境管理。 呼吸系统防护：适当的呼吸防护。 手部防护：防护手套。 眼睛防护：安全眼镜，或眼睛防护结合呼吸防护。 其他防护：工作时不得进食、饮水或吸烟
急救措施	火灾应急：干粉，雾状水，泡沫，二氧化碳。 吸入应急：新鲜空气，休息。给予医疗护理。 皮肤应急：冲洗，然后用水和肥皂清洗皮肤。 眼睛应急：先用大量水冲洗几分钟（如可能易行，摘除隐形眼镜），然后就医。 食入应急：漱口。给予医疗护理

77. 多次甲基多苯基异氰酸酯（Polymethylene polyphenyl isocyanate）

基 本 信 息	
原化学品目录	多次甲基多苯基异氰酸酯
化学物质	多次甲基多苯基异氰酸酯
别名	异氰酸聚亚甲基聚亚苯基酯与 α，α′，α″-1，2，3-丙三基三 {ω-羟基聚［氧（甲基-1，2-亚乙基）］} 的聚合物
英文名	POLYMETHYLENE POLYPHENYL ISOCYANATE；PROPOXYLATED GLYCERIN POLYMER
CAS 号	57029-46-6
化学式	/
分子量	/
成分/组成信息	/
物 化 性 质	
理化特性	溶解性（mg/L）：与水部分混溶
禁配物	/
健康危害与毒理信息	
危险有害概述	健康危险性：造成皮肤刺激，可能导致皮肤过敏反应，造成严重眼刺激，吸入有害吸入可能导致过敏、哮喘病症状或呼吸困难，可能造成呼吸道刺激，怀疑会致癌，长期或重复接触可能对器官造成伤害

	健 康 危 害 与 毒 理 信 息
GHS 危害分类	皮肤腐蚀/刺激：类别 2； 皮肤敏化作用：类别 1； 严重眼损伤/眼刺激：类别 2A； 急毒性 – 吸入：类别 4； 呼吸敏化作用：类别 1； 致癌性：类别 2； 特定目标器官毒性 – 单次接触：类别 3（呼吸道刺激）； 特定目标器官毒性 – 重复接触：类别 2
急性毒性数据（HSDB）	/
致癌分类	类别 3A（德国，2016 年）。 类别 A3（美国政府工业卫生学家会议，2017 年）
ToxCast 毒性数据	/
急性暴露水平（AEGL）	/
暴露途径	可通过经皮或食入吸收到体内
靶器官	呼吸道、皮肤、眼睛
中毒症状	/
职业接触限值	时间加权平均容许浓度：0.3 mg/m³，短时间接触容许浓度：0.5 mg/m³（中国，2019 年）
	防 护 与 急 救
接触控制/个体防护	工程控制：使用前获特别指示；在明白所有安全防护措施之前请勿搬动；只能在室外或通风良好之处使用；受沾染的工作服不得带出工作场地。 呼吸系统防护：避免吸入粉尘、烟、气体、烟雾、蒸气、喷雾。在通风不足的情况下，戴呼吸防护装置。 身体防护：穿防护服。戴防护面具。 手部防护：戴防护手套， 眼睛防护：戴防护眼罩。 其他防护：作业后彻底清洗
急救措施	皮肤应急：用水充分清洗。如感觉不适，呼叫中毒急救中心/医生。如发生皮肤刺激：求医/就诊。如发生皮肤刺激或皮疹：求医/就诊。脱掉所有沾染的衣服，清洗后方可重新使用。 食入应急：将受害人转移到空气新鲜处，保持呼吸舒适的休息姿势。 眼睛应急：如仍觉眼刺激，求医/就诊；如进入眼睛，用水小心冲洗几分钟。如戴隐形眼镜并可方便地取出，取出隐形眼镜，继续冲洗。 吸入应急：如有呼吸系统病症，呼叫中毒急救中心或医生

78. 多氯联苯（Polychlorinated biphenyls）

	基 本 信 息
原化学品目录	多氯联苯
化学物质	多氯联苯
别名	氯化联苯
英文名	POLYCHORINATED BIPHENYLS；POLYCHLORODIPHENYLS

基 本 信 息	
CAS 号	1336 – 36 – 3
化学式	$C_{12}H_{10} - xClx$
分子量	/
成分/组成信息	多氯联苯

物 化 性 质	
理化特性	外观与性状：流动的油状液体或白色结晶固体或非结晶性树脂 相对密度（水 = 1）：1.44（30 ℃） 沸点：340 ~ 375 ℃ 闪点：195 ℃ 溶解性：不溶于水，溶于多数有机溶剂
禁配物	强氧化剂

健康危害与毒理信息	
危险有害概述	化学危险性：遇明火、高热可燃。与氧化剂可发生反应，受高热分解放出有毒的气体，若遇高热，容器内压增大，有开裂和爆炸的危险。 健康危险性：可经呼吸道、胃肠道和皮肤吸收。长期接触能引起肝脏损害和痤疮样皮炎。可经过胎盘影响胎儿。 环境危险性：对环境有严重危害，对水体和大气可造成污染
GHS 危害分类	急性毒性 – 经口：类别 4； 急性毒性 – 经皮：类别 3； 生殖毒性：类别 1A； 致癌性：类别 1B； 特异性靶器官毒性 – 单次接触：类别 1（呼吸道过敏）； 特异性靶器官毒性 – 反复接触：类别 1（肝脏、皮肤、免疫系统）； 急性水生毒性：类别 1； 慢性水生毒性：类别 1
急性毒性数据（HSDB）	LD_{50}：790 ~ 3170 mg/kg bw（兔经皮）； LD_{50}：11.3 g/kg/SRP：11300 mg/kg/bw/Aroclor1262/（大鼠经口）； LD_{50}：4 ~ 10 g/kg/SRP：4000 ~ 10000 mg/kg/bw/Aroclor1250/（小鼠经口）； LD_{50}：4 ~ 11 g/kg/SRP：4000 ~ 11000 mg/kg/bw（小鼠经口）
致癌分类	类别 1（国际癌症研究机构，2019 年）
ToxCast 毒性数据	AC_{50}(AR) = Inactive；AC_{50}(AhR) = Inactive；AC_{50}(ESR) = Inactive；AC_{50}(p53) = Inactive
急性暴露水平（AEGL）	/
暴露途径	可经皮肤和食入吸收到体内
靶器官	肝脏、皮肤、免疫系统、呼吸道
中毒症状	恶心、呕吐、腹痛、水肿、黄疸等
职业接触限值	/

防 护 与 急 救	
接触控制/个体防护	工程控制：严加密闭，提供充分的局部排风。 呼吸系统防护：空气中浓度超标时，必须佩戴自吸过滤式防毒面具（全面罩）。紧急事态抢救或撤离时，应该佩戴空气呼吸器

防 护 与 急 救	
接触控制/个体防护	身体防护：穿胶布防毒衣。 手部防护：戴橡胶手套。 眼睛防护：呼吸系统防护中已作防护。 其他防护：工作现场禁止吸烟、进食和饮水
急救措施	吸入应急：脱去污染的衣着，用大量流动清水冲洗。就医。 皮肤应急：提起眼睑，用流动清水或生理盐水冲洗。就医。 眼睛应急：迅速脱离现场至空气新鲜处。保持呼吸道通畅。如呼吸困难，给输氧。如呼吸停止，立即进行人工呼吸。就医。 食入应急：饮足量温水，催吐。洗胃，导泄。就医

79. 多氯萘（Naphthalene）

基 本 信 息	
原化学品目录	多氯萘
化学物质	多氯萘
别名	多氯萘
英文名	NAPHTHALENE
CAS 号	70776 – 03 – 3
化学式	/
分子量	/
成分/组成信息	多氯萘
物 化 性 质	
理化特性	溶解性：不溶于水，可溶于有机溶剂
禁配物	/
健康危害与毒理信息	
危险有害概述	环境危险性：水生环境慢性毒性。 健康危害性：可导致头痛、头晕、情绪激动、四肢无力、双手震颤、阵发性痉挛等
GHS 危害分类	危害水生环境 – 慢性毒性：类别 4
急性毒性数据（HSDB）	/
致癌分类	/
ToxCast 毒性数据	/
急性暴露水平（AEGL）	/
暴露途径	可通过吸入其气溶胶或食入进入体内
靶器官	神经系统等
中毒症状	见危险有害概述
职业接触限值	/
防 护 与 急 救	
接触控制/个体防护	/
急救措施	/

80. 多溴联苯 (Polybrominated biphenyls)

基 本 信 息	
原化学品目录	多溴联苯
化学物质	多溴联苯
别名	阻燃剂 BP – 6
英文名	POLYBROMINATED BIPHENYLS
CAS 号	59536 – 65 – 1
化学式	$C_{12}H_4Br_6$
分子量	627.58
成分/组成信息	多溴联苯

物 化 性 质	
理化特性	沸点：487.3 ℃ 折射率：1.696 闪点：239.3 ℃ 密度：2.492 g/cm³
禁配物	/

健康危害与毒理信息	
危险有害概述	/
GHS 危害分类	生殖毒性：类别 2； 致癌性：类别 2； 特异性靶器官毒性 – 单次接触：类别 2（肝脏）； 特异性靶器官毒性 – 反复接触：类别 1（肝脏、神经系统）
急性毒性数据（HSDB）	/
致癌分类	类别 2A（国际癌症研究机构，2019 年）
ToxCast 毒性数据	/
急性暴露水平（AEGL）	/
暴露途径	可经皮肤和食入吸收到体内
靶器官	肝脏、神经系统
中毒症状	/
职业接触限值	/

防 护 与 急 救	
接触控制/个体防护	/
急救措施	/

81. 蒽 (Anthracene)

基 本 信 息	
原化学品目录	蒽
化学物质	蒽
别名	/
英文名	ANTHRACENE；ANTHRACIN；PARANAPHTHALENE
CAS 号	120－12－7
化学式	$C_{14}H_{10}/(C_6H_4CH)_2$
分子量	178.2
成分/组成信息	蒽

物 化 性 质	
理化特性	外观与性状：白色晶体或薄片 沸点：342 ℃ 熔点：218 ℃ 密度：1.25～1.28 g/cm³ 水中溶解度：20 ℃时 0.00013 g/100 mL 蒸汽压：25 ℃时 0.08 Pa 蒸汽相对密度（空气＝1）：6.15 闪点：121 ℃ 自燃温度：538 ℃ 爆炸极限：空气中 0.6%～5.2%（体积） 辛醇、水分配系数的对数值：4.5（计算值）
禁配物	强氧化剂

健康危害与毒理信息	
危险有害概述	物理危险性：以粉末或颗粒形状与空气混合，可能发生粉尘爆炸。 化学危险性：在强氧化剂的作用下，加热时分解生成辛辣的有毒烟雾，有着火和爆炸危险。 健康危险性：①吸入危险性：20 ℃时蒸发可忽略不计，但可较快地达到空气中颗粒物有害浓度。②短期接触的影响：轻微刺激皮肤和呼吸道。③长期或反复接触的影响：在紫外光的作用下，反复或长期与皮肤接触时，可能引起皮炎。 环境危险性：对水生生物有极高毒性，可能在水生环境中造成长期影响
GHS 危害分类	皮肤腐蚀/刺激性：类别 2； 皮肤致敏性：类别 1； 致癌性：类别 2； 特定靶器官毒性（单次接触）：类别 3（呼吸道过敏）； 急性水生毒性：类别 1； 慢性水生毒性：类别 1
急性毒性数据（HSDB）	LD_{50}：＞1320 mg/kg（大鼠经皮）； LD_{50}：＞16000 mg/kg（大鼠经口）
致癌分类	类别 3（国际癌症研究机构，2019 年）
ToxCast 毒性数据	$AC_{50}(AR)$ = Inactive；$AC_{50}(AhR)$ = Inactive；$AC_{50}(ESR)$ = 44.38；$AC_{50}(p53)$ = Inactive
急性暴露水平（AEGL）	/
暴露途径	可通过吸入吸收到体内

（续）

健康危害与毒理信息	
靶器官	皮肤、呼吸系统
中毒症状	吸入：咳嗽，咽喉痛。 皮肤：发红。 眼睛：发红，疼痛。 食入：腹部疼痛
职业接触限值	/
防 护 与 急 救	
接触控制/个体防护	工程控制：禁止明火。防止粉尘沉积、密闭系统、防止粉尘爆炸型电气设备和照明。通风（如果没有粉末时），局部排气通风。 接触控制：防止粉尘扩散。 呼吸系统防护：适当的呼吸防护。 手部防护：防护手套。 眼睛防护：安全护目镜，面罩，如为粉末，眼睛防护结合呼吸防护。 其他防护：工作时不得进食、饮水或吸烟
急救措施	火灾应急：干粉、雾状水、泡沫、二氧化碳。 爆炸应急：着火时，喷雾状水保持料桶等冷却。 吸入应急：新鲜空气，休息，给予医疗护理。 皮肤应急：脱去污染的衣服，冲洗，然后用水和肥皂清洗皮肤。 眼睛应急：先用大量水冲洗几分钟（如可能易行，摘除隐形眼镜），然后就医。 食入应急：漱口，休息，给予医疗护理

82. 蒽醌（Anthraquinone）

基 本 信 息	
原化学品目录	蒽醌及其染料
化学物质	蒽醌
别名	9，10 - 蒽醌；9，10 - 蒽二酮；二苯基甲酮
英文名	ANTHRAQUINONE；9，10 - ANTHRAQUINONE； 9，10 - ANTHRACENDIONE；DIPHENYL KETONE
CAS 号	84 - 65 - 1
化学式	$C_{14}H_8O_2/C_6H_4(CO)_2C_6H_4$
分子量	208.2
成分/组成信息	蒽醌
物 化 性 质	
理化特性	外观与性状：浅黄色晶体 沸点：380 ℃ 熔点：286 ℃ 密度：1.4 g/cm³ 水中溶解度：难溶 蒸汽压：20 ℃时可忽略不计 蒸汽相对密度（空气 =1）：7.16 闪点：185 ℃（闭杯） 自燃温度：650 ℃ 辛醇、水分配系数的对数值：3.39

（续）

物　化　性　质	
禁配物	/

健康危害与毒理信息	
危险有害概述	化学危险性：燃烧时，分解生成有毒烟雾。 健康危险性：短期接触可能引起机械刺激。 环境危险性：对水生生物有害，可能在水生环境中造成长期影响
GHS 危害分类	致癌性：类别 2； 特异性靶器官毒性 – 反复接触：类别 2（血液、肺）； 急性水生毒性：类别 1； 慢性水生毒性：类别 1
急性毒性数据（HSDB）	LD_{50}：＞1.327 mg/L，4 h（大鼠）； LD_{50}：＞500 mg/kg（大鼠经皮）； LD_{50}：＞5000 mg/kg（大鼠经口）； LD_{50}：＞5000 mg/kg（小鼠经口）
致癌分类	类别 2B（国际癌症研究机构，2019 年）
ToxCast 毒性数据	AC_{50}（AR）＝Inactive；AC_{50}（AhR）＝30.60；AC_{50}（ESR）＝Inactive；AC_{50}（p53）＝Inactive
急性暴露水平（AEGL）	/
暴露途径	可通过吸入其烟雾吸收到体内
靶器官	血液、肺
中毒症状	吸入：咳嗽。 眼睛：疼痛、发红
职业接触限值	/

防　护　与　急　救	
接触控制/个体防护	工程控制：禁止明火，局部排气通风。 呼吸系统防护：适当的呼吸防护。 手部防护：防护手套。 眼睛防护：安全护目镜。 其他防护：工作时不得进食、饮水或吸烟
急救措施	火灾应急：干粉，雾状水，泡沫，二氧化碳。 吸入应急：新鲜空气，休息。 皮肤应急：冲洗，然后用水和肥皂清洗皮肤。 眼睛应急：先用大量水冲洗几分钟（如可能易行，摘除隐形眼镜），然后就医。 食入应急：漱口

83. 二苯胍（Diphenylguanidine）

基　本　信　息	
原化学品目录	二苯胍
化学物质	二苯胍
别名	1，3 – 二苯胍；DPG；N，N – 二苯胍；对称二苯胍
英文名	1，3 – DIPHENYLGUANIDINE；DIPHENYLGUANIDINE；DPG；N，N – DIPHENYL-GUANIDINE；sym – DIPHENYLGUANIDINE

基 本 信 息	
CAS 号	102 – 06 – 7
化学式	$C_{13}H_{13}N_3$
分子量	211.3
成分/组成信息	二苯胍

物 化 性 质	
理化特性	外观与性状：无色或白色晶体粉末，或针状 沸点：170 ℃（分解） 熔点：150 ℃ 密度：1.19 g/cm³ 水中溶解度：20 ℃时微溶 蒸汽压：20 ℃时 0.17 kPa 闪点：170 ℃ 辛醇、水分配系数的对数值：1.69
禁配物	强氧化剂

健康危害与毒理信息	
危险有害概述	化学危险性：燃烧时，分解生成有毒烟雾。水溶液是一种中强碱。 健康危险性：①吸入危险性：未指明 20 ℃时蒸发达到空气中有害浓度的速率。②短期接触的影响：轻微刺激眼睛。③长期或反复接触的影响：动物实验表明，可能对人类生殖造成毒性影响。 环境危险性：对水生生物是有毒的
GHS 危害分类	急性毒性 – 经口：类别 3； 严重眼损伤/眼刺激：类别 2； 生殖毒性：类别 2； 特异性靶器官毒性 – 单次接触：类别 3（麻醉作用）； 急性水生毒性：类别 2； 慢性水生毒性：类别 2
急性毒性数据（HSDB）	LD_{50}：375 mg/kg（大鼠经口）； LD_{50}：150 mg/kg（小鼠经口）
致癌分类	/
ToxCast 毒性数	$AC_{50}(AR)$ = Inactive；$AC_{50}(AhR)$ = 48.03；$AC_{50}(ESR)$ = Inactive；$AC_{50}(p53)$ = Inactive
急性暴露水平（AEGL）	/
暴露途径	可通过吸入和经食入吸收到体内
靶器官	眼睛、神经系统
中毒症状	眼睛：发红，疼痛。 食入：腹部疼痛
职业接触限值	/

防 护 与 急 救	
接触控制/个体防护	工程控制：禁止明火，局部排气通风。 接触控制：防止粉尘扩散。 呼吸系统防护：适当的呼吸防护。 手部防护：防护手套。 眼睛防护：护目镜。 其他防护：工作时不得进食、饮水或吸烟。进食前洗手

（续）

防 护 与 急 救	
急救措施	火灾应急：周围环境着火时，允许使用各种灭火剂。 吸入应急：新鲜空气，休息。 皮肤应急：用大量水冲洗皮肤或淋浴。 眼睛应急：先用大量水冲洗几分钟（如可能易行，摘除隐形眼镜），然后就医。 食入应急：漱口

84. 二苯甲撑二异氰酸酯（Methylene bisphenyl isocyanate）

基 本 信 息	
原化学品目录	二苯基甲烷二异氰酸酯
化学物质	二苯甲撑二异氰酸酯
别名	亚甲基二苯基异氰酸酯；二苯甲烷 - 4，4′ - 二异氰酸酯；双（1，4 - 异氰酸苯基）甲烷；MDI；4，4′ - 亚甲基二苯基二异氰酸酯
英文名	METHYLENE BISPHENYL ISOCYANATE；DIPHENYLMETHANE - 4.4′ - DIISOCYA-NATE；BIS（1，4 - ISOCYANATOPHENYL）METHANE；MDI； 4，4′ - METHYLENEDIPHENYLDIISOCYANATE
CAS 号	101 - 68 - 8
化学式	$C_{15}H_{10}N_2O_2$/$OCNC_6H_4CH_2C_6H_4NCO$
分子量	250.3
成分/组成信息	二苯甲撑二异氰酸酯

物 化 性 质	
理化特性	沸点：在 100 kPa 时 314 ℃ 熔点：37 ℃ 相对密度（水 =1）：1.2 水中溶解度：反应 蒸汽压：20 ℃时可忽略不计 蒸汽相对密度（空气 =1）：8.6 闪点：196 ℃（闭杯） 自燃温度：240 ℃
禁配物	强氧化剂、酸类、醇类、潮湿空气

健康危害与毒理信息	
危险有害概述	化学危险性：在 204 ℃以上温度时，可能发生聚合。燃烧时生成含氮氧化物和氰化氢的有毒和腐蚀性烟雾。容易与水发生反应，生成不溶性聚脲类。与酸类、醇类、胺类、碱类和氧化剂激烈反应，有着火和爆炸的危险。 健康危险性：较大量吸入，能引起头痛、眼痛、咳嗽、呼吸困难等。严重者可发生支气管炎和弥漫性肺炎，对黏膜有强烈刺激作用，有致敏作用，有报道可发生支气管哮喘。①吸入危险性：20 ℃时蒸发可忽略不计，但扩散时可较快地达到空气中颗粒物有害浓度。②短期接触的影响：流泪。刺激眼睛、皮肤和呼吸道。可能对肺有影响，导致功能损伤。③长期或反复接触的影响：可能引起皮肤过敏，引起哮喘
GHS 危害分类	急性毒性 - 吸入：类别 2（粉尘和烟雾）； 皮肤腐蚀/刺激：类别 2； 严重眼损伤/眼刺激：类别 2A ~2B； 皮肤致敏性：类别 1； 呼吸致敏性：类别 1； 特定靶器官毒性 - 单次接触：类别 3（呼吸道刺激）； 特定靶器官毒性 - 反复接触：类别 1（呼吸系统）

健康危害与毒理信息	
急性毒性数据（HSDB）	LC_{50}：369 mg/m³，4 h（大鼠吸入）（雄）； LC_{50}：380 mg/m³，4 h（大鼠吸入）（雌）
致癌分类	类别3（国际癌症研究机构，2019年）。 类别4（德国，2016年）
ToxCast 毒性数据	AC_{50}（AR）= Inactive；AC_{50}（AhR）= Inactive；AC_{50}（ESR）= Inactive；AC_{50}（p53）= Inactive
急性暴露水平（AEGL）	/
暴露途径	可通过吸入吸收到体内
靶器官	呼吸系统、眼、皮肤
中毒症状	吸入：头痛，恶心，气促，咽喉痛。 皮肤：发红。 眼睛：疼痛
职业接触限值	阈限值：0.005 ppm（时间加权平均值）（经皮）（美国政府工业卫生学家会议，2017年）。 时间加权平均容许浓度：0.05 mg/m³（可吸入部分）（德国，2016年）。 时间加权平均容许浓度：0.05 mg/m³，短时间接触容许浓度：0.1 mg/m³（中国，2019年）

防 护 与 急 救	
接触控制/个体防护	工程控制：严加密闭，提供充分的局部排风和全面排风。 呼吸系统防护：可能接触毒物时，应该佩戴防毒面具。 眼睛防护：戴化学安全防护眼镜。 身体防护：穿防腐工作服。 手部防护：戴防化学品手套
急救措施	火灾应急：二氧化碳、干粉、砂土。 吸入应急：脱离现场。至空气新鲜处，呼吸困难时给输氧。就医。 皮肤应急：脱去污染的衣着，立即用肥皂和清水清洗污染皮肤。 眼睛应急：立即翻开上下眼睑，用流动清水冲洗，至少15 min。就医。 食入应急：误服者漱口，用1∶5000高锰酸钾或5%硫代硫酸钠洗胃。就医

85. 二丙二醇甲醚（Dipropylene glycol monomethyl ether）

基 本 信 息	
原化学品目录	二丙二醇甲醚
化学物质	二丙二醇甲醚
别名	二丙二醇一甲醚；DPGME；（2-甲氧基甲基乙氧基）丙醇
英文名	DIPROPYLENEGLYCOL MONOMETHYL ETHER；DPGME；（2-METHOXYMETHYLETHOXY）-PROPANOL
CAS号	34590-94-8
化学式	$C_7H_{16}O_3/H_3COC_3H_6OC_3H_6OH$
分子量	148.2
成分/组成信息	二丙二醇甲醚

（续）

物 化 性 质	
理化特性	外观与性状：无色液体，有特殊气味 沸点：190 ℃ 熔点：－80 ℃ 相对密度（水＝1）：0.95 水中溶解度：易溶 蒸汽压：26 ℃时53.3 Pa 蒸汽相对密度（空气＝1）：5.1 蒸汽、空气混合物的相对密度（20 ℃，空气＝1）：1 闪点：74 ℃ 自燃温度：270 ℃ 爆炸极限：空气中1.3%～10.4%（体积）
禁配物	强氧化剂、强酸
健康危害与毒理信息	
危险有害概述	化学危险性：与空气接触时，可能能生成爆炸性过氧化物。与氧化剂激烈反应。侵蚀许多金属，生成易燃/爆炸性气体氢。 健康危险性：①吸入危险性：20 ℃时，蒸发相当慢地达到空气中有害污染浓度。②短期接触的影响：蒸气刺激眼睛和呼吸道。可能对中枢神经系统有影响，导致昏迷。③长期或反复接触的影响：液体使皮肤脱脂
GHS 危害分类	易燃液体：类别4； 急性毒性－经口：类别5； 严重眼损伤/眼刺激：类别2B； 特异性靶器官毒性－单次接触：类别3（呼吸道刺激、麻醉效果）
急性毒性数据（HSDB）	LD_{50}：5.35 g/kg（大鼠经口）
致癌分类	类别3B（德国，2016 年）。 类别A4（美国政府工业卫生学家会议，2017 年）
ToxCast 毒性数据	AC_{50}（AR）＝Inactive；AC_{50}（AhR）＝Inactive；AC_{50}（ESR）＝Inactive；AC_{50}（p53）＝Inactive
急性暴露水平（AEGL）	/
暴露途径	可通过吸入其蒸气，经皮肤和食入吸收到体内
靶器官	呼吸道、眼睛、神经系统
中毒症状	吸入：咳嗽，头晕，嗜睡。 皮肤：可能被吸收，皮肤干燥。 眼睛：发红，疼痛。 食入：症状同吸入
职业接触限值	阈限值：100 ppm（时间加权平均值，经皮），150 ppm（短时间接触限值，经皮）（美国政府工业卫生学家会议，2017 年）。 时间加权平均容许浓度：50 ppm，310 mg/m³（德国，2016 年）。 时间加权平均容许浓度：600 mg/m³，短时间接触容许浓度：900 mg/m³（中国，2019 年）
防 护 与 急 救	
接触控制/个体防护	工程控制：禁止明火。高于74 ℃，使用密闭系统、通风，局部排气通风。 接触控制：防止产生烟云。 呼吸系统防护：适当的呼吸防护。 身体防护：防护服。 手部防护：防护手套。 眼睛防护：安全护目镜。 其他防护：工作时不得进食、饮水或吸烟

（续）

防 护 与 急 救	
急救措施	火灾应急：干粉、抗溶性泡沫、雾状水、二氧化碳。 爆炸应急：着火时，喷雾状水保持料桶等冷却。 吸入应急：新鲜空气，休息，给予医疗护理。 皮肤应急：脱去污染的衣服，冲洗，然后用水和肥皂清洗皮肤。 眼睛应急：先用大量水冲洗几分钟（如可能易行，摘除隐形眼镜），然后就医。 食入应急：漱口，给予医疗护理

86. 2 - N - 二丁氨基乙醇 （2 - N - Dibutylaminoethanol）

基 本 信 息	
原化学品目录	2 - N - 二丁氨基乙醇
化学物质	2 - N - 二丁氨基乙醇
别名	2 - 二 - N - 丁基氨基乙醇；N，N - 二丁基 - N - （2 - 羟基乙基）胺；N，N - 二丁基乙醇胺
英文名	2 - N - DIBUTYLAMINOETHANOL；2 - DI - N - BUTYLAMINOETHYL ALCOHOL；N，N - DIBUTYL - N - （2 - HYDROXYETHYL）AMINE；N，N - DIBUTYLETHANOLAMINE
CAS 号	102 - 81 - 8
化学式	$C_{10}H_{23}NO/(C_4H_9)_2NCH_2CH_2OH$
分子量	173.3
成分/组成信息	2 - N - 二丁氨基乙醇

物 化 性 质	
理化特性	外观与性状：无色液体，有特殊气味 沸点：222 ~ 232 ℃ 熔点：- 70 ℃ 相对密度（水 = 1）：0.9 水中溶解度：20 ℃微溶 蒸汽压：3.4 kPa 汽相对密度（空气 = 1）：6 蒸汽、空气混合物的相对密度（20 ℃，空气 = 1）：1 闪点：90 ℃（闭杯） 自燃温度：165 ℃ 爆炸极限：空气中0.5% ~ 0.9%（体积）
禁配物	禁配物：强氧化剂、强酸、强碱

健康危害与毒理信息	
危险有害概述	化学危险性：与氧化剂发生反应。侵蚀许多金属，生成易燃/爆炸性气体氢。燃烧时，分解生成氮氧化物。 健康危险性：①吸入危险性：20 ℃时，蒸发相当快地达到空气中有害污染浓度。②短期接触的影响：腐蚀眼睛和皮肤。蒸气刺激呼吸道。食入有腐蚀性。可能对中枢神经系统有影响，导致惊厥和呼吸衰竭。胆碱酯酶抑制剂。接触可能导致死亡。需进行医学观察。影响可能推迟显现。 环境危险性：对水生生物有害

（续）

健康危害与毒理信息	
GHS 危害分类	易燃液体：类别4； 急性毒性 – 经口：类别4； 急性毒性 – 经皮：类别4； 皮肤腐蚀/刺激：类别1A ~ 1C； 严重眼损伤/眼刺激：类别1； 生殖细胞致突变性：类别2； 致癌性：类别2； 生殖毒性：类别1B； 特异性靶器官毒性 – 单次接触：类别2（神经系统），类别3（呼吸致敏性）； 特异性靶器官毒性 – 反复接触：类别2（神经系统）； 危害水生环境 – 急性危害：类别3； 危害水生环境 – 长期危害：类别3
急性毒性数据（HSDB）	/
致癌分类	/
ToxCast 毒性数据	$AC_{50}(AR)$ = Inactive；$AC_{50}(AhR)$ = Inactive；$AC_{50}(ESR)$ = Inactive；$AC_{50}(p53)$ = Inactive
急性暴露水平（AEGL）	/
暴露途径	可通过吸入、经皮肤和食入吸收到体内
靶器官	神经系统、呼吸系统、眼、皮肤
中毒症状	吸入：咳嗽，咽喉痛，恶心，惊厥，头晕，呼吸困难，瞳孔收缩，肌肉痉挛，多涎，出汗，神志不清。 皮肤：可能被吸收，皮肤烧伤，疼痛，发红。见吸入。 眼睛：疼痛，发红，严重深度烧伤。 食入：腹部疼痛，灼烧感，休克或虚脱，胃痉挛，腹泻，呕吐
职业接触限值	阈限值：0.5 ppm（时间加权平均值）（经皮）（美国政府工业卫生学家会议，2017 年）。 时间加权平均容许浓度：4 mg/m^3（中国，2019 年）
防 护 与 急 救	
接触控制/个体防护	工程控制：禁止明火，禁止与氧化剂接触。高于90 ℃，使用密闭系统、通风。局部排气通风。 呼吸系统防护：防毒面罩。 身体防护：防护服。 手部防护：防护手套。 眼睛防护：面罩。 其他防护：工作时不得进食、饮水或吸烟
急救措施	火灾应急：雾状水，抗溶性泡沫，干粉，二氧化碳。 吸入应急：新鲜空气，休息。必要时进行人工呼吸，给予医疗护理。 皮肤应急：脱去污染的衣服。冲洗，然后用水和肥皂清洗皮肤，给予医疗护理。 眼睛应急：先用大量水冲洗几分钟（如可能易行，摘除隐形眼镜），然后就医。 食入应急：漱口，大量饮水，不要催吐，给予医疗护理

87. 二丁基二月桂酸锡 （Dibutyltin dilaurate）

基 本 信 息	
原化学品目录	有机锡
化学物质	二丁基二月桂酸锡；二月桂酸二丁基锡
别名	二丁基双（1－氧化十二烷基）氧化锡；二丁基双（月桂酰氧化）锡
英文名	DIBUTYL TINDILAURATE；DIBUTYLBIS［(1－OXODO DECYL)－OXY］STANNANE；DIBUTYLBIS (LAUROYLOXY) TIN
CAS 号	77－58－7
化学式	$(C_4H_9)_2Sn(OOC(CH_2)_{10}CH_3)_2/C_{32}H_{64}O_4Sn$
分子量	631.6
成分/组成信息	二丁基二月桂酸锡

物 化 性 质	
理化特性	外观与性状：黄色油状液体或蜡状晶体 沸点：1.3 kPa 时 205 ℃ 熔点：22～24 ℃ 相对密度（水＝1）：1.1 水中溶解度：不溶 蒸汽相对密度（空气＝1）：21.8 闪点：179 ℃（闭杯）
禁配物	强氧化剂

健康危害与毒理信息	
危险有害概述	化学危险性：加热或燃烧时，分解生成有毒和刺激性烟雾。 健康危险性：①吸入危险性：20 ℃时，蒸发，不会或很缓慢地达到有害空气浓度。②短期接触的影响：刺激眼睛。③长期或反复接触的影响：可能对肝、肾和胃肠道有影响
GHS 危害分类	急性毒性－经口：类别 3； 急性毒性－吸入：类别 2（粉尘和烟雾）； 皮肤腐蚀/刺激：类别 2； 严重眼损伤/眼刺激：类别 2A； 生殖毒性：类别 1B； 特异性靶器官毒性－反复接触：类别 1（肝脏）； 危害水生环境－急性危害：类别 1； 危害水生环境－长期危害：类别 1
急性毒性数据（HSDB）	LD_{50}：175 mg/kg（大鼠经口）
致癌分类	类别 4（德国，2016 年）
ToxCast 毒性数据	$AC_{50}(AR)$ = Inactive；$AC_{50}(AhR)$ = Inactive；$AC_{50}(ESR)$ = Inactive；$AC_{50}(p53)$ = 46.86
急性暴露水平（AEGL）	/
暴露途径	可通过吸入或食入吸收到体内
靶器官	肝脏、眼、皮肤

（续）

健康危害与毒理信息	
中毒症状	吸入：中枢神经系统症状，有头痛、头晕、乏力、精神萎靡、恶心等，长期接触可引起神经衰弱综合征。 皮肤：可致接触性皮炎和过敏性皮炎。 眼睛：发红，疼痛。 食入：症状同吸入
职业接触限值	时间加权平均容许浓度：0.1 mg/m³、短时间接触容许浓度：0.2 mg/m³（中国，2019年）。 最高容许浓度：（以 Sn 计）0.004 ppm，0.02 mg/m³（德国，2016年）
防 护 与 急 救	
接触控制/个体防护	工程控制：禁止明火，通风。 接触控制：严格卫生条件。 呼吸系统防护：适当的呼吸防护。 手部防护：防护手套。 眼睛防护：安全护目镜。 其他防护：工作时不得进食、饮水或吸烟，进食前洗手
急救措施	火灾应急：干粉，抗溶性泡沫，雾状水，二氧化碳。 吸入应急：新鲜空气，休息。 皮肤应急：脱掉污染的衣服，冲洗，然后用水和肥皂洗皮肤。 眼睛应急：首先用大量水冲洗几分钟（如可能易行，摘除隐形眼镜），然后就医。 食入应急：漱口，催吐（仅对清醒病人）

88. 二丁氧锡（Di-n-Butyltin oxide）

基 本 信 息	
原化学品目录	有机锡
化学物质	二丁氧锡
别名	丁蜗锡；二正丁基锡氧化物；二丁锡氧化物
英文名	Di-n-BUTYLTIN OXIDE；DIBUTYLTIN OXIDE；DIBUTYLOXOSTANNANE；DIBU-TYLOXOTIN
CAS 号	818-08-6
化学式	$C_8H_{18}OSn/(C_4H_9)_2SnO$
分子量	248.9
成分/组成信息	二丁氧锡
物 化 性 质	
理化特性	外观与性状：白色粉末 熔点：低于熔点在210℃时分解 相对密度（水=1）：1.6 水中溶解度：不溶 自燃温度：279℃
禁配物	氧化剂

健康危害与毒理信息	
危险有害概述	物理危险性：如果以粉末或颗粒形式与空气混合，可能发生粉尘爆炸。如果干燥，由于涡流、空气传输、灌装等可能产生静电。 化学危险性：热和燃烧时，生成锡和氧化锡有毒烟雾。 健康危险性：①吸入危险性：20 ℃时的蒸发可忽略不计，但扩散时可较快达到空气中有害颗粒物浓度。②短期接触的影响：刺激眼睛、皮肤和呼吸道。可能对中枢神经系统有影响，导致功能损伤。接触可能导致死亡。影响可能推迟显现。需进行医学观察。③长期或反复接触的影响：可能对肝有影响，导致肝损伤。动物实验表明，可能造成人类婴儿畸形。 环境危险性：可能对环境有危害，对藻类和甲壳纲动物应给予特别注意
GHS 危害分类	急性毒性－经口：类别 2； 严重眼损伤/眼刺激：类别 1； 生殖毒性：类别 1B； 特异性靶器官毒性－反复接触：类别 2（肝脏、肾脏）； 特异性靶器官毒性－单次接触：类别 1（中枢神经系统），类别 3（呼吸道刺激性）； 危害水生环境－急性危害：类别 1； 危害水生环境－长期危害：类别 1
急性毒性数据（HSDB）	LD_{50}：55～194 mg/kg（大鼠经口）
致癌分类	类别 A4（美国政府工业卫生学家会议，2017 年）。 类别 4（德国，2016 年）
ToxCast 毒性数据	AC_{50}（AR）= Inactive；AC_{50}（AhR）= Inactive；AC_{50}（ESR）= Inactive；AC_{50}（p53）= Inactive
急性暴露水平（AEGL）	/
暴露途径	可通过吸入、经皮肤和食入吸收进体内
靶器官	中枢神经系统、呼吸系统、肝脏、肾脏、眼
中毒症状	吸入：头痛，耳鸣，记忆丧失，定向障碍。 皮肤：可能被吸收，皮肤烧伤，疼痛。 眼睛：发红，疼痛。 食入：症状同吸入
职业接触限值	阈限值：0.1 ppm（以 Sn 计）（时间加权平均值），0.2 ppm（短期接触限值）（经皮）（美国政府工业卫生学家会议，2017 年）。 时间加权平均容许浓度：0.004 ppm，0.02 mg/m³（以 Sn 计）（德国，2016 年）

防 护 与 急 救	
接触控制/个体防护	工程控制：禁止明火。防止粉尘沉积，密闭系统。防止粉尘爆炸型电气设备和照明，防止静电荷积聚（例如，通过接地）。局部排气通风。 接触控制：防止粉尘扩散，严格作业环境管理，避免一切接触。 呼吸系统防护：适当的呼吸防护。 手部防护：防护手套。 眼睛防护：面罩或眼睛防护结合呼吸防护。 其他防护：工作时不得进食、饮水或吸烟，进食前洗手
急救措施	火灾应急：雾状水，干粉，二氧化碳。 接触应急：一切情况均向医生咨询。 吸入应急：新鲜空气，休息，给予医疗护理。 皮肤应急：脱去污染的衣服，冲洗，然后用水和肥皂清洗皮肤，给予医疗护理。 眼睛应急：先用大量水冲洗数分钟（如可能易行，摘除隐形眼镜），然后就医。 食入应急：漱口，用水冲服活性炭浆，催吐（仅对清醒病人），给予医疗护理

89. 二甲胺（Dimethylamine）

基 本 信 息	
原化学品目录	二甲胺
化学物质	二甲胺
别名	N－甲基甲胺；DMA
英文名	DIMETHYLAMINE（AQUEOUS SOLUTION）；METHANAMINE；N－METHYL（AQUE-OUS SOLUTION）；DMA（AQUEOUS SOLUTION）
CAS 号	124－40－3
化学式	（CH₃）2NH/C₂H₇N
分子量	45.1
成分/组成信息	二甲胺

物 化 性 质	
理化特性	沸点：51 ℃ 熔点：－37 ℃ 相对密度（水＝1）：0.9 蒸汽压：20 ℃时 26.3 kPa 蒸汽相对密度（空气＝1）：1.6 闪点：－18 ℃ 自燃温度：400 ℃ 爆炸极限：空气中 2.8% ~ 14.4%（体积） 辛醇、水分配系数的对数值：－0.2
禁配物	强氧化剂、酸类、卤素

健康危害与毒理信息	
危险有害概述	物理危险性：蒸气比空气重，可能沿地面流动，可能造成远处着火。 化学危险性：水溶液是一种强碱，与酸激烈反应并有腐蚀性。与强氧化剂和汞激烈反应，有着火和爆炸危险。侵蚀铝、铜、锌合金、镀锌表面和塑料。 健康危险性：对眼和呼吸道有强烈的刺激作用。皮肤接触液态二甲胺可引起坏死，眼睛接触可引起角膜损伤、混浊。①吸入危险性：20 ℃时，蒸发迅速达到空气中有害污染浓度。②短期接触的影响：腐蚀眼睛和皮肤。蒸气严重刺激呼吸道。食入有腐蚀性。 环境危险性：对水生生物有害
GHS 危害分类	易燃气体：类别1； 高压气体：液化气体； 急性毒性－吸入：类别4（蒸气）； 皮肤腐蚀/刺激：类别1； 严重眼损伤/眼刺激：类别1； 皮肤致敏性：类别1； 特异性靶器官毒性－单次接触：类别1（呼吸系统），类别3（麻醉效应）； 特定靶器官毒性－反复接触：类别1（呼吸系统）； 急性水生毒性：类别2； 慢性水生毒性：类别3
急性毒性数（HSDB）	LC₅₀：8.8 mg/L，4 h（大鼠吸入）
致癌分类	类别 A4（美国政府工业卫生学家会议，2017 年）

健康危害与毒理信息	
ToxCast 毒性数据	$AC_{50}(AR)$ = Inactive；$AC_{50}(AhR)$ = Inactive；$AC_{50}(ESR)$ = Inactive；$AC_{50}(p53)$ = Inactive
急性暴露水平（AEGL）	/
暴露途径	可通过吸入其气溶胶和经食入吸收到体内
靶器官	神经系统、呼吸系统、眼睛、皮肤
中毒症状	吸入：灼烧感，咳嗽，头痛，咽喉痛，呼吸困难，气促。 皮肤：发红，疼痛，严重皮肤烧伤。 眼睛：发红，疼痛，视力模糊，严重深度烧伤。 食入：腹部疼痛，灼烧感，休克或虚脱
职业接触限值	阈限值：5 ppm（时间加权平均值），15 ppm（短时间接触限值）（美国政府工业卫生学家会议，2017 年）。 职业接触限值：2 ppm，3.8 mg/m³（时间加权平均值）；5 ppm，9.4 mg/m³（短期接触限值）（欧盟，1998 年）。 时间加权平均容许浓度：5 mg/m³，短时间接触容许浓度：10 mg/m³（中国，2019 年）

防 护 与 急 救	
接触控制/个体防护	工程控制：生产过程密闭，加强通风。提供安全淋浴和洗眼设备。 呼吸系统防护：空气中浓度超标时，佩戴自吸过滤式防毒面具（全面罩）。紧急事态抢救或撤离时，建议佩戴氧气呼吸器或空气呼吸器。 眼睛防护：呼吸系统防护中已作防护。 身体防护：穿防静电工作服。 手部防护：戴橡胶手套。 其他防护：工作现场禁止吸烟、进食和饮水。工作完毕，淋浴更衣
急救措施	火灾应急：切断气源。若不能切断气源，则不允许熄灭泄漏处的火焰。喷水冷却容器，可能的话将容器从火场移至空旷处。灭火剂：雾状水、抗溶性泡沫、干粉、二氧化碳。 吸入应急：迅速脱离现场至空气新鲜处。呼吸困难时给输氧。呼吸停止时，立即进行人工呼吸。就医。 皮肤应急：脱去污染的衣着，立即用水冲洗至少15 min。就医。 眼睛应急：立即提起眼睑，用流动清水或生理盐水冲洗至少15 min。就医。 食入应急：误服者立即漱口，给饮足量牛奶或温水，催吐，就医

90. 二甲苯（Xylene）

基 本 信 息	
原化学品目录	二甲苯
化学物质	二甲苯
别名	混合二甲苯；异构体混合物；二甲苯（精制）
英文名	XYLENE
CAS 号	1330 – 20 – 7
化学式	C_8H_{10}
分子量	106.16
成分/组成信息	二甲苯

（续）

物 化 性 质	
理化特性	外观：无色透明液体 初沸点和沸程：138～144 ℃ 溶解性：不溶于水 熔点/凝固点：-48 ℃ 相对密度（水=1）：0.87（15 ℃） 闪点（闭杯）：27 ℃
禁配物	氧化物
健康危害与毒理信息	
危险有害概述	物理危险性：易燃液体和蒸气。 健康危险性：对眼及上呼吸道有刺激作用，高浓度时，对中枢神经系统有麻醉作用。短期内吸入较高浓度可致急性中毒，长期接触有神经衰弱综合征，女性有可能导致月经异常。皮肤接触常发生皮肤干燥、皲裂、皮炎。 环境危险性：对水生生物有毒
GHS 危害分类	易燃液体：类别3； 急性毒性 - 经口：类别5； 急性毒性 - 经皮：类别4； 急性毒性 - 吸入：类别4； 皮肤腐蚀/刺激：类别2； 严重眼损伤/眼刺激：类别2A； 生殖毒性：类别1B； 特异性靶器官毒性 - 单次接触：类别1（呼吸系统、肝脏、中枢神经系统、肾脏），类别3（麻醉效果）； 特异性靶器官毒性 - 反复接触：类别1（神经系统、呼吸系统）； 呛吸毒性：类别2； 危害水生环境 - 急性危害：类别2； 危害水生环境 - 长期危害：类别2
急性毒性数据（HSDB）	LC_{50}：3907 ppm/6 h（小鼠吸入）； LD_{50}：3523～8600 mg/kg（大鼠经口）； LD_{50}：1590 mg/kg（小鼠经口）； LD_{50}：5 mL/kg（43 g/kg）（兔经皮）
致癌分类	类别3（国际癌症研究机构，IARC）。 类别A4（美国政府工业卫生学家会议）
ToxCast 毒性数据	AC_{50}（AR）= Inactive；AC_{50}（AhR）= Inactive；AC_{50}（ESR）= Inactive；AC_{50}（p53）= Inactive
急性暴露水平（AEGL）	AEGL1 - 10 min = 130 ppm；AEGL1 - 8 h = 130 ppm；AEGL2 - 10 min = 2500 ppm；AEGL2 - 8 h = 400 ppm；AEGL3 - 10 min = 7200；AEGL3 - 8 h = 1000 ppm
暴露途径	可通过吸入，经皮肤和食入吸收到体内
靶器官	呼吸系统、肝脏、中枢神经系统、肾脏、皮肤、眼
中毒症状	/
职业接触限值	阈限值：100 ppm（时间加权平均值），150 ppm（短时间接触限值）（美国政府工业卫生学家会议，2017 年）。 时间加权平均容许浓度：50 mg/m³，短时间接触容许浓度：100 mg/m³（中国，2019 年）

（续）

防 护 与 急 救	
接触控制/个体防护	工程防护：禁止明火，禁止火花和禁止吸烟。密闭系统，通风，防爆型电气设备和照明。远离热源、火花、明火、热表面。禁止吸烟。保持容器密闭。容器和接收设备接地/等势联接。使用防爆的电气、通风、照明等设备。只能使用不产生火花的工具。采取防止静电放电的措施。避免释放到环境中。 眼睛防护：戴防护眼罩。 身体防护：穿防护服，戴防护面具。 手部防护：戴防护手套。 其他防护：作业后彻底清洗
急救措施	皮肤应急：用水充分清洗。如发生皮肤刺激：求医/就诊。脱掉所有沾染的衣服，清洗后方可重新使用

91. 二甲苯酚（3，5 – Xylenol）

基 本 信 息	
原化学品目录	二甲苯酚
化学物质	二甲苯酚
别名	3，5 – 二甲苯酚；3，5 – 二甲基苯酚；1 – 羟基 – 3，5 – 二甲苯
英文名	3，5 – XYLENOL；3，5 – DIMETHYLPHENOL；1 – HYDROXY – 3，5 – DIMETHYL-BENZENE
CAS 号	108 – 68 – 9
化学式	$C_8H_{10}O/(CH_3)_2C_6H_3OH$
分子量	122.2
成分/组成信息	二甲苯酚

物 化 性 质	
理化特性	外观与性状：白色至黄色晶体，有特殊气味 沸点：222 ℃ 熔点：63.4 ℃ 密度：0.97 g/cm³ 水中溶解度：25 ℃时 0.5 g/100 mL 蒸汽压：25 ℃时 5 Pa 蒸汽相对密度（空气 =1）：4.2 闪点：80 ℃（闭杯） 爆炸极限：空气中 1.4%（爆炸下限，体积） 辛醇、水分配系数的对数值：2.35 溶解性：难溶于水，能与乙醇、氯仿、乙醚、苯等相混溶，能溶于氢氧化钠水溶液
禁配物	强氧化剂

健康危害与毒理信息	
危险有害概述	物理危险性：白色至黄色晶体，有特殊气味。 化学危险性：与酸酐，酸性氯化物，碱类和氧化剂发生反应。 健康危险性：①吸入危险性：未指明 20 ℃时蒸发到空气中有害浓度的速率。②短期接触的影响：腐蚀眼睛和皮肤。刺激呼吸道。食入有腐蚀性。 环境危险性：对水生生物有害

（续）

健康危害与毒理信息	
GHS 危害分类	急性毒性-吸入：类别3； 急性毒性-经皮：类别3； 急性毒性-经口：类别3； 皮肤腐蚀/刺激：类别1； 严重眼损伤/眼刺激：类别1； 急性水生毒性：类别3
急性毒性数据（HSDB）	LD_{50}：608 mg/kg（大鼠经口）； LD_{50}：477 mg/kg（小鼠经口）
致癌分类	/
ToxCast 毒性数据	AC_{50}（AR）= Inactive；AC_{50}（AhR）= 9.93643475565911；AC_{50}（ESR）= Inactive；AC_{50}（p53）= 54.85
急性暴露水平（AEGL）	/
暴露途径	可通过吸入，经皮肤和食入吸收到体内
靶器官	皮肤、眼睛
中毒症状	吸入：咳嗽，头晕，头痛。 皮肤：可能被吸收，灼烧感，皮肤烧伤。 眼睛：发红，疼痛，严重深度烧伤。 食入：灼烧感，腹部疼痛，恶心，呕吐，腹泻，头晕，头痛，休克或虚脱
职业接触限值	/
防 护 与 急 救	
接触控制/个体防护	工程控制：禁止明火。防止粉尘沉积、密闭系统、防止粉尘爆炸型电气设备和照明。局部排气通风。 接触控制：防止粉尘扩散。 呼吸系统防护：适当的呼吸防护。 身体防护：防护服。 手部防护：防护手套。 眼睛防护：护目镜，面罩或眼睛防护结合呼吸防护。 其他防护：工作时不得进食、饮水或吸烟
急救措施	火灾应急：干粉、抗溶性泡沫、雾状水、二氧化碳。 吸入应急：新鲜空气，休息，半直立体位，必要时进行人工呼吸，给予医疗护理。 皮肤应急：急救时戴防护手套。冲洗，然后用水和肥皂清洗皮肤，给予医疗护理。 眼睛应急：先用大量水冲洗几分钟（如可能易行，摘除隐形眼镜），然后就医。 食入应急：休息，不要催吐，给予医疗护理

92. 二甲代苯胺（Xylidine）

基 本 信 息	
原化学品目录	苯的氨基及硝基化合物（不含三硝基甲苯）
化学物质	二甲代苯胺
别名	二甲替苯胺；氨基二甲苯；二甲基苯胺
英文名	XYLIDINE （MIXED ISOMERS）；DIMETHYLANILINE；AMINODIMETHYLBENZENE；DIMETHYLPHENYLAMINE

基　本　信　息	
CAS 号	1300 - 73 - 8；121 - 69 - 7
化学式	$C_8H_{11}N/(CH_3)_2C_6H_3NH_2$
分子量	121.2
成分/组成信息	二甲代苯胺
物　化　性　质	
理化特性	外观与性状：淡黄色至棕色液体，有特殊气味，遇空气时变成棕色 沸点：216 ~ 228 ℃ 相对密度（水 = 1）：0.97 ~ 1.07 水中溶解度：20 ℃时 0.4 ~ 15 g/100 mL 蒸汽压：20 ℃时 4 ~ 130 Pa 蒸汽相对密度（空气 = 1）：4.2 蒸汽、空气混合物的相对密度（20 ℃，空气 = 1）：1 闪点：90 ~ 98 ℃（闭杯） 自燃温度：520 ~ 590 ℃ 爆炸极限：空气中 1% ~ 7%（体积） 辛醇、水分配系数的对数值：1.8 ~ 2.2（估计值）
禁配物	/
健康危害与毒理信息	
危险有害概述	化学危险性：燃烧时分解，生成含有氮氧化物的有毒和腐蚀性烟雾。与强氧化剂激烈反应。与次氯酸盐发生反应，生成爆炸性氯胺。与酸类、酸酐、酰基氯和卤素发生反应。侵蚀塑料和橡胶。 健康危险性：①吸入危险性：20 ℃时，缓慢蒸发达到空气中有害污染浓度，但喷洒或扩散时要快得多。②短期接触的影响：高浓度接触时能够造成意识降低。高浓度接触时可能导致形成正铁血红蛋白。影响可能推迟显现。需进行医学观察。③长期或反复接触的影响：可能对血液有影响，导致贫血。可能对肾脏和肝脏有影响。 环境危险性：可能对环境有危害，对水生生物应给予特别注意
GHS 危害分类	急性毒性 - 经口：类别 4； 急性毒性 - 经皮：类别 4； 急性毒性 - 吸入：类别 2（蒸气）； 严重眼损伤/眼刺激：类别 2A - 2B； 致癌性：类别 2； 特异性靶器官毒性 - 单次接触：类别 2（呼吸系统），类别 3（麻醉效果）； 特异性靶器官毒性 - 反复接触：类别 2（血液、肝、肾、胆囊、脾脏）
急性毒性数据（HSDB）	LC_{50}：149 ppm/7 h（小鼠吸入）
致癌分类	类别 A3（美国政府工业卫生学家会议，2017 年）。 类别 3A（德国，2016 年）
ToxCast 毒性数据	$AC_{50}(AR)$ = Inactive；$AC_{50}(AhR)$ = Inactive；$AC_{50}(ESR)$ = Inactive；$AC_{50}(p53)$ = Inactive
急性暴露水平（AEGL）	/
暴露途径	可通过吸入其蒸气，经皮肤和经食入吸收到体内
靶器官	血液、肝、肾、胆囊、脾脏、神经系统、呼吸系统、眼
中毒症状	吸入：头晕，嗜睡，头痛，恶心。 皮肤：可能被吸收。 食入：嘴唇发青或指甲发青，皮肤发青，头晕，嗜睡，头痛，恶心，神志不清

健康危害与毒理信息	
职业接触限值	阈限值：0.5 ppm（时间加权平均值）（经皮），可吸入粉尘和蒸气（美国政府工业卫生学家会议，2017 年）。 时间加权平均容许浓度：5 mg/m³，短时间接触容许浓度：10 mg/m³（中国，2019 年）

防 护 与 急 救	
接触控制/个体防护	工程控制：禁止明火。高于 90～98 ℃，使用密闭系统、通风，局部排气通风。 接触控制：避免一切接触。 呼吸系统防护：适当的呼吸防护。 身体防护：防护服。 手部防护：防护手套。 眼睛防护：安全眼镜，眼睛防护结合呼吸防护。 其他防护：工作时不得进食、饮水或吸烟
急救措施	火灾应急：雾状水，二氧化碳，泡沫，干粉。 吸入应急：新鲜空气，休息。给予医疗护理。 皮肤应急：脱去污染的衣服，冲洗，然后用水和肥皂清洗皮肤，给予医疗护理。 眼睛应急：用大量水冲洗（如可能易行，摘除隐形眼镜）。 食入应急：漱口。给予医疗护理

93. N，N-二甲基-3-氨基苯酚（3-Dimethylaminophenol）

基 本 信 息	
原化学品目录	N，N-二甲基-3-氨基苯酚
化学物质	N，N-二甲基-3-氨基苯酚
别名	3-二甲基氨基苯酚
英文名	3-DIMETHYLAMINOPHENOL
CAS 号	99-07-0
化学式	$C_8H_{11}NO$
分子量	137.18
成分/组成信息	N，N-二甲基-3-氨基苯酚

物 化 性 质	
理化特性	外观：灰色粉末
禁配物	强氧化剂

健康危害与毒理信息	
危险有害概述	健康危险性：造成皮肤刺激；造成严重眼刺激；可能造成呼吸道刺激
GHS 危害分类	皮肤腐蚀/刺激：类别 2； 严重眼损伤/眼刺激：类别 2A； 特定目标器官毒性-单次接触：类别 3（呼吸道刺激）
急性毒性数据（HSDB）	/
致癌分类	/
ToxCast 毒性数据	/

健康危害与毒理信息	
急性暴露水平（AEGL）	/
暴露途径	可通过吸入，经皮肤和食入吸收到体内
靶器官	呼吸道、皮肤、眼睛
中毒症状	/
职业接触限值	/

防护与急救	
接触控制/个体防护	工程控制：只能在室外或通风良好之处使用。 呼吸系统防护：避免吸入粉尘/烟/气体/烟雾/蒸气/喷雾。 身体防护：穿防护服，戴防护面具。 手部防护：戴防护手套。 眼睛防护：戴防护眼罩。 其他防护：作业后彻底清洗
急救措施	皮肤应急：如皮肤沾染：用水充分清洗。如感觉不适，呼叫中毒急救中心/医生。如发生皮肤刺激：求医/就诊。脱掉所有沾染的衣服，清洗后方可重新使用。 吸入应急：如误吸入，将受害人转移到空气新鲜处，保持呼吸舒适的休息姿势。 眼睛应急：如仍觉眼刺激：求医/就诊。如进入眼睛：用水小心冲洗几分钟（如可能易行，摘除隐形眼镜），继续冲洗

94. 二甲基二氯硅烷（Dimethyl dichlorosilane）

基 本 信 息	
原化学品目录	二甲基二氯硅烷
化学物质	二甲基二氯硅烷
别名	氯二甲基硅烷
英文名	DIMETHYLDICHLOROSILANE；CHLORODIMETHYLSILANE
CAS号	75 – 78 – 5
化学式	$C_2H_6Cl_2Si/(CH_3)_2SiCl_2$
分子量	129.1
成分/组成信息	二甲基二氯硅烷

物 化 性 质	
理化特性	外观与性状：无色发烟液体，有刺鼻气味 沸点：71 ℃ 熔点：−76 ℃ 相对密度（水=1）：1.07 水中溶解度：反应 蒸汽压：20 ℃时14.5 kPa 蒸汽相对密度（空气=1）：4.4 闪点：−9 ℃（闭杯） 自燃温度：380 ℃ 爆炸极限：空气中1.4%～9.5%（体积）
禁配物	强氧化剂、酸类、醇类、胺类、强碱

健康危害与毒理信息	
危险有害概述	物理危险性：蒸气比空气重，可能沿地面流动，可能造成远处着火。 化学危险性：加热时，分解生成含氯化氢和光气有毒和腐蚀性烟雾。与水激烈反应，生成氯化氢；与醇类、胺类激烈反应，有着火和爆炸危险。有水存在时，侵蚀许多金属。 健康危险性：①吸入危险性：未指明 20 ℃时，蒸发达到空气中有害浓度的速率。②短期接触的影响：腐蚀眼睛、皮肤和呼吸道。食入有腐蚀性。吸入可能引起肺水肿。接触可能导致死亡。需进行医学观察
GHS 危害分类	易燃液体：类别 2； 急性毒性 – 经口：类别 4； 皮肤腐蚀/刺激：类别 1； 严重眼损伤/眼刺激：类别 1； 特异性靶器官毒性 – 单次接触：类别 2（呼吸系统）
急性毒性数据（HSDB）	/
致癌分类	/
ToxCast 毒性数据	/
急性暴露水平（AEGL）	AEGL1 – 10 min = 0.9 ppm；AEGL1 – 8 h = 0.9 ppm；AEGL2 – 10 min = 50 ppm；AEGL2 – 8 h = 5.5 ppm；AEGL3 – 10 min = 310 ppm；AEGL3 – 8 h = 13 ppm
暴露途径	可通过吸入其蒸气和食入吸收到体内
靶器官	呼吸系统、皮肤、眼
中毒症状	吸入：灼烧感，咳嗽，咽喉痛，呼吸困难，气促。症状可能推迟显现。 皮肤：发红，疼痛，水疱，皮肤烧伤。 眼睛：发红，疼痛，严重深度烧伤。 食入：灼烧感，腹部疼痛，休克或虚脱
职业接触限值	最高容许浓度：2 mg/m³（中国，2019 年）

防 护 与 急 救	
接触控制/个体防护	工程控制：禁止明火、禁止火花和禁止吸烟。禁止与高温表面接触。密闭系统、通风、局部排气通风、防爆型电气设备和照明。不要使用压缩空气灌装、卸料或转运。 接触控制：严格作业环境管理。 呼吸系统防护：适当的呼吸防护。 手部防护：防护手套。 眼睛防护：安全护目镜，面罩。 其他防护：工作时不得进食、饮水或吸烟
急救措施	火灾应急：水成膜泡沫，二氧化碳，干砂，专用粉末。禁用含水灭火剂。禁止用水。 爆炸应急：着火时，喷雾状水保持料桶等冷却，但避免与水接触。 接触应急：一切情况均向医生咨询。 吸入应急：新鲜空气，休息，半直立体位。必要时进行人工呼吸，给予医疗护理。 皮肤应急：脱去污染的衣服。用大量水冲洗皮肤或淋浴，给予医疗护理。 眼睛应急：先用大量水冲洗几分钟（如可能易行，摘除隐形眼镜），然后就医。 食入应急：漱口，不要催吐，不要饮用任何东西，给予医疗护理

95. 3，3-二甲基联苯胺（3，3-Dimethylbenzidine）

基　本　信　息	
原化学品目录	3，3-二甲基联苯胺
化学物质	3，3-二甲基联苯胺
别名	邻联甲苯胺；3，3′-二甲基-（1，1′-联苯基）-4，4′-二胺；二茴香胺；4，4′-二邻联甲苯胺
英文名	o-TOLIDINE；3，3′-DIMETHYL-（1，1′-BIPHENYL）-4，4′-DIAMINE；BIANISIDINE；3，3′-DIMETHYLBENZIDINE；4，4′-BI-o-TOLUIDINE
CAS 号	119-93-7
化学式	$C_{14}H_{16}N_2$
分子量	212.3
成分/组成信息	3，3-二甲基联苯胺

物　化　性　质	
理化特性	外观与性状：无色或红色晶体 沸点：300 ℃ 熔点：131～132 ℃ 密度：1.2 g/cm³ 水中溶解度：25 ℃时 0.13 g/100 mL（微溶） 闪点：244 ℃ 自燃温度：526 ℃ 辛醇、水分配系数的对数值：2.34
禁配物	强氧化剂、强酸

健康危害与毒理信息	
危险有害概述	化学危险性：燃烧时，分解生成有毒烟雾。与氧化剂发生反应。 健康危险性：①吸入危险性：20 ℃时蒸发可忽略不计；但是，可较快地达到空气中颗粒物有害浓度，尤其是粉末。②长期或反复接触的影响：可能是人类致癌物。 环境危险性：对水生生物有毒
GHS 危害分类	急性毒性-经口：类别4； 生殖细胞致突变性：类别2； 致癌性：类别1B； 急性水生毒性：类别2； 慢性水生毒性：类别2
急性毒性数据（HSDB）	/
致癌分类	类别2B（国际癌症研究机构，2019 年）
ToxCast 毒性数据	$AC_{50}（AR）$ = Inactive；$AC_{50}（AhR）$ = 3.58；$AC_{50}（ESR）$ = Inactive；$AC_{50}（p53）$ = Inactive
急性暴露水平（AEGL）	/
暴露途径	可经皮肤和食入吸收到体内
靶器官	生殖系统
中毒症状	/
职业接触限值	最高容许浓度：0.02 mg/m³（中国，2019 年）

（续）

防 护 与 急 救	
接触控制/个体防护	工程控制：禁止明火，密闭系统和通风。 接触控制：防止粉尘扩散，避免一切接触。 呼吸系统防护：防尘毒口罩。 身体防护：防护服。 手部防护：防护手套。 眼睛防护：安全眼镜。 其他防护：工作时不得进食、饮水或吸烟。进食前洗手
急救措施	火灾应急：干粉，雾状水，泡沫，二氧化碳。 吸入应急：新鲜空气，休息。 皮肤应急：脱去污染的衣服。冲洗，然后用水和肥皂清洗皮肤。 眼睛应急：用大量水冲洗（如可能易行，摘除隐形眼镜）。 食入应急：漱口。饮用1或2杯水

96. N，N－二甲基甲酰胺（N，N－Dimethylformamide）

基 本 信 息	
原化学品目录	二甲基甲酰胺
化学物质	N，N－二甲基甲酰胺
别名	二甲基甲酰胺；DMF；DMFA
英文名	N，N － DIMETHYLFORMAMIDE；DIMETHYLFORMAMIDE；DMF；DMFA；N － FORMYLDIMETHYLAMINE
CAS 号	68 – 12 – 2
化学式	$C_3H_7NO/HCON(CH_3)_2$
分子量	73.09
成分/组成信息	N，N－二甲基甲酰胺

物 化 性 质	
理化特性	沸点：153 ℃ 熔点：－61 ℃ 相对密度（水＝1）：0.95 水中溶解度：混溶 蒸汽压：25 ℃时约 492 Pa 蒸汽相对密度（空气＝1）：2.5 蒸汽、空气混合物的相对密度（20 ℃，空气＝1）：1 闪点：58 ℃（闭杯） 自燃温度：445 ℃ 爆炸极限：空气中 2.2% ~15.2%（100 ℃）（体积） 辛醇、水分配系数的对数值：－0.87
禁配物	强氧化剂、酰基氯、氯仿、强还原剂、卤素、氯代烃

健康危害与毒理信息	
危险有害概述	化学危险性：加热或燃烧时，分解生成氮氧化物有毒烟雾。与氧化剂、硝酸盐和卤代烃激烈反应。侵蚀某些塑料和橡胶。 健康危险性：①吸入危险性：20 ℃时蒸发相当慢地达到空气中有害污染浓度。②短期接触的影响：刺激眼睛。可能对肝有影响，导致黄疸。③长期或反复接触的影响：可能对肝有影响，导致功能损伤。动物实验表明，可能对人类生殖造成毒性影响

225

（续）

健康危害与毒理信息	
GHS 危害分类	易燃液体：类别 3； 急性毒性 – 吸入：类别 3（蒸气）； 急性毒性 – 经皮：类别 5 急性毒性 – 经口：类别 5 严重眼损伤/眼刺激：类别 1； 生殖细胞致突变性：类别 2； 致癌性：类别 1B； 生殖毒性：类别 1B； 特异性靶器官毒性 – 单次接触：类别 1（肝脏），类别 2（呼吸系统）； 特异性靶器官毒性 – 反复接触：类别 1（肝脏）
急性毒性数据（HSDB）	LD_{50}：9400 mg/m³，2 h（小鼠吸入）； LD_{50}：1700～4000 mg/kg（小鼠经皮）； LD_{50}：2800～3000 mg/kg（大鼠经口）； LD_{50}：3750 mg/kg（小鼠经口）
致癌分类	类别 2A（国际癌症研究机构，2019 年）。 类别 A4（美国政府工业卫生学家会议，2017 年）。 类别 4（德国，2016 年）
ToxCast 毒性数据	AC_{50}（AR）= Inactive；AC_{50}（AhR）= Inactive；AC_{50}（ESR）= 38；AC_{50}（p53）= Inactive
急性暴露水平（AEGL）	AEGL1 – 10 min = NR；AEGL1 – 8 h = NR；AEGL2 – 10 min = 110 ppm；AEGL2 – 8 h = 38 ppm；AEGL3 – 10 min = 970 ppm；AEGL3 – 8 h = 140 ppm
暴露途径	可经皮肤、吸入和食入吸收到体内
靶器官	肝脏、呼吸系统、眼
中毒症状	吸入：可能对肝有影响，导致功能损伤。动物实验表明，可能对人类生殖造成毒性影响。 皮肤：可能被吸收。 眼睛：发红，疼痛。 急性中毒：主要有眼和上呼吸道刺激症状、头痛、焦虑、恶心、呕吐、腹痛、便秘等。肝损害一般在中毒数日后出现，肝脏肿大，肝区痛，可出现黄疸。经皮肤吸收中毒者，皮肤出现水泡、水肿、局部麻木、瘙痒、灼痛。 慢性影响：有皮肤、黏膜刺激，神经衰弱综合征，血压偏低。还有恶心、呕吐、胸闷、食欲不振、胃痛、便秘及肝大和肝功能变化
职业接触限值	阈限值：10 ppm（时间加权平均值）（经皮）（美国政府工业卫生学家会议，2017 年）。 时间加权平均容许浓度：20 mg/m³（中国，2019 年）。 时间加权平均容许浓度：5 ppm，15 mg/m³（德国，2016 年）
防 护 与 急 救	
接触控制/个体防护	工程控制：严加密闭，提供充分的局部排风。提供安全淋浴和洗眼设备。 呼吸系统防护：空气中浓度超标时，佩戴过滤式防毒面具（半面罩）。 身体防护：穿化学防护服。 手部防护：戴橡胶手套。 眼睛防护：空气中浓度超标时，佩戴过滤式防毒面具（半面罩）。 其他防护：工作现场禁止吸烟、进食和饮水。工作完毕，彻底清洗。单独存放被毒物污染的衣服，洗后备用。实行就业前和定期的体检

	防 护 与 急 救
急救措施	火灾应急：尽可能将容器从火场移至空旷处。喷水保持火场容器冷却，直至灭火结束。 灭火剂：雾状水、抗溶性泡沫、干粉、二氧化碳、砂土。 吸入应急：迅速脱离现场至空气新鲜处。保持呼吸道通畅。如呼吸困难，给输氧。如呼吸停止，立即进行人工呼吸。就医。 皮肤应急：脱去污染的衣着，用肥皂水和清水彻底冲洗皮肤。 眼睛应急：迅速脱离现场至空气新鲜处。保持呼吸道通畅。如呼吸困难，给输氧。如呼吸停止，立即进行人工呼吸。就医。 食入应急：饮足量温水，催吐。就医

97. 二甲基亚砜（Dimethyl sulfoxide）

	基 本 信 息
原化学品目录	二甲基亚砜
化学物质	二甲基亚砜
别名	甲基亚砜；DMSO
英文名	DIMETHYL SULFOXIDE
CAS 号	67 - 68 - 5
化学式	$C_2H_6OS/(CH_3)_2SO$
分子量	78.1
成分/组成信息	二甲基亚砜

	物 化 性 质
理化特性	外观与性状：无色吸湿液体 沸点：189 ℃ 熔点：18.5 ℃ 相对密度（水 =1）：1.1 水中溶解度：混溶 蒸汽压：20 ℃时 59.4 Pa 蒸汽相对密度（空气 =1）：2.7 闪点：87 ℃（闭杯） 自燃温度：215 ℃ 爆炸极限：空气中 2.6% ~42.0%（体积） 辛醇、水分配系数的对数值：−1.35（计算值）
禁配物	卤化物、强酸、强氧化剂、强还原剂

	健康危害与毒理信息
危险有害概述	物理危险性：蒸气比空气重，可能沿地面流动，可能造成远处着火。 化学危险性：加热或燃烧时，分解生成含硫氧化物的有毒烟雾。与强氧化剂，如高氯酸盐激烈反应。 健康危险性：①吸入危险性：未指明 20 ℃时蒸发达到空气中有害浓度的速率。②短期接触的影响：刺激眼睛和皮肤。接触到高浓度时，能够造成意识降低。可能加速其他物质的皮肤吸收。③长期或反复接触的影响：可能引起皮炎。可能对肝和血液有影响，导致功能损伤和血细胞损伤
GHS 危害分类	易燃液体：类别4； 皮肤腐蚀/刺激：类别1； 严重眼损伤/眼刺激：类别1

（续）

健康危害与毒理信息	
急性毒性数据（HSDB）	LD_{50}：2580 mg/kg（大鼠经口）
致癌分类	/
ToxCast 毒性数据	AC_{50}（AR）= Inactive；AC_{50}（AhR）= Inactive；AC_{50}（ESR）= Inactive；AC_{50}（p53）= Inactive
急性暴露水平（AEGL）	/
暴露途径	可通过吸入，经皮肤和食入吸收到体内
靶器官	眼睛、皮肤、血液、肝脏等
中毒症状	吸入：头痛，恶心。 皮肤：可能被吸收，皮肤干燥。 眼睛：发红，视力模糊。 食入：恶心，呕吐，嗜睡
职业接触限值	时间加权平均容许浓度：50 ppm，160 mg/m³（德国，2016 年）。 时间加权平均容许浓度：160 mg/m³（中国，2019 年）

防 护 与 急 救	
接触控制/个体防护	工程控制：禁止明火。高于 87 ℃，使用密闭系统、通风，局部排气通风和防爆型电气设备。 接触控制：防止产生烟云，严格作业环境管理。 呼吸系统防护：适当的呼吸防护。 身体防护：防护服。 手部防护：防护手套。 眼睛防护：安全护目镜。 其他防护：工作时不得进食、饮水或吸烟
急救措施	火灾应急：干粉、雾状水、泡沫、二氧化碳。 爆炸应急：着火时，喷雾状水保持料桶等冷却。 吸入应急：新鲜空气，休息。 皮肤应急：脱去污染的衣服，冲洗，然后用水和肥皂清洗皮肤，给予医疗护理。 眼睛应急：先用大量水冲洗几分钟（如可能易行，摘除隐形眼镜），然后就医。 食入应急：不要催吐，给予医疗护理

98. N，N－二甲基乙酰胺（N，N－Dimethyl acetamide）

基 本 信 息	
原化学品目录	N，N－二甲基乙酰胺
化学物质	N，N－二甲基乙酰胺
别名	乙酸二甲酰；二甲基乙酰胺
英文名	N，N－DIMETHYLACETAMIDE；ACETIC ACID DIMETHYLAMIDE；DIMETHYLACET-AMIDE
CAS 号	127－19－5
化学式	$C_4H_9NO/CH_3CON(CH_3)_2$
分子量	87.1
成分/组成信息	N，N－二甲基乙酰胺

（续）

物 化 性 质	
理化特性	沸点：165 ℃ 熔点：-20 ℃ 相对密度（水=1）：0.94 水中溶解度：混溶 蒸汽压：20 ℃时 0.33 kPa 蒸汽相对密度（空气=1）：3.01 闪点：63 ℃（闭杯） 自燃温度：490 ℃ 爆炸极限：空气中 1.8% ~ 11.5%（体积） 辛醇、水分配系数的对数值：-0.77
禁配物	/

健康危害与毒理信息	
危险有害概述	化学危险性：加热时分解生成有毒烟雾。与强氧化剂发生反应。 健康危险性：①吸入危险性：20 ℃时，蒸发相当慢地达到空气中有害污染浓度。②长期或反复接触的影响：可能对肝脏有影响，导致功能损伤。动物实验表明，可能造成人类生殖或发育毒性
GHS 危害分类	易燃液体：类别4； 急性毒性 - 吸入：类别3（蒸气）； 急性毒性 - 吸入：类别4（粉尘和烟雾）； 急性毒性 - 经皮：类别5； 急性毒性 - 经口：类别5； 严重眼损伤/眼刺激：类别2B； 致癌性：类别2； 生殖毒性：类别1B； 特异性靶器官毒性 - 单次接触：类别3（麻醉作用）； 特异性靶器官毒性 - 反复接触：类别1（肝脏），类别2（呼吸系统）
急性毒性数据（HSDB）	LC_{50}：2475 ppm/h（大鼠吸入）； LD_{50}：5.4 mL/kg（大鼠经口）； LD_{50}：2240 mg/kg（兔子经皮）
致癌分类	类别A4（美国政府工业卫生学家会议，2017 年）
ToxCast 毒性数据	AC_{50}（AR）= Inactive；AC_{50}（AhR）= Inactive；AC_{50}（ESR）= Inactive；AC_{50}（p53）= Inactive
急性暴露水平（AEGL）	/
暴露途径	可通过吸入和经皮肤吸收到体内
靶器官	神经系统、呼吸系统、肝脏、眼
中毒症状	吸入：头痛，恶心。 皮肤：可能被吸收，发红。 食入：胃痉挛，腹泻
职业接触限值	阈限值：10 ppm（时间加权平均值）（经皮）（美国政府工业卫生学家会议，2017 年）。 职业接触限值：36 mg/m³（时间加权平均值），72 mg/m³（短期接触限值）（经皮）（欧盟，2006 年）。 时间加权平均容许浓度：20 mg/m³（中国，2019 年）。 时间加权平均容许浓度：10 ppm（德国，2016 年）

（续）

防 护 与 急 救	
接触控制/个体防护	工程控制：生产过程密闭，局部排气通风。 呼吸系统防护：可能接触其粉尘时，建议佩戴防毒口罩。必要时佩戴自给式呼吸器。 眼睛防护：可采用安全面罩。 身体防护：穿相应的防护服。 手部防护：戴防护手套。 其他防护：工作时不得进食、饮水或吸烟
急救措施	火灾应急：干粉，抗溶性泡沫，雾状水，二氧化碳。 吸入应急：迅速脱离现场至空气新鲜处。保持呼吸道通畅。必要时进行人工呼吸。就医。 皮肤应急：脱去污染的衣着，用大量流动清水彻底冲洗。 眼睛应急：立即翻开上下眼睑，用流动清水或生理盐水冲洗。就医。 食入应急：漱口。饮用1或2杯水。不要催吐。如果感觉不适，就医

99. 二聚环戊二烯（Dicyclopentadiene）

基 本 信 息	
原化学品目录	二聚环戊二烯
化学物质	二聚环戊二烯
别名	双环戊二烯；3a，4，7，7a－四氢－4，7－亚甲基茚；3a，4，7，7a－四氢－4，7－亚甲基－1H－茚；1，3－二环戊二烯
英文名	DICYCLOPENTADIENE；3a，4，7，7a－TETRAHYDRO－4，7－METHANOINDENE；3a，4，7，7a－TETRAHYDRO－4，7－METHANO－1H－INDENE；1，3－DICYCLOPEN-TADIENE
CAS 号	77－73－6
化学式	$C_{10}H_{12}$
分子量	132.2
成分/组成信息	二聚环戊二烯
物 化 性 质	
理化特性	外观与性状：无色晶体，有特殊气味 沸点：170～172 ℃（分解） 熔点：32～34 ℃ 密度：0.98 g/cm³ 水中溶解度：25 ℃时0.002 g/100 mL 蒸汽压：20 ℃时180 Pa 蒸汽相对密度（空气=1）：4.6～4.7 闪点：32 ℃（开杯） 自燃温度：503 ℃ 爆炸极限：空气中0.8%～6.3%（体积） 辛醇、水分配系数的对数值：2.78
禁配物	强氧化剂、强酸、强碱

	健康危害与毒理信息		
危险有害概述	化学危险性：能生成爆炸性过氧化物。加热至170℃以上时，分解。与氧化剂发生反应。 健康危险性：①接触途径：可通过吸入和经食入吸收到体内。②吸入危险性：20℃时，蒸发相当慢地达到空气中有害污染浓度，但喷洒或扩散时要快得多。③短期接触的影响：刺激眼睛、皮肤和呼吸道。 环境危险性：对水生生物是有毒的		
GHS危害分类	易燃液体：类别3； 急性毒性－吸入：类别2； 急性毒性－经皮：类别5； 急性毒性－经口：类别4； 皮肤腐蚀/刺激：类别2； 严重眼损伤/眼刺激：类别2B； 生殖细胞致突变性：类别2； 致癌性：类别2； 生殖毒性：类别1B； 特异性靶器官毒性－单次接触：类别1（呼吸系统、肝、肾），类别3（麻醉效果）； 特异性靶器官毒性－反复接触：类别1（肾脏），类别2（循环系统、肝脏、肺）； 呛吸毒性：类别1； 危害水生环境－急性危害：类别2； 危害水生环境－长期危害：类别2		
急性毒性数据（HSDB）	LD_{50}：500~660 mg/L，4 h（大鼠吸入）； LD_{50}：0.35 mL/kg（大鼠经口）		
致癌分类	/		
ToxCast毒性数据	/		
急性暴露水平（AEGL）	/		
暴露途径	可通过吸入和经食入吸收到体内		
靶器官	循环系统、肝脏、肺、肾脏、呼吸系统、皮肤、眼		
中毒症状	吸入：咳嗽，咽喉痛，头痛。 皮肤：发红，疼痛。 眼睛：发红，疼痛。 食入：腹部疼痛，恶心		
职业接触限值	阈限值：5 ppm（时间加权平均值）（美国政府工业卫生学家会议，2017年）。 时间加权平均容许浓度：0.5 ppm，2.7 mg/m³（德国，2016年）。 时间加权平均容许浓度：25 mg/m³（中国，2019年）		
	防 护 与 急 救		
接触控制/个体防护	工程控制：禁止明火，禁止火花和禁止吸烟。高于32℃，使用密闭系统、通风和防爆型电气设备。通风（如果没有粉末时），局部排气通风。 呼吸系统防护：适当的呼吸防护。 手部防护：防护手套。 眼睛防护：安全护目镜。 其他防护：工作时不得进食、饮水或吸烟		
急救措施	火灾应急：泡沫，二氧化碳，干粉，大量水。 爆炸应急：着火时，喷雾状水保持料桶等冷却。 吸入应急：新鲜空气，休息。 皮肤应急：脱去污染的衣服。冲洗，然后用水和肥皂清洗皮肤。 眼睛应急：先用大量水冲洗几分钟（如可能易行，摘除隐形眼镜），然后就医。 食入应急：漱口。给予医疗护理		

100. 二硫化四乙基秋兰姆（Disulfiram）

基 本 信 息	
原化学品目录	双硫醒
化学物质	二硫化四乙基秋兰姆
别名	1，1′-二硫代双（N，N-二乙基硫代甲酰胺）；TETD
英文名	Disulfiram；Tetraethylthiuramdisulfide；1，1′-Dithiobis（N，N-diethylthioformamide）；bis-（N，N-Diethylthiocarbamoyl）disulfide；TETD
CAS 号	97-77-8
化学式	$C_{10}H_{20}N_2S_4/（（C_2H_5）_2NCS）_2S_2$
分子量	269.6
成分/组成信息	二硫化四乙基秋兰姆

物 化 性 质	
理化特性	外观与性状：白色至灰色粉末，有特殊气味 熔点：71 ℃ 沸点：2.3 kPa 时 117 ℃ 密度：1.3 g/cm³ 蒸汽压：25 ℃时（0.0±0.8）mmHg 水中溶解度：0.02 g/100 mL 辛醇、水分配系数的对数值：3.9 溶解性：不溶于水，微溶于丙酮，溶于苯、氯仿、二硫化碳
禁配物	强氧化剂

健康危害与毒理信息	
危险有害概述	物理危险性：以粉末或颗粒形状与空气混合，可能发生粉尘爆炸。如果在干燥状态，由于搅拌、空气输送和注入等能够产生静电。 化学危险性：燃烧时，分解生成含氮氧化物、硫氧化物的有毒和腐蚀性烟雾。与强氧化剂激烈反应。侵蚀铜。 健康危险性：①吸入危险性：20 ℃时蒸发可忽略不计，但扩散时可较快达到空气中颗粒物有害浓度，尤其是粉末。②长期或反复接触的影响：可能引起皮肤过敏。可能对内分泌系统、肝、神经系统和甲状腺有影响，导致功能损伤。动物实验表明，可能造成人类生殖或发育毒性
GHS 危害分类	急性毒性-经口：类别5； 严重眼损伤/眼刺激：类别2B； 生殖毒性：类别2； 皮肤过敏：类别1； 特异性靶器官毒性-单次接触：类别1（神经系统）； 特异性靶器官毒性-反复接触：类别1（神经系统，肝脏，甲状腺，内分泌系统）； 危害水生环境-急性危害：类别1； 危害水生环境-慢性危害：类别1
急性毒性数据（HSDB）	LD_{50}：500 mg/kg（大鼠经口）； LD_{50}：>2000 mg/kg bw（兔子经皮）
致癌分类	类别3（国际癌症研究机构，2019 年）。 类别A4（美国政府工业卫生学家会议，2018 年）
ToxCast 毒性数据	$AC_{50}（AR）=10.31$ μmol/L；$AC_{50}（AhR）=$ Inactive；$AC_{50}（ESR）=75.40$ μmol/L；$AC_{50}（p53）=$ Inactive

健康危害与毒理信息	
急性暴露水平（AEGL）	/
暴露途径	可通过吸入粉尘和经食入吸收到体内
靶器官	皮肤、神经系统、肝脏、内分泌系统、甲状腺
中毒症状	意识模糊，头痛，恶心，呕吐
职业接触限值	时间加权平均容许浓度：2 mg/m³（美国政府工业卫生学家会议，2017 年）。 时间加权平均容许浓度：2 mg/m³（可吸入粉尘）（德国，2016 年）
防 护 与 急 救	
接触控制/个体防护	工程控制：密闭通风，局部通风。 呼吸系统防护：空气中粉尘浓度超标时，应该佩戴自吸过滤式防尘口罩。紧急事态抢救或撤离时，应该佩戴空气呼吸器。 眼睛防护：戴化学安全防护眼镜。 身体防护：穿防毒物渗透工作服。 手部防护：戴橡胶手套。 其他防护：工作场所禁止吸烟、进食和饮水，饭前要洗手。工作完毕，沐浴更衣。保持良好的卫生习惯
急救措施	灭火应急：不燃。灭火时尽可能将容器从火场移至空旷处，根据着火原因选择适应的灭火剂灭火。 皮肤应急：脱去污染的衣物，用大量流动的清水进行冲洗。 眼睛应急：拉开眼睑，用流动清水或生理盐水冲洗。就医。 吸入应急：迅速脱离现场至空气新鲜处。保持呼吸道通畅。如呼吸困难，给输氧。如呼吸停止，立即进行人工呼吸。就医。 食入应急：饮足量温水，催吐。就医

101. 二硫化碳（Carbon disulfide）

基 本 信 息	
原化学品目录	二硫化碳
化学物质	二硫化碳
别名	硫化碳
英文名	CARBON DISULFIDE；CARBON DISULPHIDE；CARBON BISULFIDE；CARBON SULFIDE
CAS 号	75 - 15 - 0
化学式	CS₂
分子量	76.1
成分/组成信息	二硫化碳
物 化 性 质	
理化特性	外观与性状：无色液体，有特殊气味 沸点：46 ℃ 熔点：-111 ℃ 相对密度（水 =1）：1.26 水中溶解度：20 ℃时 0.2 g/100 mL 蒸汽压：25 ℃时 48 kPa

物 化 性 质	
理化特性	蒸汽相对密度（空气=1）：2.63 闪点：-30℃（闭杯） 自燃温度：90℃ 爆炸极限：空气中1%~50%（体积） 辛醇、水分配系数的对数值：1.84
禁配物	强氧化剂、胺类、碱金属

健康危害与毒理信息	
危险有害概述	物理危险性：蒸气比空气重，可能沿地面流动，可能造成远处着火。由于流动、搅拌等，可能产生静电。 化学危险性：受撞击、摩擦或震动时，可能爆炸分解。加热时可能发生爆炸。与空气和与高温表面接触时，可能自燃，生成二氧化硫有毒烟雾。与氧化剂激烈反应，有着火和爆炸危险。侵蚀某些塑料，橡胶和涂层。 健康危险性：①吸入危险性：20℃时，蒸发可迅速地达到空气中有害污染浓度。②短期接触的影响：刺激眼睛，皮肤和呼吸道。如果吞咽液体，吸入肺中可能发生化学肺炎。可能对中枢神经系统有影响。接触能造成意识降低。接触200~500 ppm浓度能造成死亡。③长期或反复接触的影响：反复或长期与皮肤接触可能引起皮炎。可能对心血管系统和神经系统有影响，导致冠心病和严重神经行为影响，多神经炎和精神病。动物实验表明，可能对人类生殖造成毒性影响。 环境危险性：对水生生物是有毒的
GHS危害分类	易燃液体：类别2； 急性毒性-吸入：类别3（蒸气）； 严重眼损伤/眼刺激：类别2A-2B； 生殖细胞致突变性：类别2； 生殖毒性：类别1B； 特异性靶器官毒性-单次接触：类别1（中枢神经系统）：类别2（心）：类别3（麻醉效果、呼吸道过敏）； 特异性靶器官毒性-反复接触：类别1（中枢神经系统、心血管系统、肾）； 危害水生环境-急性危害：类别2； 危害水生环境-长期危害：类别2
急性毒性数据（HSDB）	LC_{50}：10~25 g/m^3，2 h（小鼠吸入）； LD_{50}：2780~3188 mg/kg（大鼠经口）
致癌分类	类别A4（美国政府工业卫生学家会议，2017年）
ToxCast毒性数据	/
急性暴露水平（AEGL）	AEGL1-10 min=17 ppm；AEGL1-8 h=6.7 ppm；AEGL2-10 min=200 ppm；AEGL2-8 h=50 ppm；AEGL3-10 min=600 ppm；AEGL3-8 h=150 ppm
暴露途径	可通过吸入吸收到体内
靶器官	中枢神经系统、呼吸道、心血管系统、肾、眼
中毒症状	吸入：头晕，头痛，恶心，气促，呕吐，虚弱，易怒，幻觉。 皮肤：可能被吸收。皮肤干燥，发红。 眼睛：发红，疼痛。 食入：症状同吸入
职业接触限值	阈限值：1 ppm（时间加权平均值）（经皮）（美国政府工业卫生学家会议，2017年）。 时间加权平均容许浓度：5 ppm，16 mg/m^3（皮肤吸收）（德国，2016年）。 时间加权平均容许浓度：5 mg/m^3、短时间接触容许浓度：10 mg/m^3（中国，2019年）

防 护 与 急 救	
接触控制/个体防护	工程控制：禁止明火、禁止火花和禁止吸烟。禁止与高温表面接触。密闭系统，通风，防爆型电气设备和照明。防止静电荷积聚（如通过接地）。不要使用压缩空气灌装、卸料或转运。不要受摩擦或撞击。通风，局部排气通风。 接触控制：严格作业环境管理。避免孕妇接触。 呼吸系统防护：适当的呼吸防护。 身体防护：防护服。 手部防护：防护手套。 眼睛防护：护目镜，面罩或眼睛防护结合呼吸防护。 其他防护：工作时不得进食、饮水或吸烟
急救措施	火灾应急：干粉、雾状水、泡沫、二氧化碳。 爆炸应急：着火时，喷雾状水保持料桶等冷却。 接触应急：一切情况下均向医生咨询。 吸入应急：新鲜空气，休息，给予医疗护理。 皮肤应急：先用大量水冲洗，然后脱去污染的衣服并再次冲洗，给予医疗护理。 眼睛应急：先用大量水冲洗几分钟（如可能易行，摘除隐形眼镜），然后就医。 食入应急：不要饮用任何东西，给予医疗护理

102. 二硫化硒（Selenium disulfide）

基 本 信 息	
原化学品目录	二硫化硒
化学物质	二硫化硒
别名	/
英文名	SELENIUM SULFIDE
CAS 号	7488 – 56 – 4
化学式	SeS_2
分子量	143.08
成分/组成信息	二硫化硒
物 化 性 质	
理化特性	沸点：分解 熔点：＜100 ℃ 水中溶解度：不溶于水、多数有机溶剂
禁配物	强氧化剂
健康危害与毒理信息	
危险有害概述	健康危险性：对眼睛、皮肤、黏膜有强烈刺激作用，误服可引起中毒
GHS 危害分类	急性毒性 – 经口：类别 3； 急性毒性 – 吸入：类别 3； 特异性靶器官毒性 – 反复接触：类别 2； 危害水生环境 – 急性危害：类别 1； 危害水生环境 – 长期危害：类别 1
急性毒性数据（HSDB）	/
致癌分类	/
ToxCast 毒性数据	/

（续）

健康危害与毒理信息	
急性暴露水平（AEGL）	/
暴露途径	可通过吸入或食入吸收到体内
靶器官	皮肤、眼
中毒症状	/
职业接触限值	/

防 护 与 急 救	
接触控制/个体防护	工程控制：密闭操作，局部排风。尽可能机械化、自动化。 呼吸系统防护：可能接触毒物时，佩戴防毒口罩。空气中浓度较高时，应该佩戴自给式呼吸器。 眼睛防护：戴化学安全防护眼镜。 身体防护：穿相应的防护服。 手部防护：戴防化学品手套
急救措施	火灾应急：不燃。火场周围可用的灭火介质。 吸入应急：迅速脱离现场至空气新鲜处。保持呼吸道通畅。如呼吸困难，给输氧。如呼吸停止，立即进行人工呼吸。就医。 皮肤应急：脱去污染的衣着，用肥皂水和清水彻底冲洗皮肤。 眼睛应急：提起眼睑，用流动清水或生理盐水冲洗。就医。 食入应急：误服者，口服牛奶、豆浆或蛋清，催吐。就医

103. 二氯苯（1，4 – Dichlorobenzene）

基 本 信 息	
原化学品目录	二氯苯
化学物质	二氯苯
别名	1，4 – 二氯苯；对二氯苯；PDCB
英文名	1，4 – DICHLOROBENZENE；p – DICHLOROBENZENE；PDCB
CAS 号	106 – 46 – 7
化学式	$C_6H_4Cl_2$
分子量	147
成分/组成信息	二氯苯

物 化 性 质	
理化特性	外观与性状：无色至白色晶体，有特殊气味 沸点：174 ℃ 熔点：53 ℃ 密度：1.2 g/cm³ 水中溶解度：25 ℃80 mg/L 蒸汽压：20 ℃时170 Pa 蒸汽相对密度（空气 =1）：5.08 蒸汽、空气混合物的相对密度（20 ℃，空气 =1）：1.01 闪点：66 ℃（闭杯） 爆炸极限：空气中6.2% ~16%（体积） 辛醇、水分配系数的对数值：3.37
禁配物	强氧化剂、铝

（续）

健康危害与毒理信息	
危险有害概述	化学危险性：燃烧时，生成含有氯化氢的有毒和腐蚀性烟雾。与强氧化剂发生反应。 健康危险性：①吸入危险性：20 ℃时，蒸发相当慢地达到空气中有害污染浓度。②短期接触的影响：刺激眼睛和呼吸道。可能对血液有影响，导致溶血性贫血。可能对中枢神经系统有影响。需进行医学观察。③长期或反复接触的影响：可能对肝、肾和血液有影响。可能是人类致癌物。 环境危险性：对水生生物有毒，可能在鱼体内发生生物蓄积作用
GHS 危害分类	急性毒性－经口：类别 5； 致癌性：类别 2； 生殖毒性：类别 1B； 特异性靶器官毒性－单次接触：类别 1（血液系统，肝脏）； 特异性靶器官毒性－反复接触：类别 1（肾、甲状腺），类别 2（肝、血液）； 急性水生毒性：类别 1； 慢性水生毒性：类别 1
急性毒性数（HSDB）	LD_{50}：＞6000 mg/kg（大鼠经皮）
致癌分类	类别 2B（国际癌症研究机构，2019 年）。 类别 A3（美国政府工业卫生学家会议，2017 年）。 类别 2（德国，2016 年）
ToxCast 毒性数据	AC_{50}（AR）＝Inactive；AC_{50}（AhR）＝Inactive；AC_{50}（ESR）＝Inactive；AC_{50}（p53）＝Inactive
急性暴露水平（AEGL）	/
暴露途径	可通过吸入和经食入吸收到体内
靶器官	肾、甲状腺、肝、血液系统
中毒症状	吸入：灼烧感、咳嗽、嗜睡、头痛、恶心、气促、呕吐。 眼睛：发红、疼痛。 食入：腹泻，其他症状同吸入
职业接触限值	阈限值：10 ppm（时间加权平均值）（美国政府工业卫生学家会议，2017 年）。 时间加权平均容许浓度：30 mg/m³，短时间接触容许浓度：60 mg/m³（中国，2019 年）
防 护 与 急 救	
接触控制/个体防护	工程控制：禁止明火。高于 66 ℃，使用密闭系统、通风和防爆型电气设备。 接触控制：避免一切接触。 呼吸系统防护：适当的呼吸防护。 眼睛防护：安全护目镜或眼睛防护结合呼吸防护。 其他防护：工作时不得进食、饮水或吸烟
急救措施	火灾应急：干粉，雾状水，泡沫，二氧化碳。 爆炸应急：着火时，喷雾状水保持料桶等冷却。 吸入应急：新鲜空气，休息。给予医疗护理。 皮肤应急：脱去污染的衣服，冲洗，然后用水和肥皂清洗皮肤。 眼睛应急：先用大量水冲洗几分钟（如可能易行，摘除隐形眼镜），然后就医。 食入应急：大量饮水，给予医疗护理

104. N-3，4-二氯苯基丙酰胺 （N-3，4-Dichlorophenyl propionamide）

基　本　信　息	
原化学品目录	N-3，4二氯苯基丙酰胺（敌稗）
化学物质	N-3，4-二氯苯基丙酰胺
别名	敌稗；3，4-二氯苯基丙酰胺
英文名	PROPANIL；3，4-DICHLOROPROPIONANILIDE
CAS 号	709-98-8
化学式	$C_9H_9Cl_2NO/C_6H_3Cl_2NHCOCH_2CH_3$
分子量	218.1
成分/组成信息	敌稗；N-3，4-二氯苯基丙酰胺

物　化　性　质	
理化特性	熔点：92~93 ℃ 相对密度（水=1）：1.25 水中溶解度：不溶 蒸汽压：60 ℃时 0.012 Pa
禁配物	强酸、强碱、强氧化剂

健康危害与毒理信息	
危险有害概述	化学危险性：加热时，分解释放出氯化氢、氮氧化物有毒和刺激性烟雾。 健康危险性：属低毒类，对眼睛和皮肤有一定的刺激作用。误服中毒出现头痛、头晕、恶心、呕吐、幻视、口唇发绀、胸闷、谵语、抽搐、意识模糊、甚至昏迷。①吸入危险性：20 ℃时蒸发可忽略不计，但扩散时可较快地达到空气中颗粒物有害浓度。②短期接触的影响：可能对中枢神经系统有影响，形成正铁血红蛋白。某些杂质会引起氯痤疮。影响可能推迟显现。 环境危险性：可能对环境有危害，对水生生物应给予特别注意
GHS 危害分类	急性毒性-经口：类别4； 严重眼损伤/眼刺激：类别2A； 特异性靶器官毒性-单次接触：类别2（系统毒性）； 急性水生毒性：类别2； 慢性水生毒性：类别2
急性毒性数据（HSDB）	LC_{50}：>1.25 mg/L，4 h（大鼠吸入）； LD_{50}：367~1384 mg/kg（大鼠经口）
致癌分类	类别A5（美国政府工业卫生学家会议，2017 年）
ToxCast 毒性数据	AC_{50}（AR）= Inactive；AC_{50}（AhR）=53.57；AC_{50}（ESR）= Inactive；AC_{50}（p53）= Inactive
急性暴露水平（AEGL）	/
暴露途径	可通过吸入和食入吸收到体内
靶器官	眼睛、中枢神经系统等
中毒症状	吸入：嘴唇或指甲发青，皮肤发青，意识模糊，咳嗽，眩晕，瞌睡，头痛，呼吸困难。 食入：恶心，呕吐，嘴、食道灼烧感和胃部作呕，局部刺激
职业接触限值	/

（续）

防 护 与 急 救	
接触控制/个体防护	工程控制：密闭操作，局部排风。 呼吸系统防护：生产操作或农业使用时，建议佩戴防尘口罩。紧急事态抢救或逃生时，佩戴防毒面具。 眼睛防护：高浓度环境中，戴化学安全防护眼镜。 身体防护：穿紧袖工作服、长筒胶鞋。 手部防护：戴防护手套。 其他防护：工作时不得进食、饮水或吸烟
急救措施	火灾应急：泡沫、干粉、砂土。 吸入应急：迅速脱离现场至空气新鲜处。保持呼吸道通畅。必要时进行人工呼吸。就医。 皮肤应急：脱去污染的衣着，用大量流动清水彻底冲洗。 眼睛应急：立即翻开上下眼睑，用流动清水或生理盐水冲洗。就医。 食入应急：误服者，饮适量温水，催吐。就医

105. 1，3 - 二氯 -2 - 丙醇（1，3 - Dichloro -2 - propanol）

基 本 信 息	
原化学品目录	1，3 - 二氯 -2 - 丙醇
化学物质	1，3 - 二氯 -2 - 丙醇
别名	α - 二氯丙醇；α - 二氯甘油；均二氯异丙醇
英文名	1，3 - DICHLORO - 2 - PROPANOL； alpha - DICHLOROHYDRIN；SYM - GLYCEROL DICHLOROHYDRIN；SYM - DICHLOROISOPROPYL ALCOHOL； 1，3 - DICHLORO - PROPANOL - 2；1，3 - DICHLORO - PROPAN - 2 - OL
CAS 号	96 - 23 - 1
化学式	$C_3H_6Cl_2O/CH_2ClCHOHCH_2Cl$
分子量	129.0
成分/组成信息	1，3 - 二氯 -2 - 丙醇
物 化 性 质	
理化特性	外观与性状：无色液体 沸点：174.3 ℃ 熔点：-4 ℃ 相对密度（水 =1）：1.35 水中溶解度：20 ℃时 11 g/100 mL 蒸汽压：20 ℃时 100 Pa 蒸汽相对密度（空气 =1）：4.4 蒸汽、空气混合物的相对密度（20 ℃，空气 =1）：1 闪点：74 ℃（开杯） 辛醇、水分配系数的对数值：0.78
禁配物	禁配物：强酸、强氧化剂、强还原剂、酰基氯、酸酐
健康危害与毒理信息	
危险有害概述	化学危险性：加热或燃烧时，分解生成含有氯化氢的有毒烟雾。与强氧化剂发生反应。侵蚀金属粉末和塑料。 健康危险性：①吸入危险性：20 ℃时，蒸发迅速达到空气中有害污染浓度。②短期接触的影响：刺激眼睛和呼吸道，轻微刺激皮肤。可能对肝脏有影响。③长期或反复接触的影响：可能对肝脏和肾有影响。可能是人类致癌物

	健康危害与毒理信息	
GHS 危害分类	易燃液体：类别 4； 急性毒性 – 经口：类别 3； 急性毒性 – 经皮：类别 3； 急性毒性 – 吸入：类别 2（蒸气）； 皮肤腐蚀/刺激：类别 2； 严重眼损伤/眼刺激：类别 2A； 致癌性：类别 2； 特异性靶器官毒性 – 单次接触：类别 1（肝脏），类别 3（呼吸系统致敏性）； 特异性靶器官毒性 – 反复接触：类别 1（肝、肾、血液）；类别 2（鼻腔）	
急性毒性数据（HSDB）	LD_{50}：800 mg/kg（兔经皮）； LD_{50}：110 mg/kg（大鼠经口）； LD_{50}：100 mg/kg（小鼠经口）	
致癌分类	类别 2B（国际癌症研究机构，2019 年）。 类别 2（德国，2016 年）	
ToxCast 毒性数据	AC_{50}（AR）= Inactive；AC_{50}（AhR）= Inactive；AC_{50}（ESR）= Inactive；AC_{50}（p53）= Inactive	
急性暴露水平（AEGL）	/	
暴露途径	可通过吸入、经皮肤和经食入吸收到体内	
靶器官	肝、肾、血液、鼻腔、皮肤、眼	
中毒症状	吸入：咳嗽，咽喉痛。 皮肤：可能被吸收，发红。 眼睛：发红，疼痛	
职业接触限值	时间加权平均容许浓度：5 mg/m³（中国，2019 年）	
	防 护 与 急 救	
接触控制/个体防护	工程控制：禁止明火。通风，局部排气通风。 接触控制：防止产生烟云。 呼吸系统防护：防护口罩。 身体防护：防护服。 手部防护：防护手套。 眼睛防护：面罩，和眼睛防护结合呼吸防护。 其他防护：工作时不得进食、饮水或吸烟	
急救措施	火灾应急：细雾状水，抗溶性泡沫，干粉，二氧化碳。 吸入应急：新鲜空气，休息。半直立体位。立即给予医疗护理。 皮肤应急：脱去污染的衣服。冲洗，然后用水和肥皂清洗皮肤。 眼睛应急：用大量水冲洗（如可能易行，摘除隐形眼镜）。给予医疗护理。 食入应急：漱口。饮用 1 或 2 杯水。立即给予医疗护理	

106. 1，2 – 二氯丙烷（1，2 – Dichloropropane）

	基 本 信 息
原化学品目录	1，2 – 二氯丙烷
化学物质	1，2 – 二氯丙烷
别名	二氯丙烷

基 本 信 息	
英文名	1，2 – DICHLOROPROPANE；PROPYLENE DICHLORIDE
CAS 号	78 – 87 – 5
化学式	$C_3H_6Cl_2$
分子量	113
成分/组成信息	1，2 – 二氯丙烷

物 化 性 质	
理化特性	外观与性状：无色液体，有特殊气味 沸点：96 ℃ 熔点：– 100 ℃ 相对密度（水 = 1）：1.16 水中溶解度：20 ℃时 0.26 g/100 mL 蒸汽压：20 ℃时 27.9 kPa 蒸汽相对密度（空气 = 1）：3.9 闪点：16 ℃（闭杯） 自燃温：557 ℃ 爆炸极限：空气中 3.4% ~ 14.5%（体积） 辛醇、水分配系数的对数值：2.02（计算值）
禁配物	强氧化剂、酸类、碱类、铝

健康危害与毒理信息	
危险有害概述	物理危险性：蒸气比空气重，可能沿地面流动，可能造成远处着火。 化学危险性：燃烧时，生成有毒和腐蚀性烟雾。侵蚀铝合金和某些塑料。 健康危险性：①吸入危险性：20 ℃时，蒸发，相当快地达到空气中有害污染浓度。 ②短期接触的影响：刺激眼睛、皮肤和呼吸道。可能对中枢神经系统有影响。③长期或反复接触的影响：液体使皮肤脱脂。可能对肝和肾有影响
GHS 危害分类	易燃液体：类别 2； 急性毒性 – 经口：类别 4； 急性毒性 – 吸入：类别 4； 皮肤腐蚀/刺激：类别 2； 严重眼损伤/眼刺激：类别 2A； 皮肤致敏性：类别 1； 致癌性：类别 2； 生殖毒性：类别 2； 特异性靶器官毒性 – 单次接触：类别 1（肝脏、血液、肾脏），类别 2（呼吸道刺激、麻醉效果）； 特异性靶器官毒性 – 反复接触：类别 1（肾、肝、血液系统），类别 2（呼吸系统）
急性毒性数据（HSDB）	LC_{50}：14,000 mg/m³，8 h（大鼠吸入）； LD_{50}：9 mL/kg（大鼠经皮）
致癌分类	类别 1（国际癌症研究机构，2019 年）。 类别 A4（美国政府工业卫生学家会议，2017 年）。 类别 3B（德国，2016 年）
ToxCast 毒性数据	/
急性暴露水平（AEGL）	/
暴露途径	可通过吸入和经食入吸收到体内

（续）

健康危害与毒理信息	
靶器官	肝脏、血液系统、肾脏、呼吸道、皮肤、眼
中毒症状	吸入：咳嗽，嗜睡，头痛，咽喉痛。 皮肤：皮肤干燥，发红，疼痛。 眼睛：发红，疼痛。 食入：腹部疼痛，腹泻，嗜睡，头痛，恶心，呕吐
职业接触限值	阈限值：10 ppm（时间加权平均值）（美国政府工业卫生学家会议，2017 年）。 时间加权平均容许浓度：350 mg/m³，短时间接触容许浓度：500 mg/m³（中国，2019 年）
防 护 与 急 救	
接触控制/个体防护	工程控制：禁止明火、禁止火花和禁止吸烟。密闭系统、通风、防爆型电气设备和照明。 接触控制：防止产生烟云。 呼吸系统防护：防毒口罩。 手部防护：防护手套。 眼睛防护：护目镜。 其他防护：工作时不得进食、饮水或吸烟
急救措施	火灾应急：干粉，泡沫，二氧化碳。 爆炸应急：着火时，喷雾状水保持料桶等冷却。 吸入应急：新鲜空气，休息，必要时进行人工呼吸，给予医疗护理。 皮肤应急：先用大量水，然后脱去污染的衣服并再次冲洗，给予医疗护理。 眼睛应急：先用大量水冲洗几分钟（如可能易行，摘除隐形眼镜），然后就医。 食入应急：漱口，给予医疗护理

107. 1，3 - 二氯丙烷 （1，3 - Dichloropropane）

基 本 信 息	
原化学品目录	1，3 - 二氯丙烷
化学物质	1，3 - 二氯丙烷
别名	/
英文名	1，3 - DICHLOROPROPANE
CAS 号	142 - 28 - 9
化学式	$C_3H_6Cl_2/CH_2ClCH_2CH_2Cl$
分子量	113
成分/组成信息	1，3 - 二氯丙烷
物 化 性 质	
理化特性	外观与性状：无色液体，有特殊气味 沸点：120 ℃ 熔点：- 99 ℃ 相对密度（水 =1）：1.19 水中溶解度：20 ℃时 0.3 g/100 mL 蒸汽压：20 ℃时 2.4 kPa 蒸汽相对密度（空气 =1）：3.9 闪点：16 ℃（闭杯） 辛醇、水分配系数的对数值：2.0

（续）

物　化　性　质	
禁配物	禁配物：强氧化剂、酸类、碱类、铝

健康危害与毒理信息	
危险有害概述	物理危险性：蒸气比空气重，可能沿地面流动，可能造成远处着火。 化学危险性：加热时，分解生成氯化氢和光气。 健康危险性：①吸入危险性：未指明 20 ℃时，蒸发达到空气中有害浓度的速率。②短期接触的影响：刺激眼睛、皮肤和呼吸道
GHS 危害分类	易燃液体：类别 2； 皮肤腐蚀/刺激：类别 2； 皮肤致敏性：类别 1； 致癌性：类别 2； 生殖毒性：类别 2； 特异性靶器官毒性 – 单次接触：类别 2（肝、肾、血液系统、中枢神经系统、呼吸系统）、类别 3（麻醉效果）； 急性水生毒性：类别 3； 慢性水生毒性：类别 3
急性毒性数据（HSDB）	/
致癌分类	/
ToxCast 毒性数据	/
急性暴露水平（AEGL）	/
暴露途径	可通过吸入和食入吸收到体内
靶器官	肝脏、肾脏、血液系统、中枢神经系统、呼吸系统、皮肤
中毒症状	吸入：头晕。 皮肤：发红，疼痛。 眼睛：发红，疼痛
职业接触限值	/

防　护　与　急　救	
接触控制/个体防护	工程控制：禁止明火、禁止火花和禁止吸烟。高于 16 ℃时，密闭系统，通风，局部排气通风和防爆型电气设备。 接触控制：防止烟云产生。 呼吸系统防护：防毒口罩。 手部防护：防护手套。 眼睛防护：安全护目镜。 其他防护：工作时不得进食、饮水或吸烟
急救措施	火灾应急：干粉，雾状水，泡沫，二氧化碳。 爆炸应急：着火时喷雾状水保持料桶等冷却。 吸入应急：新鲜空气，休息。 皮肤应急：先用大量水冲洗，然后脱去污染的衣服并再次冲洗。 眼睛应急：先用大量水冲洗几分钟（如可能易行，摘除隐形眼镜），然后就医。 食入应急：漱口，不要催吐

108. 二氯二氟甲烷 (Dichlorodifluoromethane)

基 本 信 息	
原化学品目录	二氯二氟甲烷
化学物质	二氯二氟甲烷
别名	二氟二氯甲烷；R12；CFC12
英文名	DICHLORODIFLUOROMETHANE；DIFLUORODICHLOROMETHANE；R12；CFC12
CAS 号	75－71－8
化学式	CCl_2F_2
分子量	120.9
成分/组成信息	二氯二氟甲烷

物 化 性 质	
理化特性	外观与性状：无色压缩液化气体，有特殊气味 沸点：－30 ℃ 熔点：－158 ℃ 相对密度（水＝1）：1.5 水中溶解度：20 ℃时 0.03 g/100 mL 蒸汽压：20 ℃时 568 kPa 蒸汽相对密度（空气＝1）：4.2 辛醇、水分配系数的对数值：2.16
禁配物	强氧化剂、碱金属、碱土金属、铝

健康危害与毒理信息	
危险有害概述	物理危险性：气体比空气重，可能积聚在低层空间，造成缺氧。 化学危险性：与高温表面或火焰接触时，分解生成有毒和腐蚀性气体氯化氢、光气、氟化氢（和羰基氟化物）。与金属，如锌和铝粉激烈反应。侵蚀镁及其合金。 健康危险性：①吸入危险性：容器漏损时，液体迅速蒸发置换空气，在封闭空间中有窒息的严重危险。②短期接触的影响：液体迅速蒸发可能引起冻伤。可能对心血管系统和中枢神经系统有影响，导致心脏病和中枢神经系统抑郁。接触能够造成意识降低。 环境危险性：可能对环境有危害，对臭氧层的影响应给予特别注意
GHS 危害分类	高压气体：液化气体； 特异性靶器官毒性－单次接触：类别 3（麻醉效应）； 特异性靶器官毒性－反复接触：类别 1（神经系统）
急性毒性数据（HSDB）	LC_{50}：＞800000 ppm/30 min（大鼠吸入）； LD_{50}：＞1 g/kg（大鼠经口）
致癌分类	类别 A4（美国政府工业卫生学家会议，2017 年）
ToxCast 毒性数据	/
急性暴露水平（AEGL）	/
暴露途径	可通过吸入吸收到体内
靶器官	神经系统
中毒症状	吸入：心律失常。意识模糊，嗜睡，神志不清。 皮肤：冻伤（与液体接触）。 眼睛：发红，疼痛

健康危害与毒理信息	
职业接触限值	阈限值：1000 ppm（时间加权平均值）（美国政府工业卫生学家会议，2017 年）。 时间加权平均容许浓度：1000 ppm；5000 mg/m³（德国，2016 年）。 时间加权平均容许浓度：5000 mg/m³（中国，2019 年）
防 护 与 急 救	
接触控制/个体防护	工程防护：通风，局部排气通风。 呼吸系统防护：适当的呼吸防护。 手部防护：保温手套。 眼睛防护：护目镜。 其他防护：工作时不得进食、饮水或吸烟
急救措施	火灾应急：周围环境着火时，允许使用各种灭火剂。 爆炸应急：着火时，喷雾状水保持钢瓶冷却。 吸入应急：新鲜空气，休息。必要时进行人工呼吸，给予医疗护理。 皮肤应急：冻伤时，用大量水冲洗，不要脱去衣服。给予医疗护理。 眼睛应急：先用大量水冲洗几分钟（如可能易行，摘除隐形眼镜），然后就医

109. 二氯酚（2，4 – Dichlorophenol）

基 本 信 息	
原化学品目录	二氯酚
化学物质	二氯酚
别名	2，4 – 二氯苯酚；2，4 – DCP；2，4 – 二氯羟基苯；1 – 羟基 – 2，4 – 二氯苯
英文名	2，4 – DICHLOROPHENOL；2，4 – DCP；2，4 – DICHLOROHYDROXYBENZENE；1 – HYDROXY – 2，4 – DICHLOROBENZENE
CAS 号	120 – 83 – 2
化学式	$C_6H_4Cl_2O$
分子量	163.0
成分/组成信息	二氯酚
物 化 性 质	
理化特性	外观与性状：无色晶体，有特殊气味 沸点：210.0 ℃ 熔点：45.0 ℃ 密度：1.4 g/cm³ 水中溶解度：20 ℃时 0.45 g/100 mL（微溶） 蒸汽压：20 ℃时 10 Pa 蒸汽相对密度（空气 =1）：5.6 蒸汽、空气混合物的相对密度（20 ℃，空气 =1）：1 闪点：113 ℃（闭杯） 自燃温度：500 ℃ 辛醇、水分配系数的对数值：3.17
禁配物	强氧化剂、强酸、酸酐、酰基氯

健康危害与毒理信息	
危险有害概述	物理危险性：以粉末或颗粒形状与空气混合，可能发生粉尘爆炸。如果在干燥状态，由于搅拌、气动输送和倾倒等能产生静电。 化学危险性：加热时分解生成含有氯、氯化氢的有毒烟雾，燃烧时生成光气和二噁英。与酸和强氧化剂发生剧烈反应。 健康危险性：①吸入危险性：20 ℃时，蒸发不能或很缓慢地达到空气中有害污染浓度；熔融状态时，蒸发加快。②短期接触的影响：腐蚀眼睛，皮肤和呼吸道。食入有腐蚀性。高温液体可能引起严重皮肤烧伤。接触该熔融物，可能导致广泛的皮肤吸收和快速死亡。吸入该蒸气可能引起肺水肿。需进行医学观察。可能对中枢神经系统有影响。 环境危险性：对水生生物是有毒的。在正常使用过程中进入环境，但是要特别注意避免任何额外的释放，例如通过不适当处置活动
GHS 危害分类	急性毒性 – 经皮：类别 3； 急性毒性 – 经口：类别 3； 急性毒性 – 吸入：类别 3（粉尘和烟雾）； 皮肤腐蚀/刺激：类别 1； 严重眼损伤/眼刺激：类别 1； 特异性靶器官毒性 – 单次接触：类别 1（中枢神经系统），类别 3（呼吸道刺激性）； 急性水生毒性：类别 2； 慢性水生毒性：类别 2
急性毒性数据（HSDB）	LD_{50}：780 mg/kg（大鼠经皮）； LD_{50}：3100 mg/kg（小鼠经皮）； LD_{50}：580 mg/kg（大鼠经口）； LD_{50}：1134 mg/kg（小鼠经口）
致癌分类	类别 2B（国际癌症研究机构，2019 年）
ToxCast 毒性数据	$AC_{50}(AR)$ = Inactive；$AC_{50}(AhR)$ = Inactive；$AC_{50}(ESR)$ = 27.76；$AC_{50}(p53)$ = Inactive
急性暴露水平（AEGL）	/
暴露途径	可通过吸入、经皮肤和经食入吸收到体内
靶器官	中枢神经系统、呼吸道、皮肤、眼
中毒症状	吸入：咽喉痛，咳嗽，胸骨后有灼烧感，呼吸短促，呼吸困难，症状另同食入。 皮肤：可能被吸收，发红，疼痛，水疱，症状另同食入。 眼睛：发红，疼痛，严重烧伤。 食入：口腔和咽喉烧伤，腹部疼痛，震颤，惊厥，休克或虚脱
职业接触限值	/
防 护 与 急 救	
接触控制/个体防护	工程控制：禁止明火，防止静电荷积聚（例如，通过接地），局部排气通风。 接触控制：防止粉尘扩散，防止产生烟云，避免一切接触。 呼吸系统防护：适当的呼吸防护。 身体防护：防护服。 手部防护：防护手套。 眼睛防护：面罩，和眼睛防护结合呼吸防护。 其他防护：工作时不得进食、饮水或吸烟

防 护 与 急 救	
急救措施	火灾应急：干粉，雾状水，泡沫，二氧化碳。 接触应急：一切情况均向医生咨询。 吸入应急：新鲜空气，休息。半直立体位。立即给予医疗护理。 皮肤应急：急救时戴防护手套。脱去污染的衣服。用聚乙二醇400或植物油除去。用大量水冲洗皮肤或淋浴。立即给予医疗护理。 眼睛应急：用大量水冲洗（如可能易行，摘除隐形眼镜）。立即给予医疗护理。 食入应急：漱口，不要催吐。立即给予医疗护理

110. 二氯甲烷（Dichloromethane）

基 本 信 息	
原化学品目录	二氯甲烷
化学物质	二氯甲烷
别名	/
英文名	DICHLOROMETHANE；METHYLENE CHLORIDE；DCM
CAS 号	75 - 09 - 2
化学式	CH_2Cl_2
分子量	84.9
成分/组成信息	二氯甲烷

物 化 性 质	
理化特性	外观与性状：无色液体，有特殊气味 沸点：40 ℃ 熔点：-95.1 ℃ 相对密度（水=1）：1.3 水中溶解度：20 ℃时1.3 g/100 mL 蒸汽压：20 ℃时47.4 kPa 蒸汽相对密度（空气=1）：2.9 蒸汽、空气混合物的相对密度（20 ℃，空气=1）：1.9 自燃温度：556 ℃ 爆炸极限：空气中12%～25%（体积） 辛醇、水分配系数的对数值：1.25
禁配物	碱金属、铝

健康危害与毒理信息	
危险有害概述	物理危险性：蒸气比空气重。由于流动、搅拌等，可能产生静电。 化学危险性：与高温表面或火焰接触时，分解生成有毒和腐蚀性烟雾。与金属，如铝粉和镁粉、强碱和强氧化剂激烈反应，有着火和爆炸危险。侵蚀某些塑料、橡胶和涂层。 健康危险性：①吸入危险性：20 ℃时，蒸发迅速地达到空气中有害污染浓度。②短期接触的影响：刺激眼睛，皮肤和呼吸道。接触能够造成意识降低。接触能形成碳氧肌红蛋白。③长期或反复接触的影响：可能引起皮炎。可能对中枢神经系统和肝有影响。 环境危险性：可能对环境有危害，对地下水应给予特别注意

（续）

健康危害与毒理信息	
GHS 危害分类	急性毒性 – 经口：类别 4； 皮肤腐蚀/刺激：类别 2； 严重眼损伤/眼刺激：类别 2A； 致癌性：类别 2； 生殖毒性：类别 2； 特异性靶器官毒性 – 单次接触：类别 1（中枢神经系统、呼吸系统），类别 3（麻醉效果）； 特异性靶器官毒性 – 反复接触：类别 1（中枢神经系统、肝脏）； 急性水生毒性：类别 3
急性毒性数据（HSDB）	LC_{50}：88000 mg/m³，30 mins（大鼠吸入）； LD_{50}：1600～3000 mg/kg（大鼠经口）
致癌分类	类别 2B（国际癌症研究机构，2019 年）。 类别 A3（美国政府工业卫生学家会议，2017 年）。 类别 5（德国，2016 年）
ToxCast 毒性数据	AC_{50}（AR）= Inactive；AC_{50}（AhR）= Inactive；AC_{50}（ESR）= Inactive；AC_{50}（p53）= Inactive
急性暴露水平（AEGL）	/
暴露途径	可通过吸入和经食入吸收到体内
靶器官	中枢神经系统、呼吸系统、肝脏、眼
中毒症状	吸入：头晕，嗜睡，头痛，恶心，虚弱，神志不清，死亡。 皮肤：皮肤干燥，发红，灼烧感。 眼睛：发红，疼痛，严重深度烧伤。 食入：腹部疼痛，症状另见吸入
职业接触限值	阈限值：50 ppm（时间加权平均值）（美国政府工业卫生学家会议，2017 年）。 时间加权平均容许浓度：200 mg/m³（中国，2019 年）。 时间加权平均容许浓度：50 ppm（德国，2016 年）
防 护 与 急 救	
接触控制/个体防护	工程控制：防止静电荷积聚，例如通过接地。通风，局部排气通风。 接触控制：防止产生烟云，严格作业环境管理。 呼吸系统防护：适当的呼吸防护。 身体防护：防护服。 手部防护：防护手套。 眼睛防护：护目镜，面罩或眼睛防护结合呼吸防护。 其他防护：工作时不得进食、饮水或吸烟。进食前洗手
急救措施	火灾应急：周围环境着火时，允许使用各种灭火剂。 爆炸应急：着火时，喷雾状水保持料桶等冷却。 吸入应急：新鲜空气，休息。必要时进行人工呼吸，给予医疗护理。 皮肤应急：脱去污染的衣服，冲洗，然后用水和肥皂清洗皮肤。 眼睛应急：先用大量水冲洗几分钟（如可能易行，摘除隐形眼镜），然后就医。 食入应急：漱口，不要催吐，大量饮水，休息

248

111. 1，1-二氯-1-硝基乙烷（1，1-Dichloro-1-nitroethane）

基 本 信 息	
原化学品目录	1，1-二氯-1-硝基乙烷
化学物质	1，1-二氯-1-硝基乙烷
别名	1，1-二氯-1-硝基乙烷
英文名	1，1-DICHLORO-1-NITROETHANE；ETHANE； 1，1-DICHLORO-1-NITRO
CAS 号	594-72-9
化学式	$C_2H_3Cl_2NO_2$
分子量	143.9
成分/组成信息	1，1-二氯-1-硝基乙烷

物 化 性 质	
理化特性	沸点：124 ℃ 相对密度（水=1）：1.4 水中溶解度：20 ℃时难溶 蒸汽压：20 ℃时2 kPa 蒸汽相对密度（空气=1）：5.0 蒸汽、空气混合物的相对密度（20 ℃，空气=1）：1 闪点：57.8 ℃（闭杯） 辛醇、水分配系数的对数值：1.56
禁配物	强氧化剂、强还原剂

健康危害与毒理信息	
危险有害概述	化学危险性：燃烧时，生成含有氯化氢、氮氧化物和光气的有毒气体。与强氧化剂激烈反应。侵蚀橡胶和某些塑料。 健康危险性：动物实验表明，对肺有刺激性；出现心、肝、肾和血管损害。①吸入危险性：20 ℃时，蒸发较快达到空气中有害污染浓度，但喷洒或扩散时更快。②短期接触的影响：刺激眼睛、皮肤和呼吸道。吸入蒸气可能引起肺水肿
GHS 危害分类	易燃液体：类别3； 急性毒性-经口：类别4； 急性毒性-吸入：类别3； 急性毒性-经皮：类别3； 急性毒性-经口：类别3； 皮肤腐蚀/刺激：类别2； 严重眼损伤/眼刺激：类别1； 特异性靶器官毒性-单次接触：类别1（血液、肺）
急性毒性数据（HSDB）	/
致癌分类	/
ToxCast 毒性数据	$AC_{50}(AR)$ = Inactive；$AC_{50}(AhR)$ = Inactive；$AC_{50}(ESR)$ = Inactive；$AC_{50}(p53)$ = Inactive
急性暴露水平（AEGL）	/
暴露途径	可经食入和通过吸入其蒸气吸收到体内
靶器官	血液、肺、眼、皮肤

健康危害与毒理信息	
中毒症状	吸入：咳嗽，咽喉痛，呼吸困难，呼吸短促，症状可能推迟显现。 皮肤：疼痛，发红。 眼睛：引起流泪，发红，疼痛。 食入：灼烧感，腹部疼痛
职业接触限值	阈限值：2 ppm（时间加权平均值）（美国政府工业卫生学家会议，2017 年）。 时间加权平均容许浓度：12 mg/m³（中国，2019 年）
防 护 与 急 救	
接触控制/个体防护	工程控制：密闭操作，局部排风。 呼吸系统防护：空气中浓度超标时，应该佩戴防毒面具。紧急事态抢救或逃生时，佩戴自给式呼吸器。 身体防护：穿相应的防护服。 手部防护：必要时戴防化学品手套。 眼睛防护：戴安全防护眼镜
急救措施	火灾应急：雾状水、泡沫、二氧化碳、砂土。 吸入应急：迅速脱离现场至空气新鲜处。呼吸困难时给输氧。呼吸停止时，立即进行人工呼吸。就医。 皮肤应急：脱去污染的衣着，立即用水冲洗至少 15 min。就医治疗。 眼睛应急：立即提起眼睑，用流动清水或生理盐水冲洗至少 15 min。就医。 食入应急：误服者给饮大量温水，催吐，就医

112. 二氯乙醚（Dichloroethyl ether）

基 本 信 息	
原化学品目录	二氯乙醚
化学物质	二氯乙醚
别名	二（2－氯乙基）醚；2，2′－二氯乙醚；1，1′－氧双（2－氯）乙烷；对称二氯乙醚；二甘醇二氯化物
英文名	BIS（2－CHLOROETHYL）ETHER；DICHLOROETHYL ETHER；2，2′－DICHLORO-ETHYL ETHER；1，1′－OXYBIS（2－CHLORO）ETHANE；SYM－DICHLOROETHYL ETHER；DIETHYLENE GLYCOL DICHLORIDE
CAS 号	111－44－4
化学式	$C_4H_8Cl_2O/(ClCH_2CH_2)_2O$
分子量	143.02
成分/组成信息	二氯乙醚
物 化 性 质	
理化特性	外观与性状：无色清澈液体，有特殊气味 沸点：178 ℃ 熔点：－50 ℃ 相对密度（水 =1）：1.22 蒸汽压：25 ℃时 0.206 kPa 蒸汽相对密度（空气 =1）：4.9 闪点：55 ℃（闭杯） 自燃温度：369 ℃ 爆炸极限：空气中 0.8%（爆炸下限，体积） 辛醇、水分配系数的对数值：1.29

（续）

物　化　性　质	
禁配物	强氧化剂、强酸、水

健康危害与毒理信息	
危险有害概述	物理危险性：蒸气比空气重。 化学危险性：遇空气和光时，能生成爆炸性过氧化物。燃烧时或与水接触时，分解生成含氯化氢有毒烟雾。与强氧化剂发生反应。与氯磺酸和发烟硫酸激烈反应。 健康危险性：①吸入危险性：20 ℃时，蒸发相当快地达到空气中有害污染浓度。②短期接触的影响：刺激眼睛和呼吸道。吸入蒸气可能引起肺水肿。远高于职业接触限值接触，可能导致死亡。影响可能推迟显现。需进行医学观察。③长期或反复接触的影响：可能引起皮炎
GHS 危害分类	急性毒性－经口：类别 3； 急性毒性－经皮：类别 3； 急性毒性－吸入：类别 1（蒸气）； 皮肤腐蚀/刺激：类别 2； 严重眼损伤/眼刺激：类别 2B； 特异性靶器官毒性－单次接触：类别 1（呼吸系统），类别 3（呼吸道刺激、麻醉效果）
急性毒性数据（HSDB）	LD_{50}：0.075 g/kg（大鼠经口）
致癌分类	类别 3（国际癌症研究机构，2019 年）。 类别 A4（美国政府工业卫生学家会议，2017 年）。 类别 2（德国，2016 年）
ToxCast 毒性数据	AC_{50}（AR）= Inactive；AC_{50}（AhR）= Inactive；AC_{50}（ESR）= Inactive；AC_{50}（p53）= Inactive
急性暴露水平（AEGL）	/
暴露途径	可通过吸入其蒸气，经皮肤和食入吸收到体内
靶器官	眼睛、呼吸系统、皮肤
中毒症状	吸入：咳嗽，咽喉痛，恶心，呕吐，灼烧感，呼吸困难，症状可能推迟显现。 皮肤：可能被吸收。 眼睛：发红，疼痛。 食入：腹部疼痛，恶心，呕吐，灼烧感
职业接触限值	阈限值：5 ppm（时间加权平均值），10 ppm（短期接触限值）（经皮）（美国政府工业卫生学家会议，2017 年）。 时间加权平均容许浓度：10 ppm，59 mg/m³（德国，2016 年）

防　护　与　急　救	
接触控制/个体防护	工程控制：禁止明火、禁止火花和禁止吸烟。高于 55 ℃，使用密闭系统、通风。 接触控制：防止产生烟云。 呼吸系统防护：适当的呼吸防护。 身体防护：防护服。 手部防护：防护手套。 眼睛防护：面罩，或眼睛防护结合呼吸防护。 其他防护：工作时不得进食、饮水或吸烟。进食前洗手
急救措施	火灾应急：干粉、雾状水、泡沫、二氧化碳。 爆炸应急：着火时，喷雾状水保持钢瓶冷却，但避免与水直接接触。 吸入应急：新鲜空气，休息，半直立体位，给予医疗护理。 皮肤应急：脱去污染的衣服，冲洗，然后用水和肥皂清洗皮肤，给予医疗护理。 眼睛应急：先用大量水冲洗几分钟（如可能易行，摘除隐形眼镜），然后就医。 食入应急：漱口，催吐（仅对清醒病人），休息，给予医疗护理

113. 二氯乙炔 (Dichloroacetylene)

基 本 信 息	
原化学品目录	二氯乙炔
化学物质	二氯乙炔
别名	二氯代乙炔
英文名	DICHLOROACETYLENE；DICHLOROETHYNE
CAS 号	7572 - 29 - 4
化学式	C_2Cl_2
分子量	94.9
成分/组成信息	二氯乙炔

物 化 性 质	
理化特性	外观与性状：油状液体，有特殊气味 沸点：32 ℃（爆炸） 熔点：-66 ℃ 相对密度（水 =1）：1.2 水中溶解度：不溶 蒸汽相对密度（空气 =1）：3.3
禁配物	强氧化剂、强酸、强还原剂

健康危害与毒理信息	
危险有害概述	化学危险性：受撞击、摩擦或震动时，可能发生爆炸性分解。受热时可能发生爆炸。加热时，分解生成氯气有毒烟雾。与氧化剂和酸激烈反应。 健康危险性：①吸入危险性：20 ℃时，蒸发迅速达到空气中有害污染浓度。②短期接触的影响：可能对神经系统和肾有影响，导致体组织损害、功能损伤和肾损伤
GHS 危害分类	急性毒性 - 吸入：类别 1（蒸气）； 严重眼损伤/眼刺激：类别 2A ~ 2B； 皮肤致敏性：类别 1； 生殖细胞致突变性：类别 2； 致癌性：类别 2； 特异性靶器官毒性 - 单次接触：类别 1（中枢神经系统、肾脏），类别 3（呼吸道过敏）； 特异性靶器官毒性 - 反复接触：类别 1（肾脏），类别 2（中枢神经系统）
急性毒性数（HSDB）	LC_{50}：55 ~ 219 ppm/4 h（大鼠吸入）
致癌分类	类别 3（国际癌症研究机构，2019 年）。 类别 A3（美国政府工业卫生学家会议，2017 年）。 类别 2（德国，2016 年）
ToxCast 毒性数据	AC_{50}（AR）= Inactive；AC_{50}（AhR）= Inactive；AC_{50}（ESR）= Inactive；AC_{50}（p53）= Inactive
急性暴露水平（AEGL）	/
暴露途径	可通过吸入其蒸气吸收到体内
靶器官	中枢神经系统、肾脏、呼吸道、眼睛、皮肤
中毒症状	吸入：头痛，恶心，呕吐，咽喉痛，头晕，面部麻痹，麻木和震颤。 眼睛：发红。 食入：腹部疼痛，并伴吸入中毒症状

防 护 与 急 救	
职业接触限值	阈限值：0.1 ppm（上限值）（美国政府工业卫生学家会议，2017 年）。 最高容许浓度：0.4 mg/m³（中国，2019 年）
接触控制/个体防护	工程控制：禁止明火、禁止火花和禁止吸烟，禁止与酸或氧化剂接触，禁止与高温表面接触，密闭系统、通风、防爆型电气设备和照明，不要受摩擦或撞击。 接触控制：严格作业环境管理。 呼吸系统防护：适当的呼吸器。 手部防护：防护手套。 眼睛防护：安全护目镜，或眼睛防护结合呼吸防护。 其他防护：工作时不得进食、饮水或吸烟
急救措施	火灾应急：雾状水，泡沫，二氧化碳。禁用干粉。 爆炸应急：从掩蔽位置灭火。着火时，喷雾状水保持钢瓶冷却。 吸入应急：新鲜空气，休息，给予医疗护理。 皮肤应急：冲洗，然后用水和肥皂清洗皮肤。 眼睛应急：先用大量水冲洗几分钟（如可能易行，摘除隐形眼镜），然后就医。 食入应急：给予医疗护理。漱口

114. 1，1 – 二氯乙烯（1，1 – Dichloroethylene）

基 本 信 息	
原化学品目录	1，1 – 二氯乙烯
化学物质	1，1 – 二氯乙烯
别名	亚乙烯基二氯
英文名	VINYLIDENE CHLORIDE；1，1 – DICHLOROETHENE；1，1 – DICHLOROETHYLENE；VDC
CAS 号	75 – 35 – 4
化学式	$C_2H_2Cl_2/H_2C=CCl_2$
分子量	97
成分/组成信息	1，1 – 二氯乙烯

物 化 性 质	
理化特性	外观与性状：无色挥发性液体，有特殊气味 沸点：32 ℃ 熔点：– 122 ℃ 相对密度（水 = 1）：1.2 水中溶解度：25 ℃时 0.25 g/100 mL 蒸汽压：20 ℃时 66.5 kPa 蒸汽相对密度（空气 = 1）：3.3 蒸汽、空气混合物的相对密度（20 ℃，空气 = 1）：2.5 闪点：– 25 ℃（闭杯） 自燃温度：570 ℃ 爆炸极限：空气中 5.6% ~16%（体积） 辛醇、水分配系数的对数值：1.32
禁配物	强氧化剂、酸类、碱类

健康危害与毒理信息	
危险有害概述	物理危险性：蒸气比空气重，可能沿地面流动，可能造成远处着火。单体蒸气未经阻聚可能在储槽的通风口或阻火器生成聚合物，导致通风口堵塞。 化学危险性：容易生成爆炸性过氧化物。加热或在氧、阳光、铜或铝的作用下，容易发生聚合，有着火或爆炸危险。加热或与火焰接触时，可能发生爆炸。燃烧时，分解生成氯化氢、光气有毒和腐蚀性烟雾。与氧化剂激烈反应。 健康危险性：①吸入危险性：20℃时，蒸发迅速地达到空气中有害污染浓度。②短期接触的影响：刺激眼睛、皮肤和呼吸道。如果吞咽液体吸入肺中，可能引起化学肺炎。接触高浓度能够造成意识降低。③长期或反复接触的影响：反复或长期与皮肤接触可能引起皮炎。可能对肾和肝有影响。 环境危险性：对水生生物有害
GHS 危害分类	易燃液体：类别 1； 急性毒性 – 经口：类别 4； 急性毒性 – 吸入：类别 3（蒸气）； 生殖毒性：类别 2； 特异性靶器官毒性 – 单次接触：类别 1（肝脏、肾脏、呼吸系统），类别 3（麻醉效果）； 特异性靶器官毒性 – 反复接触：类别 1（肝脏），类别 2（肾）； 呛吸毒性：类别 2； 急性水生毒性：类别 3
急性毒性数据（HSDB）	LC_{50}：6350 ppm/4 h（大鼠吸入）； LD_{50}：200～1800 mg/kg（大鼠经口）
致癌分类	类别 3（国际癌症研究机构，2019 年）。 类别 A4（美国政府工业卫生学家会议，2017 年）。 类别 3B（德国，2016 年）
ToxCast 毒性数据	AC_{50}（AR）= Inactive；AC_{50}（AhR）= Inactive；AC_{50}（ESR）= Inactive；AC_{50}（p53）= Inactive
急性暴露水平（AEGL）	/
暴露途径	可通过吸入和食入吸收到体内
靶器官	肝脏、肾脏、呼吸系统、神经系统
中毒症状	吸入：头晕，嗜睡，神志不清。 皮肤：发红，疼痛。 眼睛：发红，疼痛。 食入：腹部疼痛，咽喉疼痛
职业接触限值	阈限值：5 ppm（时间加权平均值）（美国政府工业卫生学家会议，2017 年）。 时间加权平均容许浓度：2 ppm（德国，2016 年）
防 护 与 急 救	
接触控制/个体防护	工程控制：禁止明火、禁止火花和禁止吸烟。密闭系统，通风，局部排气通风，防爆型电气设备和照明，使用无火花手工具。 接触控制：防止产生烟云。 呼吸系统防护：防毒口罩。 身体防护：防护服。 手部防护：防护手套。 眼睛防护：护目镜，或眼睛防护结合呼吸防护。 其他防护：工作时不得进食、饮水或吸烟

（续）

防护与急救	
急救措施	火灾应急：干粉、雾状水、泡沫、二氧化碳。 爆炸应急：着火时，喷雾状水保持料桶等冷却。 吸入应急：新鲜空气，休息。必要时进行人工呼吸，给予医疗护理。 皮肤应急：脱去污染的衣服，冲洗，然后用水和肥皂清洗皮肤。 眼睛应急：先用大量水冲洗几分钟（如可能易行，摘除隐形眼镜），然后就医。 食入应急：漱口，不要催吐，大量饮水，休息

115. 1，2 - 二氯乙烯（顺式）（1，2 - Dichloroethylene）

基 本 信 息	
原化学品目录	1，2 - 二氯乙烯（顺式）
化学物质	1，2 - 二氯乙烯（顺式）
别名	乙炔化二氯；对称二氯乙烯
英文名	1，2 - DICHLOROETHYLENE；1，2 - DICHLOROETHENE；ACETYLENE DICHLO-RIDE；SYMMETRICAL DICHLOROETHYLENE
CAS 号	540 - 59 - 0
化学式	$C_2H_2Cl_2$/ClCH = CHCl
分子量	96.95
成分/组成信息	1，2 - 二氯乙烯（顺式）
物 化 性 质	
理化特性	外观与性状：无色液体，有特殊气味 沸点：55 ℃ 相对密度（水 =1）：1.28 水中溶解度：微溶 闪点：2 ℃（闭杯） 自燃温度：460 ℃ 爆炸极限：空气中9.7% ~12.8%（体积） 辛醇、水分配系数的对数值：2
禁配物	强氧化剂、酸类、碱类
健康危害与毒理信息	
危险有害概述	物理危险性：蒸气比空气重，可能沿地面流动，可能造成远处着火。 化学危险性：加热或在空气，光和湿气的作用下，分解生成含氯化氢的有毒和腐蚀性烟雾。与强氧化剂反应。与铜及其合金、碱发生反应，生成有毒的，与空气接触自燃的氯乙炔。侵蚀塑料。 健康危险性：①吸入危险性：20 ℃时，蒸发较快达到空气中有害污染浓度，但喷洒或扩散时更快。②短期接触的影响：刺激眼睛和呼吸道。高浓度时可能对中枢神经系统有影响，导致意识降低。③长期或反复接触的影响：液体使皮肤脱脂。可能对肝有影响
GHS 危害分类	急性毒性 - 经口：类别4； 易燃液体：类别2； 皮肤腐蚀/刺激：类别2； 严重眼损伤/眼刺激：类别2A； 特异性靶器官毒性 - 单次接触：类别1（中枢神经系统）；

健康危害与毒理信息	
GHS 危害分类	特异性靶器官毒性 – 单次接触：类别 1（呼吸系统，肝脏），类别 3（麻醉效果）； 特异性靶器官毒性 – 反复接触：类别 2（血液）； 急性水生毒性：类别 2； 慢性水生毒性：类别 2
急性毒性数据（HSDB）	/
致癌分类	/
ToxCast 毒性数据	/
急性暴露水平（AEGL）	/
暴露途径	可通过吸入其蒸气和经食入吸收到体内
靶器官	中枢神经系统、血液系统、肝脏、皮肤、眼
中毒症状	吸入：咳嗽、咽喉痛、头晕、恶心、嗜睡、虚弱、神志不清、呕吐。 皮肤：皮肤干燥。 眼睛：发红、疼痛。 食入：腹部疼痛
职业接触限值	阈限值：200 ppm（时间加权平均值）（美国政府工业卫生学家会议，2017 年）。 时间加权平均容许浓度：200 ppm，800 mg/m³；（德国，2016 年）。 时间加权平均容许浓度：800 mg/m³（中国，2019 年）
防 护 与 急 救	
接触控制/个体防护	工程控制：禁止明火，禁止火花和禁止吸烟。密闭系统，通风，局部排气通风，防爆型电气设备和照明。不要使用压缩空气灌装、卸料或转运。 接触控制：严格作业环境管理。 呼吸系统防护：防毒口罩。 手部防护：防护手套。 眼睛防护：安全护目镜。 其他防护：工作时不得进食、饮水或吸烟
急救措施	火灾应急：干粉，雾状水，泡沫，二氧化碳。 爆炸应急：着火时，喷雾状水保持料桶等冷却。 吸入应急：新鲜空气，休息。给予医疗护理。 皮肤应急：脱去污染的衣服。用大量水冲洗皮肤或淋浴。 眼睛应急：先用大量水冲洗几分钟（如可能易行，摘除隐形眼镜），然后就医。 食入应急：漱口、大量饮水、给予医疗护理

116. 1，3 – 二氯丙烯（1，3 – Dichloropropene）

基 本 信 息	
原化学品目录	1，3 – 二氯丙烯
化学物质	1，3 – 二氯丙烯
别名	二氯丙烯；3 – 氯烯丙基氯；DCP
英文名	1，3 – DICHLOROPROPENE（MIXED ISOMERS）； 1，3 – DICHLOROPROPYLENE； DICHLOROPROPENE；3 – CHLOROALLYL CHLORIDE；DCP

基 本 信 息	
CAS 号	542 – 75 – 6
化学式	$C_3H_4Cl_2$
分子量	111.0
成分/组成信息	1，3 – 二氯丙烯

物 化 性 质	
理化特性	外观与性状：无色液体，有刺鼻气味 沸点：108 ℃ 熔点：< – 50 ℃ 相对密度（水 =1）：1.22 水中溶解度：20 ℃时 0.2 g/100 mL 蒸汽压：20 ℃时 3.7 kPa 蒸汽相对密度（空气 =1）：3.8 闪点：25 ℃（闭杯） 爆炸极限：空气中 5.3% ~14.5%（体积） 辛醇、水分配系数的对数值：1.82
禁配物	强氧化剂、酸类

健康危害与毒理信息	
危险有害概述	物理危险性：蒸气比空气重。可能沿地面流动；可能造成远处着火。 化学危险性：燃烧时，分解生成氯化氢有毒和腐蚀性烟雾。与氧化剂和金属发生反应。 健康危险性：①吸入危险性：20 ℃时，蒸发迅速达到空气中有害污染浓度。②短期接触的影响：刺激眼睛、皮肤和呼吸道。可能对中枢神经系统有影响。③长期或反复接触的影响：可能引起皮肤过敏。可能是人类致癌物。 环境危险性：对水生生物是有毒的
GHS 危害分类	易燃液体：类别 3； 急性毒性 – 经口：类别 3； 急性毒性 – 经皮：类别 3； 急性毒性 – 吸入：类别 3（蒸气）； 皮肤腐蚀/刺激：类别 2； 严重眼损伤/眼刺激：类别 2A； 皮肤致敏性：类别 1； 生殖细胞致突变性：类别 2； 致癌性：类别 2； 特异性靶器官毒性 – 单次接触：类别 2（呼吸系统）； 特异性靶器官毒性 – 反复接触：类别 2（胃、上呼吸道、膀胱）； 急性水生毒性：类别 1； 慢性水生毒性：类别 1
急性毒性数据（HSDB）	LC_{50}：2.7 ~3.07 mg/L，4 h（大鼠吸入）； LD_{50}：775 ~1200 mg/kg（大鼠经皮）； LD_{50}：127 mg/kg bw（大鼠经口）
致癌分类	类别 2B（国际癌症研究机构，2019 年）。 类别 A3（美国政府工业卫生学家会议，2017 年）。 类别 2（德国，2016 年）
ToxCast 毒性数据	AC_{50}（AR）= Inactive；AC_{50}（AhR）= Inactive；AC_{50}（ESR）= Inactive；AC_{50}（p53）= 0.00015

健康危害与毒理信息	
急性暴露水平（AEGL）	/
暴露途径	可通过吸入其蒸气、经皮肤和食入吸收到体内
靶器官	胃、上呼吸道、膀胱、肺、神经系统、眼、皮肤
中毒症状	吸入：咳嗽、咽喉痛、头痛、头晕、恶心、呕吐、神志不清。 皮肤：可能被吸收，发红，疼痛。 眼睛：发红、疼痛。 食入：呼吸困难
职业接触限值	阈限值：1 ppm（时间加权平均值）（经皮）（美国政府工业卫生学家会议，2017 年）。 时间加权平均容许浓度：4 mg/m³（中国，2019 年）
防 护 与 急 救	
接触控制/个体防护	工程控制：禁止明火，禁止火花和禁止吸烟。高于 25 ℃，使用密闭系统、通风、局部排气通风和防爆型电气设备。 接触控制：避免一切接触。 呼吸系统防护：适当的呼吸防护。 身体防护：防护服。 手部防护：防护手套。 眼睛防护：安全护目镜，或眼睛防护结合呼吸防护。 其他防护：工作时不得进食、饮水或吸烟
急救措施	火灾应急：干粉，雾状水，泡沫，二氧化碳。 爆炸应急：着火时，喷雾状水保持料桶等冷却。 接触应急：一切情况均向医生咨询。 吸入应急：新鲜空气，休息。给予医疗护理。 皮肤应急：脱去污染的衣服。冲洗，然后用水和肥皂清洗皮肤。给予医疗护理。 眼睛应急：先用大量水冲洗几分钟（如可能易行，摘除隐形眼镜），然后就医。 食入应急：大量饮水。给予医疗护理

117. 二氯乙烷（Dichloroethane）

基 本 信 息	
原化学品目录	二氯乙烷
化学物质	二氯乙烷
别名	1，2-二氯乙烷；对称二氯乙烷；二氯化乙烯；乙撑二氯
英文名	DICHLOROETHANE
CAS 号	1300-21-6；107-06-2
化学式	$C_2H_4Cl_2$
分子量	98.96
成分/组成信息	二氯乙烷
物 化 性 质	
理化特性	/
禁配物	活性金属粉末、强氧化剂

健康危害与毒理信息	
危险有害概述	物理危险性：蒸气比空气重。 化学危险性：与高温表面或火焰接触，分解生成有毒和腐蚀性烟雾氯化氢、氯气和光气。与某些金属，如铝，镁，锌发生反应，有着火和爆炸危险。 健康危险性：①吸入危险性：20 ℃时蒸发，迅速地达到空气中有害污染浓度。②短期接触的影响：刺激眼睛，可能对肝、肾和中枢神经系统有影响，导致神志不清。需进行医学观察。③长期或反复接触的影响：可能引起皮炎。 环境危险性：对水生生物有害。可能对环境有危害，对臭氧层的影响应给予特别注意
GHS 危害分类	易燃气体：类别 2； 急性毒性 – 吸入：类别 3； 急性毒性 – 经口：类别 4； 皮肤腐蚀/刺激：类别 2； 严重眼损伤/眼刺激：类别 2A； 致癌性：类别 1B； 特异性靶器官毒性 – 单次接触：类别 1（中枢神经系统，呼吸系统，心血管系统，消化系统，肝肾）； 特异性靶器官毒性 – 反复接触：类别 1（神经系统，肝脏，心血管系统）
急性毒性数据（HSDB）	LD_{50}：1120 mg/kg（大鼠经口）； LD_{50}：625 mg/kg（小鼠经口）； LD_{50}：3890 mg/kg（兔经皮）
致癌分类	类别 2B（国际癌症研究机构，2019 年）。 类别 A4（美国政府工业卫生学家会议，2017 年）。 类别 2（德国，2016 年）
急性暴露水平（AEGL）	/
暴露途径	可通过吸入，经皮肤和经食入吸收到体内
靶器官	神经系统、肝脏、肾脏、心血管系统、呼吸系统、眼、皮肤等
中毒症状	吸入：头晕，嗜睡，头痛，恶心，呕吐。 皮肤：可能被吸收，发红，疼痛。 眼睛：发红，疼痛。 食入：腹部疼痛，腹泻
职业接触限值	阈限值：10 ppm（时间加权平均值）（美国政府工业卫生学家会议，2017 年）。 时间加权平均容许浓度：7 mg/m³，短时间接触容许浓度：15 mg/m³（中国，2019 年）
防 护 与 急 救	
接触控制/个体防护	工程控制：通风，局部排气通风。 接触控制：避免一切接触。 呼吸系统防护：适当的呼吸防护。 身体防护：防护服。 手部防护：防护手套。 眼睛防护：面罩，或眼睛防护结合呼吸防护。 其他防护：工作时不得进食、饮水或吸烟。进食前洗手
急救措施	火灾应急：周围环境着火时，允许使用各种灭火剂。 爆炸应急：着火时，喷雾状水保持料桶等冷却。 吸入应急：新鲜空气，休息。必要时进行人工呼吸，给予医疗护理。 皮肤应急：脱去污染的衣服，用大量水冲洗皮肤或淋浴，给予医疗护理。 眼睛应急：先用大量水冲洗几分钟（如可能易行，摘除隐形眼镜），然后就医。 食入应急：漱口，大量饮水，给予医疗护理

118. 二缩水甘油醚 (Diglycidyl ether)

基 本 信 息	
原化学品目录	二缩水甘油醚
化学物质	二缩水甘油醚
别名	二（2，3-环氧丙基）醚；双（2，3-环氧丙基）醚；2，2′-（氧化双（亚甲基））双环氧乙烷
英文名	DI（2，3-EPOXYPROPYL）ETHER；BIS（2，3-EPOXYPROPYL）ETHER；DIGLY-CIDYL ETHER；DGE；2，2′-（OXYBIS（METHYLENE））BISOXIRANE
CAS 号	2238-07-5
化学式	$C_6H_{10}O_3/C_2H_3OCH_2OCH_2C_2H_3O$
分子量	130.2
成分/组成信息	二缩水甘油醚

物 化 性 质	
理化特性	外观与性状：无色液体，有刺鼻气味 沸点：100 kPa 时 260 ℃ 相对密度（水=1）：1.26 蒸汽压：25 ℃时 12 Pa 蒸汽相对密度（空气=1）：4.5 蒸汽、空气混合物的相对密度（20 ℃，空气=1）：1 闪点：64 ℃
禁配物	强氧化剂

健康危害与毒理信息	
危险有害概述	化学危险性：可能能生成爆炸性过氧化物。加热时可能发生爆炸。与强氧化剂发生反应。 健康危险性：①吸入危险性：20 ℃时，蒸发相当快地达到空气中有害污染浓度。②短期接触的影响：刺激眼睛、皮肤和呼吸道。可能对血液、肾、肝和味觉有影响。吸入蒸气可能引起肺水肿。接触可能引起意识降低。需进行医学观察。③长期或反复接触的影响：可能引起皮炎、皮肤过敏。动物实验表明，可能对人类生殖有毒性影响
GHS 危害分类	易燃液体：类别4； 急性毒性-经口：类别4； 急性毒性-经皮：类别3； 急性毒性-吸入：类别1（蒸气）； 急性毒性-吸入：类别1（粉尘和烟雾）； 皮肤腐蚀/刺激：类别2； 严重眼损伤/眼刺激：类别2A； 特异性靶器官毒性-单次接触：类别1（睾丸、呼吸系统、肝、肾、肾上腺）； 特异性靶器官毒性-单次接触：类别1（睾丸、血液），类别2（眼、免疫系统、肾、肾上腺）
急性毒性数据（HSDB）	LC_{50}：200 ppm/4 h（大鼠吸入）； LD_{50}：450~510 mg/kg（大鼠经口）
致癌分类	类别3B（德国，2016年）。 类别A4（美国政府工业卫生学家会议，2017年）

健康危害与毒理信息	
ToxCast 毒性数据	/
急性暴露水平（AEGL）	/
暴露途径	可通过吸入、经皮肤或食入吸收到体内
靶器官	睾丸、呼吸系统、肝、肾、肾上腺、眼、免疫系统、血液、皮肤
中毒症状	吸入：头晕，呼吸短促，喉痛，神志不清，虚弱。 皮肤：可能被吸收，皮肤干燥，发红，粗糙，皮肤烧伤，疼痛，水疱。 眼睛：发红，疼痛，视力模糊。 食入：恶心，呕吐
职业接触限值	阈限值：0.01 ppm（时间加权平均值）（美国政府工业卫生会议，2017 年）。 时间加权平均容许浓度：0.5 mg/m³（中国，2019 年）

防 护 与 急 救	
接触控制/个体防护	工程控制：禁止明火。高于 64 ℃ 时密闭系统，通风和防爆型电气设备。通风，局部排气通风。 接触控制：严格作业环境管理。 呼吸系统防护：适当的呼吸防护。 身体防护：防护服。 手部防护：防护手套。 眼睛防护：面罩或眼睛防护结合呼吸防护。 其他防护：工作时不得进食、饮水或吸烟
急救措施	火灾应急：干粉，雾状水，泡沫，二氧化碳。 吸入应急：新鲜空气，休息，半直立体位，给予医疗护理。 皮肤应急：脱掉污染的衣服，用大量水冲洗或淋，必要时给予医疗护理。 眼睛应急：先用大量水冲洗几分钟（如可能易行，摘除隐形眼镜），然后就医。 食入应急：漱口，饮用大量水，给予医疗护理

119. 二硝基苯（全部异构体）[Dinitrobenzene（all isomers）]

基 本 信 息	
原化学品目录	二硝基苯（全部异构体）
化学物质	二硝基苯（全部异构体）
别名	1，2－二硝基苯；邻二硝基苯；1，3－二硝基苯；间二硝基苯；1，4－二硝基苯；对二硝基苯
英文名	1，2－Dinitrobenzene；1，2－Dinitrobenzol；o－Dinitrobenzene；1，2－DNB 1，3－Dinitrobenzene；1，3－Dinitrobenzol；m－Dinitrobenzene；1，3－DNB 1，4－Dinitrobenzene；1，4－Dinitrobenzol；p－Dinitrobenzene；1，4－DNB
CAS 号	528－29－0；99－65－0；100－25－4
化学式	$C_6H_4N_2O_4$
分子量	168.1
成分/组成信息	二硝基苯（全部异构体）

物 化 性 质	
理化特性	1，2 - 二硝基苯/邻二硝基苯： 　外观与性状：白色至黄色晶体 　熔点：118 ℃ 　沸点：319 ℃ 　密度：1.6 g/cm³ 　相对密度（水 = 1）：1.57 　相对蒸气密度（空气 = 1）：5.79 　辛醇/水分配系数：1.69 　闪点：150 ℃ 　溶解性：微溶于水，溶于乙醇、乙醚、苯等 1，3 - 二硝基苯/间二硝基苯： 　外观与性状：黄色晶体 　熔点：90 ℃ 　沸点：300 ~ 303 ℃ 　密度：1.6 g/cm³ 　蒸气压：0.1 kPa（20 ℃时） 　相对密度（水 = 1）：1.57 　相对蒸气密度（空气 = 1）：5.8 　辛醇/水分配系数：1.49 　闪点：149 ℃ 　溶解性：微溶于水，溶于乙醇、乙醚、苯等 1，4 - 二硝基苯/对二硝基苯： 　外观与性状：白色至淡黄色晶体 　熔点：173 ~ 174 ℃ 　沸点：299 ℃ 　密度：1.6 g/cm³ 　蒸气压：0.1 kPa（20 ℃时） 　相对密度（水 = 1）：1.57 　相对蒸气密度（空气 = 1）：5.8 　辛醇/水分配系数：1.46 ~ 1.49 　闪点：150 ℃ 　溶解性：微溶于水，溶于乙醇、乙醚、苯等
禁配物	强氧化剂、强还原剂、强碱
健康危害与毒理信息	
危险有害概述	物理危险性：以粉末或颗粒形状与空气混合，可能发生粉尘爆炸。 　化学危险性：加热时，即使缺少空气时，可能发生爆炸。燃烧时，生成氮氧化物有毒气体和烟雾。与强氧化剂、强碱和还原性金属（锡和锌）激烈反应，有着火和爆炸危险。侵蚀某些塑料和橡胶。 　健康危险性：未指明20 ℃时，蒸发达到空气中有害浓度的速率。可能对血液有影响，导致贫血。可能对肝有影响，导致肝损害。可能对神经系统有影响，可能引起视力损伤。动物实验表明，可能对人类生殖或发育造成毒性影响
GHS 危害分类	急性毒性 - 经口：类别2； 急性毒性 - 吸入：类别2； 急性毒性 - 经皮：类别1； 严重眼损伤/眼刺激：类别2； 皮肤腐蚀/刺激：类别3； 皮肤过敏性：类别1； 生殖毒性：类别2；

（续）

健康危害与毒理信息	
GHS 危害分类	特异性靶器官毒性 – 单次接触：类别 1（血液系统、神经系统）； 特异性靶器官毒性 – 反复接触：类别 1（神经系统，肝脏，血液）； 危害水生环境 – 急性危害：类别 1； 危害水生环境 – 长期危害：类别 1
急性毒性数（HSDB）	1，2 – 二硝基苯/邻二硝基苯： LD_{50}：59 mg/kg（大鼠经口）； LD_{50}：28 mg/kg（大鼠腹腔注射）； LD_{50}：1990 mg/kg（兔子经皮）。 1，3 – 二硝基苯/间二硝基苯：/； 1，4 – 二硝基苯/对二硝基苯：/
致癌分类	类别 3B（德国，2016 年）
ToxCast 毒性数据	1，2 – 二硝基苯/邻二硝基苯： AC_{50}（AR）= Inactive；AC_{50}（AhR）= Inactive；AC_{50}（ESR）= Inactive；AC_{50}（p53）= Inactive。 1，3 – 二硝基苯/间二硝基苯： AC_{50}（AR）= Inactive；AC_{50}（AhR）= Inactive；AC_{50}（ESR）= Inactive；AC_{50}（p53）= 43.46 μmol/L。 1，4 – 二硝基苯/对二硝基苯： AC_{50}（AR）= Inactive；AC_{50}（AhR）= 36.44 μmol/L；AC_{50}（ESR）= Inactive
急性暴露水平（AEGL）	/
暴露途径	可通过吸入、经皮肤和食入吸收到体内
靶器官	皮肤、眼、呼吸系统、神经系统、血液系统、肝脏等
中毒症状	灼烧感，嘴唇发青或指甲发青，皮肤发青，头晕，头痛，恶心，虚弱，呼吸困难。眼睛发红，疼痛
职业接触限值	时间加权平均容许浓度：0.15 ppm（经皮）（美国政府工业卫生学家会议，2017 年）。 时间加权平均容许浓度：1 mg/m³（中国，2019 年）
防 护 与 急 救	
接触控制/个体防护	工程控制：严禁密闭，提供充分的局部排风。提供安全淋浴和洗眼设备。 呼吸系统防护：可能接触其粉尘时，必须佩戴头罩型电动送风过滤式防尘呼吸器。紧急事态抢救或撤离时，佩戴空气呼吸器。 身体防护：穿胶布防毒衣。 手部防护：戴橡胶手套。 眼睛防护：呼吸系统防护中已作防护。 其他防护：工作现场禁止吸烟、进食和饮水。及时换洗工作服。工作前后不饮酒，用温水洗澡。实行就业前和定期的体检
急救措施	吸入应急：迅速脱离现场至空气新鲜处。保持呼吸道通畅。如呼吸困难，给输氧。如呼吸停止，立即进行人工呼吸。就医。 皮肤应急：立即脱去被污染的衣着，用肥皂水和清水彻底冲洗皮肤。就医。 眼睛应急：提起眼睑，用流动清水或生理盐水冲洗。就医。 食入应急：饮足量温水，催吐，就医

263

120. 二硝基苯酚（2，4 - Dinitrophenol）

基 本 信 息	
原化学品目录	二硝基苯酚
化学物质	二硝基苯酚
别名	2，4 - 二硝基苯酚；1 - 羟基 - 2，4 - 二硝基苯
英文名	2，4 - DINITROPHENOL；1 - HYDROXY - 2，4 - DINITROBENZENE
CAS 号	51 - 28 - 5
化学式	$C_6H_4N_2O_5/C_6H_3(OH)(NO_2)_2$
分子量	184.11
成分/组成信息	二硝基苯酚

物 化 性 质	
理化特性	外观与性状：黄色晶体 沸点：升华 熔点：112 ℃ 相对密度（水 =1）：1.68 水中溶解度：54.5 ℃时 0.14 g/100 mL 蒸汽相对密度（空气 =1）：6.36
禁配物	强氧化剂、强碱、酰基氯、酸酐、活性金属粉末

健康危害与毒理信息	
危险有害概述	物理危险性：如果以粉末或颗粒形式与空气混合，可能发生粉尘爆炸。 化学危险性：受撞击、摩擦或震动时，可能爆炸性分解。加热时可能发生爆炸。与碱、氨和大多数金属生成撞击敏感化合物。加热时分解生成氮氧化物有毒气体。 健康危险性：①吸入危险性：20 ℃时蒸发可忽略不计，但可较快地达到空气中颗粒物有害浓度。②短期接触的影响：可能对新陈代谢有影响，导致极高体温。接触可能导致死亡。③长期或反复接触的影响：可能引起皮炎，可能对末梢神经系统有影响，可能对眼睛有影响，导致白内障。 环境危险性：可能对环境有危害，对水生生物应给予特别注意
GHS 危害分类	爆炸物：类别 1.1； 急性毒性 - 吸入：类别 3； 急性毒性 - 经口：类别 2； 急性毒性 - 经皮：类别 1； 皮肤腐蚀/刺激：类别 2； 生殖细胞致突变性：类别 2； 生殖毒性：类别 2； 特异性靶器官毒性 - 单次接触：类别 1（神经系统、肝脏）； 特异性靶器官毒性 - 反复接触：类别 1（视觉器官、心血管系统、血液系统、神经系统、肾脏、肝脏、胃肠道），类别 2（睾丸）； 急性水生毒性：类别 1； 慢性水生毒性：类别 1
急性毒性数据（HSDB）	LD_{50}：30 mg/kg（大鼠经口）
致癌分类	/
ToxCast 毒性数据	$AC_{50}(AR)$ = Inactive；$AC_{50}(AhR)$ = 33.83；$AC_{50}(ESR)$ = Inactive；$AC_{50}(p53)$ = Inactive
急性暴露水平（AEGL）	/
暴露途径	可通过吸入、经皮肤和食入吸收到体内
靶器官	皮肤、视觉器官、心血管系统、血液系统、神经系统、肾脏、肝脏、胃肠道、睾丸

健康危害与毒理信息	
中毒症状	吸入：恶心，呕吐，心悸，虚脱，出汗。 皮肤：可能被吸收。发红，粗糙，皮肤黄斑。 食入：恶心，呕吐，心悸，虚脱，出汗
职业接触限值	/

防 护 与 急 救	
接触控制/个体防护	工程控制：禁止明火，不得受到摩擦或撞击，局部排气通风。 接触控制：防止粉尘扩散，严格作业环境管理。 呼吸系统防护：适当的呼吸防护。 身体防护：防护服。 手部防护：防护手套。 眼睛防护：安全护目镜。 其他防护：工作时不得进食、饮水或吸烟
急救措施	火灾应急：大量水。 爆炸应急：着火时喷雾状水保持钢瓶冷却。从掩蔽位置灭火。 吸入应急：新鲜空气，休息，给予医疗护理。 皮肤应急：脱去污染的衣服，用大量水冲洗皮肤或淋浴，给予医疗护理。 眼睛应急：先用大量水冲洗几分钟（如可能易行，摘除隐形眼镜），然后就医。 食入应急：休息，给予医疗护理

121. 二硝基甲苯（Dinitrotoluene）

基 本 信 息	
原化学品目录	苯的氨基及硝基化合物（不含三硝基甲苯）
化学物质	二硝基甲苯
别名	甲基二硝基苯（混合异构体）；DNT（混合异构体）
英文名	DINITROTOLUENE（MIXED ISOMERS）；DNT（MIXED ISOMERS）；METHYL DINITRO-BENZENE（MIXED ISOMERS）；DINITROTOLUOL（MIXED ISOMERS）
CAS 号	25321 – 14 – 6
化学式	$C_7H_6N_2O_4/C_6H_3(CH_3)(NO_2)_2$
分子量	182.1
成分/组成信息	二硝基甲苯

物 化 性 质	
理化特性	外观与性状：黄色晶体粉末，有特殊气味 沸点：低于沸点在 250~300 ℃分解 熔点：54~71 ℃ 密度：1.52 g/cm³（固体） 相对密度（水 =1）：1.3（液体） 水中溶解度：难溶 蒸汽压：20 ℃时 2.4 Pa 蒸汽相对密度（空气 =1）：6.28 闪点：207 ℃（闭杯） 自燃温度：400 ℃ 辛醇、水分配系数的对数值：2.0
禁配物	/

（续）

健康危害与毒理信息

危险有害概述	物理危险性：以粉末或颗粒形状与空气混合，可能发生粉尘爆炸。 化学危险性：加热可能引起激烈燃烧或爆炸。加热时，分解生成含有氮氧化物有毒和腐蚀性烟雾，甚至在缺少空气时。与还原剂、强碱和氧化剂反应，有着火和爆炸的危险。 健康危险性：①吸入危险性：20 ℃时蒸发可忽略不计，但扩散时可较快地达到空气中颗粒物有害浓度，尤其是粉末。②短期接触的影响：可能对血液有影响，导致形成正铁血红蛋白。影响可能推迟显现。需进行医学观察。③长期或反复接触的影响：可能对血液有影响，导致形成正铁血红蛋白。可能是人类致癌物。动物实验表明，可能造成人类生殖或发育毒性。 环境危险性：对水生生物有害
GHS 危害分类	急性毒性 – 经口：类别 3； 急性毒性 – 吸入：类别 3； 急性毒性 – 经皮：类别 3； 生殖细胞致突变性：类别 2； 致癌性：类别 2； 生殖毒性：类别 2； 特异性靶器官毒性 – 单次接触：类别 1（血液系统、中枢神经系统）； 特异性靶器官毒性 – 反复接触：类别 1（心血管系统、血液系统、神经系统、肝脏、肾脏），类别 2（睾丸、肾上腺）； 危害水生环境 – 急性危害：类别 1； 危害水生环境 – 长期危害：类别 1
急性毒性数据（HSDB）	LD_{50}：660 ~ 1100 mg/kg bw（小鼠经口）； LD_{50}：286 ~ 1250 mg/kg bw（大鼠经口）
致癌分类	类别 A3（美国政府工业卫生学家会议，2017 年）。 类别 2（德国，2016 年）
ToxCast 毒性数据	AC_{50}（AR）= Inactive；AC_{50}（AhR）= Inactive；AC_{50}（ESR）= Inactive；AC_{50}（p53）= Inactive
急性暴露水平（AEGL）	/
暴露途径	可通过吸入，经皮肤和食入吸收到体内
靶器官	心血管系统、血液系统、神经系统、肝脏、肾脏、睾丸、肾上腺
中毒症状	吸入：嘴唇发青或指甲发青，皮肤发青，头痛，头晕，恶心，意识模糊，惊厥，神志不清。 皮肤：可能被吸收。 食入：症状同吸入
职业接触限值	阈限值：0.2 mg/m³（时间加权平均值）（经皮）（美国政府工业卫生学家会议，2017 年）。 时间加权平均容许浓度：0.2 mg/m³（中国，2019 年）

防 护 与 急 救

接触控制/个体防护	工程控制：禁止明火，防止粉尘沉积、密闭系统、防止粉尘爆炸型电气设备和照明，局部排气通风。 接触控制：防止扩散，避免一切接触。避免孕妇接触。 呼吸系统防护：适当的呼吸防护。 身体防护：防护服。 手部防护：防护手套。 眼睛防护：安全护目镜。 其他防护：工作时不得进食、饮水或吸烟。进食前洗手

防 护 与 急 救	
急救措施	火灾应急：干粉，雾状水，泡沫，二氧化碳。 爆炸应急：着火时，喷雾状水保持料桶等冷却。从掩蔽位置灭火。 吸入应急：新鲜空气，休息。必要时进行人工呼吸。给予医疗护理。 皮肤应急：脱去污染的衣服，冲洗，然后用水和肥皂清洗皮肤，给予医疗护理。 眼睛应急：先用大量水冲洗几分钟（如可能易行，摘除隐形眼镜），然后就医。 食入应急：漱口，大量饮水，给予医疗护理

122. 4，6 - 二硝基邻苯甲酚（4，6 - Dinitro - o - cresol）

基 本 信 息	
原化学品目录	4，6 - 二硝基邻苯甲酚
化学物质	4，6 - 二硝基邻苯甲酚
别名	二硝基邻甲酚；2 - 甲基 - 4，6 - 二硝基苯酚；DNOC；2，4 - 二硝基邻甲酚
英文名	DINITRO - O - CRESOL；4，6 - DINITRO - ORTHO - CRESOL；2 - METHYL - 4，6 - DINITROPHENOL；DNOC；2，4 - DINITRO - ORTHO - CRESOL
CAS 号	534 - 52 - 1
化学式	$C_7H_6N_2O_5/CH_3C_6H_2OH(NO_2)_2$
分子量	198.1
成分/组成信息	4，6 - 二硝基邻苯甲酚

物 化 性 质	
理化特性	外观与性状：无气味黄色晶体 沸点：312 ℃ 熔点：87.5 ℃ 密度：1.58 g/cm³ 水中溶解度：20 ℃时 0.694 g/100 mL 蒸汽压：25 ℃时 0.016 Pa 蒸汽相对密度（空气 = 1）：6.8 自燃温度：340 ℃ 辛醇、水分配系数的对数值：2.56
禁配物	氧化剂、还原剂、强碱

健康危害与毒理信息	
危险有害概述	物理危险性：以粉末或颗粒形状与空气混合，可能发生粉尘爆炸。 化学危险性：燃烧时，分解生成含氮氧化物的有毒烟雾。与强氧化剂激烈反应。 健康危险性：①吸入危险性：20 ℃时蒸发不会或很缓慢地达到空气中有害污染浓度，但喷洒或扩散时要快得多。②短期接触的影响：腐蚀眼睛和刺激皮肤。皮肤黄色斑。可能对代谢速率有影响。接触高浓度时，可能导致死亡。 环境危险性：对水生生物有极高毒性
GHS 危害分类	急性毒性 - 经口：类别2； 急性毒性 - 经皮：类别2； 急性毒性 - 吸入：类别2（粉尘和烟雾）； 皮肤腐蚀/刺激：类别2； 严重眼损伤/眼刺激：类别2； 生殖细胞致突变性：类别1B；

健康危害与毒理信息	
GHS 危害分类	生殖毒性：类别 2； 特异性靶器官毒性 – 单次接触：类别 1（神经系统、肝脏），类别 2（呼吸系统）； 特异性靶器官毒性 – 反复接触：类别 1（神经系统、呼吸系统、肝、肾），类别 2（胸腺、脾脏）； 急性水生毒性：类别 1； 慢性水生毒性：类别 1
急性毒性数据（HSDB）	LD_{50}：200 mg/kg（大鼠经皮）； LD_{50}：187 mg/kg（小鼠经皮）； LD_{50}：10 mg/kg（大鼠经口）； LD_{50}：47 mg/kg（小鼠经口）
致癌分类	/
ToxCast 毒性数据	$AC_{50}(AR)$ = Inactive；$AC_{50}(AhR)$ = 13.309；$AC_{50}(ESR)$ = Inactive；$AC_{50}(p53)$ = 22.37
急性暴露水平（AEGL）	/
暴露途径	可通过吸入气溶胶，经皮肤和食入吸收到体内
靶器官	神经系统、呼吸系统、肝、肾、胸腺、脾脏、眼、皮肤
中毒症状	吸入：出汗，发烧或体温升高，恶心，气促，呼吸困难，头痛，惊厥，神志不清。 皮肤：可能被吸收，黄色斑点。另症状同吸入。 眼睛：发红，疼痛。 食入：腹部疼痛，呕吐。另症状同吸入
职业接触限值	阈限值：0.2 mg/m³（时间加权平均值）（经皮）（美国政府工业卫生学家会议，2017 年）。 时间加权平均容许浓度：0.2 mg/m³（中国，2019 年）
防 护 与 急 救	
接触控制/个体防护	工程控制：禁止明火，禁止与氧化剂接触。防止粉尘沉积、密闭系统、局部排气通风，防止粉尘爆炸型电气设备和照明。 接触控制：防止粉尘扩散，严格作业环境管理。 呼吸系统防护：适当的呼吸防护。 身体防护：防护服。 手部防护：防护手套。 眼睛防护：安全护目镜，或眼睛防护结合呼吸防护。 其他防护：工作时不得进食、饮水或吸烟。进食前洗手
急救措施	火灾应急：雾状水，泡沫，干粉，二氧化碳。 爆炸应急：着火时，喷雾状水保持料桶等冷却。 吸入应急：新鲜空气，休息。必要时进行人工呼吸。给予医疗护理。 皮肤应急：脱去污染的衣服。用大量水冲洗皮肤或淋浴。给予医疗护理。 眼睛应急：先用大量水冲洗几分钟（如可能易行，摘除隐形眼镜），然后就医。 食入应急：漱口，用水冲服活性炭浆，给予医疗护理

123. 二硝基氯苯（Dinitrochlorobenzene）

基 本 信 息	
原化学品目录	二硝基氯苯
化学物质	二硝基氯苯
别名	1－氯－2，3－二硝基苯
英文名	DINITROCHLOROBENZENE
CAS 号	25567－67－3
化学式	$C_6H_3CLN_2O_4$
分子量	202.552
成分/组成信息	二硝基氯苯

物 化 性 质	
理化特性	密度：(1.6 ± 0.1) g/cm³ 沸点：(338.6 ± 22.0)℃（760 mmHg） 熔点：86~87 ℃ 闪点：(158.6 ± 22.3)℃
禁配物	强氧化物，强酸，强碱

健康危害与毒理信息	
危险有害概述	物理危险性：可燃但燃点高，不易点燃。 化学危险性：燃烧时，分解生成含氮氧化物的有毒烟雾。 健康危险性：刺激皮肤、眼睛，可导致严重烧灼伤，燃烧时产生刺激性、腐蚀性毒性气体，接触高浓度时，可能导致死亡
GHS 危害分类	急性毒性－经口：类别3； 急性毒性－吸入：类别3； 急性毒性－经皮：类别3； 特异性靶器官毒性－反复接触：类别2； 危害水生环境－急性危害：类别1； 危害水生环境－长期危害：类别1
急性毒性数（HSDB）	/
致癌分类	/
ToxCast 毒性数据	/
急性暴露水平（AEGL）	/
暴露途径	可通过吸入气溶胶，经皮肤和食入吸收到体内
靶器官	皮肤、眼睛、呼吸系统等
中毒症状	皮肤、眼睛刺激等
职业接触限值	时间加权平均容许浓度：0.6 mg/m³（中国，2019 年）

防 护 与 急 救	
接触控制/个体防护	工程控制：密闭操作，防止泄漏。加强通风，设置自动报警装置和事故通风设施。 接触控制：防止扩散，严格作业环境管理。 呼吸系统防护：空气中浓度超标时，佩戴过滤式防毒面具（半面罩）。紧急事态抢救或撤离时，应该佩戴携气式呼吸器。

（续）

防　护　与　急　救	
接触控制/个体防护	身体防护：穿防毒物渗透工作服。 手部防护：戴橡胶耐油手套。 眼睛防护：安全护目镜，或眼睛防护结合呼吸防护。 其他防护：工作时不得进食、饮水或吸烟。进食前洗手
急救措施	火灾应急：水雾、干粉、泡沫或二氧化碳灭火剂灭火。避免使用直流水灭火。 吸入应急：移到新鲜空气处。休息。给予医疗护理。 皮肤应急：脱去污染的衣服，用肥皂水和清水彻底冲洗皮肤。如有不适感，就医。 眼睛应急：分开眼睑，用流动清水或生理盐水冲洗。立即就医。 食入应急：漱口，禁止催吐，立即就医

124. 2，2－［（二辛基亚锡）双（硫代）］双乙酸二异辛酯

基　本　信　息	
原化学品目录	双（巯基乙酸）二辛基锡
化学物质	2，2－［（二辛基亚锡）双（硫代）］双乙酸二异辛酯
别名	辛基硫醇锡
英文名	BIS（MARCAPTOACETATE）DIOCTYLTIN；6 - METHYLHEPTYL 14 - METHYL - 4,4 - DIOCTYL - 7 - OXO - 8 - OXA - 3，5 - DITHIA - 4 - STA NNAPENTADECAN - 1 - OATE；OCTYL TIN MERCAPTIDE
CAS 号	26401 - 97 - 8
化学式	$C_{36}H_{72}O_4S_2Sn$
分子量	751.78500
成分/组成信息	/

物　化　性　质	
理化特性	沸点：669.8 ℃（760 mmHg） 闪点：358.9 ℃
禁配物	/

健康危害与毒理信息	
危险有害概述	/
GHS 危害分类	急性毒性－经口：类别4； 严重眼损伤/眼刺激：类别2； 皮肤敏感性：类别1； 生殖毒性：类别2； 特异性靶器官毒性－反复接触：类别1； 危害水生环境－急性危害：类别1； 危害水生环境－长期危害：类别1
急性毒性数据（HSDB）	/
致癌分类	/
ToxCast 毒性数据	/
急性暴露水平（AEGL）	/

（续）

健康危害与毒理信息	
暴露途径	可通过吸入气溶胶，食入吸收到体内
靶器官	/
中毒症状	/
职业接触限值	时间加权平均容许浓度：0.1 mg/m³，短时间接触容许浓度：0.2 mg/m³（中国，2019年）

防 护 与 急 救	
接触控制/个体防护	/
急救措施	/

125. 二溴氯丙烷（Dibromochloropropane）

基 本 信 息	
原化学品目录	二溴氯丙烷
化学物质	二溴氯丙烷
别名	1，2-二溴-3-氯丙烷
英文名	1，2-DIBROMO-3-CHLOROPROPANE；1-CHLORO-2，3-DIBROMOPROPANE
CAS 号	96-12-8
化学式	$C_3H_5Br_2Cl$
分子量	236.33
成分/组成信息	二溴氯丙烷

物 化 性 质	
理化特性	外观与性状：琥珀色至棕色液体，有刺鼻气味 熔点：6.7 ℃ 相对密度（水=1）：2.08 沸点：196 ℃ 相对蒸气密度（空气=1）：8.2 饱和蒸气压：0.12 kPa（21 ℃） 闪点：77 ℃ 溶解性：微溶于水，溶于乙醇、丙酮、烃类等
禁配物	强氧化剂

健康危害与毒理信息	
危险有害概述	化学危险性：遇明火、高热可燃。 健康危险性：经呼吸道和皮肤吸收。主要损伤中枢神经系统、睾丸、肝脏和肾脏。急性中毒主要症状有头晕、乏力、四肢麻木、腹痛、恶心、呕吐、肝区压痛、昏迷等，严重者出现肝、肾功能衰竭及休克而死亡。长期接触可造成男子不育症。 环境危险性：对环境有危害，对水体和大气可造成污染，对大气臭氧层有极强破坏力
GHS 危害分类	急性毒性-经口：类别3； 急性毒性-经皮：类别4； 急性毒性-吸入：类别2（蒸气）； 生殖细胞致突变性：类别1B；

健康危害与毒理信息	
GHS 危害分类	致癌性：类别 2； 生殖毒性：类别 1A； 特异性靶器官毒性 – 单次接触：类别 3（麻醉效果）； 特异性靶器官毒性 – 反复接触：类别 1（呼吸系统、肾脏、肝脏、中枢神经系统、血液系统）； 急性水生毒性：类别 3； 慢性水生毒性：类别 3
急性毒性数（HSDB）	LD_{50}：170 mg/kg（大鼠经口）（雄）
致癌分类	类别 2B（国际癌症研究机构，2019 年）。 类别 2（德国，2018 年）。 类别 A3（美国政府工业卫生学家会议，2018 年）
ToxCast 毒性数据	$AC_{50}(AR)$ = Inactive；$AC_{50}(AhR)$ = Inactive；$AC_{50}(ESR)$ = Inactive；$AC_{50}(p53)$ = Inactive
急性暴露水平（AEGL）	AEGL1 – 10 min = NR；AEGL1 – 8 h = NR； AEGL2 – 10 min = 120 ppm；AEGL2 – 8 h = 29 ppm；AEGL3 – 10 min = 4000 ppm；AEGL3 – 8 h = 1600 ppm
暴露途径	可通过吸入其蒸气、经食入和经皮肤吸收到体内
靶器官	呼吸系统、肾脏、肝脏、中枢神经系统、血液系统
中毒症状	头晕、乏力、四肢麻木、腹痛、恶心、呕吐、肝肾功能损害症状，严重者昏迷、出现肝、肾功能衰竭甚至休克
职业接触限值	/
防 护 与 急 救	
接触控制/个体防护	工程控制：生产过程密闭，全面通风。 呼吸系统防护：空气中浓度较高时，应该佩戴过滤式防毒面具（半面罩）。紧急事态抢救或逃生时，建议佩戴空气呼吸器。 身体防护：穿防毒物渗透工作服。 手部防护：戴橡胶耐油手套。 眼睛防护：戴化学安全防护眼镜。 其他防护：工作现场禁止吸烟、进食和饮水
急救措施	吸入应急：迅速脱离现场至空气新鲜处。保持呼吸道通畅。如呼吸困难，给输氧。如呼吸停止，立即进行人工呼吸。就医。 皮肤应急：立即脱去污染的衣着，用肥皂水和清水彻底冲洗皮肤。就医。 眼睛应急：提起眼睑，用流动清水或生理盐水冲洗。就医。 食入应急：饮足量温水，催吐。洗胃，导泄。就医

126. 二亚乙基三胺（Diethylene triamine）

基 本 信 息	
原化学品目录	二乙烯三胺
化学物质	二亚乙基三胺
别名	二乙撑三胺；N –（2 – 氨乙基）– 1，2 – 乙二胺；3 – 氮杂戊烷 – 1，5 – 二胺
英文名	DIETHYLENETRIAMINE；N –（2 – AMINOETHYL）– 1，2 – ETHANEDIAMINE；3 – AZAPENTANE – 1，5 – DIAMINE；DETA

（续）

<table>
<tr><td colspan="2" align="center">基 本 信 息</td></tr>
<tr><td>CAS 号</td><td>111 - 40 - 0</td></tr>
<tr><td>化学式</td><td>$C_4H_{13}N_3/NH_2CH_2CH_2NHCH_2CH_2NH_2$</td></tr>
<tr><td>分子量</td><td>103.2</td></tr>
<tr><td>成分/组成信息</td><td>二亚乙基三胺</td></tr>
<tr><td colspan="2" align="center">物 化 性 质</td></tr>
<tr><td>理化特性</td><td>沸点：207 ℃
熔点：-39 ℃
相对密度（水 =1）：0.96
水中溶解度：混溶
蒸汽压：20 ℃时 37 Pa
蒸汽相对密度（空气 =1）：3.56
闪点：97（闭杯）；102 ℃（开杯）
自燃温度：358 ℃
爆炸极限：空气中 1% ~10%（体积）
辛醇、水分配系数的对数值：-1.3</td></tr>
<tr><td>禁配物</td><td>强氧化剂、强酸、铝、二氧化碳</td></tr>
<tr><td colspan="2" align="center">健康危害与毒理信息</td></tr>
<tr><td>危险有害概述</td><td>物理危险性：蒸气比空气重。
化学危险性：燃烧时，分解生成氮氧化物有毒气体。水溶液是一种强碱。与酸激烈反应，有腐蚀性。与氧化剂、硝酸和有机氮化合物激烈反应。有水存在时，侵蚀许多金属。
健康危险性：蒸气或雾对鼻、喉和黏膜有腐蚀性，可引起支气管炎、化学性肺炎或肺水肿。蒸气、雾或液体对眼有强烈腐蚀性，重者可导致失明。皮肤接触可造成灼伤；对皮肤有致敏性。口服灼伤口腔和消化道，出现剧烈腹痛、恶心、呕吐和虚脱。慢性影响：有明显的致敏作用。引起支气管炎、化学性肺炎或肺水肿。蒸气、雾或液体对眼有强烈腐蚀性，重者可导致失明。皮肤接触可造成灼伤；对皮肤有致敏性。口服灼伤口腔和消化道，出现剧烈腹痛、恶心、呕吐和虚脱。①吸入危险性：20 ℃时蒸发，不会或很缓慢地达到空气中有害污染浓度。②短期接触的影响：腐蚀眼睛、皮肤和呼吸道。食入有腐蚀性。吸入蒸气可能引起肺水肿。影响可能推迟显现。需要进行医学观察。③长期或反复接触的影响：可能引起皮炎，皮肤过敏。可能引起哮喘</td></tr>
<tr><td>GHS 危害分类</td><td>性毒性 - 经口：类别 4；
急性毒性 - 吸入：类别 2；
急性毒性 - 经皮：类别 3；
皮肤腐蚀/刺激：类别 1；
严重眼损伤/眼刺激：类别 1；
皮肤致敏性：类别 1；
呼吸致敏性：类别 1；
生殖毒性：类别 1B；
急性水生毒性：类别 3</td></tr>
<tr><td>急性毒性数据（HSDB）</td><td>LD_{50}：1080 ~2330 mg/kg（大鼠经口）；
LD_{50}：1090 mg/kg（兔子经皮）</td></tr>
<tr><td>致癌分类</td><td>/</td></tr>
<tr><td>ToxCast 毒性数据</td><td>$AC_{50}(AR)$ = Inactive；$AC_{50}(AhR)$ = Inactive；$AC_{50}(ESR)$ = Inactive；$AC_{50}(p53)$ = Inactive</td></tr>
<tr><td>急性暴露水平（AEGL）</td><td>/</td></tr>
</table>

健康危害与毒理信息	
暴露途径	可通过吸入其蒸气、经皮肤和食入吸收到体内
靶器官	呼吸系统、眼睛、皮肤
中毒症状	吸入：灼烧感，咳嗽，咽喉疼痛。症状可能推迟显现。 皮肤：疼痛，严重皮肤烧伤。 眼睛：疼痛，严重深度烧伤，视力丧失。 食入：灼烧感，腹部疼痛，休克或虚脱
职业接触限值	阈限值：1 ppm（时间加权平均值）（经皮）（美国政府工业卫生学家会议，2016 年）。 时间加权平均容许浓度：4 mg/m³（中国，2019 年）
防 护 与 急 救	
接触控制/个体防护	工程控制：密闭操作，注意通风。 呼吸系统防护：可能接触其蒸气时，佩戴防毒面具或供气式头盔。紧急事态抢救或逃生时，建议佩戴自给式呼吸器。 眼睛防护：戴化学安全防护眼镜。 身体防护：穿工作服（防腐材料制作）。 手部防护：戴橡皮手套
急救措施	火灾应急：雾状水、泡沫、二氧化碳、砂土、干粉。 吸入应急：迅速脱离现场至空气新鲜处。呼吸困难时给输氧。呼吸停止时，立即进行人工呼吸。就医。 皮肤应急：脱去污染的衣着，立即用水冲洗至少15 min。若有灼伤，就医治疗。 眼睛应急：立即提起眼睑，用流动清水或生理盐水冲洗至少15 min。就医。 食入应急：误服者立即漱口，给饮牛奶或蛋清。就医

127. 二氧化氮（Nitrogen dioxide）

基 本 信 息	
原化学品目录	氮氧化合物
化学物质	二氧化氮
别名	过氧化氮
英文名	NITROGEN DIOXIDE；NITROGEN PEROXIDE
CAS 号	10102 – 44 – 0
化学式	NO_2
分子量	46.01
成分/组成信息	二氧化氮
物 化 性 质	
理化特性	外观与性状：浅红棕色气体或棕色或黄色液体，有刺鼻气味 沸点：21.2 ℃ 熔点：−11.2 ℃ 相对密度（水 =1）：1.45（液体） 水中溶解度：反应 蒸汽压：20 ℃时96 kPa 蒸汽相对密度（空气 =1）：1.58
禁配物	易燃或可燃物、强还原剂、硫、磷

（续）

健康危害与毒理信息	
危险有害概述	物理危险性：气体比空气重。 化学危险性：是一种强氧化剂。与可燃物质和还原性物质激烈反应。与水反应，生成硝酸和氮氧化物。有水存在时，侵蚀许多金属。 健康危险性：①吸入危险性：容器漏损时，迅速达到空气中该气体的有害浓度。②短期接触的影响：腐蚀皮肤和呼吸道。吸入气体或蒸气可能引起肺水肿。远高于职业接触限值接触时，可能导致死亡。影响可能推迟显现。需进行医学观察。③长期或反复接触的影响：可能对免疫系统和肺有影响，导致对传染病抵抗力降低。动物实验表明，可能造成人类生殖或发育毒性
GHS 危害分类	氧化气体：类别 1； 高压气体：适用； 急性毒性 – 吸入：类别 1； 皮肤腐蚀/刺激：类别 2； 严重眼损伤/眼刺激：类别 2； 生殖毒性：类别 2； 特异性靶器官毒性 – 单次接触：类别 1（呼吸系统）：类别 3（麻醉）； 特异性靶器官毒性 – 反复接触：类别 1（肺、免疫系统）
急性毒性数据（HSDB）	/
致癌分类	类别 A4（美国政府工业卫生学家会议，2017 年）。 类别 3B（德国，2016 年）
ToxCast 毒性数据	$AC_{50}(AR)$ = Inactive；$AC_{50}(AhR)$ = Inactive；$AC_{50}(ESR)$ = Inactive；$AC_{50}(p53)$ = Inactive
急性暴露水平（AEGL）	AEGL1 – 10 min = 0.5 ppm；AEGL1 – 8 h = 0.5 ppm；AEGL2 – 10 min = 20 ppm；AEGL2 – 8 h = 6.7 ppm；AEGL3 – 10 min = 34 ppm；AEGL3 – 8 h = 11 ppm
暴露途径	可通过吸入吸收到体内
靶器官	呼吸系统、肺、免疫系统、眼、皮肤
中毒症状	吸入：灼烧感，咽喉痛、咳嗽，头晕、头痛，出汗、虚弱，气促、呼吸困难，恶心、呕吐。症状可能推迟显现。 皮肤：发红、疼痛。皮肤烧伤。 眼睛：发红、疼痛。严重深度烧伤
职业接触限值	阈限值：0.2 ppm（时间加权平均值）（美国政府工业卫生学家会议，2017 年）。 时间加权平均容许浓度：0.5 ppm，0.95 mg/m³（德国，2016 年）。 时间加权平均容许浓度：5 mg/m³，短时间接触容许浓度：10 mg/m³（中国，2019 年）

防 护 与 急 救	
接触控制/个体防护	工程控制：禁止与可燃物接触，通风，局部排气通风。 接触控制：严格作业环境管理。 呼吸系统防护：防毒面具。 身体防护：防护服。 手部防护：防护手套。 眼睛防护：护目镜，或眼睛防护结合呼吸防护。 其他防护：工作时不得进食、饮水或吸烟。进食前洗手

	防　护　与　急　救
急救措施	火灾应急：周围环境着火时，使用适当的灭火剂。 爆炸应急：着火时，喷水保持钢瓶冷却。 接触应急：一切情况均向医生咨询。 吸入应急：新鲜空气，休息。半直立体位。必要时进行人工呼吸。给予医疗护理。 皮肤应急：先用大量水冲洗，然后脱去污染的衣服并再次冲洗。给予医疗护理。 眼睛应急：先用大量水冲洗几分钟（如可能易行，摘除隐形眼镜），然后就医。 食入应急：漱口，给予医疗护理

128. 二氧化硫（Sulfur dioxide）

	基　本　信　息
原化学品目录	二氧化硫
化学物质	二氧化硫
别名	氧化亚硫；亚硫酸酐；硫氧化物
英文名	SULPHUR DIOXIDE；SULFUROUS OXIDE；SULFUROUS ANHYDRIDE；SULFUR OXIDE
CAS 号	7446 – 09 – 5
化学式	SO_2
分子量	64.1
成分/组成信息	二氧化硫

	物　化　性　质
理化特性	沸点：– 10 ℃ 熔点：– 75.5 ℃ 相对密度（水 =1）：– 10 ℃时 1.4（液体） 水中溶解度：25 ℃时 8.5 mL/100 mL 蒸汽压：20 ℃时 330 kPa 蒸汽相对密度（空气 =1）：2.25
禁配物	强还原剂、强氧化剂、易燃或可燃物

	健康危害与毒理信息
危险有害概述	物理危险性：气体比空气重。 化学危险性：水溶液是一种中强酸。与氢化钠激烈反应。侵蚀塑料。 健康危险性：①吸入危险性：容器漏损时，迅速达到空气中该气体的有害浓度。易被湿润的黏膜表面吸收生成亚硫酸、硫酸。对眼及呼吸道黏膜有强烈的刺激作用。大量吸入可引起肺水肿、喉水肿、声带痉挛而致窒息。②短期接触影响：轻度中毒时，发生流泪、畏光、咳嗽，咽、喉灼痛等；严重中毒可在数小时内发生肺水肿；极高浓度吸入可引起反射性声门痉挛而致窒息。皮肤或眼接触发生炎症或灼伤。③长期或反复接触影响：长期低浓度接触，可有头痛、头昏、乏力等全身症状以及慢性鼻炎、咽喉炎、支气管炎、嗅觉及味觉减退等。少数工人有牙齿酸蚀症。 环境危险性：对大气可造成严重污染。对水生生物有害
GHS 危害分类	高压气体：适用； 急性毒性 – 吸入：类别 3（气体）； 皮肤腐蚀/刺激：类别 1B； 严重眼损伤/眼刺激：类别 2A； 特异性靶器官毒性 – 单次接触：类别 1（呼吸系统）； 特异性靶器官毒性 – 反复接触：类别 1（呼吸系统）

健康危害与毒理信息	
急性毒性数据（HSDB）	LC$_{50}$：6600 mg/m^3，1 h（大鼠吸入）1000 ppm/4 h
致癌分类	类别 3（国际癌症研究机构，2019 年）。 类别 A4（美国政府工业卫生学家会议，2017 年）
ToxCast 毒性数据	/
急性暴露水平（AEGL）	AEGL1 – 10 min = 0.2 ppm；AEGL1 – 8 h = 0.2 ppm；AEGL2 – 10 min = 0.75 ppm；AE-GL2 – 8 h = 0.75 ppm；AEGL3 – 10 min = 30 ppm；AEGL3 – 8 h = 9.6 ppm
暴露途径	可通过吸入吸收到体内
靶器官	呼吸系统、眼、皮肤
中毒症状	吸入：咳嗽，呼吸短促，咽喉痛，呼吸困难，可能引起哮喘。 皮肤：与液体接触会冻伤。 眼睛：发红，疼痛
职业接触限值	阈限值：0.25 ppm（短时间接触限值）（美国政府工业卫生学家会议，2017 年）。 时间加权平均值：1 ppm；上限值：1 ppm（德国，2016 年）。 时间加权平均许浓度：5 mg/m^3，短时间接触容许浓度：10 mg/m^3（中国，2019 年）
防 护 与 急 救	
接触控制/个体防护	工程控制：严加密闭，提供充分的局部排风和全面通风。提供安全淋浴和洗眼设备。 呼吸系统防护：空气中浓度超标时，佩戴自吸过滤式防毒面具（全面罩）。紧急事态抢救或撤离时，建议佩戴正压自给式呼吸器。 身体防护：穿聚乙烯防毒服。 手部防护：戴橡胶手套。 眼睛防护：呼吸系统防护中已作防护。 其他防护：工作现场禁止吸烟、进食和饮水。工作完毕，淋浴更衣。保持良好的卫生习惯
急救措施	火灾应急：不燃。消防人员必须佩戴过滤式防毒面具（全面罩）或隔离式呼吸器、穿全身防火防毒服，在上风向灭火。切断气源。喷水冷却容器，可能的话将容器从火场移至空旷处。灭火剂：雾状水、泡沫、二氧化碳。 接触应急：一切情况均向医生咨询。 吸入应急：迅速脱离现场至空气新鲜处。保持呼吸道通畅。如呼吸困难，给输氧。如呼吸停止，立即进行人工呼吸。就医。 皮肤应急：立即脱去污染的衣着，用大量流动清水冲洗。就医。 眼睛应急：提起眼睑，用流动清水或生理盐水冲洗。就医

129. 二氧化氯（Chlorine dioxide）

基 本 信 息	
原化学品目录	二氧化氯
化学物质	二氧化氯
别名	氧化氯；过氧化氯；氧化氯（IV）
英文名	CHLORINE DIOXIDE；CHLORINE OXIDE；CHLORINE PEROXIDE；CHLORINE（IV）OXIDE
CAS 号	10049 – 04 – 4

基　本　信　息	
化学式	ClO₂
分子量	67.5
成分/组成信息	二氧化氯

物　化　性　质	
理化特性	外观与性状：红黄色气体，有刺鼻气味 沸点：11 ℃ 熔点：−59 ℃ 相对密度（水 =1）：0 ℃时1.6（液体） 水中溶解度：20 ℃时 0.8 g/100 mL 蒸汽压：20 ℃时101 kPa 蒸汽相对密度（空气 =1）：2.3 爆炸极限：空气中 >10%（体积）
禁配物	还原剂、易燃或可燃物、活性金属粉末

健康危害与毒理信息	
危险有害概述	物理危险性：气体比空气重。 化学危险性：加热，遇阳光或受到撞击或火花时，可能发生爆炸。是一种强氧化剂，与可燃物质和还原性物质激烈反应。与有机物、磷、氢氧化钾和硫激烈反应，有着火和爆炸的危险。与水反应，生成盐酸和氯酸。 健康危险性：①吸入危险性：容器漏损时，迅速达到空气中该气体的有害浓度。②短期接触的影响：严重刺激眼睛、皮肤和呼吸道。吸入气体可能引起肺水肿。远高于职业接触限值接触可能导致死亡。影响可能推迟显现。需进行医学观察。③长期或反复接触的影响：可能对肺有影响，导致慢性支气管炎。 环境危险性：可能对环境有危害，对水生生物应给予特别注意
GHS 危害分类	急性毒性 – 吸入：类别 1（气体）； 严重眼损伤/眼刺激：类别 2； 皮肤腐蚀/刺激：类别 2A； 生殖细胞致突变性：类别 2； 特异性靶器官毒性 – 单次接触：类别 1（呼吸系统）； 特异性靶器官毒性 – 反复接触：类别 1（呼吸系统）； 急性水生毒性：类别 1； 慢性水生毒性：类别 1
急性毒性数据（HSDB）	LC₅₀：32 ppm（90 mg/m³），4 h（大鼠吸入）； LD₅₀：94 ~ 292 mg/kg（大鼠经口）
致癌分类	/
ToxCast 毒性数据	/
急性暴露水平（AEGL）	AEGL1 – 10 min = 0.15 ppm；AEGL1 – 8 h = 0.15 ppm；AEGL2 – 10 min = 1.4 ppm；AEGL2 – 8 h = 0.45 ppm；AEGL3 – 10 min = 3.0 ppm；AEGL3 – 8 h = 0.98 ppm
暴露途径	可通过吸入吸收到体内
靶器官	呼吸系统、眼、皮肤
中毒症状	吸入：咳嗽，头痛，呼吸困难，恶心，气促，咽喉痛，症状可能推迟显现。 皮肤：发红，疼痛。 眼睛：发红，疼痛

（续）

健康危害与毒理信息	
职业接触限值	阈限值：0.1 ppm（时间加权平均值）；0.3 ppm（短期接触限值）(美国政府工业卫生学家会议，2017 年)。 时间加权平均容许浓度：0.1 ppm，0.28 mg/m³（德国，2016 年）。 时间加权平均容许浓度：0.3 mg/m³，短时间接触容许浓度：0.8 mg/m³（中国，2019年)

防 护 与 急 救	
接触控制/个体防护	工程控制：禁止与可燃物质接触。密闭系统，通风，防爆型电气设备和照明。不要受摩擦或撞击。 接触控制：避免一切接触。 呼吸系统防护：密闭系统和通风。 身体防护：防护服。 手部防护：防护手套。 眼睛防护：护目镜或眼睛防护结合呼吸防护
急救措施	火灾应急：周围环境着火时，用大量水、雾状水灭火。 爆炸应急：着火时，喷雾状水保持料桶等冷却。从掩蔽位置灭火。 接触应急：一切情况均向医生咨询。 吸入应急：新鲜空气，休息。半直立体位，给予医疗护理。 皮肤应急：先用大量水，然后脱去污染的衣服并再次冲洗，给予医疗护理。 眼睛应急：先用大量水冲洗几分钟（如可能易行，摘除隐形眼镜），然后就医

130. 二氧化碳（Carbon dioxide）

基 本 信 息	
原化学品目录	二氧化碳
化学物质	二氧化碳
别名	碳酸酐
英文名	CARBON DIOXIDE；CARBONIC ANHYDRIDE
CAS 号	124－38－9
化学式	CO_2
分子量	44.0
成分/组成信息	二氧化碳

物 化 性 质	
理化特性	外观与性状：无气味无色压缩液化气体。 熔点：－56.6 ℃（527 kPa） 沸点：－78.5 ℃（升华） 相对密度（水＝1）：1.56（－79 ℃） 相对蒸气密度（空气＝1）：1.53 饱和蒸气压：1013.25 kPa（－39 ℃） 临界温度：31.3 ℃ 临界压力：7.39 MPa 辛醇/水分配系数：0.83 溶解性：溶于水，溶于烃类等多数有机溶剂
禁配物	/

健康危害与毒理信息	
危险有害概述	物理危险性：气体比空气重，可能积聚在低层空间，造成缺氧。自由流动的液体冷凝形成极低温的干冰。 化学危险性：高于2000 ℃时分解，生成有毒一氧化碳。 健康危险性：容器漏损时，当在封闭空间内，可引起人员窒息的严重危险。液体迅速蒸发可能引起冻伤。吸入高浓度时可能引起神志不清。窒息。可能对新陈代谢有影响
GHS 危害分类	特异性靶器官毒性－单次接触：类别3（麻醉效应）
急性毒性数（HSDB）	/
致癌分类	/
ToxCast 毒性数据	/
急性暴露水平（AEGL）	/
暴露途径	可通过吸入吸收到体内
靶器官	呼吸系统
中毒症状	头晕，头痛，血压升高，心率增加，窒息，神志不清，皮肤冻伤
职业接触限值	阈限值:5000 ppm(时间加权平均值),3000 ppm(短时间接触限值)（美国政府工业卫生学家会议，2017 年）。 时间加权平均容许浓度：9000 mg/m³，短时间接触容许浓度：18000 mg/m³（中国，2019 年）。 时间加权平均容许浓度：5000 ppm，9100 mg/m³（德国，2016 年）
防 护 与 急 救	
接触控制/个体防护	工程控制：密闭操作，提供良好的自然通风条件。 呼吸系统防护：一般不需要特殊防护，高浓度接触时可佩戴空气呼吸器。 身体防护：一般不需特殊防护。 眼睛防护：穿一般作业工作服，戴一般作业防护手套。 其他防护：避免高浓度吸入。进入罐、限制性空间或其他高浓度区作业，须有人监护
急救措施	吸入应急：迅速脱离现场至空气新鲜处。保持呼吸道通畅。如呼吸困难，给输氧。如呼吸停止，立即进行人工呼吸。就医。 皮肤应急：若有冻伤，就医治疗。 眼睛应急：若有冻伤，就医治疗

131. 二氧化锡（Stannic anhydride）

基 本 信 息	
原化学品目录	二氧化锡
化学物质	二氧化锡
别名	氧化锡；氧化锡（Ⅳ）；锡酸酐
英文名	TIN（Ⅳ）OXIDE；STANNIC OXIDE；STANNIC ANHYDRIDE；TIN DIOXIDE
CAS 号	1332－29－2
化学式	SnO_2
分子量	150.7
成分/组成信息	二氧化锡

物 化 性 质	
理化特性	升华点：1800～1900 ℃ 熔点：1630 ℃ 密度：6.95 g/cm³ 水中溶解度：不溶
禁配物	/

健康危害与毒理信息	
危险有害概述	化学危险性：与强还原剂激烈反应。 健康危险性：①吸入危险性：扩散时可较快地达到空气中颗粒物有害浓度，尤其是粉末。②短期接触的影响：可能对呼吸道引起机械性刺激。③长期或反复接触的影响：接触粉尘颗粒，肺可能受损伤，导致良性的肺尘病（锡尘肺）。 环境危险性：可能在甲壳纲动物中发生生物蓄积
GHS 危害分类	/
急性毒性数据（HSDB）	/
致癌分类	/
ToxCast 毒性数据	/
急性暴露水平（AEGL）	/
暴露途径	经呼吸道吸入
靶器官	呼吸系统
中毒症状	呼吸道刺激、呼吸功能减退的尘肺病症状
职业接触限值	阈限值：2 mg/m³（氧化锡和无机锡化合物，氢化锡除外，以 Sn 计）（时间加权平均值）（美国政府工业卫生学家会议，2017 年）。 职业接触限值：2 mg/m³（无机锡化合物，以 Sn 计）（时间加权平均值）（欧盟，2004年）。 时间加权平均容许浓度：2 mg/m³（中国，2019 年）

防 护 与 急 救	
接触控制/个体防护	工程控制：生产过程密闭，局部排气通风。 呼吸系统防护：可能接触其粉尘时，建议佩戴防毒口罩。必要时佩戴自给式呼吸器。 眼睛防护：安全护目镜。 身体防护：穿相应的防护服。 手部防护：戴防护手套。 其他防护：工作时不得进食、饮水或吸烟
急救措施	火灾应急：周围环境着火时，使用适当的灭火剂。 吸入应急：迅速脱离现场至空气新鲜处。保持呼吸道通畅。必要时进行人工呼吸。就医。 皮肤应急：脱去污染的衣着，用大量流动清水彻底冲洗。 眼睛应急：立即翻开上下眼睑，用流动清水或生理盐水冲洗。就医。 食入应急：漱口，就医

132. 1，4 – 二氧己环（1，4 – Dioxane）

基　本　信　息	
原化学品目录	二噁烷
化学物质	1，4 – 二氧己环
别名	1，4 – 二噁烷；1，4 – 二亚乙基二氧化物；二噁烷；对二噁烷
英文名	1，4 – DIOXANE；1，4 – DIETHYLENE DIOXIDE；DIOXANE；PARA – DIOXANE
CAS 号	123 – 91 – 1
化学式	$C_4H_8O_2$
分子量	88.1
成分/组成信息	1，4 – 二氧己环

物　化　性　质	
理化特性	沸点：101 ℃ 熔点：12 ℃ 相对密度（水 =1）：1.03 水中溶解度：混溶 蒸汽压：20 ℃时 3.9 kPa 蒸汽相对密度（空气 =1）：3.0 蒸汽、空气混合物的相对密度（20 ℃，空气 =1）：1.08 黏度：在 25 ℃时 1.17 mm²/s 闪点：12 ℃（闭杯） 自燃温度：180 ℃ 爆炸极限：空气中 2.0% ~22.0%（体积） 辛醇、水分配系数的对数值：– 0.27
禁配物	强氧化剂、强还原剂、卤素

健康危害与毒理信息	
危险有害概述	物理危险性：蒸气比空气重。可能沿地面流动；可能造成远处着火。 化学危险性：与空气接触时，能生成爆炸性过氧化物。与氧化剂和强酸发生反应。与某些催化剂发生激烈反应。 健康危险性：有麻醉和刺激作用，在体内有蓄积作用。接触大量蒸气引起眼和上呼吸道刺激，伴有头晕、头痛、嗜睡、恶心、呕吐等。可致肝、肾损害，甚至发生尿毒症。①吸入危险性：20 ℃时，蒸发相当快地达到空气中有害污染浓度，但喷洒或扩散时要快得多。②短期接触的影响：刺激眼睛和呼吸道。如果吞咽，可能引起呕吐，可能导致吸入性肺炎。高浓度接触时能够造成意识降低。③长期或反复接触的影响：液体使皮肤脱脂。可能对中枢神经系统、肾和肝有影响
GHS 危害分类	易燃液体：类别2； 急性毒性 – 吸入：类别3； 急性毒性 – 经皮：类别5； 皮肤腐蚀/刺激：类别2； 严重眼损伤/眼刺激：类别2A； 致癌性：类别2； 特定靶器官毒性 – 单次接触：类别1（中枢神经系统），类别3（麻醉效果、呼吸道过敏）； 特定靶器官毒性 – 反复接触：类别1（肾、肝、中枢神经系统），类别2（呼吸系统）

健康危害与毒理信息	
急性毒性数据（HSDB）	LD$_{50}$：46 g/m^3，2 h（大鼠吸入）； LD$_{50}$：5.2 mL/kg（大鼠经口）
致癌分类	类别 2B（国际癌症研究机构，2019 年）。 类别 A3（美国政府工业卫生学家会议，2017 年）。 类别 4（德国，2016 年）
ToxCast 毒性数据	AC$_{50}$（AR）= Inactive；AC$_{50}$（AhR）= Inactive；AC$_{50}$（ESR）= Inactive；AC$_{50}$（p53）= Inactive
急性暴露水平（AEGL）	/
暴露途径	可通过吸入其蒸气和经皮肤吸收到体内
靶器官	肾、肝、中枢神经系统，呼吸系统、眼、皮肤
中毒症状	吸入：咳嗽，咽喉痛，恶心，头晕，头痛，嗜睡，呕吐，神志不清，腹部疼痛。 皮肤：可能被吸收。 眼睛：发红，疼痛。 食入：症状同吸入
职业接触限值	阈限值：20 ppm（时间加权平均值）（经皮）（美国政府工业卫生学家会议，2017 年）。 时间加权平均容许浓度：20 ppm，73 mg/m^3（德国，2016 年）。 时间加权平均容许浓度：70 mg/m^3（中国，2019 年）
防 护 与 急 救	
接触控制/个体防护	工程控制：生产过程密闭，全面通风。提供安全淋浴和洗眼设备。 呼吸系统防护：可能接触其蒸气时，佩戴自吸过滤式防毒面具（半面罩）。 身体防护：穿防静电工作服。 手部防护：戴橡胶耐油手套。 眼睛防护：戴安全防护眼镜。 其他防护：工作现场严禁吸烟。工作完毕，淋浴更衣。注意个人清洁卫生
急救措施	火灾应急：尽可能将容器从火场移至空旷处。处在火场中的容器若已变色或从安全泄压装置中产生声音，必须马上撤离。灭火剂：抗溶性泡沫、1211 灭火剂、干粉、砂土。用水灭火无效。 吸入应急：迅速脱离现场至空气新鲜处。保持呼吸道通畅。如呼吸困难，给输氧。如呼吸停止，立即进行人工呼吸。就医。 皮肤应急：脱去污染的衣着，用肥皂水和清水彻底冲洗皮肤。 眼睛应急：立即提起眼睑，用流动清水或生理盐水冲洗至少 15 min。就医。 食入应急：患者清醒时给饮大量温水，催吐，就医

133. 1，2 - 二乙氨基乙醇（2 - Diethylaminoethanol）

基 本 信 息	
原化学品目录	2 - 二乙氨基乙醇
化学物质	1，2 - 二乙氨基乙醇
别名	N，N - 二乙基乙醇胺；二乙基氨基乙醇；DEAE
英文名	2 - DIETHYLAMINOETHANOL；N，N - DIETHYLETHANOLAMINE；2 - DIETHYLAMINOETHYL ALCOHOL；DEAE

（续）

物 化 性 质	
CAS 号	100 - 37 - 8
化学式	$(C_2H_5)_2NC_2H_4OH$
分子量	117.2
成分/组成信息	1，2 - 二乙氨基乙醇
理化特性	外观与性状：无色吸湿液体，有特殊气味 沸点：163 ℃ 熔点：- 70 ℃ 相对密度（水 = 1）：0.88 水中溶解度：混溶 蒸汽压：20 ℃时 2.8 kPa 闪点：52 ℃（闭杯） 自燃温度：250 ℃ 爆炸极限：空气中 1.9% ~ 28%（体积） 辛醇、水分配系数的对数值：0.46
禁配物	强氧化剂、强酸
健康危害与毒理信息	
危险有害概述	化学危险性：燃烧时，生成氮氧化物有毒气体。与强酸和强氧化剂发生反应。 健康危险性：①吸入危险性：20 ℃时，蒸发迅速地达到空气中有害污染浓度。②短期接触的影响：腐蚀眼睛，严重刺激皮肤和呼吸道。可能对神经系统有影响
GHS 危害分类	易燃液体：类别 3； 急性毒性 - 经口：类别 4； 急性毒性 - 经皮：类别 4； 急性毒性 - 吸入：类别 3（蒸气）； 皮肤腐蚀/刺激：类别 1； 严重眼损伤/眼刺激：类别 1； 特异性靶器官毒性 - 单次接触：类别 1（中枢神经系统），类别 3（呼吸致敏性）； 特异性靶器官毒性 - 反复接触：类别 2（中枢神经系统）； 危害水生环境 - 急性危害：类别 3
急性毒性数据（HSDB）	LD_{50}：1260 mg/kg（兔经皮）； LD_{50}：1300 mg/kg（大鼠经口）
致癌分类	/
ToxCast 毒性数据	$AC_{50}(AR)$ = Inactive；$AC_{50}(AhR)$ = Inactive；$AC_{50}(ESR)$ = Inactive；$AC_{50}(p53)$ = Inactive
急性暴露水平（AEGL）	/
暴露途径	可通过吸入，经皮肤和食入吸收到体内
靶器官	中枢神经系统、呼吸系统、眼、皮肤
中毒症状	吸入：咳嗽，恶心，咽喉痛，呕吐，头晕。 皮肤：可能被吸收，发红，疼痛。 眼睛：发红，疼痛，视力模糊。 食入：腹部疼痛，腹泻
职业接触限值	阈限值：2 ppm（时间加权平均值）（经皮）（美国政府工业卫生学家会议，2017 年）。 时间加权平均许容浓度：50 mg/m³（中国，2019 年）。 时间加权平均容许浓度：5 ppm，24 mg/m³（德国，2016 年）

防 护 与 急 救	
接触控制/个体防护	工程控制：禁止明火、禁止火花和禁止吸烟。高于 52 ℃，使用密闭系统、通风，局部排气通风。 呼吸系统防护：防毒口罩。 身体防护：防护服。 手部防护：防护手套。 眼睛防护：面罩或眼睛防护结合呼吸防护。 其他防护：工作时不得进食、饮水或吸烟
急救措施	火灾应急：干粉、抗溶性泡沫、雾状水、二氧化碳。 爆炸应急：着火时，喷雾状水保持料桶等冷却。 吸入应急：新鲜空气，休息。必要时进行人工呼吸，给予医疗护理。 皮肤应急：脱去污染的衣服，用大量水冲洗皮肤或淋浴，给予医疗护理。 眼睛应急：先用大量水冲洗几分钟（如可能易行，摘除隐形眼镜），然后就医。 食入应急：漱口。大量饮水。不要催吐，给予医疗护理

134. 二乙烯基苯（Divinyl benzene）

基 本 信 息	
原化学品目录	二乙烯基苯
化学物质	二乙烯基苯
别名	乙烯基苯乙烯
英文名	DIVINYLBENZENE（MIXED ISOMERS）；VINYLSTYRENE；DVB
CAS 号	1321 - 74 - 0
化学式	$C_{10}H_{10}/C_6H_4(CH = CH_2)_2$
分子量	130.2
成分/组成信息	乙烯基苯

物 化 性 质	
理化特性	外观与性状：无色液体，有特殊气味 沸点：195 ℃ 熔点：-66.9 ~ -52 ℃ 相对密度（水 =1）：0.9 水中溶解度：不溶 蒸汽压：32.7 ℃时 133 Pa 蒸汽相对密度（空气 =1）：4.48 闪点：57 ℃（开杯） 自燃温度：500 ℃ 爆炸极限：空气中 1.1% ~6.2%（体积） 辛醇、水分配系数的对数值：3.59（估算值）
禁配物	/

健康危害与毒理信息	
危险有害概述	化学危险性：加热时，能够聚合，有着火或爆炸危险。与氧化剂激烈反应。 健康危险性：①吸入危险性：未指明 20 ℃时蒸发达到空气中有害浓度的速率。②短期接触的影响：刺激眼睛、皮肤和呼吸道。③长期或反复接触的影响：可能引起皮炎

健康危害与毒理信息	
GHS 危害分类	易燃液体：类别 4； 自反应物质和混合物：类别 G； 急性毒性 – 经口：类别 5； 皮肤腐蚀/刺激：类别 1； 严重眼损伤/眼刺激：类别 2A； 生殖细胞致突变性：类别 2； 生殖毒性：类别 2； 特定靶器官毒性 – 单次接触：类别 3（麻醉效果、呼吸道过敏）； 特定靶器官毒性 – 重复接触：类别 2（肝、肾、胸腺）； 危害水生环境 – 急性危害：类别 2； 危害水生环境 – 长期危害：类别 2
急性毒性数据（HSDB）	LD_{50}：4640 mg/kg（大鼠雄性经口）； LD_{50}：4100 mg/kg（大鼠雌性经口）
致癌分类	/
ToxCast 毒性数据	AC_{50}（AR）= Inactive；AC_{50}（AhR）= Inactive；AC_{50}（ESR）= Inactive；AC_{50}（p53）= Inactive
急性暴露水平（AEGL）	/
暴露途径	可通过吸入其蒸气吸收到体内
靶器官	呼吸道、肝、肾、胸腺、眼、皮肤
中毒症状	吸入：咳嗽，咽喉疼痛。 皮肤：发红。 眼睛：发红，疼痛。
职业接触限值	阈限值：10 ppm、53 mg/m³（时间加权平均值）（美国政府工业卫生学家会议，2017 年）。 时间加权平均容许浓度：50 mg/m³（中国，2019 年）
防 护 与 急 救	
接触控制/个体防护	工程控制：禁止明火。高于 76 ℃密闭系统，通风。 接触控制：防止烟雾产生。 呼吸系统防护：适当的呼吸防护。 手部防护：防护手套。 眼睛防护：安全护目镜。 其他防护：工作时不得进食、饮水或吸烟。进食前洗手
急救措施	火灾应急：干粉，泡沫，二氧化碳。 爆炸应急：着火时，喷雾状水保持料桶等冷却。 吸入应急：新鲜空气，休息。 皮肤应急：脱去污染的衣服，用大量水冲洗皮肤或淋浴。 眼睛应急：先用大量水冲洗几分钟（如可能易行，摘除隐形眼镜），然后就医。 食入应急：漱口，不要催吐，休息，给予医疗护理

135. 二异丙胺基氯乙烷（2 – Chloro – N，N – diisopropylethylamine）

基 本 信 息	
原化学品目录	二异丙胺基氯乙烷
化学物质	二异丙胺基氯乙烷
别名	2 –（N，N – 二异丙氨基）氯乙烷；N –（2 – 氯乙基）– N –（1 – 甲基乙基）– 2 – 丙胺

基 本 信 息	
英文名	2 – CHLORO – N，N – DIISOPROPYLETHYLAMINE
CAS 号	96 – 79 – 7
化学式	$C_8H_{18}ClN$
分子量	163.69
成分/组成信息	/

物 化 性 质	
理化特性	/
禁配物	/

健康危害与毒理信息	
危险有害概述	有强烈刺激性。可由呼吸道吸入、皮肤接触、眼部接触引起灼伤，近似碱灼伤，具有强穿透力，冲洗不彻底可发展成为不同程度角膜上皮剥脱
GHS 危害分类	/
急性毒性数据（HSDB）	/
致癌分类	/
ToxCast 毒性数据	/
急性暴露水平（AEGL）	/
暴露途径	可通过吸入其蒸气吸收到体内
靶器官	/
中毒症状	咽痛、咳、声嘶、畏光流泪睑痉挛、异物感，眼疼
职业接触限值	/

防 护 与 急 救	
接触控制/个体防护	/
急救措施	眼部应急：宜用生理盐水冲洗 30 ~ 60 min

136. 二异丁基甲酮（Diisobutyl ketone）

基 本 信 息	
原化学品目录	二异丁基甲酮
化学物质	二异丁基甲酮
别名	二异丁酮；2，6 – 二甲基 – 4 – 庚酮；异戊酮；2，6 – 二甲基庚基 – 4 – 酮
英文名	DIISOBUTYL KETONE；2，6 – DIMETHYL – 4 – HEPTANONE；ISOVALERONE；2，6 – DIMETHYLHEPTAN – 4 – ONE
CAS 号	108 – 83 – 8
化学式	$C_9H_{18}O/(CH_3CH(CH_3)CH_2)_2CO$
分子量	142.2
成分/组成信息	二异丁基甲酮；2，6 – 二甲基 – 4 – 庚酮

（续）

物 化 性 质	
理化特性	沸点：168 ℃ 熔点：−42 ℃ 相对密度（水＝1）：0.805 水中溶解度：不溶 蒸汽压：20 ℃时 0.23 kPa 蒸汽相对密度（空气＝1）：4.9 闪点：49 ℃（闭杯） 自燃温度：396 ℃ 爆炸极限：空气中 93 ℃时 0.8% ~6.2%（体积）
禁配物	强氧化剂、强还原剂、强碱
健康危害与毒理信息	
危险有害概述	化学危险性：与氧化剂发生反应。侵蚀某些塑料。 健康危险性：蒸气对眼、鼻有轻度刺激性；高浓度时造成麻醉、呼吸中枢抑制。反复接触发生恶心、眩晕。对肝、肾可有轻度影响。①吸入危险性：20 ℃时蒸发相当慢地达到空气中有害污染浓度。②短期接触的影响：刺激眼睛、皮肤和呼吸道。高浓度接触可能引起意识降低。③长期或反复接触的影响：可能引起皮炎
GHS 危害分类	易燃液体：类别 3； 眼睛敏感性：类别 2B； 特异性靶器官毒性 - 单次接触：类别 1（中枢神经系统，肝脏），类别 3（呼吸道刺激，麻醉效果）； 呛吸毒性：类别 3
急性毒性数据（HSDB）	LC_{50}：>5 mg/L，4 h（大鼠吸入）； LD_{50}：5.8 g/kg（大鼠经口）； LD_{50}：16200 mg/kg bw（兔子经皮）
致癌分类	/
ToxCast 毒性数据	AC_{50}(AR) = Inactive；AC_{50}(AhR) = Inactive；AC_{50}(ESR) = 284.60；AC_{50}(p53) = Inactive
急性暴露水平（AEGL）	/
暴露途径	可通过吸入其蒸气和食入吸收到体内
靶器官	中枢神经系统、肝脏、呼吸道、眼
中毒症状	吸入：头痛，头晕，头痛，恶心，呕吐，咽喉疼痛。 皮肤：发红，麻木。 眼睛：发红，疼痛。 食入：症状同吸入
职业接触限值	阈限值：25 ppm（时间加权平均值）（美国政府工业卫生学家会议，2017 年）。 时间加权平均容许浓度：145 mg/m³（中国，2019 年）
防 护 与 急 救	
接触控制/个体防护	工程控制：密闭操作，注意通风。 呼吸系统防护：空气中浓度超标时，佩戴防毒口罩。 眼睛防护：一般不需要特殊防护，高浓度接触时可戴安全防护眼镜。 身体防护：穿相应的防护服。 手部防护：高浓度接触时，戴防护手套

（续）

防 护 与 急 救	
急救措施	火灾应急：灭火剂：二氧化碳、泡沫、干粉、砂土。用水灭火无效。 吸入应急：迅速脱离现场至空气新鲜处。保持呼吸道通畅。必要时进行人工呼吸。就医。 皮肤应急：脱去污染的衣着，用肥皂水和清水彻底冲洗皮肤。 眼睛应急：立即提起眼睑，用大量流动清水或生理盐水彻底冲洗至少 15 min。就医。 食入应急：饮足量温水，催吐。洗胃。就医

137. 钒（Vanadium）

基 本 信 息	
原化学品目录	钒及其化合物
化学物质	钒
别名	/
英文名	VANADIUM
CAS 号	7440 – 62 – 2
化学式	V
分子量	50.94
成分/组成信息	钒
物 化 性 质	
理化特性	外观与性状：银白色金属 熔点：（1820 ± 10）℃ 沸点：3000 ℃ 相对密度（水 = 1）：5.87 引燃温度：500 ℃（粉云） 爆炸下限：220 g/m³ 溶解性：溶于硝酸、王水及浓硫酸等
禁配物	强酸、强氧化剂
健康危害与毒理信息	
危险有害概述	物理危险性：可燃。 健康危险性：金属钒的毒性很低。钒化合物（钒盐）对人和动物具有毒性，其毒性随化合物的原子价增加和溶解度的增大而增加。 环境危险性：对环境有危害，对水体可造成污染
GHS 危害分类	/
急性毒性数据（HSDB）	/
致癌分类	按照五氧化二钒分类，类别 2B（国际癌症研究机构，2019 年） 类别 A3（美国政府工业卫生学家会议，2017 年） 类别 2（德国，2016 年）
ToxCast 毒性数据	/
急性暴露水平（AEGL）	/
暴露途径	可通过吸入其蒸气，经皮肤和食入吸收到体内
靶器官	呼吸系统

（续）

健康危害与毒理信息	
中毒症状	/
职业接触限值	时间加权平均容许浓度：五氧化二钒烟尘 0.05 mg/m³，钒铁合金尘 1 mg/m³（中国，2019 年）

防 护 与 急 救	
接触控制/个体防护	工程控制：一般不需要特殊防护，但需防止烟尘危害。 呼吸系统防护：空气中粉尘浓度超标时，建议佩戴自吸过滤式防尘口罩。 眼睛防护：必要时，戴安全防护眼镜。 身体防护：穿一般作业防护服。 手部防护：戴防化学品手套
急救措施	火灾应急：采用干粉、二氧化碳、砂土灭火。 皮肤应急：脱去污染的衣着，用大量流动清水冲洗。就医。 眼睛应急：提起眼睑，用流动清水或生理盐水冲洗。就医。 吸入应急：迅速脱离现场至空气新鲜处。保持呼吸道通畅。如呼吸困难，给输氧。如呼吸停止，立即进行人工呼吸。就医。 食入应急：饮足量温水，催吐。就医

138. 酚（Phenol）

基 本 信 息	
原化学品目录	酚
化学物质	酚
别名	苯酚；石炭酸；羟基苯
英文名	PHENOL；CARBOLIC ACID；PHENIC ACID；HYDROXYBENZENE
CAS 号	108 - 95 - 2
化学式	C_6H_6O/C_6H_5OH
分子量	94.1
成分/组成信息	酚

物 化 性 质	
理化特性	外观与性状：无色至黄色或浅粉红色晶体，有特殊气味 沸点：182 ℃ 熔点：43 ℃ 密度：1.06 g/cm³ 水中溶解度：适度溶解 蒸汽压：20 ℃时 47 Pa 蒸汽相对密度（空气 =1）：3.2 蒸汽、空气混合物的相对密度（20 ℃，空气 =1）：1 闪点：79 ℃（闭杯） 自燃温度：715 ℃ 爆炸极限：空气中 1.36% ~10%（体积） 辛醇、水分配系数的对数值：1.46
禁配物	强氧化剂、强酸、强碱

（续）

健康危害与毒理信息	
危险有害概述	化学危险性：加热时生成有毒烟雾。水溶液是一种弱酸，与氧化剂发生反应，有着火和爆炸危险。 健康危险性：①吸入危险性：20 ℃时蒸发，相当慢地达到空气中有害污染浓度。②短期接触的影响：蒸气腐蚀眼睛、皮肤和呼吸道。吸入蒸气可能引起肺水肿。可能对中枢神经系统、心脏和肾脏有影响，导致惊厥、昏迷、心脏病、呼吸衰竭和虚脱。接触可能导致死亡。影响可能推迟显现。需进行医学观察。③长期或反复接触的影响：可能引起皮炎。可能对肝和肾有影响。 环境危险性：对水生生物是有毒的
GHS 危害分类	急性毒性 – 经口：类别 4； 急性毒性 – 经皮：类别 3； 皮肤腐蚀/刺激：类别 1A ~ 1C； 严重眼损伤/眼刺激：类别 1； 生殖细胞致突变性：类别 1B； 生殖毒性：类别 1B； 特异性靶器官毒性 – 单次接触：类别 1（呼吸系统、心血管系统、肾脏、神经系统）； 特异性靶器官毒性 – 反复接触：类别 1（心血管系统、肝脏、胃肠道、血液系统、肾、脾、胸腺、中枢神经系统）； 危害水生环境 – 急性危害：类别 2
急性毒性数据（HSDB）	LD_{50}：669 ~ 850 mg/kg（兔经皮）； LD_{50}：317 ~ 530 mg/kg（大鼠经口）； LD_{50}：270 mg/kg（小鼠经口）
致癌分类	类别 3（国际癌症研究机构，2019 年）。 类别 A4（美国政府工业卫生学家会议，2017 年）。 类别 3B；胚细胞突变物类别 3B（德国，2016 年）
ToxCast 毒性数据	/
急性暴露水平（AEGL）	AEGL1 – 10 min = 19 ppm；AEGL1 – 8 h = 6.3 ppm；AEGL2 – 10 min = 29 ppm；AEGL2 – 8 h = 12 ppm；AEGL3 – 10 min = NR；AEGL3 – 8 h = NR
暴露途径	可迅速地通过吸入其蒸气，经皮肤和食入吸收到体内
靶器官	呼吸系统、心血管系统、肾脏、神经系统、肝脏、胃肠道、血液系统、脾、胸腺、眼、皮肤
中毒症状	吸入：咽喉痛，灼烧感，咳嗽，头晕，头痛，恶心，呕吐，气促，呼吸困难，神志不清，症状可能推迟显现。 皮肤：容易被吸收。严重皮肤烧伤。麻木，惊厥，虚脱，昏迷，死亡。 眼睛：疼痛，发红，永久失明，严重深度烧伤。 食入：腐蚀。腹部疼痛，惊厥，腹泻，休克或虚脱，咽喉疼痛。烟灰色、浅绿 – 暗色尿液
职业接触限值	阈限值：5 ppm（时间加权平均值）（经皮）（美国政府工业卫生学家会议，2017 年）。 时间加权平均容许浓度：10 mg/m³（中国，2019 年）
防护与急救	
接触控制/个体防护	工程控制：禁止明火，禁止与强氧化剂接触。高于 79 ℃，密闭系统、通风。避免吸入微细粉尘和烟云。通风，局部排气通风。 接触控制：避免一切接触。 呼吸系统防护：适当的呼吸防护。 身体防护：防护服。 手部防护：防护手套。 眼睛防护：面罩或眼睛防护结合呼吸防护。 其他防护：工作时不得进食、饮水或吸烟。进食前洗手

（续）

防 护 与 急 救	
急救措施	火灾应急：抗溶性泡沫、干粉、雾状水、泡沫、二氧化碳。 爆炸应急：着火时，喷雾状水保持料桶等冷却。 接触应急：一切情况均向医生咨询。 吸入应急：新鲜空气，休息。半直立体位，给予医疗护理。 皮肤应急：脱去污染的衣服，用大量水冲洗皮肤或淋浴。使用聚乙二醇300或植物油可以去除。给予医疗护理。急救时戴防护手套。 眼睛应急：先用大量水冲洗几分钟（如可能易行，摘除隐形眼镜），然后就医。 食入应急：漱口。饮用1或2杯水。不要催吐。给予医疗护理

139. 酚醛树脂（Phenolic resin）

基 本 信 息	
原化学品目录	酚醛树脂
化学物质	酚醛树脂
别名	/
英文名	PHENOLIC RESIN
CAS号	9003 – 35 – 4
化学式	/
分子量	/
成分/组成信息	酚醛树脂

物 化 性 质	
理化特性	外观与性状：根据化学结构和分子量大小的不同，有液体或固体之分 引燃温度：420 ℃（粉云） 爆炸下限：20%（体积）
禁配物	强氧化剂

健康危害与毒理信息	
危险有害概述	化学危险性：易燃，遇明火、高热能燃烧。受高热分解放出有毒的气体。粉体与空气可形成爆炸性混合物，当达到一定浓度时，遇火星会发生爆炸。 健康危险性：接触加工或使用过程中所形成的粉尘，可引起头痛、嗜睡、周身无力、呼吸道黏膜刺激症状、喘息性支气管炎和皮肤病，还可发生肾脏损害。空气环境分析发现苯酚、甲醛和氨。在缩聚过程中，可发生甲醛、酚、一氧化碳中毒
GHS危害分类	急性毒性 – 经口：类别5； 皮肤腐蚀/刺激：类别3； 严重眼损伤/眼刺激：类别1； 皮肤致敏性：类别1； 呼吸致敏性：类别1； 特异性靶器官毒性 – 单次接触：类别1（血液系统）； 特异性靶器官毒性 – 反复接触：类别2（血液系统、呼吸系统）
急性毒性数据（HSDB）	/
致癌分类	/
ToxCast毒性数据	/

健康危害与毒理信息	
急性暴露水平（AEGL）	/
暴露途径	可通过吸入、经皮肤和经食入吸收到体内
靶器官	血液系统、呼吸系统、皮肤、眼
中毒症状	呼吸道刺激症状，严重者刺激神经系统，出现头痛、中枢神经系统抑制等症状
职业接触限值	时间加权平均容许浓度：6 mg/m³（中国，2019 年）
防 护 与 急 救	
接触控制/个体防护	工程控制：密闭操作，提供良好的自然通风条件。 呼吸系统防护：一般不需要特殊防护，高浓度接触时可佩戴自吸过滤式防尘口罩。 身体防护：穿防静电工作服。 手部防护：戴一般作业防护手套。 眼睛防护：必要时，戴化学安全防护眼镜。 其他防护：工作现场严禁吸烟。保持良好的卫生习惯
急救措施	吸入应急：迅速脱离现场至空气新鲜处。保持呼吸道通畅。如呼吸困难，给输氧。如呼吸停止，立即进行人工呼吸。就医。 皮肤应急：脱去污染的衣着，用肥皂水和清水彻底冲洗皮肤。 眼睛应急：提起眼睑，用流动清水或生理盐水冲洗。就医。 食入应急：饮足量温水，催吐。就医

140. 呋喃（Furan）

基 本 信 息	
原化学品目录	呋喃
化学物质	呋喃
别名	二亚乙烯基氧化物；氧化环戊二烯
英文名	FURAN；FURFURAN；DIVINYLENE OXIDE；OXACYCLOPENTADIENE
CAS 号	110 - 00 - 9
化学式	C_4H_4O
分子量	68.1
成分/组成信息	呋喃
物 化 性 质	
理化特性	沸点：31.3 ℃ 熔点：-85.6 ℃ 相对密度（水 =1）：0.94 水中溶解度：微溶 蒸汽相对密度（空气 =1）：2.3 闪点：-35 ℃（闭杯） 爆炸极限：空气中 2.3% ~14.3%（体积） 辛醇、水分配系数的对数值：1.34
禁配物	强氧化剂、酸类

健康危害与毒理信息	
危险有害概述	物理危险性：蒸气比空气重，可能沿地面流动，可能造成远处着火。 化学危险性：与空气接触时，可能生成爆炸性过氧化物。与氧化剂和酸激烈反应，有着火和爆炸危险。暴露于热或火焰中有着火危险。健康危险性：有麻醉和弱刺激作用。吸入后可引起头痛、头晕、恶心、呕吐、血压下降、呼吸衰竭。慢性影响：肝、肾损害。①吸入危险性：20 ℃时蒸发，可迅速地达到空气中有害浓度。②短期接触的影响：刺激呼吸道。吸入蒸气可能引起肺水肿
GHS 危害分类	易燃液体：类别 1； 急性毒性 – 经口：类别 4； 急性毒性 – 吸入（蒸气）：类别 4； 皮肤腐蚀/刺激性：类别 2； 生殖细胞致突变性：类别 2； 致癌性：类别 2； 特定靶器官毒性（单次接触）：类别 2（中枢神经系统，消化系统，肝脏），第 3 类（呼吸道刺激）； 特定靶器官毒性（重复接触）：类别 1（肝脏、肾脏、呼吸系统），类别 2（睾丸，卵巢）； 急性水生毒性：类别 3； 慢性水生毒性：类别 3
急性毒性数（HSDB）	LC_{50}：3398 ppm/1 h（大鼠吸入）
致癌分类	类别 2B（国际癌症研究机构，2019 年）。 类别 4（德国，2016 年）。 类别 A3（美国政府工业卫生学家会议，2017 年）
ToxCast 毒性数据	AC_{50}(AR) = Inactive；AC_{50}(AhR) = Inactive；AC_{50}(ESR) = Inactive；AC_{50}(p53) = Inactive
急性暴露水平（AEGL）	AEGL1 – 10 min = NR；AEGL1 – 8 h = NR；AEGL2 – 10 min = 12 ppm；EGL2 – 8 h = 0.85 ppm；AEGL3 – 10 min = 35 ppm；AEGL3 – 8 h = 2.4 ppm
暴露途径	可通过吸入其蒸气、气溶胶和经皮肤吸收到体内
靶器官	中枢神经系统、消化系统、肝肾、生殖系统、皮肤
中毒症状	吸入：咳嗽，咽喉疼痛。 皮肤：发红
职业接触限值	时间加权平均容许浓度：0.5 mg/m³（中国，2019 年）
防 护 与 急 救	
接触控制/个体防护	工程控制：生产过程密闭，全面通风。提供安全淋浴和洗眼设备。 呼吸系统防护：一般不需要特殊防护，高浓度接触时可佩戴自吸过滤式防毒面具(半面罩)。 眼睛防护：一般不需特殊防护。必要时，戴安全防护眼镜。 身体防护：穿防静电工作服。 手部防护：戴橡胶耐油手套。 其他防护：工作现场严禁吸烟。工作完毕，淋浴更衣。注意个人清洁卫生
急救措施	火灾应急：喷水冷却容器，可能的话将容器从火场移至空旷处。处在火场中的容器若已变色或从安全泄压装置中产生声音，必须马上撤离。灭火剂：泡沫、二氧化碳、干粉、砂土。用水灭火无效。 吸入应急：迅速脱离现场至空气新鲜处。保持呼吸道通畅。如呼吸困难，给输氧。如呼吸停止，立即进行人工呼吸。就医。 皮肤应急：脱去污染的衣着，用肥皂水和清水彻底冲洗皮肤。 眼睛应急：立即提起眼睑，用流动清水或生理盐水冲洗至少15 min。就医。 食入应急：患者清醒时给饮大量温水，催吐，就医

141. 呋喃丹（Carbofuran）

基 本 信 息	
原化学品目录	氨基甲酸酯类
化学物质	呋喃丹
别名	虫螨威；2，3－二氢－2，2－二甲基苯并呋喃－7－基甲基氨基甲酸酯；2，3－二氢－2，2－二甲基－7－苯并呋喃基甲基氨基甲酸酯；2，2－二甲基－2，3－二氢－7－苯并呋喃基－N－甲基氨基甲酸酯
英文名	CARBOFURAN；2，3－DIHYDRO－2，2－DIMETHYLBENZOFURAN－7－YL METHYL-CARBAMATE；2，3－DIHYDRO－2，2－DIMETHYL－7－BENZOFURANYL METHYL-CARBAMATE；2，2－DIMETHYL－2，3－DIHYDRO－7－BENZOFURANYL－N－METH-YLCARBAMATE
CAS 号	1563－66－2
化学式	$C_{12}H_{15}NO_3$
分子量	221.0
成分/组成信息	呋喃丹

物 化 性 质	
理化特性	外观与性状：无色晶体 沸点：低于沸点在 150 ℃ 分解 熔点：153 ℃ 密度：1.2 g/cm³ 水中溶解度：25 ℃ 时 0.07 g/100 mL 蒸汽压：33 ℃ 时 0.0027 Pa 辛醇、水分配系数的对数值：2.32
禁配物	强氧化剂、碱类

健康危害与毒理信息	
危险有害概述	化学危险性：加热时，分解生成含有氮氧化物的有毒烟雾。 健康危险性：①吸入危险性：20 ℃ 时蒸发可忽略不计，但喷洒或扩散时可较快地达到空气中颗粒物有害浓度，尤其是粉末。②短期接触的影响：可能对神经系统有影响，导致惊厥和呼吸阻抑。胆碱酯酶抑制剂。影响可能推迟显现。接触可能导致死亡。需进行医学观察。③长期或反复接触的影响：胆碱酯酶抑制剂。可能发生累积影响。 环境危险性：对水生生物有极高毒性。可能对环境有危害，对土壤生物、蜜蜂和鸟类应给予特别注意。在正常使用过程中进入环境，但是要特别注意避免任何额外的释放，例如通过不适当处置活动
GHS 危害分类	急性毒性－经口：类别 1； 急性毒性－吸入：类别 1（粉尘和烟雾）； 急性毒性－经皮：类别 5； 生殖细胞致突变性：类别 2； 特异性靶器官毒性－单次接触：类别 1（神经系统）； 特异性靶器官毒性－反复接触：类别 1（神经系统），类别 2（睾丸）； 危害水生环境－急性危害：类别 1； 危害水生环境－长期危害：类别 1

健康危害与毒理信息	
急性毒性数（HSDB）	LC$_{50}$：0.06 mg/L，4 h（小鼠雄性吸入）；885 mg/kg（兔经皮）； LD$_{50}$：1350 mg/kg（小鼠经皮）； LD$_{50}$：120 mg/kg（小鼠经皮）； LD$_{50}$：5 mg/kg（大鼠经口）； LD$_{50}$：2 mg/kg（小鼠经口）
致癌分类	类别 A4（美国政府工业卫生学家会议，2017 年）
ToxCast 毒性数据	/
急性暴露水平（AEGL）	AEGL1 – 10 min = NR；AEGL1 – 8 h = NR；AEGL2 – 10 min = 940 ppm；AEGL2 – 8 h = 67 ppm；AEGL3 – 10 min = 3300 ppm；AEGL3 – 8 h = 130 ppm
暴露途径	可通过吸入其气溶胶、经皮肤和食入吸收到体内
靶器官	神经系统、睾丸
中毒症状	吸入：出汗，瞳孔收缩，肌肉痉挛，多涎，头晕，呕吐，呼吸困难，神志不清。 食入：胃痉挛，腹泻，头痛，恶心，呕吐，虚弱
职业接触限值	阈限值：0.1 mg/m^3（美国政府工业卫生学家会议，2017 年）
防 护 与 急 救	
接触控制/个体防护	工程控制：通风（如果没有粉末时），局部排气通风。 接触控制：防止粉尘扩散。严格作业环境管理。避免青少年和儿童接触。 呼吸系统防护：适当的呼吸防护。 手部防护：防护手套。 眼睛防护：安全眼镜，或眼睛防护结合呼吸防护。 其他防护：工作时不得进食、饮水或吸烟，进食前洗手
急救措施	火灾应急：周围环境着火时，使用适当的灭火剂。 接触应急：一切情况均向医生咨询。 吸入应急：新鲜空气，休息。必要时进行人工呼吸。给予医疗护理。 皮肤应急：脱去污染的衣服，冲洗，然后用水和肥皂清洗皮肤。 眼睛应急：先用大量水冲洗几分钟（如可能易行，摘除隐形眼镜），然后就医。 食入应急：用水冲服活性炭浆。给予医疗护理

142. 氟（Fluorine）

基 本 信 息	
原化学品目录	氟及其无机化合物
化学物质	氟
别名	/
英文名	FLUORINE
CAS 号	7782 – 41 – 4
化学式	F$_2$
分子量	38.0
成分/组成信息	氟

物　化　性　质	
理化特性	外观与性状：黄色压缩气体，有刺鼻气味 沸点：-188 ℃ 熔点：-219 ℃ 水中溶解度：反应 蒸汽相对密度（空气=1）：1.3
禁配物	易燃或可燃物、活性金属粉末

健康危害与毒理信息	
危险有害概述	物理危险性：气体比空气重。 化学危险性：是一种强氧化剂，与可燃物质和还原性物质激烈反应。与水激烈反应，生成臭氧和氟化氢有毒和腐蚀性蒸气。与氨、金属、氧化剂和许多其他物质激烈反应，有着火和爆炸的危险。 健康危险性：①吸入危险性：容器漏损时，迅速达到空气中该气体的有害浓度。②短期接触的影响：严重腐蚀眼睛、皮肤和呼吸道。吸入气体可能引起肺水肿。该液体可能引起冻伤。影响可能推迟显现。需进行医学观察
GHS 危害分类	氧化气体：类别1； 高压气体：压缩气体； 急性毒性-吸入：类别1（气体）； 严重眼损伤/眼刺激：类别2； 生殖毒性：类别2； 特异性靶器官毒性-单次接触：类别1（呼吸系统、肝、肾）； 特异性靶器官毒性-反复接触：类别1（呼吸系统、睾丸）
急性毒性数据（HSDB）	人经眼：25 ppm/5 min，轻度刺激
致癌分类	/
ToxCast 毒性数据	/
急性暴露水平（AEGL）	AEGL1-10 min=1.7 ppm；AEGL1-8 h=1.7 ppm；AEGL2-10 min=20 ppm；AEGL2-8 h=2.3 ppm；AEGL3-10 min=36 ppm；AEGL3-8 h=5.7 ppm
暴露途径	可通过吸入吸收到体内
靶器官	呼吸系统、肝、肾、睾丸、眼
中毒症状	吸入：灼烧感，咳嗽，咽喉痛，气促，呼吸困难。症状可能推迟显现。 皮肤：发红，疼痛，皮肤烧伤。与液体接触：冻伤。 眼睛：发红，疼痛，严重深度烧伤
职业接触限值	阈限值：1 ppm（时间加权平均值），2 ppm（短期接触限值）（美国政府工业卫生学家会议，2017 年）。 时间加权平均容许浓度：2 mg/m³（中国，2019 年）

防　护　与　急　救	
接触控制/个体防护	工程控制：禁止与水、可燃物质和还原剂接触。通风，局部排气通风。 接触控制：避免一切接触。 呼吸系统防护：适当的呼吸防护。 身体防护：防护服。 手部防护：保温手套。 眼睛防护：面罩，或眼睛防护结合呼吸防护

防 护 与 急 救	
急救措施	火灾应急：禁止用水。周围环境着火时，使用干粉和二氧化碳灭火。 爆炸应急：着火时，喷雾状水保持钢瓶冷却，但避免与水接触。从掩蔽位置灭火。 接触应急：一切情况均向医生咨询。 吸入应急：新鲜空气，休息。半直立体位，必要时进行人工呼吸，给予医疗护理。 皮肤应急：先用大量水冲洗，然后脱去污染的衣服并再次冲洗。给予医疗护理。 眼睛应急：先用大量水冲洗几分钟（如可能易行，摘除隐形眼镜），然后就医

143. 氟醋酸钠（Sodiumfluoroacetate）

基 本 信 息	
原化学品目录	氟乙酸钠
化学物质	氟醋酸钠
别名	氟乙酸钠盐；氟乙酸钠
英文名	FLUOROACETIC ACID；SODIUM SALT；SODIUM FLUOROACETIC ACID；SODIUM FLUOROACETATE
CAS 号	62 – 74 – 8
化学式	$C_2H_2FO_2Na/CH_2FCOONa$
分子量	100.02
成分/组成信息	氟乙酸钠；氟醋酸钠

物 化 性 质	
理化特性	熔点：低于熔点在 200 ℃时分解 水中溶解度：溶解
禁配物	强氧化剂、酸类

健康危害与毒理信息	
危险有害概述	化学危险性：加热或燃烧时，分解生成氟化氢有毒烟雾。健康危险性：高毒。对人能引起恶心、呕吐、上腹痛、视力不清、低血压、心律失常、肌痉挛、抽搐、昏迷等。潜伏期一般约为 6 h。①吸入危险性：20 ℃时蒸发可忽略不计，但可较快地达到空气中颗粒物有害浓度。②短期接触的影响：可能对心血管系统和中枢神经系统有影响，导致心律不齐和呼吸衰竭。接触可能导致死亡
GHS 危害分类	急性毒性 – 经口：类别1； 急性毒性 – 经皮：类别1； 急性毒性 – 吸入：类别2； 特异性靶器官毒性 – 单次接触：类别1（心，中枢神经系统）； 特异性靶器官毒性 – 反复接触：类别1（心脏、睾丸、神经系统、肾脏、肝脏）； 急性水生毒性：类别3； 慢性水生毒性：类别3
急性毒性数（HSDB）	LD_{50}：0.22 mg/kg（大鼠经口）
致癌分类	/
ToxCast 毒性数据	$AC_{50}(AR)$ = Inactive；$AC_{50}(AhR)$ = Inactive；$AC_{50}(ESR)$ = Inactive；$AC_{50}(p53)$ = Inactive
急性暴露水平（AEGL）	/

（续）

健康危害与毒理信息	
暴露途径	可通过吸入、经皮肤和食入吸收到体内
靶器官	中枢神经系统、心脏、睾丸、神经系统、肾脏、肝脏
中毒症状	吸入：惊厥，呼吸困难，神志不清。 皮肤：可能被吸收，症状同吸入。 食入：症状同吸入
职业接触限值	阈限值：0.05 mg/m³（时间加权平均值）（经皮）（美国政府工业卫生学家会议，2017 年）。 时间加权平均容许浓度：0.05 mg/m³（德国，2016 年）
防 护 与 急 救	
接触控制/个体防护	工程控制：严加密闭，提供充分的局部排风。尽可能机械化、自动化。 呼吸系统防护：空气中浓度较高时，佩戴自给式呼吸器。 眼睛防护：戴化学安全防护眼镜。 身体防护：穿相应的防护服。 手部防护：戴防化学品手套
急救措施	火灾应急：泡沫、二氧化碳、干粉、砂土。 吸入应急：脱离现场至空气新鲜处。呼吸困难时给输氧。呼吸停止时，立即进行人工呼吸。就医。 皮肤应急：用肥皂水及清水彻底冲洗。就医。 眼睛应急：拉开眼睑，用流动清水冲洗15 min。就医。 食入应急：误服者，饮适量温水，催吐。洗胃。就医

144. 氟化氢（Hydrogen fluoride）

基 本 信 息	
原化学品目录	氟化氢
化学物质	氟化氢
别名	无水氢氟酸（钢瓶）
英文名	HYDROGEN FLUORIDE；H DROFLUORIC ACID
CAS 号	7664 - 39 - 3
化学式	HF
分子量	20
成分/组成信息	氟化氢
物 化 性 质	
理化特性	外观与性状：无色气体或无色发烟液体，有刺鼻气味。 熔点：- 83 ℃ 沸点：20 ℃ 相对密度（水 =1）：1.0 相对蒸气密度（空气 =1）：0.7 蒸气压：122 kPa（25 ℃） 临界温度：188 ℃ 临界压力：6.48 MPa 辛醇/水分配系数：0.230 溶解性：易溶于水、乙醇，微溶于乙醚
禁配物	易燃或可燃物

健康危害与毒理信息	
危险有害概述	化学危险性：是一种强酸。与碱激烈反应并有腐蚀性。与许多化合物激烈反应，有着火和爆炸的危险。侵蚀金属、玻璃、某些塑料、橡胶和涂层。 健康危险性：容器漏损时，迅速达到空气中该气体的有害浓度。腐蚀眼睛、皮肤和呼吸道。吸入气体或蒸气可能引起肺水肿。可能引起低钙血。高于职业接触限值接触，可能导致死亡。影响可能推迟显现。需进行医学观察。可能引起氟中毒
GHS 危害分类	急性毒性－经口：类别 2； 急性毒性－经皮：类别 1； 急性毒性－吸入：类别 2； 皮肤过敏性：类别 1； 生殖细胞致突变性：类别 2； 皮肤腐蚀/刺激：类别 1； 严重眼损伤/眼刺激：类别 1； 特异性靶器官毒性－单次接触：类别 1（呼吸系统，胰腺）； 特异性靶器官毒性－反复接触：类别 1（骨骼，牙齿，垂体，甲状腺，肾脏，神经系统，肝脏，睾丸，支气管）； 危害水生环境－急性危害：类别 3
急性毒性数（HSDB）	LC_{50}：996 ppm/h（大鼠吸入）
致癌分类	/
ToxCast 毒性数据	AC_{50}（AR）= Inactive；AC_{50}（AhR）= Inactive；AC_{50}（ESR）= Inactive
急性暴露水平（AEGL）	AEGL1－10 min = 1 ppm；AEGL1－8 h = 1 ppm；AEGL2－10 min = 95 ppm；AEGL2－8 h = 12 ppm；AEGL3－10 min = 170 ppm；AEGL3－8 h = 22 ppm
暴露途径	可通过吸入，经皮肤和食入吸收到体内
靶器官	肝脏、骨骼、神经系统、牙齿、眼、皮肤、呼吸系统、肾脏、甲状腺等
中毒症状	灼烧感，咳嗽，头晕，头痛，呼吸困难，恶心，气促，咽喉痛，呕吐。症状可能推迟显现。皮肤发红，疼痛，严重的皮肤烧伤，水疱。眼睛发红，疼痛，严重深度烧伤。腹部疼痛，灼烧感，腹泻，恶心，呕吐，虚弱，虚脱
职业接触限值	时间加权平均容许浓度：0.5 ppm；上限值：2 ppm（美国政府工业卫生学家会议，2017 年）。 最高容许浓度：2 mg/m³（中国，2019 年）。 时间加权平均容许浓度：1 ppm（德国，2016 年）
防 护 与 急 救	
接触控制/个体防护	工程控制：密闭操作，注意通风。尽可能机械化、自动化。提供安全淋浴和洗眼设备。 呼吸系统防护：可能接触其烟雾时，佩戴自吸过滤式防毒面具（全面罩）或空气呼吸器。紧急事态抢救或撤离时，建议佩戴氧气呼吸器。 身体防护：穿橡胶耐酸服。 手部防护：戴橡胶耐酸碱手套。 眼睛防护：呼吸系统防护中已作防护。 其他防护：工作现场禁止吸烟、进食和饮水。工作完毕，淋浴更衣。单独存放被毒物污染的衣服，洗后再用。保持良好的卫生习惯
急救措施	吸入应急：迅速脱离现场至空气新鲜处。保持呼吸道通畅。如呼吸困难时给输氧。如呼吸停止，立即进行人工呼吸。就医。 皮肤应急：立即脱去污染的衣着，用大量流动清水清洗至少 15 min。就医。 眼睛应急：立即提起眼睑，用大量流动清水或生理盐水冲洗至少 15 min。就医。 食入应急：用水漱口，给饮牛奶或蛋清。立即就医

145. 2 – 氟乙酰胺 （2 – Fluoro acetamide）

基 本 信 息	
原化学品目录	氟乙酰胺
化学物质	2 – 氟乙酰胺
别名	氟乙酰胺；一氟乙酰胺
英文名	FLUOROACETAMIDE；2 – FLUOROACETAMIDE；MONOFLUOROACETAMIDE；FLU-OROACETIC ACID AMIDE
CAS 号	640 – 19 – 7
化学式	C_2H_4FNO/FCH_2CONH_2
分子量	77.06
成分/组成信息	2 – 氟乙酰胺

物 化 性 质	
理化特性	熔点：107 ℃ 水中溶解度：易溶 辛醇、水分配系数的对数值：– 1.05
禁配物	强氧化剂、强还原剂、强酸、强碱

健康危害与毒理信息	
危险有害概述	化学危险性：加热时或在酸的作用下，分解生成含氮氧化物有毒烟雾。 吸入危险性：扩散时可较快达到空气中颗粒物有害浓度。 健康危险性：中毒多由误服引起，神经系统的症状有头痛、头晕、无力、四肢麻木，易激动，肌肉震颤，肢体阵发性抽搐，进行性加重，常导致呼吸衰竭而死，国内中毒病例多为此型。循环系统方面多为窦性心动过速，重者出现心肌损害，甚至发生心室纤维性颤动，此为心脏型，国外多见，对胃肠道有一定的刺激性。①吸入危险性：扩散时可较快达到空气中颗粒物有害浓度。②短期接触的影响：可能对心血管系统有影响，导致心脏节律障碍和死亡。影响可能推迟显现。③长期或反复接触的影响：动物实验表明，可能造成人类生殖或发育毒性。 环境危险性：可能对环境有危害，对鸟类应给予特别注意。在正常使用过程中进入环境。但是要特别注意避免任何额外的释放，例如通过不适当处置活动
GHS 危害分类	急性毒性 – 经口：类别 2； 急性毒性 – 经皮：类别 2； 急性毒性 – 吸入：类别 1（蒸气）； 生殖毒性：类别 2； 特异性靶器官毒性 – 单次接触：类别 2（心血管系统、呼吸系统）
急性毒性数（HSDB）	LD_{50}：4 ~ 15 mg/kg（大鼠经口）
致癌分类	/
ToxCast 毒性数据	$AC_{50}(AR)$ = Inactive；$AC_{50}(AhR)$ = Inactive；$AC_{50}(ESR)$ = Inactive；$AC_{50}(p53)$ = Inactive
急性暴露水平（AEGL）	/
暴露途径	可通过吸入其气溶胶，经皮肤和食入吸收到体内
靶器官	心血管系统、呼吸系统
中毒症状	吸入：惊厥，恶心，呕吐。 皮肤：可能被吸收。 食入：腹部疼痛，恶心，呕吐。瞳孔收缩，肌肉痉挛，多涎
职业接触限值	/

防 护 与 急 救	
接触控制/个体防护	工程控制：严加密闭，提供充分的局部排风和全面排风。 呼吸系统防护：可能接触毒物时，应该佩戴防毒面具。紧急事态抢救或撤离时，建议佩戴自给式呼吸器。 身体防护：穿化学防护服。 手部防护：戴橡皮胶手套。 眼睛防护：可能接触毒物时，必须戴化学安全防护眼镜
急救措施	火灾应急：雾状水、泡沫、二氧化碳、干粉、砂土。 吸入应急：迅速脱离现场至空气新鲜处。保持呼吸道通畅。必要时进行人工呼吸。就医。 皮肤应急：脱去污染的衣着，用大量流动清水彻底冲洗。 眼睛应急：立即翻开上下眼睑，用流动清水或生理盐水冲洗。就医。 食入应急：漱误服者，饮适量温水，催吐。就医

146. 干洗溶剂（Stoddard solvent）

基 本 信 息	
原化学品目录	汽油（$C_5 \sim C_{12}$脂肪烃和环烷烃类、一定量芳香烃）
化学物质	干洗溶剂
别名	石油溶剂；干洗溶剂油
英文名	STODDARD SOLVENT；WHITE SPIRIT
CAS 号	8052 – 41 – 3
化学式	/
分子量	/
成分/组成信息	干洗溶剂油
物 化 性 质	
理化特性	外观与性状：无色液体，有特殊气味 沸点：130 ~ 230 ℃ 相对密度（水 =1）：0.765 ~0795 水中溶解度：不溶 蒸汽压：20 ℃时0.1 ~ 1.4 kPa 蒸汽相对密度（空气 =1）：4.5 ~5 闪点：21 ℃ 自燃温度：230 ~240 ℃ 爆炸极限：空气中0.6% ~8.0%（体积） 辛醇、水分配系数的对数值：3.16 ~ 7.06
禁配物	/
健康危害与毒理信息	
危险有害概述	化学危险性：与强氧化剂反应，有着火和爆炸危险。侵蚀某些塑料、橡胶和涂层。 健康危险性：①吸入危险性：20 ℃时，蒸发相当慢地达到空气中有害污染浓度。②短期接触的影响：刺激眼睛和皮肤。吸入蒸气可能引起刺激眼睛和上呼吸道。如果吞咽的液体吸入肺中，可能引起化学肺炎。可能对中枢神经系统有影响。接触高浓度蒸气可能导致神志不清。③长期或反复接触的影响：液体使皮肤脱脂，可能对中枢神经系统有影响

（续）

健康危害与毒理信息	
GHS 危害分类	易燃液体：类别 1～3； 皮肤腐蚀/刺激：类别 2； 严重眼损伤/眼刺激：类别 2A； 生殖细胞致突变性：类别 1B； 致癌性：类别 1B； 特异性靶器官毒性 – 单次接触：类别 3（麻醉效果、呼吸道过敏）； 特异性靶器官毒性 – 反复接触：类别 1（肝脏、睾丸）； 呛吸毒性：类别 1； 危害水生环境 – 急性危害：类别 2； 危害水生环境 – 长期危害：类别 2
急性毒性数据（HSDB）	/
致癌分类	/
ToxCast 毒性数据	/
急性暴露水平（AEGL）	/
暴露途径	可通过吸入其蒸气，经皮肤和经食入吸收到体内
靶器官	肝脏、睾丸、呼吸道系统、眼、皮肤
中毒症状	吸入：咳嗽，咽喉痛，头痛，恶心，疲劳，头晕，意识模糊，神志不清。 皮肤：皮肤干燥，发红。 眼睛：发红，疼痛。 食入：恶心，呕吐，腹部疼痛，腹泻
职业接触限值	阈限值：100 ppm（时间加权平均值）（美国政府工业卫生学家会议，2017 年）
防 护 与 急 救	
接触控制/个体防护	工程控制：禁止明火，禁止火花和禁止吸烟。高于 21 ℃，使用密闭系统、通风和防爆型电气设备。 呼吸系统防护：适当的呼吸防护。 身体防护：防护服。 手部防护：防护手套。 眼睛防护：安全眼镜。 其他防护：工作时不得进食、饮水或吸烟。进食前洗手
急救措施	火灾应急：干粉，水成膜泡沫，泡沫，二氧化碳。 爆炸应急：着火时，喷雾状水保持料桶等冷却。 吸入应急：新鲜空气，休息。必要时进行人工呼吸。给予医疗护理。 皮肤应急：脱去污染的衣服。冲洗，然后用水和肥皂清洗皮肤。 眼睛应急：先用大量水冲洗几分钟（如可能易行，摘除隐形眼镜），然后就医。 食入应急：不要催吐，给予医疗护理

147. 高香草酸（Homovanillic acid）

基 本 信 息	
原化学品目录	正香草酸（高香草酸）
化学物质	高香草酸
别名	4 – 羟基 – 3 – 甲氧基苯乙酸
英文名	4 – HYDROXY – 3 – METHOXYPHENYLACETIC ACID

基 本 信 息	
CAS 号	306 – 08 – 1
化学式	$C_9H_{10}O_4$
分子量	182.17
成分/组成信息	高香草酸

物 化 性 质	
理化特性	外观：白色至灰白色结晶粉末
禁配物	/

健康危害与毒理信息	
危险有害概述	健康危险性：造成皮肤刺激，造成严重眼刺激，可能造成呼吸道刺激
GHS 危害分类	皮肤腐蚀/刺激：类别2； 严重眼损伤/眼刺激：类别2A； 特定目标器官毒性－单次接触：类别3（呼吸道刺激）
急性毒性数据（HSDB）	/
致癌分类	类别3A（德国，2016 年）
ToxCast 毒性数据	/
急性暴露水平（AEGL）	/
暴露途径	可通过吸入粉尘、食入吸收到体内
靶器官	皮肤、眼睛、呼吸系统
中毒症状	皮肤、眼睛黏膜及呼吸道刺激症状
职业接触限值	/

防 护 与 急 救	
接触控制/个体防护	呼吸系统防护：避免吸入粉尘、烟、气体、烟雾、蒸气、喷雾。 工程控制：作业后彻底清洗。只能在室外或通风良好之处使用。 身体防护：戴防护面具。 手部防护：戴防护手套。 眼睛防护：戴防护眼罩。 其他防护：作业后彻底清洗
急救措施	皮肤应急：用水充分清洗。如感觉不适，呼叫解毒中心/医生。 食入应急：将受害人转移到空气新鲜处，保持呼吸舒适的休息姿势。 皮肤应急：如发生皮肤刺激：求医/就诊。脱掉所有沾染的衣服，清洗后方可重新使用。 眼睛应急：如仍觉眼刺激，求医/就诊。如进入眼睛，用水小心冲洗几分钟。如戴隐形眼镜并可方便地取出，取出隐形眼镜。继续冲洗

148. 锆（Zirconium）

基 本 信 息	
原化学品目录	锆及其化合物
化学物质	锆
别名	/

（续）

基 本 信 息

英文名	ZIRCONIUM
CAS 号	7440 – 67 – 7
化学式	Zr
分子量	91.2
成分/组成信息	锆

物 化 性 质

理化特性	外观与性状：浅灰白色有光泽的坚硬薄片或灰色无定形粉末 沸点：3577 ℃ 熔点：1857 ℃ 相对密度（水 =1）：6.5 水中溶解度：不溶
禁配物	强酸、氧、铅

健康危害与毒理信息

危险有害概述	物理危险性：以粉末或颗粒形状与空气混合，可能发生粉尘爆炸。 化学危险性：加热时，与硼砂、四氯化碳激烈反应。加热时，与碱金属氢氧化物发生爆炸反应。 健康危险性：①吸入危险性：扩散时可较快地达到空气中颗粒物有害浓度。②短期接触的影响：可能对眼睛引起机械性刺激。③长期或反复接触的影响：接触粉尘颗粒，肺可能受损伤
GHS 危害分类	易燃固体：类别 1； 自热物质和混合物：类别 1 ~ 2； 皮肤致敏性：类别 1； 特异性靶器官毒性 – 单次接触：类别 1（呼吸道过敏）
急性毒性数据（HSDB）	/
致癌分类	类别 A4（美国政府工业卫生学家会议，2017 年）
ToxCast 毒性数据	/
急性暴露水平（AEGL）	/
暴露途径	可通过吸入、经食入吸收到体内
靶器官	呼吸道、皮肤
中毒症状	眼睛：发红，疼痛
职业接触限值	阈限值：5 mg/m³（时间加权平均值）；10 mg/m³（短期接触限值）（美国政府工业卫生学家会议，2017 年）。 时间加权平均容许浓度：5 mg/m³（按 Zr 计），短时间接触容许浓度：10 mg/m³（按 Zr 计）（中国，2019 年）

防 护 与 急 救

接触控制/个体防护	工程控制：禁止明火。防止粉尘沉积、密闭系统，防止粉尘爆炸型电气设备和照明。局部排气通风。 接触控制：防止粉尘扩散。 呼吸系统防护：适当的呼吸防护。 手部防护：防护手套。 眼睛防护：安全护目镜。 其他防护：工作时不得进食、饮水或吸烟

防 护 与 急 救	
急救措施	火灾应急：干砂，干粉。 吸入应急：新鲜空气，休息。 皮肤应急：脱去污染的衣服。冲洗，然后用水和肥皂清洗皮肤。 眼睛应急：先用大量水冲洗几分钟（如可能易行，摘除隐形眼镜），然后就医。 食入应急：漱口

149. 镉（Cadmium）

基 本 信 息	
原化学品目录	镉及其化合物
化学物质	镉
别名	/
英文名	CADMIUM
CAS 号	7440 – 43 – 9
化学式	Cd
分子量	112.4
成分/组成信息	镉

物 化 性 质	
理化特性	外观与性状：蓝白色柔软金属块或灰色粉末，有延展性，暴露在 80 ℃下时变脆，接触潮湿空气时，失去光泽 沸点：765 ℃ 熔点：321 ℃ 密度：8.6 g/cm³ 水中溶解度：不溶 自燃温度：250 ℃（镉金属粉尘）
禁配物	氧化剂、酸类、硫、锌、钾等

健康危害与毒理信息	
危险有害概述	物理危险性：以粉末或颗粒形状与空气混合，可能发生粉尘爆炸。 化学危险性：与酸类反应，生成易燃/爆炸性气体氢。镉粉尘与氧化剂、叠氮化氢、锌、硒或碲反应，有着火和爆炸危险。 健康危险性:①吸入危险性：扩散时可较快地达到空气中颗粒物有害浓度，尤其是粉末。②短期接触的影响：烟雾刺激呼吸道。吸入烟雾可能引起肺水肿。吸入烟雾可能引起金属烟雾热。影响可能推迟显现。需进行医学观察。③长期或反复接触的影响：接触粉尘颗粒，肺可能受损伤。可能对肾有影响，导致肾损伤
GHS 危害分类	急性毒性 – 吸入：类别 1（粉尘和烟雾）； 急性毒性 – 经口：类别 4； 生殖细胞致突变性：类别 2； 致癌性：类别 1A； 生殖毒性：类别 2； 特异性靶器官毒性 – 单次接触：类别 1（肺、呼吸系统）； 特异性靶器官毒性 – 反复接触：类别 1（肾、肺、血液、骨骼、呼吸系统）； 危害水生环境 – 急性危害：类别 1； 危害水生环境 – 长期危害：类别 4

（续）

健康危害与毒理信息	
急性毒性数据（HSDB）	/
致癌分类	类别1A（国际癌症研究机构，2019年）。 类别A2（美国政府工业卫生学家会议，2017年）。 类别1（德国，2016年）
ToxCast毒性数据	/
急性暴露水平（AEGL）	/
暴露途径	可通过吸入其气溶胶和食入吸收到体内
靶器官	肾、肺、血液、骨骼、呼吸系统
中毒症状	吸入：咳嗽，咽喉痛。 眼睛：发红，疼痛。 食入：腹部疼痛，腹泻，头痛，恶心，呕吐
职业接触限值	阈限值：0.01 mg/m³（总尘）、0.002 mg/m³（可吸入粉尘）（时间加权平均值）（美国政府工业卫生学家会议，2017年）。 时间加权平均容许浓度：0.01 mg/m³，短时间接触容许浓度：0.02 mg/m³（中国，2019年）
防 护 与 急 救	
接触控制/个体防护	工程控制：禁止明火，禁止火花和禁止吸烟。禁止与高温或酸接触。防止粉尘沉积、密闭系统，防止粉尘爆炸型电气设备和照明。局部排气通风。 接触控制：防止粉尘扩散，避免一切接触。 呼吸系统防护：适当的呼吸防护。 手部防护：防护手套。 眼睛防护：安全护目镜，或眼睛防护结合呼吸防护。 其他防护：工作时不得进食、饮水或吸烟。不要将工作服带回家中
急救措施	火灾应急：干砂土、专用粉末、禁用其他灭火剂。 接触应急：一切情况均向医生咨询。 吸入应急：新鲜空气，休息。给予医疗护理。 皮肤应急：脱去污染的衣服。冲洗，然后用水和肥皂清洗皮肤。 眼睛应急：先用大量水冲洗几分钟（如可能易行，摘除隐形眼镜），然后就医。 食入应急：休息。给予医疗护理

150. 铬（Chromium）

基 本 信 息	
原化学品目录	铬及其化合物
化学物质	铬
别名	/
英文名	CHROMIUM；CHROME
CAS号	7440 – 47 – 3
化学式	Cr
分子量	52.0
成分/组成信息	铬

（续）

物 化 性 质	
理化特性	外观与性状：灰色粉末 沸点：2642 ℃ 熔点：1900 ℃ 密度：7.15 g/cm³ 水中溶解度：不溶
禁配物	强酸、强氧化剂

健康危害与毒理信息	
危险有害概述	物理危险性：以粉末或颗粒形状与空气混合，可能发生粉尘爆炸。 化学危险性：是一种催化性物质。与许多有机物和无机物接触时，可能发生反应，有着火和爆炸危险。 健康危险性：①吸入危险性：扩散时可较快地达到空气中颗粒物有害浓度。②短期接触的影响：可能对眼睛和呼吸道引起机械刺激
GHS 危害分类	呼吸致敏性：类别1； 皮肤致敏性：类别1； 严重眼损伤/眼刺激：类别2B； 生殖细胞致突变性：类别2； 特异性靶器官毒性–单次接触：类别2（系统性毒性），类别3（呼吸道过敏）
急性毒性数据（HSDB）	/
致癌分类	类别3（国际癌症研究机构，2019 年）。 类别 A4（美国政府工业卫生学家会议，2017 年）
ToxCast 毒性数据	/
急性暴露水平（AEGL）	AEGL1 – 10 min = 0.9 ppm；AEGL1 – 8 h = 0.9 ppm；AEGL2 – 10 min = 50 ppm；AEGL2 – 8 h = 5.5 ppm；AEGL3 – 10 min = 310 ppm；AEGL3 – 8 h = 13 ppm
暴露途径	可通过吸入、食入吸收到体内
靶器官	呼吸道、皮肤、眼
中毒症状	吸入：咳嗽。 眼睛：发红
职业接触限值	阈限值：0.5 mg/m³（以金属 Cr 和三价铬化合物计）（时间加权平均值）（美国政府工业卫生学家会议，2017 年）。 时间加权平均容许浓度：0.05 mg/m³（按 Cr 计）（中国，2019 年）

防 护 与 急 救	
接触控制/个体防护	工程控制：如为粉末，禁止明火。防止粉尘沉积、密闭系统，防止粉尘爆炸型电气设备和照明。局部排气通风。 接触控制：防止粉尘扩散。 呼吸系统防护：适当的呼吸防护。 手部防护：防护手套。 眼睛防护：安全护目镜。 其他防护：工作时不得进食、饮水或吸烟
急救措施	火灾应急：周围环境着火时，使用适当的灭火剂。 吸入应急：新鲜空气，休息。 皮肤应急：脱去污染的衣服，用大量水冲洗皮肤或淋浴。 眼睛应急：先用大量水冲洗几分钟（如可能易行，摘除隐形眼镜），然后就医。 食入应急：漱口

151. 铬酸钙 (Calcium monochromate)

基 本 信 息	
原化学品目录	铬酸钙
化学物质	铬酸钙
别名	铬酸钙
英文名	CALCIUM CHROMATE; GELBIN; CALCIUM MONOCHROMATE; YELLOW ULTRAMA-RINE; CALCIUM CHROME YELLOW
CAS 号	13765 – 19 – 0
化学式	$CaCrO_4$
分子量	156. 1
成分/组成信息	铬酸钙

物 化 性 质	
理化特性	外观与形状：黄色单斜棱形结晶 熔点：– 200 ℃ 相对密度（水 =1）：2. 89 水中溶解度：13. 2 g/100 g（20 ℃） 分子量：192. 12 相对密度（水 =1）：2. 89 水中溶解度：13. 2 g/100 g（20 ℃）
禁配物	还原剂、易燃或可燃物

健康危害与毒理信息	
危险有害概述	健康危险性：①吸入危险性：引起咽痛、咳嗽、气短，可致过敏性哮喘和肺炎。②短期接触的影响：对眼、皮肤和黏膜具有腐蚀性，可造成严重灼伤。③长期或反复接触的影响：鼻黏膜溃疡和鼻中隔穿孔。可引起肺癌。对眼、皮肤和黏膜具有腐蚀性，可造成严重灼伤。 环境危害性：对环境有危害，对水体可造成污染
GHS 危害分类	急性毒性 – 经口：类别 3； 皮肤腐蚀/刺激性：类别 1； 严重眼损伤/眼刺激：类别 1； 呼吸致敏性：类别 1； 皮肤致敏性：类别 1； 生殖细胞致突变性：类别 1B； 致癌性：类别 1A； 生殖毒性：类别 1B； 特定靶器官毒性 – 单次接触：类别 1（中枢神经系统、呼吸系统、心血管系统、血、肝脏、肾）； 特定靶器官毒性 – 重复接触：类别 1（呼吸系统）
急性毒性数（HSDB）	LD_{50}：327 mg/kg（小鼠雌性经口）；746 mg/kg（小鼠雄性经口）
致癌分类	类别 1（国际癌症研究机构，2019 年）。 类别 2（德国，2016 年）。 类别 A2（美国政府工业卫生学家会议，2017 年）
ToxCast 毒性数据	/

健康危害与毒理信息	
急性暴露水平（AEGL）	/
暴露途径	可通过吸入其气溶胶和食入吸收到体内
靶器官	眼睛、皮肤、中枢神经系统、呼吸系统、心血管系统等
中毒症状	咽痛、咳嗽、气短，可致过敏性哮喘
职业接触限值	时间加权平均容许浓度：0.05 mg/m³（中国，2019 年）。 时间加权平均容许浓度：0.001 mg/m³（美国政府工业卫生学家会议，2017 年）
防 护 与 急 救	
接触控制/个体防护	工程控制：严加密闭，提供充分的局部排风备。 呼吸系统防护：可能接触其粉尘时，必须佩戴防尘面具（全面罩）。紧急事态抢救或撤离时，应该佩戴空气呼吸器。 眼睛防护：呼吸系统防护中已作防护。 身体防护：穿连衣式胶布防毒衣。 手部防护：戴橡胶手套。 其他防护：工作现场禁止吸烟、进食和饮水。工作完毕，淋浴更衣。保持良好的卫生习惯
急救措施	吸入应急：迅速脱离现场至空气新鲜处。保持呼吸道通畅。如呼吸困难，给输氧。如呼吸停止，立即进行人工呼吸。就医。 皮肤应急：立即脱去污染的衣着，用大量流动清水冲洗至少15 min。就医。 眼睛应急：提起眼睑，用大量流动清水或生理盐水彻底冲洗至少15 min。就医。 食入应急：用清水或1%硫代硫酸钠溶液洗胃。给饮牛奶或蛋清。就医

152. 汞（Mercury）

基 本 信 息	
原化学品目录	汞及其化合物
化学物质	汞
别名	水银
英文名	MERCURY；QUICKSILVER；LIQUID SILVER
CAS 号	7439 - 97 - 6
化学式	Hg
分子量	200.6
成分/组成信息	汞
物 化 性 质	
理化特性	外观与性状：银色沉重、可流动的液态金属，无气味 沸点：357 ℃ 熔点：-39 ℃ 相对密度（水=1）：13.5 水中溶解度：不溶 蒸汽压：20 ℃时0.26 Pa 蒸汽相对密度（空气=1）：6.93 蒸汽、空气混合物的相对密度（20 ℃，空气=1）：1.01
禁配物	氯酸盐、硝酸盐、硫酸

健康危害与毒理信息	
危险有害概述	化学危险性：加热时，生成有毒烟雾。与氨和卤素激烈反应，有着火和爆炸危险。侵蚀铝和许多其他金属，生成汞齐。 健康危险性：①吸入危险性：20 ℃时，蒸发迅速达到空气中有害污染浓度。②短期接触的影响：刺激皮肤，吸入蒸气可能引起肺炎。可对中枢神经系统和肾有影响，影响可能推迟显现，需进行医疗观察。③长期或反复接触影响：可能对中枢神经系统和肾有影响，导致易怒、情绪不稳、震颤、心理和记忆障碍以及言语障碍。可能引起牙龈炎和变色。有累积影响的危险。动物实验表明，可能造成人类生殖或发育毒性。 环境危险性：对水生生物有极高毒性，可能在鱼体内发生生物蓄积
GHS 危害分类	急性毒性 – 吸入（蒸汽）：类别 1； 眼睛敏感性：类别 2； 生殖毒性：类别 1A； 特异性靶器官毒性 – 单次接触：类别 1（呼吸系统，心血管系统，肾脏，肝脏，中枢神经系统）； 特异性靶器官毒性 – 反复接触：类别 1（呼吸器官：肾脏、中枢神经系统、齿龈、胃肠道、心血管系统、肝脏）； 危害水生环境 – 急性危害：类别 1； 危害水生环境 – 长期危害：类别 1
急性毒性数据（HSDB）	/
致癌分类	类别 3（国际癌症研究机构，2019 年）。 类别 A4（美国政府工业卫生学家会议，2017 年）。 类别 3B（德国，2016 年）
ToxCast 毒性数据	/
急性暴露水平（AEGL）	/
暴露途径	可通过吸入其蒸气和经皮肤吸收到体内
靶器官	呼吸系统、眼、肾脏、中枢神经系统、齿龈、胃肠道、心血管系统、肝脏
中毒症状	吸入：腹部疼痛，咳嗽，气促，腹泻，呕吐；发烧或体温升高。 皮肤：可能被吸收，发红
职业接触限值	阈限值：0.025 mg/m^3（时间加权平均值）（皮肤）（美国政府工业卫生学家会议，2017 年）。 时间加权平均容许浓度：0.02 mg/m^3，短时间接触容许浓度：0.04 mg/m^3（中国，2019 年）。 时间加权平均容许浓度：0.02 mg/m^3，皮肤致敏剂（德国，2016 年）
防 护 与 急 救	
接触控制/个体防护	工程控制：局部通风。 接触控制：严格作业环境管理，避免孕妇、青少年和儿童接触。 呼吸系统防护：适当的呼吸防护。 身体防护：防护服。 手部防护：防护手套。 眼睛防护：面罩，或眼睛防护结合呼吸防护。 其他防护：工作时不得进食、饮水或吸烟。进食前洗手
急救措施	火灾应急：周围环境着火时，使用适当的灭火剂。 爆炸应急：着火时，喷雾状水保持料桶等冷却。 接触应急：一切情况均向医生咨询。 吸入应急：新鲜空气，休息。必要时进行人工呼吸。给予医疗护理。 皮肤应急：脱去污染的衣服。冲洗，然后用水和肥皂清洗皮肤。给予医疗护理。 眼睛应急：先用大量水冲洗几分钟（如可能易行，摘除隐形眼镜），然后就医。 食入应急：给予医疗护理

153. 钴（Cobalt）

基 本 信 息	
原化学品目录	钴及其氧化物
化学物	钴
别名	/
英文名	COBALT
CAS 号	7440 – 48 – 4
化学式	Co
分子量	58.9
成分/组成信息	钴

物 化 性 质	
理化特性	外观与性状：银灰色粉末 沸点：2870 ℃ 熔点：1493 ℃ 密度：8.9 g/cm³ 水中溶解度：不溶
禁配物	/

健康危害与毒理信息	
危险有害概述	物理危险性：以粉末或颗粒形状与空气混合，可能发生粉尘爆炸。 化学危险性：当微细分散状态且与空气或乙炔接触时，可能自燃。与强氧化剂发生反应，有着火和爆炸危险。 健康危险性：①吸入危险性：扩散时可较快地达到空气中颗粒物有害浓度。②短期接触的影响：烟雾或粉尘轻微刺激呼吸道。③长期或反复接触的影响：可能引起皮肤过敏、哮喘。肺可能受损伤。 环境危险性：对水生生物是有毒的，可能在鱼和软体动物中发生生物蓄积作用
GHS 危害分类	呼吸致敏性：类别 1； 皮肤致敏性：类别 1； 致癌性：类别 2； 生殖毒性：类别 2； 特异性靶器官毒性 – 单次接触：类别 3（呼吸道过敏）； 特异性靶器官毒性 – 反复接触：类别 1（呼吸系统）
急性毒性数据（HSDB）	LD$_{50}$：6171 mg/kg（大鼠经口）
致癌分类	类别 2B（国际癌症研究机构，2019 年）。 类别 A3（美国政府工业卫生学家会议，2017 年）。 类别 2（德国，2016 年）
ToxCast 毒性数据	/
急性暴露水平（AEGL）	AEGL1 – 10 min = 0.06 ppm；AEGL1 – 8 h = 0.06 ppm；AEGL2 – 10 min = 33 ppm；AEGL2 – 8 h = 3.7 ppm；AEGL3 – 10 min = 210 ppm；AEGL3 – 8 h = 8.7 ppm
暴露途径	可通过吸入吸收到体内
靶器官	皮肤、呼吸系统

（续）

健康危害与毒理信息	
中毒症状	吸入：咳嗽。气促。咽喉痛。喘息。 眼睛：发红。 食入：腹部疼痛，呕吐
职业接触限值	阈限值：0.02 mg/m³（时间加权平均值，美国政府工业卫生学家会议，2017 年）。 时间加权平均容许浓度：0.05 mg/m³（按 Co 计）；短时间接触容许浓度：0.1 mg/m³（按 Co 计）（中国，2019 年）

防 护 与 急 救	
接触控制/个体防护	工程控制：禁止与氧化剂接触。防止粉尘沉积、密闭系统，防止粉尘爆炸型电气设备和照明。局部排气通风。 接触控制：防止粉尘扩散，避免一切接触。 呼吸系统防护：适当的呼吸防护。 身体防护：防护服。 手部防护：防护手套。 眼睛防护：安全护目镜，或眼睛防护结合呼吸防护。 其他防护：工作时不得进食、饮水或吸烟
急救措施	火灾应急：专用粉末，干砂，禁用其他灭火剂。 吸入应急：新鲜空气，休息，给予医疗护理。 皮肤应急：脱去污染的衣服。冲洗，然后用水和肥皂清洗皮肤。 眼睛应急：先用大量水冲洗几分钟（如可能易行，摘除隐形眼镜），然后就医。 食入应急：漱口。饮用 1 或 2 杯水

154. 光气（Phosgene）

基 本 信 息	
原化学品目录	光气（碳酰氯）
化学物质	光气
别名	碳酰氯；氯甲酰氯（钢瓶）
英文名	PHOSGENE；CARBONYL CHLORIDE；CHLOROFORMYL CHLORIDE（CYLINDER）
CAS 号	75 – 44 – 5
化学式	$COCl_2$
分子量	98.9
成分/组成信息	碳酰氯

物 化 性 质	
理化特性	外观与性状：无色压缩液化气体，有特殊气味 沸点：8 ℃ 熔点：128 ℃ 相对密度（水 =1）：1.4 水中溶解度：反应 蒸汽压：20 ℃时 161.6 kPa 蒸汽相对密度（空气 =1）：3.4
禁配物	水、醇类、碱类

健康危害与毒理信息	
危险有害概述	物理危险性：蒸气比空气重。 化学危险性：高于300 ℃分解。遇水和湿气分解，产生腐蚀性氯化氢。与乙醇、强氧化剂、氨、有机胺和铝剧烈反应。有水存在时侵蚀多数金属。 健康危险性：①吸入危险性：容器漏损时，迅速达到空气中该气体的有害浓度。②短期接触的影响：液体迅速蒸发可能造成冻伤，刺激眼睛和呼吸道，吸入气体可能引起肺水肿和化学性肺炎。影响可能推迟显现，需进行医学观察。高浓度接触可能导致死亡。③长期或反复接触的影响：可能影响肺脏。可能导致功能损害和抗感染能力降低
GHS 危害分类	高压气体：液化气体； 急性毒性 - 吸入：类别1（气体）； 严重眼损伤/眼刺激：类别2A； 皮肤腐蚀/刺激：类别2； 特异性靶器官毒性 - 单次接触：类别1（呼吸系统）； 特异性靶器官毒性 - 反复接触：类别1（呼吸系统）
急性毒性数据（HSDB）	/
致癌分类	/
ToxCast 毒性数据	AC_{50}（AR）= Inactive；AC_{50}（AhR）= Inactive；AC_{50}（ESR）= Inactive；AC_{50}（p53）= Inactive
急性暴露水平（AEGL）	AEGL1 - 10 min = NR；AEGL1 - 8 h = NR；AEGL2 - 10 min = 0.6 ppm；AEGL2 - 8 h = 0.04 ppm；AEGL3 - 10 min = 3.6 ppm；AEGL3 - 8 h = 0.09 ppm
暴露途径	可通过吸入吸收到体内
靶器官	呼吸系统、眼、皮肤
中毒症状	吸入：咳嗽，咽喉痛，胸闷，气促，恶心，呕吐，症状可能推迟显现。 皮肤：发红，疼痛，与液体接触：冻伤。 眼睛：发红，流眼泪，接触其液体，造成冻伤
职业接触限值	阈限值：0.1 ppm（时间加权平均值）（美国政府工业卫生学家会议，2017 年）。 最高容许浓度：0.5 mg/m³（中国，2019 年）。 时间加权平均容许浓度：0.02 ppm，0.08 mg/m³；短期接触容许浓度：0.1 ppm，0.4 mg/m³（欧盟，2006 年）
防 护 与 急 救	
接触控制/个体防护	接触控制：避免一切接触。 呼吸系统防护：密闭系统和通风。 身体防护：防护服。 手部防护：保温手套。 眼睛防护：面罩，或眼睛防护结合呼吸防护
急救措施	火灾应急：周围环境着火时，使用适当的灭火剂。 爆炸应急：着火时，喷雾状水保持钢瓶冷却，但避免与水接触。从掩蔽位置灭火。 接触应急：一切情况均向医生咨询。 吸入应急：新鲜空气，休息。半直立体位。必要时进行人工呼吸。给予医疗护理。 皮肤应急：冻伤时，用大量水冲洗，不要脱去衣服。用大量水冲洗皮肤或淋浴。给予医疗护理。 眼睛应急：先用大量水冲洗几分钟（如可能易行，摘除隐形眼镜），然后就医

155. 癸硼烷（Decaborane）

<table>
<tr><td colspan="2" align="center">基 本 信 息</td></tr>
<tr><td>原化学品目录</td><td>癸硼烷</td></tr>
<tr><td>化学物质</td><td>癸硼烷</td></tr>
<tr><td>别名</td><td>氢化硼；十四氢化十硼</td></tr>
<tr><td>英文名</td><td>DECABORANE；BORON HYDRIDE；DECABORON TETRADECAHYDRIDE</td></tr>
<tr><td>CAS</td><td>17702 - 41 - 9</td></tr>
<tr><td>化学式</td><td>$B_{10}H_{14}$</td></tr>
<tr><td>分子量</td><td>122.2</td></tr>
<tr><td>成分/组成信息</td><td>癸硼烷</td></tr>
<tr><td colspan="2" align="center">物 化 性 质</td></tr>
<tr><td>理化特性</td><td>外观与性状：无色至白色晶体，有刺鼻气味
沸点：213 ℃
熔点：99.6 ℃
相对密度（水 =1）：0.9
水中溶解度：微溶于冷水，在热水中水解
蒸汽压：25 ℃时 6.65 Pa
蒸汽相对密度（空气 =1）：4.2（沸点时）
蒸汽、空气混合物的相对密度（20 ℃，空气 =1）：1
闪点：80 ℃（闭杯）
自燃温度：149 ℃</td></tr>
<tr><td>禁配物</td><td>氧、强氧化剂、卤化物、水</td></tr>
<tr><td colspan="2" align="center">健康危害与毒理信息</td></tr>
<tr><td>危险有害概述</td><td>物理危险性：如以粉末或颗粒形式与空气混合，可能发生粉尘爆炸。
化学危险性：加热或与明火接触时，可能发生爆炸。加热到 300 ℃时，缓慢分解，生成硼和易燃气体氢。燃烧时生成氧化硼有毒烟雾。与卤化物和醚反应，生成撞击敏感物质。与氧化剂爆炸反应。与水或湿气发生反应，生成易燃气体氢。侵蚀天然橡胶、有些合成橡胶、油脂和某些润滑剂。
健康危险性：①吸入危险性：20 ℃时蒸发可相当快地达到空气中有害污染浓度。②短期接触的影响：气溶胶刺激眼睛和呼吸道。可能对中枢神经系统有影响，导致疲劳、过度兴奋和麻醉。影响可能推迟显现。需进行医学观察。③长期或反复接触的影响：可能对中枢神经系统有影响，导致疲劳、精力不集中和缺乏协调</td></tr>
<tr><td>GHS 危害分类</td><td>易燃液体：类别 1；
急性毒性 - 经口：类别 3；
急性毒性 - 经皮：类别 2；
急性毒性 - 吸入：类别 1（蒸气）；
皮肤腐蚀/刺激：类别 3；
严重眼损伤/眼刺激：类别 2B；
特异性靶器官毒性 - 单次接触：类别 1（中枢神经系统）、类别 3（呼吸道刺激、麻醉效果）；
特异性靶器官毒性 - 反复接触：类别 1（中枢神经系统）</td></tr>
<tr><td>急性毒性数据（HSDB）</td><td>LC_{50}：46 ppm/4 h（大鼠吸入）；
LD_{50}：740 mg/kg（大鼠经皮）</td></tr>
<tr><td>致癌分类</td><td>/</td></tr>
</table>

健康危害与毒理信息	
ToxCast 毒性数据	/
急性暴露水平（AEGL）	/
暴露途径	可通过吸入其蒸气，经皮肤和食入吸收到体内
靶器官	呼吸道、中枢神经系统、皮肤、眼
中毒症状	吸入：咳嗽，头晕，头痛，恶心，嗜睡，出汗，咽喉痛，不协调，虚弱，震颤，痉挛。症状可能推迟显现。 皮肤：可能被吸收，发红。 眼睛：发红。 食入：症状同吸入
职业接触限值	阈限值：0.05 ppm（时间加权平均值），0.15 ppm（短期接触限值）（经皮）（美国政府工业卫生学家会议，2017 年）。 时间加权平均容许浓度：0.05 ppm，0.25 mg/m³（德国，2016 年）。 时间加权平均容许浓度：0.25 mg/m³，短时间接触容许浓度：0.75 mg/m³（中国，2019 年）
防 护 与 急 救	
接触控制/个体防护	工程控制：禁止明火，禁止与卤代化合物、氧化剂接触。高于 80 ℃时，密闭系统，通风和防爆型电气设备。 接触控制：防止粉尘扩散，严格作业环境管理。 呼吸系统防护：通风（如果没有粉末时），局部排气通风适当的呼吸防护。 身体防护：防护服。 手部防护：防护手套。 眼睛防护：面罩。 其他防护：工作时不得进食、饮水或吸烟。进食前洗手
急救措施	火灾应急：特殊粉末，干砂土。禁用其他灭火剂。 爆炸应急：着火时喷雾状水保持钢瓶冷却，但避免与水接触。 吸入应急：新鲜空气，休息，给予医疗护理。 皮肤应急：脱掉污染的衣服，用大量水冲洗皮肤或淋浴，给予医疗护理。 眼睛应急：先用大量水冲洗几分钟（如可能易行，摘除隐形眼镜），然后就医。 食入应急：催吐（仅对清醒病人），给予医疗护理

156. 过硫酸铵（Ammonium peroxydisulfate）

基 本 信 息	
原化学品目录	过硫酸盐（过硫酸钾、过硫酸钠、过硫酸铵等）
化学物质	过硫酸铵
别名	过二硫酸二铵盐；过二硫酸二铵
英文名	AMMONIUM PERSULFATE；PEROXYDISULFURIC ACID；DIAMMONIUM SALT；DIAMMONIUM PEROXYDISULPHATE；DIAMMONIUM PERSULFATE
CAS 号	7727 – 54 – 0
化学式	$H_8N_2O_8S_2/(NH_4)_2S_2O_8$
分子量	228.0
成分/组成信息	过硫酸铵

（续）

物 化 性 质	
理化特性	外观与性状：无色晶体，或白色粉末 熔点：低于熔点在 120 ℃分解 密度：1.9 g/cm³ 水中溶解度：20 ℃时 58.2 g/100 mL（溶解）
禁配物	/

健康危害与毒理信息	
危险有害概述	化学危险性：是一种强氧化剂。与可燃物质和还原剂反应。加热时，分解生成含氨、氮氧化物和硫氧化物的有毒和腐蚀性烟雾。如果在溶液中，与铁、铝粉和银盐激烈反应。水溶液是一种中强酸。 健康危险性：①吸入危险性：20 ℃时蒸发可忽略不计，但喷洒或扩散时，可较快地达到空气中颗粒物有害浓度，尤其是粉末。②短期接触的影响：刺激眼睛、皮肤和呼吸道。吸入粉尘可能引起哮喘反应。③长期或反复接触的影响：可能引起哮喘、皮炎、皮肤过敏。可能引起一般性过敏反应，如荨麻疹或休克。 环境危险性：对水生生物有害
GHS 危害分类	氧化固体：类别 3； 急性毒性 – 经口：类别 4； 皮肤腐蚀/刺激：类别 2； 严重眼损伤/眼刺激：类别 2B； 呼吸致敏性：类别 1； 皮肤敏感性：类别 1； 特异性靶器官毒性 – 单次接触：类别 2（中枢神经系统），类别 3（呼吸道刺激）； 特异性靶器官毒性 – 反复接触：类别 2（呼吸系统）； 急性水生毒性：类别 3
急性毒性数据（HSDB）	LC_{50}：> 2950 mg/m³，4 h（大鼠吸入）； LD_{50}：> 2000 mg/kg（小鼠经皮）； LD_{50}：495 ~ 820 mg/kg bw（大鼠雄性经口）
致癌分类	/
ToxCast 毒性数据	/
急性暴露水平（AEGL）	/
暴露途径	可通过吸入其气溶胶和食入吸收到体内
靶器官	呼吸系统、中枢神经系统、眼、皮肤
中毒症状	吸入：咳嗽，咽喉痛，喘息，呼吸困难。 皮肤：发红，灼烧感，疼痛。 眼睛：发红，疼痛。 食入：恶心，腹泻，呕吐，咽喉疼痛
职业接触限值	阈限值：0.1 mg/m³（时间加权平均值）（美国政府工业卫生学家会议，2017 年）

防 护 与 急 救	
接触控制/个体防护	工程控制：禁止与可燃物质接触，局部排气通风。 接触控制：防止粉尘扩散，严格作业环境管理。 呼吸系统防护：适当的呼吸防护。 手部防护：防护手套。 眼睛防护：护目镜，如为粉末，眼睛防护结合呼吸防护。 其他防护：工作时不得进食、饮水或吸烟。进食前洗手

（续）

防 护 与 急 救	
急救措施	火灾应急：周围环境着火时，允许使用各种灭火剂。 爆炸应急：着火时，喷雾状水保持料桶等冷却。 吸入应急：新鲜空气，休息。必要时进行人工呼吸，给予医疗护理。 皮肤应急：先用大量水，然后脱去污染的衣服并再次冲洗。 眼睛应急：先用大量水冲洗几分钟（如可能易行，摘除隐形眼镜），然后就医。 食入应急：大量饮水，给予医疗护理

157. 过硫酸钠（Sodium peroxydisulfate）

基 本 信 息	
原化学品目录	过硫酸盐（过硫酸钾、过硫酸钠、过硫酸铵等）
化学物质	过硫酸钠
别名	过（二）硫酸二钠盐
英文名	SODIUM PERSULFATE；PEROXYDISULFURIC ACID；DISODIUM SALT
CAS 号	7775 - 27 - 1
化学式	$Na_2S_2O_8$
分子量	238.1
成分/组成信息	过硫酸钠

物 化 性 质	
理化特性	外观与性状：白色晶体或粉末 熔点：低于熔点在180 ℃分解 密度：1.1 g/cm³ 水中溶解度：20 ℃时 55.6 g/100 mL
禁配物	强还原剂、活性金属粉末、强碱、醇类、水、硫、磷

健康危害与毒理信息	
危险有害概述	化学危险性：是一种强氧化剂。与可燃物质和还原性物质发生反应。加热时，分解生成含硫氧化物有毒和腐蚀性烟雾。与金属粉末和强碱激烈反应。水溶液是一种弱酸。 健康危险性：①吸入危险性：20 ℃时蒸发可忽略不计，但扩散时可较快地达到空气中颗粒物有害浓度。②短期接触的影响：刺激眼睛、皮肤和呼吸道。吸入粉尘可能引起哮喘反应。③长期或反复接触的影响：可能引起皮肤过敏、皮炎、哮喘。可能引起一般性过敏反应，如荨麻疹或休克
GHS 危害分类	氧化固体：类别3； 急性毒性 - 经口：类别4； 皮肤腐蚀/刺激：类别3； 严重眼损伤/眼刺激：类别2B； 呼吸致敏性：类别1； 皮肤敏感性：类别1； 特异性靶器官毒性 - 单次接触：类别3（呼吸道刺激）
急性毒性数据（HSDB）	226 mg/kg（小鼠腹腔）
致癌分类	类别4（德国，2016 年）
ToxCast 毒性数据	AC_{50}（AR）= Inactive；AC_{50}（AhR）= Inactive；AC_{50}（ESR）= Inactive；AC_{50}（p53）= Inactive

（续）

健康危害与毒理信息	
急性暴露水平（AEGL）	/
暴露途径	可通过吸入其气溶胶和经食入吸收到体内
靶器官	呼吸道、眼、皮肤
中毒症状	吸入：咳嗽，呼吸困难，咽喉痛，喘息。 皮肤：发红，疼痛。 眼睛：发红，疼痛。 食入：腹泻，恶心，咽喉疼痛，呕吐
职业接触限值	阈限值：0.1 mg/m³（以过硫酸盐计）（美国政府工业卫生学家会议，2017年）

防护与急救	
接触控制/个体防护	工程控制：禁止与可燃物质接触，局部排气通风。 接触控制：防止粉尘扩散，严格作业环境管理。 呼吸系统防护：适当的呼吸防护。 身体防护：防护服。 手部防护：防护手套。 眼睛防护：护目镜。如为粉末，眼睛防护结合呼吸防护。 其他防护：工作时不得进食、饮水或吸烟
急救措施	火灾应急：周围环境着火时，允许使用各种灭火剂。 爆炸应急：着火时，喷雾状水保持料桶等冷却。 吸入应急：新鲜空气，休息。必要时进行人工呼吸，给予医疗护理。 皮肤应急：先用大量水，然后脱去污染的衣服再次冲洗。 眼睛应急：先用大量水冲洗几分钟（如可能易行，摘除隐形眼镜），然后就医。 食入应急：大量饮水，给予医疗护理

158. 过硫酸盐（Potassium persulfate）

基本信息	
原化学品目录	过硫酸盐（过硫酸钾、过硫酸钠、过硫酸铵等）
化学物质	过硫酸盐
别名	过氧化二硫酸二钾盐；过氧化二硫酸钾
英文名	POTASSIUM PERSULFATE；PEROXYDISULFURIC ACID；DIPOTASSIUM SALT；POTASSIUM PEROXYDISULFATE
CAS号	7727-21-1
化学式	$K_2S_2O_8$
分子量	270.3
成分/组成信息	过硫酸盐

物化性质	
理化特性	外观与性状：白色晶体 熔点：低于熔点在＜100℃时分解 密度：2.5 g/cm³ 水中溶解度：20℃时5.2 g/100 mL
禁配物	强还原剂、活性金属粉末、强碱、水、醇类

健康危害与毒理信息	
危险有害概述	化学危险性：加热可能引起激烈燃烧或爆炸。加热时，分解生成含硫氧化物的有毒烟雾。是一种强氧化剂。与可燃物质和还原性物质发生反应。水溶液是一种中强酸。有水存在时，与氯酸盐和高氯酸盐激烈反应，有爆炸的危险。有水存在时，与金属，如铝发生反应，有着火的危险。 健康危险性：①吸入危险性：20 ℃时蒸发可忽略不计，但喷洒或扩散时可较快达到空气中颗粒物有害浓度，尤其是粉末。②短期接触的影响：刺激眼睛、皮肤和呼吸道。吸入粉尘可能引起类似哮喘反应。③长期或反复接触的影响：可能引起皮炎、皮肤过敏、哮喘。可能引起一般性过敏反应，像荨麻疹或休克。 环境危险性：对水生生物有害
GHS 危害分类	氧化固体：类别3； 急性毒性－经口：类别4； 皮肤腐蚀/刺激：类别2； 呼吸致敏性：类别1； 皮肤敏感性：类别1； 生殖细胞致突变性：类别2； 致癌性：类别2； 特异性靶器官毒性－单次接触：类别2（系统毒性），类别3（呼吸道刺激）； 急性水生毒性：类别3
急性毒性数据（HSDB）	/
致癌分类	/
ToxCast 毒性数据	$AC_{50}(AR) = Inactive$；$AC_{50}(AhR) = Inactive$；$AC_{50}(ESR) = Inactive$；$AC_{50}(p53) = Inactive$
急性暴露水平（AEGL）	/
暴露途径	可通过吸入其气溶胶和经食入吸收到体内
靶器官	皮肤、呼吸道
中毒症状	吸入：咳嗽、喘息、咽喉痛、呼吸困难。 皮肤：发红、疼痛。 眼睛：发红、疼痛。 食入：恶心、呕吐、腹部疼痛、腹泻
职业接触限值	阈限值：0.1 mg/m³（以过硫酸盐计）（时间加权平均值）（美国政府工业卫生学家会议，2017 年）
防 护 与 急 救	
接触控制/个体防护	工程控制：禁止与可燃物质接触，局部排气通风。 接触控制：防止粉尘扩散，严格作业环境管理。 呼吸系统防护：适当的呼吸防护。 身体防护：防护服。 手部防护：防护手套。 眼睛防护：护目镜，或眼睛防护结合呼吸防护。 其他防护：工作时不得进食、饮水或吸烟
急救措施	火灾应急：周围环境着火时，使用适当的灭火剂。 爆炸应急：着火时，喷雾状水保持料桶等冷却。 吸入应急：新鲜空气，休息；必要时进行人工呼吸；给予医疗护理。 皮肤应急：先用大量水冲洗，然后脱去污染的衣服并再次冲洗。 眼睛应急：先用大量水冲洗几分钟（如可能易行，摘除隐形眼镜），然后就医。 食入应急：漱口、大量饮水、给予医疗护理

159. 过氧化苯甲酰 (Benzoyl peroxide)

基 本 信 息	
原化学品目录	过氧化苯甲酰
化学物质	过氧化苯甲酰
别名	过氧化二苯（甲）酰
英文名	BENZOYL PEROXIDE；DIBENZOYL PEROXIDE；BENZOYL SUPEROXIDE
CAS 号	94 - 36 - 0
化学式	$C_{14}H_{10}O_4$
分子量	242.2
成分/组成信息	过氧化苯甲酰

物 化 性 质	
理化特性	外观与性状：白色晶体或粉末 熔点：103～105 ℃（分解） 密度：1.3 g/cm³ 水中溶解度：微溶 蒸汽压：20 ℃时 0.1 kPa 自燃温度：80 ℃ 辛醇、水分配系数的对数值：3.46
禁配物	强还原剂、酸类、碱、醇类

健康危害与毒理信息	
危险有害概述	化学危险性：受撞击、摩擦或震动时，可能爆炸性分解。加热至 103～105 ℃以上时，可能发生爆炸。燃烧时，生成含苯甲酸和一氧化碳刺激性和有毒烟雾。是一种强氧化剂。与可燃物质和还原性物质激烈反应。与许多有机酸和无机酸、醇类和胺类激烈反应，有着火和爆炸的危险。 健康危险性：①吸入危险性：20 ℃时蒸发可忽略不计，但扩散时可较快地达到空气中颗粒物有害浓度，尤其是粉末。②短期接触的影响：刺激眼睛、皮肤和呼吸道。③长期或反复接触的影响：可能引起皮肤过敏
GHS 危害分类	有机过氧化物：B 型； 严重眼损伤/眼刺激：类别 2； 皮肤致敏性：类别 1； 特定靶器官毒性 - 单次接触：类别 3（呼吸道过敏）； 危害水生环境 - 急性危害：类别 1
急性毒性数据（HSDB）	LD_{50}：7710 mg/kg（大鼠经口）
致癌分类	类别 3（国际癌症研究机构，2019 年）。 类别 A4（美国政府工业卫生学家会议，2017 年）
ToxCast 毒性数据	/
急性暴露水平（AEGL）	/
暴露途径	可通过吸入其气溶胶吸收到体内
靶器官	呼吸系统、眼、皮肤
中毒症状	吸入：咳嗽，咽喉痛。 皮肤：发红。 眼睛：发红

（续）

健康危害与毒理信息	
职业接触限值	阈限值：5 mg/m³（时间加权平均值）（美国政府工业卫生学家会议，2017 年）。 时间加权平均容许浓度：5 mg/m³（中国，2019 年）。 最高容许浓度：5 mg/m³（可吸入粉尘）（德国，2016 年）

防 护 与 急 救	
接触控制/个体防护	工程控制：禁止明火，禁止火花和禁止吸烟。禁止与易燃物质接触，禁止与高温表面接触。不要受摩擦或撞击，使用无火花手工具。局部排气通风。 接触控制：防止粉尘扩散。 呼吸系统防护：适当的呼吸防护。 身体防护：防护服。 手部防护：防护手套。 眼睛防护：护目镜。 其他防护：工作时不得进食、饮水或吸烟
急救措施	火灾应急：大量水。 爆炸应急：着火时，喷雾状水保持料桶等冷却。从掩蔽位置灭火。 吸入应急：新鲜空气，休息。 皮肤应急：脱去污染的衣服，冲洗，然后用水和肥皂清洗皮肤。 眼睛应急：先用大量水冲洗几分钟（如可能易行，摘除隐形眼镜），然后就医。 食入应急：漱口。大量饮水，给予医疗护理

160. 过氧化氢（Hydrogen peroxide）

基 本 信 息	
原化学品目录	过氧化氢
化学物质	过氧化氢
别名	过氧化氢（>60% 水溶液）；二氧化氢；二氧化二氢
英文名	HYDROGEN PEROXIDE（>60% SOLUTION IN WATER）；HYDROPEROXIDE；HY-DROGEN DIOXIDE；DIHYDROGEN DIOXIDE
CAS 号	7722 - 84 - 1
化学式	H_2O_2
分子量	34
成分/组成信息	过氧化氢

物 化 性 质	
理化特性	沸点：141 ℃（90%），125 ℃（70%） 熔点：-11 ℃（90%），-39 ℃（70%） 相对密度（水=1）：1.4（90%），1.3（70%） 水中溶解度：混溶 蒸汽压：20 ℃时 0.2 kPa（90%），0.1 kPa（70%） 蒸汽相对密度（空气=1）：1.0 蒸汽、空气混合物的相对密度（20 ℃，空气=1）：1 辛醇、水分配系数的对数值：-1.36
禁配物	易燃或可燃物、强还原剂、铜、铁、铁盐、锌、活性金属粉末

健康危害与毒理信息	
危险有害概述	化学危险性：加热时或在光的作用下，分解生成氧气，增加着火的危险。是一种强氧化剂，与可燃物质和还原性物质激烈反应，有着火和爆炸危险，特别是有金属存在时。侵蚀许多有机物质，如纺织品和纸张。 健康危险性：吸入蒸气或雾对呼吸道有强烈刺激性。眼直接接触液体可致不可逆损伤甚至失明。口服中毒出现腹痛、胸口痛、呼吸困难、呕吐、一时性运动和感觉障碍、体温升高等。个别病例出现视力障碍、癫痫样痉挛、轻瘫。①吸入危险性：20 ℃时，蒸发相当快地达到空气中有害污染浓度。②短期接触的影响：腐蚀眼睛和皮肤。蒸气刺激呼吸道。食入可能在血液中产生氧气泡（栓塞），导致休克。吸入高浓度时，肺可能受损伤。③长期或反复接触的影响：可能对头发有影响，造成漂白。长期接触可致接触性皮炎 环境危险性：对水生生物是有毒的
GHS 危害分类	氧化性液体：类别 1； 急性毒性－经口：类别 4； 急性毒性－皮肤：类别 3； 急性毒性－吸入（蒸气）：类别 3； 急性毒性－吸入（粉尘和烟雾）：类别 2； 皮肤腐蚀/刺激性：类别 1； 严重眼损伤/眼刺激：类别 1； 致癌性：类别 2； 特定靶器官毒性（单次接触）：类别 1（呼吸系统）； 特定靶器官毒性（重复接触）：类别 1（呼吸系统）； 急性水生毒性：类别 1
急性毒性数据（HSDB）	/
致癌分类	类别 3（国际癌症研究机构，2019 年）。 类别 A3（美国政府工业卫生学家会议，2017 年）。 类别 4（德国，2016 年）
ToxCast 毒性数据	/
急性暴露水平（AEGL）	/
暴露途径	可通过吸入其蒸气和经食入吸收到体内
靶器官	眼、皮肤、呼吸系统
中毒症状	吸入：咽喉痛，咳嗽，头晕，头痛，恶心，气促。 皮肤：咽喉痛，咳嗽，头晕，头痛，恶心，气促。 眼睛：腐蚀作用，发红，疼痛，视力模糊，严重深度烧伤。 食入：咽喉疼痛，腹部疼痛，腹胀，恶心，呕吐
职业接触限值	阈限值：1 ppm（时间加权平均值）（美国政府工业卫生学家会议，2017 年）。 时间加权平均容许浓度：0.5 ppm，7.1 mg/m³（德国，2016 年）。 时间加权平均容许浓度：1.5 mg/m³（中国，2019 年）
防 护 与 急 救	
接触控制/个体防护	工程控制：生产过程密闭，全面通风。提供安全淋浴和洗眼设备。 呼吸系统防护：可能接触其蒸气时，应该佩戴自吸过滤式防毒面具（全面罩）。 眼睛防护：呼吸系统防护中已作防护。 身体防护：穿聚乙烯防毒服。 手部防护：戴氯丁橡胶手套。 其他防护：工作现场严禁吸烟。工作完毕，淋浴更衣。注意个人清洁卫生

	防 护 与 急 救
急救措施	火灾应急：消防人员必须穿全身防火防毒服，在上风向灭火。尽可能将容器从火场移至空旷处。喷水保持火场容器冷却，直至灭火结束。处在火场中的容器若已变色或从安全泄压装置中产生声音，必须马上撤离。灭火剂：水、雾状水、干粉、砂土。 　　吸入应急：迅速脱离现场至空气新鲜处。保持呼吸道通畅。如呼吸困难，给输氧。如呼吸停止，立即进行人工呼吸。就医。 　　皮肤应急：脱去污染的衣着，用大量流动清水冲洗。 　　眼睛应急：立即提起眼睑，用大量流动清水或生理盐水彻底冲洗至少15 min。就医。 　　食入应急：饮足量温水，催吐。就医

161. 红磷（Red phosphorus）

	基 本 信 息
原化学品目录	磷及其化合物（磷化氢、磷化锌、磷化铝、有机磷单列）
化学物质	红磷
别名	赤磷
英文名	RED PHOSPHORUS
CAS 号	7723 – 14 – 0
化学式	P4
分子量	123.90
成分/组成信息	磷

	物 化 性 质
理化特性	外观与性状：紫红色无定形粉末，无臭，具有金属光泽，暗处不发光 熔点：590 ℃（4357 kPa） 相对密度（水 = 1）：2.20 相对蒸气密度（空气 = 1）：4.77 饱和蒸气压：4357 kPa（590 ℃） 引燃温度：260 ℃ 爆炸下限：48 ~ 64 mg/m³ 溶解性：不溶于水、二硫化碳，微溶于无水乙醇，溶于碱液
禁配物	卤素、卤化物、硫、强氧化剂、铜、氧

	健康危害与毒理信息
危险有害概述	物理危险性：遇明火、高热、摩擦、撞击有引起燃烧的危险。 　　化学危险性：与溴混合能发生燃烧。与大多数氧化剂如氯酸盐、硝酸盐、高氯酸盐或高锰酸盐等组成爆炸性能十分敏感的化合物。燃烧时放出有毒的刺激性烟雾。 　　健康危险性：如制品不纯时可含少量黄磷，可致黄磷中毒。经常吸入红磷尘，可引起慢性磷中毒
GHS 危害分类	易燃固体：类别2； 急性毒性 – 经口：类别2； 急性毒性 – 吸入：类别2（蒸气）； 皮肤腐蚀/刺激：类别1A； 危害水生环境 – 急性危害：类别1； 危害水生环境 – 长期危害：类别3

健康危害与毒理信息	
急性毒性数据（HSDB）	/
致癌分类	/
ToxCast 毒性数据	/
急性暴露水平（AEGL）	AEGL1 – 10 min = 6.7 mg/m³；AEGL1 – 8 h = 0.47 mg/m³；AEGL2 – 10 min = 20 mg/m³；AEGL2 – 8 h = 1.4 mg/m³；AEGL3 – 10 min = 85 mg/m³；AEGL3 – 8 h = 5.9 mg/m³
暴露途径	可通过吸入其蒸气，经皮肤和食入吸收到体内
靶器官	呼吸道、肝、肺、胃、肾、皮肤、神经系统、骨骼
中毒症状	厌食、全身乏力、上呼吸道刺激，严重者导致牙龈脓肿、牙松动和脱落，肝肿大、肝功能异常
职业接触限值	/
防 护 与 急 救	
接触控制/个体防护	工程控制：密闭操作，局部排风。 呼吸系统防护：可能接触其粉尘时，应该佩戴自吸过滤式防尘口罩。 眼睛防护：戴化学安全防护眼镜。 身体防护：戴一般作业防护手套。 手部防护：戴一般作业防护手套。 其他防护：工作现场禁止吸烟、进食和饮水。工作完毕，淋浴更衣。及时换洗工作服
急救措施	皮肤应急：脱去污染的衣着，用肥皂水和清水彻底冲洗皮肤。 眼睛应急：提起眼睑，用流动清水或生理盐水冲洗。就医。 吸入应急：迅速脱离现场至空气新鲜处。保持呼吸道通畅。如呼吸困难，给输氧。如呼吸停止，立即进行人工呼吸。就医。 食入应急：饮足量温水，催吐。就医

162. 环己胺（Cyclohexylamine）

基 本 信 息	
原化学品目录	环己胺
化学物质	环己胺
别名	氨基环己烷；氨基六氢苯；六氢苯胺
英文名	CYCLOHEXYLAMINE；CYCLOHEXANAMINE；AMINOCYCLOHEXANE；AMINOHEXA-HYDROBENZENE；HEXAHYDROANILINE
CAS 号	108 – 91 – 8
化学式	$C_6H_{11}NH_2/C_6H_{13}N$
分子量	99.2
成分/组成信息	环己胺

物　化　性　质	
理化特性	沸点：134.5 ℃ 熔点：－17.7 ℃ 相对密度（水 = 1）：0.86 水中溶解度：混溶 蒸汽压：20 ℃时 1.4 kPa 蒸汽相对密度（空气 = 1）：3.42 闪点：28 ℃（闭杯） 自燃温度：293 ℃ 爆炸极限：空气中 1.5% ~9.4%（体积） 辛醇、水分配系数的对数值：1.4
禁配物	酸类、酰基氯、酸酐、强氧化剂
健康危害与毒理信息	
危险有害概述	化学危险性：燃烧时，分解生成含氮氧化物有毒和腐蚀性烟雾。是一种强碱。与酸激烈反应并有腐蚀性。与强氧化剂激烈反应，有着火的危险。侵蚀铝、铜和锌。 健康危险性：吸入蒸气可发生急性中毒。中毒表现有剧烈呕吐及腹泻；瞳孔散大和对光反应迟钝、视力模糊、萎靡、语言障碍。人体斑贴试验见 25% 溶液引起严重的皮肤刺激，并可能致过敏反应。①吸入危险性：20 ℃时，蒸发相当快达到空气中有害污染浓度。②短期接触的影响：腐蚀眼睛，皮肤和呼吸道。食入有腐蚀性，可能对中枢神经系统有影响。 环境危险性：对水生生物有害
GHS 危害分类	易燃液体：类别 3； 急性毒性 – 经口：类别 3； 急性毒性 – 经皮：类别 3； 急性毒性 – 吸入：类别 3（蒸气）； 皮肤腐蚀/刺激：类别 1； 严重眼损伤/眼刺激：类别 1； 生殖细胞致突变性：类别 1B； 生殖毒性：类别 2； 特异性靶器官毒性 – 单次接触：类别 1（神经系统、心血管系统），类别 3（呼吸道过敏）； 急性水生毒性：类别 3
急性毒性数据（HSDB）	LD_{50}：156 mg/kg（大鼠经口）； LD_{50}：277 mg/kg（兔子经皮）
致癌分类	类别 A4（美国政府工业卫生学家会议，2017 年）
ToxCast 毒性数据	AC_{50}（AR）= Inactive；AC_{50}（AhR）= Inactive；AC_{50}（ESR）= Inactive；AC_{50}（p53）= Inactive
急性暴露水平（AEGL）	AEGL1 – 10 min = 1.8 ppm；AEGL1 – 8 h = 1.8 ppm；AEGL2 – 10 min = 11 ppm；AEGL2 – 8 h = 2.7 ppm；AEGL3 – 10 min = 38 ppm；AEGL3 – 8 h = 9.5 ppm
暴露途径	可通过吸入，经皮肤和食入吸收到体内
靶器官	神经系统、心血管系统、呼吸道、眼、皮肤
中毒症状	吸入：灼烧感，咳嗽，呼吸困难，恶心，呕吐。 皮肤：发红，疼痛，皮肤烧伤。 眼睛：发红，疼痛，严重深度烧伤。 食入：头晕，胃痉挛，灼烧感，呕吐，腹部疼痛，休克或虚脱，恶心
职业接触限值	阈限值：10 ppm（时间加权平均值）（美国政府工业卫生学家会议，2017 年）。 时间加权平均容许浓度：2 ppm，8.2 mg/m³（德国，2016 年）。 时间加权平均容许浓度：10 mg/m³，短时间接触容许浓度：20 mg/m³（中国，2019 年）

（续）

防 护 与 急 救	
接触控制/个体防护	工程控制：密闭操作，注意通风。提供安全淋浴和洗眼设备。 呼吸系统防护：空气中浓度超标时，佩戴直接式防毒面具（半面罩）。紧急事态抢救或撤离时，建议佩戴空气呼吸器。 眼睛防护：戴化学安全防护眼镜。 身体防护：穿防腐工作服。 手部防护：戴橡胶耐油手套。 其他防护：工作现场禁止吸烟、进食和饮水。工作完毕，淋浴更衣。实行就业前和定期的体检
急救措施	火灾应急：用水喷射逸出液体，使其稀释成不燃性混合物，并用雾状水保护消防人员。 灭火剂：水、抗溶性泡沫、干粉、二氧化碳、砂土。 吸入应急：迅速脱离现场至空气新鲜处。呼吸困难时给输氧。呼吸停止时，立即进行人工呼吸。就医。 皮肤应急：脱去污染的衣着，立即用水冲洗至少15 min。就医治疗。 眼睛应急：立即提起眼睑，用流动清水或生理盐水冲洗至少15 min。就医。 食入应急：误服者立即漱口，给饮牛奶或蛋清。就医

163. 环己醇（Cyclohexanol）

基 本 信 息	
原化学品目录	环己醇
化学物质	环己醇
别名	六氢化（苯）酚
英文名	CYCLOHEXANOL; CYCLOHEXYL ALCOHOL; HEXAHYDROPHENOL; HEXALIN
CAS 号	108 - 93 - 0
化学式	$C_6H_{11}OH$
分子量	100.2
成分/组成信息	环己醇
物 化 性 质	
理化特性	外观与性状：无色吸湿液体或白色晶体，有特殊气味 沸点：161 ℃ 熔点：23 ℃ 相对密度（水 =1）：0.96 水中溶解度：20 ℃时 4 g/100 mL 蒸汽压：20 ℃时 0.13 kPa 蒸汽相对密度（空气 =1）：3.5 蒸汽、空气混合物的相对密度（20 ℃，空气 =1）：1 闪点：68 ℃（闭杯） 自燃温度：300 ℃ 爆炸极限：空气中，2.4% ~12%（体积） 辛醇、水分配系数的对数值：1.22
禁配物	强氧化剂、强酸

（续）

健康危害与毒理信息	
危险有害概述	化学危险性：与强氧化剂激烈反应。侵蚀塑料。 健康危险性：①吸入危险性：20 ℃时，蒸发不会或很缓慢地达到空气中有害污染浓度。②短期接触的影响：刺激眼睛、皮肤和呼吸道。可能对中枢神经系统有影响。③长期或反复接触的影响：液体使皮肤脱脂
GHS 危害分类	急性毒性 – 吸入：类别 4； 急性毒性 – 经口：类别 4； 皮肤腐蚀/刺激：类别 3； 严重眼损伤/眼刺激：类别 1； 生殖毒性：类别 2； 特异性靶器官毒性 – 单次接触：类别 3（麻醉作用、呼吸道刺激）； 特异性靶器官毒性 – 反复接触：类别 1（神经系统），类别 2（肝、肾）
急性毒性数据（HSDB）	LD_{50}：>3.6 mg/L for 4 h（大鼠吸入）； LD_{50}：1550~2060 mg/kg（大鼠经口）
致癌分类	/
ToxCast 毒性数据	AC_{50}(AR)＝Inactive；AC_{50}(AhR)＝Inactive；AC_{50}(ESR)＝49.79；AC_{50}(p53)＝Inactive
急性暴露水平（AEGL）	/
暴露途径	可通过吸入和食入吸收进体内
靶器官	呼吸道、肝、肾、眼、皮肤、神经系统
中毒症状	吸入：咳嗽，头晕，嗜睡，头痛，恶心，咽喉痛。 皮肤：皮肤干燥，发红。 眼睛：发红，疼痛。 食入：腹部疼痛，腹泻
职业接触限值	阈限值：50 ppm（时间加权平均值）(经皮)（美国政府工业卫生学家会议，2017 年）。 时间加权平均容许浓度：100 mg/m³（中国，2019 年）
防 护 与 急 救	
接触控制/个体防护	工程控制：禁止明火。68 ℃以上时，密闭系统，通风。 接触控制：防止烟雾产生。 呼吸系统防护：适当的呼吸防护。 身体防护：防护服。 手部防护：防护手套。 眼睛防护：安全护目镜或眼睛防护结合呼吸防护。 其他防护：工作时不得进食、饮水或吸烟
急救措施	火灾应急：干粉，水成膜泡沫，泡沫，二氧化碳。 吸入应急：新鲜空气，休息。必要时进行人工呼吸，给予医疗护理。 皮肤应急：脱去污染的衣服，用大量水冲洗皮肤或淋浴，给予医疗护理。 眼睛应急：先用大量水冲洗数分钟（如可能易行，摘除隐形眼镜），然后就医。 食入应急：漱口，大量饮水，给予医疗护理

164. 环己酮 （Cyclohexanone）

基 本 信 息	
原化学品目录	环己酮
化学物质	环己酮
别名	六亚甲基酮；庚酮
英文名	CYCLOHEXANONE；KETOHEXAMETHYLENE；PIMELIC KETONE；CYCLOHEXYL KE-TONE
CAS 号	108 – 94 – 1
化学式	$C_6H_{10}O$
分子量	98.14
成分/组成信息	环己酮

物 化 性 质	
理化特性	沸点：156 ℃ 熔点：– 32.1 ℃ 相对密度（水 = 1）：0.95 水中溶解度：20 ℃时 8.7 g/100 mL 蒸汽压：20 ℃时 500 Pa 蒸汽相对密度（空气 = 1）：3.4 闪点：44 ℃（闭杯） 自燃温度：420 ℃ 爆炸极限：空气中 1.1% ~9.4%（体积）（100 ℃时） 辛醇、水分配系数的对数值：0.81
禁配物	强氧化剂、强还原剂、塑料

健康危害与毒理信息	
危险有害概述	物理危险性：蒸气比空气重。由于流动、搅拌等，可能产生静电。 化学危险性：与强氧化剂，如硝酸发生反应，有着火和爆炸的危险。 健康危险性：具有麻醉和刺激作用。急性中毒：主要表现有眼、鼻、喉黏膜刺激症状和头晕、胸闷、全身无力等症状。重者可出现休克、昏迷、四肢抽搐、肺水肿，最后因呼吸衰竭而死亡。脱离接触后能较快恢复正常。液体对皮肤有刺激性；眼接触有可能造成角膜损害。慢性影响：长期反复接触可致皮炎。①吸入危险性：20 ℃时，蒸发相当慢地达到空气中有害污染浓度。②短期接触的影响：刺激眼睛、皮肤和呼吸道。远高于职业接触限值接触时，会造成意识降低
GHS 危害分类	易燃液体：类别3； 急性毒性 – 经口：类别4； 急性毒性 – 经皮：类别3； 急性毒性 – 吸入：类别3（蒸气）； 皮肤腐蚀/刺激：类别2； 严重眼损伤/眼刺激：类别2A； 皮肤致敏性：类别1； 生殖细胞致突变性：类别2； 生殖毒性：类别2； 致癌性：类别2； 特异性靶器官毒性 – 单次接触：类别1（呼吸系统），类别2（中枢神经系统），类别3（麻醉效果）； 特异性靶器官毒性 – 反复接触：类别1（中枢神经系统、骨头）

健康危害与毒理信息	
急性毒性数据（HSDB）	/
致癌分类	类别3（国际癌症研究机构，2019年）。 类别A3（美国政府工业卫生学家会议，2017年）
ToxCast毒性数据	$AC_{50}(AR)$ = Inactive；$AC_{50}(AhR)$ = Inactive；$AC_{50}(ESR)$ = Inactive；$AC_{50}(p53)$ = Inactive
急性暴露水平（AEGL）	/
暴露途径	可通过吸入其蒸气，经皮肤和食入吸收到体内
靶器官	中枢神经系统、骨、呼吸系统、皮肤、眼
中毒症状	吸入：咳嗽，咽喉痛，头晕，嗜睡。 皮肤：可能被吸收，皮肤干燥。发红。 眼睛：发红，疼痛。 食入：腹部疼痛，灼烧感
职业接触限值	阈限值：20 ppm（时间加权平均值）；50 ppm（短期接触限值）（经皮）（美国政府工业卫生学家会议，2017年）。 职业接触限值：10 ppm，40.8 mg/m³（时间加权平均值）；20 ppm，81.6 mg/m³（短期接触限值）（经皮）（欧盟，2000年）。 时间加权平均容许浓度：50 mg/m³（中国，2019年）
防 护 与 急 救	
接触控制/个体防护	工程控制：密闭操作，注意通风。 呼吸系统防护：可能接触其蒸气时，应该佩戴自吸过滤式防毒面具（半面罩）。 眼睛防护：戴安全防护眼镜。 身体防护：穿防静电工作服。 手部防护：戴橡胶耐油手套。 其他防护：工作现场严禁吸烟。注意个人清洁卫生。避免长期反复接触
急救措施	火灾应急：喷水冷却容器，可能的话将容器从火场移至空旷处。灭火剂：泡沫、干粉、二氧化碳、砂土。 吸入应急：迅速脱离现场至空气新鲜处。保持呼吸道通畅。如呼吸困难，给输氧。如呼吸停止，立即进行人工呼吸。就医。 皮肤应急：脱去污染的衣着，用肥皂水和清水彻底冲洗皮肤。 眼睛应急：立即提起眼睑，用大量流动清水或生理盐水彻底冲洗至少15 min。就医。 食入应急：饮足量温水，催吐。洗胃。就医

165. 环己烷（Cyclohexane）

基 本 信 息	
原化学品目录	环己烷
化学物质	环己烷
别名	六氢化苯；1，6-亚己基；己环烷
英文名	CYCLOHEXANE；HEXAHYDROBENZENE；HEXAMETHYLENE；HEXANAPHTHENE
CAS号	110-82-7
化学式	C_6H_{12}
分子量	84.2
成分/组成信息	环己烷

物 化 性 质	
理化特性	沸点：81 ℃ 熔点：7 ℃ 相对密度（水 =1）：0.8 黏度：26 ℃时 1.26×10^{-6} mm²/s 水中溶解度：25 ℃时 0.0058 g/100 mL（难溶） 蒸汽压：20 ℃时 10.3 kPa 蒸汽相对密度（空气 =1）：2.9 闪点：–18 ℃（闭杯） 自燃温度：260 ℃ 爆炸极限：空气中 1.3% ~8.4%（体积） 辛醇、水分配系数的对数值：3.4
禁配物	强氧化剂
健康危害与毒理信息	
危险有害概述	物理危险性：蒸气比空气重，可能沿地面流动；可能造成远处着火。由于流动、搅拌等，可能产生静电。 化学危险性：加热可能引起激烈燃烧或爆炸。与强氧化剂发生反应。 健康危险性：对眼和上呼吸道有轻度刺激作用。持续吸入可引起头晕、恶心、嗜睡和其他一些麻醉症状。液体污染皮肤可引起痒感。①吸入危险性：20 ℃时，蒸发相当快地达到空气中有害污染浓度。②短期接触的影响：轻微刺激眼睛、皮肤和呼吸道。可能对中枢神经系统有影响。吞入液体可能吸入肺中，有引起化学肺炎的危险。接触能够造成意识降低。③长期或反复接触的影响：可能导致干燥及开裂和皮炎。 环境危险性：对水生生物有极高毒性。可能在水生环境中造成长期影响。强烈建议不要让其进入环境
GHS 危害分类	易燃液体：类别2； 皮肤腐蚀/刺激：类别2； 严重眼损伤/眼刺激：类别2； 特异性靶器官毒性 – 单次接触：类别2（心血管系统），类别3（呼吸道刺激、麻醉效果）； 急性水生毒性：类别1； 慢性水生毒性：类别3
急性毒性数（HSDB）	LD_{50}：8.0 ~39.0 mL/kg（大鼠经口）
致癌分类	/
ToxCast 毒性数据	AC_{50}（AR）= Inactive；AC_{50}（AhR）= Inactive；AC_{50}（ESR）= Inactive；AC_{50}（p53）= Inactive
急性暴露水平（AEGL）	/
暴露途径	可通过吸入其蒸气和食入吸收到体内
靶器官	心血管系统、呼吸道、神经系统、皮肤、眼
中毒症状	吸入：咳嗽，恶心，头痛，头晕，虚弱，嗜睡。 皮肤：发红，皮肤干燥。 眼睛：发红。 食入：腹部疼痛，恶心，呕吐
职业接触限值	阈限值：100 ppm（时间加权平均值）（美国政府工业卫生学家会议，2017 年）。 职业接触限值：200 ppm，700 mg/m³（时间加权平均值）（欧盟，2006 年）。 时间加权平均容许浓度：250 mg/m³（中国，2019 年）

防 护 与 急 救	
接触控制/个体防护	工程控制：生产过程密闭，全面通风。提供安全淋浴和洗眼设备。 呼吸系统防护：一般不需要特殊防护，高浓度接触时可佩戴自吸过滤式防毒面具（半面罩） 眼睛防护：空气中浓度超标时，戴安全防护眼镜。 身体防护：穿防静电工作服。 手部防护：戴橡胶耐油手套。 其他防护：工作现场严禁吸烟。避免长期反复接触
急救措施	火灾应急：喷水冷却容器，可能的话将容器从火场移至空旷处。处在火场中的容器若已变色或从安全泄压装置中产生声音，必须马上撤离。灭火剂：泡沫、二氧化碳、干粉、砂土。用水灭火无效。 吸入应急：迅速脱离现场至空气新鲜处。保持呼吸道通畅。如呼吸困难，给输氧。如呼吸停止，立即进行人工呼吸。就医。 皮肤应急：脱去污染的衣着，用肥皂水和清水彻底冲洗皮肤。 眼睛应急：提起眼睑，用流动清水或生理盐水冲洗。就医。 食入应急：饮足量温水，催吐。就医

166. 环三次甲基三硝铵［黑索金（Cyclotrimethylene trinitramine）］

基 本 信 息	
原化学品目录	环三次甲基三硝铵（黑索今）
化学物质	环三次甲基三硝铵；黑索金
别名	全氢化－1，3，5－三硝基－1，3，5－三吖嗪；1，3，5－三吖－1，3，5－三硝基环己烷；RDX；黑索金；旋风炸药；环三亚甲基三硝基胺
英文名	PERHYDRO－1，3，5－TRINITRO－1，3，5－TRIAZINE；1，3，5－TRIAZA－1，3，5－TRINITROCYCLOHEXANE；RDX（ROYAL DEMOLITION EXPLOSIVE）；HEXOGEN；CYCLONITE；CYCLOTRIMETHYLENETRINITRAMINE
CAS 号	121－82－4
化学式	$C_3H_6N_6O_6$
分子量	222.1
成分/组成信息	环三次甲基三硝铵；黑索金
物 化 性 质	
理化特性	熔点：205.5 ℃ 密度：1.8 g/cm³ 水中溶解度：不溶 蒸汽压：可忽略不计 辛醇、水分配系数的对数值：0.87
禁配物	强酸、强碱
健康危害与毒理信息	
危险有害概述	化学危险性：受撞击、摩擦或震动时，可能发生爆炸性分解。受热时，生成氮氧化物，可能发生爆炸。与强氧化剂和可燃物质发生反应。 健康危险性：吸入后中毒，可发生癫痫样发作；误服可引起头晕、恶心、呕吐、流涎、多汗，重者发生抽搐。①吸入危险性：可较快地达到空气中颗粒物有害浓度。②短期接触的影响：可能对中枢神经系统有影响，导致易怒、失眠、惊厥和神志不清。③长期或反复接触的影响：可能对中枢神经系统有影响。反复或长期与皮肤接触可能引起皮炎。 环境危险性：对水生生物有害

健康危害与毒理信息	
GHS危害分类	爆炸物：类别1.1； 急性毒性 – 经口：类别3； 特异性靶器官毒性 – 单次接触：类别1（中枢神经系统、肾脏）； 特异性靶器官毒性 – 反复接触：类别1（中枢神经系统、造血系统），类别2（睾丸）； 急性水生毒性：类别3
急性毒性数据（HSDB）	/
致癌分类	类别A4（美国政府工业卫生学家会议，2017年）
ToxCast毒性数据	/
急性暴露水平（AEGL）	/
暴露途径	可通过吸入和经食入以有害数量吸收到体内
靶器官	中枢神经系统、造血系统、肾脏、睾丸
中毒症状	吸入：虚弱，头晕，头痛，恶心，惊厥，神志不清。 眼睛：发红，疼痛。 食入：症状同吸入
职业接触限值	阈限值：0.5 mg/m³（时间加权平均值）（经皮）（美国政府工业卫生学家会议，2017年）。 时间加权平均容许浓度：1.5 mg/m³（中国，2019年）
防护与急救	
接触控制/个体防护	工程控制：严加密闭，提供充分的局部排风。 呼吸系统防护：作业工人应该佩戴防尘口罩。 眼睛防护：可采用安全面罩。 身体防护：穿工作服。 手部防护：必要时戴防护手套
急救措施	火灾应急：雾状水。禁止用砂土压盖。 吸入应急：迅速脱离现场至空气新鲜处。保持呼吸道通畅。必要时进行人工呼吸。就医。 皮肤应急：脱去污染的衣着，用大量流动清水彻底冲洗。 眼睛应急：立即翻开上下眼睑，用流动清水或生理盐水冲洗。就医。 食入应急：患者清醒时给饮大量温水，催吐，就医

167. 环四次甲基四硝胺［奥克托金（Cyclotetramethylene tetranitramine）］

基 本 信 息	
原化学品目录	环四次甲基四硝胺（奥克托今）
化学物质	环四次甲基四硝胺；奥克托金
别名	环四次甲基四硝胺；八氢–1，3，5，7–四硝基–1，3，5，7–四吖辛因；奥克托金
英文名	CYCLOTETRAMETHYLENE TETRANITRAMINE；HMX；OCTAHYDRO – 1，3，5，7 – TETRANITRO – 1，3，5，7 – TETRAZOCINE；OCTOGEN
CAS号	2691 – 41 – 0
化学式	$C_4H_8N_8O_8$

（续）

基 本 信 息

分子量	296.2
成分/组成信息	环四次甲基四硝胺；奥克托金

物 化 性 质

理化特性	熔点：275 ℃ 密度：1.9 g/cm³ 水中溶解度：不溶 蒸汽压：25 ℃时＜0.1 Pa 自燃温度：234 ℃
禁配物	强氧化剂

健康危害与毒理信息

危险有害概述	物理危险性：由于流动、搅拌等，可能产生静电。以粉末或颗粒形状与空气混合，可能发生粉尘爆炸。 化学危险性：受热可能引起激烈燃烧或爆炸。受撞击、摩擦或震动时，可能发生爆炸性分解。加热时，分解生成含氮氧化物有毒气体。与酸和碱激烈反应。 健康危险性：有毒。属中等毒类。对眼睛有刺激作用。①吸入危险性：扩散时可较快地达到空气中颗粒物有害浓度。②短期接触的影响：刺激眼睛和皮肤。可能对中枢神经系统有影响，导致易怒、惊厥和意识降低。需进行医学观察。③长期或反复接触的影响：可能对肾和肝有影响。 环境危险性：可能对环境有危害，对水生生物应给予特别注意
GHS 危害分类	急性毒性 – 经口：类别 5； 急性毒性 – 经皮：类别 3； 严重眼损伤/眼刺激：类别 2A； 生殖毒性：类别 2； 特异性靶器官毒性 – 单次接触：类别 1（中枢神经系统、肾脏）； 特异性靶器官毒性 – 反复接触：类别 2（肝脏）
急性毒性数（HSDB）	LD_{50}：2.3 g/kg（大鼠经口）
致癌分类	类别 3B（德国，2016 年）
ToxCast 毒性数据	/
急性暴露水平（AEGL）	/
暴露途径	可通过吸入其气溶胶，经皮肤和食入吸收到体内
靶器官	中枢神经系统、肾脏、肝脏、眼
中毒症状	吸入：意识模糊，嗜睡，惊厥，神志不清。 皮肤：可能被吸收，发红。 眼睛：发红，疼痛。 食入：症状同吸入
职业接触限值	时间加权平均容许浓度：2 mg/m³，短时间接触容许浓度：4 mg/m³（中国，2019 年）

防 护 与 急 救

接触控制/个体防护	工程控制：严加密闭，提供充分的局部排风。 呼吸系统防护：佩戴防尘口罩。高浓度环境中，佩戴防毒面具。 眼睛防护：戴化学安全防护眼镜。 身体防护：穿紧袖工作服，长筒胶鞋。 手部防护：戴橡皮胶手套

（续）

防 护 与 急 救	
急救措施	火灾应急：雾状水。禁止用砂土压盖。 吸入应急：迅速脱离现场至空气新鲜处。保持呼吸道通畅。必要时进行人工呼吸。就医。 皮肤应急：脱去污染的衣着，用大量流动清水彻底冲洗。 眼睛应急：立即翻开上下眼睑，用流动清水或生理盐水冲洗。就医。 食入应急：误服者，饮适量温水，催吐。就医

168. 环戊酮（Cyclopentanone）

基 本 信 息	
原化学品目录	环戊酮
化学物质	环戊酮
别名	环戊酮；己二酮
英文名	CYCLOPENTANONE；KETOCYCLOPENTANE；ADIPIC KETONE
CAS 号	120－92－3
化学式	C_5H_8O
分子量	84.12
成分/组成信息	环戊酮

物 化 性 质	
理化特性	沸点：131℃ 熔点：－51℃ 相对密度（水=1）：0.95 水中溶解度：微溶 蒸汽相对密度（空气=1）：2.3 闪点：26℃（闭杯）
禁配物	强氧化剂、强碱、强还原剂

健康危害与毒理信息	
危险有害概述	物理危险性：蒸气体比空气重。 化学危险性：在酸作用下，容易发生聚合。 健康危险性：吸入、口服或经皮肤吸收后对身体有害，对眼、皮肤有刺激性。可能刺激呼吸道
GHS 危害分类	易燃液体：类别3； 急性毒性－经口：类别4； 严重眼损伤/眼刺激：类别2A
急性毒性数据（HSDB）	/
致癌分类	/
ToxCast 毒性数据	$AC_{50}(AR)$ = Inactive；$AC_{50}(AhR)$ = Inactive；$AC_{50}(ESR)$ = Inactive；$AC_{50}(p53)$ = Inactive
急性暴露水平（AEGL）	/
暴露途径	可通过吸入其蒸气，经皮肤和食入吸收到体内
靶器官	皮肤、眼

健康危害与毒理信息	
中毒症状	吸入：咳嗽，咽喉疼痛。 皮肤：发红，疼痛。 眼睛：发红，疼痛
职业接触限值	/

防 护 与 急 救	
接触控制/个体防护	工程控制：密闭操作，注意通风。 呼吸系统防护：空气中浓度超标时，应该佩戴自吸过滤式防毒面具（半面罩）。 眼睛防护：戴安全防护眼镜。 身体防护：穿防静电工作服。 手部防护：戴橡胶耐油手套。 其他防护：工作现场严禁吸烟。注意个人清洁卫生。避免长期反复接触
急救措施	火灾应急：喷水冷却容器，可能的话将容器从火场移至空旷处。灭火剂：泡沫、干粉、二氧化碳、砂土。 吸入应急：迅速脱离现场至空气新鲜处。保持呼吸道通畅。如呼吸困难，给输氧。如呼吸停止，立即进行人工呼吸。就医。 皮肤应急：脱去污染的衣着，用肥皂水和清水彻底冲洗皮肤。 眼睛应急：立即提起眼睑，用大量流动清水或生理盐水彻底冲洗至少15 min。就医。 食入应急：饮足量温水，催吐。洗胃。就医

169. 环氧丙烷（Propylene oxide）

基 本 信 息	
原化学品目录	环氧丙烷
化学物质	环氧丙烷
别名	1，2－环氧丙烷；甲基环氧乙烷；氧化丙烯
英文名	PROPYLENE OXIDE；1，2－EPOXYPROPANE；METHYLOXIRANE；METHYL ETHYL-ENE OXIDE；PROPENE OXIDE
CAS 号	75－56－9
化学式	C_3H_6O/CH_3CHCH_2O
分子量	58.1
成分/组成信息	环氧丙烷

物 化 性 质	
理化特性	外观与性状：极易挥发无色液体，有特殊气味 沸点：34 ℃ 熔点：－112 ℃ 相对密度（水＝1）：0.83 水中溶解度：20 ℃时40 g/100 mL 蒸汽压：20 ℃时59 kPa 蒸汽相对密度（空气＝1）：2.0 闪点：－37 ℃（闭杯） 自燃温度：430 ℃ 爆炸极限：空气中1.9%～36.3%（体积） 辛醇、水分配系数的对数值：0.03
禁配物	酸类、碱类、强氧化剂

（续）

健康危害与毒理信息	
危险有害概述	物理危险性：蒸气比空气重，可能沿地面流动；可能造成远处着火。由于流动、搅拌等，可能产生静电。 化学危险性：在碱、酸和金属氯化物的作用下，可能发生剧烈聚合，有着火或爆炸的危险。与氯、氨、强氧化剂和酸发生剧烈反应，有着火和爆炸的危险。 健康危险性：①吸入危险性：20 ℃时，蒸发迅速达到空气中有害污染浓度。②短期接触的影响：刺激眼睛、皮肤和呼吸道。如果吞咽，可能引起呕吐，可导致吸入性肺炎。③长期或反复接触的影响：可能引起皮炎
GHS 危害分类	易燃液体：类别 1； 急性毒性 – 经口：类别 4； 急性毒性 – 吸入：类别 4（气体）； 急性毒性 – 经皮：类别 3； 皮肤腐蚀/刺激：类别 2； 严重眼损伤/眼刺激：类别 1； 皮肤致敏性：类别 1； 生殖细胞致突变性：类别 1B； 致癌性：类别 2； 生殖毒性：类别 2； 特异性靶器官毒性 – 单次接触：类别 3（呼吸道过敏、麻醉作用）
急性毒性数据（HSDB）	LD_{50}：1740 ppm/4 h（小鼠吸入）； LD_{50}：1245 mg/kg（兔经皮）； LD_{50}：380 mg/kg（大鼠经口）
致癌分类	类别 2B（国际癌症研究机构，2019 年）。 类别 A3（美国政府工业卫生学家会议，2017 年）。 类别 2（德国，2016 年）
ToxCast 毒性数据	/
急性暴露水平（AEGL）	AEGL1 – 10 min = 73 ppm；AEGL1 – 8 h = 73 ppm；AEGL2 – 10 min = 440 ppm；AEGL2 – 8 h = 86 ppm；AEGL3 – 10 min = 1300 ppm；AEGL3 – 8 h = 260 ppm
暴露途径	可通过吸入其蒸气和食入吸收到体内
靶器官	呼吸道、皮肤、眼睛、神经系统
中毒症状	吸入：咳嗽，咽喉痛。 皮肤：发红。 眼睛：发红，疼痛。 食入：咽喉疼痛
职业接触限值	阈限值：2 ppm（时间加权平均值，致敏剂，美国政府工业卫生学家会议，2017 年）。 时间加权平均容许浓度：5 mg/m³（中国，2019 年）
防 护 与 急 救	
接触控制/个体防护	工程控制：禁止明火，禁止火花和禁止吸烟。密闭系统，通风，防爆型电气设备和照明。防止静电荷积聚（例如，通过接地）。不要使用压缩空气灌装、卸料或转运。使用无火花手工工具。 接触控制：严格作业环境管理。 呼吸系统防护：适当的呼吸防护。 身体防护：防护服。 手部防护：防护手套。 眼睛防护：安全护目镜，或眼睛防护结合呼吸防护。 其他防护：工作时不得进食、饮水或吸烟

（续）

防 护 与 急 救	
急救措施	火灾应急：抗溶性泡沫，泡沫，雾状水。 爆炸应急：着火时，喷雾状水保持料桶等冷却。 吸入应急：新鲜空气，休息。如果感觉不舒服，需就医。 皮肤应急：脱去污染的衣服。用大量水冲洗皮肤或淋浴。 眼睛应急：用大量水冲洗（如可能易行，摘除隐形眼镜）。给予医疗护理。 食入应急：漱口，不要催吐。如果呼吸困难和/或发烧，就医

170. 环氧氯丙烷（Epichlorohydrin）

基 本 信 息	
原化学品目录	环氧氯丙烷
化学物质	环氧氯丙烷
别名	表氯醇；1-氯-2，3-环氧丙烷；γ-氯环氧丙烷；2-（氯甲基）环氧乙烷；3-氯-1，2-环氧丙烷
英文名	EPICHLOROHYDRIN；1-CHLORO-2，3-EPOXYPROPANE；GAMMA-CHLORO-PROPYLENE OXIDE；2-（CHLOROMETHYL）OXIRANE
CAS号	106-89-8
化学式	C_3H_5ClO
分子量	92.5
成分/组成信息	环氧氯丙烷

物 化 性 质	
理化特性	外观与性状：无色液体，有特殊气味 沸点：116 ℃ 熔点：-48 ℃ 相对密度（水=1）：1.2 水中溶解度：6 g/100 mL 蒸汽压：20 ℃时1.6 kPa 蒸汽相对密度（空气=1）：3.2 蒸汽、空气混合物的相对密度（20 ℃，空气=1）：1.05 闪点：31 ℃（闭杯） 自燃温度：385 ℃ 爆炸极限：空气中3.8%~21%（体积） 辛醇、水分配系数的对数值：0.26
禁配物	酸类、碱类、氨、胺类、铜、镁铝及其合金

健康危害与毒理信息	
危险有害概述	化学危险性：由于加热或在强酸、碱的作用下，发生聚合。燃烧时，生成氯化氢有毒和腐蚀性烟雾和氯气烟雾。与强氧化剂激烈反应。与铝、锌、醇类、苯酚、胺类（尤其苯胺）和有机酸激烈反应，有着火和爆炸危险。有水存在时侵蚀钢。 健康危险性：①吸入危险性：20 ℃时，蒸发迅速达到空气中有害污染浓度。②短期接触的影响：腐蚀眼睛，皮肤和呼吸道。食入有腐蚀性。吸入蒸气可能引起肺水肿。吸入蒸气可能引起类似哮喘反应。可能对中枢神经系统，肾和肝有影响，导致惊厥，肾损伤和肝损害。接触高浓度时，可能导致死亡。影响可能推迟显现。需进行医学观察。③长期或反复接触的影响：可能引起皮肤过敏。可能对肾、肝和肺有影响，导致功能损伤。动物实验表明，可能造成人类生殖或发育毒性。 环境危险性：对水生生物有害

（续）

健康危害与毒理信息	
GHS 危害分类	易燃液体：类别 3； 急性毒性 – 经口：类别 3； 急性毒性 – 经皮：类别 3； 急性毒性 – 吸入：类别 2（气体）； 皮肤腐蚀/刺激：类别 1； 严重眼损伤/眼刺激：类别 1； 皮肤致敏性：类别 1； 生殖细胞致突变性：类别 2； 致癌性：类别 1B； 生殖毒性：类别 2； 特异性靶器官毒性 – 单次接触：类别 1（呼吸系统、肾脏、肝脏）； 特异性靶器官毒性 – 反复接触：类别 1（呼吸系统、肝脏）； 急性水生毒性：类别 3
急性毒性数据（HSDB）	LD_{50}：500 ppm，4 h（大鼠吸入）； LD_{50}：250 mg/kg（小鼠经皮）； LD_{50}：40 ~ 90 mg/kg（大鼠经口）； LD_{50}：238 mg/kg（小鼠经口）
致癌分类	类别 2A（国际癌症研究机构，2019 年）。 类别 2（德国，2016 年）。 类别 A2（美国政府工业卫生学家会议，2017 年）
ToxCast 毒性数据	/
急性暴露水平（AEGL）	AEGL1 – 10 min = 1.7 ppm；AEGL1 – 8 h = 1.7 ppm；AEGL2 – 10 min = 53 ppm；AEGL2 – 8 h = 6.7 ppm；AEGL3 – 10 min = 570 ppm；AEGL3 – 8 h = 20 ppm
暴露途径	可通过吸入，经皮肤和经食入吸收到体内
靶器官	呼吸系统、肾脏、肝脏、皮肤、眼
中毒症状	吸入：灼烧感，咳嗽，咽喉痛，头痛，呼吸困难，恶心，气促，呕吐，震颤，症状可能推迟显现。 皮肤：可能被吸收，发红。严重皮肤烧伤，灼烧感，疼痛，水疱。 眼睛：疼痛，发红，永久性视力丧失，严重深度烧伤。 食入：胃痉挛，咽喉和胸腔灼烧感，腹泻，头痛，恶心，咽喉疼痛，呕吐，休克或虚脱
职业接触限值	阈限值：0.5 ppm（时间加权平均值）（经皮）（美国政府工业卫生学家会议，2017 年）。 时间加权平均容许浓度：1 mg/m³，短时间接触容许浓度：2 mg/m³（中国，2019 年）
防 护 与 急 救	
接触控制/个体防护	工程控制：禁止明火，禁止火花和禁止吸烟。高于 31 ℃，使用密闭系统、通风和防爆型电气设备。通风，局部排气通风。 接触控制：避免一切接触。 呼吸系统防护：适当的呼吸防护。 身体防护：防护服。 手部防护：防护手套。 眼睛防护：面罩或眼睛防护结合呼吸防护。 其他防护：工作时不得进食，饮水或吸烟。进食前洗手

（续）

防 护 与 急 救	
急救措施	火灾应急：干粉，雾状水，泡沫，二氧化碳。 爆炸应急：着火时，喷雾状水保持料桶等冷却。 接触应急：一切情况均向医生咨询。 吸入应急：新鲜空气，休息，半直立体位。必要时进行人工呼吸。给予医疗护理。 皮肤应急：脱去污染的衣服，用大量水冲洗皮肤或淋浴，给予医疗护理。 眼睛应急：先用大量水冲洗几分钟（如可能易行，摘除隐形眼镜），然后就医。 食入应急：漱口，不要催吐，大量饮水，休息，给予医疗护理

171. 环氧树脂（Epoxy resin）

基 本 信 息	
原化学品目录	环氧树脂
化学物质	环氧树脂
别名	/
英文名	EPOXY RESIN
CAS 号	24969 – 06 – 0
化学式	/
分子量	350 ~ 8000
成分/组成信息	环氧树脂

物 化 性 质	
理化特性	外观与性状：根据分子结构和分子量大小的不同，其物态可从无臭、无味的黄色透明液体至固体 引燃温度：490 ℃（粉云） 溶解性：溶于丙酮、乙二醇、甲苯 熔点：145 ~ 155 ℃ 最小引燃能量：9 mJ 最大爆炸压力：5.4 MPa（10 kPa） 爆炸下限：12%（体积）
禁配物	强氧化剂

健康危害与毒理信息	
危险有害概述	健康危险性：制备和使用环氧树脂的工人，可有头痛、恶心、食欲不振、眼灼痛、眼睑水肿、上呼吸道刺激、皮肤病症等。主要危害为引起过敏性皮肤病，其表现形式为瘙痒性红斑、丘疹、疱疹、湿疹性皮炎等
GHS 危害分类	/
急性毒性数据（HSDB）	/
致癌分类	/
ToxCast 毒性数据	/
急性暴露水平（AEGL）	/

（续）

健康危害与毒理信息	
暴露途径	可通过吸入吸收到体内
靶器官	皮肤、呼吸系统
中毒症状	/
职业接触限值	/

防 护 与 急 救	
接触控制/个体防护	工程控制：密闭操作，提供良好的自然通风条件。 呼吸系统防护：空气中浓度超标时，佩戴自吸过滤式防尘口罩。 身体防护：穿一般作业防护服。 手部防护：戴一般作业防护手套。 眼睛防护：一般不需要特殊防护，高浓度接触时可戴化学安全防护眼镜。 其他防护：工作现场严禁吸烟。保持良好的卫生习惯
急救措施	吸入应急：迅速脱离现场至空气新鲜处。保持呼吸道通畅。如呼吸困难，给输氧。如呼吸停止，立即进行人工呼吸。就医。 皮肤应急：脱去污染的衣着，用肥皂水和清水彻底冲洗皮肤。 眼睛应急：提起眼睑，用流动清水或生理盐水冲洗。就医。 食入应急：饮足量温水，催吐。就医

172. 环氧乙烷（Ethylene oxide）

基 本 信 息	
原化学品目录	环氧乙烷
化学物质	环氧乙烷
别名	1，2 - 环氧乙烷；氧化乙烯；二亚甲基氧化物
英文名	ETHYLENE OXIDE；1，2 - EPOXYETHANE；OXIRANE；DIMETHYLENE OXIDE；
CAS 号	75 - 21 - 8
化学式	C_2H_4O
分子量	44.1
成分/组成信息	环氧乙烷

物 化 性 质	
理化特性	外观与性状：无色压缩液化气体，有特殊气味 沸点：11 ℃ 熔点：- 111 ℃ 相对密度（水 =1）：0.9 水中溶解度：混溶 蒸汽压：20 ℃时 146 kPa 蒸汽相对密度（空气 =1）：1.5 闪点：易燃气体 自燃温度：429 ℃ 爆炸极限：空气中 3% ~100%（体积） 辛醇、水分配系数的对数值：- 0.3
禁配物	酸类、碱、醇类、氨、铜

（续）

	健康危害与毒理信息
危险有害概述	物理危险性：气体比空气重，可能沿地面流动，可能造成远处着火。 化学危险性：可能发生聚合。加热时，在酸类、碱类、金属氯化物和金属氧化物的作用下，有着火或爆炸危险。缺少空气时，加热到560 ℃以上时发生分解，有着火和爆炸危险。与许多化合物激烈反应。 健康危险性：①吸入危险性：容器漏损时，迅速达到空气中该气体的有害浓度。②短期接触的影响：蒸气刺激眼睛、皮肤和呼吸道。水溶液可能使皮肤起水疱。液体迅速蒸发可能引起冻伤。③长期或反复接触的影响：可能引起皮肤过敏。重复或长期吸入接触，可能引起哮喘。可能对神经系统有影响。可能引起人类生殖细胞可遗传的基因损害。 环境危险性：对水生生物有害
GHS 危害分类	易燃气体：类别1； 高压气体：液化气体； 急性毒性 – 经口：类别3； 急性毒性 – 吸入：类别3（气体）； 皮肤腐蚀/刺激：类别2； 严重眼损伤/眼刺激：类别2A； 皮肤致敏性：类别1； 生殖细胞致突变性：类别1B； 致癌性：类别1A； 生殖毒性：类别1B； 特异性靶器官毒性 – 单次接触：类别1（中枢神经系统），类别3（呼吸道刺激）； 特异性靶器官毒性 – 反复接触：类别1（神经系统），类别2（血液、肝脏、呼吸接触）； 危害水生环境 – 急性危害：类别3
急性毒性数据（HSDB）	LC_{50}：1.44 ~ 4.14 mg/L，4 h（大鼠吸入）； LD_{50}：72 mg/kg（大鼠经口）
致癌分类	类别1（国际癌症研究机构，2019 年）。 类别A2（美国政府工业卫生学家会议，2017 年）。 类别2；胚细胞突变物类别2（德国，2016 年）
ToxCast 毒性数据	/
急性暴露水平（AEGL）	AEGL1 – 10 min = NR；AEGL1 – 8 h = NR；AEGL2 – 10 min = 80 ppm；AEGL2 – 8 h = 7.9 ppm；AEGL3 – 10 min = 360 ppm；AEGL3 – 8 h = 35 ppm
暴露途径	可通过吸入其蒸气、经皮肤和食入吸收到体内
靶器官	中枢神经系统、血液、肝脏、呼吸系统、皮肤、眼
中毒症状	吸入：咳嗽，嗜睡，头痛，恶心，咽喉痛，呕吐，虚弱。 皮肤：冻伤（与液体接触）。皮肤干燥，发红，疼痛。 眼睛：发红，疼痛，视力模糊
职业接触限值	阈限值：1 ppm（时间加权平均值）（美国政府工业卫生学家会议，2017 年）。 时间加权平均容许浓度：2 mg/m³（中国，2019 年）
	防 护 与 急 救
接触控制/个体防护	工程控制：禁止明火、禁止火花和禁止吸烟。密闭系统、通风、防爆型电气设备和照明。使用无火花手工具。 接触控制：严格作业环境管理。避免一切接触。 呼吸系统防护：适当的呼吸器。 身体防护：防护服。 手部防护：防护手套，保温手套。 眼睛防护：眼睛防护结合呼吸防护。 其他防护：工作时不得进食、饮水或吸烟。进食前洗手

防 护 与 急 救	
急救措施	火灾应急：切断气源，如不可能并对周围环境无危险，让火自行燃尽。其他情况用干粉、抗溶性泡沫、雾状水、二氧化碳灭火。 爆炸应急：着火时，喷雾状水保持钢瓶冷却。从掩蔽位置灭火。 接触应急：一切情况均向医生咨询。 吸入应急：新鲜空气，休息，给予医疗护理。 皮肤应急：脱去污染的衣服。冻伤时，用大量水冲洗，不要脱去衣服。用大量水冲洗皮肤或淋浴，给予医疗护理。 眼睛应急：先用大量水冲洗几分钟（如可能易行，摘除隐形眼镜），然后就医

173. 黄磷（Yellow phosphorus）

基 本 信 息	
原化学品目录	黄磷
化学物质	黄磷
别名	白磷
英文名	YELLOW PHOSPHORUS
CAS 号	12185 – 10 – 3
化学式	P_4
分子量	123.90
成分/组成信息	黄磷

物 化 性 质	
理化特性	外观与性状：白色至黄色透明的晶形固体，蜡状外观，遇光时变暗 熔点：44.1 ℃ 沸点：280.5 ℃ 密度：1.83 g/cm³ 相对密度（水 = 1）：1.88 相对蒸气密度（空气 = 1）：4.42 燃烧热：- 3093.2 kJ/mol 临界温度：721 ℃ 临界压力：8.32 MPa 辛醇/水分配系数：- 0.270 引燃温度：30 ℃ 蒸气压：20 ℃时 3.5 Pa 饱和蒸气压：0.13 kPa（76.6 ℃） 溶解性：不溶于水，微溶于苯、氯仿，易溶于二硫化碳
禁配物	强氧化剂、酸类、卤素、硫、氯酸盐等

健康危害与毒理信息	
危险有害概述	化学危险性：与空气中接触时，可能自燃，生成氧化亚磷有毒烟雾。与氧化剂、卤素和硫激烈反应，有着火和爆炸危险。与强碱发生反应，生成有毒气体（磷化氢）。 健康危险性：20 ℃时蒸发可忽略不计，但可较快地达到空气中颗粒物有害浓度。腐蚀眼睛、皮肤和呼吸道。食入有腐蚀性。吸入蒸气可能引起肺水肿。可能对肾和肝有影响。接触可能导致死亡。影响可能推迟显现，需进行医学观察。可能对骨骼有影响

健康危害与毒理信息	
GHS 危害分类	自燃固体：类别 1； 急性毒性 – 经口：类别 1； 急性毒性 – 经皮：类别 1； 生殖毒性：类别 2； 皮肤腐蚀/刺激：类别 1A – 1C； 严重眼损伤/眼刺激：类别 1； 特异性靶器官毒性 – 单次接触：类别 1（肝脏，肾脏，消化系统，血液，中枢神经系统），类别 3（呼吸道刺激）； 特异性靶器官毒性 – 反复接触：类别 1（骨骼，血液）； 危害水生环境 – 急性危害：类别 1； 危害水生环境 – 长期危害：类别 1
急性毒性数（HSDB）	LD_{50}：3.03～3.76 mg/kg（大鼠经口）
致癌分类	/
ToxCast 毒性数据	/
急性暴露水平（AEGL）	/
暴露途径	可通过吸入其蒸气和经食入吸收到体内
靶器官	眼、皮肤、呼吸系统、神经系统、肝肾、骨骼、血液
中毒症状	吸入：灼烧感，咳嗽，呼吸困难，气促，咽喉痛，神志不清，症状可能推迟显现。 皮肤：发红，皮肤烧伤，疼痛，水疱。 眼睛：发红，疼痛，视力丧失。严重深度烧伤。 食入：腹部疼痛，灼烧感，休克或虚脱，神志不清
职业接触限值	时间加权平均容许浓度：0.1 mg/m³（美国政府工业卫生学家会议，2017 年）。 时间加权平均容许浓度 0.01 mg/m³（德国，2016 年）。 时间加权平均容许浓度 0.05 mg/m³；短时间接触容许浓度：0.1 mg/m³（中国，2019 年）
防 护 与 急 救	
接触控制/个体防护	工程控制：密闭操作，提供充分的局部排风。尽可能机械化、自动化。提供安全淋浴和洗眼设备。 呼吸系统防护：可能接触毒物时，应该佩戴自吸过滤式防毒面具（全面罩）。 身体防护：穿胶布防毒衣。 手部防护：戴橡胶手套。 眼睛防护：呼吸系统防护中已作防护。 其他防护：工作现场禁止吸烟、进食和饮水。工作完毕，彻底清洗。实行就业前和定期的体检
急救措施	吸入应急：迅速脱离现场至空气新鲜处。保持呼吸道通畅。如呼吸困难，给输氧。如呼吸停止，立即进行人工呼吸。就医。 皮肤应急：脱去被污染的衣着，用大量流动清水冲洗。立即涂抹2%～3%硝酸银灭磷火。就医。 眼睛应急：立即提起眼睑，用大量流动清水或生理盐水彻底冲洗至少 15 min。就医。 食入应急：立即用 2% 硫酸铜洗胃，或用 1∶5000 高锰酸钾洗胃。洗胃及导泻应谨慎，防止胃肠穿孔或出血。就医

174. 磺酰氟（Sulfuryl fluoride）

基 本 信 息	
原化学品目录	磺酰氟
化学物质	磺酰氟
别名	磺酰氟；硫酰氟；二氟化磺酰；氟氧化硫
英文名	SULFURYL FLUORIDE；SULFURYL DIFLUORIDE；SULFURIC OXYFLUORIDE；（CYLINDER）
CAS 号	2699 – 79 – 8
化学式	SO_2F_2
分子量	102.0
成分/组成信息	磺酰氟

物 化 性 质	
理化特性	外观与性状：无色无气味压缩气体或压缩液化气体 沸点：–55.3 ℃ 熔点：–135.8 ℃ 密度：3.72 g/cm³ 蒸气压：1700 kPa（21.1 ℃时） 蒸汽相对密度（空气 =1）：3.5 溶解性：溶于乙醇、苯、四氯化碳
禁配物	强碱、水

健康危害与毒理信息	
危险有害概述	物理危险性：气体比空气重，可能积聚在低层空间，造成缺氧。 健康危险性：加热时，分解生成含氟化氢和硫氧化物的有毒烟雾。 健康危险性：容器漏损时，迅速达到空气中该气体的有害浓度。严重刺激呼吸道。可能对中枢神经系统有影响，导致惊厥和呼吸衰竭。吸入气体可能引起肺水肿。接触可能导致死亡。液体迅速蒸发，可能引起冻伤
GHS 危害分类	高压气体：压缩气体； 急性毒性 – 经口：类别 3； 急性毒性 – 吸入：类别 3（气体）； 皮肤腐蚀/刺激：类别 2； 严重眼损伤/眼刺激：类别 2A – 2B； 特异性靶器官毒性 – 单次接触：类别 1（中枢神经系统），2 类（呼吸系统）； 特异性靶器官毒性 – 反复接触：类别 2（肾脏，呼吸系统，中枢神经系统，牙齿/骨骼）； 危害水生环境 – 急性危害：类别 1
急性毒性数据（HSDB）	LD_{50}：100 mg/kg（大鼠经口）； LC_{50}：1000 ppm/4 h（大鼠吸入）； LC_{50}：（4 h）9599 ppm（37.27 mg/L）（大鼠经皮）
致癌分类	/
ToxCast 毒性数据	/
急性暴露水平（AEGL）	AEGL1 – 10 min = NR；AEGL1 – 8 h = NR；AEGL2 – 10 min = 27 mg/m³；AEGL2 – 8 h = 6.7 mg/m³；AEGL3 – 10 min = 81 mg/m³；AEGL3 – 8 h = 20 mg/m³

健康危害与毒理信息	
暴露途径	可通过吸入吸收到体内
靶器官	眼、皮肤、呼吸系统、中枢神经系统、肾脏、骨骼
中毒症状	咳嗽，咽喉痛，恶心，呕吐，震颤。皮肤与液体接触：冻伤。眼睛发红
职业接触限值	时间加权平均容许浓度：5 ppm；短时间接触容许浓度：10 ppm（美国政府工业卫生学家会议，2017年）。 时间加权平均容许浓度：20 mg/m³；短时间接触容许浓度：40 mg/m³（中国，2019年）
防 护 与 急 救	
接触控制/个体防护	工程控制：严加密闭，提供充分的局部排风和全面通风。 呼吸系统防护：空气中浓度超标时，必须佩戴自吸过滤式防毒面具（全面罩）。紧急事态抢救或撤离时，应该佩戴空气呼吸器。 身体防护：穿密闭型防毒服。 手部防护：戴橡胶手套。 眼睛防护：呼吸系统中已作防护。 其他防护：工作场所禁止吸烟。保持良好的卫生习惯
急救措施	接触应急：一切情况均向医生咨询。 吸入应急：脱离现场至空气新鲜处。呼吸困难时给输氧。呼吸停止时，立即进行人工呼吸。就医。 皮肤应急：脱去污染的衣着，用流动清水冲洗。 眼睛应急：立即翻开上下眼睑，用流动清水冲洗15 min。就医

175. 磺酰氯（Sulfuryl chloride）

基 本 信 息	
原化学品目录	二氯化砜（磺酰氯）
化学物质	磺酰氯
别名	磺酰二氯；氧氯化硫
英文名	SULPHURYL CHLORIDE；SULPHURYL DICHLORIDE；SULFONYL CHLORIDE；SULFUR CHLORIDE OXIDE
CAS 号	7791 – 25 – 5
化学式	SO_2Cl_2
分子量	134.96
成分/组成信息	磺酰氯
物 化 性 质	
理化特性	外观与性状：无色至黄色液体，有刺鼻气味，接触空气/光时，变成黄色 沸点：69.1 ℃ 熔点：−54.1 ℃ 相对密度（水=1）：1.67 水中溶解度：反应 蒸汽压：在20 ℃时14.8 kPa 蒸汽相对密度（空气=1）：4.65
禁配物	酸类、碱类、醇类、过氧化物、胺类、水、活性金属粉末

健康危害与毒理信息	
危险有害概述	物理危险性：蒸气比空气重。 化学危险性：在潮湿空气作用下，分解生成氯气、硫氧化物、硫酸和氯化氢。与水激烈反应。有水存在时，侵蚀许多金属。 健康危险性：①吸入危险性：20 ℃时蒸发，可迅速达到空气中有害污染浓度。②短期接触的影响：腐蚀眼睛、皮肤和呼吸道。吸入蒸气可能引起肺水肿。可能对呼吸道有影响。接触可能导致死亡。作用可能推迟显现。需定期进行医学观察。 环境危险性：可能对环境有危害，对水体应给予特别注意
GHS 危害分类	急性毒性 – 吸入：类别 2（蒸气）； 皮肤腐蚀/刺激：类别 1； 严重眼损伤/眼刺激：类别 1； 特异性靶器官毒性 – 单次接触：类别 1（呼吸系统）； 特异性靶器官毒性 – 反复接触：类别 1（呼吸系统）
急性毒性数据（HSDB）	LC_{50}：242 ppm（1330 mg/m³）（大鼠雌性吸入）； LC_{50}：131 ppm（720 mg/m³）（大鼠雄性吸入）
致癌分类	/
ToxCast 毒性数据	AC_{50}（AR）= Inactive；AC_{50}（AhR）= Inactive；AC_{50}（ESR）= 26. 89；AC_{50}（p53）= Inactive
急性暴露水平（AEGL）	AEGL1 – 10 min = NR；AEGL1 – 8 h = NR；AEGL2 – 10 min = 4. 7 ppm；AEGL2 – 8 h = 1. 2 ppm；AEGL3 – 10 min = 14 ppm；AEGL3 – 8 h = 3. 5 ppm
暴露途径	可通过吸入其蒸气吸收到体内
靶器官	呼吸系统、皮肤、眼
中毒症状	吸入：灼烧感，咳嗽，恶心，呼吸困难，呼吸短促，咽喉痛。症状可能推迟显现。 皮肤：发红，疼痛，皮肤烧伤，水疱。 眼睛：发红，疼痛，失明，严重深度烧伤。 食入：腹痛，灼烧感，休克或虚脱
职业接触限值	/

防 护 与 急 救	
接触控制/个体防护	工程控制：通风，局部排气通风。 接触控制：避免一切接触。 呼吸系统防护：适当的呼吸防护。 身体防护：防护服。 手部防护：防护手套。 眼睛防护：面罩或眼睛防护结合呼吸防护。 其他防护：工作时不得进食、饮水或吸烟
急救措施	火灾应急：周围环境着火时，使用干粉、二氧化碳灭火。禁止用水。 爆炸应急：着火时喷雾状水保持料桶等冷却，但避免与水接触。 接触应急：一切情况均向医生咨询。 吸入应急：新鲜空气，休息，半直立体位，必要时进行人工呼吸，并给予医疗护理 皮肤应急：脱掉污染的衣服，用大量水冲洗皮肤或淋浴，并给予医疗护理 眼睛应急：先用大量水冲洗几分钟（如可能易行，摘除隐形眼镜），然后就医。 食入应急：漱口，不得催吐

176. 1，6－己二胺（1，6－Hexanediamine）

基 本 信 息	
原化学品目录	1，6－己二胺
化学物质	1，6－己二胺
别名	六亚甲基二胺 1，6－二氨基己烷
英文名	HEXAMETHYLENEDIAMINE；1，6－DIAMINO－HEXANE；1，6－HEXANE DIAMINE
CAS 号	124－09－4
化学式	$C_6H_{16}N_2$
分子量	116.24
成分/组成信息	1，6－己二胺

物 化 性 质	
理化特性	沸点：199～205 ℃ 熔点：23～41 ℃ 相对密度（水＝1）：0.93 水中溶解度：溶解 蒸汽压：50 ℃时 200 Pa 蒸汽相对密度（空气＝1）：3.8 闪点：85 ℃（闭杯） 自燃温度：305 ℃ 爆炸极限：空气中0.9%～7.6%（体积）
禁配物	酸类、酰基氯、酸酐、强氧化剂

健康危害与毒理信息	
危险有害概述	化学危险性：燃烧时，生成有毒和腐蚀性气体。受热时生成有害烟雾。水溶液为一种强碱。与酸激烈反应，有腐蚀性。与氧化剂发生反应。有水存在时，侵蚀许多种金属。 健康危险性：对黏膜有明显刺激作用，可引起结膜炎、上呼吸道炎症等。皮肤接触可引起变态反应，发生皮炎和湿疹，多好发于手及面部。吸入高浓度时，可引起剧烈头痛、头昏及失眠。溅入眼内可致灼伤，引起失明。①吸入危险性：20 ℃时，蒸发可相当快地达到空气中有害浓度。②短期接触的影响：腐蚀眼睛、皮肤和呼吸道。食入有腐蚀性。吸入可能引起肺水肿。影响可能推迟显现。需进行医学观察。③长期或反复接触的影响：可能引起皮炎。 环境危险性：对环境有危害，对水体可造成污染
GHS 危害分类	急性毒性－经口：类别4； 急性毒性－经皮：类别4； 皮肤腐蚀/刺激：类别1； 严重眼损伤/眼刺激：类别1； 皮肤致敏性：类别1； 生殖毒性：类别2； 特定靶器官毒性－单次接触：类别1（呼吸系统），类别2（系统毒性）； 特定靶器官毒性－反复接触：类别1（呼吸道），类别2（血液系统，肾脏）； 急性水生毒性：类别3
急性毒性数（HSDB）	LD_{50}：1110 mg/kg（兔子经皮）

（续）

健康危害与毒理信息	
致癌分类	/
ToxCast 毒性数据	$AC_{50}(AR)$ = Inactive；$AC_{50}(AhR)$ = Inactive；$AC_{50}(ESR)$ = Inactive；$AC_{50}(p53)$ = Inactive
急性暴露水平（AEGL）	/
暴露途径	可通过吸入其气溶胶，经皮肤和食入吸收到体内
靶器官	呼吸系统、血液系统、皮肤、眼
中毒症状	吸入：灼烧感，咳嗽，呼吸困难，气促，咽喉疼痛。症状可能推迟显现。 皮肤：可能被吸收。发红，皮肤烧伤，疼痛，起疱。 眼睛：发红，疼痛，严重深度烧伤。 食入：胃痉挛，腹部疼痛，灼烧感，休克或虚脱
职业接触限值	阈限值：0.5 ppm（时间加权平均值）（美国政府工业卫生学家会议，2017 年）
防 护 与 急 救	
接触控制/个体防护	工程控制：密闭操作。提供安全淋浴和洗眼设备。 呼吸系统防护：空气中粉尘浓度超标时，应该佩戴自吸过滤式防尘口罩；可能接触其蒸气时，应该佩戴过滤式防毒面具（半面罩）。 身体防护：穿防腐工作服。 手部防护：戴橡胶手套。 眼睛防护：戴安全防护眼镜。 其他防护：工作场所禁止吸烟、进食和饮水，饭前要洗手。工作完毕，淋浴更衣。实行就业前和定期的体检
急救措施	火灾应急：采用抗溶性泡沫、干粉、二氧化碳、砂土灭火。 吸入应急：迅速脱离现场至空气新鲜处。呼吸困难时给输氧。呼吸停止时，立即进行人工呼吸。就医。 皮肤应急：脱去污染的衣着，立即用水冲洗至少15 min。就医。 眼睛应急：立即提起眼睑，用流动清水或生理盐水冲洗至少15 min。就医。 食入应急：用水漱口，给饮牛奶或蛋清。就医

177. 己二醇（Hexylene glycol）

基 本 信 息	
原化学品目录	己二醇
化学物质	己二醇
别名	2 - 甲基 - 2，4 - 戊二醇；2，4 - 二羟基 - 2 - 甲基戊烷
英文名	HEXYLENE GLYCOL；2 - METHYL - 2，4 - PENTANEDIOL；2，4 - DIHYDROXY - 2 - METHYLPENTANE
CAS 号	107 - 41 - 5
化学式	$C_6H_{14}O_2$/$(CH_3)_2COHCH_2CHOHCH_3$
分子量	118.2
成分/组成信息	己二醇

（续）

物 化 性 质	
理化特性	外观与性状：无色液体，有特殊气味 沸点：198 ℃ 熔点：–50 ℃ 相对密度（水 =1）：0.92 水中溶解度：混溶 蒸汽压：20 ℃时 6.7 Pa 蒸汽相对密度（空气 =1）：4.1 闪点：96 ℃（开杯） 自燃温度：306 ℃ 爆炸极限：空气中 1.2% ~8.1%（体积） 辛醇、水分配系数的对数值：0.58
禁配物	强酸、强氧化剂、强还原剂、酰基氯、酸酐

健康危害与毒理信息	
危险有害概述	化学危险性：与强氧化剂和强酸发生反应。 健康危险性：①吸入危险性：20 ℃时蒸发不会或很缓慢地达到空气中有害污染浓度。 ②短期接触的影响：刺激眼睛、皮肤和呼吸道。③长期或反复接触的影响：可能引起皮炎
GHS 危害分类	皮肤腐蚀/刺激：类别 2； 严重眼损伤/眼刺激：类别 2； 特异性靶器官毒性 – 单次接触：类别 3（麻醉作用、呼吸道刺激）
急性毒性数据（HSDB）	LD_{50}：>5000 mg/kg（兔经皮）； LD_{50}：>2000 mg/kg（大鼠经皮）； LD_{50}：4790 mg/kg（大鼠经口）； LD_{50}：3500 mg/kg（小鼠经口）
致癌分类	/
ToxCast 毒性数据	AC_{50}（AR）= Inactive；AC_{50}（AhR）= Inactive；AC_{50}（ESR）= Inactive；AC_{50}（p53）= Inactive
急性暴露水平（AEGL）	AEGL1 – 10 min = NR；AEGL1 – 8 h = NR；AEGL2 – 10 min = 2.1 ppm；AEGL2 – 8 h = 0.23 ppm；AEGL3 – 10 min = 6.4 ppm；AEGL3 – 8 h = 0.7 ppm
暴露途径	可通过吸入其气溶胶吸收到体内
靶器官	呼吸道、神经系统、皮肤、眼
中毒症状	吸入：咽喉痛，咳嗽。 皮肤：皮肤干燥，发红。 眼睛：发红，疼痛
职业接触限值	阈限值：25 ppm（时间加权平均值），50 ppm（短时间接触限值）（美国政府工业卫生学家会议，2017 年）。 时间加权平均容许浓度：10 ppm，49 mg/m³（德国，2016 年）。 最高容许浓度：100 mg/m³（中国，2019 年）

防 护 与 急 救	
接触控制/个体防护	工程控制：禁止明火。高于 96 ℃，使用密闭系统、通风和防爆型电气设备。 呼吸系统防护：适当的呼吸防护。 手部防护：防护手套。 眼睛防护：护目镜。 其他防护：工作时不得进食、饮水或吸烟

（续）

	防 护 与 急 救
急救措施	火灾应急：干粉，抗溶性泡沫，雾状水，二氧化碳。 爆炸应急：着火时，喷雾状水保持料桶等冷却。 吸入应急：新鲜空气，休息。 皮肤应急：脱去污染的衣服。用大量水冲洗皮肤或淋浴。 眼睛应急：先用大量水冲洗几分钟（如可能易行，摘除隐形眼镜），然后就医。 食入应急：漱口，大量饮水，给予医疗护理

178. 己内酰胺（Caprolactam）

	基 本 信 息
原化学品目录	己内酰胺
化学物质	己内酰胺
别名	六氢 – 2H – 氮杂 – 2 – 酮；氨基己内酰胺；ε – 己内酰胺
英文名	CAPROLACTAM；HEXAHYDRO – 2H – AZEPIN – 2 – ONE；AMINOCAPROIC LACTAM；EPSILON – CAPROLACTAM
CAS 号	105 – 60 – 2
化学式	$C_6H_{11}NO$
分子量	113.2
成分/组成信息	己内酰胺

	物 化 性 质
理化特性	沸点：267 ℃ 熔点：70 ℃ 相对密度（水 =1）：1.02 水中溶解度：溶解 蒸汽压：25 ℃时 0.26 Pa 蒸汽相对密度（空气 =1）：3.91 蒸汽、空气混合物的相对密度（20 ℃，空气 =1）：1 闪点：125 ℃（开杯） 自燃温度：375 ℃ 爆炸极限：空气中 1.4% ~8%（体积） 辛醇、水分配系数的对数值：– 0.19
禁配物	强氧化剂、强碱

	健康危害与毒理信息
危险有害概述	化学危险性：加热时分解，生成含有氮氧化物、氨的有毒烟雾。与强氧化剂发生剧烈反应。 健康危险性：经常接触可致神衰综合征。此外，尚可引起鼻出血、鼻干、上呼吸道炎症及胃灼热感等。能引起皮肤损害，接触者出现皮肤干燥、角质层增厚、皮肤皲裂、脱屑等，可发生全身性皮炎，易经皮肤吸收。①吸入危险性：扩散时可较快地达到空气中颗粒物有害浓度。②短期接触的影响：刺激皮肤、眼睛和呼吸道。可能对中枢神经系统造成影响。③长期或反复接触的影响：与皮肤接触可能引起皮炎。可能对神经系统和肝脏有影响。 环境危险性：在正常使用过程中进入环境。但是要特别注意避免任何额外的释放，例如通过不适当处置活动

健康危害与毒理信息	
GHS 危害分类	急性毒性 – 经口：类别 4； 急性毒性 – 经皮：类别 4； 急性毒性 – 吸入：类别 4； 严重眼损伤/眼刺激：类别 2A； 生殖毒性：类别 2； 特异性靶器官毒性 – 单次接触：类别 1（神经系统、循环系统），类别 2（呼吸道刺激、麻醉效果）； 特异性靶器官毒性 – 反复接触：类别 1（呼吸系统）
急性毒性数据（HSDB）	LC_{50}：300 mg/m³，2 h（大鼠吸入）； LD_{50}：1210 mg/kg（大鼠经口）
致癌分类	类别 A4（美国政府工业卫生学家会议，2017 年）
ToxCast 毒性数据	AC_{50}（AR）= Inactive；AC_{50}（AhR）= Inactive；AC_{50}（ESR）= Inactive；AC_{50}（p53）= Inactive
急性暴露水平（AEGL）	/
暴露途径	可通过吸入其气溶胶吸收到体内
靶器官	神经系统、循环系统、呼吸系统、眼
中毒症状	吸入：咳嗽，胃痉挛，头晕，头痛，意识模糊。 皮肤：发红。 眼睛：发红，疼痛。 食入：恶心，呕吐，腹部疼痛，腹泻
职业接触限值	阈限值：（以可吸入部分和蒸气计）5 mg/m³（时间加权平均值）（美国政府工业卫生学家会议，2017 年）。 时间加权平均容许浓度：（以蒸气和粉尘计）（可吸入部分）5 mg/m³（德国，2016 年）。 时间加权平均容许浓度：5 mg/m³（中国，2019 年）
防 护 与 急 救	
接触控制/个体防护	工程控制：密闭操作，局部排风。 呼吸系统防护：空气中浓度超标时，戴面具式呼吸器。紧急事态抢救或撤离时，建议佩戴自给式呼吸器。 身体防护：穿工作服。 手部防护：戴橡皮胶手套。 眼睛防护：戴化学安全防护眼镜
急救措施	火灾应急：雾状水、泡沫、二氧化碳、干粉、砂土。 吸入应急：迅速脱离现场至空气新鲜处。保持呼吸道通畅。必要时进行人工呼吸。就医。 皮肤应急：脱去污染的衣着，用大量流动清水彻底冲洗。 眼睛应急：立即翻开上下眼睑，用流动清水或生理盐水冲洗。就医。 食入应急：误服者漱口，给饮牛奶或蛋清，就医

179. 2 – 己酮（2 – Hexanone）

基 本 信 息	
原化学品目录	2 – 己酮
化学物质	2 – 己酮
别名	甲基正丁基酮；正丁基甲基酮

（续）

基 本 信 息	
英文名	2 – HEXANONE；METHYL n – BUTYL KETONE；n – BUTYLMETHYL KETONE；MBK
CAS 号	591 – 78 – 6
化学式	$C_6H_{12}O/C_4H_9COCH_3$
分子量	100.2
成分/组成信息	2 – 己酮；甲基丁基甲酮

物 化 性 质	
理化特性	沸点：126 ~ 128 ℃ 熔点：– 57 ℃ 相对密度（水 = 1）：0.8 蒸汽压：20 ℃时 0.36 kPa 蒸汽相对密度（空气 = 1）：3.5 闪点：23 ℃（闭杯） 自燃温度：423 ℃ 爆炸极限：空气中 1.2% ~ 8%（体积） 辛醇、水分配系数的对数值：1.38
禁配物	强氧化剂、强还原剂、强碱

健康危害与毒理信息	
危险有害概述	化学危险性：与强氧化剂激烈反应，有着火和爆炸危险。侵蚀塑料。健康危险性：急性中毒时，具有黏膜刺激和麻醉作用，引起眼和上呼吸道的刺激症状。慢性作用：出现肢端麻木、刺痛、足根烧灼感、寒冷感、上下肢无力等周围神经炎表现。①吸入危险性：20 ℃时蒸发可相当快地达到有害空气污染浓度，喷洒和扩散时要快得多。②短期接触的影响：刺激眼睛和呼吸道。可能对神经系统有影响。接触远高于职业接触限值接触时，可能造成神志不清。③长期或反复接触的影响：可能引起皮炎。可能对神经系统有影响
GHS 危害分类	易燃液体：类别 3； 急性毒性 – 经口：类别 5； 急性毒性 – 经皮：类别 5； 严重眼损伤/眼刺激：类别 2A； 特异性靶器官毒性 – 单次接触：类别 3（呼吸道刺激）； 特异性靶器官毒性 – 反复接触：类别 1（周围神经系统），类别 2（中枢神经系统、睾丸）； 呛吸毒性：类别 2
急性毒性数（HSDB）	LD_{50}：4800 mg/kg（兔子经皮）
致癌分类	类别 A4（美国政府工业卫生学家会议，2017 年）
ToxCast 毒性数据	/
急性暴露水平（AEGL）	/
暴露途径	可通过吸入和经皮肤吸收到体内
靶器官	周围神经系统、中枢神经系统、睾丸、眼等
中毒症状	吸入：咳嗽，瞌睡，头痛，恶心，咽喉疼痛。 皮肤：可能被吸收。皮肤发干。 眼睛：发红，疼痛，灼烧感。 食入：腹部疼痛，腹泻，咽喉疼痛

健康危害与毒理信息	
职业接触限值	阈限值：5 ppm（时间加权平均值）、10 ppm（短时期接触限值）（经皮）（美国政府工业卫生学家会议，2017 年）。 时间加权平均容许浓度：20 mg/m³，短时间接触容许浓度：40 mg/m³（中国，2019 年）

防 护 与 急 救	
接触控制/个体防护	工程控制：密闭操作，注意通风。 呼吸系统防护：空气中浓度超标时，佩戴防毒口罩。 身体防护：穿相应的防护服。 手部防护：高浓度接触时，戴防护手套。 眼睛防护：戴化学安全防护眼镜。
急救措施	火灾应急：灭火剂：泡沫、二氧化碳、干粉、砂土。用水灭火无效。 吸入应急：迅速脱离现场至空气新鲜处。保持呼吸道通畅。必要时进行人工呼吸。就医 皮肤应急：脱去污染的衣着，用流动清水冲洗。 眼睛应急：立即提起眼睑，用大量流动清水或生理盐水彻底冲洗至少 15 min。就医。 食入应急：饮足量温水，催吐。洗胃。就医

180. 甲拌磷（Thimet）

基 本 信 息	
原化学品目录	有机磷
化学物质	甲拌磷
别名	O，O - 二乙基 - S - （乙硫基）甲基二硫代磷酸酯
英文名	PHORATE；O，O - DIETHYL - S - （ETHYLTHIO）METHYL PHOSPHORODITHIOATE
CAS 号	298 - 02 - 2
化学式	$C_7H_{17}O_2PS_3$
分子量	260.4
成分/组成信息	甲拌磷

物 化 性 质	
理化特性	外观与性状：无色至黄色液体，有特殊气味 熔点：-42.9 ℃ 相对密度（水 =1）：1.2 水中溶解度：不溶 蒸汽压：20 ℃时 0.1 Pa 闪点：160 ℃（开杯） 辛醇、水分配系数的对数值：3.9
禁配物	强氧化剂、碱类

健康危害与毒理信息	
危险有害概述	化学危险性：加热时，分解生成氧化亚磷、硫氧化物烟雾。 健康危险性：①吸入危险性：20 ℃时喷洒时蒸发，相当慢地达到空气中有害污染浓度。②短期接触的影响：可能对中枢神经系统有影响，导致胆碱酯酶抑制。接触可能导致死亡。需进行医学观察。影响可能推迟显现。③长期或反复接触的影响：胆碱酯酶抑制剂。可能发生累积影响：见急性危害/症状。 环境危险性：对水生生物有极高毒性。可能对环境有危害，对鸟类和蜜蜂应给予特别注意。在正常使用过程中进入环境，但是要特别注意避免任何额外的释放，例如通过不适当处置活动

健康危害与毒理信息	
GHS 危害分类	急性毒性 – 经口：类别 1； 急性毒性 – 吸皮：类别 1； 急性毒性 – 吸入：类别 1（粉尘和烟雾）； 生殖毒性：类别 2； 特异性靶器官毒性 – 单次接触：类别 1（神经系统）； 特异性靶器官毒性 – 反复接触：类别 1（神经系统）； 危害水生环境 – 急性危害：类别 1； 危害水生环境 – 长期危害：类别 1
急性毒性数据（HSDB）	LC_{50}：0.06 mg/L^3，1 h（小鼠雄性吸入）； LC_{50}：0.011 mg/L^3，1 h（小鼠雌性吸入）； LD_{50}：6.2 ~ 9.3 mg/kg（小鼠雄性经皮）； LD_{50}：3.9 mg/kg（小鼠雌性经皮）； LD_{50}：2 ~ 3.7 mg/kg（大鼠雄性经口）； LD_{50}：1.1 ~ 2.5 mg/kg（小鼠雌性经皮）
致癌分类	类别 A4（美国政府工业卫生学家会议，2017 年）
ToxCast 毒性数据	AC_{50}（AR）= Inactive；AC_{50}（AhR）= Inactive；AC_{50}（ESR）= Inactive；AC_{50}（p53）= Inactive
急性暴露水平（AEGL）	/
暴露途径	可通过吸入其气溶胶，经皮肤和食入吸收到体内
靶器官	神经系统
中毒症状	吸入：惊厥，呼吸困难，瞳孔收缩，肌肉痉挛，多涎，出汗。 皮肤：可能被吸收。 眼睛：症状同吸入。 食入：胃痉挛，腹泻，呕吐
职业接触限值	阈限值：0.05 mg/m^3（时间加权平均值）（经皮）（美国政府工业卫生学家会议，2017 年）。 最高容许浓度：0.01 mg/m^3（中国，2019 年）
防 护 与 急 救	
接触控制/个体防护	工程控制：禁止明火，加强通风。 接触控制：严格作业环境管理。 呼吸系统防护：适当的呼吸防护。 身体防护：防护服。 手部防护：防护手套。 眼睛防护：护目镜，面罩或眼睛防护结合呼吸防护。 其他防护：工作时不得进食、饮水或吸烟。进食前洗手
急救措施	火灾应急：干粉、雾状水、泡沫、二氧化碳。 接触应急：一切情况均向医生咨询。 吸入应急：新鲜空气，休息，给予医疗护理。 皮肤应急：脱去污染的衣服，冲洗，然后用水和肥皂清洗皮肤，给予医疗护理。 眼睛应急：先用大量水冲洗几分钟（如可能易行，摘除隐形眼镜），然后就医。 食入应急：漱口，饮用 1 或 2 杯水，给予医疗护理

181. 甲苯 （Toluene）

基 本 信 息	
原化学品目录	甲苯
化学物质	甲苯
别名	甲基苯；苯基甲烷
英文名	TOLUENE；METHYLBENZENE；TOLUOL；PHENYLMETHANE
CAS 号	108－88－3
化学式	$C_6H_5CH_3/C_7H_8$
分子量	92.1
成分/组成信息	甲苯

物 化 性 质	
理化特性	外观与状态：无色液体，有特殊气味 沸点：111 ℃ 熔点：-95 ℃ 相对密度（水=1）：0.87 水中溶解度：不溶 蒸汽压：25 ℃时 3.8 kPa 蒸汽相对密度（空气=1）：3.1 蒸汽、空气混合物的相对密度（20 ℃，空气=1）：1.01 闪点：4 ℃（闭杯） 自燃温度：480 ℃ 爆炸极限：空气中 1.1% ~7.1%（体积） 辛醇、水分配系数的对数值：2.69
禁配物	强氧化剂

健康危害与毒理信息	
危险有害概述	物理危险性：蒸气与空气充分混合，容易形成爆炸性混合物。由于流动、搅拌等，可能产生静电。 化学危险性：与强氧化剂激烈反应，有着火和爆炸的危险。 健康危险性：①吸入危险性：20 ℃时，蒸发相当快达到空气中有害污染浓度。②短期接触的影响：刺激眼睛和呼吸道。可能对中枢神经系统有影响。如果吞咽液体吸入肺中，可能引起化学肺炎。高浓度接触可能导致心脏节律障碍和神志不清。③长期或反复接触的影响：液体使皮肤脱脂。可能对中枢神经系统有影响。接触可能加重因噪声引起的听力损害。动物实验表明，可能造成人类生殖或发育毒性。 环境危险性：对水生生物是有毒的
GHS 危害分类	易燃液体：类别2； 急性毒性-吸入：类别4； 皮肤腐蚀/刺激性：类别2； 眼睛敏感性：类别2B； 生殖毒性：类别1A； 特定靶器官毒性（单次接触）：类别1（中枢神经系统），类别3（呼吸道刺激、麻醉效果）； 特定靶器官毒性（重复接触）：类别1（中枢神经系统、肾脏）。 呛吸毒性：类别1
急性毒性数据（HSDB）	LD_{50}：5000 mg/kg（大鼠经口）

健康危害与毒理信息	
致癌分类	类别3（国际癌症研究机构，IARC）。 类别A4（美国政府工业卫生学家会议）
ToxCast 毒性数据	$AC_{50}(AR) = Inactive$；$AC_{50}(AhR) = Inactive$；$AC_{50}(ESR) = Inactive$；$AC_{50}(p53) = Inactive$
急性暴露水平（AEGL）	AEGL1 – 10 min = 67 ppm；AEGL1 – 8 h = 67 ppm；AEGL2 – 10 min = 1400 ppm；AEGL2 – 8 h = 250 ppm；AEGL3 – 10 min = 10000 ppm；AEGL3 – 8 h = 1400 ppm
暴露途径	可通过吸入，经皮肤和食入吸收到体内
靶器官	眼睛、皮肤、呼吸道、肾脏、中枢神经系统
中毒症状	吸入：咳嗽、咽喉痛，头晕、嗜睡、头痛，恶心，神志不清。 皮肤：皮肤干燥，发红。 眼睛：发红，疼痛。 食入：灼烧感，腹部疼痛
职业接触限值	阈限值：20 ppm（时间加权平均值，经皮）（美国政府工业卫生学家会议，2017 年）。 时间加权平均容许浓度：50 mg/m³；短时间接触容许浓度：100 mg/m³（中国，2019年）。 时间加权平均容许浓度：50 ppm，190 mg/m³（皮肤吸收）（德国，2016 年）

防护与急救	
接触控制/个体防护	工程控制：禁止明火，禁止火花和禁止吸烟。密闭系统，通风，防爆型电气设备和照明。防止静电荷积聚（例如，通过接地）。不要使用压缩空气灌装、卸料或转运。使用无火花手工工具。 接触控制：严格作业环境管理。避免孕妇接触。 呼吸系统防护：适当的呼吸防护。 手部防护：防护手套。 眼睛防护：护目镜。 其他防护：工作时不得进食、饮水或吸烟
急救措施	火灾应急：干粉，水成膜泡沫，泡沫，二氧化碳。 爆炸应急：着火时，喷水保持料桶等冷却。 吸入应急：新鲜空气，休息。给予医疗护理。 皮肤应急：脱去污染的衣服，冲洗，然后用水和肥皂清洗皮肤。给予医疗护理。 眼镜应急：先用大量水冲洗几分钟（如可能易行，摘除隐形眼镜），然后就医。 食入应急：漱口。不要催吐。给予医疗护理

182. 甲苯 – 2，4 – 二异氰酸酯［2，4 – 二异氰酸甲苯酯（2，4 – Toluene diisocyanate）］

基 本 信 息	
原化学品目录	甲苯 – 2，4 – 二异氰酸酯（TDI）
化学物质	甲苯 – 2，4 – 二异氰酸酯；2，4 – 二异氰酸甲苯酯
别名	2，4 – 甲苯二异氰酸酯；2，4 – 二异氰酸甲苯；4 – 甲基间亚苯基二异氰酸酯；2，4 – 二异氰基 – 1 – 甲苯
英文名	2，4 – TOLUENE DIISOCYANATE；2，4 – DIISOCYANATE TOLUENE；4 – METHYL – META – PHENYLENEDIISOCYANATE；2，4 – DIISOCYANATO – 1 – METHYLBENZENE
CAS 号	584 – 84 – 9

（续）

基 本 信 息	
化学式	$C_9H_6N_2O_2 / CH_3C_6H_3(NCO)_2$
分子量	174.2
成分/组成信息	甲苯－2，4－二异氰酸酯；2，4－二异氰酸甲苯酯

物 化 性 质	
理化特性	沸点：251 ℃ 熔点：22 ℃ 相对密度（水＝1）：1.2 水中溶解度：发生反应 蒸汽压：20 ℃时 1.3 Pa 蒸汽相对密度（空气＝1）：6.0 蒸汽、空气混合物的相对密度（20 ℃，空气＝1）：1 闪点：127 ℃（闭杯） 自燃温度：620 ℃ 爆炸极限：空气中 0.9% ～9.5%（体积） 辛醇、水分配系数的对数值：0.21
禁配物	强氧化剂、水、醇类、胺类、酸类、强碱

健康危害与毒理信息	
危险有害概述	化学危险性：在碱、叔胺和酰基氯作用下，可能聚合，有着火和爆炸危险。燃烧时生成有氮氧化物和异氰酸酯毒蒸气和气体。与水、酸和醇类反应，引起压力升高，有爆炸危险。 　　健康危险性：具有明显的刺激和致敏作用。高浓度接触直接损害呼吸道黏膜，发生喘息性支气管炎，表现有咽喉干燥、剧咳、胸痛、呼吸困难等。重者缺氧发绀、昏迷。可引起肺炎和肺水肿。蒸气或雾对眼有刺激性；液体溅入眼内，可能引起角膜损伤。液体对皮肤有刺激作用。口服能引起消化道的刺激和腐蚀。慢性影响：反复接触，能引起过敏性哮喘。长期低浓度接触，呼吸功能可受到影响。①吸入危险性：20 ℃时蒸发可以相当快达到空气中有害污染浓度。②短期接触的影响：刺激眼睛、皮肤和呼吸道。吸入蒸气可能引起哮喘。吸入蒸气可能引起化学支气管炎、肺炎和肺水肿。过多超过职业接触限值接触可能导致死亡。影响可能推迟显现。需进行医学观察。③长期或反复接触的影响：可能引起皮肤过敏。可能引起哮喘。可能是人类致癌物
GHS 危害分类	急性毒性－吸入：类别 4（粉尘和烟雾）； 急性毒性－吸入：类别 2； 皮肤腐蚀/刺激：类别 2； 严重眼损伤/眼刺激：类别 2A ～2B； 皮肤致敏性：类别 1； 呼吸致敏性：类别 1； 致癌性：类别 2； 特定靶器官毒性－单次接触：类别 2（呼吸系统）； 特定靶器官毒性－反复接触：类别 1（呼吸系统、血液系统）
急性毒性数据（HSDB）	LC_{50}：14 ppm/4 h（大鼠吸入）
致癌分类	类别 A4（美国政府工业卫生学家会议，2017 年）。 类别 3B（德国，2016 年）
ToxCast 毒性数据	$AC_{50}(AR)$ = Inactive；$AC_{50}(AhR)$ = 1.08；$AC_{50}(ESR)$ = 32.27；$AC_{50}(p53)$ = Inactive
急性暴露水平（AEGL）	AEGL1 –10 min = 0.02 ppm；AEGL1 –8 h = 0.01 ppm；AEGL2 –10 min = 0.24 ppm；AEGL2 –8 h = 0.021 ppm；AEGL3 –10 min = 0.65 ppm；AEGL3 –8 h = 0.16 ppm
暴露途径	可通过吸入其蒸气和气溶胶或食入吸收进体内

健康危害与毒理信息	
靶器官	呼吸系统、血液系统、皮肤、眼
中毒症状	吸入：腹部疼痛，咳嗽，恶心，呼吸短促，咽喉痛，呕吐，症状可能推迟显现。 皮肤：发红，疼痛，烧灼感。 眼睛：发红，疼痛，视力模糊。 食入：症状同吸入
职业接触限值	阈限值：0.001 ppm（时间加权平均值）；0.005 ppm（短期接触限值）；致敏剂（美国政府工业卫生学家会议，2017 年）。 时间加权平均容许浓度：0.1 mg/m³，短时间接触容许浓度：0.2 mg/m³（中国，2019 年）
防 护 与 急 救	
接触控制/个体防护	工程控制：严加密闭，提供充分的局部排风。 呼吸系统防护：可能接触其蒸气时，应该佩戴防毒面具。紧急事态抢救或逃生时，佩戴自给式呼吸器。 身体防护：穿相应的防护服。 手部防护：戴防化学品手套。 眼睛防护：一般不需特殊防护，高浓度接触时可戴安全防护眼镜
急救措施	火灾应急：泡沫、砂土、干粉、二氧化碳。禁止使用酸碱灭火剂。 吸入应急：迅速脱离现场至空气新鲜处。注意保暖，必要时进行人工呼吸。就医。 皮肤应急：脱去污染的衣着，立即用流动清水彻底冲洗。 眼睛应急：立即提起眼睑，用大量流动清水彻底冲洗。 食入应急：误服者给饮大量温水，催吐，就医

183. 甲苯二胺（2，5 – Diaminotoluene）

基 本 信 息	
原化学品目录	苯的氨基及硝基化合物（不含三硝基甲苯）
化学物质	甲苯二胺
别名	2，5 – 二氨基甲苯
英文名	2，5 – DIAMINOTOLUENE；TOLUENE – 2，5 – DIAMINE
CAS 号	95 – 70 – 5
化学式	$C_7H_{10}N_2$
分子量	122.17
成分/组成信息	甲苯二胺
物 化 性 质	
理化特性	外观与性状：无色结晶 熔点：64 ℃ 沸点：274 ℃ 溶解性：溶于水、乙醇、乙醚、热苯
禁配物	强氧化剂、酸类、酰基氯、酸酐、氯仿

健康危害与毒理信息	
危险有害概述	化学危险性：遇明火、高热可燃。受热分解放出有毒的氧化氮烟气。与强氧化剂接触可发生化学反应。 健康危险性：吸入、口服或经皮肤吸收可引起中毒。对呼吸道、黏膜、皮肤有刺激性
GHS 危害分类	急性毒性 – 经口：类别 3； 严重眼损伤/眼刺激：类别 2A ~ 2B； 皮肤致敏性：类别 1； 生殖毒性：类别 2； 特异性靶器官毒性 – 单次接触：类别 1（肝脏、血液系统）； 危害水生环境 – 长期危害：类别 2
急性毒性数据（HSDB）	LD_{50}：102 mg/kg（大鼠经口）
致癌分类	类别 3（国际癌症研究机构，2019 年）
ToxCast 毒性数据	/
急性暴露水平（AEGL）	/
暴露途径	可通过吸入，经皮肤和食入吸收到体内
靶器官	肝脏、血液系统、皮肤、眼
中毒症状	/
职业接触限值	/
防 护 与 急 救	
接触控制/个体防护	工程控制：严加密闭，提供充分的局部排风。提供安全淋浴和洗眼设备。 呼吸系统防护：空气中粉尘浓度超标时，佩戴自吸过滤式防尘口罩。紧急事态抢救或撤离时，应该佩戴自给式呼吸器。 身体防护：穿防毒物渗透工作服。 手部防护：戴橡胶手套。 眼睛防护：戴化学安全防护眼镜。 其他防护：工作现场禁止吸烟、进食和饮水。及时换洗工作服。工作前后不饮酒，用温水洗澡。实行就业前和定期的体检。
急救措施	火灾应急：采用雾状水、抗溶性泡沫、二氧化碳、砂土灭火。 吸入应急：迅速脱离现场至空气新鲜处。保持呼吸道通畅。如呼吸困难，给输氧。如呼吸停止，立即进行人工呼吸。就医。 皮肤应急：脱去污染的衣着，用肥皂水和清水彻底冲洗皮肤。 眼睛应急：提起眼睑，用流动清水或生理盐水冲洗。就医。 食入应急：饮足量温水，催吐。就医

184. 甲醇（Methanol）

基 本 信 息	
原化学品目录	甲醇
化学物质	甲醇
别名	木醇
英文名	METHANOL；METHYL ALCOHOL；CARBINOL；WOOD ALCOHOL
CAS 号	67 – 56 – 1
化学式	CH_4O/CH_3OH

（续）

基 本 信 息	
分子量	32
成分/组成信息	甲醇

物 化 性 质	
理化特性	外观与性状：无色液体，有特殊气味 沸点：65 ℃ 熔点：-98 ℃ 相对密度（水=1）：0.79 水中溶解度：混溶 蒸汽压：20 ℃时 12.3 kPa 蒸汽相对密度（空气=1）：1.1 蒸汽、空气混合物的相对密度（20 ℃，空气=1）：1.01 闪点：12 ℃（闭杯） 自燃温度：464 ℃ 爆炸极限：空气中 5.5% ~44.0%（体积） 辛醇、水分配系数的对数值：-0.82/-0.66
禁配物	酸类、酸酐、强氧化剂、碱金属

健康危害与毒理信息	
危险有害概述	物理危险性：蒸气与空气充分混合，容易形成爆炸性混合物。 化学危险性：与氧化剂激烈反应，有着火和爆炸的危险。 健康危险性：①吸入危险性：20 ℃时蒸发，相当快地达到空气中有害污染浓度。②短期接触的影响：刺激眼睛，皮肤和呼吸道。可能对中枢神经系统有影响，导致失去知觉、失明和死亡。影响可能推迟显现。需进行医学观察。③长期或反复接触的影响：反复或长期与皮肤接触可能引起皮炎。可能对中枢神经系统有影响，导致持久的或复发性头痛和视力损伤
GHS 危害分类	易燃液体：类别 2； 急性毒性 – 经口：类别 4； 严重眼损伤/眼刺激：类别 2； 生殖毒性：类别 1B； 特异性靶器官毒性 – 单次接触：类别 3（麻醉作用），类别 1（中枢神经系统、视觉器官、全身毒性）； 特异性靶器官毒性 – 反复接触：类别 1（中枢神经系统、视觉器官）
急性毒性数据（HSDB）	LD_{50}：15840 mg/kg（兔经皮）； LD_{50}：5628 mg/kg（大鼠经口）； LD_{50}：7300 mg/kg（小鼠经口）
致癌分类	/
ToxCast 毒性数据	$AC_{50}(AR)$ = Inactive；$AC_{50}(AhR)$ = 2.51；$AC_{50}(ESR)$ = Inactive；$AC_{50}(p53)$ = 4.59
急性暴露水平（AEGL）	/
暴露途径	可通过吸入、经皮肤和食入吸收到体内
靶器官	中枢神经系统、视觉器官
中毒症状	吸入：咳嗽，头晕，头痛，恶心，虚弱，视力障碍。 皮肤：可能被吸收。皮肤干燥，发红。 眼睛：发红，疼痛。 食入：腹部疼痛，气促，呕吐，惊厥，神志不清

健康危害与毒理信息	
职业接触限值	阈限值：200 ppm（时间加权平均值）（经皮）（美国政府工业卫生学家会议，2017 年）。 时间加权平均容许浓度：25 mg/m³，短时间接触容许浓度：50 mg/m³（中国，2019 年）。 时间加权平均容许浓度：200 ppm，270 mg/m³（德国，2016 年）

防 护 与 急 救	
接触控制/个体防护	工程控制：禁止明火、禁止火花和禁止吸烟。禁止与氧化剂接触。密闭系统、通风、防爆型电气设备和照明。不要使用压缩空气灌装、卸料或转运。使用无火花手工具。 接触控制：避免青少年和儿童接触。 呼吸系统防护：适当的呼吸防护。 身体防护：防护服。 手部防护：防护手套。 眼睛防护：护目镜或眼睛防护结合呼吸防护。 其他防护：工作时不得进食、饮水或吸烟。进食前洗手
急救措施	火灾应急：干粉、抗溶性泡沫、大量水、二氧化碳。 爆炸应急：着火时，喷雾状水保持料桶等冷却。 吸入应急：新鲜空气，休息，给予医疗护理。 皮肤应急：脱去污染的衣服，用大量水冲洗皮肤或淋浴，给予医疗护理。 眼睛应急：先用大量水冲洗几分钟（如可能易行，摘除隐形眼镜），然后就医。 食入应急：催吐（仅对清醒病人），给予医疗护理

185. 甲酚（Cresol）

基 本 信 息	
原化学品目录	甲酚
化学物质	甲酚
别名	甲基苯酚、煤酚、木馏油酸
英文名	CRESOL
CAS 号	1319 – 77 – 3
化学式	C_7H_8O
分子量	108
成分/组成信息	甲酚

物 化 性 质	
理化特性	外观与性状：水状液体或固体结晶，颜色为无色、微黄色、黄褐色或桃红色；见光后，颜色随着时间变暗有苯酚味 闪点：79 ~ 85 ℃（开杯）；81 ~ 86 ℃（闭杯） 引燃温度：558 ~ 599 ℃ 爆炸下限：1.1% ~ 1.4%（302 ℉）%（体积） 溶解性：微溶于水，未溶的沉底
禁配物	/
危险有害概述	化学危险性：液体能腐蚀某些塑料、涂料和橡胶。 健康危险性：腐蚀眼睛、皮肤和呼吸道，长期影响包括化学灼伤，长时间或反复接触引起局部接触皮肤皮疹和肾损害，每天吸入气溶胶态可影响神经系统症状：吞咽困难、呕吐、多涎、腹泻、食欲丧失、体重减轻、头痛、头晕、昏厥，停止接触后，大部分症状可消失

健康危害与毒理信息	
GHS 危害分类	急性毒性－经口：类别 4； 急性毒性－经皮：类别 3； 皮肤腐蚀/刺激：类别 1A～1C； 严重眼损伤/眼刺激：类别 1； 生殖细胞致突变性：类别 2； 生殖毒性：类别 2； 特异性靶器官毒性－单次接触：类别 1（血液系统、呼吸系统、心脏、肝脏、肾脏、中枢神经系统），类别 3（麻醉效应）； 特异性靶器官毒性－反复接触：类别 1（心血管系统、血液系统、肾脏、中枢神经系统），类别 2（呼吸系统）； 急性水生毒性：类别 2
急性毒性数据（HSDB）	LD_{50}：1454 mg/kg（大鼠经口）； LD_{50}：7760 mg/kg（小鼠经口）
致癌分类	类别 3A（德国，2016 年）。 类别 A4（美国政府工业卫生学家会议，2017 年）
ToxCast 毒性数据	AC_{50}（AR）= Inactive；AC_{50}（AhR）= Inactive；AC_{50}（ESR）= Inactive；AC_{50}（p53）= Inactive
急性暴露水平（AEGL）	/
暴露途径	可通过吸入、经皮肤和食入吸收到体内
靶器官	眼睛、皮肤、心血管系统、血液系统、肾脏、中枢神经系统、呼吸系统、心脏、肝脏
中毒症状	吸入：咳嗽，头晕，头痛，恶心、呕吐。 皮肤：皮肤干燥，发红、皮疹。 眼睛：发红，疼痛。 食入：恶心，呕吐，腹泻及神经抑制症状
职业接触限值	时间加权平均容许浓度：10 mg/m³（中国，2019 年）
防 护 与 急 救	
接触控制/个体防护	呼吸系统防护：23 ppm：装化学物质滤毒盒防有机蒸气且有防尘防烟雾滤层的呼吸器、供气式呼吸器。57.5 ppm：连续供气式呼吸器、动力驱动装有机蒸气滤毒盒带防尘防烟雾滤层的空气净化呼吸器。115 ppm：装化学药剂盒防有机蒸气带高效微粒滤层的全面罩呼吸器、全面罩高效微粒空气净化呼吸器、动力驱动带高效滤层面罩紧贴面部的空气净化呼吸器、面罩紧贴面部的连续供气呼吸器、自携式呼吸器、全面罩呼吸器。250 ppm：供气式正压全面罩呼吸器。应急或有计划进入浓度未知区域，或处于立即危及生命或健康的状况：自携式正压全面罩呼吸器、供气式正压全面罩呼吸器辅之以辅助自携式正压呼吸器。逃生：全面罩高效微粒空气净化呼吸器、自携式逃生呼吸器。 眼睛防护：引起眼睛刺激或损伤，需眼部防护
急救措施	吸入应急：移患者至空气新鲜处，就医。如果患者呼吸停止，给予人工呼吸。如果患者食入或吸入不要用口对口进行人工呼吸，可用小型单向阀呼吸器或其他适当的医疗呼吸器。如果呼吸困难，给予吸氧。 皮肤应急：脱去并隔离被污染的衣服和鞋。 眼睛应急：如果皮肤或眼睛接触，应立即用清水冲洗至少 20 min。对少量皮肤接触，避免将物质播散面积扩大。注意患者保暖并且保持安静。 食入应急：吸入、食入或皮肤接触可引起迟发反应。确保医务人员了解相关的个体防护知识，注意自身防护

186. 甲基氨基酚 ［p－（Methylamino） Phenol Sulfate］

基　本　信　息	
原化学品目录	甲基氨基酚
化学物质	甲基氨基酚
别名	对（甲基氨基）苯酚硫酸盐；二（4－羟基－N－甲基苯胺）硫酸盐；米吐尔；4－（甲基氨基）苯酚硫酸盐
英文名	P－（METHYLAMINO）PHENOL SULFATE；BIS（4－HYDROXY－N－METHYLANI-LINIUM）SULFATE；METOL；4－（METHYLAMINO）PHENOL SULFATE
CAS 号	55－55－0
化学式	$(C_7H_9NO)_2 \cdot H_2SO_4$
分子量	344.4
成分/组成信息	甲基氨基酚

物　化　性　质	
理化特性	外观与性状：白色晶体 熔点：260 ℃（分解） 水中溶解度：15 ℃时 4.7 g/100 mL 自燃温度：531 ℃
禁配物	/

健康危害与毒理信息	
危险有害概述	物理危险性：以粉末或颗粒形状与空气混合，可能发生粉尘爆炸。 化学危险性：加热时，分解生成含有氮氧化物和硫氧化物的有毒烟雾。与酸类、酸酐、酰基氯和氧化剂发生反应。 健康危险性：①吸入危险性：未指明是否将达到空气中有害浓度。②短期接触的影响：轻微刺激皮肤，刺激眼睛和呼吸道。③长期或反复接触的影响：反复或长期接触可能引起皮肤过敏。可能对血液有影响，导致血细胞损伤。 环境危险性：对水生生物有极高毒性
GHS 危害分类	急性毒性－经口：类别4； 皮肤致敏性：类别1； 特异性靶器官毒性－反复接触：类别2（肾脏、血液系统）； 急性水生毒性：类别1； 慢性水生毒性：类别1
急性毒性数据（HSDB）	/
致癌分类	/
ToxCast 毒性数据	$AC_{50}(AR) = $ Inactive；$AC_{50}(AhR) = $ Inactive；$AC_{50}(ESR) = $ Inactive；$AC_{50}(p53) = $ Inactive
急性暴露水平（AEGL）	/
暴露途径	可经食入吸收到体内
靶器官	皮肤、肾脏、血液系统
中毒症状	吸入：咳嗽，咽喉痛。 皮肤：发红。 眼睛：发红，疼痛
职业接触限值	/

	防 护 与 急 救
接触控制/个体防护	工程控制：禁止明火。防止粉尘沉积、密闭系统、防止粉尘爆炸型电气设备和照明。局部排气通风。 接触控制：防止粉尘扩散，避免一切接触。 呼吸系统防护：适当的呼吸防护。 身体防护：防护服。 手部防护：防护手套。 眼睛防护：安全护目镜，或眼睛防护结合呼吸防护。 其他防护：工作时不得进食、饮水或吸烟
急救措施	火灾应急：干粉，抗溶性泡沫，雾状水，二氧化碳。 吸入应急：新鲜空气，休息。给予医疗护理。 皮肤应急：脱去污染的衣服，用大量水冲洗皮肤或淋浴。 眼睛应急：先用大量水冲洗几分钟（如可能易行，摘除隐形眼镜），然后就医。 食入应急：漱口，大量饮水

187. N – 甲基苯胺（N – Methylaniline）

	基 本 信 息
原化学品目录	N – 甲基苯胺
化学物质	N – 甲基苯胺
别名	一甲基苯胺
英文名	N – Methyl aniline；N – Methylbenzenamine
CAS 号	100 – 61 – 8
化学式	$C_7H_9N/C_6H_5NH(CH_3)$
分子量	107.2
成分/组成信息	N – 甲基苯胺

	物 化 性 质
理化特性	外观与性状：无色或浅黄色油状液体，遇空气时变棕色 熔点：– 57 ℃ 沸点：194 ~ 196 ℃ 相对密度（水 =1）：0.99 相对蒸气密度（空气 =1）：3.70 饱和蒸气压：0.13 kPa（36.0 ℃） 燃烧热：– 4069.2 kJ/mol 临界压力：5.2 MPa 辛醇/水分配系数：1.7 闪点：79.5 ℃（闭环） 引燃温度：511 ℃ 爆炸上限：7.4% 爆炸下限：1.2% 溶解性：微溶于水，溶于乙醇、乙醚、氯仿
禁配物	酸类、酰基氯、酸酐、强氧化剂

健康危害与毒理信息	
危险有害概述	化学危险性：加热和燃烧时，分解生成含有苯胺、氮氧化物的有毒烟雾。与强酸和氧化剂激烈反应。 健康危险性：20 ℃时，蒸发相当快地达到空气中有害污染浓度。可能对血液有影响，导致形成正铁血红蛋白。影响可能推迟显现。需进行医学观察
GHS 危害分类	急性毒性 – 经口：类别 3； 皮肤腐蚀/刺激：类别 2； 严重眼损伤/眼刺激：类别 2A – 2B； 特异性靶器官毒性 – 单次接触：类别 1（血液系统，肾脏），类别 2（神经系统），类别 3（呼吸道刺激）； 特异性靶器官毒性 – 反复接触：类别 1（血液系统）； 危害水生环境 – 急性危害：类别 1； 危害水生环境 – 长期危害：类别 1
急性毒性数（HSDB）	/
致癌分类	/
ToxCast 毒性数据	/
急性暴露水平（AEGL）	/
暴露途径	可通过吸入其蒸气，经皮肤和食入吸收到体内
靶器官	呼吸系统、血液系统、肾脏、神经系统、皮肤、眼
中毒症状	急性中毒：表现为口唇、指端、耳郭发绀，出现恶心、呕吐、手指麻木、精神恍惚；重者皮肤、黏膜严重青紫，出现呼吸困难、抽搐等，甚至昏迷、休克。可出现溶血性黄疸、中毒性肝炎和肾损害。 慢性中毒：患者有神经衰弱综合征表现，伴有轻度发绀、贫血和肝脾肿大
职业接触限值	时间加权平均容许浓度：0.5 ppm，2.2 mg/m³（美国政府工业卫生学家会议，2017年）。 时间加权平均容许浓度：0.5 ppm，2.2 mg/m³（德国，2016年）
防 护 与 急 救	
接触控制/个体防护	呼吸系统防护：可能接触其蒸气时，佩戴过滤式防毒面具（半面罩）。紧急事态抢救或撤离时，佩戴隔离式呼吸器。 身体防护：穿防毒物渗透工作服。 手部防护：戴橡胶手套。 眼睛防护：戴安全防护眼镜。 其他防护：工作现场禁止吸烟、进食和饮水。及时换洗工作服。工作前后不饮酒，用温水洗澡。注意检测毒物。实行就业前和定期的体检
急救措施	吸入应急：迅速脱离现场至空气新鲜处。保持呼吸道通畅。如呼吸困难，给输氧。如呼吸停止，立即时进行人工呼吸。就医。 皮肤接触：立即脱去被污染的衣着，用肥皂水和清水彻底冲洗皮肤。就医。 眼睛接触：提起眼睑，用流动清水或生理盐水冲洗。就医。 食入应急：饮足量温水，催吐。就医

188. 甲基丙烯腈 (Methylacrylonitrile)

<table>
<tr><td colspan="2" align="center">基 本 信 息</td></tr>
<tr><td>原化学品目录</td><td>甲基丙烯腈</td></tr>
<tr><td>化学物质</td><td>甲基丙烯腈</td></tr>
<tr><td>别名</td><td>2 - 甲基 - 2 - 丙烯腈；2 - 腈基丙烯；异丙烯腈</td></tr>
<tr><td>英文名</td><td>Methylacrylonitrile；2 - Methyl - 2 - propenenitrile；2 - Cyanopropene；Isopropenylnitrile</td></tr>
<tr><td>CAS 号</td><td>126 - 98 - 7</td></tr>
<tr><td>化学式</td><td>C_4H_5N</td></tr>
<tr><td>分子量</td><td>67.1</td></tr>
<tr><td>成分/组成信息</td><td>甲基丙烯腈</td></tr>
<tr><td colspan="2" align="center">物 化 性 质</td></tr>
<tr><td>理化特性</td><td>外观与性状：无色液体，有特殊气味
熔点：- 35.8 ℃
沸点：90.3 ℃
相对密度（水 = 1）：0.8
闪点：1.1 ℃（闭杯）
爆炸极限：空气中，2% ~ 6.8%（体积）
溶解性：不溶于水，溶于苯、乙醇、乙醚</td></tr>
<tr><td>禁配物</td><td>强氧化剂、强还原剂、强酸、强碱</td></tr>
<tr><td colspan="2" align="center">健康危害与毒理信息</td></tr>
<tr><td>危险有害概述</td><td>物理危险性：蒸气比空气重，可能沿地面流动，可能造成远处着火。蒸气未经阻聚可能聚合，堵塞通风口。
化学危险性：在酸、碱和光的作用下，可能激烈聚合，有着火或爆炸危险。由于加热，可能聚合，有着火或爆炸危险。燃烧时，生成含氰化物和氮氧化物的有毒和腐蚀性烟雾。
健康危险性：20 ℃时，蒸发迅速达到空气中有害污染浓度。该蒸气刺激眼睛和呼吸道。可能对细胞呼吸有影响，导致惊厥和神志不清。接触可能导致死亡</td></tr>
<tr><td>GHS 危害分类</td><td>易燃液体：类别 2；
急性毒性 - 吸入：类别 2；
急性毒性 - 经口：类别 3；
急性毒性 - 经皮：类别 3；
皮肤腐蚀/刺激：类别 3；
严重眼损伤/眼刺激：类别 2B；
生殖毒性：类别 1B/2；
皮肤致敏物：类别 1；
特异性靶器官毒性 - 单次接触：类别 1（中枢神经系统）；
特异性靶器官毒性 - 反复接触：类别 1（血液，中枢神经系统，感觉器官）；
危害水生环境 - 急性危害：类别 3</td></tr>
<tr><td>急性毒性数（HSDB）</td><td>LD_{50}：25 ~ 50 mg/kg（大鼠经口）；
LC_{50}：328 ppm/4 h（大鼠吸入）；
LD_{50}：2080 mg/kg（大鼠经皮）</td></tr>
<tr><td>致癌分类</td><td>类别 A4（美国政府工业卫生学家会议，2017 年）</td></tr>
<tr><td>ToxCast 毒性数据</td><td>AC_{50}(AR) = Inactive；AC_{50}(AhR) = Inactive；AC_{50}(ESR) = Inactive</td></tr>
<tr><td>急性暴露水平（AEGL）</td><td>AEGL1 - 10 min = NR；AEGL1 - 8 h = NR；AEGL2 - 10 min = 1.3 ppm；AEGL2 - 8 h = 0.33 ppm；AEGL3 - 10 min = 3.9 ppm；AEGL3 - 8 h = 0.99 ppm</td></tr>
</table>

健康危害与毒理信息	
暴露途径	可通过吸入其蒸气、经皮肤和食入吸收到体内
靶器官	神经系统、血液、眼、皮肤、呼吸系统
中毒症状	头痛，意识模糊，虚弱，呼吸短促，惊厥，神志不清，眼睛发红，疼痛
职业接触限值	时间加权平均容许浓度：1 ppm（美国政府工业卫生学家会议，2017 年）。 时间加权平均容许浓度：3 mg/m³（中国，2019 年）

防 护 与 急 救	
接触控制/个体防护	工程防护：严加密闭，提供充分的局部排风和全面通风。尽可能机械化、自动化。提供安全淋浴和洗眼设备。 呼吸系统防护：空气中浓度超标时，必须佩戴自吸过滤式防毒面具（全面罩）。紧急事态抢救或撤离时，应该佩戴空气呼吸器。 身体防护：穿胶布防毒衣。 手部防护：戴橡胶耐油手套。 眼睛防护：呼吸系统防护中已作防护。 其他防护：工作现场禁止吸烟、进食和饮水。工作完毕，彻底清洗。单独存放被毒物污染的衣服，洗后备用。车间应配备急救设备及药品。作业人员应学会自救互救
急救措施	吸入应急：迅速脱离现场至空气新鲜处。保持呼吸道通畅。如呼吸困难，给输氧。如呼吸停止，立即进行人工呼吸。就医。 皮肤应急：立即脱去污染的衣着，用大量流动清水冲洗。就医。 眼睛应急：提起眼睑，用流动清水或生理盐水冲洗。就医。 食入应急：饮足量温水，催吐。洗胃，导泄。就医

189. 甲基丙烯酸（Methacrylic acid）

基 本 信 息	
原化学品目录	甲基丙烯酸
化学物质	甲基丙烯酸
别名	2-甲基丙烯酸；α-异丁烯酸
英文名	METHACRYLIC ACID；2-METHYLPROPENOIC ACID；ALPHA-METHYLACRYLIC ACID
CAS 号	79-41-4
化学式	$C_4H_6O_2/CH_2 = C(CH_3)COOH$
分子量	86.09
成分/组成信息	甲基丙烯酸

物 化 性 质	
理化特性	沸点：159~163 ℃ 熔点：16 ℃ 相对密度（水=1）：1.02 水中溶解度：适度溶解 蒸汽压：25 ℃时 130 Pa 蒸汽相对密度（空气=1）：2.97 蒸汽、空气混合物的相对密度（20 ℃，空气=1）：1 闪点：77 ℃（开杯），68 ℃（闭杯） 爆炸极限：空气中 1.6%~8.8%（体积） 辛醇、水分配系数的对数值：0.93

物 化 性 质	
禁配物	强氧化剂、胺类、强碱

健康危害与毒理信息	
危险有害概述	物理危险性：蒸气未经阻聚，可能发生聚合，堵塞通风口。 化学危险性：加热或有光、氧化剂，如过氧化物或者微量盐酸存在时，容易聚合，有着火或爆炸危险。侵蚀金属。 健康危险性：对鼻、喉有刺激性；高浓度接触可能引起肺部改变。对皮肤有刺激性，可致灼伤。眼接触可致灼伤，造成永久性损害。慢性影响：可能引起肺、肝、肾损害。对皮肤有致敏性，致敏后，即使接触极低水平，也能引起皮肤刺痒和皮疹。①吸入危险性：20 ℃时，蒸发相当慢地达到空气中有害污染浓度。②短期接触的影响：腐蚀眼睛、皮肤和呼吸道。食入有腐蚀性。吸入蒸气可能引起肺水肿
GHS 危害分类	易燃液体：类别4； 急性毒性 – 经口：类别4； 急性毒性 – 经皮：类别4 皮肤腐蚀/刺激：类别1A； 严重眼损伤/眼刺激：类别1； 特异性靶器官毒性 – 单次接触：类别3（呼吸道刺激）； 特异性靶器官毒性 – 反复接触：类别1（神经系统、肝、肾、肾上腺）、类别2（呼吸系统）； 急性水生毒性：类别3
急性毒性数据（HSDB）	LC_{50}：7.1 mg/L，4 h（大鼠吸入）； LD_{50}：1060 ~ 2224 mg/kg（大鼠经口）； LD_{50}：500 mg/kg（兔子经皮）
致癌分类	/
ToxCast 毒性数据	AC_{50}（AR）= Inactive；AC_{50}（AhR）= Inactive；AC_{50}（ESR）= 41.43；AC_{50}（p53）= Inactive
急性暴露水平（AEGL）	/
暴露途径	可通过吸入吸收到体内
靶器官	神经系统、肝、肾、肾上腺、呼吸系统、皮肤、眼
中毒症状	吸入：咳嗽，灼烧感，气促，呼吸困难。 皮肤：发红，皮肤烧伤，疼痛，水疱。 眼睛：发红，疼痛，视力丧失，严重深度烧伤。 食入：胃痉挛，腹部疼痛，灼烧感，虚弱
职业接触限值	阈限值：20 ppm（时间加权平均值）(美国政府工业卫生学家会议，2017 年)。 时间加权平均容许浓度：5 ppm，18 mg/m³（德国，2016 年）。 时间加权平均容许浓度：70 mg/m³（中国，2019 年）

防 护 与 急 救	
接触控制/个体防护	工程控制：生产过程密闭，加强通风。提供安全淋浴和洗眼设备。 呼吸系统防护：空气中浓度超标时，佩戴直接式防毒面具（半面罩）。 身体防护：穿防酸碱工作服。 手部防护：戴橡胶耐酸碱手套。 眼睛防护：戴化学安全防护眼镜。 其他防护：工作场所禁止吸烟、进食和饮水，饭前要洗手。工作完毕，淋浴更衣。注意个人清洁卫生

	防 护 与 急 救
急救措施	火灾应急：消防人员须戴好防毒面具，在安全距离以外，在上风向灭火。用水喷射逸出液体，使其稀释成不燃性混合物，并用雾状水保护消防人员。灭火剂：雾状水、抗溶性泡沫、干粉、二氧化碳。 吸入应急：迅速脱离现场至空气新鲜处。保持呼吸道通畅。如呼吸困难，给输氧。如呼吸停止，立即进行人工呼吸。就医。 皮肤应急：立即脱去污染的衣着，用大量流动清水冲洗至少15 min。就医。 眼睛应急：立即提起眼睑，用大量流动清水或生理盐水彻底冲洗至少15 min。就医。 食入应急：用水漱口，给饮牛奶或蛋清。就医

190. 甲基丙烯酸甲酯（Methyl methacrylate）

	基 本 信 息
原化学品目录	甲基丙烯酸甲酯（异丁烯酸甲酯）
化学物质	甲基丙烯酸甲酯
别名	甲基丙烯酸甲酯单体（经阻聚的）；甲基-2-甲基丙烯酸酯
英文名	METHYL METHACRYLATE；METHACRYLIC ACID METHYL ESTER；METHYL 2-METHYLPROPENOATE
CAS 号	80-62-6
化学式	$CH_2C(CH_3)COOCH_3/C_5H_8O_2$
分子量	100.1
成分/组成信息	甲基丙烯酸甲酯
	物 化 性 质
理化特性	沸点：100.5 ℃ 熔点：-48 ℃ 相对密度（水=1）：0.94 水中溶解度：20 ℃时1.6 g/100 mL 蒸汽压：20 ℃时3.9 kPa 蒸汽相对密度（空气=1）：3.5 闪点：10 ℃（开杯） 自燃温度：421 ℃ 爆炸极限：空气中1.7%~12.5%（体积） 辛醇、水分配系数的对数值：1.38
禁配物	氧化剂、酸类、碱类、还原剂、过氧化物、胺类、卤素
	健康危害与毒理信息
危险有害概述	物理危险性：蒸气与空气充分混合，容易形成爆炸性混合物。蒸气未经阻聚，可能聚合并阻塞通风口。 化学危险性：由于加温或加热，在光、聚合催化剂和强氧化剂的作用下，可能发生聚合，有着火或爆炸危险。与强酸、强碱发生反应。 健康危险性：有麻醉作用，有刺激性。急性中毒：表现有黏膜刺激症状、乏力、恶心、反复呕吐、头痛、头晕、胸闷，可有急识障碍。慢性影响：体检发现接触者中血压增高、萎缩性鼻炎、结膜炎和自主神经功能障碍百分比增高。①吸入危险性：20 ℃时，蒸发相当快地达到空气中有害污染浓度。②短期接触的影响：刺激眼睛，皮肤和呼吸道。③长期或反复接触的影响：反复或长期接触可能引起皮肤过敏。可能对末梢神经系统有影响。 环境危险性：对水生生物有害

健康危害与毒理信息	
GHS 危害分类	易燃液体：类别 2； 急性毒性 – 吸入：类别 5（蒸气）； 皮肤腐蚀/刺激：类别 2； 严重眼损伤/眼刺激：类别 2A ~ 2B； 皮肤致敏性：类别 1； 生殖毒性：类别 2； 特异性靶器官毒性 – 单次接触：类别 3（呼吸道刺激、麻醉效应）； 特异性靶器官毒性 – 反复接触：类别 1（呼吸系统、中枢神经系统）； 急性水生毒性：类别 3
急性毒性数据（HSDB）	LC_{50}：7093 ppm/4 h（大鼠吸入）； LD_{50}：7800 ~ 9400 mg/kg（大鼠经口）； LD_{50}：> 5000 mg/kg（兔子经皮）
致癌分类	类别 3（国际癌症研究机构，2019 年）。 类别 A4（美国政府工业卫生学家会议，2017 年）
ToxCast 毒性数据	AC_{50}（AR）= Inactive；AC_{50}（AhR）= Inactive；AC_{50}（ESR）= Inactive；AC_{50}（p53）= Inactive
急性暴露水平（AEGL）	/
暴露途径	可通过吸入，经皮肤和食入吸收到体内
靶器官	呼吸系统、中枢神经系统、皮肤、眼睛、呼吸道
中毒症状	吸入：恶心，呕吐，腹部疼痛。 皮肤：发红。 眼睛：发红，疼痛。 食入：恶心，呕吐，腹部疼痛
职业接触限值	阈限值：50 ppm（时间加权平均值），100 ppm（短时间接触限值）（美国政府工业卫生学家会议，2017 年）。 时间加权平均容许浓度：50 ppm，210 mg/m³（德国，2016 年）。 时间加权平均容许浓度：100 mg/m³（中国，2019 年）
防 护 与 急 救	
接触控制/个体防护	工程控制：生产过程密闭，全面通风。提供安全淋浴和洗眼设备。 呼吸系统防护：可能接触其蒸气时，应该佩戴自吸过滤式防毒面具（半面罩）。 身体防护：穿防静电工作服。 手部防护：戴橡胶耐油手套。 眼睛防护：戴化学安全防护眼镜。 其他防护：工作现场禁止吸烟、进食和饮水。工作完毕，淋浴更衣。注意个人清洁卫生
急救措施	火灾应急：消防人员必须穿全身防火防毒服，在上风向灭火。遇大火，消防人员须在有防护掩蔽处操作。灭火剂：抗溶性泡沫、二氧化碳、干粉、砂土。用水灭火无效，但可用水保持火场中容器冷却。 吸入应急：迅速脱离现场至空气新鲜处。保持呼吸道通畅。如呼吸困难，给输氧。如呼吸停止，立即进行人工呼吸。就医。 皮肤应急：脱去污染的衣着，立即用水冲洗至少 15 min。就医治疗。 眼睛应急：立即提起眼睑，用流动清水或生理盐水冲洗至少 15 min。就医。 食入应急：饮足量温水，催吐。就医

191. 甲基丙烯酸缩水甘油酯（Glycidyl methacrylate）

基　本　信　息	
原化学品目录	甲基丙烯酸缩水甘油酯
化学物质	甲基丙烯酸缩水甘油酯
别名	2，3-环氧丙基甲基丙烯酸酯；α-甲基丙烯酸缩水甘油酯；甲基丙烯酸-2，3-环氧丙酯；1-丙醇-2，3-环氧基甲基丙烯酸酯
英文名	GLYCIDYL METHACRYLATE；2，3-EPOXYPROPYL METHACRYLATE；GLYCIDYL ALPHA-METHYL ACRYLATE；METHACRYLIC ACID；2，3-EPOXYPROPYL ESTER；1-PROPANOL-2，3-EPOXY METHACRYLATE
CAS 号	106-91-2
化学式	$C_7H_{10}O_3$
分子量	142.2
成分/组成信息	甲基丙烯酸缩水甘油酯
物　化　性　质	
理化特性	沸点：189 ℃ 熔点：<-10 ℃ 相对密度（水=1）：1.08 水中溶解度：25 ℃时 5 g/100 mL（适度溶解） 蒸汽压：25 ℃时 0.42 kPa 蒸汽相对密度（空气=1）：4.9 闪点：<61 ℃（闭杯） 沸点：189 ℃ 熔点：<-10 ℃ 相对密度（水=1）：1.08 水中溶解度：25 ℃时 5 g/100 mL（适度溶解） 蒸汽压：25 ℃时 0.42 kPa 蒸汽相对密度（空气=1）：4.9 闪点：<61 ℃（闭杯） 辛醇、水分配系数的对数值：0.96
禁配物	/
健康危害与毒理信息	
危险有害概述	化学危险性：由于加热和在光，过氧化物和碱的作用下，可能发生聚合。与强酸、强碱和强氧化剂激烈反应，有着火的危险。 健康危险性：①短期接触的影响：严重刺激眼睛、皮肤和呼吸道。②长期或反复接触的影响：反复或长期接触可能引起皮肤过敏。 环境危险性：对水生生物是有毒的。强烈建议不要让其进入环境
GHS 危害分类	易燃液体：类别4； 急性毒性-经口：类别4； 急性毒性-经皮：类别3； 急性毒性-吸入：类别4； 皮肤腐蚀/刺激：类别1A～1C； 严重眼损伤/眼刺激：类别1； 皮肤致敏性：类别1； 生殖细胞致突变性：类别2； 生殖毒性：类别2； 特异性靶器官毒性-单次接触：类别1（呼吸系统）； 特异性靶器官毒性-反复接触：类别1（神经系统、心血管系统、肝、肾、呼吸系统）； 急性水生毒性：类别2

健康危害与毒理信息	
急性毒性数（HSDB）	LD_{50}：469 mg/kg（兔子经皮）
致癌分类	/
ToxCast 毒性数据	AC_{50}（AR）= Inactive；AC_{50}（AhR）= Inactive；AC_{50}（ESR）= Inactive；AC_{50}（p53）= Inactive
急性暴露水平（AEGL）	/
暴露途径	可通过吸入和经皮肤和食入吸收到体内
靶器官	神经系统、心血管系统、肝、肾、呼吸系统、皮肤、眼睛
中毒症状	吸入：咳嗽，咽喉痛，呼吸困难。 皮肤：发红，疼痛，皮肤烧伤。 眼睛：发红，疼痛，烧伤。 食入：咽喉疼痛，咽喉和胸腔灼烧感，腹部疼痛
职业接触限值	最高容许浓度：5 mg/m³（中国，2019 年）
防 护 与 急 救	
接触控制/个体防护	工程控制：生产过程密闭，全面通风。提供安全淋浴和洗眼设备。 身体防护：穿相应的工作服。 手部防护：戴相应的手套。 眼睛防护：戴化学安全防护眼镜。 其他防护：工作现场禁止吸烟、进食和饮水。工作完毕，淋浴更衣。注意个人清洁卫生
急救措施	火灾应急：着火时，喷雾状水保持料桶等冷却，可用干粉，二氧化碳，泡沫灭火。 吸入应急：迅速脱离现场至空气新鲜处。保持呼吸道通畅。如呼吸困难，给输氧。如呼吸停止，立即进行人工呼吸。就医。 皮肤应急：脱去污染的衣着，立即用水冲洗至少15 min。就医治疗。 眼睛应急：立即提起眼睑，用流动清水或生理盐水冲洗至少15 min。就医

192. 甲基丙烯酸酯（Methyl acrylate）

基 本 信 息	
原化学品目录	甲基丙烯酸酯
化学物质	甲基丙烯酸酯
别名	丙烯酸甲酯；甲基 – 2 – 丙烯酸酯；2 – 丙烯酸甲酯
英文名	Methyl acrylate；Acrylic acid；methyl ester；Methyl – 2 – propenoate；2 – Propenoic acid, methyl ester
CAS 号	96 – 33 – 3
化学式	$C_4H_6O_2$
分子量	86.1
成分/组成信息	甲基丙烯酸酯

参见 40. 丙烯酸甲酯。

193. 甲基对硫磷（Methyl parathion）

基 本 信 息	
原化学品目录	有机磷
化学物质	甲基对硫磷
别名	O，O－二甲基－O－4－硝基苯基硫代磷酸酯；对硝基苯基硫代磷酸酯；O，O－二甲基－O－（4－硝基苯基）硫代磷酸酯
英文名	METHYL PARATHION；O，O－DIMETHYL O－4－NITROPHENYL PHOSPHOROTHIOIATE；p－NITROPHENYLTHIOPHOSPHATE；PHOSPHOROTHIOIC ACID，O，O－DIMETHYL O－（4－NITROPHENYL）ESTER
CAS 号	298－00－0
化学式	$C_8H_{10}NO_5PS$
分子量	263.8
成分/组成信息	甲基对硫磷

物 化 性 质	
理化特性	外观与性状：无色至白色各种形态固体 沸点：低于沸点在 120 ℃分解 熔点：35~38 ℃ 密度：1.4 g/cm³ 水中溶解度：0.006 g/100 mL 蒸汽压：20 ℃时 0.001 Pa 辛醇、水分配系数的对数值：2~3
禁配物	强氧化剂

健康危害与毒理信息	
危险有害概述	化学危险性：加热时，分解生成含有氮氧化物、氧化亚磷或硫氧化物有毒烟雾，有着火和爆炸危险。 健康危险性：①吸入危险性：喷洒或扩散时可较快地达到空气中颗粒物有害浓度，尤其是粉末。②短期接触的影响：可能对神经系统有影响，导致惊厥和呼吸抑制。胆碱酯酶抑制剂。远高于职业接触限值接触可能导致死亡。需进行医学观察。③长期或反复接触的影响：胆碱酯酶抑制剂。可能有累积影响，见急性危害/症状。 环境危险性：对水生生物有极高毒性。可能对环境有危害，对鸟类和蜜蜂应给予特别注意。在正常使用过程中进入环境，但是要特别注意避免任何额外的释放，例如通过不适当处置活动
GHS 危害分类	急性毒性－经口：类别2； 急性毒性－吸皮：类别2； 急性毒性－吸入：类别2（粉尘和烟雾）； 皮肤腐蚀/刺激：类别3； 严重眼损伤/眼刺激：类别2B； 生殖细胞致突变性：类别2； 生殖毒性：类别2； 特异性靶器官毒性－单次接触：类别1（神经系统）； 特异性靶器官毒性－反复接触：类别1（神经系统）； 危害水生环境－急性危害：类别1； 危害水生环境－长期危害：类别1

健康危害与毒理信息	
急性毒性数据（HSDB）	LD_{50}：1200 mg/kg（大鼠经皮）； LD_{50}：18 mg/kg（小鼠经口）
致癌分类	类别 3（国际癌症研究机构，2019 年）。 类别 A4（美国政府工业卫生学家会议，2017 年）
ToxCast 毒性数据	AC_{50}（AR）= Inactive；AC_{50}（AhR）= Inactive；AC_{50}（ESR）= Inactive；AC_{50}（p53）= Inactive
急性暴露水平（AEGL）	/
暴露途径	可迅速地通过吸入气溶胶，经皮肤和食入吸收到体内
靶器官	神经系统、皮肤、眼睛
中毒症状	吸入：出汗，恶心，呕吐，头晕，瞳孔收缩，肌肉痉挛，多涎，肌肉抽搐，呼吸困难，腹泻，惊厥，神志不清，症状可能推迟显现。 皮肤：可能被吸收。 眼睛：视力模糊。 食入：症状同吸入
职业接触限值	阈限值：0.02 mg/m³（时间加权平均值）（经皮）（美国政府工业卫生学家会议，2017 年）
防 护 与 急 救	
接触控制/个体防护	工程控制：禁止明火，局部排气通风。 接触控制：防止粉尘扩散，严格作业环境管理。避免青少年和儿童接触。 呼吸系统防护：适当的呼吸防护。 身体防护：防护服。 手部防护：防护手套。 眼睛防护：面罩或如为粉末，眼睛防护结合呼吸防护。 其他防护：工作时不得进食、饮水或吸烟。进食前洗手
急救措施	火灾应急：干粉，雾状水，泡沫，二氧化碳。 接触应急：一切情况均向医生咨询。 吸入应急：新鲜空气，休息，必要时进行人工呼吸。给予医疗护理。 皮肤应急：脱掉污染的衣服，冲洗，然后用水和肥皂洗皮肤，给予医疗护理。 眼睛应急：先用大量水冲洗几分钟（如可能易行，摘除隐形眼镜），然后就医。 食入应急：催吐（仅对清醒病人）。用水冲服活性炭浆。立即给予医疗护理

194. 5 – 甲基 – 3 – 庚酮（5 – Methyl – 3 – Heptanone）

基 本 信 息	
原化学品目录	乙基另戊基甲酮（5 – 甲基 – 3 – 庚酮）
化学物质	5 – 甲基 – 3 – 庚酮
别名	5 – 甲基庚烷 – 3 – 酮；乙基戊基甲酮；乙基仲戊基甲酮
英文名	5 – METHYL – 3 – HEPTANONE；5 – METHYL HEPTAN – 3 – ONE；3 – HEPTANONE,5 – METHYL；ETHYL AMYL KETONE；ETHYL SEC – AMYL KETONE
CAS 号	541 – 85 – 5
化学式	$C_8H_{16}O$
分子量	128.24
成分/组成信息	5 – 甲基 – 3 – 庚酮；乙基另戊基甲酮

物 化 性 质	
理化特性	沸点：157～162 ℃ 熔点：-56.7 ℃ 相对密度（水=1）：0.82 水中溶解度：20 ℃时 0.3 g/100 mL 蒸汽压：25 ℃时 0.267 kPa 蒸汽相对密度（空气=1）：4.4 蒸汽、空气混合物的相对密度（20 ℃，空气=1）：1 闪点：43 ℃（闭杯）；57.2 ℃（开杯）
禁配物	强氧化剂、强碱、强酸
健康危害与毒理信息	
危险有害概述	物理危险性：蒸气比空气重，可能沿地面流动，可能造成远处着火。 化学危险性：与氧化剂、强还原剂和强碱发生反应，有着火的危险。健康危害性：毒性作用主要为刺激性，高浓度时有麻醉作用，其气味可使人头痛、恶心。少数情况下产生严重的全身反应。皮肤接触可有干燥、皲裂、皮炎。①吸入危险性：20 ℃时蒸发相当慢地达到空气中有害污染浓度。②短期接触的影响：刺激眼睛、皮肤和呼吸道。可能对中枢神经系统有影响。远高于职业接触限值接触时，可能导致神志不清。③长期或反复接触的影响：液体使皮肤脱脂
GHS 危害分类	易燃液体：类别 3； 急性毒性-吸入：类别 4（蒸气）； 严重眼损伤/眼刺激：类别 2B； 特异性靶器官毒性-单次接触：类别 3（麻醉效果、呼吸道过敏）
急性毒性数据（HSDB）	/
致癌分类	/
ToxCast 毒性数据	/
急性暴露水平（AEGL）	/
暴露途径	可通过吸入吸收到体内
靶器官	呼吸道，中枢神经系统、眼
中毒症状	吸入：咳嗽，头晕，头痛，恶心，咽喉痛。 皮肤：皮肤干燥，发红。 眼睛：发红，疼痛。 食入：呕吐
职业接触限值	阈限值：10 ppm（时间加权平均值）（美国政府工业卫生学家会议，2017 年）。 职业接触限值：10 ppm，53 mg/m³（时间加权平均值）；20 ppm，107 mg/m³（短期接触限值）（欧盟，2000 年）。 时间加权平均容许浓度：130 mg/m³（中国，2019 年）
防 护 与 急 救	
接触控制/个体防护	工程控制：密闭操作，注意通风。 呼吸系统防护：可能接触其蒸气时，建议佩戴防毒口罩。高浓度环境中，应该佩戴自给式呼吸器。 眼睛防护：可能接触其蒸气时，戴化学安全防护眼镜。 身体防护：穿相应的防护服。 手部防护：高浓度接触时，戴防护手套

（续）

防 护 与 急 救	
急救措施	火灾应急：抗溶性泡沫、二氧化碳、干粉、砂土、雾状水。 吸入应急：脱离现场至空气新鲜处。呼吸困难时给输氧。呼吸停止时，立即进行人工呼吸。就医。 皮肤应急：脱去污染的衣着，用流动清水冲洗。 眼睛应急：立即翻开上下眼睑，用流动清水冲洗 15 min。就医。 食入应急：误服者给饮足量温水，催吐，就医

195. 甲基汞（Methyl Mercury）

基 本 信 息	
原化学品目录	汞－有机汞化合物（按 Hg 计）
化学物质	甲基汞
别名	甲基汞
英文名	METHYL MERCURY；MONOMETHYLMERCURY
CAS 号	22967－92－6
化学式	CH_3Hg
分子量	215. 63
成分/组成信息	甲基汞

物 化 性 质	
理化特性	外观与性状：无色液体 熔点：－60. 49 ℃ 辛醇/水分配系数：0. 41 溶解性：微溶于水
禁配物	强氧化剂、强酸

健康危害与毒理信息	
危险有害概述	物理危险性：可燃。 化学危险性：遇高温、明火会产生剧毒的蒸气。燃烧分解一氧化碳、二氧化碳、氧化汞。 健康危险性：本品属有机汞。有机汞系亲脂性毒物，主要侵犯神经系统，可严重造成语言和记忆能力障碍。此外尚可导致心脏、肝脏损害，可致皮肤损害。 环境危险性：对水生生物有极高毒性，可能在水生环境中造成长期不利影响；有害空气污染物；严重海洋污染物
GHS 危害分类	急性毒性－吸入：类别 2； 急性毒性－经皮：类别 1； 急性毒性－经口：类别 2； 生殖毒性：类别 1B； 特异性靶器官毒性－反复接触：类别 1； 危害水生环境－急性危害：类别 1； 危害水生环境－长期危害：类别 1
急性毒性数（HSDB）	LD_{50}：58 mg/kg（大鼠经口）
致癌分类	类别 2B（国际癌症研究机构，2019 年）

（续）

健康危害与毒理信息	
ToxCast 毒性数据	/
急性暴露水平（AEGL）	/
暴露途径	可通过吸入、食入、经皮吸收到体内
靶器官	消化系统、肾脏、神经系统
中毒症状	无论任何途径侵入，均可发生口腔炎；口服可引起急性肠胃炎；可导致肾脏损害，重者可致急性肾功能衰竭；侵犯神经系统可引起精神障碍、谵妄、昏迷、瘫痪、震颤、共济失调、向心性视野缩小等
职业接触限值	职业接触限值：0.01 mg/m³（时间加权平均容许浓度）；0.03 mg/m³（短期接触容许浓度）（皮，按汞计）（中国，2019 年）。 阈限值：0.01 mg/m³（时间加权平均值）；0.03 mg/m³（短期接触限值）（皮，按汞计）（美国政府工业卫生学家会议，2017 年）

防 护 与 急 救	
接触控制/个体防护	工程控制：严加密闭，提供充分的局部排风。 呼吸系统防护：可能接触其蒸气时，应该佩戴防毒面具。紧急事态抢救或撤离时，应该佩戴空气呼吸器。 身体防护：穿防毒物渗漏工作服。 手部防护：戴橡胶手套。 眼睛防护：戴化学安全防护眼镜。 其他防护：工作现场禁止吸烟、进食和饮水。工作后彻底清洗。工作服不要带到非作业场所，单独存放被毒物污染的衣服，洗后再用。实行就业前和定期的体检
急救措施	火灾应急：尽可能将容器从火场移至空旷处。喷水保持火场容器冷却，直至灭火结束。处在火场中容器若已变色或从安全泄压装置中产生声音，必须马上撤离。灭火剂：雾状水、泡沫、干粉、二氧化碳、砂土。 吸入应急：迅速脱离现场至空气新鲜处。保持呼吸道通畅。呼吸困难时给输氧。呼吸停止时，立即进行人工呼吸。就医。 皮肤应急：脱去污染衣着，用流动清水彻底冲洗。如有不适感，就医。 眼睛应急：分开上下眼睑，用流动清水或生理盐水冲洗。如有不适感，就医。 食入应急：如患者神志清醒，催吐，洗胃。口服活性炭，导泻。就医

196. 甲基肼（Methyl hydrazine）

基 本 信 息	
原化学品目录	甲基肼
化学物质	甲基肼
别名	甲肼；甲基肼；MMH
英文名	METHYL HYDRAZINE；MONOMETHYLHYDRAZINE；MMH
CAS 号	60 - 34 - 4
化学式	CH_6N_2/CH_3NHNH_2
分子量	46.1
成分/组成信息	甲基肼

（续）

物 化 性 质	
理化特性	外观与性状：无色吸湿液体，有特殊气味 沸点：87.5℃ 熔点：-52.4℃ 相对密度（水=1）：0.87 水中溶解度：混溶 蒸汽压：20℃时4.8 kPa 蒸汽相对密度（空气=1）：1.6 闪点：-8.3℃（闭杯） 自燃温度：196℃ 爆炸极限：空气中2.5%~97%（体积） 辛醇、水分配系数的对数值：-1.05
禁配物	强氧化剂、氧、过氧化物

健康危害与毒理信息	
危险有害概述	物理危险性：蒸气与空气充分混合，容易形成爆炸性混合物。 化学危险性：受热或与金属氧化物接触时，可能发生爆炸。与空气和多孔物品，如泥土、石棉、木头或布匹接触时，可能自燃。燃烧时，分解生成含有氮氧化物有毒和腐蚀性气体。是一种强还原剂，与氧化剂激烈反应，有着火危险。是一种中强碱。与强酸激烈反应。 健康危险性：①吸入危险性：20℃时，蒸发迅速达到空气中有害污染浓度。②短期接触的影响：腐蚀眼睛、皮肤和呼吸道。食入有腐蚀性。可能对中枢神经系统、肝和血液有影响，导致肝损害和形成正铁血红蛋白。远高于职业接触限值接触可能导致死亡。影响可能推迟显现。需进行医学观察。③长期或反复接触的影响：可能对肝和血液有影响，导致肝损害和形成正铁血红蛋白。可能是人类致癌物。 环境危险性：对水生生物是有毒的
GHS危害分类	易燃液体：类别1； 急性毒性-经口：类别2； 急性毒性-经皮：类别2； 急性毒性-吸入：类别1（蒸气）； 皮肤腐蚀/刺激：类别2； 严重眼损伤/眼刺激：类别2A； 生殖毒性：类别2； 致癌性：类别2； 特异性靶器官毒性-单次接触：类别1（血液、神经系统）； 特异性靶器官毒性-反复接触：类别1（肺、肝、肾、血液）； 急性水生毒性：类别2； 慢性水生毒性：类别2
急性毒性数据（HSDB）	LC_{50}：244 ppm/1 h（大鼠吸入）； LC_{50}：122 ppm/1 h（小鼠吸入）； LD_{50}：93 mg/kg（兔经皮）； LD_{50}：183 mg/kg（兔经皮）； LD_{50}：33~71 mg/kg（大鼠经口）； LD_{50}：33 mg/kg（小鼠经口）
致癌分类	类别A3（美国政府工业卫生学家会议，2017年）
ToxCast毒性数据	/

健康危害与毒理信息	
急性暴露水平（AEGL）	AEGL1 – 10 min = NR；AEGL1 – 8 h = NR；AEGL2 – 10 min = 5.3 ppm；AEGL2 – 8 h = 0.11 ppm；AEGL3 – 10 min = 16 ppm；AEGL3 – 8 h = 0.34 ppm
暴露途径	可通过吸入其蒸气，经皮肤和食入吸收到体内
靶器官	肺、肝、肾、血液、神经系统、皮肤、眼睛
中毒症状	吸入：灼烧感，咳嗽，恶心，呕吐，嘴唇发青或指甲发青，皮肤发青，头晕，头痛，气促，呼吸困难，惊厥，症状可能推迟显现。 皮肤：可能被吸收，发红，皮肤烧伤，疼痛。 眼睛：发红，疼痛，严重深度烧伤。 食入：胃痉挛，灼烧感，休克或虚脱
职业接触限值	阈限值：0.01 ppm（时间加权平均值）（经皮）（美国政府工业卫生学家会议，2017年）。 最高容许浓度：0.08 mg/m³（中国，2019年）
防 护 与 急 救	
接触控制/个体防护	工程控制：禁止明火，禁止火花和禁止吸烟。禁止与强氧化剂接触。禁止与高温表面接触。密闭系统，通风，防爆型电气设备和照明。 接触控制：避免一切接触。 呼吸系统防护：适当的呼吸防护。 身体防护：防护服。 手部防护：防护手套。 眼睛防护：面罩，或眼睛防护结合呼吸防护。 其他防护：工作时不得进食，饮水或吸烟，进食前洗手
急救措施	火灾应急：干粉，抗溶性泡沫，大量水，二氧化碳。 爆炸应急：着火时，喷雾状水保持料桶等冷却，从掩蔽位置灭火。 接触应急：一切情况均向医生咨询。 吸入应急：新鲜空气，休息。必要时进行人工呼吸。给予医疗护理。 皮肤应急：先用大量水冲洗，然后脱去污染的衣服并再次冲洗。给予医疗护理。 眼睛应急：先用大量水冲洗几分钟（如可能易行，摘除隐形眼镜），然后就医。 食入应急：漱口，不要催吐，大量饮水，给予医疗护理

197. 甲基氯甲醚（Chloromethyl methyl ether）

基 本 信 息	
原化学品目录	氯甲醚
化学物质	甲基氯甲醚
别名	/
英文名	CHLOROMETHYL METHYL ETHER；DIMETHYLCHLORO ETHER；CHLOROME-THOXYMETHANE
CAS 号	107 – 30 – 2
化学式	CH_3OCH_2Cl/C_2H_5ClO
分子量	80.5
成分/组成信息	甲基氯甲醚

（续）

物 化 性 质	
理化特性	沸点：59 ℃ 熔点：-104 ℃ 相对密度（水=1）：1.06 水中溶解度：分解 蒸汽压：20 ℃时21.6 kPa 蒸汽相对密度（空气=1）：2.8 闪点：-8 ℃（闭杯）
禁配物	强氧化剂、强碱、酸类

健康危害与毒理信息	
危险有害概述	物理危险性：蒸气比空气重，可能沿地面流动；可能造成远处着火。由于流动、搅拌等，可能产生静电。 化学危险性：燃烧时，生成含有光气和氯化氢的有毒气体。与水接触时分解，生成氯化氢和甲醛。有水存在时，侵蚀许多金属。 健康危险性：①吸入危险性：20 ℃时，蒸发相当快地达到空气中有害污染浓度。②短期接触的影响：腐蚀眼睛、皮肤和呼吸道。吸入可能引起肺水肿，但只在最初的对眼睛和（或）呼吸道的腐蚀性影响已经显现后。需进行医学观察。③长期或反复接触的影响：是人类致癌物，反复或长期接触，肺可能受损伤
GHS危害分类	易燃液体：类别2； 急性毒性-经口：类别4； 急性毒性-吸入：类别1（蒸气）； 急性毒性-经皮：类别4； 皮肤腐蚀/刺激：类别1； 严重眼损伤/眼刺激：类别1； 生殖细胞致突变性：类别2； 致癌性：类别1A； 特异性靶器官毒性-单次接触：类别1（呼吸系统）
急性毒性数据（HSDB）	LC_{50}：55 ppm/7 h（大鼠吸入）； LD_{50}：0.5 g/kg（大鼠经口）
致癌分类	类别1（国际癌症研究机构，2019年）。 类别A2（美国政府工业卫生学家会议，2017年）。 类别1（德国，2016年）
ToxCast毒性数据	/
急性暴露水平（AEGL）	AEGL1-10 min=NR；AEGL1-8 h=NR；AEGL2-10 min=0.6 ppm；AEGL2-8 h=0.22 ppm；AEGL3-10 min=2.6 ppm；AEGL3-8 h=0.93 ppm
暴露途径	可通过吸入其蒸气，经皮肤和食入吸收到体内
靶器官	呼吸系统、眼睛、皮肤
中毒症状	吸入：灼烧感、咳嗽、咽喉痛、头晕、头痛、恶心、呼吸短促、呼吸困难。 皮肤：发红、疼痛、皮肤烧伤、水疱。 眼睛：发红、疼痛、视力模糊、视力丧失、严重烧伤。 食入：口腔和咽喉烧、胃痉挛、呕吐、腹泻、休克或虚脱
职业接触限值	时间加权平均容许浓度：0.005 mg/m³（中国，2019年）

（续）

防 护 与 急 救	
接触控制/个体防护	工程控制：密闭操作，局部排风。 呼吸系统防护：可能接触其蒸气时，应该佩戴自吸过滤式防毒面具（全面罩）。紧急事态抢救或撤离时，佩戴空气呼吸器。 身体防护：穿防静电工作服。 手部防护：戴橡胶耐油手套。 眼睛防护：呼吸系统防护中已作防护。 其他防护：工作现场禁止吸烟、进食和饮水。工作完毕，淋浴更衣。保持良好的卫生习惯
急救措施	火灾应急：尽可能将容器从火场移至空旷处。喷水保持火场容器冷却，直至灭火结束。处在火场中的容器若已变色或从安全泄压装置中产生声音，必须马上撤离。灭火剂：抗溶性泡沫、干粉、二氧化碳、砂土。 吸入应急：迅速脱离现场至空气新鲜处。保持呼吸道通畅。如呼吸困难，给输氧。如呼吸停止，立即进行人工呼吸。就医。 皮肤应急：立即脱去污染的衣着，用大量流动清水冲洗至少15 min。就医。 眼睛应急：立即提起眼睑，用大量流动清水或生理盐水彻底冲洗至少15 min。就医。 食入应急：用水漱口，给饮牛奶或蛋清。就医。

198. 甲基氯甲酸酯（Methyl chloroformate）

基 本 信 息	
原化学品目录	氯甲酸甲酯
化学物质	甲基氯甲酸酯
别名	甲基氯碳酸酯；氯碳酸甲酯；氯甲酸甲酯；甲氧基羰基氯
英文名	METHYL CHLOROFORMATE；METHYL CHLOROCARBONATE；CARBONOCHLORIDIC ACID，METHYL ESTER；CHLOROFORMIC ACID METHYL ESTER；METHOXYCARBONYL CHLORIDE
CAS 号	79 - 22 - 1
化学式	$C_2H_3ClO_2$/CH_3OCOCl
分子量	94.5
成分/组成信息	甲基氯甲酸酯

物 化 性 质	
理化特性	沸点：71 ℃ 熔点：-61 ℃ 相对密度（水=1）：1.22 水中溶解度：微溶 蒸汽压：20 ℃时14 kPa 蒸汽相对密度（空气=1）：3.26 闪点：17.8 ℃ 自燃温度：504 ℃ 爆炸极限：空气中6.7%～23.3%（体积） 辛醇/水分配系数：0.14 溶解性：不溶于水，溶于苯、甲醇、乙醚、乙醇等多数有机溶剂
禁配物	酸类、强碱、醇类、胺类、水

	健康危害与毒理信息
危险有害概述	物理危险性：蒸气比空气重，可能沿地面流动，可能造成远处着火。 化学危险性：加热时或燃烧时，分解生成含有氯化氢和光气有毒和腐蚀性烟雾。与强氧化剂激烈反应。与水逐渐反应生成氯化氢。有水存在时，侵蚀许多金属。 健康危险性：对呼吸道、眼结膜有剧烈刺激作用。人接触后表现为眼及上呼吸道刺激及表皮灼伤。较高浓度时发生肺水肿。刺激强度为氯气的 5 倍。涂于豚鼠皮肤引起深度坏死及形成焦痂。与兔眼接触造成永久性角膜损害。①吸入危险性：20 ℃时蒸发，迅速地达到空气中有害污染浓度。②短期接触的影响：流泪。腐蚀眼睛，皮肤和呼吸道。食入有危险性。吸入蒸气可能引起肺水肿。 环境危险性：对水生生物是有毒的
GHS 危害分类	易燃液体：类别 2； 急性毒性 – 吸入：类别 1（蒸气）； 急性毒性 – 经口：类别 3； 急性毒性 – 经皮：类别 4； 皮肤腐蚀/刺激：类别 1A ～ 1C； 严重眼损伤/眼刺激：类别 1； 特异性靶器官毒性 – 单次接触：类别 2（呼吸系统）
急性毒性数据（HSDB）	LD_{50}：＜0.05 g/kg（大鼠经口）； LD_{50}：7120 mg/kg（兔子经皮）
致癌分类	/
ToxCast 毒性数据	AC_{50}（AR）= Inactive；AC_{50}（AhR）= Inactive；AC_{50}（ESR）= 56.79；AC_{50}（p53）= Inactive
急性暴露水平（AEGL）	AEGL1 – 10 min = NR；AEGL1 – 8 h = NR；AEGL2 – 10 min = 4 ppm；AEGL2 – 8 h = 0.7 ppm；AEGL3 – 10 min = 12 ppm；AEGL3 – 8 h = 2.1 ppm
暴露途径	可通过吸入其蒸气，经皮肤和食入吸收到体内
靶器官	呼吸系统、眼睛、皮肤
中毒症状	吸入：灼烧感，咳嗽，呼吸困难，气促，咽喉痛。症状可能推迟显现。 皮肤：发红，皮肤烧伤，疼痛，水疱。 眼睛：发红，疼痛，视力丧失，严重深度烧伤。 食入：腹部疼痛，灼烧感，休克或虚脱
职业接触限值	时间加权平均容许浓度：0.2 ppm，0.78 mg/m³（德国，2016 年）
	防 护 与 急 救
接触控制/个体防护	工程控制：严加密闭，提供充分的局部排风。提供安全淋浴和洗眼设备。 呼吸系统防护：可能接触其蒸气时，佩戴自吸过滤式防毒面具（全面罩）。必要时，佩戴空气呼吸器。 身体防护：穿防毒物渗透工作服。 手部防护：戴橡胶耐油手套。 眼睛防护：戴化学安全防护眼镜。 其他防护：工作现场禁止吸烟、进食和饮水。工作完毕，淋浴更衣。注意个人清洁卫生
急救措施	火灾应急：消防人员必须佩戴过滤式防毒面具（全面罩）或隔离式呼吸器、穿全身防火防毒服，在上风向灭火。灭火剂：二氧化碳、干粉、砂土。 吸入应急：迅速脱离现场至空气新鲜处。保持呼吸道通畅。如呼吸困难，给输氧。如呼吸停止，立即进行人工呼吸。就医。 皮肤应急：脱去污染的衣着，立即用水冲洗至少15 min。就医治疗。 眼睛应急：立即提起眼睑，用流动清水或生理盐水冲洗至少15 min。就医。 食入应急：用水漱口，给饮牛奶或蛋清。就医

199. 甲基内吸磷 (Demeton‑Methyl)

基　本　信　息	
原化学品目录	甲基内吸磷
化学物质	甲基内吸磷
别名	S‑2‑乙基硫代乙基‑O，O‑二甲基硫代磷酸酯
英文名	Demeton methyl；S‑2‑Ethylthioethyl 0，0‑dimethyl phosphorothioate
CAS 号	8022‑00‑2
化学式	$C_6H_{15}O_3PS_2$
分子量	230.3
成分/组成信息	甲基内吸磷

物　化　性　质	
理化特性	外观与性状：无色至黄色油状液体，有特殊气味 沸点：780 ℃ (26.7 Pa) 相对密度（水 =1）：1.2 蒸气压：0.04 Pa (20 ℃) 饱和蒸气压：0.61 kPa (20 ℃) 溶解性：微溶于水，易溶于多数有机溶剂
禁配物	/

健康危害与毒理信息	
危险有害概述	化学危险性：燃烧时，分解生成氧化亚磷和硫氧化物。 健康危险性：20 ℃时蒸发可忽略不计，但喷洒时可较快地达到空气中颗粒物有害浓度。可能对中枢神经系统有影响。胆碱酯酶抑制剂。需进行医学观察。影响可能推迟显现。接触可能导致死亡
GHS 危害分类	急性毒性‑经口：类别2； 急性毒性‑经皮：类别2（O）、类别1（S）； 急性毒性‑吸入（粉尘和雾气）：类别2； 皮肤腐蚀/刺激：类别3； 严重眼损伤/眼刺激：类别2A‑2B（O）、类别2B（S）； 皮肤过敏性：类别1； 生殖细胞致突变性：类别2（S）； 生殖毒性：类别2； 特异性靶器官毒性‑单次接触：类别1（神经系统）； 特异性靶器官毒性‑反复接触：类别1（神经系统）； 危害水生环境‑急性危害：类别1； 危害水生环境‑长期危害：类别1
急性毒性数（HSDB）	/
致癌分类	/
ToxCast 毒性数据	/
急性暴露水平（AEGL）	/
暴露途径	可通过吸入，经皮肤和食入吸收到体内
靶器官	眼、皮肤、呼吸系统、神经系统
中毒症状	吸入：惊厥，头晕，呼吸困难，恶心，瞳孔收缩，肌肉痉挛，多涎，出汗，神志不清。瞳孔收缩，视力模糊。 食入：胃痉挛，腹泻，呕吐

（续）

健康危害与毒理信息	
职业接触限值	时间加权平均容许浓度：0.05 mg/m³（美国政府工业卫生学家会议，2017 年）。 时间加权平均容许浓度：0.5 ppm，4.8 mg/m³（德国，2016 年）。 时间加权平均容许浓度：0.2 mg/m³（中国，2019 年）

防 护 与 急 救	
接触控制/个体防护	工程控制：密闭操作，局部排风。 呼吸系统防护：空气中浓度较高时，应该佩戴过滤式防毒面具（半面罩）。紧急事态抢救或逃生时，建议佩戴空气呼吸器。 身体防护：穿防毒物渗透工作服。 手部防护：戴乳胶手套。 眼睛防护：戴化学安全防护眼镜。 其他防护：工作现场禁止吸烟、进食和饮水，饭前要洗手。工作完毕，沐浴更衣。保持良好的卫生习惯
急救措施	吸入应急：迅速脱离现场至空气新鲜处。保持呼吸道通畅。如呼吸困难，给输氧。如呼吸停止，立即进行人工呼吸。就医。 皮肤应急：立即脱去污染的衣着，用肥皂水及流动清水彻底冲洗污染的皮肤、头发、指甲等。就医。 眼睛应急：提起眼睑，用流动清水或生理盐水冲洗。就医。 食入应急：饮足量温水，催吐。用清水或2% ~5% 碳酸氢钠洗胃。就医

200. 甲基异丁烯甲酮（Methyl isobutylene ketone）

基 本 信 息	
原化学品目录	异亚丙基丙酮
化学物质	甲基异丁烯甲酮
别名	异亚丙基丙酮；4－甲基－3－戊烯－2－酮；甲基异丁烯基酮
英文名	MESITYL OXIDE；4－METHYL－3－PENTEN－2－ONE；METHYL ISOBUTENYL KE-TONE
CAS 号	141－79－7
化学式	$C_6H_{10}O/(CH_3)_2CCHCOCH_3$
分子量	98.1
成分/组成信息	甲基异丁烯甲酮；4－甲基－3－戊烯－2－酮

物 化 性 质	
理化特性	沸点：130 ℃ 熔点：－41.5 ℃ 相对密度（水 =1）：0.865 水中溶解度：20 ℃时 3.3 g/100 mL（适度溶解） 蒸汽压：20 ℃时 1.2 kPa 蒸汽相对密度（空气 =1）：3.4 闪点：25 ℃（闭杯） 自燃温度：340 ℃ 爆炸极限：空气中 1.4% ~7.2%（体积） 辛醇、水分配系数的对数值：1.7
禁配物	强氧化剂、强酸

健康危害与毒理信息	
危险有害概述	化学危险性：可能生成爆炸性过氧化物。与强氧化剂激烈反应。侵蚀许多塑料。 健康危险性：对眼睛、皮肤、呼吸道黏膜有刺激作用。当空气中达到 48 mg/m³ 时，人可嗅到其气味；当 105 mg/m³ 时，即可引起鼻刺激，胸部不适，对眼有刺激。①吸入危险性：20 ℃时蒸发，可相当快地达到空气中污染浓度。②短期接触的影响：刺激眼睛、皮肤和呼吸道。远超过职业接触限值接触时，可能导致神志不清。③长期或反复接触的影响：液体使皮肤脱脂。可能对肝、肾和肺有影响。 环境危险性：对水生生物有害
GHS 危害分类	易燃液体：类别 3； 急性毒性 – 经口：类别 4； 急性毒性 – 吸入：类别 3（蒸气）； 皮肤腐蚀/刺激：类别 2； 严重眼损伤/眼刺激：类别 2A； 生殖毒性：类别 2； 特异性靶器官毒性 – 单次接触：类别 1（麻醉效果、呼吸道过敏）； 特异性靶器官毒性 – 单次接触：类别 1（系统毒性）
急性毒性数据（HSDB）	LC_{50}：1130 ppm/4 h（大鼠吸入）； LD_{50}：655 mg/kg（大鼠经口）
致癌分类	/
ToxCast 毒性数据	AC_{50}（AR）= Inactive；AC_{50}（AhR）= Inactive；AC_{50}（ESR）= Inactive；AC_{50}（p53）= Inactive
急性暴露水平（AEGL）	/
暴露途径	可通过吸入其蒸气、经皮肤和食入吸收到体内
靶器官	呼吸道、眼、皮肤、神经系统
中毒症状	吸入：咳嗽，头痛，气促，头晕，迟钝，咽喉痛。 皮肤：可能被吸收，皮肤干燥，发红，疼痛。 眼睛：发红，疼痛。 食入：胃痉挛
职业接触限值	阈限值：15 ppm、60 mg/m³（时间加权平均值）；25 ppm、100 mg/m³（短期接触限值）（美国政府工业卫生学家会议，2017 年）。 时间加权平均容许浓度：60 mg/m³，短时间接触容许浓度：100 mg/m³（中国，2019 年）
防 护 与 急 救	
接触控制/个体防护	工程控制：密闭操作，注意通风。 呼吸系统防护：可能接触其蒸气时，建议佩戴防毒口罩。 身体防护：穿防静电防护服。 手部防护：高浓度接触时，戴防护手套。 眼睛防护：可能接触其蒸气时，戴化学安全防护眼镜
急救措施	火灾应急：抗溶性泡沫、二氧化碳、干粉、砂土。 吸入应急：脱离现场至空气新鲜处。呼吸困难时给输氧。呼吸停止时，立即进行人工呼吸。就医。 皮肤应急：脱去污染的衣着，用流动清水冲洗。 眼睛应急：立即翻开上下眼睑，用流动清水冲洗 15 min。就医。 食入应急：误服者给饮足量温水，催吐，就医

201. 甲基异氰酸酯（Methyl isocyanate）

基 本 信 息	
原化学品目录	异氰酸甲酯
化学物质	甲基异氰酸酯
别名	异氰酸基甲烷；异氰酸甲酯
英文名	METHYL ISOCYANATE；ISOCYANATOMETHANE；ISOCYANIC ACID, METHYL ESTER
CAS 号	624 – 83 – 9
化学式	CH_3NCO
分子量	57.1
成分/组成信息	甲基异氰酸酯

物 化 性 质	
理化特性	沸点：39 ℃ 熔点：– 80 ℃ 相对密度（水 = 1）：0.96 水中溶解度：20 ℃时反应 蒸汽压：20 ℃时 54 kPa 蒸汽相对密度（空气 = 1）：2 蒸汽、空气混合物的相对密度（20 ℃，空气 = 1）：1.44 闪点：– 7 ℃（闭杯） 自燃温度：535 ℃ 爆炸极限：空气中 5.3% ~ 26%（体积）
禁配物	水、醇类、强碱、酸类、强氧化剂

健康危害与毒理信息	
危险有害概述	物理危险性：蒸气比空气重。可能沿地面流动，可能造成远处着火。蒸气与空气充分混合，容易形成爆炸性混合物。 化学危险性：纯净时，发生聚合。由于加热和在金属和催化剂的作用下，可能发生聚合。与水接触时，分解。与酸和碱接触时，迅速分解生成氰化氢、氮氧化物和一氧化碳有毒气体。侵蚀某些塑料、橡胶和涂层。 健康危险性：吸入低浓度蒸气或雾对呼吸道有刺激性；高浓度吸入可因支气管和喉的炎症、痉挛，严重的肺水肿而致死。蒸气对眼有强烈的刺激性，引起流泪、角膜上皮水肿、角膜薄翳。液态对皮肤有强烈的刺激性。口服刺激胃肠道。①吸入危险性：20 ℃时，蒸发迅速达到空气中有害污染浓度。②短期接触的影响：严重刺激眼睛、皮肤和呼吸道。食入有腐蚀性。吸入蒸气可能引起肺水肿。吸入可能引起类似哮喘反应。接触可能导致死亡。影响可能推迟显现。需进行医疗观察。③长期或反复接触的影响：反复或长期接触可能引起皮肤过敏。可能对呼吸道有影响。造成人类生殖或发育毒性。 环境危险性：可能对环境有危害，对水生生物应给予特别注意
GHS 危害分类	易燃液体：类别 3； 急性毒性 – 吸入：类别 1（蒸气）； 急性毒性 – 经皮：类别 3； 急性毒性 – 经口：类别 3； 皮肤腐蚀/刺激：类别 2； 严重眼损伤/眼刺激：类别 1； 皮肤致敏性：类别 1； 呼吸致敏性：类别 1； 生殖细胞致突变性：类别 2； 生殖毒性：类别 1B； 特定靶器官毒性 – 单次接触：类别 1（呼吸系统）

健康危害与毒理信息	
急性毒性数据（HSDB）	LC$_{50}$：5 ppm/4 h（大鼠吸入）； LD$_{50}$：213 mg/kg（兔子经皮）
致癌分类	/
ToxCast 毒性数据	AC$_{50}$（AR）= Inactive；AC$_{50}$（AhR）= Inactive；AC$_{50}$（ESR）= Inactive；AC$_{50}$（p53）= Inactive
急性暴露水平（AEGL）	AEGL1 – 10 min = NR；AEGL1 – 8 h = NR；AEGL2 – 10 min = 0.4 ppm；AEGL2 – 8 h = 0.008 ppm；AEGL3 – 10 min = 1.2 ppm；AEGL3 – 8 h = 0.025 ppm
暴露途径	可通过吸入，经皮肤和经食入吸收到体内
靶器官	呼吸系统、眼睛、皮肤
中毒症状	吸入：咳嗽，呼吸困难，气促，咽喉痛，呕吐。 皮肤：可能被吸收，发红，疼痛，灼烧感。 眼睛：疼痛，发红，视力丧失。 食入：腹部疼痛，灼烧感，休克或虚脱
职业接触限值	阈限值：0.02 ppm（时间加权平均值），0.06 ppm（短期接触限制）（经皮）（美国政府工业卫生学家会议，2017 年）。 时间加权平均容许浓度：0.01 ppm，0.024 mg/m^3。（德国，2016 年）。 时间加权平均容许浓度：0.05 mg/m^3，短时间接触容许浓度：0.08 mg/m^3（中国，2019 年）
防 护 与 急 救	
接触控制/个体防护	工程控制：生产过程密闭，加强通风。提供安全淋浴和洗眼设备。 呼吸系统防护：可能接触其蒸气时，应该佩戴过滤式防毒面具（全面罩）或自给式呼吸器。紧急事态抢救或撤离时，佩戴空气呼吸器。 身体防护：穿连衣式胶布防毒衣。 手部防护：戴橡胶耐油手套。 眼睛防护：呼吸系统防护中已作防护。 其他防护：工作现场禁止吸烟、进食和饮水。工作完毕，淋浴更衣。保持良好的卫生习惯
急救措施	火灾应急：消防人员须戴好防毒面具，在安全距离以外，在上风向灭火。喷水保持火场容器冷却，直至灭火结束。灭火剂：二氧化碳、干粉、砂土。 吸入应急：迅速脱离现场至空气新鲜处。保持呼吸道通畅。如呼吸困难，给输氧。如呼吸停止，立即进行人工呼吸。 皮肤应急：立即脱去污染的衣着，用大量流动清水冲洗至少15 min。就医。 眼睛应急：立即提起眼睑，用大量流动清水或生理盐水彻底冲洗至少15 min。就医。 食入应急：用水漱口，给饮牛奶或蛋清。就医

202. 甲硫醇（Methyl mercaptan）

基 本 信 息	
原化学品目录	甲硫醇
化学物质	甲硫醇
别名	巯基甲烷；甲基氢硫化物；硫代甲醇
英文名	METHYL MERCAPTAN；METHANETHIOL；MERCAPTOMETHANE；METHYL SULF-HYDRATE；THIOMETHANOL

（续）

基　本　信　息	
CAS 号	74 – 93 – 1
化学式	CH_3SH
分子量	48.1
成分/组成信息	甲硫醇

物　化　性　质	
理化特性	外观与性状：无色气体，有特殊气味 沸点：6 ℃ 熔点：– 123 ℃ 相对密度（水 = 1）：0.9 水中溶解度：20 ℃时 2.3 g/100 mL 蒸汽压：26.1 ℃时 202 kPa 蒸汽相对密度（空气 = 1）：1.66 闪点：易燃气体 爆炸极限：空气中 3.9% ~ 21.8%（体积）
禁配物	强氧化剂、卤素、酸类

健康危害与毒理信息	
危险有害概述	物理危险性：气体比空气重，可能沿地面流动，可能造成远处着火。 化学危险性：燃烧时，分解生成硫氧化物和硫化氢有毒烟雾。与强氧化剂激烈反应。与水、蒸汽或酸发生反应，生成易燃和有毒气体。 健康危险性：①吸入危险性：容器漏损时，迅速达到空气中该气体的有害浓度。②短期接触的影响：刺激眼睛和呼吸道。可能对中枢神经系统有影响，导致呼吸抑制。高浓度接触可能导致神志不清和死亡。影响可能推迟显现。需进行医学观察。 环境危险性：对水生生物有极高毒性。强烈建议不要让其进入环境
GHS 危害分类	易燃气体：类别 1； 高压气体：液化气体； 急性毒性 – 吸入：类别 3（气体）； 严重眼损伤/眼刺激：类别 2A ~ 2B； 皮肤致敏性：类别 1； 特异性靶器官毒性 – 单次接触：类别 1（肺），类别 3（麻醉作用）
急性毒性数据（HSDB）	LC_{50}：1664 ppm/4 h（小鼠吸入）； LC_{50}：6530 μg/m^3，2 h（小鼠吸入）； LD_{50}：61 mg/kg（小鼠经口）
致癌分类	/
ToxCast 毒性数据	AC_{50}（AR） = Inactive；AC_{50}（AhR） = Inactive；AC_{50}（ESR） = Inactive；AC_{50}（p53） = Inactive
急性暴露水平（AEGL）	AEGL1 – 10 min = NR；AEGL1 – 8 h = NR；AEGL2 – 10 min = 40 ppm；AEGL2 – 8 h = 7.3 ppm；AEGL3 – 10 min = 120 ppm；AEGL3 – 8 h = 22 ppm
暴露途径	可通过吸入吸收到体内
靶器官	呼吸系统、眼、皮肤、神经系统
中毒症状	吸入：咳嗽，咽喉痛，头晕，头痛，恶心，呕吐，神志不清。 皮肤：与液体接触，冻伤。 眼睛：发红，疼痛

健康危害与毒理信息	
职业接触限值	阈限值：0.5 ppm（时间加权平均值）（美国政府工业卫生学家会议，2017 年）。 时间加权平均容许浓度：1 mg/m³（中国，2019 年）

防 护 与 急 救	
接触控制/个体防护	工程控制：禁止明火，禁止火花和禁止吸烟。密闭系统，通风，防爆型电气设备和照明。 接触控制：严格作业环境管理。 呼吸系统防护：适当的呼吸防护。 手部防护：保温手套。 眼睛防护：护目镜，或眼睛防护结合呼吸防护
急救措施	火灾应急：切断气源，如不可能并对周围环境无危险，让火自行燃尽。其他情况用干粉，二氧化碳灭火。 爆炸应急：着火时，喷雾状水保持钢瓶冷却。 吸入应急：新鲜空气，休息。必要时进行人工呼吸。给予医疗护理。 皮肤应急：脱去污染的衣服。给予医疗护理。冻伤时，用大量水冲洗，不要脱去衣服。 眼睛应急：先用大量水冲洗几分钟（如可能易行，摘除隐形眼镜），然后就医

203. 甲醛（Formaldehyde）

基 本 信 息	
原化学品目录	甲醛
化学物质	甲醛
别名	福尔马林
英文名	METHANAL；FORMALIN
CAS 号	50－00－0
化学式	H_2CO
分子量	30.0
成分/组成信息	甲醛

物 化 性 质	
理化特性	外观与性状：无色液体 沸点：98 ℃ 水中溶解度：易溶 闪点：83 ℃（闭杯）
禁配物	强氧化剂、强酸、强碱

健康危害与毒理信息	
危险有害概述	化学危险性：与酸类、碱金属和强氧化剂发生反应。 健康危险性：①吸入危险性：20 ℃时蒸发相当快地达到空气中有害污染浓度。②短期接触的影响：严重刺激眼睛、皮肤和刺激呼吸道。③长期或反复接触的影响：反复或长期接触可能引起皮肤过敏。反复或长期吸入接触可能引起类似哮喘症状。是人类致癌物。 环境危险性：对水生生物有极高毒性

健康危害与毒理信息	
GHS 危害分类	易燃气体：类别 1； 易燃液体：类别 4； 高压气体：液化气体； 氧化性气体：类别 1； 易燃液体：类别 4； 急性毒性 – 经口：类别 4； 急性毒性 – 经皮：类别 3； 急性毒性 – 吸入：类别 2（气体）； 皮肤腐蚀/刺激：类别 2； 严重眼损伤/眼刺激：类别 2A； 呼吸致敏性：类别 1； 皮肤致敏性：类别 1； 生殖细胞致突变性：类别 2； 致癌性：类别 1A； 特异性靶器官毒性 – 单次接触：类别 1（神经系统、呼吸系统）； 特异性靶器官毒性 – 反复接触：类别 1（中枢神经系统、呼吸系统）； 危害水生环境 – 急性危害：类别 2
急性毒性数据（HSDB）	LC_{50}：0.48 mg/L，4 h（大鼠吸入）； LC_{50}：0.414 mg/L，4 h（小鼠吸入）； LD_{50}：270 mg/kg（兔经皮肤）； LD_{50}：800 mg/kg（大鼠经口）
致癌分类	类别 1（国际癌症研究机构，2019 年）。 类别 A1（美国政府工业卫生学家会议，2017 年）。 类别 4；胚细胞突变物类别 5（德国，2016 年）
ToxCast 毒性数据	/
急性暴露水平（AEGL）	AEGL1 – 10 min = 0.9 ppm；AEGL1 – 8 h = 0.9 ppm；AEGL2 – 10 min = 14 ppm；AEGL2 – 8 h = 14 ppm；AEGL3 – 10 min = 100 ppm；AEGL3 – 8 h = 35 ppm
暴露途径	可迅速地通过吸入，经皮肤和食入吸收到体内
靶器官	神经系统、呼吸系统、皮肤、眼睛
中毒症状	吸入：灼烧感，咳嗽，头痛，恶心，气促。 皮肤：发红。 眼睛：引起流泪，发红，疼痛，视力模糊。 食入：灼烧感，恶心，休克或虚脱
职业接触限值	阈限值：0.1 ppm（时间加权平均值），0.3 ppm（短期接触限值）（致敏剂）（美国政府工业卫生学家会议，2017 年）。 最高容许浓度：0.5 mg/m³（中国，2019 年）。 时间加权平均容许浓度：0.3 ppm，0.37 mg/m³；皮肤致敏剂（德国，2016 年）
防 护 与 急 救	
接触控制/个体防护	工程控制：禁止明火。 呼吸系统防护：避免一切接触。 身体防护：防护服。 手部防护：防护手套。 眼睛防护：面罩，或眼睛防护结合呼吸防护。 其他防护：工作时不得进食、饮水或吸烟。进食前洗手

（续）

防 护 与 急 救	
急救措施	火灾应急：大量水，雾状水。 吸入应急：新鲜空气，休息。给予医疗护理。 皮肤应急：脱去污染的衣服。冲洗，然后用水和肥皂清洗皮肤。 眼睛应急：先用大量水冲洗几分钟（如可能易行，摘除隐形眼镜），然后就医。 食入应急：漱口。给予医疗护理

204. 甲酸（Formic acid）

基 本 信 息	
原化学品目录	甲酸
化学物质	甲酸
别名	甲酸；羟基羧酸；蚁酸
英文名	FORMIC ACID；HYDROXYCARBOXYLIC ACID；METHANOIC ACID；AMINIC ACID；FORMYLIC ACID
CAS 号	64 – 18 – 6
化学式	HCOOH/CH$_2$O$_2$
分子量	46
成分/组成信息	甲酸

物 化 性 质	
理化特性	沸点：101 ℃ 熔点：8 ℃ 相对密度（水 = 1）：1. 2 水中溶解度：混溶 蒸汽压：20 ℃时 4. 6 kPa 蒸汽相对密度（空气 = 1）：1. 6 闪点：69 ℃ 自燃温度：520 ℃ 爆炸极限：空气中 18% ~ 51%（体积） 辛醇、水分配系数的对数值：– 0. 54
禁配物	强氧化剂、强碱、活性金属粉末

健康危害与毒理信息	
危险有害概述	化学危险性：加热和与强酸（硫酸）接触时，分解生成一氧化碳。是一种中强酸。与氧化剂激烈反应。与强碱激烈反应，有着火和爆炸的危险。侵蚀许多塑料和金属。 健康危险性：主要引起皮肤、黏膜的刺激症状。接触后可引起结膜炎、眼睑水肿、鼻炎、支气管炎，重者可引起急性化学性肺炎。浓甲酸口服后可腐蚀口腔及消化道黏膜，引起呕吐、腹泻及胃肠出血，甚至因急性肾功能衰竭或呼吸功能衰竭而致死。皮肤接触可引起炎症和溃疡。偶有过敏反应。①吸入危险性：20 ℃时蒸发可相当快地达到空气中有害污染浓度。②短期接触的影响：强烈腐蚀眼睛、皮肤和呼吸道。食入有腐蚀性。吸入蒸气可能引起肺水肿。可能对能量代谢有影响，导致酸中毒。 环境危险性：对环境有危害，对水体可造成污染

（续）

健康危害与毒理信息

GHS 危害分类	易燃液体：类别4； 急性毒性 – 经口：类别4； 急性毒性 – 经皮：类别4； 皮肤腐蚀/刺激：类别1A； 严重眼损伤/眼刺激：类别1； 特异性靶器官毒性 – 单次接触：类别1（呼吸系统、血液、肾脏）； 特异性靶器官毒性 – 反复接触：类别1（上呼吸道）； 急性水生毒性：类别3
急性毒性数（HSDB）	LC_{50}：7.4 mg/L，4 h（大鼠吸入）
致癌分类	/
ToxCast 毒性数据	/
急性暴露水平（AEGL）	/
暴露途径	可通过吸入其蒸气、经皮肤和食入吸收到体内
靶器官	呼吸系统、血液、肾脏、上呼吸道、皮肤、眼睛
中毒症状	吸入：咽喉痛，灼烧感，咳嗽，呼吸困难，气促，神志不清。症状可能推迟显现。 皮肤：疼痛，水疱，严重皮肤烧伤。 眼睛：疼痛，发红，视力模糊，严重深度烧伤。 食入：咽喉疼痛，灼烧感，腹部疼痛，呕吐，腹泻
职业接触限值	阈限值：5 ppm，9.4 mg/m³（时间加权平均值）；10 ppm，19 mg/m³（短期接触限值）（美国政府工业卫生学家会议，2017 年）。 职业接触限值：5 ppm，9 mg/m³（时间加权平均值）（欧盟，2006 年）。 时间加权平均容许浓度：10 mg/m³，短时间接触容许浓度：20 mg/m³（中国，2019 年）

防 护 与 急 救

接触控制/个体防护	工程控制：生产过程密闭，加强通风。提供安全淋浴和洗眼设备。 呼吸系统防护：可能接触其蒸气时，必须佩戴自吸过滤式防毒面具（全面罩）或自吸式长管面具。紧急事态抢救或撤离时，建议佩戴空气呼吸器。 身体防护：穿防酸碱工作服。 手部防护：戴橡胶耐酸碱手套。 眼睛防护：呼吸系统防护中已作防护。 其他防护：工作场所禁止吸烟、进食和饮水，饭前要洗手。工作完毕，淋浴更衣。注意个人清洁卫生
急救措施	火灾应急：消防人员须穿全身防护服、佩戴氧气呼吸器灭火。用水保持火场容器冷却，并用水喷淋保护去堵漏的人员。灭火剂：抗溶性泡沫、干粉、二氧化碳。 吸入应急：迅速脱离现场至空气新鲜处。保持呼吸道通畅。如呼吸困难，给输氧。如呼吸停止，立即进行人工呼吸。就医。 皮肤应急：立即脱去污染的衣着，用大量流动清水冲洗至少15 min。就医。 眼睛应急：立即提起眼睑，用大量流动清水或生理盐水彻底冲洗至少15 min。就医。 食入应急：用水漱口，给饮牛奶或蛋清。就医

205. 甲酸丁酯（Butyl formate）

基 本 信 息	
原化学品目录	甲酸丁酯
化学物质	甲酸丁酯
别名	甲酸丁基酯；甲酸正丁酯
英文名	BUTYL FORMATE；FORMIC ACID，BUTYL ESTER；n – BUTYL FORMATE
CAS 号	592 – 84 – 7
化学式	$C_5H_{10}O_2$/$HCOO(CH_2)_3CH_3$
分子量	102.1
成分/组成信息	甲酸丁酯

物 化 性 质	
理化特性	沸点：106 ℃ 熔点：-90 ℃ 相对密度（水 =1）：0.92 水中溶解度：27 ℃时 0.75 g/100 mL（微溶） 蒸汽压：20 ℃时 2.9 kPa 蒸汽相对密度（空气 =1）：3.5 闪点：18 ℃（闭杯） 自燃温度：265 ℃ 爆炸极限：空气中 1.6% ~8%（体积） 辛醇、水分配系数的对数值：1.32
禁配物	强氧化剂、强酸、强碱

健康危害与毒理信息	
危险有害概述	物理危险性：蒸气与空气充分混合，容易形成爆炸性混合物。由于流动、搅拌等，可能产生静电。 化学危险性：与强氧化剂发生剧烈反应，有着火和爆炸的危险。 健康危险性：具有麻醉和刺激作用。①吸入危险性：未指明 20 ℃时蒸发达到空气中有害浓度的速率。②短期接触的影响：该蒸气刺激眼睛和呼吸道。可能对中枢神经系统有影响。远高于职业接触限值接触时，能够造成意识水平下降。③长期或反复接触的影响：液体使皮肤脱脂
GHS 危害分类	易燃液体：类别 2； 严重眼损伤/眼刺激：类别 2； 特异性靶器官毒性 – 单次接触：类别 3（呼吸系统、神经系统）
急性毒性数（HSDB）	/
致癌分类	类别 A4（美国政府工业卫生学家会议，2017 年）
ToxCast 毒性数据	/
急性暴露水平（AEGL）	/
暴露途径	可通过吸入和经食入吸收到体内
靶器官	神经系统、眼睛、呼吸系统

（续）

健康危害与毒理信息	
中毒症状	吸入：咳嗽，呼吸短促，头痛，嗜睡。 皮肤：发红。 眼睛：发红，疼痛。 食入：咽喉疼痛
职业接触限值	/
防 护 与 急 救	
接触控制/个体防护	工程控制：生产过程密闭，全面通风。提供安全淋浴和洗眼设备。 呼吸系统防护：可能接触其蒸气时，应该佩戴自吸过滤式防毒面具（半面罩）。紧急事态抢救或撤离时，建议佩戴空气呼吸器。 身体防护：穿防静电工作服。 手部防护：戴橡胶耐油手套。 眼睛防护：戴化学安全防护眼镜。 其他防护：工作现场禁止吸烟、进食和饮水。工作完毕，淋浴更衣。注意个人清洁卫生
急救措施	火灾应急：采用抗溶性泡沫、二氧化碳、干粉、砂土灭火。 吸入应急：迅速脱离现场至空气新鲜处。保持呼吸道通畅。如呼吸困难，给输氧。如呼吸停止，立即进行人工呼吸。就医。 皮肤应急：脱去污染的衣着，立即用水冲洗至少15 min。就医治疗。 眼睛应急：立即提起眼睑，用流动清水或生理盐水冲洗至少15 min。就医。 食入应急：饮足量温水，催吐。就医

206. 甲酸甲酯（Methyl formate）

基 本 信 息	
原化学品目录	甲酸甲酯
化学物质	甲酸甲酯
别名	甲酸甲基酯
英文名	METHYL FORMATE；FORMIC ACID METHYL ESTER；METHYL METHANOATE
CAS 号	107 - 31 - 3
化学式	$C_2H_4O_2$/$HCOOCH_3$
分子量	60. 1
成分/组成信息	甲酸甲酯
物 化 性 质	
理化特性	沸点：32 ℃ 熔点：- 100 ℃ 相对密度（水 =1）：0. 97 水中溶解度：20 ℃时 30 g/100 mL（溶解） 蒸汽压：20 ℃时 64 kPa 蒸汽相对密度（空气 =1）：2. 1 闪点：- 19 ℃ 自燃温度：449 ℃ 爆炸极限：空气中 5% ~23%（体积） 辛醇、水分配系数的对数值：- 0. 21
禁配物	强氧化剂、碱类

395

（续）

健康危害与毒理信息	
危险有害概述	物理危险性：蒸气比空气重。可能沿地面流动；可能造成远处着火。 化学危险性：与强氧化剂发生剧烈反应，有着火和爆炸的危险。 健康危险性：有麻醉和刺激作用。人接触一定浓度，发生明显的刺激作用；反复接触可致痉挛甚至死亡。①吸入危险性：20 ℃时，蒸发相当快地达到空气中有害污染浓度。②短期接触的影响：刺激眼睛和呼吸道。可能对中枢神经系统有影响。远高于职业接触限值接触时，能够造成意识水平下降。③长期或反复接触的影响：液体使皮肤脱脂
GHS 危害分类	易燃液体：类别 1； 急性毒性 – 经口：类别 4； 急性毒性 – 吸入：类别 3； 严重眼损伤/眼刺激：类别 2A ~ 2B； 皮肤腐蚀/刺激性：类别 2； 特异性靶器官毒性 – 单次接触：类别 1（中枢神经系统），类别 2（视觉器官），类别 3（呼吸道刺激，麻醉效果） 特异性靶器官毒性 – 重复接触：类别 2（呼吸系统）； 急性水生毒性：类别 2
急性毒性数据（HSDB）	LC_{50}：> 5.2 mg/L，4 h（大鼠吸入）； LD_{50}：> 4000 mg/kg bw（大鼠经皮）； LD_{50}：1500 mg/kg bw（大鼠经口）
致癌分类	/
ToxCast 毒性数据	$AC_{50}(AR)$ = Inactive；$AC_{50}(AhR)$ = Inactive；$AC_{50}(ESR)$ = Inactive；$AC_{50}(p53)$ = Inactive
急性暴露水平（AEGL）	/
暴露途径	可通过吸入其蒸气、经皮肤和经食入吸收到体内
靶器官	神经系统、呼吸系统、眼、皮肤
中毒症状	吸入：咳嗽，呼吸短促，头痛，嗜睡。 皮肤：发红。 眼睛：发红，疼痛。 食入：咽喉疼痛
职业接触限值	阈限值：50 ppm（时间加权平均值）；100 ppm（短期接触限值）（美国政府工业卫生学家会议，2017 年）。 时间加权平均容许浓度：50 ppm，120 mg/m³（德国，2016 年）
防 护 与 急 救	
接触控制/个体防护	工程控制：严加密闭，提供充分的局部排风。提供安全淋浴和洗眼设备。 呼吸系统防护：空气中浓度超标时，应该佩戴自吸过滤式防毒面具（半面罩）。紧急事态抢救或撤离时，建议佩戴空气呼吸器。 身体防护：穿防静电工作服。 手部防护：戴橡胶耐油手套。 眼睛防护：戴化学安全防护眼镜。 其他防护：工作现场禁止吸烟、进食和饮水。工作完毕，淋浴更衣。注意个人清洁卫生
急救措施	火灾应急：尽可能将容器从火场移至空旷处。喷水保持火场容器冷却，直至灭火结束。处在火场中的容器若已变色或从安全泄压装置中产生声音，必须马上撤离。灭火剂：抗溶性泡沫、二氧化碳、干粉、砂土。用水灭火无效。 吸入应急：迅速脱离现场至空气新鲜处。保持呼吸道通畅。如呼吸困难，给输氧。如呼吸停止，立即进行人工呼吸。就医。 皮肤应急：脱去污染的衣着，立即用水冲洗至少15 min。就医治疗。 眼睛应急：立即提起眼睑，用流动清水或生理盐水冲洗至少15 min。就医。 食入应急：饮足量温水，催吐。就医

207. 甲酸乙酯（Ethyl formate）

基 本 信 息	
原化学品目录	甲酸乙酯
化学物质	甲酸乙酯
别名	甲酸乙基酯；甲酸酯
英文名	ETHYL FORMATE；FORMIC ACID；ETHYL ESTER；FORMIC ETHER
CAS 号	109 – 94 – 4
化学式	$C_3H_6O_2/HCOOC_2H_5$
分子量	74.1
成分/组成信息	甲酸乙酯

物 化 性 质	
理化特性	沸点：52~54 ℃ 熔点：–80 ℃ 相对密度（水 =1）：0.92 水中溶解度：20 ℃时 10.5 g/100 mL 蒸汽压：20 ℃时 25.6 kPa 蒸汽相对密度（空气 =1）：2.6 闪点：–20 ℃（闭杯） 自燃温度：440 ℃ 爆炸极限：空气中 2.7% ~16.5%（体积） 辛醇、水分配系数的对数值：0.23
禁配物	强氧化剂、碱

健康危害与毒理信息	
危险有害概述	物理危险性：蒸气比空气重。可能沿地面流动；可能造成远处着火。 化学危险性：与强氧化剂发生剧烈反应，有着火和爆炸的危险。 健康危险性：具有麻醉和刺激作用。吸入后，引起上呼吸道刺激、头痛、头晕、恶心、呕吐、嗜睡、神志丧失。对眼和皮肤有刺激性。口服刺激口腔和胃，引起中枢神经系统抑制。①吸入危险性：20 ℃时，蒸发相当快地达到空气中有害污染浓度。②短期接触的影响：刺激眼睛和呼吸道。可能对中枢神经系统有影响。远高于职业接触限值接触时，能够造成意识水平下降。③长期或反复接触的影响：液体使皮肤脱脂
GHS 危害分类	易燃液体：类别 2； 急性毒性 – 吸入：类别 4（蒸气）； 急性毒性 – 经口：类别 4； 严重眼损伤/眼刺激：类别 2A ~2B； 特异性靶器官毒性 – 单次接触：类别 1（呼吸系统），类别 3（麻醉效果）
急性毒性数（HSDB）	LD_{50}：4.29 g/kg（大鼠经口）
致癌分类	类别 A4（美国政府工业卫生学家会议，2017 年）
ToxCast 毒性数据	/
急性暴露水平（AEGL）	/
暴露途径	可通过吸入其蒸气和经食入吸收到体内
靶器官	呼吸系统、神经系统、眼

健康危害与毒理信息	
中毒症状	吸入：咳嗽，呼吸短促，头痛，嗜睡。 皮肤：发红。 眼睛：发红，疼痛。 食入：咽喉疼痛
职业接触限值	阈限值：100 ppm（短期接触限值）（美国政府工业卫生学家会议，2017 年）。 时间加权平均容许浓度：100 ppm，310 mg/m³（德国，2016 年）

防 护 与 急 救	
接触控制/个体防护	工程控制：严加密闭，提供充分的局部排风。提供安全淋浴和洗眼设备。 呼吸系统防护：空气中浓度超标时，应该佩戴自吸过滤式防毒面具（半面罩）。紧急事态抢救或撤离时，建议佩戴空气呼吸器。 身体防护：穿防静电工作服。 手部防护：戴橡胶耐油手套。 眼睛防护：戴化学安全防护眼镜。 其他防护：工作现场禁止吸烟、进食和饮水。工作完毕，淋浴更衣。注意个人清洁卫生
急救措施	火灾应急：尽可能将容器从火场移至空旷处。喷水保持火场容器冷却，直至灭火结束。处在火场中的容器若已变色或从安全泄压装置中产生声音，必须马上撤离。灭火剂：抗溶性泡沫、二氧化碳、干粉、砂土。用水灭火无效。 吸入应急：迅速脱离现场至空气新鲜处。保持呼吸道通畅。如呼吸困难，给输氧。如呼吸停止，立即进行人工呼吸。就医。 皮肤应急：脱去污染的衣着，立即用水冲洗至少15 min。就医治疗。 眼睛应急：立即提起眼睑，用流动清水或生理盐水冲洗至少 15 min。就医。 食入应急：饮足量温水，催吐。就医

208. 甲烷（Methane）

基 本 信 息	
原化学品目录	甲烷
化学物质	甲烷
别名	甲基氢化物
英文名	METHANE；METHYL HYDRIDE
CAS 号	74 - 82 - 8
化学式	CH$_4$
分子量	16
成分/组成信息	甲烷

物 化 性 质	
理化特性	沸点：-161 ℃ 熔点：-183 ℃ 相对密度（水 =1）：0.8 水中溶解度：20 ℃时 3.3 mL/100 mL 蒸汽相对密度（空气 =1）：0.6 闪点：易燃气体 自燃温度：537 ℃ 爆炸极限：空气中 5% ~15%（体积） 辛醇、水分配系数的对数值：1.09

（续）

物　化　性　质	
禁配物	强氧化剂、氟、氯
健康危害与毒理信息	
危险有害概述	物理危险性：气体比空气轻。 健康危险性：空气中甲烷浓度过高，能使人窒息。当空气中甲烷达25～30%时，可引起头痛、头晕、乏力、注意力不集中、呼吸和心跳加速、精细动作障碍等，甚至因缺氧而窒息、昏迷。①吸入危险性：容器漏损时，由于降低封闭空间的氧含量能够造成缺氧。②短期接触的影响：液体迅速蒸发，可能引起冻伤
GHS危害分类	易燃气体：类别1； 高压气体：液化气体
急性毒性数据（HSDB）	/
致癌分类	/
ToxCast毒性数据	/
急性暴露水平（AEGL）	/
暴露途径	可通过吸入吸收到体内
靶器官	神经系统
中毒症状	吸入：窒息。 皮肤：冻伤（与液体接触）。 眼睛：冻伤（与液体接触）
职业接触限值	/
防护与急救	
接触控制/个体防护	工程控制：生产过程密闭，全面通风。 呼吸系统防护：高浓度环境中，佩戴供气式呼吸器。 身体防护：穿工作服。 手部防护：高浓度接触时可戴防护手套。 眼睛防护：一般不需特殊防护，高浓度接触时可戴安全防护眼镜
急救措施	火灾应急：切断气源。若不能立即切断气源，则不允许熄灭正在燃烧的气体。喷水冷却容器，可能的话将容器从火场移至空旷处。灭火剂：雾状水、泡沫、二氧化碳。 吸入应急：迅速脱离现场至空气新鲜处。注意保暖，呼吸困难时给输氧。呼吸及心跳停止者立即进行人工呼吸和心脏按压术。就医。 皮肤应急：若有冻伤，就医治疗

209. 甲氧滴滴涕（Methoxychlor）

基　本　信　息	
原化学品目录	甲氧氯
化学物质	甲氧滴滴涕
别名	甲氧氯；1，1-（2，2，2-三氯亚乙基）双（4-甲氧基苯）;1，1，1-三氯-2，2-双（对甲氧基苯基）乙烷；二甲氧基滴滴涕

（续）

<table>
<tr><td colspan="2">基 本 信 息</td></tr>
<tr><td>英文名</td><td>METHOXYCHLOR；1，1 -（2，2，2 - TRICHLOROETHYLIDENE）BIS（4 - ME-THOXYBENZENE）；1，1，1 - TRICHLORO - 2，2 - BIS（p - METHOXYPHENYL）ETH-ANE；DIMETHOXY - DDT</td></tr>
<tr><td>CAS 号</td><td>72 - 43 - 5</td></tr>
<tr><td>化学式</td><td>$C_{16}H_{15}C_{13}O_2$</td></tr>
<tr><td>分子量</td><td>345.7</td></tr>
<tr><td>成分/组成信息</td><td>甲氧滴滴涕；1，1，1 - 三氯 - 2，2 - 双（对甲氧苯基）乙烷</td></tr>
<tr><td colspan="2">物 化 性 质</td></tr>
<tr><td>理化特性</td><td>熔点：89 ℃
密度：1.4 g/cm³
水中溶解度：不溶
蒸汽压：很低
辛醇、水分配系数的对数值：4.68 ~ 5.08</td></tr>
<tr><td>禁配物</td><td>强氧化剂、强碱</td></tr>
<tr><td colspan="2">健康危害与毒理信息</td></tr>
<tr><td>危险有害概述</td><td>化学危险性：加热时和燃烧时，分解生成含氯化氢的有毒和腐蚀性气体。与氧化剂发生反应。侵蚀某些塑料和橡胶。
健康危险性：吸入、摄入或经皮肤吸收后对身体有害，具刺激作用。①吸入危险性：可通过吸入其气溶胶，经皮肤和食入吸收到体内。②长期或反复接触的影响：大量食入时，可能对肝、肾、中枢神经系统有影响。动物实验表明，可能对人类生殖造成毒性影响。
环境危险性：对水生生物有极高毒性。可能在鱼类体内发生生物蓄积。在正常使用过程中进入环境，但是应当注意避免任何额外的释放，例如通过不适当的处置活动</td></tr>
<tr><td>GHS 危害分类</td><td>急性毒性 - 吸入：类别 4；
急性毒性 - 经皮：类别 3；
急性毒性 - 经口：类别 4；
生殖毒性：类别 2；
特定靶器官毒性 - 单次接触：类别 2（神经系统）；
特定靶器官毒性 - 反复接触：类别 2（肝脏，神经系统，内分泌系统）；
急性水生毒性：类别 1；
慢性水生毒性：类别 1</td></tr>
<tr><td>急性毒性数据（HSDB）</td><td>LD_{50}：2900 ~ 5000 mg/kg（大鼠经口）</td></tr>
<tr><td>致癌分类</td><td>/</td></tr>
<tr><td>ToxCast 毒性数据</td><td>AC_{50}（AR）= Inactive；AC_{50}（AhR）= Inactive；AC_{50}（ESR）= 11.30；AC_{50}（p53）= Inactive</td></tr>
<tr><td>急性暴露水平（AEGL）</td><td>/</td></tr>
<tr><td>暴露途径</td><td>可通过吸入其蒸气、经皮肤和经食入吸收到体内</td></tr>
<tr><td>靶器官</td><td>肝脏，神经系统，内分泌系统</td></tr>
<tr><td>中毒症状</td><td>吸入：惊厥，腹泻，恶心，呕吐。
食入：症状同吸入</td></tr>
<tr><td>职业接触限值</td><td>阈限值：10 mg/m³（时间加权平均值）（美国政府工业卫生学家会议，2017 年）。
时间加权平均容许浓度：1 mg/m³（德国，2016 年）。
时间加权平均容许浓度：10 mg/m³（中国，2019 年）</td></tr>
</table>

防 护 与 急 救	
接触控制/个体防护	工程控制：生产过程密闭，全面通风。 呼吸系统防护：生产操作或农业使用时，佩戴防尘口罩。 眼睛防护：必要时可采用安全面罩。 身体防护：穿工作服。 手部防护：戴防护手套
急救措施	火灾应急：雾状水、抗溶性泡沫、二氧化碳、干粉。 吸入应急：脱离现场至空气新鲜处。就医。 皮肤应急：用肥皂水及清水彻底冲洗。就医。 眼睛应急：拉开眼睑，用流动清水冲洗 15 min。就医。 食入应急：误服者，饮适量温水，催吐。就医

210. 钾盐镁矾（Kainite）

基 本 信 息	
原化学品目录	钾盐镁矾
化学物质	钾盐镁矾
别名	天然的复盐；含水钾；镁的硫酸盐－氯化物
英文名	KAINITE
CAS 号	/
化学式	$KCl \cdot MgSO_4 \cdot 3H_2O$
分子量	/
成分/组成信息	/

物 化 性 质	
理化特性	外观及性状：单斜晶系，晶体呈板状或柱状，集合体呈粒状，无色透明或被杂质染成蓝、紫、红色等味辣 硬度：3 密度：2.15 g/cm³ 溶解性：易溶于水，在水中分解成钾石盐和泻利盐
禁配物	/

健康危害与毒理信息	
危险有害概述	/
GHS 危害分类	/
急性毒性数据（HSDB）	/
致癌分类	/
ToxCast 毒性数据	/
急性暴露水平（AEGL）	/
暴露途径	/
靶器官	/
中毒症状	/
职业接触限值	/

防 护 与 急 救	
接触控制/个体防护	/
急救措施	/

211. 间苯二酚（Resorcinol）

基 本 信 息	
原化学品目录	间苯二酚
化学物质	间苯二酚
别名	1，3 - 二羟基苯；1，3 - 苯二酚；3 - 羟基苯酚；雷琐酚
英文名	RESORCINOL；1，3 - DIHYDROXYBENZENE；1，3 - BENZENEDIOL；3 - HYDROXY-PHENOL；RESORCIN
CAS 号	108 - 46 - 3
化学式	$C_6H_6O_2$
分子量	110.1
成分/组成信息	间苯二酚

物 化 性 质	
理化特性	外观与性状：白色晶体遇空气、光或接触铁时，变粉红色 沸点：280 ℃ 熔点：110 ℃ 密度：1.28 g/cm³ 水中溶解度：140 g/100 mL 蒸汽压：20 ℃时 0.065 Pa 闪点：127 ℃（闭杯） 自燃温度：607 ℃ 辛醇、水分配系数的对数值：0.79 ~ 0.93
禁配物	酰基氯、酸酐、碱、强氧化剂、强酸

健康危害与毒理信息	
危险有害概述	物理危险性：由于流动、搅拌等，可能产生静电。 化学危险性：与强氧化剂、氨和氨基化合物反应，有着火和爆炸的危险。 健康危险性：①吸入危险性：20 ℃时蒸发不会或很缓慢达到空气中有害污染浓度，但喷洒或扩散时要快得多。②短期接触的影响：刺激眼睛、皮肤和呼吸道。可能对血液有影响，导致形成正铁血红蛋白。影响可能推迟显现。需进行医学观察。③长期或反复接触的影响：反复或长期接触时，偶尔可能引起皮肤过敏。 环境危险性：对水生生物使有害的
GHS 危害分类	急性毒性 - 经口：类别 4； 急性毒性 - 吸入：类别 5； 急性毒性 - 经皮：类别 5； 皮肤腐蚀/刺激：类别 2； 严重眼损伤/眼刺激：类别 1； 皮肤致敏性：类别 1； 特异性靶器官毒性 - 单次接触：类别 1（中枢神经系统、血液）； 特异性靶器官毒性 - 反复接触：类别 2（甲状腺）； 急性水生毒性：类别 2

（续）

健康危害与毒理信息	
急性毒性数据（HSDB）	LD_{50}：301 mg/kg（大鼠经口）
致癌分类	类别 3（国际癌症研究机构，2019 年） 类别 A4（美国政府工业卫生学家会议，2017 年）
ToxCast 毒性数据	/
急性暴露水平（AEGL）	/
暴露途径	可通过吸入其气溶胶，经皮肤和食入吸收到体内
靶器官	甲状腺、中枢神经系统、血液、皮肤、眼睛
中毒症状	吸入：腹部疼痛，嘴唇发青或指甲发青，皮肤发青，意识模糊，惊厥，咳嗽，头晕，头痛，恶心，咽喉痛，神志不清。 皮肤：发红，疼痛。 眼睛：发红，疼痛。 食入：症状同吸入
职业接触限值	阈限值：10 ppm（时间加权平均值）；20 ppm（短期接触限值），（美国政府工业卫生学家会议，2017 年）。 职业接触限值：10 ppm，45 mg/m³（时间加权平均值），皮肤吸收（欧盟，2000 年）。 时间加权平均容许浓度：20 mg/m³（中国，2019 年）

防 护 与 急 救	
接触控制/个体防护	工程控制：禁止明火，局部排气通风，防止静电荷积聚（例如，通过接地）。 接触控制：防止粉尘扩散，严格作业环境管理。 呼吸系统防护：适当的呼吸防护。 身体防护：防护服。 手部防护：防护手套。 眼睛防护：护目镜，面罩，或眼睛防护结合呼吸防护。 其他防护：工作时不得进食、饮水或吸烟
急救措施	火灾应急：雾状水，干粉。 吸入应急：新鲜空气，休息。必要时进行人工呼吸。给予医疗护理。 皮肤应急：脱去污染的衣服，冲洗，然后用水和肥皂清洗皮肤。给予医疗护理。 眼睛应急：先用大量水冲洗几分钟（如可能易行，摘除隐形眼镜），然后就医。 食入应急：漱口，催吐（仅对清醒病人）。用水冲服活性炭浆。给予医疗护理

212. 焦棓酚（Pyrogallic acid）

基 本 信 息	
原化学品目录	1，2，3-苯三酚（焦棓酚）
化学物质	焦棓酚
别名	焦棓酸；1，2，3-苯三醇；1，2，3-三羟基苯
英文名	PYROGALLIC ACID；1，2，3-BENZENETRIOL；1，2，3-TRIHYDROXYBENZENE；PYROGALLOL
CAS 号	87-66-1
化学式	$C_6H_6O_3/C_6H_3(OH)_3$
分子量	126.1
成分/组成信息	焦棓酚

（续）

物 化 性 质	
理化特性	外观与性状：白色各种形态固体，遇光和空气时变灰色 沸点：309 ℃ 熔点：131～134 ℃ 相对密度（水=1）：1.45 水中溶解度：20 ℃时 60 g/100 mL（溶解） 蒸汽压：168 ℃时 1.33 kPa 辛醇、水分配系数的对数值：0.970（估计值）
禁配物	/

健康危害与毒理信息	
危险有害概述	化学危险性：水溶液是一种弱酸。与氧化剂和碱发生反应。 健康危险性：①吸入危险性：20 ℃时蒸发可忽略不计，但可较快地达到空气中颗粒物有害浓度。②短期接触的影响：刺激眼睛和呼吸道，并轻微刺激皮肤。③长期或反复接触的影响：反复或长期接触可能引起皮肤过敏。 环境危险性：对水生生物有害
GHS 危害分类	急性毒性 - 吸入：类别4； 急性毒性 - 经口：类别4； 急性毒性 - 经皮：类别4； 皮肤腐蚀/刺激：类别3； 严重眼损伤/眼刺激：类别2； 生殖细胞致突变性：类别2； 特异性靶器官毒性 - 单次接触：类别2（消化系统、肾脏、肝脏、血液系统、中枢神经系统、循环系统）、类别3（呼吸道刺激）
急性毒性数据（HSDB）	LD_{50}：300 mg/kg（小鼠经口）
致癌分类	/
ToxCast 毒性数据	$AC_{50}(AR)$ = Inactive；$AC_{50}(AhR)$ = 31.76；$AC_{50}(ESR)$ = Inactive；$AC_{50}(p53)$ = 65.21
急性暴露水平（AEGL）	/
暴露途径	可通过吸入，经皮肤和食入吸收到体内
靶器官	消化系统、肾脏、肝脏、血液系统，中枢神经系统，循环系统、呼吸道、皮肤、眼睛
中毒症状	吸入：咳嗽，咽喉痛。 皮肤：发红。 眼睛：发红，疼痛。 食入：呕吐，腹泻
职业接触限值	/

防 护 与 急 救	
接触控制/个体防护	工程控制：禁止明火，防止粉尘沉积，密闭系统，防止粉尘爆炸型电气设备和照明，局部排气通风。 接触控制：防止粉尘扩散。 呼吸系统防护：适当的呼吸防护。 身体防护：防护手套。 手部防护：防护服。 眼睛防护：安全眼镜。 其他防护：工作时不得进食、饮水或吸烟

（续）

防 护 与 急 救	
急救措施	火灾应急：水，泡沫，干粉，二氧化碳。 吸入应急：新鲜空气，休息。给予医疗护理。 皮肤应急：脱去污染的衣服，用大量水冲洗皮肤或淋浴。 眼睛应急：先用大量水冲洗几分钟（如可能易行，摘除隐形眼镜），然后就医。 食入应急：漱口。给予医疗护理

213. 焦油（Creosote）

基 本 信 息	
原化学品目录	木馏油（焦油）
化学物质	焦油
别名	洗涤油；杂酚油；煤焦杂酚油
英文名	CREOSOTE；WASH OIL；CREOSOTE OIL；COAL TAR CREOSOTE
CAS 号	8001 - 58 - 9
化学式	/
分子量	/
成分/组成信息	焦油

物 化 性 质	
理化特性	外观与性状：黑色至棕色油状液体，有特殊气味 沸点：200~400 ℃ 熔点：约20 ℃ 密度：1.0~1.17 g/cm³ 水中溶解度：难溶 蒸汽压：20 ℃时约6 kPa 闪点：>66 ℃（闭杯） 自燃温度：335 ℃
禁配物	/

健康危害与毒理信息	
危险有害概述	化学危险性：燃烧时，生成有毒烟雾。 健康危险性：①吸入危险性：20 ℃时蒸发迅速达到空气中有害污染浓度，尤其是喷洒时。②短期接触的影响：刺激眼睛、皮肤和呼吸道。暴露在阳光下可能加重对皮肤和眼睛刺激作用和导致灼伤。食入可能导致死亡。需进行医学观察。③长期或反复接触的影响：反复或长期与皮肤接触可能引起皮炎和皮肤过度色素沉着。很可能是人类致癌物。 环境危险性：对水生生物是有毒的。可能对环境有危害，对土壤污染和地下水污染应给予特别注意。强烈建议不要让其进入环境
GHS 危害分类	易燃液体：类别4； 急性毒性 - 经口：类别4； 皮肤腐蚀/刺激：类别2； 严重眼损伤/眼刺激：类别2； 皮肤致敏性：类别1； 生殖细胞致突变性：类别2； 致癌性：类别1B； 生殖毒性：类别1A； 特异性靶器官毒性 - 单次接触：类别3（麻醉作用、呼吸道刺激）； 特异性靶器官毒性 - 反复接触：类别2（肺、肝、肾、血液）； 急性水生毒性：类别1； 慢性水生毒性：类别1

健康危害与毒理信息	
急性毒性数据（HSDB）	LD_{50}：＞2000 mg/kg（小鼠经皮）； LD_{50}：＞2000 mg/kg（兔经皮）； LD_{50}：725~2524 mg/kg（大鼠经口）； LD_{50}：433 mg/kg（小鼠经口）
致癌分类	类别2A（国际癌症研究机构，2019年）。 类别3B（德国，2016年）。 类别A4（美国政府工业卫生学家会议，2017年）
ToxCast毒性数据	/
急性暴露水平（AEGL）	/
暴露途径	可通过吸入其蒸气，经皮肤和食入吸收到体内
靶器官	神经系统、肺、肝、肾、血液、呼吸道、眼、皮肤
中毒症状	吸入：咳嗽，气促。 皮肤：可能被吸收，发红，灼烧感。 眼睛：发红，疼痛。 食入：意识模糊，头痛，恶心，呕吐，虚弱，休克或虚脱
职业接触限值	/
防护与急救	
接触控制/个体防护	工程控制：禁止明火，局部排气通风。 接触控制：避免一切接触。 呼吸系统防护：适当的呼吸防护。 身体防护：防护服。 手部防护：防护手套。 眼睛防护：护目镜，或眼睛防护结合呼吸防护。 其他防护：工作时不得进食、饮水或吸烟。进食前洗手
急救措施	火灾应急：干粉，雾状水，泡沫，二氧化碳。 吸入应急：新鲜空气，休息，给予医疗护理。 皮肤应急：脱去污染的衣服，冲洗，然后用水和肥皂清洗皮肤。 眼睛应急：先用大量水冲洗几分钟（如可能易行，摘除隐形眼镜），然后就医。 食入应急：用水冲服活性炭浆，给予医疗护理，不要催吐

214. 肼（Hydrazine）

基 本 信 息	
原化学品目录	肼
化学物质	肼
别名	联氨；二胺；氮氧化物
英文名	HYDRAZINE；DIAMIDE；DIAMINE；NITROGEN HYDRIDE
CAS号	302-01-2
化学式	N_2H_4/H_2N-NH_2
分子量	32.1
成分/组成信息	肼

（续）

物 化 性 质	
理化特性	外观与性状：无色发烟油状吸湿液体，有刺鼻气味 沸点：114 ℃ 熔点：2 ℃ 相对密度（水 = 1）：1. 01 水中溶解度：混溶 蒸汽压：20 ℃时 2. 1 kPa 蒸汽相对密度（空气 = 1）：1. 1 蒸汽、空气混合物的相对密度（20 ℃，空气 = 1）：1 闪点：40 ℃（闭杯） 自燃温度：270 ℃ 爆炸极限：空气中 4. 7% ~ 100%（体积） 辛醇、水分配系数的对数值：- 2. 1
禁配物	氧化剂、氧、铜、锌、易燃或可燃物
健康危害与毒理信息	
危险有害概述	化学危险性：分解生成氨、氢和氮氧化物，有着火和爆炸的危险。是一种强还原剂，与氧化剂剧烈反应。是一种中强碱。与酸、许多金属、金属氧化物和多孔物质剧烈反应，有着火和爆炸的危险。分解时不需要空气或氧气。 健康危险性：①吸入危险性：20 ℃时，蒸发迅速达到空气中有害污染浓度。②短期接触的影响：腐蚀眼睛、皮肤和呼吸道。吸入可能引起肺水肿，但只在最初的对眼睛和（或）呼吸道的腐蚀性影响已经显现后。食入有腐蚀性。可能对肝脏和中枢神经系统有影响。接触可能导致死亡。③长期或反复接触的影响：反复或长期接触可能引起皮肤过敏。可能对肝脏、肾脏和中枢神经系统有影响。可能是人类致癌物。 环境危险性：对水生生物有极高毒性。强烈建议不要让其进入环境
GHS 危害分类	易燃液体：类别 3； 急性毒性 – 经口：类别 3； 急性毒性 – 经皮：类别 2； 急性毒性 – 吸入：类别 3（蒸气）； 皮肤腐蚀/刺激：类别 1A ~ 1C； 严重眼损伤/眼刺激：类别 1； 皮肤致敏性：类别 1； 生殖细胞致突变性：类别 2； 生殖毒性：类别 2； 致癌性：类别 2； 特异性靶器官毒性 – 单次接触：类别 1（神经系统、肝脏），类别 3（麻醉效果）； 特异性靶器官毒性 – 反复接触：类别 1（肝、呼吸系统、肾、肾上腺）； 急性水生毒性：类别 1； 慢性水生毒性：类别 1
急性毒性数据（HSDB）	LD_{50}：252 ppm/4 h（小鼠吸入）； LD_{50}：570 ppm/4 h（大鼠吸入）； LD_{50}：91 mg/kg（兔经皮）； LD_{50}：60 mg/kg（大鼠经口）； LD_{50}：59 mg/kg（小鼠经口）
致癌分类	类别 2A（国际癌症研究机构，2019 年） 类别 A3（美国政府工业卫生学家会议，2017 年）
ToxCast 毒性数据	/
急性暴露水平（AEGL）	AEGL1 – 10 min = 0. 1 ppm；AEGL1 – 8 h = 0. 1 ppm；AEGL2 – 10 min = 23 ppm；AEGL2 – 8 h = 1. 6 ppm；AEGL3 – 10 min = 64 ppm；AEGL3 – 8 h = 4. 4 ppm

（续）

健康危害与毒理信息	
暴露途径	可通过吸入、经皮肤和经食入吸收到体内。各种接触途径均产生严重的局部影响
靶器官	眼、皮肤、肝、呼吸系统、肾、肾上腺、神经系统、肝脏
中毒症状	吸入：咳嗽，灼烧感，头痛，意识模糊，嗜睡，恶心，呼吸短促，惊厥，神志不清。 皮肤：发红，疼痛，皮肤烧伤。 眼睛：发红，疼痛，视力模糊，严重烧伤。 食入：口腔和咽喉烧伤，腹部疼痛，腹泻，呕吐，休克或虚脱
职业接触限值	阈限值：0.01 ppm（时间加权平均值）（经皮）（美国政府工业卫生学家会议，2017年）。 时间加权平均容许浓度：0.06 mg/m³，短时间接触容许浓度：0.13 mg/m³（中国，2019年）

防 护 与 急 救	
接触控制/个体防护	工程控制：禁止明火，禁止火花和禁止吸烟。高于40℃，使用密闭系统、通风和防爆型电气设备。 接触控制：避免一切接触。 呼吸系统防护：适当的呼吸防护。 身体防护：防护服。 手部防护：防护手套。 眼睛防护：面罩和眼睛防护结合呼吸防护。 其他防护：工作时不得进食、饮水或吸烟。进食前洗手
急救措施	火灾应急：抗溶性泡沫，泡沫，雾状水，干粉，二氧化碳。 爆炸应急：着火时，喷雾状水保持料桶等冷却，从掩蔽位置灭火。 接触应急：一切情况均向医生咨询。 吸入应急：新鲜空气，休息。半直立体位。立即给予医疗护理。 皮肤应急：先用大量水冲洗，然后脱去污染的衣服并再次冲洗。立即给予医疗护理。 眼睛应急：用大量水冲洗（如可能易行，摘除隐形眼镜）。立即给予医疗护理。 食入应急：漱口，不要饮用任何东西，不要催吐，立即给予医疗护理

215. 久效磷（Monocrotophos）

基 本 信 息	
原化学品目录	久效磷
化学物质	久效磷
别名	二甲基（E）-1-甲基-2-（氨基甲酰基）乙烯基磷酸酯；二甲基-1-甲基-3-（甲氨基）-3-氧代-1-丙烯磷酸酯（E）
英文名	Monocrotophos；Dimethyl（E）-1-methyl-2-（methylcarbamoyl）vinyl phosphate；Phosphoric acid-dimethyl 1-methyl-3-（methylamino）-3-ox-1-propenyl phosphate
CAS号	6923-22-4
化学式	$C_7H_{14}NO_5P$
分子量	223.2

（续）

基 本 信 息	
成分/组成信息	久效磷

物 化 性 质	
理化特性	外观与性状：无色吸湿的晶体。 熔点：54~55 ℃ 沸点：125 ℃ 闪点：144.4 ℃ 蒸气压：0.0003 Pa（20 ℃时） 溶解性：溶于水、醇、丙酮，微溶于乙醚、甲苯
禁配物	强氧化剂、强碱

健康危害与毒理信息	
危险有害概述	物理危险性：遇明火、高热可燃。 化学危险性：加热或燃烧时，分解生成含氮氧化物，氧化亚磷的有毒和刺激性烟雾。侵蚀铁、钢和黄铜。 健康危险性：20 ℃时蒸发可忽略不计，但喷洒或扩散时可较快地达到空气中颗粒物有害浓度，尤其是粉末。可能对神经系统有影响，导致惊厥、呼吸衰竭。胆碱酯酶抑制剂。接触可能导致死亡。影响可能推迟显现。需进行医学观察。可能发生累积影响
GHS危害分类	急性毒性－吸入：类别1； 急性毒性－经口：类别2； 急性毒性－经皮：类别2； 生殖细胞致突变性：类别2； 特异性靶器官毒性－单次接触：类别1（神经系统）； 特异性靶器官毒性－反复接触：类别1（神经系统）； 危害水生环境－急性危害：类别1； 危害水生环境－长期危害：类别1
急性毒性数（HSDB）	LD_{50}：21 mg/kg（大鼠经口）； LC_{50}：0.08 mg/L，4 h（大鼠吸入）； LD_{50}：18（雄性）－20（雌性）mg/kg（大鼠经口）
致癌分类	类别A4（美国政府工业卫生学家会议，2017年）
ToxCast毒性数据	AC_{50}（AR）= Inactive；AC_{50}（AhR）= Inactive；AC_{50}（ESR）= Inactive；AC_{50}（p53）= Inactive
急性暴露水平（AEGL）	AEGL1－10 min = NR；AEGL1－8 h = NR；AEGL2－10 min = 0.43 mg/m³；AEGL2－8 h = 0.10 mg/m³；AEGL3－10 min = 1.3 mg/m³；AEGL3－8 h = 0.31 mg/m³
暴露途径	可通过吸入、经皮肤和食入吸收到体内
靶器官	神经系统、皮肤、消化系统
中毒症状	肌肉抽搐，瞳孔收缩，肌肉痉挛，多涎，头晕，呼吸困难，出汗，神志不清。气溶胶被吸收。头痛，恶心，呕吐，胃痉挛，腹泻，惊厥
职业接触限值	时间加权平均容许浓度：0.05 mg/m³（美国政府工业卫生学家会议，2017年）。 时间加权平均容许浓度：0.1 mg/m³（中国，2019年）

（续）

防 护 与 急 救	
接触控制/个体防护	工程控制：严加密闭，提供充分的局部排风，尽可能机械化、自动化。 呼吸系统防护：佩戴防毒口罩。紧急事态抢救或逃生时，应该佩戴自给式呼吸器。 身体防护：穿相应的防护服。 手部防护：戴防护手套。 眼睛防护：戴化学安全防护眼镜。 其他防护：工作现场禁止吸烟、进食和饮水。工作后彻底清洗。工作服不要带到非作业场所。单独存放被毒物污染的衣服，洗后再用。注意个人清洁卫生
急救措施	吸入应急：迅速脱离现场至空气新鲜处。呼吸困难时给输氧。呼吸停止时，立即进行人工呼吸。就医。 皮肤应急：立即脱去污染的衣着，用肥皂水及流动清水彻底冲洗污染的皮肤、头发、指甲等。就医。 眼睛应急：立即提起眼睑，用流动清水冲洗 10 min 或用 2% 碳酸氢钠溶液冲洗。 食入应急：误服者给饮大量温水。催吐，可用温水或 1∶5000 高锰酸钾液彻底洗胃。或用 2% 碳酸氢钠反复洗胃。就医

216. 聚全氟乙丙烯（Polyperfluoroethylene propylene copolymer）

基 本 信 息	
原化学品目录	有机氟聚合物单体及其热裂解物
化学物质	聚全氟乙丙烯
别名	聚全氟乙烯 – 丙烯树脂；FS – 46 树脂；F46 树脂；四氟乙烯 – 六氟丙烯共聚物；FEP
英文名	PERFLUOROETHYLENE PROPYLENE COPOLYMER
CAS 号	25067 – 11 – 2
化学式	$(C_2F_4)_n \cdot (C_3H_6)_m$
分子量	/
成分/组成信息	聚全氟乙丙烯

物 化 性 质	
理化特性	外观：白色晶体 初沸点和沸程：400 ℃ 溶解性：不溶于水 熔点/凝固点：257 ℃ 相对密度（水 =1）：2.1 ~ 2.2 闪点（闭杯）：530 ℃
禁配物	/

健康危害与毒理信息	
危险有害概述	/
GHS 危害分类	/
急性毒性数据（HSDB）	/
致癌分类	/
ToxCast 毒性数据	/

（续）

健康危害与毒理信息	
急性暴露水平（AEGL）	/
暴露途径	/
靶器官	/
中毒症状	/
职业接触限值	/

防 护 与 急 救	
接触控制/个体防护	/
急救措施	/

217. 聚四氟乙烯（Polytetrafluoroethylene）

基 本 信 息	
原化学品目录	有机氟聚合物单体及其热裂解物
化学物质	聚四氟乙烯
别名	/
英文名	POLYTETRAFLUOROETHYLENE
CAS 号	9002 - 84 - 0
化学式	$[C_2F_4]_n$
分子量	/
成分/组成信息	聚四氟乙烯

物 化 性 质	
理化特性	外观与性状：白色、半透明体，有粒状、粉末和分散液三种形态 熔点：327 ℃ 相对密度（水 =1）：2.25 引燃温度：670 ℃（粉云）
禁配物	强氧化剂

健康危害与毒理信息	
危险有害概述	化学危险性：粉体与空气可形成爆炸性混合物，当达到一定浓度时，遇火星会发生爆炸。受热分解放出有毒的氟化物气体。 健康危险性：基本无毒，但聚四氟乙烯的热解物组分，含量和毒性常随着加热温度的升高而增加和增高。吸入热分解产物可引起中毒。中毒轻者表现为发热和"感冒样"症状；重者出现呼吸道刺激症状，出现化学性支气管炎、肺炎，甚至发生肺水肿及心肌损害等。长期低浓度接触其热解产物者，常出现头痛、头昏、失眠、噩梦、记忆力减退、乏力、腰酸背痛等
GHS 危害分类	/
急性毒性数据（HSDB）	/
致癌分类	类别 3（国际癌症研究机构，2019 年）。 类别 4（德国，2016 年）

健康危害与毒理信息	
ToxCast 毒性数据	/
急性暴露水平（AEGL）	AEGL1 – 10 min = 27 ppm；AEGL1 – 8 h = 9 ppm；AEGL2 – 10 min = 69 ppm；AEGL2 – 8 h = 23 ppm；AEGL3 – 10 min = 420 ppm；AEGL3 – 8 h = 100 ppm
暴露途径	可通过吸入和经食入吸收到体内
靶器官	呼吸系统、神经系统
中毒症状	见危险有害概述
职业接触限值	/
防 护 与 急 救	
接触控制/个体防护	工程控制：密闭操作，提供良好的自然通风条件。 呼吸系统防护：空气中粉尘浓度较高时，建议佩戴自吸过滤式防尘口罩。 身体防护：穿一般作业防护服。 手部防护：戴一般作业防护手套。 眼睛防护：必要时，戴化学安全防护眼镜。 其他防护：工作现场严禁吸烟。保持良好的卫生习惯
急救措施	吸入应急：迅速脱离现场至空气新鲜处。保持呼吸道通畅。如呼吸困难，给输氧。如呼吸停止，立即进行人工呼吸。就医

218. 均三氯苯（1，3，5 – Trichlorobenzene）

基 本 信 息	
原化学品目录	多氯苯
化学物质	均三氯苯
别名	1，3，5 – 三氯苯
英文名	1，3，5 – TRICHLOROBENZENE；sym – TRICHLOROBENZENE
CAS 号	108 – 70 – 3
化学式	$C_6H_3Cl_3$
分子量	181.5
成分/组成信息	均三氯苯
物 化 性 质	
理化特性	外观与性状：白色至黄色晶体或粉末，有特殊气味 沸点：208 ℃ 熔点：63 ℃ 水中溶解度：25 ℃时 0.0006 g/100 mL 蒸汽压：25 ℃时 24 Pa 蒸汽、空气混合物的相对密度（20 ℃，空气 = 1）：1 闪点：107 ℃ 辛醇、水分配系数的对数值：4.15
禁配物	强氧化剂

（续）

健康危害与毒理信息	
危险有害概述	化学危险性：燃烧时，分解生成有毒和腐蚀性烟雾。与氧化剂发生反应。 健康危险性：①吸入危险性：20 ℃时，蒸发相当慢地达到空气中有害污染浓度，但喷洒或扩散时要快得多。②短期接触的影响：刺激眼睛和呼吸道。 环境危险性：可能对环境有危害，应特别注意对鱼类的危害。可能在鱼体内发生生物蓄积作用
GHS 危害分类	急性毒性 - 经口：类别 4； 严重眼损伤/眼刺激：类别 2B； 特异性靶器官毒性 - 单次接触：类别 3（呼吸道刺激）； 特异性靶器官毒性 - 反复接触：类别 2（肝、肾、甲状腺、鼻腔）
急性毒性数据（HSDB）	/
致癌分类	/
ToxCast 毒性数据	AC_{50}（AR）= Inactive；AC_{50}（AhR）= Inactive；AC_{50}（ESR）= Inactive；AC_{50}（p53）= Inactive
急性暴露水平（AEGL）	/
暴露途径	可通过吸入和经食入吸收到体内
靶器官	肝、肾、甲状腺、鼻腔、呼吸道、眼
中毒症状	吸入：咳嗽。咽喉痛。 眼睛：发红，疼痛
职业接触限值	时间加权平均容许浓度：5 ppm，38 mg/m³（德国，2016 年）
防 护 与 急 救	
接触控制/个体防护	工程控制：禁止明火，局部排气通风。 呼吸系统防护：适当的呼吸防护。 手部防护：防护手套。 眼睛防护：安全护目镜，或眼睛防护结合呼吸防护。 其他防护：工作时不得进食、饮水或吸烟
急救措施	火灾应急：干粉，雾状水，泡沫，二氧化碳。 吸入应急：新鲜空气，休息。给予医疗护理。 皮肤应急：脱去污染的衣服。用大量水冲洗皮肤或淋浴。 眼睛应急：先用大量水冲洗几分钟（如可能易行，摘除隐形眼镜），然后就医。 食入应急：漱口；大量饮水，给予医疗护理

219. 糠醇（Furfuryl alcohol）

基 本 信 息	
原化学品目录	糠醇
化学物质	糠醇
别名	2 - 呋喃甲醇；2 - 羟基甲基呋喃
英文名	FURFURYL ALCOHOL；2 - FURANMETHANOL；2 - FURANCARBINOL；2 - HYDROXYMETHYLFURAN；FURFURAL ALCOHOL
CAS 号	98 - 00 - 0
化学式	$C_5H_6O_2$

（续）

基　本　信　息	
分子	98.1
成分/组成信息	糠醇

物　化　性　质	
理化特性	外观与性状：无色液体，有特殊气味，遇光和空气变黄色或棕色 沸点：170 ℃ 熔点：−15 ℃ 相对密度（水 = 1）：1.13 水中溶解度：混溶 蒸汽压：20 ℃时 53 Pa 蒸汽相对密度（空气 = 1）：3.4 蒸汽、空气混合物的相对密度（20 ℃，空气 = 1）：1 闪点：65 ℃（闭杯）；75 ℃（开杯） 自燃温度：491 ℃ 爆炸极限：空气中 1.8% ~16.3%（体积） 辛醇、水分配系数的对数值：0.28
禁配物	/

健康危害与毒理信息	
危险有害概述	化学危险性：在酸的作用下，发生聚合。与强氧化剂或强酸激烈反应，有着火和爆炸危险。 健康危险性：①吸入危险性：20 ℃时蒸发，相当慢地达到空气中有害浓度。②短期接触的影响：刺激眼睛、皮肤和呼吸道。远超过职业接触限值接触时，可能导致意识降低。 ③长期或反复接触的影响：液体使皮肤脱脂。可能对中枢神经系统有影响
GHS 危害分类	易燃液体：类别 4； 急性毒性 – 经口：类别 3； 急性毒性 – 经皮：类别 3； 急性毒性 – 吸入：类别 2（蒸气）； 皮肤腐蚀/刺激：类别 2； 严重眼损伤/眼刺激：类别 2A； 特异性靶器官毒性 – 单次接触：类别 3（麻醉作用、呼吸道刺激）； 特异性靶器官毒性 – 反复接触：类别 1（呼吸系统）；类别 2（肝脏、肾脏、中枢神经系统）； 危害水生环境 – 急性危害：类别 3
急性毒性数据（HSDB）	LC_{50}：233 ppm，4 h（大鼠吸入）； LD_{50}：400 mg/kg（兔经皮）； LD_{50}：275 mg/kg（大鼠经口）； LD_{50}：160 mg/kg（小鼠经口）
致癌分类	类别 2B（国际癌症研究机构，2019 年）。 类别 A3（美国政府工业卫生学家会议，2017 年）。 类别 3B（德国，2016 年）
ToxCast 毒性数据	$AC_{50}(AR)$ = Inactive；$AC_{50}(AhR)$ = Inactive；$AC_{50}(ESR)$ = 311.10；$AC_{50}(p53)$ = Inactive
急性暴露水平（AEGL）	/
暴露途径	可通过吸入、经皮肤和食入吸收到体内
靶器官	肝脏、肾脏、中枢神经系统、呼吸系统、眼、皮肤
中毒症状	吸入：咳嗽，腹泻，头晕，头痛，恶心，气促，咽喉痛，喘息。 皮肤：可能被吸收，皮肤干燥，发红。 眼睛：发红，疼痛。 食入：灼烧感，头痛，恶心，神志不清

（续）

健康危害与毒理信息	
职业接触限值	阈限值：0.2 ppm、0.8 mg/m³（时间加权平均值）（短期接触限值）（经皮）（美国政府工业卫生学家会议，2017 年）。 时间加权平均容许浓度：40 mg/m³，短时间接触容许浓度：60 mg/m³（中国，2019 年）

防 护 与 急 救	
接触控制/个体防护	工程控制：禁止明火。高于 65 ℃时，密闭系统，通风。 呼吸系统防护：适当的呼吸防护。 身体防护：防护服。 手部防护：防护手套。 眼睛防护：安全护目镜，面罩或眼睛防护结合呼吸防护。 其他防护：工作时不得进食、饮水或吸烟
急救措施	火灾应急：干粉，抗溶性泡沫，雾状水，二氧化碳。 吸入应急：新鲜空气，休息，半直立体位，给予医疗护理。 皮肤应急：脱掉污染的衣服，用大量水冲洗皮肤并淋浴。 眼睛应急：先用大量水冲洗几分钟（如可能易行，摘除隐形眼镜），然后就医。 食入应急：漱口，用水冲服活性炭浆，给予医疗护理

220. 糠醛（Furfural）

基 本 信 息	
原化学品目录	糠醛
化学物质	糠醛
别名	2 - 呋喃羧（基）乙醛；2 - 糠醛；2 - 呋喃亚甲基甲醛
英文名	FURFURAL；2 - FURANCARBOXYALDEHYDE；2 - FURALDEHYDE；2 - FURAL-METHANAL
CAS 号	98 - 01 - 1
化学式	$C_5H_4O_2/C_4H_3OCHO$
分子量	96.1
成分/组成信息	糠醛

物 化 性 质	
理化特性	外观与性状：无色至黄色液体，有特殊气味，遇空气和光线变为红棕色 沸点：162 ℃ 熔点：- 36.5 ℃ 相对密度（水 = 1）：1.16 水中溶解度：20 ℃时 8.3 g/100 mL 蒸汽压：20 ℃时 0.144 kPa 蒸汽相对密度（空气 = 1）：3.31 闪点：60 ℃（闭杯） 自燃温度：315 ℃ 爆炸极限：空气中 2.1% ~ 19.3%（体积） 辛醇、水分配系数的对数值：0.41
禁配物	强氧化剂、强碱

健康危害与毒理信息	
危险有害概述	物理危险性：蒸气比空气重。 化学危险性：在酸或碱的作用下，发生聚合，有着火和爆炸危险。与氧化剂激烈反应。侵蚀许多塑料。 健康危险性：①短期接触的影响：刺激眼睛、皮肤呼吸道。②长期或反复接触的影响：液体使皮肤脱脂。可能对肝脏有影响。 环境危险性：可能对环境有危害，对水生生物应给予特别注意
GHS 危害分类	急性毒性－经口：类别 3； 急性毒性－经皮：类别 3； 急性毒性－吸入：类别 2（蒸气）； 皮肤腐蚀/刺激：类别 2； 严重眼损伤/眼刺激：类别 2A； 致癌性：类别 2； 特异性靶器官毒性－单次接触：类别 1（呼吸系统、肝脏）； 特异性靶器官毒性－反复接触：类别 1（呼吸系统），类别 2（肝）； 急性水生毒性：类别 3
急性毒性数据（HSDB）	LC_{50}：175 ppm/6 h（大鼠吸入）； LD_{50}：127 mg/kg（大鼠经口）
致癌分类	类别 3（国际癌症研究机构，2019 年）。 类别 A3（美国政府工业卫生学家会议，2017 年）。 类别 3B（德国，2016 年）
ToxCast 毒性数	/
急性暴露水平（AEGL）	/
暴露途径	可通过吸入、经皮肤和食入吸收进体内
靶器官	呼吸系统、肝脏、眼、皮肤
中毒症状	吸入：咳嗽，头痛，呼吸困难，呼吸短促，咽喉疼痛。 皮肤：可能被吸收，发红，皮肤干燥，疼痛。 眼睛：发红，疼痛。 食入：腹部疼痛，腹泻，头痛，咽喉疼痛，呕吐
职业接触限值	职业接触限值：0.2 ppm，0.8 mg/m³（时间加权平均值）（经皮）（美国政府工业卫生学家会议，2017 年）。 时间加权平均容许浓度：5 mg/m³（中国，2019 年）
防 护 与 急 救	
接触控制/个体防护	工程控制：禁止明火。超过 60 ℃时密闭系统，通风，防爆型电气设备。 呼吸系统防护：适当的呼吸防护。 身体防护：防护服。 眼睛防护：面罩。 其他防护：工作时不得进食、饮水或吸烟
急救措施	火灾应急：干粉，抗溶性泡沫，雾状水，二氧化碳。 吸入应急：新鲜空气，休息，给予医疗护理。 皮肤应急：脱去污染的衣服，用大量水冲洗皮肤或淋浴，给予医疗护理。 眼睛应急：先用大量水冲洗数分钟（如可能易行，摘除隐形眼镜），然后就医。 食入应急：漱口，饮用 1 或 2 杯水。给予医疗护理

221. 考的松（Cortisone）

基　本　信　息	
原化学品目录	考的松
化学物质	考的松
别名	17α，21 – 二羟基孕甾 – 4 – 烯 – 3，11，20 – 三酮；17 – 羟 – 11 – 脱皮质酮；皮质酮；11 – 脱氢 – 17 – 羟皮质酮，可的松
英文名	Cortisone
CAS 号	53 – 06 – 5
化学式	$C_{21}H_{28}O_5$
分子量	360.444
成分/组成信息	考的松

物　化　性　质	
理化特性	外观与性状：白色结晶性粉末 熔点：223 ~ 228 ℃ 沸点：(567.8 ± 50.0) ℃ 密度：(1.3 ± 0.1) g/cm³ 闪点：(311.2 ± 26.6) ℃ 溶解性：易溶于甲醇、乙醇、氯仿，稍溶于乙醚、苯、丙酮，不溶于水，溶于浓硫酸成橘红色而有强烈绿色荧光的溶液
禁配物	氧化剂

健康危害与毒理信息	
危险有害概述	化学危险性：通常较稳定，高温下可分解产生一氧化碳等。 健康危险性：可引起血糖升高、高血压、水钠潴留、水肿、低血钾等。能抑制免疫反应，降低机体抵抗力，可使潜在的感染病灶活动和扩散
GHS 危害分类	生殖毒性：类别 2
急性毒性数（HSDB）	/
致癌分类	/
ToxCast 毒性数据	/
急性暴露水平（AEGL）	/
暴露途径	可通过吸入其气溶胶、经皮肤和经食入吸收到体内
靶器官	免疫系统、心血管系统等
中毒症状	/
职业接触限值	时间加权平均容许浓度：1 mg/m³（中国，2019 年）

防　护　与　急　救	
接触控制/个体防护	工程防护：尽可能安装封闭体系或局部排风系统，操作人员切勿直接接触。同时安装淋浴器和洗眼器。 呼吸系统防护：防尘面具。 身体防护：防护服。如果情况需要，穿戴防护靴。 眼睛防护：安全防护镜。如果情况需要，佩戴面具。 手部防护：防护手套

	防 护 与 急 救
急救措施	火灾应急：使用干粉，泡沫，雾状水，二氧化碳。 吸入应急：将受害者移到新鲜空气处，保持呼吸通畅，休息。若感不适请求医/就诊。 皮肤应急：立即去除/脱掉所有被污染的衣物。用水清洗皮肤/淋浴。 若皮肤刺激或发生皮疹：求医/就诊。 眼睛应急：用水小心清洗几分钟。如果方便，易操作，摘除隐形眼镜，继续清洗。如果眼睛刺激：求医/就诊。 食入应急：若感不适，求医/就诊。漱口

222. 苦味酸氨（Ammonium picrate）

	基 本 信 息
原化学品目录	苯的氨基及硝基化合物（不含三硝基甲苯）
化学物质	苦味酸氨
别名	2，4，6－三硝基苯酚铵盐
英文名	AMMONIUM PICRATE；PHENOL，2，4，6－TRINITRO－，AMMONIUM SALT；AMMONIUM CARBAZOATE
CAS 号	131－74－8
化学式	$NH_4C_6H_2N_3O_7$
分子量	246.14
成分/组成信息	苦味酸氨

	物 化 性 质
理化特性	外观与性状：红色或黄色晶体 熔点：265 ℃（分解） 密度：1.72 g/cm³ 水中溶解度：20 ℃时 1.1 g/100 mL 辛醇、水分配系数的对数值：－1.4
禁配物	强氧化剂、强还原剂、强酸、强碱、重金属粉末

	健康危害与毒理信息
危险有害概述	化学危险性：受撞击、摩擦或震动时，可能发生爆炸性分解。受热时可能发生爆炸。燃烧时，生成含有氮氧化物的有毒气体。与金属和还原剂发生激烈反应，有着火和爆炸危险。与混凝土和灰泥反应，生成比苦味酸铵对撞击更敏感的苦味酸盐。 健康危险性：①吸入危险性：扩散时，可较快地达到空气中颗粒物有害浓度。②短期接触的影响：刺激皮肤和眼睛。可能对血液有影响，导致血细胞破坏和酸毒症。③长期或反复接触的影响：反复或长期与皮肤接触可能引起皮炎。 环境危险性：对水生生物有害
GHS危害分类	爆炸物：1.1项； 皮肤腐蚀/刺激性：类别2； 严重眼损伤/眼刺激：类别2A； 皮肤致敏性：类别1

健康危害与毒理信息	
急性毒性数据（HSDB）	/
致癌分类	/
ToxCast 毒性数据	$AC_{50}(AR)$ = Inactive；$AC_{50}(AhR)$ = Inactive；$AC_{50}(ESR)$ = Inactive；$AC_{50}(p53)$ = Inactive
急性暴露水平（AEGL）	/
暴露途径	可通过吸入和经食入吸收到体内
靶器官	眼睛、皮肤
中毒症状	吸入：灼烧感，咳嗽。 皮肤：发红，粗糙。 眼睛：发红，疼痛，视力模糊。 食入：腹部疼痛，腹泻，头痛，头晕，恶心，呕吐
职业接触限值	/
防 护 与 急 救	
接触控制/个体防护	工程控制：禁止明火，不要受摩擦或撞击，局部排气通风。 接触控制：防止粉尘扩散。 呼吸系统防护：适当的呼吸防护。 手部防护：防护手套。 眼睛防护：安全护目镜。 其他防护：工作时不得进食、饮水或吸烟
急救措施	火灾应急：大量水，雾状水，干粉，二氧化碳。 爆炸应急：着火时，喷雾状水保持料桶等冷却。 吸入应急：新鲜空气，休息。 皮肤应急：脱去污染的衣服。冲洗，然后用水和肥皂清洗皮肤。 眼睛应急：先用大量水冲洗（如可能易行，摘除隐形眼镜）。给予医疗护理。 食入应急：漱口。饮用1或2杯水

223. 乐果（Dimethoate）

基 本 信 息	
原化学品目录	乐果
化学物质	乐果
别名	O,O-二甲基S-甲基-氨基甲酰基甲基二硫磷酸酯；二硫代磷酸-O,O-二甲基S-（2-（甲基氨基）-2-氧代乙基）酯；O,O-二甲基-S-（2-（甲基氨基）-2-氧代乙基）二硫代磷酸酯
英文名	Dimethoate；O,O-Dimethyl S-methylcarbamoylmeth-yl phosphorodithioate；Phosphorodithioic acid；O,O-dimeth-yl S-(2-(methylamino)-2-oxoethyl) ester；O,O-Dimethyl S-(2-(methylamino)-2-oxoethyl) phosphorodithioate
CAS 号	60-51-5
化学式	$C_5H_{12}NO_3PS_2$
分子量	229.2
成分/组成信息	乐果

（续）

物 化 性 质	
理化特性	外观与性状：纯品为无色晶体，有特殊气味。 熔点：51～52 ℃ 沸点：117 ℃（0.013 kPa） 蒸气压：0.001 Pa（25 ℃时） 相对密度（水＝1）：1.28 辛醇/水分配系数：0.78 闪点：107 ℃（闭杯） 溶解性：微溶于水，溶于乙醇、氯仿、苯、酮类等
禁配物	强氧化剂、碱类

健康危害与毒理信息	
危险有害概述	物理危险性：遇明火、高热可燃。受热分解，放出磷、硫的氧化物等毒性气体。 化学危险性：加热时，分解生成含氮氧化物、磷氧化物、硫氧化物有毒烟雾。 健康危险性：20 ℃时蒸发可忽略不计，但可较快地达到空气中颗粒物有害浓度。高浓度下接触时，可能对神经系统有影响。胆碱酯酶抑制剂。接触可能造成死亡。影响可能推迟显现，需要进行医学观察。反复或长期皮肤接触可能引起皮炎。可能有累积影响：见急性危害/症状。动物实验表明，可能对人类生殖有毒性影响
GHS 危害分类	急性毒性 – 经皮：类别 3； 急性毒性 – 经口：类别 3； 皮肤腐蚀/刺激：类别 2B； 特异性靶器官毒性 – 单次接触：类别 1（神经系统）； 特异性靶器官毒性 – 反复接触：类别 1（神经系统）； 急性水生毒性：类别 2； 危害水生环境 – 长期危害：类别 2
急性毒性数（HSDB）	LD_{50}：500～680 mg/kg（大鼠经口）； LC_{50}：＞1.553 mg/L，4 h（大鼠吸入）； LD_{50}：＞2.0 g/kg（兔子经皮）
致癌分类	/
ToxCast 毒性数据	AC_{50}（AR）＝Inactive；AC_{50}（AhR）＝Inactive；AC_{50}（ESR）＝Inactive；AC_{50}（p53）＝Inactive
急性暴露水平（AEGL）	/
暴露途径	可通过吸入，经皮肤和食入吸收到体内
靶器官	神经系统、皮肤
中毒症状	眩晕，出汗，呼吸困难，恶心，虚弱，瞳孔收缩，肌肉痉挛，过量流涎，眼睛发红，疼痛，胃痉挛，惊厥，腹泻，神志不清，呕吐
职业接触限值	时间加权平均容许浓度：1 mg/m³（中国，2019 年）

防 护 与 急 救	
接触控制/个体防护	呼吸系统防护：生产操作或农业使用时，佩戴防毒口罩。紧急事态抢救或逃生时，应该佩戴自给式呼吸器。 身体防护：穿相应的防护服。 手部防护：戴防护手套。 眼睛防护：戴安全防护眼镜。 其他防护：工作现场禁止吸烟、进食和饮水。工作后，淋浴更衣。单独存放被毒物污染的衣服，洗后再用。注意个人清洁卫生

防 护 与 急 救	
急救措施	吸入应急：迅速脱离现场至空气新鲜处。呼吸困难时给输氧。呼吸停止时，立即进行人工呼吸。就医。 皮肤应急：立即脱去污染的衣着，用肥皂水及清水彻底冲洗污染的皮肤、头发、指甲等。就医。 眼睛应急：立即提起眼睑，用流动清水冲洗 10 min 或用 2% 碳酸氢钠溶液冲洗。就医。 食入应急：误服者给饮大量温水，催吐，可用温水或 1∶5000 高锰酸钾液彻底洗胃。或用 2% 碳酸氢钠反复洗胃。就医

224. 锂（Lithium）

基 本 信 息	
原化学品目录	锂及其化合物
化学物质	锂
别名	/
英文名	LITHIUM
CAS 号	7439 – 93 – 2
化学式	Li
分子量	6.9
成分/组成信息	锂

物 化 性 质	
理化特性	外观与性状：银白色柔软的金属，遇空气和湿气时变黄色 沸点：1336 ℃ 熔点：180.5 ℃ 密度：0.5 g/cm³ 水中溶解度：激烈反应 蒸汽压：723 ℃时 133 Pa 自燃温度：179 ℃
禁配物	卤素、酸类、氧、氯代烃、硫、磷

健康危害与毒理信息	
危险有害概述	化学危险性：加热可能引起激烈燃烧或爆炸。与空气接触时，粉末可能自燃。加热时生成有毒烟雾。与强氧化剂、酸和许多化合物（烃类、卤素、哈龙、混凝土、沙子和石棉）激烈反应，有着火和爆炸危险。与水激烈反应，生成高度易燃氢气和氢氧化锂腐蚀性烟雾。 健康危险性：①吸入危险性：20 ℃时蒸发可忽略不计，但扩散时可较快地达到空气中颗粒物有害浓度。②短期接触的影响：腐蚀眼睛、皮肤和呼吸道。食入有腐蚀性。吸入可能引起肺水肿
GHS 危害分类	遇水放出易燃气体的物质或混合物：类别 1； 皮肤腐蚀/刺激：类别 1A ~ 1C； 严重眼损伤/眼刺激：类别 1； 特异性靶器官毒性 – 单次接触：类别 2（呼吸系统）
急性毒性数据（HSDB）	1000 mg/kg（小鼠腹腔）

健康危害与毒理信息	
致癌分类	类别 2（德国，2016 年）。 类别 A3（美国政府工业卫生学家会议，2017 年）
ToxCast 毒性数据	$AC_{50}(AR)$ = Inactive；$AC_{50}(AhR)$ = 0.80；$AC_{50}(ESR)$ = 29.38；$AC_{50}(p53)$ = Inactive
急性暴露水平（AEGL）	/
暴露途径	可通过吸入其气溶胶和经食入吸收到体内
靶器官	眼、皮肤、呼吸系统
中毒症状	吸入：灼烧感，咳嗽，呼吸困难，气促，咽喉痛，症状可能推迟显现。 皮肤：发红，皮肤烧伤，疼痛，水疱。 眼睛：发红，疼痛，严重深度烧伤。 食入：胃痉挛，腹部疼痛，灼烧感，恶心，休克或虚脱，呕吐，虚弱
职业接触限值	时间加权平均容许浓度：0.2 mg/m³（德国，2016 年）
防护与急救	
接触控制/个体防护	工程控制：禁止明火、禁止火花和禁止吸烟，禁止与水接触。 接触控制：避免一切接触。 呼吸系统防护：通风，局部排气通风适当的呼吸防护。 身体防护：防护服。 手部防护：防护手套。 眼睛防护：护目镜，或眼睛防护结合呼吸防护。 其他防护：工作时不得进食、饮水或吸烟
急救措施	火灾应急：特殊粉末，禁止用水。禁用其他灭火剂。 爆炸应急：着火时，喷雾状水保持料桶等冷却，但避免与水接触。 接触应急：一切情况均向医生咨询。 吸入应急：新鲜空气，休息，半直立体位，给予医疗护理。 皮肤应急：脱去污染的衣服，用大量水冲洗皮肤或淋浴，给予医疗护理。 眼睛应急：先用大量水冲洗几分钟（如可能易行，摘除隐形眼镜），然后就医。 食入应急：给予医疗护理

225. 连位三氯苯（1，2，3 – Trichlorobenzene）

基 本 信 息	
原化学品目录	多氯苯
化学物质	连位三氯苯
别名	1，2，3 – 三氯苯；1，2，6 – 三氯苯
英文名	1，2，3 – TRICHLOROBENZENE；vic – TRICHLOROBENZENE；1，2，6 – TRICHLOROBENZENE
CAS 号	87 – 61 – 6
化学式	$C_6H_3Cl_3$
分子量	181.5
成分/组成信息	连位三氯苯

物 化 性 质	
理化特性	外观与性状：白色晶体，有特殊气味 沸点：218.5 ℃ 熔点：53.5 ℃ 密度：1.45 g/cm³ 水中溶解度：难溶 蒸汽压：25 ℃时 17.3 Pa 蒸汽相对密度（空气 =1）：6.26 闪点：112.7 ℃（闭杯） 辛醇、水分配系数的对数值：4.05
禁配物	强氧化剂、铝
健康危害与毒理信息	
危险有害概述	化学危险性：燃烧时，分解生成含有氯化氢的有毒和腐蚀性烟雾。与强氧化剂发生反应。 健康危险性：①吸入危险性：20 ℃时蒸发相当慢地达到空气中有害污染浓度，但喷洒或扩散时要快得多。②短期接触的影响：刺激眼睛和呼吸道。 环境危险性：对水生生物有极高毒性。可能在鱼体内发生生物蓄积
GHS 危害分类	急性毒性 - 经口：类别 4； 严重眼损伤/眼刺激：类别 2B； 特异性靶器官毒性 - 单次接触：类别 2（消化系统），类别 3（呼吸道过敏）； 特异性靶器官毒性 - 反复接触：类别 2（肝、甲状腺）
急性毒性数（HSDB）	LD_{50}：756 mg/kg（大鼠经口）
致癌分类	类别 A3（美国政府工业卫生学家会议，2017 年）
ToxCast 毒性数据	AC_{50}（AR）= Inactive；AC_{50}（AhR）= Inactive；AC_{50}（ESR）= Inactive；AC_{50}（p53）= Inactive
急性暴露水平（AEGL）	/
暴露途径	可通过吸入和经食入吸收到体内
靶器官	肝、甲状腺、消化系统、呼吸道、眼
中毒症状	吸入：咳嗽、咽喉痛。 眼睛：发红、疼痛。 食入：腹部疼痛、腹泻、恶心、呕吐
职业接触限值	时间加权平均容许浓度：5 ppm，38 mg/m³，皮肤吸收（德国，2016 年）
防 护 与 急 救	
接触控制/个体防护	工程控制：禁止明火，局部排气通风。 接触控制：防止粉尘扩散。 呼吸系统防护：适当的呼吸防护。 手部防护：防护手套。 眼睛防护：安全护目镜。 其他防护：工作时不得进食、饮水或吸烟
急救措施	火灾应急：干粉，雾状水，泡沫，二氧化碳。 吸入应急：新鲜空气，休息。给予医疗护理。 皮肤应急：脱去污染的衣服。冲洗，然后用水和肥皂清洗皮肤。 眼睛应急：先用大量水冲洗几分钟（如可能易行，摘除隐形眼镜），然后就医。 食入应急：漱口，大量饮水，给予医疗护理

226. 联苯 (Biphenyl)

基 本 信 息	
原化学品目录	联苯
化学物质	联苯
别名	联（二）苯；苯基苯
英文名	BIPHENYL；DIPHENYL；PHENYLBENZENE；DIBENZENE
CAS 号	92 - 52 - 4
化学式	$C_{12}H_{10}/C_6H_5C_6H_5$
分子量	154.2
成分/组成信息	联苯

物 化 性 质	
理化特性	外观与性状：白色晶体或薄片，有特殊气味 沸点：256 ℃ 熔点：70 ℃ 相对密度（水 =1）：1.04 水中溶解度：20 ℃时 0.0004 g/100 mL 蒸汽压：25 ℃时 1.19 Pa 蒸汽相对密度（空气 =1）：5.3 蒸汽、空气混合物的相对密度（20 ℃，空气 =1）：1 闪点：113 ℃（闭杯） 自燃温度：540 ℃ 爆炸极限：空气中 0.6%（111 ℃）~5.8%（166 ℃）（体积） 辛醇、水分配系数的对数值：3.16/4.09
禁配物	强氧化剂

健康危害与毒理信息	
危险有害概述	物理危险性：以粉末或颗粒形状与空气混合，可能发生粉尘爆炸。 化学危险性：与氧化剂发生反应。 健康危险性：①吸入危险性：扩散时可较快地达到空气中颗粒物有害浓度。②短期接触的影响：刺激眼睛、皮肤和呼吸道。③长期或反复接触的影响：可能对肝脏和神经系统有影响，导致功能损伤。 环境危险性：对水生生物有极高毒性。可能沿食物链发生生物蓄积，例如在植物中。强烈建议不要让其进入环境
GHS 危害分类	急性毒性 – 经口：类别 5； 急性毒性 – 经皮：类别 5； 皮肤腐蚀/刺激：类别 2； 严重眼损伤/眼刺激：类别 2； 致癌性：类别 2； 特异性靶器官毒性 – 单次接触：类别 3（呼吸道刺激）； 特异性靶器官毒性 – 反复接触：类别 1（肝脏、神经系统、免疫系统），类别 2（肾脏）； 急性水生毒性：类别 1； 慢性水生毒性：类别 1

健康危害与毒理信息	
急性毒性数据（HSDB）	LC_{50}：0.275 mg/L，4 h（小鼠吸入）； LD_{50}：3280 mg/kg（大鼠经口）； LD_{50}：1900 mg/kg（小鼠经口）
致癌分类	类别 3B（德国，2016 年）
ToxCast 毒性数据	/
急性暴露水平（AEGL）	AEGL1 – 10 min = NR；AEGL1 – 8 h = NR；AEGL2 – 10 min = 40 ppm；AEGL2 – 8 h = 7.3 ppm； AEGL3 – 10 min = 120 ppm；AEGL3 – 8 h = 22 ppm
暴露途径	可经皮肤和食入吸收到体内
靶器官	肝脏、神经系统、免疫系统、肾脏、皮肤、眼
中毒症状	吸入：咳嗽，恶心，呕吐。 皮肤：发红。 眼睛：发红，疼痛。 食入：症状同吸入
职业接触限值	阈限值：0.2 ppm（时间加权平均值）（美国政府工业卫生学家会议，2017 年）。 时间加权平均容许浓度：1.5 mg/m³（中国，2019 年）

防 护 与 急 救	
接触控制/个体防护	工程控制：禁止明火。防止粉尘沉积、密闭系统，防止粉尘爆炸型电气设备和照明，防止静电荷积聚（例如，通过接地）。局部排气通风。 接触控制：防止粉尘扩散，避免吸入微细粉尘和烟云。 呼吸系统防护：适当的呼吸防护。 手部防护：防护手套。 眼睛防护：安全护目镜，或如为粉末，眼睛防护结合呼吸防护。 其他防护：工作时不得进食、饮水或吸烟。进食前洗手
急救措施	火灾应急：干粉，雾状水，泡沫，二氧化碳。 吸入应急：新鲜空气，休息。给予医疗护理。 皮肤应急：脱去污染的衣服，冲洗，然后用水和肥皂清洗皮肤。 眼睛应急：用大量水冲洗（如可能易行，摘除隐形眼镜）。 食入应急：漱口。给予医疗护理

227. 联苯胺（Benzidine）

基 本 信 息	
原化学品目录	联苯胺（4，4'-二氨基联苯）
化学物质	联苯胺
别名	（1，1'-二苯基）-4，4'-二胺；4，4'-二氨基联苯；对二氨基联苯
英文名	BENZIDINE；（1，1'-BIPHENYL）-4，4'-DIAMINE；4，4'-DIAMINOBIPHENYL； p-DIAMINODIPHENYL；BIPHENYL-4，4'-YLENEDIAMINE
CAS 号	92–87–5
化学式	$C_{12}H_{12}N_2$/$NH_2C_6H_4 – C_6H_4NH_2$
分子量	184.2
成分/组成信息	联苯胺

（续）

物 化 性 质	
理化特性	外观与性状：无色或微红色晶体粉末，遇空气和光变暗 沸点：401 ℃ 熔点：120 ℃ 密度：1.3 g/cm³ 水中溶解度：25 ℃时＜0.05 g/100 mL（难溶） 辛醇、水分配系数的对数值：1.34
禁配物	强氧化剂、酸类、酸酐、酰基氯、氯仿

健康危害与毒理信息	
危险有害概述	化学危险性：加热时或燃烧时分解，生成含有氮氧化物的有毒烟雾。与强氧化剂，尤其硝酸发生剧烈反应。 健康危险性：①吸入危险性：20 ℃时蒸发可忽略不计，但扩散时，尤其是粉末可较快地达到空气中颗粒有害浓度。②长期或反复接触的影响：是人类致癌物。 环境危险性：对水生生物有极高毒性。强烈建议不要让其进入环境
GHS 危害分类	急性毒性－经口：类别 4； 生殖细胞致突变性：类别 2； 致癌性：类别 1A； 特异性靶器官毒性－反复接触：类别 1（肝、脑），类别 2（骨髓、脾脏、卵巢、膀胱）； 急性水生毒性：类别 1
急性毒性数据（HSDB）	LD_{50}：309 mg/kg（大鼠经口）； LD_{50}：214 mg/kg（小鼠经口）
致癌分类	类别 1（国际癌症研究机构，2019 年）。 类别 A1（美国政府工业卫生学家会议，2017 年）。 类别 1（德国，2016 年）
ToxCast 毒性数据	/
急性暴露水平（AEGL）	/
暴露途径	可通过吸入其气溶胶、经皮肤和经食入吸收到体内
靶器官	肝、脑、骨髓、脾脏、卵巢、膀胱
中毒症状	/
职业接触限值	/

防 护 与 急 救	
接触控制/个体防护	工程控制：禁止明火。 接触控制：避免一切接触。 呼吸系统防护：密闭系统和通风。 身体防护：防护服。 手部防护：防护手套。 眼睛防护：面罩，或如为粉末，眼睛防护结合呼吸防护。 其他防护：工作时不得进食、饮水或吸烟。进食前洗手
急救措施	火灾应急：雾状水，泡沫，干粉，二氧化碳。 吸入应急：新鲜空气，休息。 皮肤应急：脱去污染的衣服。冲洗，然后用水和肥皂清洗皮肤。急救时戴防护手套。 眼睛应急：用大量水冲洗（如可能易行，摘除隐形眼镜）。 食入应急：漱口

228. 邻苯二甲酸二丁酯（Dibutyl phthalate）

基 本 信 息	
原化学品目录	邻苯二甲酸二丁酯
化学物质	邻苯二甲酸二丁酯
别名	1，2－苯二羧酸二丁酯；二正丁基邻苯二甲酸酯
英文名	DIBUTYL PHTHALATE；1，2－BENZENEDICARBOXYLIC ACID DIBUTYL ESTER；DI－n－BUTYL PHTHALATE
CAS 号	84－74－2
化学式	$C_{16}H_{22}O_4/C_6H_4(COOC_4H_9)_2$
分子量	278.3
成分/组成信息	邻苯二甲酸二丁酯

物 化 性 质	
理化特性	外观与性状：无色至黄色黏稠液体，有特殊气味 沸点：340 ℃ 熔点：－35 ℃ 相对密度（水＝1）：1.05 水中溶解度：25 ℃时 0.001 g/100 mL 蒸汽压：20 ℃时＜0.01 kPa 蒸汽相对密度（空气＝1）：9.58 蒸汽、空气混合物的相对密度（20 ℃，空气＝1）：1 闪点：157 ℃（闭杯） 自燃温度：402 ℃ 爆炸极限：空气中 0.5（在 235 ℃）到大约 2.5%（体积） 辛醇、水分配系数的对数值：4.72
禁配物	强氧化剂、酸类

健康危害与毒理信息	
危险有害概述	物理危险性：由于流动、搅拌等，可能产生静电。 化学危险性：燃烧时，分解生成苯二甲酸酐有毒和刺激性烟雾。与强氧化剂发生反应。 健康危险性：①吸入危险性：可通过吸入其气溶胶和经食入吸收到体内。20 ℃时蒸发，不会或很缓慢地达到空气中有害浓度。②长期或反复接触的影响：可能对肝有影响，导致功能损伤。动物实验表明，可能对人类生殖或发育造成毒性影响。 环境危险性：对水生生物是有毒的
GHS 危害分类	急性毒性－经口：类别 5； 皮肤致敏性：类别 1； 生殖毒性：类别 1B； 特异性靶器官毒性－单次接触：类别 1（肾、神经系统）、类别 3（呼吸道刺激）； 特异性靶器官毒性－反复接触：类别 1（呼吸系统），类别 2（睾丸、肝）； 急性水生毒性：类别 1； 慢性水生毒性：类别 1
急性毒性数据（HSDB）	LC_{50}：25 g/m³，2 h（小鼠吸入）； LC_{50}：15.68 mg/L，4 h（小鼠吸入）； LD_{50}：8000 mg/kg（大鼠经口）； LD_{50}：4840～5289 mg/kg（小鼠经口）
致癌分类	类别 3B（德国，2016 年）
ToxCast 毒性数据	/

健康危害与毒理信息	
急性暴露水平（AEGL）	/
暴露途径	可通过吸入其气溶胶和经食入吸收到体内
靶器官	神经系统、呼吸系统、皮肤
中毒症状	眼睛：发红，疼痛。 食入：腹部疼痛，腹泻，恶心，呕吐
职业接触限值	阈限值：5 mg/m³（时间加权平均值）（美国政府工业卫生学家会议，2017 年）。 时间加权平均容许浓度：2.5 mg/m³（中国，2019 年）

防 护 与 急 救	
接触控制/个体防护	工程控制：禁止明火，通风。 接触控制：防止产生烟云，避免一切接触。 呼吸系统防护：适当的呼吸防护。 手部防护：防护手套。 眼睛防护：安全护目镜。 其他防护：工作时不得进食、饮水或吸烟
急救措施	火灾应急：泡沫，干粉，二氧化碳。 吸入应急：新鲜空气，休息。 皮肤应急：脱去污染的衣服，用大量水冲洗皮肤或淋浴。 眼睛应急：先用大量水冲洗几分钟（如可能易行，摘除隐形眼镜），然后就医。 食入应急：漱口，给予医疗护理

229. 邻苯二甲酸二甲酯（Dimethyl phthalate）

基 本 信 息	
原化学品目录	邻苯二甲酸二甲酯
化学物质	邻苯二甲酸二甲酯
别名	1，2－二甲基邻苯二甲酸酯
英文名	DIMETHYL PHTHALATE； DIMETHYL 1，2－BENZENEDICARBOXYLATE；PHTHALIC ACID DIMETHYL ESTER
CAS 号	131－11－3
化学式	$C_6H_4(COOCH_3)_2/C_{10}H_{10}O_4$
分子量	194.2
成分/组成信息	邻苯二甲酸二甲酯

物 化 性 质	
理化特性	外观与性状：无色油状液体 沸点：284 ℃ 熔点：5.5 ℃ 相对密度（水 =1）：1.19 水中溶解度：20 ℃时 0.43 g/100 mL 蒸汽压：20 ℃时 0.8 Pa 蒸汽相对密度（空气 =1）：6.69 闪点：146 ℃（闭杯） 自燃温度：490 ℃ 爆炸极限：空气中 0.9%（180 ℃） ~8.0%（109 ℃）（体积） 辛醇、水分配系数的对数值：1.47 ~2.12

（续）

物　化　性　质	
禁配物	强氧化剂

健康危害与毒理信息	
危险有害概述	化学危险性：燃烧时分解，生成刺激性烟雾。 健康危险性：20 ℃时，蒸发不会或很缓慢地达到空气中有害污染浓度。 环境危险性：对水生生物有害
GHS 危害分类	严重眼损伤/眼刺激：类别 2B； 特异性靶器官毒性 – 单次接触：类别 3（麻醉作用、呼吸道过敏）； 急性水生毒性：类别 3
急性毒性数据（HSDB）	LD_{50}：38000 mg/kg（小鼠经皮）； LD_{50}：2860 ~ 6800 mg/kg（大鼠经口）； LD_{50}：7200 mg/kg（小鼠经口）
致癌分类	/
ToxCast 毒性数据	AC_{50}（AR）= Inactive；AC_{50}（AhR）= 284.60；AC_{50}（ESR）= 4.68；AC_{50}（p53）= Inactive
急性暴露水平（AEGL）	/
暴露途径	可通过吸入其烟雾吸收到体内
靶器官	神经系统、呼吸系统、眼睛
中毒症状	/
职业接触限值	阈限值：5 mg/m³（时间加权平均值）（美国政府工业卫生学家会议，2017 年）

防　护　与　急　救	
接触控制/个体防护	工程控制：禁止明火，通风。 呼吸系统防护：适当的呼吸器。 身体防护：防护手套。 眼睛防护：安全眼镜。 其他防护：工作时不得进食、饮水或吸烟
急救措施	火灾应急：干粉、雾状水、泡沫、二氧化碳。 吸入应急：新鲜空气，休息。 皮肤应急：冲洗，然后用水和肥皂冲洗皮肤。 眼睛应急：先用大量水冲洗数分钟（如可能易行，摘除隐形眼镜），然后就医。 食入应急：漱口

230. 邻苯二甲酸酐（Phthalic anhydride）

基　本　信　息	
原化学品目录	邻苯二甲酸酐
化学物质	邻苯二甲酸酐
别名	1，2 - 苯二甲酸酐；1，3 - 异苯并呋喃二酮
英文名	PHTHALIC ANHYDRIDE；1，2 - BENZENEDICARBOXYLIC ACID ANHYDRIDE；PHTHALIC ACID ANHYDRIDE；1，3 - ISOBENZOFURANDIONE
CAS 号	85 – 44 – 9
化学式	$C_8H_4O_3/C_6H_4(CO)_2O$

基 本 信 息	
分子量	148.1
成分/组成信息	邻苯二甲酸酐

物 化 性 质	
理化特性	外观与性状：白色有光泽的晶体，有特殊气味 沸点：284 ℃（升华） 熔点：131 ℃ 密度：1.53 g/cm³ 水中溶解度：缓慢反应 蒸汽压：20 ℃时 <0.3 Pa 蒸汽相对密度（空气 =1）：5.1 闪点：152 ℃（闭杯） 自燃温度：570 ℃ 爆炸极限：空气中1.7% ~10.4%（体积） 辛醇、水分配系数的对数值：1.6
禁配物	强酸、强碱、强氧化剂、强还原剂

健康危害与毒理信息	
危险有害概述	物理危险性：以粉末或颗粒形状与空气混合，可能发生粉尘爆炸。 化学危险性：与热水接触时，分解生成苯二甲酸。与强氧化剂、强酸、强碱和还原剂发生反应。加热时，与氧化铜或亚硝酸钠激烈反应，有爆炸的危险。有水存在时，侵蚀许多金属。 健康危险性：①吸入危险性：扩散时可较快达到空气中颗粒物有害浓度，尤其是粉末。②短期接触的影响：严重刺激眼睛、皮肤和呼吸道。③长期或反复接触的影响：反复或长期接触可引起皮肤过敏。反复或长期吸入接触，可能引起哮喘
GHS 危害分类	急性毒性 – 经口：类别 4； 生殖毒性：类别 2； 严重眼损伤/眼刺激：类别 2A； 皮肤致敏性：类别 1； 呼吸致敏性：类别 1A； 特异性靶器官毒性 – 单次接触：类别 2（系统毒性），类别 3（呼吸道刺激）； 特异性靶器官毒性 – 反复接触：类别 1（呼吸系统）
急性毒性数据（HSDB）	LC_{50}：>210 mg/L，1 h（大鼠吸入）； LD_{50}：800 ~4020 mg/kg（大鼠经口）
致癌分类	类别 A4（美国政府工业卫生学家会议，2017 年）
ToxCast 毒性数据	AC_{50}（AR）= Inactive；AC_{50}（AhR）= Inactive；AC_{50}（ESR）= Inactive；AC_{50}（p53）= Inactive
急性暴露水平（AEGL）	/
暴露途径	可通过吸入其气溶胶和经食入吸收到体内
靶器官	呼吸系统、眼、皮肤
中毒症状	吸入：咳嗽，咽喉痛，喘息。 皮肤：发红，疼痛。 眼睛：发红，疼痛。 食入：腹部疼痛
职业接触限值	阈限值：0.0003 ppm（时间加权平均值），0.0009 ppm（短期接触值），致敏剂（美国政府工业卫生学家会议，2017 年）。 最高容许浓度：1 mg/m³（中国，2019 年）

防 护 与 急 救	
接触控制/个体防护	工程控制：禁止明火。防止粉尘沉积，密闭系统，防止粉尘爆炸型电气设备和照明。局部排气通风。 接触控制：防止粉尘扩散，避免一切接触。 呼吸系统防护：适当的呼吸防护。 身体防护：防护服。 手部防护：防护手套。 眼睛防护：护目镜，或眼睛防护结合呼吸防护。 其他防护：工作时不得进食、饮水或吸烟
急救措施	火灾应急：雾状水，泡沫，干粉，二氧化碳。 吸入应急：新鲜空气，休息。半直立体位。给予医疗护理。 皮肤应急：脱去污染的衣服。冲洗，然后用水和肥皂清洗皮肤。给予医疗护理。 眼睛应急：先用大量水冲洗几分钟（如可能易行，摘除隐形眼镜），然后就医。 食入应急：漱口，不要催吐。大量饮水，给予医疗护理

231. 邻二氯苯（O – Dichlorobenzene）

基 本 信 息	
原化学品目录	邻二氯苯
化学物质	邻二氯苯
别名	1，2 – 二氯苯
英文名	o – Dichlorobenzene；1，2 – dichlorobenzene
CAS 号	95 – 50 – 1
化学式	$C_6H_4Cl_2$
分子量	147.0
成分/组成信息	邻二氯苯

物 化 性 质	
理化特性	外观与性状：无色至黄色液体，有特殊气味 熔点：– 17 ℃ 沸点：180 ~ 183 ℃ 相对密度（水 = 1）：1.3 相对蒸气密度（空气 = 1）：5.1 燃烧热：2802.1 kJ/mol 临界温度：417.2 ℃ 临界压力：4.03 MPa 闪点：66 ℃ 辛醇/水分配系数：3.38 引燃温度：648 ℃ 饱和蒸气压：0.133 kPa（20 ℃） 爆炸上限：9.2%（体积） 爆炸下限：2.2%（体积） 溶解性：不溶于水，溶于醇、醚等多数有机溶剂
禁配物	强氧化剂、铝

健康危害与毒理信息	
危险有害概述	物理危险性：可燃，受高热分解产生有毒的腐蚀性烟气。 化学危险性：燃烧时，分解生成含有氯化氢的有毒和腐蚀性气体。与铝和氧化剂发生反应。侵蚀塑料和橡胶。 健康危险性：20 ℃时，蒸发相当慢地达到空气中有害污染浓度。刺激眼睛、皮肤和呼吸道。可能对中枢神经系统和肝有影响。接触能够造成意识降低。液体使皮肤脱脂。可能对肾和血液有影响
GHS 危害分类	易燃液体：类别4； 急性毒性 – 吸入：类别3； 急性毒性 – 经口：类别4； 致突变性：类别2； 皮肤腐蚀/刺激：类别2； 严重眼损伤/眼刺激：类别2B； 特异性靶器官毒性 – 单次接触：类别1（肝，肾），类别3（呼吸道刺激，麻醉效应） 特异性靶器官毒性 – 反复接触：类别1（神经系统，肝脏，呼吸系统，血液系统）； 急性水生毒性：类别1； 慢性水生毒性：类别1
急性毒性数（HSDB）	LC_{50}：1532 ppm/6 h（大鼠吸入）； LD_{50}：500 ~ 2138 mg/kg bw（大鼠经口）
致癌分类	类别3（国际癌症研究机构，2019 年）。 类别 A4（美国政府工业卫生学家会议，2017 年）
ToxCast 毒性数据	$AC_{50}(AR)$ = Inactive；$AC_{50}(AhR)$ = Inactive；$AC_{50}(ESR)$ = Inactive
急性暴露水平（AEGL）	/
暴露途径	可通过吸入，经皮肤和食入吸收到体内
靶器官	眼、皮肤、呼吸系统、神经系统、泌尿系统、肝脏、血液
中毒症状	吸入：咳嗽，嗜睡，咽喉痛，神志不清。 皮肤：发红，疼痛，皮肤干燥。 眼睛：眼睛发红，疼痛。 食入：灼烧感，腹泻，恶心，呕吐
职业接触限值	时间加权平均容许浓度：25 ppm；短期接触限值：50 ppm（美国政府工业卫生学家会议，2017 年）。 时间加权平均容许浓度：10 ppm；61 mg/m³（德国，2016 年）
防 护 与 急 救	
接触控制/个体防护	工程控制：严加密闭，提供充分的局部排风。提供安全淋浴和洗眼设备。 呼吸系统防护：可能接触其蒸气时，应该佩戴自吸过滤式防毒面具（半面罩）。 身体防护：穿防毒物渗透工作服。 手部防护：戴橡胶耐油手套。 眼睛防护：戴安全防护眼镜。 其他防护：工作现场禁止吸烟、进食和饮水。工作毕，沐浴更衣。单独存放被毒物污染的衣服，洗后备用。保持良好的卫生习惯
急救措施	吸入应急：迅速脱离现场至空气新鲜处。保持呼吸道通畅。如呼吸困难，给输氧。如呼吸停止，立即进行人工呼吸。就医。 皮肤应急：立即脱去被污染的衣着，用肥皂水和清水彻底冲洗皮肤。 眼睛应急：提起眼睑，用流动清水或生理盐水冲洗。就医。 食入应急：饮足量温水，催吐，就医

232. 邻茴香胺（O – aminoanisole）

基 本 信 息	
原化学品目录	邻茴香胺
化学物质	邻茴香胺
别名	1 – 氨基 – 2 – 甲氧苯；2 – 甲氧基苯胺；2 – 氨基苯甲醚；2 – 氨基茴香醚
英文名	o – ANISIDINE；1 – AMINO – 2 – METHOXBENZENE；2 – METHOXYANILINE；2 – AMINOANISOLE；2 – METHOXYBENZENAMINE
CAS 号	90 – 04 – 0
化学式	$C_7H_9NO/NH_2C_6H_4OCH_3$
分子量	123. 2
成分/组成信息	邻茴香胺

物 化 性 质	
理化特性	外观与性状：红色至黄色油状液体，有特殊气味，遇空气变成棕色 沸点：224 ~ 225 ℃ 熔点：5 ℃ 密度：1. 09 g/cm³ 水中溶解度：20 ℃时 1. 5 g/100 mL（适度溶解） 蒸汽压：20 ℃时 5 Pa 蒸汽相对密度（空气 = 1）：4. 3 蒸汽、空气混合物的相对密度（20 ℃，空气 = 1）：1 黏度：在 55 ℃时 2. 028 mm²/s 闪点：107 ℃（闭杯） 自燃温度：430 ℃ 辛醇、水分配系数的对数值：1. 18
禁配物	酰基氯、酸酐、氯仿、强酸、强氧化剂

健康危害与毒理信息	
危险有害概述	物理危险性：由于流动、搅拌等，可能产生静电。 化学危险性：燃烧时分解，生成含有氮氧化物的有毒烟雾。水溶液是一种弱碱，与酸、氯甲酸酯和强氧化剂发生反应。侵蚀某些涂层和某些形式的塑料和橡胶。 健康危险性：①吸入危险性：20 ℃时，蒸发相当快地达到空气中有害污染浓度。②短期接触的影响：可能对血液有影响，导致形成高铁血红蛋白。需进行医学观察。③长期或反复接触的影响：可能是人类致癌物。可能对血液有影响，导致形成高铁血红蛋白症和贫血。 环境危险性：对水生生物有害
GHS 危害分类	急性毒性 – 经口：类别 3； 急性毒性 – 经皮：类别 3； 急性毒性 – 吸入：类别 3； 皮肤腐蚀/刺激：类别 3； 严重眼损伤/眼刺激：类别 2B； 生殖细胞致突变性：类别 2； 致癌性：类别 1B； 特异性靶器官毒性 – 单次接触：类别 2（中枢神经系统、血液）； 特异性靶器官毒性 – 单次接触：类别 2（血液）； 急性水生毒性：类别 2
急性毒性数据（HSDB）	/

健康危害与毒理信息	
致癌分类	2B（国际癌症研究机构，2019 年）。 类别 A3（美国政府工业卫生学家会议，2017 年）。 类别 2（德国，2016 年）
ToxCast 毒性数据	$AC_{50}(AR) = Inactive；AC_{50}(AhR) = 69.73；AC_{50}(ESR) = Inactive；AC_{50}(p53) = Inactive$
急性暴露水平（AEGL）	/
暴露途径	可通过吸入其蒸气、经皮肤和食入吸收到体内
靶器官	中枢神经系统、血液、眼、皮肤
中毒症状	吸入：嘴唇发青或指甲发青，皮肤发青，头晕，头痛。 皮肤：可能被吸收，其他症状见吸入。 食入：恶心，其他症状见吸入
职业接触限值	阈限值：0.5 mg/m³（时间加权平均值）（经皮）（美国政府工业卫生学家会议，2017 年）。 时间加权平均容许浓度：0.5 mg/m³（中国，2019 年）
防 护 与 急 救	
接触控制/个体防护	工程控制：禁止明火。通风，局部排气通风。 接触控制：避免一切接触。 呼吸系统防护：适当的呼吸防护。 身体防护：防护服。 手部防护：防护手套。 眼睛防护：面罩。 其他防护：工作时不得进食、饮水或吸烟。进食前洗手
急救措施	火灾应急：干粉，雾状水，泡沫，二氧化碳。 接触应急：一切情况均向医生咨询。 吸入应急：新鲜空气，休息。立即给予医疗护理。 皮肤应急：脱去污染的衣服。冲洗，然后用水和肥皂清洗皮肤。 眼睛应急：用大量水冲洗（如可能易行，摘除隐形眼镜）。 食入应急：漱口。饮用 1 或 2 杯水。给予医疗护理

233. 邻氯苯乙烯（O – Chlorostyrene）

基 本 信 息	
原化学品目录	邻氯苯乙烯（氯乙烯苯）
化学物质	邻氯苯乙烯
别名	2 – 邻氯苯乙烯；2 – 氯乙烯基苯
英文名	O – CHLOROSTYRENE；2 – CHLOROSTYRENE；2 – CHLOROETHENYLBENZENE
CAS 号	2039 – 87 – 4
化学式	C_8H_7Cl
分子量	138.6
成分/组成信息	邻氯苯乙烯

（续）

物　化　性　质	
理化特性	外观与性状：黄色液体 沸点：188.7 ℃ 熔点：－63.2 ℃ 相对密度（水＝1）：1.1 水中溶解度：难溶 蒸汽压：25 ℃时0.13 kPa 蒸汽相对密度（空气＝1）：4.8 闪点：58 ℃（闭杯） 辛醇、水分配系数的对数值：3.58
禁配物	／
健康危害与毒理信息	
危险有害概述	化学危险性：燃烧时，生成含氯化氢和光气有毒气体。在特定条件下，能生成过氧化物，引发爆炸性聚合反应。在酸和碱的作用下，可能聚合，有着火或爆炸危险。 健康危险性：①吸入危险性：20 ℃时蒸发，相当慢地达到空气中有害污染浓度。②短期接触的影响：刺激眼睛和皮肤
GHS危害分类	易燃液体：类别3； 急性毒性－吸入：类别4； 急性毒性－经口：类别5； 皮肤腐蚀/刺激：类别2； 严重眼损伤/眼刺激：类别2A～2B
急性毒性数据（HSDB）	LD_{50}：5200 mg/kg（大鼠经口）
致癌分类	／
ToxCast毒性数据	／
急性暴露水平（AEGL）	／
暴露途径	可通过吸入其蒸气吸收到体内
靶器官	眼睛、皮肤
中毒症状	皮肤：发红。 眼睛：发红，疼痛
职业接触限值	阈限值：50 ppm（时间加权平均值）；75 ppm（短期接触限值）（美国政府工业卫生学家会议，2017年）。 时间加权平均容许浓度：250 mg/m³，短时间接触容许浓度：400 mg/m³（中国，2019年）
防　护　与　急　救	
接触控制/个体防护	工程控制：禁止明火、禁止火花和禁止吸烟。高于58 ℃，密闭系统，通风，使用防爆型电气设备。局部排气通风。 呼吸系统防护：适当的呼吸防护。 手部防护：防护手套。 眼睛防护：安全护目镜。 其他防护：工作时不得进食、饮水或吸烟
急救措施	火灾应急：干粉、雾状水、泡沫、二氧化碳。 爆炸应急：着火时，喷雾状水保持料桶等冷却。 吸入应急：新鲜空气，休息，给予医疗护理。 皮肤应急：冲洗，然后用水和肥皂清洗皮肤。 眼睛应急：先用大量水冲洗几分钟（如可能易行，摘除隐形眼镜），然后就医。 食入应急：漱口

234. 邻氯苄叉丙二腈（O – Chlorobenzylidene malononitrile）

基　本　信　息	
原化学品目录	邻氯苄叉丙二腈
化学物质	邻氯苄叉丙二腈
别名	［2 –（氯苯基）亚甲基］丙二腈；2 – 氯苯亚甲基丙二腈；（邻氯亚苯基）丙二腈；β，β – 二氰邻氯苯乙烯；［（2 – 氯苯基）亚甲基］丙二腈；CS（riot 控制剂）
英文名	o – Chlorobenzylidene malononitrile；2 – Chlorobenzylidene malononitrile；［2 –（Chlorophe-nyl）methylene］malononitrile；（o – Chlorobenzal）malononitrile；beta，beta – Dicyano – o – chlorostyrene；CS（riot control agent）；［（2 – Chlorophenyl）methylene］propanedinitrile
CAS 号	2698 – 41 – 1
化学式	$C_{10}H_5ClN_2$
分子量	188.6
成分/组成信息	邻氯苄叉丙二腈

物　化　性　质	
理化特性	外观与性状：白色晶体粉末，有特殊气味 熔点：93 ~ 96 ℃ 沸点：310 ~ 315 ℃ 相对密度（水 = 1）：1.389 蒸气压：0.0045 Pa 闪点：148 ℃ 溶解性：溶于水，溶于二氯甲烷和丙酮
禁配物	/

健康危害与毒理信息	
危险有害概述	物理危险性：易燃，不稳定燃烧。 化学危险性：与强碱或酸反应，生成氨。燃烧时，分解生成含氯化氢、氰化氢和氮氧化物有毒烟雾。与强氧化剂激烈反应，有着火和爆炸的危险。 健康危险性：20 ℃时蒸发可忽略不计，但喷洒或扩散时可较快达到空气中颗粒物有害浓度，尤其是粉末。流泪。严重刺激眼睛、皮肤和呼吸道。可能对肺有影响。反复或长期与皮肤接触可能引起皮炎。反复或长期接触可能引起皮肤过敏
GHS 危害分类	急性毒性 – 经口：类别 4； 急性毒性 – 吸入（粉尘和雾气）：类别 2； 皮肤腐蚀/刺激：类别 1； 严重眼损伤/眼刺激：类别 1； 皮肤过敏性：类别 1； 特异性靶器官毒性 – 单次接触：类别 1（呼吸系统）； 危害水生环境 – 急性危害：类别 1； 危害水生环境 – 长期危害：类别 1
急性毒性数（HSDB）	LD_{50}：28 mg/kg（大鼠静脉注射）； LD_{50}：48 mg/kg（大鼠，腹腔注射）； LD_{50}：1366 mg/kg［大鼠（雄性）经口］； LD_{50}：1284 mg/kg［大鼠（雌性）经口］
致癌分类	类别 A4（美国政府工业卫生学家会议，2017 年）
ToxCast 毒性数据	/

健康危害与毒理信息	
急性暴露水平（AEGL）	AEGL1 – 10 min = NR；AEGL1 – 8 h = NR；AEGL2 – 10 min = 0.083 mg/m³；AEGL2 – 8 h = 0.083 mg/m³；AEGL3 – 10 min = 140 mg/m³；AEGL3 – 8 h = 1.5 mg/m³
暴露途径	可通过吸入，经皮肤和食入吸收到体内
靶器官	眼、皮肤、呼吸系统
中毒症状	吸入：咳嗽，头晕，头痛，呼吸困难，恶心，咽喉痛，呕吐。 皮肤：皮肤发红，灼烧感，疼痛，水疱。 眼睛：眼睛引起流泪，发红，疼痛。 食入：咽喉和胸腔灼烧感
职业接触限值	最高容许浓度：0.05 ppm（美国政府工业卫生学家会议，2017 年）。 最高容许浓度：0.4 mg/m³（中国，2019 年）
防 护 与 急 救	
接触控制/个体防护	呼吸系统防护：选用适当呼吸器。 身体防护：穿防护衣并每天洗净，下班前洗澡。 眼睛防护：戴防护镜；定期检查眼睛、皮肤、呼吸道
急救措施	吸入应急：将患者移至空气新鲜处，施行人工呼吸。 皮肤应急：立即用肥皂、水冲洗。 眼睛应急：立即用水冲洗。 食入应急：给饮大量水催吐（昏迷者例外）；就医

235. 邻仲丁基苯酚（O – sec – Butylphenol）

基 本 信 息	
原化学品目录	邻仲丁基苯酚
化学物质	邻仲丁基苯酚
别名	2 – 仲丁基苯酚；2 –（1 – 甲基丙基）苯酚
英文名	o – sec – BUTYLPHENOL；2 – sec – BUTYLPHENOL；2 –（1 – METHYLPROPYL）PHENOL
CAS 号	89 – 72 – 5
化学式	$C_{10}H_{14}O/C_2H_5（CH_3）CHC_6H_4OH$
分子量	150.2
成分/组成信息	邻仲丁基苯酚
物 化 性 质	
理化特性	外观与性状：无色至琥珀色液体或固体 沸点：224～237 ℃ 熔点：14 ℃ 相对密度（水 = 1）：0.98 水中溶解度：不溶 蒸汽压：20 ℃时 10 Pa 蒸汽相对密度（空气 = 1）：5.2 闪点：107 ℃ 辛醇、水分配系数的对数值：3.27
禁配物	/

健康危害与毒理信息	
危险有害概述	化学危险性：与氧化剂反应。与碱、酸酐和酰基氯激烈反应。侵蚀钢、铜及其合金。 健康危险性：①吸入危险性：20 ℃时蒸发不会或很缓慢达到空气中有害污染浓度。 ②短期接触的影响：腐蚀眼睛和皮肤，蒸气刺激呼吸道，食入有腐蚀性
GHS 危害分类	急性毒性 – 经口：类别 4； 急性毒性 – 吸入：类别 4； 急性毒性 – 经皮：类别 4； 皮肤腐蚀/刺激：类别 1； 严重眼损伤/眼刺激：类别 1； 皮肤致敏性：类别 1； 特异性靶器官毒性 – 单次接触：类别 2（呼吸系统）； 急性水生毒性：类别 2； 慢性水生毒性：类别 2
急性毒性数据（HSDB）	/
致癌分类	/
ToxCast 毒性数据	AC_{50}（AR）= Inactive；AC_{50}（AhR）= Inactive；AC_{50}（ESR）= Inactive；AC_{50}（p53）= Inactive
急性暴露水平（AEGL）	/
暴露途径	可通过吸入其蒸气，经皮肤和食入吸收到体内
靶器官	皮肤、眼、呼吸系统
中毒症状	吸入：咳嗽，咽喉痛。 皮肤：疼痛，水疱，皮肤烧伤。 眼睛：发红，疼痛，视力模糊，严重深度烧伤。 食入：咽喉和胸腔灼烧感，腹部疼痛，休克或虚脱，呕吐
职业接触限值	阈限值：5 ppm（时间加权平均值，经皮）（美国政府工业卫生学家会议，2017 年）。 时间加权平均容许浓度：30 mg/m³（中国，2019 年）
防 护 与 急 救	
接触控制/个体防护	工程控制：禁止明火。通风，局部排气通风。 接触控制：防止产生烟云。 呼吸系统防护：适当的呼吸防护。 身体防护：防护服。 手部防护：防护手套。 眼睛防护：面罩。 其他防护：工作时不得进食、饮水或吸烟
急救措施	火灾应急：二氧化碳、泡沫、干粉。 接触应急：一切情况均向医生咨询。 吸入应急：新鲜空气，休息。给予医疗护理。 皮肤应急：脱去污染的衣服。冲洗，然后用水和肥皂清洗皮肤。给予医疗护理。 眼睛应急：先用大量水冲洗几分钟（如可能易行，摘除隐形眼镜），然后就医。 食入应急：漱口，不要催吐。给予医疗护理

236. 林丹（LinDane）

基 本 信 息	
原化学品目录	林丹
化学物质	林丹
别名	$\gamma - 1，2，3，4，5，6-$六氯环己烷；$\gamma -$六六六
英文名	LinDane；gamma $- 1，2，3，4，5，6-$Hexachlorocyclohexane；gamma $-$ BHC
CAS 号	58 $-$ 89 $-$ 9
化学式	$C_6H_6Cl_6$
分子量	290.8
成分/组成信息	林丹

物 化 性 质	
理化特性	外观与性状：白色晶体粉末。 密度：1.9 g/cm³ 沸点：323 ℃ 熔点：113 ℃ 闪点：（157.5±23.9）℃ 蒸汽压：20 ℃时 0.0012 Pa 蒸汽、空气混合物的相对密度（20 ℃，空气 =1）：1 水中溶解性：20 ℃时 0.0007 g/100 mL（难溶）
禁配物	强氧化剂、强碱

健康危害与毒理信息	
危险有害概述	化学危险性：与高温表面或火焰接触，分解生成含有氯、氯化氢和光气的有毒和腐蚀性烟雾。与碱发生反应，生成三氯苯；与金属粉末反应。 健康危险性：扩散时，可较快地达到空气中颗粒物有害浓度。可能对神经系统、骨髓和肝脏有影响。在实验动物身上发现肿瘤，但是可能与人类无关。动物实验表明，可能造成人类生殖或发育毒性
GHS 危害分类	急性毒性 – 经口：类别 3； 急性毒性 – 经皮：类别 2； 急性毒性 – 吸入（粉尘和雾气）：类别 4； 严重眼损伤/眼刺激：类别 2B； 致癌性：类别 2； 特异性靶器官毒性 – 单次接触：类别 1（神经系统）； 特异性靶器官毒性 – 反复接触：类别 1（肝、肾）类别 2（睾丸）； 危害水生环境 – 急性危害：类别 1； 危害水生环境 – 长期危害：类别 1
急性毒性数（HSDB）	LC_{50}：76 mg/kg（大鼠经口）； LC_{50}：500 mg/kg（大鼠经皮）； LC_{50}：1.56 mg/L（大鼠吸入）
致癌分类	类别 1（国际癌症研究机构，2019 年）。 类别 4（德国，2016 年）。 类别 A3（美国政府工业卫生学家会议，2017 年）
ToxCast 毒性数据	AC_{50}（AR）= Inactive；AC_{50}（AhR）= Inactive；AC_{50}（ESR）= 10.81 μmol/L
急性暴露水平（AEGL）	/

健康危害与毒理信息	
暴露途径	可通过吸入其气溶胶、经皮肤和经食入吸收到体内
靶器官	神经系统、肝肾、睾丸、眼
中毒症状	咳嗽，咽喉痛，眼睛发红，恶心，呕吐，腹泻，头痛，头晕，震颤，惊厥
职业接触限值	时间加权平均容许浓度：0.5 mg/m³（经皮）（美国政府工业卫生学家会议，2017 年）。 最高容许浓度：0.1 mg/m³（德国，2016 年） 时间加权平均容许浓度：0.05 mg/m³，短时间接触容许浓度：0.1 mg/m³（中国，2019 年）
防 护 与 急 救	
接触控制/个体防护	工程控制：密闭操作，局部排风。 呼吸系统防护：空气中粉尘浓度超标时，建议佩戴自吸过滤式防尘口罩。紧急事态抢救或撤离时，应该佩戴空气呼吸器。 身体防护：穿防毒物渗透工作服。 手部防护：戴乳胶手套。 眼睛防护：戴化学安全防护眼镜。 其他防护：工作场所禁止吸烟、进食和饮水，饭前要洗手。工作完毕，淋浴更衣。保持良好的卫生习惯
急救措施	吸入应急：迅速脱离现场至空气新鲜处。保持呼吸道通畅。如呼吸困难，给输氧。如呼吸停止，立即进行人工呼吸。就医。 皮肤应急：脱去污染的衣着，用大量流动清水冲洗。 眼睛应急：提起眼睑，用流动清水或生理盐水冲洗。就医。 食入应急：饮足量温水，催吐。洗胃，导泄。就医

237. 磷胺（Phosphamidon）

基 本 信 息	
原化学品目录	磷胺
化学物质	磷胺
别名	2－氯－2－二乙基氨基甲酰基－1－甲基二甲基磷酸酯；2－氯－3－（二乙基氨基）－1－甲基－3－氧－1－丙烯基二甲基磷酸酯；2－氯－N，N－二乙基－3－羟基丁烯酰胺二甲硫酸酯
英文名	Phosphamidon；2－Chloro－2－diethylcarbamoyl－1－methylvinyl phosphate；2－Chloro－3－（diethylamino）－1－methyl－3－oxo－1－propenyl dimethyl phosphate；Dimethyl phosphate ester 2－chloro－N，N－diethyl－3－hydroxycrotonamide
CAS 号	13171－21－6
化学式	$C_{10}H_{19}ClNO_5P$
分子量	299.7
成分/组成信息	磷胺
物 化 性 质	
理化特性	外观与性状：无色至或黄色液体。 熔点：－45 ℃ 沸点：162 ℃（0.2 kPa） 相对密度（水＝1）：1.2 闪点：148 ℃ 蒸气压：0.0033 Pa（20 ℃时） 溶解性：与水混溶，易溶于乙醇、乙醚、丙酮等多数有机溶剂
禁配物	强氧化剂、碱类

健康危害与毒理信息

危险有害概述	化学危险性：加热或燃烧时，分解生成氯化氢、磷氧化物和氮氧化物高毒烟雾。与碱发生水解反应。侵蚀铁、锡和铝。 健康危险性：20 ℃时蒸发可忽略不计，但是喷洒时可较快达到空气中颗粒物有害浓度。刺激眼睛。可能对神经系统和胆有影响，导致惊厥、呼吸衰竭和死亡。接触高浓度时可能导致死亡。胆碱酯酶抑制剂。影响可能推迟显现。需进行医学观察。可能发生累积影响
GHS 危害分类	急性毒性 – 吸入：类别 2； 急性毒性 – 经口：类别 2； 急性毒性 – 经皮：类别 3； 严重眼损伤/眼刺激：类别 2A – 2B； 生殖细胞致突变性：类别 2； 特异性靶器官毒性 – 单次接触：类别 1（神经系统，呼吸系统，心血管系统）； 特异性靶器官毒性 – 反复接触：类别 1（神经系统）； 急性水生毒性：类别 1； 危害水生环境 – 长期危害：类别 1
急性毒性数（HSDB）	LC_{50}：17.4 mg/kg（大鼠经口）； LC_{50}：374 mg/kg bw（大鼠经皮）； LC_{50}：33 mg/m^3，4 h（小鼠吸入）
致癌分类	/
ToxCast 毒性数据	AC_{50}（AR）= Inactive；AC_{50}（AhR）= Inactive；AC_{50}（ESR）= Inactive
急性暴露水平（AEGL）	AEGL1 – 10 min = NR；AEGL1 – 8 h = NR；AEGL2 – 10 min = 0.37 mg/m^3；AEGL2 – 8 h = 0.093 mg/m^3；AEGL3 – 10 min = 1.1 mg/m^3；AEGL3 – 8 h = 0.28 mg/m^3
暴露途径	可通过吸入其气溶胶、经皮肤和食入吸收到体内
靶器官	神经系统、眼、皮肤、呼吸系统、心血管系统
中毒症状	出汗，肌肉抽搐，瞳孔收缩，肌肉痉挛，多涎，腹泻，头晕，呼吸困难，呕吐，惊厥，神志不清，症状可能推迟显现。眼睛发红，疼痛。胃痉挛
职业接触限值	时间加权平均容许浓度：0.02 mg/m^3（中国，2019 年）

防护与急救

接触控制/个体防护	工程防护：严加密闭，提供充分的局部排风。尽可能机械化、自动化。提供安全淋浴和洗眼设备。 呼吸系统防护：空气中浓度超标时，必须佩戴自吸过滤式防毒面具（全面罩）。紧急事态抢救或撤离时，应该佩戴空气呼吸器。 身体防护：穿胶布防毒衣。 手部防护：戴橡胶手套。 眼睛防护：呼吸系统防护中已作防护。 其他防护：工作现场禁止吸烟、进食和饮水。工作完毕，彻底清洗。单独存放被毒物污染的衣服，洗后备用。保持良好的卫生习惯
急救措施	吸入应急：迅速脱离现场至空气新鲜处。保持呼吸道通畅。如呼吸困难，给输氧。如呼吸停止，立即进行人工呼吸。就医。 皮肤应急：立即脱去污染的衣着，用肥皂水及流动清水彻底冲洗污染的皮肤、头发、指甲等。就医。 眼睛应急：提起眼睑，用流动清水或生理盐水冲洗。就医。 食入应急：饮足量温水，催吐。用清水或2% ~5% 碳酸氢钠溶液洗胃。就医

238. 磷化铝 （Aluminium phosphine）

基 本 信 息	
原化学品目录	磷及其化合物（磷化氢、磷化锌、磷化铝、有机磷单列）
化学物质	磷化铝
别名	/
英文名	ALUMINIUM PHOSPHIDE
CAS 号	20859 - 73 - 8
化学式	AlP
分子量	58
成分/组成信息	磷化铝

物 化 性 质	
理化特性	外观与性状：暗灰色或暗黄色晶体 熔点：>1000 ℃ 相对密度（水＝1）：2.9 水中溶解度：反应
禁配物	氧化剂、酸类

健康危害与毒理信息	
危险有害概述	化学危险性：与水、潮湿空气和酸反应，生成高度易燃和有毒气体磷化氢。 健康危险性：①接触途径：可通过吸入其气溶胶和食入吸收到体内。②吸入危险性：20 ℃时蒸发可忽略不计，但可以较快地达到空气中颗粒物有害浓度。在大气湿气或出汗中水解可能产生可被吸入的磷化氢气体。③短期接触的影响：刺激眼睛、皮肤和呼吸道。吸入磷化铝释放出的磷化氢可能引起肺水肿。可能对心血管系统、神经系统和呼吸道有影响，导致功能损伤和呼吸衰竭。接触可能导致死亡
GHS 危害分类	遇水放出易燃气体的物质和混合物：类别 1； 急性毒性 - 经口：类别 2； 急性毒性 - 经皮：类别 3； 急性毒性 - 吸入：类别 1（粉尘和烟雾）； 严重眼损伤/眼刺激：类别 2； 特异性靶器官毒性 - 单次接触：类别 2(心血管系统、呼吸系统、神经系统、肝脏、肾脏)； 危害水生环境 - 急性危害：类别 1； 危害水生环境 - 长期危害：类别 1
急性毒性数据（HSDB）	LC_{50}：15.5 mg/m^3，4 h（大鼠吸入）； LD_{50}：11.5 mg/kg（大鼠经口）
致癌分类	/
ToxCast 毒性数据	/
急性暴露水平（AEGL）	AEGL1 - 10 min = NR；AEGL1 - 8 h = NR；AEGL2 - 10 min = 4.0 ppm；AEGL2 - 8 h = 0.25 ppm；AEGL3 - 10 min = 7.2 ppm；AEGL3 - 8 h = 0.45 ppm
暴露途径	可通过吸入其气溶胶、经皮肤和食入吸收到体内
靶器官	心血管系统、呼吸系统、神经系统、肝脏、肾脏、眼
中毒症状	吸入：咽喉痛，咳嗽，呼吸短促，头痛，头晕，恶心，呕吐。 皮肤：发红，灼烧感。 眼睛：发红。 食入：恶心，呕吐，腹泻，腹部疼痛，头痛，惊厥，休克或虚脱，神志不清
职业接触限值	/

（续）

	防 护 与 急 救	
接触控制/个体防护	工程控制：禁止明火，禁止火花和禁止吸烟。禁止与酸类和水接触。通风。 接触控制：防止粉尘扩散，严格作业环境管理。 呼吸系统防护：呼吸防护。 手部防护：防护手套。 眼睛防护：安全护目镜，或眼睛防护结合呼吸防护。 其他防护：工作时不得进食、饮水或吸烟	
急救措施	火灾应急：专用粉末、干砂，禁用其他灭火剂。禁止用水。 吸入应急：新鲜空气，休息，半直立体位。必要时进行人工呼吸，给予医疗护理。 皮肤应急：脱掉污染的衣服，冲洗，然后用水和肥皂洗皮肤。急救时戴防护手套。 眼睛应急：首先用大量水冲洗几分钟（如可能易行，摘除隐形眼镜），然后就医。 食入应急：催吐（仅对清醒病人），给予医疗护理	

239. 磷化氢（Phosphine）

	基 本 信 息
原化学品目录	磷及其化合物（磷化氢、磷化锌、磷化铝、有机磷单列）
化学物质	磷化氢
别名	膦；磷化三氢
英文名	PHOSPHINE；PHOSPHOROUS TRIHYDRIDE；HYDROGEN PHOSPHIDE
CAS 号	7803 – 51 – 2
化学式	PH_3
分子量	34
成分/组成信息	磷化氢

	物 化 性 质
理化特性	外观与性状：无气味，无色压缩液化气体 沸点：-87.7 ℃ 熔点：-133 ℃ 相对密度（水 =1）：0.8 水中溶解度：17 ℃时 26 mL/100 mL 蒸汽压：20 ℃时 4186 kPa 蒸汽相对密度（空气 =1）：1.17 闪点：易燃气体 自燃温度：38 ℃ 爆炸下限：空气中 1.8%（体积）
禁配物	强氧化剂

	健康危害与毒理信息
危险有害概述	物理危险性：气体比空气重。 化学危险性：加热或燃烧时，分解生成磷氧化物有毒烟雾。与空气、氧气、氧化剂如氯、氮氧化物、金属硝酸盐、卤素和其他许多物质激烈反应，有着火和爆炸危险。侵蚀许多金属。 健康危险性：①吸入危险性：容器漏损时，该气体迅速达到空气中有害浓度。②短期接触的影响：严重刺激呼吸道。吸入气体可能引起肺水肿。液体迅速蒸发，可能引起冻伤。可能对中枢神经系统、心血管系统、心脏、胃肠道、肝和肾有影响，导致功能损害。过多超过职业接触限值接触时，可能导致神志不清或死亡。影响可能推迟显现。需要进行医学观察。③长期或反复接触的影响：慢性中毒可能引起脚痛、颌骨肿胀、颌窝肿胀、骨折和贫血。影响可能累积

健康危害与毒理信息	
GHS 危害分类	易燃气体：类别 1； 高压气体：压缩气体或液化气体； 急性毒性 – 吸入：类别 1（气体）； 皮肤腐蚀/刺激性：类别 1B； 特异性靶器官毒性 – 单次接触：类别 1（神经系统、呼吸系统、肝脏、胃肠道、心血管系统）； 危害水生环境 – 急性危害：类别 1
急性毒性数据（HSDB）	LC_{50}：57 ppm（49～66）/4 h（大鼠吸入）
致癌分类	/
ToxCast 毒性数据	/
急性暴露水平（AEGL）	AEGL1 – 10 min = NR；AEGL1 – 8 h = NR；AEGL2 – 10 min = 4 ppm；AEGL2 – 8 h = 0.25 ppm；AEGL3 – 10 min = 7.2 ppm；AEGL3 – 8 h = 0.45 ppm
暴露途径	可通过吸入吸收到体内
靶器官	神经系统、呼吸系统、肝脏、消化系统、心血管系统、皮肤
中毒症状	吸入：咳嗽，恶心，灼烧感，腹泻，腹痛，头晕，迟钝，头痛，共济失调，胸痛，胸紧，震颤，气促，呕吐，惊厥。 皮肤：冻伤（与液体接触）
职业接触限值	阈限值：0.3 ppm（时间加权平均值），1 ppm（短期接触限值）（美国政府工业卫生学家会议，2017 年）。 时间加权平均容许浓度：0.1 ppm，0.14 mg/m³（德国，2016 年）。 最高容许浓度：磷化氢 0.3 mg/m³（中国，2019 年）
防 护 与 急 救	
接触控制/个体防护	工程控制：禁止明火、禁止火花和禁止吸烟。禁止与高温表面接触。密闭系统，通风，防爆型电气设备及照明。 接触控制：严格作业环境管理。 呼吸系统防护：适当的呼吸防护。 身体防护：防护服。 手部防护：保温手套。 眼睛防护：安全护目镜或眼睛防护结合呼吸防护
急救措施	火灾应急：切断气源，如不可能并对周围环境无危险，让火自行燃烧完全。其他情况用干粉、二氧化碳灭火。 爆炸应急：着火时喷雾状水保持钢瓶冷却。从掩蔽位置灭火。 接触应急：一切情况均向医生咨询。 吸入应急：新鲜空气，休息，半直立体位，必要时进行人工呼吸，给予医疗护理。 皮肤应急：冻伤时用大量水冲洗，不要脱去衣服，给予医疗护理。 眼睛应急：首先用大量水冲洗几分钟（如可能易行，摘除隐形眼镜），然后就医

240. 磷化锌（Zinc phosphine）

基 本 信 息	
原化学品目录	磷及其化合物（磷化氢、磷化锌、磷化铝、有机磷单列）
化学物质	磷化锌
别名	二磷化三锌

基　本　信　息	
英文名	ZINC PHOSPHIDE；TRIZINC DIPHOSPHIDE
CAS 号	1314 – 84 – 7
化学式	Zn_3P_2
分子量	258. 1
成分/组成信息	磷化锌

物　化　性　质	
理化特性	外观与性状：暗灰色晶体，粉末或膏状，有特殊气味 沸点：1100 ℃ 熔点：420 ℃ 密度：4. 6 g/cm³ 水中溶解度：不溶，缓慢分解
禁配物	强氧化剂、强酸、潮湿空气

健康危害与毒理信息	
危险有害概述	化学危险性：加热时，与酸类接触及与水缓慢接触时，分解生成氧化亚磷、氧化锌和磷化氢有毒和易燃烟雾。与强氧化剂激烈反应，有着火的危险。 健康危险性：①吸入危险性：20 ℃时蒸发可忽略不计，但可较快地达到空气中颗粒物有害浓度，尤其是粉末。②短期接触的影响：刺激呼吸道。可能对肝，肾，心脏和神经系统有影响。高浓度接触时，可能导致死亡。吸入磷化锌释放出的磷化氢，可能引起肺水肿。③长期或反复接触的影响：可能对神经系统有影响。 环境危险性：对水生生物有极高毒性。可能对环境有危害，对鸟类和哺乳动物应给予特别注意
GHS 危害分类	遇水放出易燃气体的物质和混合物：类别 1； 急性毒性 – 经口：类别 2； 急性毒性 – 经皮：类别 4； 严重眼损伤/眼刺激：类别 2B； 特异性靶器官毒性 – 单次接触：类别 1（中枢神经系统）； 特异性靶器官毒性 – 反复接触：类别 2（肝）； 危害水生环境 – 急性危害：类别 1； 危害水生环境 – 长期危害：类别 1
急性毒性数据（HSDB）	LD_{50}：40 mg/kg（小鼠经口）
致癌分类	/
ToxCast 毒性数据	/
急性暴露水平（AEGL）	AEGL1 – 10 min = NR；AEGL1 – 8 h = NR；AEGL2 – 10 min = 2. 0 ppm；AEGL2 – 8 h = 0. 13 ppm；AEGL3 – 10 min = 3. 6 ppm；AEGL3 – 8 h = 0. 23 ppm
暴露途径	可通过吸入其气溶胶、经皮肤和食入吸收到体内
靶器官	中枢神经系统、肝、眼
中毒症状	吸入：咳嗽，头痛，出汗，恶心，腹泻，呕吐。 皮肤：灼烧感。 眼睛：疼痛，畏光。 食入：腹部疼痛，恶心，共济失调，疲劳，呕吐，咳嗽，腹泻，头晕，头痛，呼吸困难，神志不清
职业接触限值	时间加权平均容许浓度：0. 1 mg/m³（德国，2016 年）

（续）

	防 护 与 急 救	
接触控制/个体防护	工程控制：禁止与酸、水或氧化剂接触，局部排气通风。 接触控制：防止粉尘扩散，严格作业环境管理。 呼吸系统防护：适当的呼吸防护。 手部防护：防护手套。 眼睛防护：护目镜。 其他防护：工作时不得进食、饮水或吸烟。进食前洗手	
急救措施	火灾应急：周围环境着火时，使用干粉灭火。禁止用水，禁用二氧化碳。 爆炸应急：周围环境着火时，使用干粉灭火。禁止用水，禁用二氧化碳。 吸入应急：新鲜空气，休息。半直立体位，给予医疗护理。 皮肤应急：脱去污染的衣服，冲洗，然后用水和肥皂清洗皮肤。 眼睛应急：先用大量水冲洗几分钟（如可能易行，摘除隐形眼镜），然后就医。 食入应急：用水冲服活性炭浆。催吐（仅对清醒病人），给予医疗护理	

241. 磷酸（Phosphoric acid）

	基 本 信 息	
原化学品目录	磷酸	
化学物质	磷酸	
别名	原磷酸	
英文名	Phosphoric acid；o-phosphoric acid	
CAS 号	7664-38-2	
化学式	H_3PO_4	
分子量	98.00	
成分/组成信息	磷酸	

	物 化 性 质	
理化特性	外观与性状：无色吸湿的晶体。 熔点：42 ℃（纯品） 沸点：213 ℃ 密度：1.9 g/cm³ 相对密度（水=1）：1.87（纯品） 相对蒸气密度（空气=1）：3.38 蒸气压：20 ℃时 4 Pa 临界压力：5.07 MPa 辛醇/水分配系数：-0.77 饱和蒸气压：0.67 kPa（25 ℃，纯品） 溶解性：与水混溶，可混溶于乙醇等许过有机溶剂	
禁配物	强碱、活性金属粉末、易燃或可燃物	

	健康危害与毒理信息	
危险有害概述	化学危险性：在偶氮化合物和环氧化合物的作用下，激烈聚合。燃烧时，生成氧化亚磷有毒烟雾。与醇类，醛类，氰化物，酮，苯酚，酯类，硫化物，卤代有机物接触时，分解生成有毒烟雾。侵蚀许多金属，生成易燃/爆炸性气体氢。是一种中强酸，与碱激烈反应。 健康危险性：20 ℃时蒸发不会或很缓慢地达到空气中有害污染浓度。腐蚀眼睛、皮肤和呼吸道。食入有腐蚀性	

（续）

健康危害与毒理信息	
GHS 危害分类	急性毒性 – 经皮：类别 5； 急性毒性 – 经口：类别 4； 急性毒性 – 吸入（粉尘和雾气）：类别 3； 皮肤腐蚀/刺激：类别 1； 严重眼损伤/眼刺激：类别 1； 特异性靶器官毒性 – 单次接触：类别 1（呼吸系统）； 危害水生环境 – 急性危害：类别 3
急性毒性数（HSDB）	LC_{50}：1.689 mg/L，1 h（兔子吸入）； LD_{50}：1530 mg/kg（大鼠经口）； LD_{50}：2740 mg/kg（兔子经皮）
致癌分类	/
ToxCast 毒性数据	/
急性暴露水平（AEGL）	/
暴露途径	可通过吸入其气溶胶和经食入吸收到体内
靶器官	皮肤、眼、呼吸系统
中毒症状	/
职业接触限值	阈限值：1 mg/m^3（时间加权平均值），3 mg/m^3（短期接触限值）（美国政府工业卫生学家会议，2017 年）。 时间加权平均容许浓度：2 mg/m^3（德国，2016 年）。 时间加权平均容许浓度：1 mg/m^3，短时间接触容许浓度：3 mg/m^3（中国，2019 年）
防护与急救	
接触控制/个体防护	工程控制：密闭操作，注意通风。尽可能机械化、自动化。提供安全淋浴和洗眼设备。 呼吸系统防护：可能接触其蒸气时，必须佩戴自吸过滤式防毒面具（半面罩）；可能接触其粉尘时，建议佩戴自吸过滤式防尘口罩。 身体防护：穿橡胶耐酸碱服。 手部防护：戴橡胶耐酸碱手套。 眼睛防护：戴化学安全防护眼镜。 其他防护：工作场所禁止吸烟、进食和饮水，饭前要洗手。工作完毕，沐浴更衣。单独存放被毒物污染的衣服，洗后再用。保持良好的卫生习惯
急救措施	吸入应急：脱离现场至空气新鲜处。保持呼吸道通畅。如呼吸困难，给输氧。如呼吸停止，立即进行人工呼吸。就医。 皮肤应急：脱去污染的衣着，用大量流动清水冲洗至少15 min。就医。 眼睛应急：立即提起眼睑，用流动清水或生理盐水冲洗至少 15 min。就医。 食入应急：用水漱口，给饮牛奶或蛋清。就医

242. 磷酸二丁基苯基酯（Dibutyl phenyl phosphate）

基 本 信 息	
原化学品目录	磷酸二丁基苯酯
化学物质	磷酸二丁基苯基酯
别名	/
英文名	DIBUTYL PHENYL PHOSPHATE

447

基 本 信 息	
CAS 号	2528－36－1
化学式	$C_{14}H_{23}O_4P$
分子量	286.34
成分/组成信息	磷酸二丁基苯基酯

物 化 性 质	
理化特性	外观：液体 初沸点和沸程：131 ℃ 溶解性（mg/L）：不溶于水 相对密度（水＝1）：1.07 闪点：129 ℃（闭杯）
禁配物	氧化剂

健康危害与毒理信息	
危险有害概述	/
GHS 危害分类	急性毒性－经口：类别5； 特异性靶器官毒性－单次接触：类别3（呼吸道过敏）； 特异性靶器官毒性－反复接触：类别2（肝脏、膀胱、卵巢、血液）； 急性水生毒性：类别1； 慢性水生毒性：类别1
急性毒性数据（HSDB）	LD_{50}：＞5000 mg/kg（兔经皮）； LD_{50}：2140～2620 mg/kg（大鼠经口）； LD_{50}：1790 mg/kg（小鼠经口）
致癌分类	/
ToxCast 毒性数据	$AC_{50}(AR)$ = Inactive；$AC_{50}(AhR)$ = 69.00；$AC_{50}(ESR)$ = Inactive；$AC_{50}(p53)$ = Inactive
急性暴露水平（AEGL）	/
暴露途径	可通过吸入吸收到体内
靶器官	肝脏、膀胱、卵巢、血液、呼吸道
中毒症状	/
职业接触限值	时间加权平均容许浓度：3.5 mg/m³（中国，2019 年）

防 护 与 急 救	
接触控制/个体防护	工程控制：密闭操作，防止泄漏。加强通风，排风系统应设有导除静电的接地装置。采用防爆型照明、通风设置。设置自动报警装置和事故通风设施。 接触控制：避免一切接触。 呼吸系统防护：空气中浓度超标时，佩戴过滤式防毒面具（半面罩），紧急事态抢救或撤离时，应该佩戴携气式呼吸器。 身体防护：穿防毒物渗透工作服。 手部防护：戴橡胶耐油手套。 眼睛防护：戴化学安全防护眼睛。 其他防护：工作时不得进食、饮水或吸烟

防 护 与 急 救	
急救措施	火灾应急：用水雾、干粉、泡沫或二氧化碳灭火剂灭火，避免使用直流水灭火。 吸入应急：新鲜空气，休息。给予医疗护理。 皮肤应急：脱去污染的衣服。用肥皂水和清水彻底冲洗皮肤。给予医疗护理。如有不适感，就医。 眼睛应急：分开眼睑，用流动清水或生理盐水冲洗。立即就医。 食入应急：漱口，不要催吐，立即就医

243. 磷酸三邻甲苯酯（Tri – o – cresyl phosphate）

基 本 信 息	
原化学品目录	磷酸三邻甲苯酯
化学物质	磷酸三邻甲苯酯
别名	磷酸邻三甲苯酯；邻三甲苯基磷酸酯；TOCP
英文名	TRI – o – CRESYL PHOSPHATE；TRI – o – TOLYL PHOSPHATE；TOCP
CAS 号	78 – 30 – 8
化学式	$C_{21}H_{21}O_4P$
分子量	368.4
成分/组成信息	磷酸三邻甲苯酯

物 化 性 质	
理化特性	外观与性状：无色或淡黄色液体 沸点：410 ℃（分解） 熔点：11 ℃ 相对密度（水 =1）：1.2 水中溶解度：不溶 蒸汽相对密度（空气 =1）：12.7 闪点：225 ℃（闭杯） 自燃温度：385 ℃ 辛醇、水分配系数的对数值：6.3
禁配物	/

健康危害与毒理信息	
危险有害概述	化学危险性：加热时，分解生成含有氧化磷的有毒烟雾。与氧化剂发生反应。 健康危险性：①吸入危险性：未指明 20 ℃时蒸发达到空气中有害浓度的速率。②短期接触的影响：可能对中枢神经系统和末梢神经系统有影响。高于职业接触限值接触可能导致神经系统变性。影响可能推迟显现。需进行医学观察。③长期或反复接触的影响：可能对神经系统有影响。 环境危险性：对水生生物是有毒的。强烈建议不要让其进入环境
GHS 危害分类	特异性靶器官毒性 – 单次接触：类别1（神经系统）； 特异性靶器官毒性 – 反复接触：类别1（神经系统）
急性毒性数据（HSDB）	LD_{50}：1160 ~ 8400 mg/kg（大鼠经口）

健康危害与毒理信息	
致癌分类	/
ToxCast 毒性数据	$AC_{50}(AR)$ = Inactive；$AC_{50}(AhR)$ = Inactive；$AC_{50}(ESR)$ = 4. 64；$AC_{50}(p53)$ = 62. 85
急性暴露水平（AEGL）	/
暴露途径	可通过吸入，经皮肤和食入吸收到体内
靶器官	神经系统
中毒症状	吸入：头痛，恶心，呕吐，肌肉的虚弱，症状可能推迟显现。 皮肤：可能被吸收，症状同吸入。 食入：腹部疼痛，恶心，呕吐，症状另同吸入
职业接触限值	阈限值：0. 02 mg/m³（时间加权平均值，经皮）（美国政府工业卫生学家会议，2017年）
防 护 与 急 救	
接触控制/个体防护	工程控制：禁止明火，局部排气通风。 接触控制：严格作业环境管理。 呼吸系统防护：适当的呼吸防护。 身体防护：防护服。 手部防护：防护手套。 眼睛防护：面罩，眼睛防护结合呼吸防护。 其他防护：工作时不得进食、饮水或吸烟
急救措施	火灾应急：干粉，雾状水，泡沫，二氧化碳。 接触应急：一切情况均向医生咨询。 吸入应急：新鲜空气，休息。给予医疗护理。 皮肤应急：脱去污染的衣服。冲洗，然后用水和肥皂清洗皮肤。 眼睛应急：先用大量水冲洗（如可能易行，摘除隐形眼镜）。 食入应急：用水冲服活性炭浆。给予医疗护理

244. 磷酰氯（Phosphorus oxychloride）

基 本 信 息	
原化学品目录	磷酰氯
化学物质	磷酰氯
别名	氧氯化磷；三氯氧化磷；三氯氧化膦
英文名	Phosphorus oxychloride；Phosphoryl chloride；Trichlorophosphorus oxide；Trichlorophosphine oxide
CAS 号	10025 – 87 – 3
化学式	$POCl_3$
分子量	153. 35
成分/组成信息	磷酰氯

（续）

物　化　性　质	
理化特性	外观与性状：无色发烟液体，有刺鼻气味。 沸点：105.8 ℃ 熔点：1.25 ℃ 闪点：105.8 ℃ 密度：(1.8 ± 0.1) g/cm³ 相对密度（水 = 1）：1.645 相对蒸气密度（空气 = 1）：5.3 蒸汽压：27.3 ℃时 5.3 kPa 饱和蒸气压：3.73 kPa（20 ℃） 临界压力：3.44 MPa 溶解性：溶于醇，溶于水
禁配物	强还原剂、活性金属粉末、水、醇类
健康危害与毒理信息	
危险有害概述	物理危险性：蒸气比空气重。 化学危险性：加热时，分解生成氯化氢和氧化磷有毒腐蚀性烟雾。与水激烈反应，放热，生成盐酸和磷酸分解产物，有着火和爆炸危险。与醇类、酚类、胺类和许多其他物质激烈反应。 健康危险性：容器漏损时，该气体迅速达到空气中有害污染浓度。腐蚀眼睛、皮肤和呼吸道。吸入蒸气可能引起肺水肿。高浓度接触可能导致死亡。影响可能推迟显现。需进行医学观察
GHS 危害分类	急性毒性 – 经口：类别 2； 急性毒性 – 吸入：类别 1； 急性毒性 – 经皮：类别 3； 皮肤腐蚀/刺激：类别 1A； 特异性靶器官毒性 – 单次接触：类别 1（中枢神经系统，呼吸系统）； 特异性靶器官毒性 – 反复接触：类别 1（中枢神经系统，呼吸系统，肾脏）
急性毒性数据（HSDB）	LC_{50}：48 ppm/4 h（大鼠吸入）； LD_{50}：> 250 mg/kg（兔子经皮）； LD_{50}：380 mg/kg（大鼠经口）
致癌分类	/
ToxCast 毒性数据	/
急性暴露水平（AEGL）	AEGL1 – 10 min = NR；AEGL1 – 8 h = NR；AEGL2 – 10 min = NR；AEGL2 – 8 h = NR； AEGL3 – 10 min = 1.1 ppm；AEGL3 – 8 h = 0.27 ppm
暴露途径	可通过吸入其蒸气和食入吸收到体内
靶器官	中枢神经系统、肾脏、眼、皮肤、呼吸系统
中毒症状	吸入：咽喉痛，咳嗽，灼烧感，头晕，头痛，神志不清，恶心，呼吸困难，呕吐，虚弱，气促。症状可能推迟显现。 皮肤：皮肤发红，皮肤烧伤，疼痛，水疱。 眼睛：眼睛发红，疼痛，严重深度烧伤，视力丧失。 食入：灼烧感，腹痛，休克或虚脱
职业接触限值	阈限值：0.1 ppm（时间加权平均值）（美国政府工业卫生学家会议，2017 年）。 时间加权平均容许浓度：0.02 ppm；0.13 mg/m³（德国，2016 年）

（续）

防 护 与 急 救	
接触控制/个体防护	工程控制：密闭操作，局部排风。 呼吸系统防护：可能接触其蒸气时，应该佩戴防毒面具。紧急事态抢救或撤离时，建议佩戴自给式呼吸器。 眼睛防护：戴化学安全防护目镜。 身体防护：穿防酸碱工作服。 手部防护：戴防化学品手套。 其他防护：工作现场严禁吸烟。工作完毕，淋浴更衣。注意个人清洁卫生
急救措施	皮肤应急：立即脱去污染的衣着，用大量流动清水冲洗。就医。 眼睛应急：立即翻开上下眼睑，用流动清水或生理盐水冲洗至少15 min。就医。 吸入应急：迅速脱离现场至空气新鲜处。保持呼吸道通畅。如呼吸困难，给输氧。如呼吸停止，立即进行人工呼吸。就医。 食入应急：误服者可用温水或1∶5000的高锰酸钾液彻底洗胃。就医

245. 硫化氢（Hydrogen sulfide）

基 本 信 息	
原化学品目录	硫化氢
化学物质	硫化氢
别名	氢硫化物
英文名	HYDROGEN SULFIDE；SULFUR HYDRIDE
CAS 号	7783 - 06 - 4
化学式	H_2S
分子量	34.1
成分/组成信息	硫化氢

物 化 性 质	
理化特性	沸点：-60 ℃ 熔点：-85 ℃ 水中溶解度：20 ℃时 0.5 g/100 mL 蒸汽相对密度（空气 =1）：1.19 闪点：易燃气体 自燃温度：260 ℃ 爆炸极限：空气中 4.3% ~46%（体积）
禁配物	强氧化剂、碱类

健康危害与毒理信息	
危险有害概述	物理危险性：蒸气比空气重，可能沿地面流动，可能造成远处着火。由于流动、搅拌等，可能产生静电。 化学危险性：加热可能引起激烈燃烧或爆炸。燃烧时，分解生成硫氧化物有毒气体。与强氧化剂激烈反应，有着火和爆炸危险。侵蚀许多金属和某些塑料。 健康危险性：①吸入危险性：容器漏损时，迅速达到空气中气体的有害浓度。是强烈的神经毒物，对黏膜有强烈刺激作用。②短期接触的影响：刺激眼睛和呼吸道。可能对中枢神经系统有影响。接触可能导致神志不清。接触可能导致死亡。吸入气体可能引起肺水肿。影响可能推迟显现。需进行医学观察。液体迅速蒸发可能引起冻伤。③长期或反复接触影响：引起神经衰弱综合征和自主神经功能紊乱。 环境危险性：对环境有危害，对水体和大气可造成污染

健康危害与毒理信息	
GHS危害分类	易燃气体：类别1； 高压气体：液化气体； 急性毒性－吸入：类别2（气体）； 严重眼损伤/眼刺激：类别2A； 特异性靶器官毒性－单次接触：类别1（中枢神经系统、心血管系统、呼吸系统）； 危害水生环境－急性危害：类别1； 危害水生环境－长期危害：类别1
急性毒性数据（HSDB）	/
致癌分类	/
ToxCast毒性数据	/
急性暴露水平（AEGL）	AEGL1－10 min＝0.75 ppm；AEGL1－8 h＝0.33 ppm；AEGL2－10 min＝41 ppm；AEGL2－8 h＝17 ppm；AEGL3－10 min＝76 ppm；AEGL3－8 h＝31 ppm
暴露途径	可通过吸入吸收到体内
靶器官	中枢神经系统、心血管系统、呼吸系统、眼
中毒症状	吸入：头痛，头晕，咳嗽，咽喉痛，恶心，呼吸困难，神志不清。症状可能推迟显现。 皮肤：冻伤（与液体接触）。 眼睛：发红，疼痛，严重深度烧伤
职业接触限值	阈限值：1 ppm（时间加权平均值），5 ppm（短期接触限值）（美国政府工业卫生学家会议，2017年）。 最高容许浓度：10 mg/m³（中国，2019年）。 时间加权平均容许浓度：5 ppm；7.1 mg/m³（德国，2016年）
防 护 与 急 救	
接触控制/个体防护	工程控制：严加密闭，提供充分的局部排风和全面通风。提供安全淋浴和洗眼设备。 呼吸系统防护：空气中浓度超标时，佩戴过滤式防毒面具（半面罩）。紧急事态抢救或撤离时，建议佩戴氧气呼吸器或空气呼吸器。 身体防护：穿防静电工作服。 手部防护：戴防化学品手套。 眼睛防护：戴化学安全防护眼镜。 其他防护：工作现场禁止吸烟、进食和饮水。工作完毕，淋浴更衣。及时换洗工作服。作业人员应学会自救互救。进入罐、限制性空间或其他高浓度区作业，须有人监护
急救措施	火灾应急：消防人员必须穿全身防火防毒服，在上风向灭火。切断气源。若不能切断气源，则不允许熄灭泄漏处的火焰。喷水冷却容器，可能的话将容器从火场移至空旷处。灭火剂：雾状水、抗溶性泡沫、干粉。 接触应急：一切情况下均向医生咨询。 吸入应急：迅速脱离现场至空气新鲜处。保持呼吸道通畅。如呼吸困难，给输氧。如呼吸停止，立即进行人工呼吸。就医。 皮肤应急：脱去污染的衣着，立即用流动清水彻底冲洗。 眼睛应急：立即提起眼睑，用大量流动清水或生理盐水彻底冲洗至少15 min。就医

246. 硫氢基乙酸 （Thioglycolic acid）

基　本　信　息	
原化学品目录	巯基乙酸
化学物质	硫氢基乙酸
别名	巯基乙酸；氢硫基乙酸；乙硫醇－2－酸－1；2－巯基乙酸
英文名	MERCAPTOACETIC ACID；THIOGLYCOLIC ACID；ETHANETHIOL－2－ACID－1；2－MERCAPTOETHANOIC ACID
CAS 号	68－11－1
化学式	$C_2H_4O_2S/HSCH_2COOH$
分子量	92.1
成分/组成信息	硫氢基乙酸

物　化　性　质	
理化特性	沸点：120 ℃ 熔点：－16.5 ℃ 相对密度（水＝1）：1.33 水中溶解度：混溶 蒸汽压：18 ℃时1.3 kPa 蒸汽相对密度（空气＝1）：3.18 蒸汽、空气混合物的相对密度（20 ℃，空气＝1）：1 闪点：125 ℃ 自燃温度：350 ℃ 爆炸极限：空气中5.9%（爆炸下限，体积） 辛醇、水分配系数的对数值：0.09 溶解性：与水混溶，可混溶于乙醇、乙醚，溶于普通溶剂
禁配物	强氧化剂

健康危害与毒理信息	
危险有害概述	化学危险性：燃烧时，分解生成硫氧化物和硫化氢有毒烟雾。是一种中强酸。与强氧化剂、碱和有机化合物发生反应。侵蚀钢、不锈钢和铝。 　　健康危险性：毒作用可能是其与某些酶的巯基的特殊作用有关，有强烈的刺激性。眼接触可致严重损害，导致永久性失明。可致皮肤灼伤；对皮肤有致敏性，引起过敏性皮炎。能经皮肤吸收引起中毒，动物皮肤贴敷10%溶液＜5 mL/kg即引起死亡。①吸入危险性：20 ℃时蒸发迅速地达到空气中有害浓度。②短期接触的影响：腐蚀眼睛、皮肤和呼吸道，吸入蒸气可能引起肺水肿。高于职业接触限值接触时，可能导致死亡。影响可能推迟显现。需进行医学观察
GHS 危害分类	急性毒性－经口：类别3； 急性毒性－经皮：类别3； 急性毒性－吸入：类别1（粉尘和烟雾）； 皮肤腐蚀/刺激：类别1B； 严重眼损伤/眼刺激：类别1； 皮肤致敏性：类别1； 特异性靶器官毒性－单次接触：类别1（呼吸系统、循环系统、中枢神经系统、肝脏）； 急性水生毒性：类别3

健康危害与毒理信息	
急性毒性数据（HSDB）	/
致癌分类	/
ToxCast 毒性数据	/
急性暴露水平（AEGL）	/
暴露途径	可通过吸入，经皮肤和食入吸收到体内
靶器官	呼吸系统、循环系统、中枢神经系统、肝脏、皮肤、眼
中毒症状	吸入：胃痉挛，灼烧感，咳嗽，呼吸困难，气促，咽喉痛。症状可能推迟显现。 皮肤：可能被吸收，发红，皮肤烧伤，疼痛，水疱。 眼睛：发红，疼痛，视力丧失。严重深度烧伤。 食入：腹部疼痛，灼烧感
职业接触限值	阈限值：1 ppm；3.8 mg/m³（以时间加权平均值计）（经皮）（美国政府工业卫生学家会议，2017 年）
防 护 与 急 救	
接触控制/个体防护	工程控制：密闭操作，注意通风。尽可能机械化、自动化。 呼吸系统防护：可能接触其蒸气时，应该佩戴自吸过滤式防毒面具（半面罩）。紧急事态抢救或撤离时，建议佩戴自给式呼吸器。 眼睛防护：戴化学安全防护眼镜。 身体防护：穿防酸碱工作服。 手部防护：戴橡胶耐酸碱手套。 其他防护：工作场所禁止吸烟、进食和饮水，饭前要洗手。工作完毕，淋浴更衣。单独存放被毒物污染的衣服，洗后备用。保持良好的卫生习惯
急救措施	火灾应急：采用雾状水、泡沫、砂土灭火。 吸入应急：迅速脱离现场至空气新鲜处。保持呼吸道通畅。如呼吸困难，给输氧。如呼吸停止，立即进行人工呼吸。就医。 皮肤应急：立即脱去污染的衣着，用大量流动清水冲洗至少15 min。就医。若有灼伤，按酸灼伤处理。 眼睛应急：立即提起眼睑，用大量流动清水或生理盐水彻底冲洗至少15 min。就医。 食入应急：用水漱口，给饮牛奶或蛋清。就医

247. 硫酸（Sulphuric acid）

基 本 信 息	
原化学品目录	硫酸及三氧化硫
化学物质	硫酸
别名	/
英文名	SULFURIC ACID
CAS 号	7664 – 93 – 9
化学式	H_2SO_4

（续）

基 本 信 息	
分子量	98.1
成分/组成信息	硫酸

物 化 性 质	
理化特性	外观与性状：无色油状吸湿液体，无气味 沸点：340 ℃（分解） 熔点：10 ℃ 相对密度（水 = 1）：1.8 水中溶解度：混溶 蒸汽压：146 ℃时 0.13 kPa 蒸汽相对密度（空气 = 1）：3.4
禁配物	碱类、碱金属、水、强还原剂、易燃或可燃物

健康危害与毒理信息	
危险有害概述	化学危险性：是一种强氧化剂，与可燃物质和还原性物质激烈发生反应。是一种强酸，与碱激烈反应，有腐蚀性。腐蚀大多数普通金属，生成易燃的/爆炸性的气体氢。与水和有机物激烈反应，释放出热量。加热时，生成硫氧化物刺激性或有毒烟雾。 健康危险性：①吸入危险性：20 ℃时蒸发可忽略不计，但喷洒时可较快地达到空气中颗粒物有害浓度。②短期接触的影响：腐蚀作用。极腐蚀眼睛、皮肤和呼吸道。食入有腐蚀性。吸入气溶胶可能引起肺水肿。③长期或反复接触的影响：反复或长期接触到的气溶胶，肺可能受损伤。反复或长期接触气溶胶，有腐蚀牙齿危险。浓无机酸雾是人类致癌物。 环境危险性：对水生生物有害
GHS 危害分类	急性毒性 – 经口：类别 5； 急性毒性 – 吸入：类别 2（粉尘及烟雾）； 皮肤腐蚀/刺激：类别 1； 严重眼损伤/眼刺激：类别 1； 特异性靶器官毒性 – 单次接触：类别 1（呼吸系统）； 特异性靶器官毒性 – 反复接触：类别 1（呼吸系统）； 急性水生毒性：类别 3
急性毒性数据（HSDB）	LC_{50}：0.375 mg/L，4 h（大鼠吸入）
致癌分类	类别 1（国际癌症研究机构，2019 年）。 类别 A2（确认的人类致癌物，美国政府工业卫生学家会议，2017 年）。 类别 4（德国，2016 年）
ToxCast 毒性数据	/
急性暴露水平（AEGL）	/
暴露途径	可通过吸入其气溶胶和经食入吸收到体内
靶器官	眼、皮肤、呼吸系统
中毒症状	吸入：腐蚀作用。灼烧感，咽喉痛，咳嗽，呼吸困难，气促。症状可能推迟显现。 皮肤：腐蚀作用，发红，疼痛，水疱，严重皮肤烧伤。 眼睛：腐蚀作用发红，疼痛，严重深度烧伤。 食入：腐蚀作用，腹部疼痛，灼烧感，休克或虚脱
职业接触限值	阈限值：0.2 mg/m³（胸部）（时间加权平均值）（美国政府工业卫生学家会议，2017 年）。 时间加权平均容许浓度：1 mg/m³，短时间接触容许浓度：2 mg/m³（中国，2019 年）

	防 护 与 急 救
接触控制/个体防护	工程控制：禁止与易燃物质接触，禁止与可燃物质接触。通风，局部排气通风。 接触控制：避免一切接触。 呼吸系统防护：适当的呼吸防护。 身体防护：防护服。 手部防护：防护手套。 眼睛防护：面罩，或眼睛防护结合呼吸防护。 其他防护：工作时不得进食、饮水或吸烟
急救措施	火灾应急：禁止用水。周围环境着火时，使用干粉、泡沫、二氧化碳灭火。 爆炸应急：着火时，喷雾状水保持料桶等冷却，但避免与水直接接触。 接触应急：一切情况均向医生咨询。 吸入应急：新鲜空气，休息，半直立体位。必要时进行人工呼吸，给予医疗护理。 皮肤应急：脱去污染的衣服，用大量水冲洗皮肤或淋浴，给予医疗护理。 眼睛应急：先用大量水冲洗几分钟（如可能易行，摘除隐形眼镜），然后就医。 食入应急：漱口，不要催吐，给予医疗护理

248. 硫酸二甲酯（Dimethyl sulfate）

	基 本 信 息
原化学品目录	硫酸二甲酯
化学物质	硫酸二甲酯
别名	二甲基硫酸酯；DMS
英文名	DIMETHYL SULFATE；SULFURIC ACID DIMETHYL ESTER；DIMETHYL MONOSULFATE；DMS
CAS 号	77 – 78 – 1
化学式	$C_2H_6O_4S/(CH_3O)_2SO_2$
分子量	126.1
成分/组成信息	硫酸二甲酯
	物 化 性 质
理化特性	外观与性状：无色，油状液体 沸点：188 ℃时分解 熔点：-32 ℃ 相对密度（水=1）：1.3 水中溶解度：18 ℃时2.8 g/100 mL 蒸汽压：20 ℃时65 Pa 蒸汽相对密度（空气=1）：4.4 蒸汽、空气混合物的相对密度（20 ℃，空气=1）：1 闪点：83 ℃（闭杯） 自燃温度：470 ℃ 爆炸极限：空气中3.6% ~23.3%（体积） 辛醇、水分配系数的对数值：0.16
禁配物	强氧化剂、强碱、氨、水

	（续）
健康危害与毒理信息	

危险有害概述	物化学危险性：加热或燃烧时，分解生成含有硫氧化物的有毒烟雾。水溶液是一种中强酸。与水发生反应产生硫酸伴随放热。与浓氨、碱、酸和强氧化剂发生激烈反应，有着火和爆炸危险。 健康危险性：①吸入危险性：20 ℃时，蒸发相当快地达到空气中有害污染浓度。②短期接触的影响：腐蚀眼睛，皮肤和呼吸道。食入有腐蚀性。吸入可能引起肺水肿。可能对肝、肾有影响，导致功能损伤。远高于职业接触限值接触可能导致死亡。影响可能推迟显现。需进行医学观察。③长期或反复接触的影响：反复或长期接触其蒸气，肺可能受损伤。很可能是人类致癌物。反复或长期接触可能引起皮肤过敏。 环境危险性：对水生生物有害
GHS 危害分类	易燃液体：类别4； 急性毒性–经口：类别3； 急性毒性–吸入：类别1（蒸气）； 皮肤腐蚀/刺激：类别1A～1C； 严重眼损伤/眼刺激：类别1； 生殖细胞致突变性：类别2； 致癌性：类别1B； 生殖毒性：类别2； 特异性靶器官毒性–单次接触：类别1（呼吸系统、中枢神经系统、肝脏、肾脏、心脏），类别3（呼吸致敏性）； 特异性靶器官毒性–反复接触：类别2（肺）； 危害水生环境–急性危害：类别2
急性毒性数据（HSDB）	LC_{50}：45～280 mg/m^3，4 h（大鼠吸入）； LD_{50}：205 mg/kg（大鼠经口）； LD_{50}：140 mg/kg bw（小鼠经口）
致癌分类	类别2A（国际癌症研究机构，2019年）； 类别A3（美国政府工业卫生学家会议，2017年）； 类别2（德国，2016年）
ToxCast 毒性数据	/
急性暴露水平（AEGL）	/
暴露途径	可迅速地通过吸入，经皮肤和食入吸收到体内
靶器官	呼吸系统、中枢神经系统、肝脏、肾脏、心脏、眼、皮肤
中毒症状	吸入：咳嗽，咽喉痛，灼烧感，呼吸短促，头痛，症状可能推迟显现。 皮肤：可能被吸收，发红，疼痛，水疱，皮肤烧伤。 眼睛：发红，疼痛，烧伤，永久丧失视力。 食入：口腔和咽喉烧伤，咽喉有灼烧感，胃痉挛，呕吐，惊厥，休克或虚脱
职业接触限值	阈限值：0.1 ppm（时间加权平均值）（经皮）（美国政府工业卫生学家会议，2017年）。 时间加权平均容许浓度：0.5 mg/m^3（中国，2019年）
防 护 与 急 救	
接触控制/个体防护	工程控制：禁止明火。高于83 ℃，使用密闭系统、通风。 接触控制：避免一切接触。 呼吸系统防护：适当的呼吸防护。 身体防护：防护服。 手部防护：防护手套。 眼睛防护：面罩或眼睛防护结合呼吸防护。 其他防护：工作时不得进食、饮水或吸烟。进食前洗手

（续）

	防护与急救
急救措施	火灾应急：干粉，泡沫，二氧化碳，雾状水。 接触应急：一切情况均向医生咨询。 吸入应急：新鲜空气，休息，半直立体位，必要时进行人工呼吸，立即给予医疗护理。 皮肤应急：脱去污染的衣服。用大量水冲洗皮肤或淋浴。立即给予医疗护理。 眼睛应急：用大量水冲洗（如可能易行，摘除隐形眼镜）。立即给予医疗护理。 食入应急：漱口，饮用1或2杯水，不要催吐，立即给予医疗护理

249. 六氟丙酮（Hexafluoroacetone）

	基 本 信 息
原化学品目录	六氟丙酮
化学物质	六氟丙酮
别名	1，1，1，3，3，3 - 六氟 - 2 - 丙酮；全氟丙酮
英文名	HEXAFLUOROACETONE；1，1，1，3，3，3 - HEXAFLUORO - 2 - PROPANONE；PERFLUOROACETONE
CAS 号	684 - 16 - 2
化学式	C_3F_6O/CF_3COCF_3
分子量	166
成分/组成信息	六氟丙酮

	物 化 性 质
理化特性	沸点：- 28 ℃ 熔点：- 129 ℃ 相对密度（水 = 1）：25 ℃ 1.33 g/mL（液体） 水中溶解度：发生反应，放热 蒸汽相对密度（空气 = 1）：5.7 辛醇、水分配系数的对数值：1.46
禁配物	水、醇类、强氧化剂

	健康危害与毒理信息
危险有害概述	物理危险性：气体比空气重。 化学危险性：加热到 550 ℃ 时，分解生成有毒和腐蚀性烟雾。与水和湿气激烈反应，生成强酸性水合物。侵蚀玻璃和大多数金属。 健康危险性：对眼睛、皮肤、黏膜和呼吸道有强烈的刺激作用。吸入后可能因咽喉、支气管的痉挛、水肿、化学性肺炎、肺水肿而致死。症状有烧灼感、咳嗽、喘息、喉炎、气短、头痛、恶心和呕吐。 ①吸入危险性：容器漏损时，迅速达到空气中该气体的有害浓度。②短期接触的影响：严重刺激眼睛、皮肤和呼吸道。吸入气体可能引起肺水肿。液体迅速蒸发可能引起冻伤。影响可能推迟显现。需进行医学观察。③长期或反复接触的影响：动物实验表明，可能造成人类婴儿畸形，可能对人类生殖造成毒性影响
GHS 危害分类	高压气体：液化气体； 急性毒性 - 经口：类别 4； 急性毒性 - 吸入：类别 2（蒸气）； 皮肤腐蚀/刺激：类别 2； 严重眼损伤/眼刺激：类别 2；

健康危害与毒理信息	
GHS 危害分类	生殖毒性：类别 2； 致癌性：类别 1A； 特异性靶器官毒性 – 单次接触：类别 1（睾丸、肾脏、肝脏、胸腺），类别 2（呼吸系统）； 特异性靶器官毒性 – 反复接触：类别 1（睾丸、肾脏、血液）
急性毒性数据（HSDB）	/
致癌分类	类别 A4（美国政府工业卫生学家会议，2017 年）
ToxCast 毒性数据	/
急性暴露水平（AEGL）	AEGL1 – 10 min = NR；AEGL1 – 8 h = NR；AEGL2 – 10 min = 0.4 ppm；AEGL2 – 8 h = 0.025 ppm；AEGL3 – 10 min = 160 ppm；AEGL3 – 8 h = 10 ppm
暴露途径	可通过吸入和经皮肤吸收到体内
靶器官	睾丸、肾脏、肝脏、胸腺、血液、呼吸系统、皮肤、眼
中毒症状	吸入：咳嗽，咽喉痛，灼烧感，呼吸困难，气促。症状可能推迟显现。 皮肤：可能被吸收。发红，疼痛，与液体接触：冻伤。 眼睛：发红，疼痛
职业接触限值	阈限值：0.1 ppm；0.68 mg/m³（经皮）（美国政府工业卫生学家会议，2017 年）。 时间加权平均容许浓度：0.5 mg/m³（中国，2019 年）
防 护 与 急 救	
接触控制/个体防护	工程控制：严加密闭，提供充分的局部排风。 呼吸系统防护：空气中浓度超标时，必须佩戴防毒面具。紧急事态抢救或逃生时，佩戴自给式呼吸器。 眼睛防护：戴化学安全防护眼镜。 身体防护：穿防静电工作服。 手部防护：戴橡胶耐油手套
急救措施	火灾应急：切断气源。喷水冷却容器，可能的话将容器从火场移至空旷处。二氧化碳。 吸入应急：迅速脱离现场至空气新鲜处。保持呼吸道通畅。呼吸困难时给输氧。呼吸停止时，立即进行人工呼吸。就医

250. 六氟丙烯（Hexafluoropropylene）

基 本 信 息	
原化学品目录	六氟丙烯
化学物质	六氟丙烯
别名	全氟丙烯；1，1，2，3，3，3 – 六氟 – 1 – 丙烯；HFP
英文名	Hexafluoropropylene；1，1，2，3，3，3 – Hexafluoro – 1 – pylene
CAS 号	116 – 15 – 4
化学式	C_3F_6
分子量	150.02
成分/组成信息	六氟丙烯

（续）

物 化 性 质	
理化特性	外观与性状：无色无臭气体 沸点：-29.6 ℃ 熔点：-156.5 ℃ 饱和蒸汽压：687.15 kPa（21.1 ℃） 蒸汽相对密度（空气 =1）：5.18 相对密度（水 =1）：1.58 临界温度：86 ℃ 临界压力：2.75 MPa 辛醇/水分配系数：2.12 溶解性：微溶于乙醇、乙醚
禁配物	强氧化剂、易燃或可燃物
健康危害与毒理信息	
危险有害概述	物理危险性：不燃，若遇高热，容器内压增大，有开裂和爆炸的危险。 健康危险性：短时间吸入较多六氟丙烷，有头昏、无力、睡眠欠佳等症状
GHS 危害分类	高压气体：压缩气体； 急性毒性 - 吸入（气体）：类别 4； 特异性靶器官毒性 - 单次接触：类别 1（中枢神经系统，呼吸系统，肾脏）； 特异性靶器官毒性 - 反复接触：类别 1（肾脏）
急性毒性数据（HSDB）	/
致癌分类	/
ToxCast 毒性数据	/
急性暴露水平（AEGL）	/
暴露途径	可通过吸入吸收到体内
靶器官	中枢神经系统、呼吸系统、肾脏
中毒症状	头昏、无力、睡眠欠佳等症状，症状可能推迟显现
职业接触限值	阈限值：0.1 ppm（时间加权平均值，美国政府工业卫生学家会议，2017 年）； 时间加权平均容许浓度：4 mg/m³（中国，2019 年）
防 护 与 急 救	
接触控制/个体防护	工程控制：密闭操作，全面排风。 呼吸系统防护：空气中浓度较高时，应视污染气体浓度的高低和作业环境中是否缺氧来选择过滤式防毒面具（全面罩）或自给式呼吸器。 身体防护：穿一般作业工作服。 手部防护：戴一般作业防护手套。 眼睛防护：一般不需特殊防护。 其他防护：工作现场禁止吸烟。注意个人清洁卫生
急救措施	接触应急：一切情况均向医生咨询。 吸入应急：迅速脱离现场至空气新鲜处。保持呼吸道通畅。如呼吸困难，给输氧。如呼吸停止，立即进行人工呼吸。就医。 皮肤应急：脱去污染的衣着，用肥皂水及清水彻底冲洗。 眼睛应急：立即翻开上下眼睑，用流动清水冲洗。就医。 食入应急：误服者立即漱口，饮足量温水，催吐，就医

251. 六氟化硫 (Sulfur hexafluoride)

基 本 信 息	
原化学品目录	六氟化硫
化学物质	六氟化硫
别名	氟化硫
英文名	SULPHUR HEXAFLUORIDE; SULFUR FLUORIDE
CAS 号	2551 – 62 – 4
化学式	F_6S
分子量	146.1
成分/组成信息	六氟化硫

物 化 性 质	
理化特性	外观与性状：无色、无气味压缩液化气体 升华点：– 64 ℃ 熔点：– 51 ℃ 相对密度（水 = 1）：1.9 水中溶解度：不溶 蒸汽相对密度（空气 = 1）：5 辛醇、水分配系数的对数值：1.68
禁配物	禁配物：强氧化剂、易燃或可燃物

健康危害与毒理信息	
危险有害概述	物理危险性：气体比空气重，可能积聚在低层空间，造成缺氧。 化学危险性：加热到 500 ℃ 以上时，分解生成硫氧化物和氟化物有毒腐蚀性烟雾。 健康危险性:①吸入危险性：容器漏损时，迅速达到空气中该气体的有害浓度。②短期接触的影响：液体迅速蒸发，可能引起冻伤
GHS 危害分类	高压气体：液化气体； 特异性靶器官毒性 – 单次接触：类别 1（麻醉效果）
急性毒性数据（HSDB）	/
致癌分类	/
ToxCast 毒性数据	$AC_{50}(AR)$ = Inactive; $AC_{50}(AhR)$ = Inactive; $AC_{50}(ESR)$ = Inactive; $AC_{50}(p53)$ = Inactive
急性暴露水平（AEGL）	/
暴露途径	可通过吸入吸收到体内
靶器官	神经系统
中毒症状	吸入：窒息。 皮肤：冻伤（与液体接触）
职业接触限值	阈限值：1000 ppm（时间加权平均值）(美国政府工业卫生学家会议，2017 年)。 时间加权平均容许浓度：6000 mg/m³（中国，2019 年）。 时间加权平均容许浓度：1000 ppm（德国，2016 年）

防 护 与 急 救	
接触控制/个体防护	工程控制：通风。 呼吸系统防护：适当的呼吸防护。 手部防护：保温手套。 眼睛防护：安全护目镜，面罩。 其他防护：工作时不得进食、饮水或吸烟

（续）

	防 护 与 急 救
急救措施	火灾应急：周围环境着火时，允许使用各种灭火剂。 爆炸应急：着火时喷雾状水保持钢瓶冷却。 吸入应急：新鲜空气，休息，必要时进行人工呼吸，给予医疗护理。 皮肤应急：冻伤时，用大量水冲洗，不要脱去衣服，给予医疗护理。 眼睛应急：先用大量水冲洗几分钟（如可能易行，摘除隐形眼镜），然后就医

252. 六六六（混合异构体）（Hexachlorocyclohexane）

	基 本 信 息
原化学品目录	六六六（混合异构体）
化学物质	六六六（混合异构体）
别名	1，2，3，4，5，6-六氯化苯（混合异构体）；BHC/HCH（混合异构体）
英文名	Hexachlorocyclohexane（mixed isomers）；1，2，3，4，5，6 - Hexachlorocyclohexane（mixed isomers）；BHC/HCH（mixture of isomers）
CAS 号	608 - 73 - 1
化学式	$C_6H_6Cl_6$/ClCH(CHCl)$_4$CHCl
分子量	290.8
成分/组成信息	六六六（混合异构体）

	物 化 性 质
理化特性	外观与性状：白色至浅棕色薄片，或白色晶体粉末，有特殊气味。 密度：1.9 g/cm^3 沸点：288 ℃（760 mmHg） 熔点：158 ℃ 闪点：82 ℃ 溶解性：难溶于水
禁配物	/

	健康危害与毒理信息
危险有害概述	化学危险性：与高温表面或火焰接触时分解，生成含有氯、氯化氢和光气的有毒和腐蚀性烟雾。 健康危险性：扩散时可较快地达到空气中颗粒物有害浓度。反复或长期与皮肤接触可能引起皮炎。可能对神经系统、骨髓、肾和肝脏有影响。很可能是人类致癌物。动物实验表明，可能造成人类生殖或发育毒性
GHS 危害分类	急性毒性 - 经口：类别 3； 急性毒性 - 经皮：类别 3； 急性毒性 - 吸入：类别 3； 致癌性：类别 2； 生殖毒性：类别 2； 特异性靶器官毒性 - 单次接触：类别 1（神经系统），类别 3（呼吸道刺激）； 特异性靶器官毒性 - 反复接触：类别 1（中枢神经系统），2 类（肝，肾）； 危害水生环境 - 急性危害：类别 1； 危害水生环境 - 长期危害：类别 1

健康危害与毒理信息	
急性毒性数（HSDB）	LD_{50}：100 mg/kg（大鼠经口）； LD_{50}：75 mg/kg（兔子皮下注射）
致癌分类	类别 2B（国际癌症研究机构，2019 年）
ToxCast 毒性数据	AC_{50}（AR）= Inactive；AC_{50}（AhR）= Inactive；AC_{50}（ESR）= 10.81 μmol/L
急性暴露水平（AEGL）	/
暴露途径	可通过吸入其气溶胶、经皮肤和食入吸收到体内
靶器官	神经系统、肝脏、肾脏、呼吸系统
中毒症状	咳嗽，咽喉痛，眼睛发红，头痛，恶心，呕吐，腹泻，头晕，震颤，惊厥
职业接触限值	时间加权平均容许浓度：0.3 mg/m³，短时间接触容许浓度：0.5 mg/m³（中国，2019 年）。 时间加权平均容许浓度：0.5 mg/m³（德国，2017 年）
防 护 与 急 救	
接触控制/个体防护	工程控制：密闭操作，局部排风。 呼吸系统防护：空气中粉尘浓度较高时，建议佩戴自吸过滤式防尘口罩。 身体防护：穿透气型防毒服。 眼睛防护：戴化学安全防护眼镜。 手部防护：戴防化学品手套。 其他防护：工作现场禁止吸烟、进食和饮水。工作完毕，彻底清洗。及时换洗工作服
急救措施	吸入应急：迅速脱离现场至空气新鲜处。保持呼吸道通畅，如呼吸困难，给输氧。如呼吸停止，立即进行人工呼吸。就医。 皮肤应急：用水充分清洗。如感觉不适，呼叫中毒急救中心/医生。立即脱掉所有沾染的衣服，清洗后方可再次使用。 食入应急：饮足量温水，催吐。洗胃，导泄。就医。 眼睛接触：提起眼睑，用流动清水或生理盐水冲洗。就医

253. 六氯丁二烯（Hexachlorobutadiene）

基 本 信 息	
原化学品目录	六氯丁二烯
化学物质	六氯丁二烯
别名	1，1，2，3，4，4 - 六氯 - 1，3 - 丁二烯；六氯 - 1，3 - 丁二烯；全氯丁二烯
英文名	HEXACHLOROBUTADIENE；1，1，2，3，4，4 - HEXACHLORO - 1，3 - BUTADIENE；PERCHLOROBUTABIENE
CAS 号	87 - 68 - 3
化学式	$C_4Cl_6/CCl_2 = CClCCl = CCl_2$
分子量	260.8
成分/组成信息	六氯丁二烯

（续）

物 化 性 质	
理化特性	外观与性状：无色液体，有特殊气味 沸点：212 ℃ 熔点：−18 ℃ 相对密度（水=1）：1.68 水中溶解度：不溶 蒸汽压：20 ℃时20 Pa 蒸汽相对密度（空气=1）：9.0 蒸汽、空气混合物的相对密度（20 ℃，空气=1）：1 闪点：90 ℃ 自燃温度：610 ℃ 辛醇、水分配系数的对数值：4.90
禁配物	强氧化剂
健康危害与毒理信息	
危险有害概述	物理危险性：蒸气比空气重。 化学危险性：燃烧时，分解生成氯化氢和光气有毒和腐蚀性烟雾。侵蚀橡胶和某些塑料。 健康危险性：①吸入危险性：20 ℃时蒸发可相当快达到空气中有害污染浓度。②短期接触的影响：蒸气刺激眼睛，皮肤和呼吸道。液体有腐蚀性。可能对肾有影响。③长期或反复接触的影响：反复或长期接触可能引起皮肤过敏。可能引起人类遗传损害。 环境危险性：对水生生物是有毒的。在人类重要的食物链中发生生物蓄积，特别是在鱼体内。可能对水生环境有长期影响
GHS 危害分类	急性毒性 – 经口：类别 3； 急性毒性 – 经皮：类别 4； 急性毒性 – 吸入：类别 1（蒸气）； 皮肤致敏性：类别 1； 生殖细胞致突变性：类别 2； 致癌性：类别 2； 生殖毒性：类别 2； 特异性靶器官毒性 – 单次接触：类别 1（肝脏）； 特异性靶器官毒性 – 反复接触：类别 1（肝、肾、骨髓）； 急性水生毒性：类别 1； 慢性水生毒性：类别 1
急性毒性数据（HSDB）	/
致癌分类	类别 3（国际癌症研究机构，2019 年）； 类别 3B（德国，2016 年）； 类别 A3（美国政府工业卫生学家会议，2017 年）
ToxCast 毒性数据	$AC_{50}(AR)$ = Inactive；$AC_{50}(AhR)$ = Inactive；$AC_{50}(ESR)$ = 35.56；$A_{50}(p53)$ = Inactive
急性暴露水平（AEGL）	/
暴露途径	可通过吸入其蒸气、经皮肤和食入吸收到体内
靶器官	肝、肾、骨髓、皮肤
中毒症状	吸入：灼烧感，咳嗽，咽喉痛，昏迷。症状可能推迟显现。 皮肤：可能被吸收，发红，疼痛，水疱，皮肤烧伤。 眼睛：疼痛，发红，严重深度烧伤，视力丧失。 食入：灼烧感，腹痛，休克或虚脱

（续）

健康危害与毒理信息	
职业接触限值	阈限值：0.02 ppm、0.21 mg/m³（时间加权平均值）（经皮）（美国政府工业卫生学家会议，2017 年）； 时间加权平均容许浓度：0.2 mg/m³（中国，2019 年）； 时间加权平均容许浓度：0.02 ppm（德国，2016 年）

防 护 与 急 救	
接触控制/个体防护	工程控制：禁止明火。通风，局部排气通风。 接触控制：避免一切接触。 呼吸系统防护：适当的呼吸防护。 身体防护：防护服。 手部防护：防护手套。 眼睛防护：面罩，或眼睛防护结合呼吸防护。 其他防护：工作时不得进食、饮水或吸烟
急救措施	火灾应急：干粉，雾状水，泡沫，二氧化碳。 爆炸应急：着火时喷雾状水保持料桶等冷却。 吸入应急：新鲜空气，休息，给予医疗护理。 皮肤应急：脱去污染的衣服，用大量水冲洗皮肤或淋浴，给予医疗护理。 眼睛应急：先用大量水冲洗几分钟（如可能易行，摘除隐形眼镜），然后就医。 食入应急：漱口，催吐（仅对清醒病人），大量饮水，给予医疗护理

254. 六氯环戊二烯（Hexachlorocyclopentadiene）

基 本 信 息	
原化学品目录	六氯环戊二烯
化学物质	六氯环戊二烯
别名	1，2，3，4，5，5-六氯-1，3-环戊二烯；全氯环戊二烯
英文名	HEXACHLOROCYCLOPENTADIENE；1，2，3，4，5，5-HEXACHLORO-1，3-CY-CLOPENTADIENE；PERCHLOROCYCLOPENTADIENE
CAS 号	77-47-4
化学式	C_5Cl_6
分子量	272.7
成分/组成信息	六氯环戊二烯

物 化 性 质	
理化特性	外观与性状：黄色至绿色油状液体，有刺鼻气味 沸点：239 ℃ 熔点：-9 ℃ 相对密度（水=1）：1.7 水中溶解度：25 ℃时 0.2 g/100 mL 蒸汽压：20 ℃时 10.7 Pa 蒸汽相对密度（空气=1）：9.4 蒸汽、空气混合物的相对密度（20 ℃，空气=1）：1 辛醇、水分配系数的对数值：4~5
禁配物	禁配物：强氧化剂、潮湿空气、水

健康危害与毒理信息	
危险有害概述	物理危险性：蒸气比空气重。 化学危险性：加热时，分解生成含有氯化氢和光气的有毒和腐蚀性烟雾。与潮湿空气反应，生成氯化氢。侵蚀许多金属，生成易燃/爆炸性气体。 健康危险性：①吸入危险性：20 ℃时，蒸发相当快地达到空气中有害污染浓度。②短期接触的影响：腐蚀眼睛、皮肤和呼吸道。食入有腐蚀性。吸入可能引起肺水肿。可能对肾脏和肝脏有影响，导致体组织损伤。影响可能推迟显现。需进行医学观察。 环境危险性：对水生生物有极高毒性。可能在鱼体内发生生物蓄积。可能在水生环境中造成长期影响
GHS 危害分类	急性毒性－经口：类别 4； 急性毒性－吸入：类别 1（蒸气）； 急性毒性－经皮：类型 3； 皮肤腐蚀/刺激：类别 1A－1C； 严重眼损伤/眼刺激：类别 2A； 皮肤致敏性：类别 1； 特异性靶器官毒性－单次接触：类别 1（呼吸系统、肝脏、肾脏），类别 3（麻醉效果）； 特异性靶器官毒性－反复接触：类别 1（呼吸系统），类别 2（肝）； 急性水生毒性：类别 1； 慢性水生毒性：类别 1
急性毒性数据（HSDB）	LC_{50}：18.1 mg/m^3，4 h（大鼠吸入）（雄）； LC_{50}：39.6 mg/m^3，4 h（大鼠吸入）（雌）
致癌分类	类别 A4（美国政府工业卫生学家会议，2017 年）
ToxCast 毒性数据	AC_{50}（AR）= Inactive；AC_{50}（AhR）= Inactive；AC_{50}（ESR）= Inactive；AC_{50}（p53）= Inactive
急性暴露水平（AEGL）	/
暴露途径	可通过吸入，经皮肤和食入吸收到体内
靶器官	眼、皮肤、呼吸系统、肝脏、肾脏、神经系统
中毒症状	吸入：咳嗽，咽喉痛，头痛，腹泻，头晕，恶心，呕吐，呼吸困难。 皮肤：可能被吸收，发红。疼痛，皮肤烧伤。 眼睛：发红、疼痛、视力模糊、严重深度烧伤。 食入：腹部疼痛、灼烧感、休克或虚脱
职业接触限值	阈限值：0.01 ppm（时间加权平均值）（美国政府工业卫生学家会议，2017 年）； 时间加权平均容许浓度：0.1 mg/m^3（中国，2019 年）

防 护 与 急 救	
接触控制/个体防护	工程控制：通风，局部排气通风。 接触控制：避免一切接触。 呼吸系统防护：适当的呼吸防护。 身体防护：防护服。 手部防护：防护手套。 眼睛防护：面罩，或眼睛防护结合呼吸防护。 其他防护：工作时不得进食、饮水或吸烟。进食前洗手
急救措施	火灾应急：周围环境着火时，使用适当的灭火剂。 接触应急：一切情况均向医生咨询。 吸入应急：新鲜空气，休息。半直立体位。必要时进行人工呼吸。给予医疗护理。 皮肤应急：脱去污染的衣服。用大量水冲洗皮肤或淋浴。给予医疗护理。 眼睛应急：先用大量水冲洗几分钟（如可能易行，摘除隐形眼镜），然后就医。 食入应急：漱口，不要催吐，大量饮水，给予医疗护理

255. 六氯萘 （Hexachloronaphthalene）

基 本 信 息	
原化学品目录	六氯萘
化学物质	六氯萘
别名	/
英文名	HEXACHLORONAPHTHALENE
CAS 号	1335 – 87 – 1
化学式	$C_{10}H_2Cl_6$
分子量	334.7
成分/组成信息	六氯萘

物 化 性 质	
理化特性	外观与性状：白色各种形态固体，有特殊气味 沸点：344 ~ 388 ℃ 熔点：137 ℃ 密度：1.78 g/cm³ 水中溶解度：不溶 蒸汽压：0.01 Pa 蒸汽相对密度（空气 = 1）：11.6 辛醇、水分配系数的对数值：7.59
禁配物	/

健康危害与毒理信息	
危险有害概述	化学危险性：燃烧时，分解生成含氯化氢和光气有毒气体。与强氧化剂发生反应。 健康危险性：①吸入危险性：20 ℃时蒸发可忽略不计，但可较快地达到空气中颗粒物有害浓度。②短期接触的影响：刺激眼睛和皮肤。③长期或反复接触的影响：反复或长期与皮肤接触可能引起皮炎（氯痤疮）。可能对肝有影响，导致肝损害。 环境危险性：可能沿食物链发生生物蓄积，例如在鱼体内。由于在环境中的持久性，强烈建议不要让其进入环境。可能在水生环境中造成长期影响
GHS 危害分类	皮肤腐蚀/刺激性：类别2； 严重眼损伤/眼刺激：类别2A ~ 2B； 特定靶器官毒性 – 反复接触：类别1（皮肤），类别2（肝脏）
急性毒性数据（HSDB）	/
致癌分类	/
ToxCast 毒性数据	$AC_{50}(AR)$ = Inactive；$AC_{50}(AhR)$ = Inactive；$AC_{50}(ESR)$ = Inactive；$AC_{50}(p53)$ = Inactive
急性暴露水平（AEGL）	/
暴露途径	可通过吸入其烟雾和经皮肤吸收到体内
靶器官	皮肤、眼、肝脏
中毒症状	皮肤：发红，疼痛。 眼睛：发红，疼痛
职业接触限值	阈限值：0.2 mg/m³（时间加权平均值）（经皮）（美国政府工业卫生学家会议，2017年）； 时间加权平均容许浓度：0.2 mg/m³（中国，2019 年）

防 护 与 急 救	
接触控制/个体防护	工程控制：局部排气通风。 接触控制：防止粉尘扩散。严格作业环境管理。 呼吸系统防护：适当的呼吸防护。 身体防护：防护服。 手部防护：防护手套。 眼睛防护：面罩，或眼睛防护结合呼吸防护。 其他防护：工作时不得进食、饮水或吸烟
急救措施	火灾应急：雾状水，泡沫，干粉，二氧化碳。 接触应急：一切情况均向医生咨询。 吸入应急：新鲜空气，休息。 皮肤应急：脱去污染的衣服。冲洗，然后用水和肥皂清洗皮肤，给予医疗护理 眼睛应急：先用大量水冲洗几分钟（如可能易行，摘除隐形眼镜），然后就医。 食入应急：漱口，给予医疗护理

256. 六氯乙烷（Carbon hexachloride）

基 本 信 息	
原化学品目录	六氯乙烷
化学物质	六氯乙烷
别名	全氯乙烷；六氯化碳
英文名	HEXACHLOROETHANE；PERCHLOROETHANE； CARBON HEXACHLORIDE
CAS 号	67 – 72 – 1
化学式	C_2Cl_6/Cl_3CCCl_3
分子量	236.7
成分/组成信息	六氯乙烷

物 化 性 质	
理化特性	外观与性状无色晶体，有特殊气味 沸点：183～185 ℃ 相对密度（水 =1）：2.1 水中溶解度：不溶 蒸汽压：20 ℃时 53 Pa 蒸汽相对密度（空气 =1）：8.2 蒸汽、空气混合物的相对密度（20 ℃，空气 =1）：1 辛醇、水分配系数的对数值：3.9
禁配物	强氧化剂、强碱

健康危害与毒理信息	
危险有害概述	化学危险性：加热时高于 300 ℃时，分解生成光气和氯化氢的有毒和腐蚀性烟雾。与锌、铝粉末和钠发生反应。与碱金属、强氧化剂发生剧烈反应。 健康危险性：①吸入危险性：扩散时，可较快地达到空气中颗粒物有害浓度。②短期接触的影响：该蒸气刺激眼睛。③长期或反复接触的影响：可能对肝脏和肾脏有影响。可能对中枢神经系统有影响，导致共济失调和震颤。在实验动物身上发现肿瘤，但是可能与人类无关。 环境危险性：对水生生物有极高毒性。可能在水生环境中造成长期影响

健康危害与毒理信息	
GHS 危害分类	急性毒性 – 经口：类别 5； 皮肤腐蚀/刺激：类别 3； 严重眼损伤/眼刺激：类别 2B； 致癌性：类别 2； 特异性靶器官毒性 – 反复接触：类别 2（肾、神经系统）； 急性水生毒性：类别 1； 慢性水生毒性：类别 1
急性毒性数据（HSDB）	LD_{50}：4460～7080 mg/kg（大鼠经口）（雌）； LD_{50}：5160～7690 mg/kg（大鼠经口）（雄）
致癌分类	类别 2B（国际癌症研究机构，2019 年）。 类别 3B（德国，2016 年）。 类别 A3（美国政府工业卫生学家会议，2017 年）
ToxCast 毒性数据	/
急性暴露水平（AEGL）	AEGL1 – 10 min = NR；AEGL1 – 8 h = NR；AEGL2 – 10 min = 1100 ppm；AEGL2 – 8 h = 380 ppm；AEGL3 – 10 min = 3800 ppm；AEGL3 – 8 h = 1300 ppm
暴露途径	可通过吸入，经食入吸收到体内
靶器官	眼、皮肤、肾、神经系统
中毒症状	吸入：咳嗽。 眼睛：发红
职业接触限值	阈限值：1 ppm（经皮）（美国政府工业卫生学家会议，2017 年）。 时间加权平均容许浓度：10 mg/m³（中国，2019 年）。 时间加权平均容许浓度：1 ppm（德国，2016 年）
防 护 与 急 救	
接触控制/个体防护	工程控制：局部排气通风。 接触控制：防止粉尘扩散，防止产生烟云。 呼吸系统防护：适当的呼吸防护。 手部防护：防护手套。 眼睛防护：安全护目镜。 其他防护：工作时不得进食、饮水或吸烟
急救措施	火灾应急：周围环境着火时，使用适当的灭火剂。 爆炸应急：着火时，喷雾状水保持料桶等冷却。 吸入应急：新鲜空气，休息。 皮肤应急：脱去污染的衣服。冲洗，然后用水和肥皂清洗皮肤。 眼睛应急：先用大量水冲洗几分钟（如可能易行，摘除隐形眼镜），然后就医。 食入应急：漱口。给予医疗护理

257. 铝酸钠（Sodium aluminate）

基 本 信 息	
原化学品目录	铝酸钠
化学物质	铝酸钠
别名	氧化钠铝；二氧化钠铝
英文名	SODIUM ALUMINATE；ALUMINIUM SODIUM OXIDE；SODIUM ALUMINIUM DIOXIDE

（续）

基 本 信 息	
CAS 号	1302 - 42 - 7
化学式	NaAlO$_2$
分子量	82
成分/组成信息	铝酸钠

物 化 性 质	
理化特性	外观与性状：白色吸湿粉末 熔点：1650 ℃ 密度：1.5 g/cm³ 水中溶解度：易溶
禁配物	/

健康危害与毒理信息	
危险有害概述	物理危险性：水溶液是一种强碱。与酸激烈反应，对铝，锡和锌有腐蚀性。与铵盐发生反应，有着火的危险。 健康危险性：①吸入危险性：20 ℃时蒸发可忽略不计，但扩散时可较快地达到空气中颗粒物有害浓度。②短期接触的影响：腐蚀眼睛，皮肤和呼吸道。食入有腐蚀性。需进行医学观察
GHS 危害分类	皮肤腐蚀/刺激：类别 1A ~ 1C； 严重眼损伤/眼刺激：类别 1
急性毒性数据（HSDB）	/
致癌分类	类别 1（国际癌症研究机构，2019 年）。 类别 A4（美国政府工业卫生学家会议，2017 年）
ToxCast 毒性数据	/
急性暴露水平（AEGL）	AEGL1 - 10 min = 1.8 ppm；AEGL1 - 8 h = 1.8 ppm；AEGL2 - 10 min = 100 ppm；AEGL2 - 8 h = 11 ppm；AEGL3 - 10 min = 620 ppm；AEGL3 - 8 h = 26 ppm
暴露途径	可通过吸入其气溶胶和经食入吸收到体内
靶器官	眼睛、皮肤
中毒症状	吸入：灼烧感，咽喉痛，咳嗽，呼吸困难。 皮肤：发红，疼痛，水疱。 眼睛：发红，疼痛，视力模糊，严重深度烧伤。 食入：腹部疼痛，灼烧感，休克或虚脱
职业接触限值	阈限值：1 mg/m³（呼吸性粉尘）（时间加权平均值）（美国政府工业卫生学家会议，2017 年）

防 护 与 急 救	
接触控制/个体防护	工程控制：局部排气通风。 接触控制：避免一切接触。 呼吸系统防护：适当的呼吸防护。 身体防护：防护服。 手部防护：防护手套。 眼睛防护：护目镜，面罩或眼睛防护结合呼吸防护。 其他防护：工作时不得进食、饮水或吸烟

（续）

防护与急救	
急救措施	火灾应急：周围环境着火时，允许使用各种灭火剂。 接触应急：一切情况均向医生咨询。 吸入应急：新鲜空气，休息，给予医疗护理。 皮肤应急：脱去污染的衣服，用大量水冲洗皮肤或淋浴，给予医疗护理。 眼睛应急：先用大量水冲洗几分钟（如可能易行，摘除隐形眼镜），然后就医。 食入应急：漱口，不要催吐，给予医疗护理

258. 氯苯（Chlorobenzene）

基本信息	
原化学品目录	氯苯
化学物质	氯苯
别名	苯基氯
英文名	CHLOROBENZENE；BENZENE CHLORIDE；CHLOROBENZOL；PHENYL CHLORIDE
CAS 号	108 – 90 – 7
化学式	C_6H_5Cl
分子量	112.6
成分/组成信息	氯苯

物化性质	
理化特性	外观与性状：无色液体，有特殊气味 沸点：132 ℃ 熔点：- 45 ℃ 相对密度（水 =1）：1.11 水中溶解度：20 ℃时 0.05 g/100 mL 蒸汽压：20 ℃时 1.17 kPa 蒸汽相对密度（空气 =1）：3.88 闪点：27 ℃（闭杯） 自燃温度：590 ℃ 爆炸极限：空气中 1.3% ~11%（体积） 辛醇、水分配系数的对数值：2.18 ~2.84
禁配物	强氧化剂

健康危害与毒理信息	
危险有害概述	化学危险性：加热时，与高温表面或火焰接触时，分解生成有毒和腐蚀性烟雾。与强氧化剂激烈反应，有着火和爆炸危险。侵蚀橡胶和某些塑料。 健康危险性：①吸入危险性：20 ℃时，蒸发相当快地达到空气中有害污染浓度。②短期接触的影响：刺激眼睛和皮肤。如果吞咽的液体吸入肺中，可能引起化学肺炎。可能对中枢神经系统有影响，导致意识降低。③长期或反复接触的影响：液体使皮肤脱脂。可能对肝和肾有影响。 环境危险性：对水生生物有害。强烈建议不要让其进入环境

健康危害与毒理信息	
GHS 危害分类	易燃液体：类别 3； 急性毒性 – 吸入：类别 4（蒸气）； 急性毒性 – 经口：类别 5； 皮肤腐蚀/刺激：类别 2； 严重眼损伤/眼刺激：类别 2A； 生殖细胞致突变性：类别 2； 致癌性：类别 2； 特异性靶器官毒性 – 单次接触：类别 1（全身毒性），类别 3（麻醉效果）； 特异性靶器官毒性 – 反复接触：类别 1（中枢神经系统、周围神经系统、血液系统），类别 2（肝、肾、肾上腺）； 呛吸毒性：类别 2； 急性水生毒性：类别 1； 慢性水生毒性：类别 1
急性毒性数据（HSDB）	LC_{50}：13.9 mg/L，6 h（大鼠吸入）（雄）； LD_{50}：2.29 g/kg（大鼠经口）
致癌分类	类别 3B（德国，2016 年）。 类别 A3（美国政府工业卫生学家会议，2017 年）
ToxCast 毒性数据	AC_{50}(AR) = Inactive；AC_{50}(AhR) = Inactive；AC_{50}(ESR) = Inactive；AC_{50}(p53) = Inactive
急性暴露水平（AEGL）	AEGL1 – 10 min = 10 ppm；AEGL1 – 8 h = 10 ppm；AEGL2 – 10 min = 430 ppm；AEGL2 – 8 h = 150 ppm；AEGL3 – 10 min = 1100 ppm；AEGL3 – 8 h = 400 ppm
暴露途径	可通过吸入其蒸气，经皮肤和食入吸收到体内
靶器官	中枢神经系统、周围神经系统、血液系统、肝、肾、肾上腺、眼、皮肤
中毒症状	吸入：嗜睡、头痛、恶心、神志不清。 皮肤：发红、皮肤干燥。 眼睛：发红、疼痛。 食入：腹部疼痛，症状另见吸入
职业接触限值	阈限值：10 ppm（时间加权平均值）（美国政府工业卫生学家会议，2017 年） 时间加权平均容许浓度：50 mg/m^3（中国，2019 年） 时间加权平均容许浓度：10 ppm（德国，2016 年）
其 他 信 息	
接触控制/个体防护	工程控制：禁止明火，禁止火花和禁止吸烟。高于 27 ℃其他信息，使用密闭系统、通风和防爆型电气设备。 呼吸系统防护：适当的呼吸防护。 手部防护：防护手套。 眼睛防护：安全护目镜，或眼睛防护结合呼吸防护。 其他防护：工作时不得进食、饮水或吸烟
急救措施	火灾应急：干粉，雾状水，泡沫，二氧化碳。 爆炸应急：着火时，喷雾状水保持料桶等冷却。 吸入应急：新鲜空气，休息。给予医疗护理。 皮肤应急：给予医疗护理。 眼睛应急：先用大量水冲洗几分钟（如可能易行，摘除隐形眼镜），然后就医。 食入应急：漱口，不要催吐，给予医疗护理

259. 3 - 氯苯胺（3 - Chloroaniline）

基 本 信 息	
原化学品目录	苯的氨基及硝基化合物（不含三硝基甲苯）
化学物质	3 - 氯苯胺
别名	1 - 氨基 - 3 - 氯苯；橙 GC 色基；间氯苯胺
英文名	3 - CHLOROANILINE；1 - AMINO - 3 - CHLOROBENZENE；3 - CHLOROBENZENEAMINE；ORANGE GC BASE；m - CHLOROANILINE
CAS 号	108 - 42 - 9
化学式	$C_6H_6ClN/(C_6H_4)Cl(NH_2)$
分子量	127.6
成分/组成信息	3 - 氯苯胺

物 化 性 质	
理化特性	外观与性状：淡黄色液体，有特殊气味；遇空气时变暗 沸点：230 ℃（分解） 熔点：- 10 ℃ 相对密度（水 =1）：1.216 水中溶解度：20 ℃时 0.6 g/100 mL 蒸汽压：20 ℃时 9 Pa 蒸汽相对密度（空气 =1）：4.4 蒸汽、空气混合物的相对密度（20 ℃，空气 =1）：1 闪点：118 ℃（闭杯） 自燃温度：540 ℃ 辛醇、水分配系数的对数值：1.9
禁配物	禁配物：酸类、酰基氯、酸酐、氯仿、强氧化剂

健康危害与毒理信息	
危险有害概述	化学危险性：燃烧时分解生成含氮氧化物，氯化氢有毒烟雾。 健康危险性：①吸入危险性：未指明 20 ℃时蒸发达到空气中有害浓度的速率。②短期接触的影响：刺激眼睛和皮肤。可能对血液有影响，导致形成正铁血红蛋白。需进行医学观察。影响可能推迟显现。③长期或反复接触的影响：可能对血液有影响，导致形成正铁血红蛋白。 环境危险性：对水生生物是有毒的
GHS 危害分类	急性毒性 - 经口：类别3； 急性毒性 - 经皮：类别3； 急性毒性 - 吸入：类别3（粉尘和烟雾）； 严重眼损伤/眼刺激：类别2A - 2B； 特异性靶器官毒性 - 单次接触：类别1（血液系统、中枢神经系统、心脏、肾、肝）； 特异性靶器官毒性 - 反复接触：类别1（血液系统），类别2（肝脏、肾脏）； 危害水生环境 - 急性危害：类别1； 危害水生环境 - 长期危害：类别1
急性毒性数据（HSDB）	LC_{50}：550 mg/m³，4 h（小鼠吸入）； LC_{50}：500 ~ 800 mg/m³，4 h（大鼠吸入）； LD_{50}：250 mg/kg（大鼠经皮）； LD_{50}：334 mg/kg（小鼠经口）

健康危害与毒理信息	
致癌分类	/
ToxCast 毒性数据	/
急性暴露水平（AEGL）	/
暴露途径	可通过吸入其气溶胶，经皮肤和经食入吸收到体内
靶器官	血液系统、中枢神经系统、心脏、肾、肝、眼睛
中毒症状	吸入：嘴唇发青或手指发青。皮肤发青，头晕，头痛，气促，恶心，呕吐，惊厥，虚弱，意识模糊，神志不清。 皮肤：可能被吸收，发红，灼烧感。 眼睛：发红，疼痛。 食入：腹部疼痛
职业接触限值	/
防 护 与 急 救	
接触控制/个体防护	工程控制：禁止明火。通风，局部排气通风。 接触控制：防止产生烟云。 呼吸系统防护：防毒口罩或面罩。 身体防护：防护服。 手部防护：防护手套。 眼睛防护：护目镜或面罩。 其他防护：工作时不得进食、饮水或吸烟。进食前洗手
急救措施	火灾应急：干粉、水成膜泡沫、泡沫、二氧化碳。 吸入应急：新鲜空气，休息。必要时进行人工呼吸，给予医疗护理。 皮肤应急：脱去污染的衣服，冲洗，然后用水和肥皂清洗皮肤，给予医疗护理。 眼睛应急：先用大量水冲洗几分钟（如可能易行，摘除隐形眼镜），然后就医。 食入应急：漱口，大量饮水，给予医疗护理

260. 氯丙酮（Chloroacetone）

基 本 信 息	
原化学品目录	氯丙酮
化学物质	氯丙酮
别名	1 - 氯 - 2 - 丙酮；乙酰甲基氯；一氯丙酮
英文名	CHLOROACETONE；1 - CHLORO - 2 - PROPANONE；ACETONYL CHLORIDE；MONO-CHLOROACETONE
CAS 号	78 - 95 - 5
化学式	$C_3H_5ClO/ClCH_2COCH_3$
分子量	92.5
成分/组成信息	氯丙酮，一氯丙酮

（续）

物 化 性 质	
理化特性	沸点：120 ℃ 熔点：−45 ℃ 相对密度（水＝1）：1.1 水中溶解度：20 ℃时 10 g/100 mL 蒸汽压：25 ℃时 1.5 kPa 蒸汽相对密度（空气＝1）：3.2 闪点：35 ℃（闭杯） 自燃温度：610 ℃ 爆炸极限：空气中 3.4%（爆炸下限，体积） 辛醇、水分配系数的对数值：0.28
禁配物	强氧化剂、强碱
健康危害与毒理信息	
危险有害概述	化学危险性：在光的作用下，缓慢聚合，有着火或爆炸危险。加热时和燃烧时，发生分解。 健康危险性：在日光的作用下分解而生成催泪性极强的气体，是一种催泪性毒剂，误服与吸入会中毒。①吸入危险性：20 ℃时，蒸发迅速达到空气中有害污染浓度。②短期接触的影响：流泪。严重刺激眼睛、皮肤和呼吸道
GHS 危害分类	易燃液体：类别 2； 急性毒性 − 经口：类别 3； 急性毒性 − 经皮：类别 2； 急性毒性 − 吸入：类别 2（蒸气）； 皮肤腐蚀/刺激：类别 1； 严重眼损伤/眼刺激：类别 1； 特异性靶器官毒性 − 单次接触：类别 1（呼吸系统）
急性毒性数据（HSDB）	LC_{50}：262 ppm/1 h（大鼠吸入）； LD_{50}：100 ~ 127 mg/kg（大鼠经口）； LD_{50}：141 mg/kg（兔子经皮）
致癌分类	/
ToxCast 毒性数据	AC_{50}(AR) = Inactive；AC_{50}(AhR) = Inactive；AC_{50}(ESR) = Inactive；AC_{50}(p53) = Inactive
急性暴露水平（AEGL）	AEGL1 − 10 min = NR；AEGL1 − 8 h = NR；AEGL2 − 10 min = 8 ppm；AEGL2 − 8 h = 0.53 ppm；AEGL3 − 10 min = 24 ppm；AEGL3 − 8 h = 1.6 ppm
暴露途径	可通过吸入经皮肤和食入吸收到体内
靶器官	呼吸系统、眼睛、皮肤
中毒症状	吸入：咽喉痛，咳嗽，灼烧感，呼吸短促。 皮肤：可能被吸收，发红，疼痛，水疱。 眼睛：发红，流泪，疼痛，烧伤。 食入：咽喉和胸腔灼烧感
职业接触限值	阈限值：1 ppm（上限值）（经皮）（美国政府工业卫生学家会议，2017 年）。 最高容许浓度：4 mg/m³（中国，2019 年）

防 护 与 急 救	
接触控制/个体防护	工程控制：严加密闭，提供充分的局部排风和全面排风。 呼吸系统防护：可能接触其蒸气时，建议佩戴防毒面具。高浓度环境中，应该佩戴自给式呼吸器。 眼睛防护：戴化学安全防护眼镜。 身体防护：穿聚乙烯薄膜防毒服。 手部防护：戴防护手套
急救措施	火灾应急：雾状水、泡沫、二氧化碳、干粉、砂土。 吸入应急：迅速脱离现场至空气新鲜处。呼吸困难时给输氧。呼吸停止时，立即进行人工呼吸。就医。 皮肤应急：脱去污染的衣着，用流动清水冲洗。 眼睛应急：立即翻开上下眼睑，用流动清水冲洗15 min。就医。 食入应急：误服者给饮足量温水，催吐，就医

261. 氯丙烯（Allyl chloride）

基 本 信 息	
原化学品目录	氯丙烯
化学物质	氯丙烯
别名	烯丙基氯；3－氯－1－丙烯；3－氯丙烯
英文名	ALLYL CHLORIDE；3－CHLORO－1－PROPENE；3－CHLOROPROPYLENE；CHLOROALLYLENE
CAS 号	107－05－1
化学式	$C_3H_5Cl/CH_2=CHCH_2Cl$
分子量	76.5
成分/组成信息	氯丙烯
物 化 性 质	
理化特性	外观与性状：无色液体，有刺鼻气味 沸点：45 ℃ 熔点：－135 ℃ 相对密度（水＝1）：0.94 水中溶解度：20 ℃时0.36 g/100 mL 蒸汽压：20 ℃时39.3 kPa 蒸汽相对密度（空气＝1）：2.6 蒸汽、空气混合物的相对密度（20 ℃，空气＝1）：1.6 闪点：－32 ℃（闭杯） 自燃温度：390 ℃ 爆炸极限：空气中2.9%～11.2%（体积） 辛醇、水分配系数的对数值：2.1
禁配物	酸类、碱、强氧化剂

（续）

健康危害与毒理信息	
危险有害概述	物理危险性：蒸气比空气重，可能沿地面流动。可能造成远处着火。 化学危险性：在酸、受热和过氧化物的作用下，发生聚合，有着火或爆炸危险。燃烧时，生成氯化氢有毒和腐蚀性烟雾。与强氧化剂和金属粉末激烈反应，有着火和爆炸危险。与水反应生成盐酸。侵蚀塑料，橡胶和涂层。 健康危险性：①吸入危险性：20 ℃时，蒸发迅速达到空气中有害污染浓度。②短期接触的影响：刺激眼睛、皮肤和呼吸道。可能对中枢神经系统有影响。吸入高浓度蒸气时，可能引起肺水肿。影响可能推迟显现。③长期或反复接触的影响：可能对末梢神经系统、心血管系统、肾脏和肝脏有影响，导致肾损伤和肝损害 环境危险性：对水生生物有害
GHS 危害分类	易燃液体：类别 2； 急性毒性 – 经皮：类别 5； 急性毒性 – 经口：类别 4； 急性毒性 – 吸入：类别 3（蒸气）； 皮肤腐蚀/刺激：类别 1A ~ 1C； 严重眼损伤/眼刺激：类别 1； 致癌性：类别 2； 生殖毒性：类别 2； 特异性靶器官毒性 – 单次接触：类别 1（呼吸系统、神经系统、肾脏、肝脏、心脏），类别 3（麻醉效果）； 特异性靶器官毒性 – 反复接触：类别 1（神经系统、肾脏、心脏、肝脏）； 危害水生环境 – 急性危害：类别 3
急性毒性数据（HSDB）	LC_{50}：11400 mg/m³，2 h（大鼠吸入）； LC_{50}：2100 ppm/4 h（大鼠吸入）； LD_{50}：2066 mg/kg（兔经皮）； LD_{50}：425 mg/kg（大鼠经口）； LD_{50}：425 mg/kg（小鼠经口）
致癌分类	类别 3（国际癌症研究机构，2019 年）。 类别 A3（美国政府工业卫生学家会议，2017 年）。 类别 3B（德国，2016 年）
ToxCast 毒性数据	AC_{50}(AR) = Inactive；AC_{50}(AhR) = Inactive；AC_{50}(ESR) = Inactive；AC_{50}(p53) = Inactive
急性暴露水平（AEGL）	AEGL1 – 10 min = 48 ppm；AEGL1 – 8 h = 1.0 ppm；AEGL2 – 10 min = 72 ppm；AEGL2 – 8 h = 1.5 ppm；AEGL3 – 10 min = 120 ppm；AEGL3 – 8 h = 2.5 ppm
暴露途径	可通过吸入其蒸气，经皮肤和经食入吸收到体内
靶器官	呼吸系统、神经系统、肾脏、肝脏、心脏、眼、皮肤
中毒症状	吸入：咳嗽，咽喉痛，头痛，头晕，虚弱，呼吸困难，呕吐，神志不清。 皮肤：发红，灼烧感，疼痛。 眼睛：发红，疼痛，视力模糊。 食入：腹部疼痛，灼烧感，呕吐
职业接触限值	阈限值：1 ppm（时间加权平均值）；2 ppm（短期接触限值）（经皮）（美国政府工业卫生学家会议，2017 年）。 时间加权平均容许浓度：2 mg/m³，短时间接触容许浓度：4 mg/m³（中国，2019 年）

（续）

防 护 与 急 救	
接触控制/个体防护	工程控制：禁止明火，禁止火花和禁止吸烟。密闭系统，通风，防爆型电气设备和照明，不要使用压缩空气灌装、卸料或转运。 接触控制：严格作业环境管理。 呼吸系统防护：适当的呼吸防护。 身体防护：防护服。 手部防护：防护手套。 眼睛防护：安全护目镜，或眼睛防护结合呼吸防护。 其他防护：工作时不得进食、饮水或吸烟
急救措施	火灾应急：干粉，水成膜泡沫，泡沫，二氧化碳。 爆炸应急：着火时，喷雾状水保持料桶等冷却。 接触应急：一切情况均向医生咨询。 吸入应急：新鲜空气，休息，半直立体位。必要时进行人工呼吸。给予医疗护理。 皮肤应急：脱去污染的衣服，冲洗，然后用水和肥皂清洗皮肤，给予医疗护理。 眼睛应急：先用大量水冲洗几分钟（如可能易行，摘除隐形眼镜），然后就医。 食入应急：漱口，用水冲服活性炭浆，大量饮水，给予医疗护理

262. 氯丁二烯（Chloroprene）

基 本 信 息	
原化学品目录	氯丁二烯
化学物质	氯丁二烯
别名	2－氯－1，3－丁二烯；2－氯丁二烯；β－氯丁二烯
英文名	CHLOROPRENE；2－CHLORO－1，3－BUTADIENE；2－CHLOROBUTADIENE；beta－CHLOROPRENE
CAS 号	126－99－8
化学式	$C_4H_5Cl/CH_2 = CClCH = CH_2$
分子量	88.5
成分/组成信息	氯丁二烯

物 化 性 质	
理化特性	外观与性状：无色液体，有刺鼻气味 沸点：59.4 ℃ 熔点：－130 ℃ 相对密度（水＝1）：0.96 水中溶解度：20 ℃时 0.03 g/100 mL（难溶） 蒸汽压：20 ℃时 23.2 kPa 蒸汽相对密度（空气＝1）：3.1 蒸汽、空气混合物的相对密度（20 ℃，空气＝1）：1.5 闪点：－20 ℃（闭杯） 自燃温度：440 ℃ 爆炸极限：空气中 1.9% ~20%（体积） 辛醇、水分配系数的对数值：2.2（计算值）

（续）

物 化 性 质	
禁配物	强氧化剂、酸类

健康危害与毒理信息	
危险有害概述	物理危险性：蒸气比空气重，可能沿地面流动；可能造成远处着火。由于流动、搅拌等，可能产生静电。 化学危险性：在特定条件下，容易生成过氧化物，引发爆炸性聚合。如果不稳定，将发生聚合，有着火和爆炸的危险。燃烧时，生成含有光气和氯化氢的有毒和腐蚀性气体。与氧化剂和金属粉末发生反应，有着火和爆炸的危险。 健康危险性：①吸入危险性：20 ℃时，蒸发迅速达到空气中有害污染浓度。②短期接触的影响：严重刺激眼睛、皮肤和呼吸道。高浓度接触时，可能导致肺水肿。可能对多个器官有影响，导致多器官衰竭和萎陷。高于职业接触限值接触可能导致死亡。③长期或反复接触的影响：反复或长期与皮肤接触可能引起皮炎和脱发。可能对多器官有影响，导致功能损伤。可能是人类致癌物
GHS 危害分类	易燃液体：类别 2； 急性毒性 – 经皮：类别 2； 急性毒性 – 经口：类别 3； 急性毒性 – 吸入：类别 3（蒸气）； 皮肤腐蚀/刺激：类别 2； 严重眼损伤/眼刺激：类别 2； 生殖细胞致突变性：类别 1B； 致癌性：类别 1B； 生殖毒性：类别 1A； 特异性靶器官毒性 – 单次接触：类别 1（中枢神经系统、呼吸系统、肝、肾）； 特异性靶器官毒性 – 反复接触：类别 1（神经系统、心血管系统、齿牙神经，免疫系统，肺、肝、胃），类别 2（血液、嗅觉器官、呼吸系统）
急性毒性数据（HSDB）	LC_{50}：11,800 mg/m^3，4 h（大鼠吸入）； LD_{50}：450 mg/kg（大鼠经口）； LD_{50}：146 mg/kg（小鼠经口）
致癌分类	类别 2B（国际癌症研究机构，2019 年）。 类别 A2（美国政府工业卫生学家会议，2017 年）。 类别 2（德国，2016 年）
ToxCast 毒性数据	AC_{50}（AR）= Inactive；AC_{50}（AhR）= 33.66；AC_{50}（ESR）= Inactive；AC_{50}（p53）= Inactive
急性暴露水平（AEGL）	/
暴露途径	可通过吸入其蒸气，经皮肤和经食入吸收到体内
靶器官	神经系统、心血管系统、齿牙神经、免疫系统、肺、肝、胃、血液、嗅觉器官、呼吸系统、眼、皮肤
中毒症状	吸入：咳嗽，咽喉痛，头痛，头晕，嗜睡，呼吸困难，心脏心悸。 皮肤：发红，疼痛灼烧感。 眼睛：发红，疼痛，角膜损害。 食入：症状同吸入
职业接触限值	阈限值：10 ppm，36 mg/m^3（时间加权平均值）（经皮）（美国政府工业卫生学家会议，2017 年）。 时间加权平均容许浓度：4 mg/m^3（中国，2019 年）

（续）

防 护 与 急 救	
接触控制/个体防护	工程控制：禁止明火，禁止火花和禁止吸烟。密闭系统，通风，防爆型电气设备和照明。防止静电荷积聚（例如，通过接地）。使用无火花手工工具。 接触控制：严格作业环境管理。 呼吸系统防护：适当的呼吸防护。 身体防护：防护服。 手部防护：防护手套。 眼睛防护：安全护目镜。面罩，或眼睛防护结合呼吸防护。 其他防护：工作时不得进食、饮水或吸烟
急救措施	火灾应急：干粉，雾状水，泡沫，二氧化碳。 爆炸应急：着火时，喷雾状水保持料桶等冷却。 接触应急：一切情况均向医生咨询。 吸入应急：新鲜空气，休息。半直立体位。立即给予医疗护理。 皮肤应急：脱去污染的衣服，冲洗，然后用水和肥皂清洗皮肤，立即给予医疗护理。 眼睛应急：用大量水冲洗（如可能易行，摘除隐形眼镜）。给予医疗护理。 食入应急：漱口。不要催吐。立即给予医疗护理

263. 3 – 氯对甲苯胺（3 – Chloro – p – Toluidine）

基 本 信 息	
原化学品目录	苯的氨基及硝基化合物（不含三硝基甲苯）
化学物质	3 – 氯对甲苯胺
别名	2 – 氯 – 4 – 氨基甲苯
英文名	3 – CHLORO – p – TOLUIDINE
CAS 号	95 – 74 – 9
化学式	C_7H_8ClN
分子量	141. 60
成分/组成信息	3 – 氯对甲苯胺

物 化 性 质	
理化特性	外观与性状：无色液体 熔点：24 ~ 25 ℃ 相对密度（水 = 1）：1. 167 沸点：237 ~ 238 ℃ 闪点：100 ℃
禁配物	禁配物：强氧化剂、酸类、酸酐、酰基氯

健康危害与毒理信息	
危险有害概述	化学危险性：遇明火、高热可燃。与氧化剂可发生反应。受高热分解放出有毒的气体。若遇高热，容器内压增大，有开裂和爆炸的危险。 健康危险性：吸入、摄入或经皮肤吸收后对身体有害。对眼睛、皮肤、黏膜和上呼吸道有刺激作用。进入体内吸收后，可形成高铁血红蛋白，发生紫绀。对皮肤有致敏性。 环境危险性：对环境有危害，建议不要让其进入环境

（续）

健康危害与毒理信息	
GHS 危害分类	急性毒性 – 经口：类别 3； 急性毒性 – 经皮：类别 4； 皮肤腐蚀/刺激：类别 2； 严重眼损伤/眼刺激：类别 2； 皮肤致敏性：类别 1； 特异性靶器官毒性 – 单次接触：类别 1（血液系统、中枢神经系统、心脏、肾、肝）； 特异性靶器官毒性 – 反复接触：类别 1（血液系统、肝脏、肾脏）； 危害水生环境 – 长期危害：类别 1
急性毒性数据（HSDB）	LC_{50}：>7.62 mg/L，4 h（大鼠吸入）； LD_{50}：765 mg/kg bw（小鼠经皮）； LD_{50}：1500 mg/kg（大鼠经口）； LD_{50}：316 mg/kg（小鼠经口）
致癌分类	/
ToxCast 毒性数据	/
急性暴露水平（AEGL）	/
暴露途径	可通过经皮肤和经食入吸收到体内
靶器官	血液系统、中枢神经系统、心脏、肾、肝、眼睛、皮肤
中毒症状	见危险有害概述
职业接触限值	/
防 护 与 急 救	
接触控制/个体防护	工程控制：密闭操作，局部排风。 呼吸系统防护：空气中浓度超标时，必须佩戴自吸过滤式防毒面具（半面罩）。紧急事态抢救或撤离时，应该佩戴空气呼吸器。 身体防护：穿防静电工作服。 眼睛防护：戴化学安全防护眼镜。 其他防护：工作场所禁止吸烟、进食和饮水，饭前要洗手。工作完毕，淋浴更衣。保持良好的卫生习惯
急救措施	吸入应急：迅速脱离现场至空气新鲜处。保持呼吸道通畅。如呼吸困难，给输氧。如呼吸停止，立即进行人工呼吸。就医。 皮肤应急：立即脱去污染的衣着，用大量流动清水冲洗。就医。 眼睛应急：提起眼睑，用流动清水或生理盐水冲洗。就医。 食入应急：饮足量温水，催吐。就医

264. 氯二氟甲烷（Chlorodifluoromethane）

基 本 信 息	
原化学品目录	有机氟聚合物单体及其热裂解物
化学物质	二氟氯甲烷
别名	二氟一氯甲烷；氟利昂 – 22
英文名	CHLORODIFLUOROMETHANE；MONOCHLORODIFLUOROMETHANE；METHANE, CHLO-RODIFLUORO – ；HCFC22；R22；（CYLINDER）

（续）

基 本 信 息	
CAS 号	75 – 45 – 6
化学式	$CHClF_2$
分子量	86.5
成分/组成信息	氯二氟甲烷

物 化 性 质	
理化特性	外观与性状：无色压缩液化气体 沸点：－41 ℃ 熔点：－146 ℃ 相对密度（水＝1）：1.21 水中溶解度：25 ℃时 0.3 g/100 mL 蒸汽压：20 ℃时 908 kPa 蒸汽相对密度（空气＝1）：3.0 自燃温度：632 ℃ 辛醇、水分配系数的对数值：1.08
禁配物	强氧化剂、易燃或可燃物

健康危害与毒理信息	
危险有害概述	物理危险性：气体比空气重，可能积聚在低层空间，造成缺氧。 化学危险性：与高温表面或火焰接触时，分解生成有毒和腐蚀性气体氯化氢、光气、氟化氢和羰基氟化物。侵蚀镁及其合金。 健康危险性：①吸入危险性：容器漏损时，由于降低封闭空间中的氧含量能够造成缺氧。②短期接触的影响：液体迅速蒸发，可能引起冻伤。可能对心血管系统和中枢神经系统有影响，导致心脏病和中枢神经系统抑郁。接触能够造成意识降低。 环境危险性：可能对环境有危害，对臭氧层的影响应给予特别注意
GHS 危害分类	高压气体：液化气体； 皮肤腐蚀/刺激：类别 3； 严重眼损伤/眼刺激：类别 2B； 生殖毒性：类别 1B； 特异性靶器官毒性－单次接触：类别 3（麻醉效果）
急性毒性数据（HSDB）	/
致癌分类	类别 3（国际癌症研究机构，2019 年）。 类别 A4（美国政府工业卫生学家会议，2017 年）
ToxCast 毒性数据	$AC_{50}(AR)$ = Inactive；$AC_{50}(AhR)$ = Inactive；$AC_{50}(ESR)$ = Inactive；$AC_{50}(p53)$ = Inactive
急性暴露水平（AEGL）	AEGL1 – 10 min = NR；AEGL1 – 8 h = NR；AEGL2 – 10 min = 27 ppm；AEGL2 – 8 h = 5.8 ppm；AEGL3 – 10 min = 700 ppm；AEGL3 – 8 h = 150 ppm
暴露途径	可通过吸入，经皮肤和经食入吸收到体内
靶器官	皮肤、眼睛、神经系统、心血管系统
中毒症状	吸入：心律失常。意识模糊，嗜睡，神志不清。 皮肤：冻伤（与液体接触）。 眼睛：发红，疼痛
职业接触限值	阈限值：1000 ppm（时间加权平均值）（美国政府工业卫生学家会议，2017 年）。 时间加权平均容许浓度：3500 mg/m³（中国，2019 年）。 时间加权平均容许浓度：500 ppm，1800 mg/m³（德国，2016 年）

（续）

	防护与急救	
接触控制/个体防护	工程控制：禁止明火。通风，局部排气通风。 呼吸系统防护：适当的呼吸防护。 手部防护：保温手套。 眼睛防护：护目镜。 其他防护：工作时不得进食、饮水或吸烟	
急救措施	火灾应急：周围环境着火时，允许使用各种灭火剂。 爆炸应急：着火时，喷雾状水保持钢瓶冷却。 吸入应急：新鲜空气，休息。必要时进行人工呼吸，给予医疗护理。 皮肤应急：冻伤时，用大量水冲洗，不要脱去衣服，给予医疗护理。 眼睛应急：先用大量水冲洗几分钟（如可能易行，摘除隐形眼镜），然后就医	

265. 氯仿（Chloroform）

	基 本 信 息
原化学品目录	氯仿（三氯甲烷）
化学物质	氯仿
别名	三氯甲烷；三氯化甲酰
英文名	CHLOROFORM；TRICHLOROMETHANE；METHANE TRICHLORIDE；FORMYL TRI-CHLORIDE
CAS 号	67 - 66 - 3
化学式	$CHCl_3$
分子量	119.4
成分/组成信息	氯仿

	物 化 性 质
理化特性	外观与性状：无色挥发性液体，有特殊气味 沸点：62 ℃ 熔点：-64 ℃ 相对密度（水=1）：1.48 水中溶解度：20 ℃时 0.8 g/100 mL 蒸汽压：20 ℃时 21.2 kPa 蒸汽相对密度（空气=1）：4.12 蒸汽、空气混合物的相对密度（20 ℃，空气=1）：1.7 辛醇、水分配系数的对数值：1.97
禁配物	碱类、铝

	健康危害与毒理信息
危险有害概述	物理危险性：蒸气比空气重。 化学危险性：与高温表面或火焰接触，分解生成有毒和腐蚀性烟雾氯化氢、光气和氯气。与强碱，强氧化剂，某些金属，如铝、镁和锌激烈反应，有着火和爆炸的危险。侵蚀塑料、橡胶和涂层。 健康危险性：①吸入危险性：20 ℃时蒸发，迅速地达到空气中有害污染浓度。②短期接触的影响：刺激眼睛。可能对中枢神经系统、肝和肾有影响。影响可能推迟显现。需进行医学观察。③长期或反复接触的影响：液体使皮肤脱脂。可能对肝和肾有影响。可能是人类致癌物。 环境危险性：对水生生物是有毒的

（续）

健康危害与毒理信息	
GHS 危害分类	急性毒性－经口：类别 4； 急性毒性－吸入：类别 4； 皮肤腐蚀/刺激：类别 1； 严重眼损伤/眼刺激：类别 1； 生殖细胞致突变性：类别 2； 致癌性：类别 2； 生殖毒性：类别 2； 特异性靶器官毒性－单次接触：类别 1（肝、肾），类别 3（麻醉效果、呼吸道过敏）； 特异性靶器官毒性－反复接触：类别 1（中枢神经系统、肾脏、肝脏、呼吸系统）； 急性水生毒性：类别 2； 慢性水生毒性：类别 2
急性毒性数（HSDB）	LD_{50}：908～2180 mg/kg（大鼠经口）
致癌分类	类别 2B（国际癌症研究机构，2019 年）。 类别 3B（德国，2016 年）。 类别 A3（美国政府工业卫生学家会议，2017 年）
ToxCast 毒性数据	/
急性暴露水平（AEGL）	AEGL1－10 min＝NR；AEGL1－8 h＝NR；AEGL2－10 min＝120 ppm；AEGL2－8 h＝29 ppm；AEGL3－10 min＝4000 ppm；AEGL3－8 h＝1600 ppm
暴露途径	可通过吸入，经皮肤和食入吸收到体内
靶器官	中枢神经系统、肾脏、肝脏、呼吸系统、眼、皮肤
中毒症状	吸入：咳嗽，头晕，嗜睡，头痛，恶心，神志不清。 皮肤：发红，疼痛，皮肤干燥。 眼睛：发红，疼痛。 食入：腹部疼痛，呕吐
职业接触限值	阈限值：10 ppm（时间加权平均值）（美国政府工业卫生学家会议，2017 年）。 时间加权平均容许浓度：20 mg/m³（中国，2019 年）。 时间加权平均容许浓度：0.5 ppm（德国，2016 年）
防 护 与 急 救	
接触控制/个体防护	工程控制：通风，局部排气通风。 接触控制：严格作业环境管理，避免青少年和儿童接触。 呼吸系统防护：适当的呼吸防护。 身体防护：防护服。 手部防护：防护手套。 眼睛防护：面罩，或眼睛防护结合呼吸防护。 其他防护：工作时不得进食、饮水或吸烟
急救措施	火灾应急：周围环境着火时，允许使用各种灭火剂。 爆炸应急：着火时，喷雾状水保持料桶等冷却。 吸入应急：新鲜空气，休息。必要时进行人工呼吸，给予医疗护理。 皮肤应急：脱去污染的衣服，用大量水冲洗皮肤或淋浴，给予医疗护理。 眼睛应急：先用大量水冲洗几分钟（如可能易行，摘除隐形眼镜），然后就医。 食入应急：漱口，大量饮水。休息，给予医疗护理

266. 氯化铵 (Ammonium chloride)

基 本 信 息	
原化学品目录	氯化铵烟
化学物质	氯化铵
别名	硇砂
英文名	AMMONIUM CHLORIDE; SAL AMMONIAC
CAS 号	12125 – 02 – 9
化学式	NH_4Cl
分子量	53.5
成分/组成信息	氯化铵

物 化 性 质	
理化特性	外观与性状：无色至白色吸湿的各种形态固体，无气味 沸点：520 ℃ 熔点：338 ℃（分解） 密度：1.5 g/cm³ 水中溶解度：25 ℃时 28.3 g/100 mL 蒸汽压：160 ℃时 0.13 kPa
禁配物	强酸、强碱、铅、银

健康危害与毒理信息	
危险有害概述	化学危险性：加热时，分解生成氮氧化物、氨和氯化氢有毒和刺激性烟雾。水溶液是一种弱酸。与硝酸铵和氯酸钾激烈反应，有着火和爆炸危险。侵蚀铜及其化合物。 健康危险性：①吸入危险性：20 ℃时蒸发可忽略不计，但可较快地达到空气中颗粒物公害污染浓度。②短期接触的影响：刺激眼睛、皮肤和呼吸道。 环境危险性：对水生生物是有毒的
GHS 危害分类	急性毒性 – 经口：类别 4； 严重眼损伤/眼刺激：类别 2A ~ 2B； 生殖毒性：类别 2； 特定靶器官毒性 – 单次接触：类别 3（呼吸道过敏）； 特定靶器官毒性 – 重复接触：类别 1（系统毒性）； 危害水生环境 – 急性危害：类别 2； 危害水生环境 – 长期危害：类别 2
急性毒性数据（HSDB）	LD_{50}：1650 mg/kg（大鼠经口）； LD_{50}：1300 mg/kg（小鼠经口）
致癌分类	/
ToxCast 毒性数据	/
急性暴露水平（AEGL）	/
暴露途径	通过吸入其蒸气、经食入吸收到体内
靶器官	眼、呼吸系统等全身各系统
中毒症状	吸入：咳嗽，咽喉痛。 皮肤：发红。 眼睛：发红，疼痛。 食入：恶心，咽喉疼痛，呕吐

健康危害与毒理信息	
职业接触限值	阈限值：10 mg/m³（时间加权平均值）；20 mg/m³（短期接触限值）（以烟雾计）（美国政府工业卫生学家会议，2017 年）。 时间加权平均容许浓度：10 mg/m³，短时间接触容许浓度：20 mg/m³（中国，2019 年）

防 护 与 急 救	
接触控制/个体防护	工程防护：通风（如果没有粉末时），局部排气。 呼吸系统防护：适当的呼吸防护 手部防护：防护手套。 眼睛防护：安全护目镜。 其他防护：工作时不得进食、饮水或吸烟
急救措施	火灾应急：周围环境着火时，允许使用各种灭火剂。 吸入应急：新鲜空气，休息，给予医疗护理。 皮肤应急：脱去污染的衣服，用大量水冲洗皮肤或淋浴。 眼睛应急：先用大量水冲洗几分钟（如可能易行，摘除隐形眼镜），然后就医。 食入应急：漱口，大量饮水，休息，给予医疗护理

267. 氯化苄烷胺（Benzyl amine chloride）

基 本 信 息	
原化学品目录	氯化苄烷胺
化学物质	氯化苄烷胺
别名	洁尔灭
英文名	BENZALKONIUM CHLORIDE
CAS	8001 – 54 – 5
化学式	$C_{21}H_{38}ClN$
分子量	283.88
成分/组成信息	氯化苄烷胺

物 化 性 质	
理化特性	外观：无色至淡黄色液体 溶解性：与水混溶 闪点：＞93 ℃（闭杯）
禁配物	/

健康危害与毒理信息	
危险有害概述	健康危险性：吞咽有害，皮肤接触有害，造成严重皮肤灼伤和眼损伤，吸入有害
GHS 危害分类	急性毒性 – 经口：类别 3； 急性毒性 – 经皮：类别 3； 急性毒性 – 吸入：类别 2（粉尘和烟雾）； 皮肤腐蚀/刺激：类别 1； 严重眼损伤/眼刺激：类别 1； 皮肤致敏性：类别 1； 生殖毒性：类别 2； 特异性靶器官毒性 – 单次接触：类别 2（肺）； 急性水生毒性：类别 1； 慢性水生毒性：类别 1
急性毒性数据（HSDB）	/

健康危害与毒理信息	
致癌分类	类别 3B（德国，2016 年）。 类别 A3（美国政府工业卫生学家会议，2017 年）
ToxCast 毒性数据	/
急性暴水平（AEGL）	/
暴露途径	可通过吸入其气溶胶、经皮肤和食入吸收进体内
靶器官	肺、眼、皮肤
中毒症状	/
职业接触限值	/

防 护 与 急 救	
接触控制/个体防护	工程控制：只能在室外或通风良好之处使用。 呼吸系统防护：避免吸入粉尘、烟、气体、烟雾、蒸气、喷雾。在通风不足的情况下，戴呼吸防护用品。 身体防护：戴防护面具。 手部防护：戴防护手套。 眼睛防护：戴防护眼罩。 其他防护：使用时不要进食、饮水或吸烟。作业后彻底清洗
急救措施	食入应急：立即呼叫中毒急救中心/医生。漱口。不要诱导呕吐。 吸入应急：将受害人转移到空气新鲜处，保持呼吸舒适的休息姿势。 皮肤应急：沾染的衣服清洗后方可重新使用。如皮肤沾染：用水充分清洗。脱掉所有沾染的衣服，清洗后方可重新使用。立即去除/脱掉所有沾染的衣服。用水清洗皮肤/淋浴。 眼睛应急：用水小心冲洗几分钟。如戴隐形眼镜并可方便地取出，取出隐形眼镜。继续冲洗

268. 氯化汞（Mercuric chloride）

基 本 信 息	
原化学品目录	升汞（氯化汞）
化学物质	氯化汞
别名	氯化高汞；二氯化汞；升汞
英文名	Mercuric chloride；Mercury dichloride；Mercury（II）chloride
CAS 号	7487 – 94 – 7
化学式	$HgCl_2$
分子量	271.5
成分/组成信息	氯化汞

物 化 性 质	
理化特性	外观与性状：无色或白色结晶性粉末，常温下微量挥发 沸点：302 ℃ 熔点：276 ℃ 密度：5.4 g/cm³ 蒸汽压：20 ℃时 0.1 Pa 辛醇、水分配系数的对数值：0.1 溶解性：溶于水、乙醇、乙醚、乙酸乙酯，不溶于二硫化碳
禁配物	强氧化剂、强碱

（续）

健康危害与毒理信息

危险有害概述	化学危险性：加热、在光照的作用下，分解，生成汞和氯有毒烟雾。与金属，如铝、铜、铁和锌发生反应。 健康危险性：扩散时，可较快地达到空气中颗粒物有害浓度。对眼睛和皮肤具有腐蚀性。刺激呼吸道。可能对胃肠道和肾脏造成影响。可能导致组织损伤、肾功能衰竭、衰竭和死亡。需进行医疗观察。反复或长期接触可能引起皮肤过敏。可能对中枢神经系统、周围神经系统和肾有影响。可能导致共济失调、感觉和记忆障碍、颤抖、肌无力。可能对男性生育能力有影响。可能对人类生殖细胞造成可遗传的基因损伤
GHS 危害分类	急性毒性 – 经口：分类 2； 急性毒性 – 经皮：分类 1； 皮肤腐蚀/刺激：类别 2； 严重眼损伤/眼刺激：类别 2A； 皮肤过敏性：类别 1； 生殖细胞致突变性：类别 2； 生殖毒性：类别 1B； 特异性靶器官毒性 – 单次接触：类别 1（肾，胃肠道，肝脏，心血管系统，呼吸系统，神经系统）； 特异性靶器官毒性 – 反复接触：分类 1（神经系统，肾脏，呼吸系统，心血管系统，胃肠道）； 危害水生环境 – 急性危害：分类 1； 危害水生环境 – 长期危害：分类 1
急性毒性数据（HSDB）	/
致癌分类	/
ToxCast 毒性数据	AC_{50}（AR）= Inactive；AC_{50}（AhR）= Inactive；AC_{50}（ESR）= Inactive；AC_{50}（p53）= 15.76 μmol/L
急性暴露水平（AEGL）	/
暴露途径	可通过吸入其气溶胶、经皮肤和食入吸收到体内
靶器官	皮肤、眼睛、呼吸系统、消化系统、心血管系统、肝脏、肾脏等
中毒症状	咳嗽，咽喉痛；皮肤发红，疼痛，水疱，灼伤。眼睛疼痛，发红，严重深度烧伤。有金属味道，食入造成咽喉疼痛，有灼烧感，恶心，腹痛，呕吐，腹泻，休克或虚脱
职业接触限值	时间加权平均容许浓度：0.025 mg/m³（中国，2019 年）。 时间加权平均容许浓度：0.02 mg/m³（德国，2016 年）

防 护 与 急 救

接触控制/个体防护	呼吸系统防护：作业工人应该佩戴头罩型电动送风过滤式防尘呼吸器。必要时，佩戴隔离式呼吸器。 眼睛防护：戴化学安全防护眼镜。 身体防护：穿连衣式胶布防毒衣。 手部防护：戴橡胶手套。 其他防护：工作现场禁止吸烟、进食和饮水。工作完毕，淋浴更衣。单独存放被毒物污染的衣服，洗后备用。保持良好的卫生习惯
急救措施	皮肤应急：脱去被污染的衣着，用肥皂水和清水彻底冲洗皮肤。 眼睛应急：提起眼睑，用流动清水或生理盐水冲洗。就医。 吸入应急：迅速脱离现场至空气新鲜处。保持呼吸道通畅。如呼吸困难，给输氧。如呼吸停止，立即进行人工呼吸。就医。 食入应急：误服者用水漱口，给饮牛奶或蛋清。就医

269. 氯化氢（Hydrogen chloride）

基 本 信 息	
原化学品目录	聚氯乙烯热解物
化学物质	氯化氢
别名	无水盐酸
英文名	HYDROGEN CHLORIDE；ANHYDROUS HYDROGEN CHLORIDE；HYDROCHLORIC ACID；ANHYDROUS
CAS 号	7647－01－0
化学式	HCl
分子量	36.5
成分/组成信息	氯化氢

参见 436. 盐酸。

270. 氯化氰（Cyanogen chloride）

基 本 信 息	
原化学品目录	氯化氰
化学物质	氯化氰
别名	氰化氯
英文名	Cyanogen chloride；Chlorine cyanide；Chlorocyanogen（cylinder）
CAS 号	506－77－4
化学式	ClCN
分子量	61.5
成分/组成信息	氯化氰

物 化 性 质	
理化特性	外观与性状：无色压缩液化气体，有刺鼻气味 沸点：13.8 ℃ 熔点：－6 ℃ 蒸汽压：1987 kPa（21.1 ℃时） 蒸汽相对密度（空气 ＝1）：2.16 相对密度（水 ＝1）：1.234 溶解性：溶于水、醇、醚等
禁配物	水、碱类、醇类、酸类

健康危害与毒理信息	
危险有害概述	物理危险性：气体比空气重。 化学危险性：加热时，分解生成氰化氢、盐酸和氮氧化物有毒和腐蚀性烟雾。与水或水蒸气缓慢反应，生成氯化氢。 健康危险性：容器漏损时，迅速达到空气中该气体的有害浓度。流泪。严重刺激眼睛、皮肤和呼吸道。可能对细胞呼吸有影响，导致惊厥和神志不清。接触可能导致死亡。需进行医疗观察。吸入可能引起肺水肿。影响可能推迟显现。液体迅速蒸发可能引起冻伤。需进行医学观察

健康危害与毒理信息	
GHS 危害分类	高压气体：压缩气体； 急性毒性 – 吸入：类别 1； 皮肤腐蚀/刺激：类别 1； 严重眼损伤/眼刺激：类别 1； 特异性靶器官毒性 – 单次接触：类别 1（中枢神经系统，呼吸系统，心血管系统）； 特异性靶器官毒性 – 反复接触：分类 1（中枢神经系统，呼吸系统，血液系统）； 危害水生环境 – 急性危害：分类 1； 危害水生环境 – 长期危害：分类 1
急性毒性数据（HSDB）	LC_{50}：5400 mg/m^3（3 min）（大鼠吸入）； LD_{50}：6 mg/kg（猫经口）
致癌分类	/
ToxCast 毒性数据	/
急性暴露水平（AEGL）	/
暴露途径	可通过吸入吸收到体内
靶器官	中枢神经系统、血液系统、心血管系统、眼、皮肤、呼吸系统
职业接触限值	最高容许浓度：0.75 mg/m^3（中国，2019 年）。 阈限值：0.3 ppm（短期接触限值）（美国政府工业卫生学家会议，2017 年）
防护与急救	
接触控制/个体防护	工程控制：严加密闭，提供充分的局部排风和全面通风。采用隔离式操作。提供安全淋浴和洗眼设备。 呼吸系统防护：正常工作情况下，佩戴过滤式防毒面具（全面罩）。高浓度环境中，必须佩戴空气呼吸器、氧气呼吸器或长管面具。 身体保护：穿戴面罩式胶布防毒衣。 手部防护：戴橡胶手套。 眼睛防护：吸入防护中已作防护。 其他防护：工作现场禁止吸烟、进食和饮水。工作完毕，彻底清洗。单独存放被毒物污染的衣服，洗后备用。车间应配备急救设备及药品。作业人员应学会自救互救
急救措施	皮肤应急：立即脱去污染的衣着，用肥皂水和清水彻底冲洗皮肤。就医。 吸入应急：迅速脱离现场至空气新鲜处。保持呼吸道通畅。如呼吸困难，给输氧。呼吸心跳停止时，立即进行人工呼吸（勿用口对口）和胸外心脏按压术，给吸入亚硝酸异戊酯，就医。 眼睛应急：立即提起眼睑，用大量流动清水或生理盐水彻底冲洗至少15 min。就医。 食入应急：饮足量温水，催吐。用1：5000 高锰酸钾或5% 硫代硫酸钠溶液洗胃。就医

271. 氯化锌（Zinc chloride）

基 本 信 息	
原化学品目录	氯化锌烟
化学物质	氯化锌
别名	二氯化锌
英文名	ZINC CHLORIDE；ZINC DICHLORIDE

基　本　信　息	
CAS 号	7646 – 85 – 7
化学式	ZnCl₂
分子量	136. 3
成分/组成信息	氯化锌

物　化　性　质	
理化特性	沸点：732 熔点：290 ℃ 密度：2. 9 g/cm³ 水中溶解度：25 ℃时 432 g/100 mL（易溶）
禁配物	强氧化剂

健康危害与毒理信息	
危险有害概述	化学危险性：加热时，分解生成氯化氢和氧化锌有毒烟雾。水溶液是一种中强酸。 健康危险性：有刺激和腐蚀作用。吸入氯化锌烟雾可引起支气管肺炎。高浓度吸入可致死。患者表现有呼吸困难、胸部紧束感、胸骨后疼痛、咳嗽等。眼接触可致结膜炎或灼伤。口服腐蚀口腔和消化道，严重者可致死。①吸入危险性：20 ℃时蒸发可忽略不计，但扩散时可较快地达到空气中颗粒物有害浓度，尤其是粉末。②短期接触的影响：腐蚀眼睛和皮肤。气溶胶刺激呼吸道。食入有腐蚀性。吸入烟雾可能引起肺水肿。食入可能对胰腺有影响。急性接触高浓度氯化锌烟雾，会造成成年人呼吸窘迫综合征，导致肺纤维变性和死亡。 环境危险性：对水生生物有极高毒性。强烈建议不要让其进入环境
GHS 危害分类	急性毒性 – 经口：类别 4； 急性毒性 – 经皮：类别 2； 急性毒性 – 吸入（粉尘和烟雾）：类别 1； 皮肤腐蚀/刺激：类别 1； 严重眼损伤/眼刺激：类别 1； 生殖毒性：类别 2； 生殖细胞致突变性：类别 2； 特异性靶器官毒性 – 单次接触：类别 1（呼吸系统，肝脏，胰腺）； 特异性靶器官毒性 – 反复接触：类别 1（肺脏，肝脏）； 急性水生毒性：类别 1； 慢性水生毒性：类别 1
急性毒性数据（HSDB）	/
致癌分类	/
ToxCast 毒性数据	$AC_{50}(AR) = Inactive$；$AC_{50}(AhR) = Inactive$；$AC_{50}(ESR) = Inactive$；$AC_{50}(p53) = Inactive$
急性暴露水平（AEGL）	/
暴露途径	可通过吸入其气溶胶和食入吸收到体内
靶器官	呼吸系统、眼、皮肤、肝脏、胰腺
中毒症状	吸入：咳嗽，咽喉痛，灼烧感，呼吸困难，气促。症状可能推迟显现。 皮肤：皮肤烧伤，疼痛，发红。 眼睛：疼痛，发红，严重深度烧伤。 食入：腹部疼痛，灼烧感，咽喉疼痛，恶心，呕吐，休克或虚脱

（续）

健康危害与毒理信息	
职业接触限值	阈限值：1 mg/m³（以烟雾计）（时间加权平均值）；2 mg/m³（短期接触限值）（美国政府工业卫生学家会议，2017 年）。 时间加权平均容许浓度：0.1 mg/m³（以下呼吸道可吸入部分计），2 mg/m³（以上呼吸道可吸入部分计）（德国，2016 年）。 时间加权平均容许浓度：1 mg/m³，短时间接触容许浓度：2 mg/m³（中国，2019 年）

防 护 与 急 救	
接触控制/个体防护	工程控制：密闭操作，局部排风。 呼吸系统防护：可能接触其粉尘时，应该佩戴防毒面具。必要时佩戴自给式呼吸器。 眼睛防护：戴化学安全防护眼镜。 身体防护：穿工作服（防腐材料制作）。 手部防护：戴橡皮手套
急救措施	火灾应急：雾状水、火场周围可用的灭火介质。 吸入应急：迅速脱离现场至空气新鲜处。保持呼吸道通畅。呼吸困难时给输氧。呼吸停止时，立即进行人工呼吸。就医。 皮肤应急：脱去污染的衣着，用流动清水冲洗 10 min 或用 2% 碳酸氢钠溶液冲洗。就医。 眼睛应急：立即提起眼睑，用流动清水冲洗 10 min 或用 2% 碳酸氢钠溶液冲洗。就医。 食入应急：患者清醒时立即漱口，给饮牛奶或蛋清。就医

272. 氯磺酸（Chlorosulfonic acid）

基 本 信 息	
原化学品目录	氯磺酸
化学物质	氯磺酸
别名	硫酸氯乙醇
英文名	CHLOROSULFONIC ACID；SULFURIC CHLOROHYDRIN；CHLOROSULFURIC ACID
CAS 号	7790 - 94 - 5
化学式	$ClHO_3S/SO_2(OH)Cl$
分子量	116.52
成分/组成信息	氯磺酸

物 化 性 质	
理化特性	外观与性状：无色至黄色液体，有刺鼻气味 沸点：100 kPa 时 151～152 ℃ 熔点：-80 ℃ 相对密度（水＝1）：1.75 水中溶解度：反应 蒸汽压：20 ℃时 133 Pa 蒸汽相对密度（空气＝1）：4.02
禁配物	酸类、碱类、醇类、活性金属粉末、胺类、水、易燃或可燃物

健康危害与毒理信息	
危险有害概述	化学危险性：加热时和与水接触时，分解生成有毒和腐蚀性烟雾。是一种强氧化剂，与可燃物质和还原性物质激烈反应。是一种强酸，与碱激烈反应，有腐蚀性。与醇类、金属粉末、磷、硝酸盐和许多其他物质激烈反应，有着火和爆炸的危险。 健康危险性：①吸入危险性：20 ℃时蒸发，相当快地达到空气中有害污染浓度。②短期接触的影响：极腐蚀眼睛、皮肤和呼吸道。食入有腐蚀性。吸入蒸气可能引起肺水肿。影响可能推迟显现。需进行医学观察。③长期或反复接触的影响：反复或长期接触，肺可能受损伤。可能对牙齿有影响，导致牙侵蚀
GHS 危害分类	金属腐蚀剂：类别 1； 急性毒性 – 经口：类别 2； 急性毒性 – 吸入：类别 1（蒸气）； 皮肤腐蚀/刺激：类别 1A ~ 1C； 严重眼损伤/眼刺激：类别 1； 生殖毒性：类别 2； 特定靶器官毒性 – 单次接触：类别 2（呼吸系统）； 特定靶器官毒性 – 重复接触：类别 2（呼吸系统）； 危害水生环境 – 急性危害：类别 3
急性毒性数据（HSDB）	LD_{50}：38.5 mg/m^3，4 h（大鼠吸入）； LD_{50}：52.5 mg/m^3，2 h（小鼠吸入）
致癌分类	/
ToxCast 毒性数据	/
急性暴露水平（AEGL）	/
暴露途径	可通过吸入和食入吸收到体内
靶器官	呼吸系统、眼、皮肤
中毒症状	吸入：咽喉痛，咳嗽，灼烧感，气促，呼吸困难。症状可能推迟显现。 皮肤：疼痛，发红，严重皮肤烧伤。 眼睛：疼痛，发红，严重深度烧伤。 食入：灼烧感，腹部疼痛，恶心，休克或虚脱
职业接触限值	/
防 护 与 急 救	
接触控制/个体防护	工程控制：禁止与醇类、可燃物质、还原剂和水接触。通风。局部排气通风。 接触控制：避免一切接触。 呼吸系统防护：适当的呼吸防护。 身体防护：防护服。 手部防护：防护手套。 眼睛防护：面罩，或眼睛防护结合呼吸防护。 其他防护：工作时不得进食、饮水或吸烟。进食前洗手
急救措施	火灾应急：周围环境着火时，使用干粉、二氧化碳灭火。禁止用水。 爆炸应急：着火时，喷雾状水保持料桶等冷却，但避免与水接触。 接触应急：一切情况均向医生咨询。 吸入应急：新鲜空气，休息，半直立体位。必要时进行人工呼吸，给予医疗护理。 皮肤应急：脱去污染的衣服。用大量水冲洗皮肤或淋浴，给予医疗护理。 眼睛应急：先用大量水冲洗几分钟（如可能易行，摘除隐形眼镜），然后就医。 食入应急：漱口，不要催吐。大量饮水，给予医疗护理

273. 氯甲酸三氯甲酯（Diphosgene）

基 本 信 息	
原化学品目录	氯甲酸三氯甲酯（双光气）
化学物质	氯甲酸三氯甲酯
别名	双光气；氯甲酸三氯甲基酯
英文名	DIPHOSGENE；FORMIC ACID，TRICHLOROMETHYL ESTER；TRICHLOROMETHYL CHLOROFORMATE
CAS 号	503 – 38 – 8
化学式	$ClCOOCCl_3$
分子量	197.83
成分/组成信息	氯甲酸三氯甲酯

物 化 性 质	
理化特性	沸点：101.3 kPa 时 128 ℃ 熔点：– 57 ℃ 密度：1.6 g/cm³ 水中溶解度：（反应） 蒸汽压：20 ℃时 1.3 kPa 蒸汽相对密度（空气 =1）：6.83 辛醇、水分配系数的对数值：1.49
禁配物	酸类、强碱、醇类、胺类、水

健康危害与毒理信息	
危险有害概述	物理危险性：蒸气比空气重。 化学危险性：加热时，分解生成含有氯和光气的有毒和腐蚀性烟雾。与水发生反应，生成有毒和腐蚀性烟雾。 健康危险性：窒息性毒剂。主要作用于呼吸器官，引起急性中毒性肺水肿，严重者窒息死亡。①吸入危险性：20 ℃时蒸发，迅速地达到空气中有害污染浓度。②短期接触的影响：刺激呼吸道、皮肤和眼睛。流泪。吸入可能引起肺水肿
GHS 危害分类	易燃液体：类别2； 急性毒性 – 吸入：类别2（蒸气）； 急性毒性 – 经口：类别4； 皮肤腐蚀/刺激：类别2； 严重眼损伤/眼刺激：类别2A ~ 2B； 特异性靶器官毒性 – 单次接触：类别1（呼吸道过敏）； 急性水生毒性：类别1
急性毒性数据（HSDB）	/
致癌分类	/
ToxCast 毒性数据	/
急性暴露水平（AEGL）	/
暴露途径	可通过吸入和食入吸收到体内
靶器官	呼吸系统、眼睛、皮肤

（续）

健康危害与毒理信息	
中毒症状	吸入：灼烧感，胸闷。咽喉痛，咳嗽，呼吸困难，呼吸短促。症状可能推迟显现。 皮肤：发红。 眼睛：引起流泪，发红。 食入：咽喉疼痛
职业接触限值	/

防 护 与 急 救	
接触控制/个体防护	工程控制：严加密闭，提供充分的局部排风。尽可能机械化、自动化。 呼吸系统防护：可能接触其蒸气时，应该佩戴防毒面具。紧急事态抢救或逃生时，佩戴自给式呼吸器。 眼睛防护：戴化学安全防护眼镜。 身体防护：穿相应的防护服。 手部防护：戴防化学品手套
急救措施	火灾应急：雾状水、泡沫、二氧化碳、砂土。 吸入应急：迅速脱离现场至空气新鲜处。保持呼吸道通畅。如呼吸困难，给输氧。如呼吸停止，立即进行人工呼吸。就医。 皮肤应急：脱去污染的衣着，立即用水冲洗至少15 min。就医治疗。 眼睛应急：立即提起眼睑，用流动清水冲洗10 min 或用2% 碳酸氢钠溶液冲洗。 食入应急：用水漱口，给饮牛奶或蛋清。就医

274. 氯甲烷（Chloromethane）

基 本 信 息	
原化学品目录	氯甲烷
化学物质	氯甲烷
别名	一氯甲烷
英文名	METHYL CHLORIDE；CHLOROMETHANE；MONOCHLOROMETHANE
CAS 号	74 – 87 – 3
化学式	CH_3Cl
分子量	50.5
成分/组成信息	氯甲烷

物 化 性 质	
理化特性	外观与性状：无色液化气体 沸点：-24.2 ℃ 熔点：-97.6 ℃ 相对密度（水 =1）：0.92 水中溶解度：25 ℃时 0.5 g/100 mL 蒸汽压：21 ℃时 506 kPa 蒸汽相对密度（空气 =1）：1.8 闪点：易燃气体 自燃温度：632 ℃ 爆炸极限：空气中 8.1% ~17.4%（体积） 辛醇、水分配系数的对数值：0.91
禁配物	强氧化剂

健康危害与毒理信息	
危险有害概述	物理危险性：气体比空气重，可能沿地面流动，可能造成远处着火。可能积聚在低层空间，造成缺氧。 化学危险性：燃烧时，分解生成含有氯化氢和光气的有毒和腐蚀性烟雾。与铝粉、锌粉、三氯化铝和乙烯发生反应，有着火和爆炸的危险。有湿气存在时，侵蚀许多金属。 健康危险性：①吸入危险性：容器漏损时，迅速达到空气中该气体的有害浓度。②短期接触的影响：该液体可能引起冻伤。可能对中枢神经系统有影响。接触可能导致神志不清。远高于职业接触限值接触，可能导致肝、心血管系统和肾损害。需进行医学观察。③长期或反复接触的影响：可能对中枢神经系统有影响，其影响可用来测定行为实验。动物实验表明，可能对人类生殖造成毒性影响
GHS 危害分类	易燃气体：类别 1； 高压气体：液化气体； 急性毒性 – 经口：类别 4； 急性毒性 – 吸入：类别 4； 生殖细胞致突变性：类别 1B； 生殖毒性：类别 1B； 致癌性：类别 2； 特异性靶器官毒性 – 单次接触：类别 1（神经系统、心血管系统、肝、肾），类别 3（麻醉效果）； 特异性靶器官毒性 – 反复接触：类别 1（中枢神经系统、肾脏、肝脏）
急性毒性数（HSDB）	/
致癌分类	类别 3（国际癌症研究机构，2019 年）。 类别 A4（美国政府工业卫生学家会议，2017 年）。 类别 3B（德国，2016 年）
ToxCast 毒性数据	/
急性暴露水平（AEGL）	AEGL1 – 10 min = NR；AEGL1 – 8 h = NR；AEGL2 – 10 min = 1100 ppm；AEGL2 – 8 h = 380 ppm；AEGL3 – 10 min = 3800 ppm；AEGL3 – 8 h = 1300 ppm
暴露途径	可通过吸入和经皮肤吸收到体内
靶器官	神经系统、心血管系统、肝、肾
中毒症状	吸入：蹒跚步态，头晕，头痛，恶心，呕吐，惊厥，神志不清。 皮肤：可能被吸收，与液体接触：冻伤。 眼睛：症状见皮肤
职业接触限值	阈限值：50 ppm（时间加权平均值），100 ppm（短期接触限值）(经皮)（美国政府工业卫生学家会议，2017 年）。 时间加权平均容许浓度：60 mg/m³，短时间接触容许浓度：120 mg/m³（中国，2019 年）。 时间加权平均容许浓度：50 ppm（经皮）（德国，2016 年）
防 护 与 急 救	
接触控制/个体防护	工程控制：禁止明火、禁止火花和禁止吸烟。密闭系统、通风、防爆型电气设备和照明。使用无火花手工具。 接触控制：严格作业环境管理。 呼吸系统防护：适当的呼吸防护。 身体防护：防护服。 手部防护：隔冷手套。 眼睛防护：护目镜，面罩，或眼睛防护结合呼吸防护

（续）

防 护 与 急 救	
急救措施	火灾应急：切断气源，如不可能并对周围环境无危险，让火自行燃尽。其他情况喷雾状水灭火。 爆炸应急：着火时，喷雾状水保持钢瓶冷却。从掩蔽位置灭火。 吸入应急：新鲜空气，休息，必要时进行人工呼吸，给予医疗护理。 皮肤应急：冻伤时，用大量水冲洗，不要脱去衣服

275. 氯联苯（54%氯）[Chlorodiphenyl（54% Cl）]

基 本 信 息	
原化学品目录	氯联苯（54% 氯）
化学物质	氯联苯（54% 氯）
别名	多氯联苯（亚老哥尔1254）；氯二苯（54% 氯）；PCB
英文名	POLYCHLORINATED BIPHENYL（AROCLOR 1254）；CHLOROBIPHENYL（54% CHLORINE）；CHLORODIPHENYL（54% CHLORINE）；PCB
CAS 号	11097 – 69 – 1
化学式	/
分子量	327（平均）
成分/组成信息	氯联苯（54% 氯）
物 化 性 质	
理化特性	外观与性状：淡黄色黏稠液体 相对密度（水 =1）：1.5 水中溶解度：不溶 蒸汽压：25 ℃时0.01 Pa 辛醇、水分配系数的对数值：6.30（估计值）
禁配物	/
健康危害与毒理信息	
危险有害概述	化学危险性：着火时，分解生成刺激和有毒气体。 健康危险性：①吸入危险性：20 ℃时，蒸发相当慢地达到空气中有害污染浓度。②长期或反复接触的影响：反复或长期与皮肤接触可能引起皮炎。氯痤疮是最常见的健康影响。可能对肝有影响。动物实验表明，可能对人类生殖造成毒性影响。 环境危险性：在对人类重要的食物链中发生生物蓄积作用，特别是在水生生物中。由于在环境中的持久性，强烈建议不要让其进入环境
GHS 危害分类	急性毒性 – 经口：类别4； 急性毒性 – 经皮：类别3； 生殖毒性：类别1A； 致癌性：类别1B； 特异性靶器官毒性 – 单次接触：类别3（呼吸道过敏）； 特异性靶器官毒性 – 反复接触：类别1（肝脏、皮肤、免疫系统）； 急性水生毒性：类别1； 慢性水生毒性：类别1
急性毒性数据（HSDB）	LD_{50}：1295 ~ 2000 mg/kg（大鼠经口）； LD_{50}：> 250 mg/kg（小鼠经口）

（续）

健康危害与毒理信息	
致癌分类	类别 A3（美国政府工业卫生学家会议，2017 年）
ToxCast 毒性数据	/
急性暴露水平（AEGL）	AEGL1 – 10 min = 1 ppm；AEGL1 – 8 h = 1 ppm；AEGL2 – 10 min = 150 ppm；AEGL2 – 8 h = 37 ppm；AEGL3 – 10 min = 450 ppm；AEGL3 – 8 h = 110 ppm
暴露途径	可通过吸入其气溶胶，经皮肤和食入吸收到体内
靶器官	肝脏、皮肤、免疫系统、呼吸道
中毒症状	皮肤：可能被吸收，皮肤干燥，发红。 食入：头痛，麻木
职业接触限值	阈限值：0.5 mg/m³（时间加权平均值）（经皮）（美国政府工业卫生学家会议，2017 年）。 时间加权平均容许浓度：0.5 mg/m³（中国，2019 年）
防 护 与 急 救	
接触控制/个体防护	接触控制：防止产生烟云，严格作业环境管理。通风。 呼吸系统防护：适当的呼吸器。 身体防护：防护服。 手部防护：防护手套。 眼睛防护：护目镜，面罩。 其他防护：工作时不得进食、饮水或吸烟
急救措施	火灾应急：周围环境着火时，干粉、二氧化碳灭火。 吸入应急：新鲜空气，休息，给予医疗护理。 皮肤应急：脱去污染的衣服，冲洗，然后用水和肥皂清洗皮肤，给予医疗护理。 眼睛应急：先用大量水冲洗几分钟（如可能易行，摘除隐形眼镜），然后就医。 食入应急：休息，给予医疗护理

276. 氯灭杀威（2 – Chloro – 4，5 – Dimethylphenyl methylcarbamate）

基 本 信 息	
原化学品目录	氨基甲酸酯类
化学物质	氯灭杀威
别名	甲基氨基甲酯 – 2 – 氯 – 4，5 – 二甲苯基酯；涕灭威；滴灭威
英文名	2 – CHLORO – 4，5 – DIMETHYLPHENYL METHYLCARBAMATE；CARBANOLATE
CAS 号	671 – 04 – 5
化学式	$C_{10}H_{12}ClNO_2$
分子量	213.66
成分/组成信息	氯灭杀威
物 化 性 质	
理化特性	溶解性：与水部分混溶，溶于多数有机溶剂 熔点/凝固点：130 ℃
禁配物	/

健康危害与毒理信息	
危险有害概述	遇明火、高热可燃。受高热分解，放出有毒的烟气。燃烧（分解）产物：一氧化碳、二氧化碳、氮氧化物、氧化硫。燃烧产生有毒氮氧化物和氯化物气体。吸入、摄入或经皮肤吸收后会中毒
GHS危害分类	急性毒性－经口：类别2
急性毒性数据（HSDB）	/
致癌分类	/
ToxCast毒性数据	$AC_{50}(AR)=$ Inactive；$AC_{50}(AhR)=$ Inactive；$AC_{50}(ESR)=$ Inactive；$AC_{50}(p53)=$ Inactive
急性暴露水平（AEGL）	/
暴露途径	可通过吸入其气溶胶、经皮肤和食入吸收到体内
靶器官	/
中毒症状	出现氨基甲酸酯类农药中毒症状，毒性较强
职业接触限值	/

防 护 与 急 救	
接触控制/个体防护	工程控制：严加密闭，局部排风。尽可能机械化、自动化。 呼吸系统防护：生产操作或农业使用时，应该佩戴防毒口罩。紧急事态抢救或逃生时，佩戴自给式呼吸器。 眼睛防护：戴化学安全防护眼镜。 身体防护：穿相应的防护服。 手防护：戴防化学品手套。 其他防护：作业后彻底清洗。使用时不要进食、饮水或吸烟
急救措施	火灾应急：泡沫、干粉、砂土。 吸入应急：脱离现场至空气新鲜处。呼吸困难时给输氧。呼吸停止时，立即进行人工呼吸。就医。 皮肤应急：用肥皂水及清水彻底冲洗。就医。 眼睛应急：拉开眼睑，用流动清水冲洗15 min。就医。 食入应急：误服者，饮适量温水，催吐。洗胃。就医

277. 氯萘（Chloronaphthalene）

基 本 信 息	
原化学品目录	氯萘
化学物质	氯萘
别	1－氯萘；α－氯萘；α－氯代萘
英文名	1－CHLORONAPHTHALENE；alpha－CHLORONAPHTHALENE；alpha－NAPHTHYL CHLORIDE
CAS号	90－13－1
化学式	$C_{10}H_7Cl$
分子量	162.6
成分/组成信息	氯萘

（续）

物 化 性 质	
理化特性	外观与性状：油状无色液体 沸点：260 ℃ 熔点：−2.3 ℃ 相对密度（水＝1）：1.2 水中溶解度：25 ℃时 0.02 g/100 mL（微溶） 蒸汽压：25 ℃时 4 Pa 蒸汽相对密度（空气＝1）：5.6 蒸汽、空气混合物的相对密度（20 ℃，空气＝1）：1 闪点：121 ℃（闭杯） 自燃温度：＞558 ℃ 辛醇、水分配系数的对数值：4.0
禁配物	强氧化剂
健康危害与毒理信息	
危险有害概述	化学危险性：加热时，分解生成含有氯化氢的有毒和腐蚀性气体。与强氧化剂发生反应。 健康危险性：①吸入危险性：20 ℃时，蒸发相当慢地达到空气中有害污染浓度；但是，大量快速喷洒或扩散时快得多。②短期接触的影响：刺激眼睛、皮肤和呼吸道。③长期或反复接触的影响：可能对肝脏有影响，导致功能损伤。 环境危险性：对水生生物是有毒的。可能在鱼体内发生生物蓄积。强烈建议不要让其进入环境。可能在水生环境中造成长期影响
GHS 危害分类	急性毒性 – 经口：类别 4； 皮肤腐蚀/刺激性：类别 2； 眼睛敏感性：类别 2A – 2B； 特异性靶器官毒性 – 单次接触：类别 2（系统性毒性）； 特异性靶器官毒性 – 反复接触：类别 2（皮肤）； 急性水生毒性：类别 1； 慢性水生毒性：类别 1
急性毒性数据（HSDB）	LD_{50}：1540 mg/kg（大鼠经口）； LD_{50}：1091 mg/kg（小鼠经口）
致癌分类	/
ToxCast 毒性数据	AC_{50}(AR) = Inactive；AC_{50}(AhR) = Inactive；AC_{50}(ESR) = Inactive；AC_{50}(p53) = Inactive
急性暴露水平（AEGL）	/
暴露途径	可通过吸入、经皮肤和经食入吸收到体内
靶器官	全身系统、眼睛、皮肤
中毒症状	吸入：咳嗽。 皮肤：发红。 眼睛：发红，疼痛。 食入：咽喉疼痛，恶心
职业接触限值	时间加权平均容许浓度：0.5 mg/m³（中国，2019 年）
防 护 与 急 救	
接触控制/个体防护	工程控制：禁止明火。通风，局部排气通风。 呼吸防护：适当的呼吸防护。 手部防护：防护手套。 眼睛防护：安全眼镜，或眼睛防护结合呼吸防护。 其他防护：工作时不得进食、饮水或吸烟

（续）

防护与急救	
急救措施	火灾应急：干粉，二氧化碳，泡沫。 吸入应急：新鲜空气，休息。如果感觉不舒服，需就医。 皮肤应急：脱去污染的衣服。冲洗，然后用水和肥皂清洗皮肤。 眼睛应急：先用大量水冲洗几分钟（如可能易行，摘除隐形眼镜），然后就医。 食入应急：漱口，饮用1或2杯水，如果感觉不舒服，需就医

278. 氯气（Chlorine）

基 本 信 息	
原化学品目录	氯气
化学物质	氯气
别名	氯单质
英文名	CHLORINE
CAS 号	7782 – 50 – 5
化学式	Cl_2
分子量	70.9
成分/组成信息	氯

物 化 性 质	
理化特性	外观与性状：绿色至黄色压缩液化气体，有刺鼻气味 沸点：-34 ℃ 熔点：-101 ℃ 水中溶解度：20 ℃时 0.7 g/100 mL 蒸汽压：20 ℃时 673 kPa 蒸汽相对密度（空气 =1）：2.5
禁配物	易燃或可燃物、醇类、乙醚、氢

健康危害与毒理信息	
危险有害概述	物理危险性：该气体比空气重。 化学危险性：水溶液是一种强酸，与碱激烈反应并具有腐蚀性。是一种强氧化剂，与可燃物质和还原性物质激烈地发生反应。与多数有机和无机化合物反应，有着火和爆炸的危险。侵蚀金属。 健康危险性：①吸入危险性：容器漏损时，迅速达到空气中该气体的有害浓度。②短期接触的影响：流泪。腐蚀眼睛、皮肤和呼吸道。液体迅速蒸发可能引起冻伤。吸入可能引起类似哮喘反应。吸入可能引起肺炎。吸入可能引起肺水肿，但只在对眼睛和/或呼吸道的最初腐蚀性影响已经显现以后。接触可能导致死亡。③长期或反复接触的影响：可能对呼吸道和肺有影响，导致慢性炎症和功能损伤。可能对牙齿有影响，导致侵蚀牙齿。 环境危险性：对水生生物有极高毒性。强烈建议不要让其进入环境
GHS 危害分类	氧化气体：类别1； 高压气体：适用； 急性毒性 – 吸入：类别2（气体）； 皮肤腐蚀/刺激：类别2； 严重眼损伤/眼刺激：类别1； 特异性靶器官毒性 – 单次接触：类别1（呼吸系统、神经系统）； 特异性靶器官毒性 – 反复接触：类别1（呼吸系统、肾、嗅觉器官）、类别2（牙齿）； 危害水生环境 – 急性危害：类别1； 危害水生环境 – 长期危害：类别1

健康危害与毒理信息	
急性毒性数据（HSDB）	48.4 mg/L，1 h（大鼠吸入）
致癌分类	类别 A4（美国政府工业卫生学家会议，2017 年）
ToxCast 毒性数据	/
急性暴露水平（AEGL）	AEGL1 - 10 min = 0.5；AEGL1 - 8 h = 0.5；AEGL2 - 10 min = 2.8 ppm；AEGL2 - 8 h = 0.71 ppm；AEGL3 - 10 min = 50 ppm；AEGL3 - 8 h = 7.1 ppm
暴露途径	可通过吸入吸收到体内
靶器官	呼吸系统、肾、嗅觉器官、神经系统、牙齿、皮肤、眼
中毒症状	吸入：咳嗽，咽喉痛，呼吸短促，喘息，呼吸困难，症状可能推迟显现。 皮肤：与液体接触：冻伤。发红，灼烧感，疼痛，皮肤烧伤。 眼睛：引起流泪，发红，疼痛，烧伤
职业接触限值	阈限值：0.5 ppm（时间加权平均值），1 ppm（短期接触限值）（美国政府工业卫生学家会议，2017 年）。 最高容许浓度：1 mg/m³（中国，2019 年）
防 护 与 急 救	
接触控制/个体防护	工程控制：密闭系统和通风。 接触控制：避免一切接触。禁止与性质相互抵触的物质接触。 呼吸系统防护：呼吸防护。 身体防护：防护服。 手部防护：保温手套。 眼睛防护：面罩，或眼睛防护结合呼吸防护。 其他防护：工作时不得进食、饮水或吸烟
急救措施	火灾应急：周围环境着火时，使用适当的灭火剂。 爆炸应急：着火时，喷雾状水保持钢瓶冷却，但避免与水接触。 接触应急：一切情况均向医生咨询。 吸入应急：新鲜空气，休息，半直立体位，立即给予医疗护理，必要时进行人工呼吸。 皮肤应急：先用大量水冲洗至少 15 min，然后脱去污染的衣服并再次冲洗。立即给予医疗护理。 眼睛应急：用大量水冲洗（如可能易行，摘除隐形眼镜）。立即给予医疗护理

279. 2 - 氯苯基羟胺（2 - Chlorophenyl hydroxylamine）

基 本 信 息	
原化学品目录	2 - 氯苯基羟胺
化学物质	2 - 氯苯基羟胺
别名	/
英文名	2 - CHLOROPHENYLHYDROXYLAMINE
CAS 号	10468 - 16 - 3
化学式	C_6H_6ClNO
分子量	143.57
成分/组成信息	2 - 氯苯基羟胺

（续）

物 化 性 质	
理化特性	沸点：249 ℃ 折射率：1.661 闪点：104.4 ℃ 密度：1.409 g/cm³ 蒸汽压：0.0124 mmHg（25 ℃）
禁配物	强氧化物、强酸、强碱
健康危害与毒理信息	
危险有害概述	/
GHS 危害分类	/
急性毒性数据（HSDB）	/
致癌分类	/
ToxCast 毒性数据	/
急性暴露水平（AEGL）	/
暴露途径	可通过吸入吸收到体内
靶器官	/
中毒症状	/
职业接触限值	/
防 护 与 急 救	
接触控制/个体防护	工程控制：密闭操作，防止泄漏。加强通风。 呼吸防护：适当的呼吸防护。空气中浓度超标时，佩戴过滤式防毒面具（半面罩）。紧急事态抢救或撤离时，应该佩戴携气式呼吸器。 身体防护：穿防毒物渗透工作服。 手部防护：戴橡胶耐油手套。 眼睛防护：戴化学安全防护眼镜。 其他防护：工作时不得进食、饮水或吸烟
急救措施	火灾应急：水雾、干粉、泡沫或二氧化碳灭火剂灭火。 吸入应急：新鲜空气，休息。给予医疗护理。 皮肤应急：脱去污染的衣服。用大量水冲洗皮肤或淋浴。如有不适感，就医。 眼睛应急：分开眼睑，用流动清水或生理盐水冲洗。立即就医。 食入应急：漱口，不要催吐，立即就医

280. 3 – 氯苯基羟胺（3 – Chlorophenyl hydroxylamine）

基 本 信 息	
原化学品目录	3 – 氯苯基羟胺
化学物质	3 – 氯苯基羟胺
别名	/
英文名	3 – CHLOROPHENYLHYDROXYLAMINE
CAS 号	10468 – 17 – 4

（续）

基 本 信 息	
化学式	C_6H_6ClNO
分子量	143.57
成分/组成信息	3 - 氯苯基羟胺

参见 279. 2 - 氯苯基羟胺。

281. 4 - 氯苯基羟胺（4 - Chlorophenyl hydroxylamine）

基 本 信 息	
原化学品目录	4 - 氯苯基羟胺
化学物质	4 - 氯苯基羟胺
别名	4 - 氯苯基羟胺
英文名	4 - CHLOROPHENYLHYDROXYLAMINE
CAS 号	823 - 86 - 9
化学式	C_6H_6ClNO
分子量	143.57
成分/组成信息	4 - 氯苯基羟胺
物 化 性 质	
理化特性	/
禁配物	/
健康危害与毒理信息	
危险有害概述	/
GHS 危害分类	/
急性毒性数据（HSDB）	/
致癌分类	/
ToxCast 毒性数据	/
急性暴露水平（AEGL）	/
暴露途径	可通过吸入吸收到体内
靶器官	/
中毒症状	/
职业接触限值	/
防 护 与 急 救	
接触控制/个体防护	参见 2 - 氯苯基羟胺
急救措施	参见 2 - 氯苯基羟胺

282. 氯氰菊酯 (Cypermethrin)

基 本 信 息	
原化学品目录	拟除虫菊酯
化学物质	氯氰菊酯
别名	(RS)-2-氰基-3-苯氧苄基(1RS)-顺-反-3(2,2-二氯乙烯基)-2,2-二甲基环丙烷羧酸酯;氰基(3-苯氧苄基)甲基-3-(2,2-二氯乙烯基)-2,2-二甲基环丙烷羧酸酯
英文名	CYPERMETHRIN; (RS)-alpha-CYANO-3-PHENOXYBENZYL(1RS)-CIS-TRANS-3-(2,2-DICHLOROVINYL)-2,2-DIMETHYLCYCLOPROPANECARBOXY-LATE; CYANO(3-PHENOXYPHENYL)METHYL 3-(2,2-DICHLOROETHENYL)-2,2-DIMETHYLCYCLOPROPANECARBOXYLATE
CAS 号	52315-07-8
化学式	$C_{22}H_{19}Cl_2NO_3$
分子量	416.3
成分/组成信息	氯氰菊酯

物 化 性 质	
理化特性	外观与性状:黄色黏稠的液体至膏状,有特殊气味 沸点:220 ℃ (分解) 熔点:60~80 ℃ 相对密度(水=1):1.1 水中溶解度:不溶 蒸汽压:20 ℃时 10 Pa 辛醇、水分配系数的对数值:6.3
禁配物	强氧化剂、强碱

健康危害与毒理信息	
危险有害概述	化学危险性:加热到220 ℃以上时,分解生成含氰化氢、氯化氢有毒烟雾。 健康危险性:①吸入危险性:未指明20 ℃时蒸发达到空气中有害浓度的速率。②短期接触的影响:刺激眼睛、皮肤和呼吸道。可能对神经系统有影响,导致面部刺痛、发痒或灼烧感。 环境危险性:对水生生物有极高毒性。避免非正常使用情况下释放到环境中
GHS 危害分类	急性毒性-经口:类别3; 严重眼损伤/眼刺激:类别2B; 特异性靶器官毒性-单次接触:类别1(神经系统); 特异性靶器官毒性-反复接触:类别2(神经系统); 危害水生环境-急性危害:类别1; 危害水生环境-长期危害:类别1
急性毒性数据(HSDB)	LC_{50}:2.5 mg/L, 4 h(大鼠吸入); LD_{50}:1600 mg/kg(大鼠经皮); LD_{50}:250 mg/kg(大鼠雄性经口); LD_{50}:4123 mg/kg(大鼠经口); LD_{50}:138 mg/kg(小鼠经口)
致癌分类	/
ToxCast 毒性数据	$AC_{50}(AR)$ = Inactive; $AC_{50}(AhR)$ = Inactive; $AC_{50}(ESR)$ = Inactive; $AC_{50}(p53)$ = Inactive

（续）

健康危害与毒理信息	
急性暴露水平（AEGL）	/
暴露途径	可通过吸入其气溶胶和食入吸收到体内
靶器官	神经系统、眼
中毒症状	吸入：灼烧感，咳嗽，头晕，头痛，恶心，气促。 皮肤：发红，灼烧感，麻木，刺痛，发痒。 眼睛：发红，疼痛。 食入：腹部疼痛，惊厥，呕吐
职业接触限值	/
防 护 与 急 救	
接触控制/个体防护	工程控制：禁止明火。通风，局部排气通风。 接触控制：防止产生烟云。 呼吸系统防护：适当的呼吸防护。 身体防护：防护服。 手部防护：防护手套。 眼睛防护：面罩。 其他防护：工作时不得进食、饮水或吸烟。进食前洗手
急救措施	火灾应急：干粉、水成膜泡沫、泡沫、二氧化碳。 爆炸应急：着火时，喷雾状水保持料桶等冷却。 吸入应急：新鲜空气，休息，给予医疗护理。 皮肤应急：脱去污染的衣服。冲洗，然后用水和肥皂清洗皮肤。 眼睛应急：先用大量水冲洗几分钟（如可能易行，摘除隐形眼镜），然后就医。 食入应急：漱口，给予医疗护理

283. 氯酸钾（Potassium chlorate）

基 本 信 息	
原化学品目录	氯酸钾
化学物质	氯酸钾
别名	/
英文名	POTASSIUM CHLORATE；POTASSIUM OXYMURIATE
CAS 号	3811 – 04 – 9
化学式	$ClKO_3/KClO_3$
分子量	122.6
成分/组成信息	氯酸钾
物 化 性 质	
理化特性	外观与性状：无色晶体或白色粉末 沸点：低于沸点在 400 ℃时分解 熔点：368 ℃ 密度：2.3 g/cm³ 水中溶解度：7.3 g/100 mL
禁配物	强还原剂、易燃或可燃物、醇类、强酸、硫、磷、铝、镁

	健康危害与毒理信息
危险有害概述	化学危险性：加热到400℃以上与强酸接触时，分解生成二氧化氯、氯气有毒烟雾和氧气。是一种强氧化剂。与可燃物质和还原性物质激烈反应，有着火和爆炸危险。有水存在时，侵蚀许多金属。 健康危险性：①吸入危险性：20℃时蒸发可忽略不计，但可较快地达到空气中颗粒物有害浓度，尤其是粉末。②短期接触的影响：刺激呼吸道。可能对血液和肾有影响，导致血细胞损伤、肾损害和形成正铁血红蛋白。影响可能推迟显现。需进行医学观察
GHS危害分类	氧化固体：类别4； 急性毒性–吸入：类别4； 急性毒性–经口：类别4； 特异性靶器官毒性–单次接触：类别2（肝脏、血液），类别3（呼吸道）； 急性水生毒性：类别3； 慢性水生毒性：类别3
急性毒性数据（HSDB）	/
致癌分类	/
ToxCast毒性数据	/
急性暴露水平（AEGL）	AEGL1–10 min = 0.12 ppm；AEGL1–8 h = 0.12 ppm；AEGL2–10 min = 8.1 ppm；AEGL2–8 h = 0.41 ppm；AEGL3–10 min = 84 ppm；AEGL3–8 h = 7.3 ppm
暴露途径	可通过食入吸收到体内
靶器官	肝脏、血液、呼吸道
中毒症状	吸入：咳嗽，咽喉痛。 皮肤：发红。 眼睛：发红，疼痛。 食入：腹部疼痛，嘴唇发青或指甲发青，皮肤发青，腹泻，头痛，恶心，气促，意识模糊，惊厥，头晕，咽喉痛，神志不清。症状可能推迟显现
职业接触限值	/
	防 护 与 急 救
接触控制/个体防护	工程控制：禁止明火，禁止与易燃物质接触，禁止与高温表面接触。不得受摩擦或撞击。局部排气通风。 接触控制：防止粉尘扩散，严格作业环境管理。 呼吸系统防护：适当的呼吸防护。 手部防护：防护手套。 眼睛防护：安全护目镜。 其他防护：工作时不得进食、饮水或吸烟
急救措施	火灾应急：周围环境着火时，不要使用泡沫或干粉灭火，最好使用大量水，雾状水灭火。 爆炸应急：着火时喷雾状水保持料桶等冷却。从掩蔽位置灭火。 接触应急：一切情况均向医生咨询。 吸入应急：新鲜空气，休息，给予医疗护理。 皮肤应急：用大量水冲洗，然后脱掉污染的衣服，再次冲洗，给予医疗护理。 眼睛应急：先用大量水冲洗几分钟（如可能易行，摘除隐形眼镜），然后就医。 食入应急：漱口，催吐（仅对清醒病人），给予医疗护理

284. 氯酸钠 (Sodium chlorate)

基 本 信 息	
原化学品目录	氯酸钠
化学物质	氯酸钠
别名	氯酸钠盐
英文名	SODIUM CHLORATE; CHLORIC ACID; SODIUM SALT
CAS 号	7775 - 09 - 9
化学式	$NaClO_3$
分子量	106.44
成分/组成信息	氯酸钠

物 化 性 质	
理化特性	外观与性状: 无色晶体或白色颗粒, 无气味 沸点: 低于沸点在 300 ℃ (计算值) 分解 熔点: 248 ℃ 密度: 2.5 g/mL 水中溶解度: 20 ℃时 100 g/100 mL
禁配物	强还原剂、易燃或可燃物、醇类、强酸、硫、磷、铝

健康危害与毒理信息	
危险有害概述	化学危险性: 加热到 300 ℃以上时, 分解生成氧 (增加着火的危险) 和有毒氯烟雾。是一种强氧化剂。与可燃物质和还原性物质激烈反应, 有着火和爆炸危险。与许多有机物反应, 生成对撞击敏感的混合物, 有爆炸的危险。侵蚀锌和钢。 健康危险性: ①吸入危险性: 20 ℃时蒸发可忽略不计, 但喷洒或扩散时可较快地达到空气中颗粒物有害浓度, 尤其是粉末。②短期接触的影响: 刺激眼睛、皮肤和呼吸道。可能对血液和肾有影响, 导致形成正铁血红蛋白和肾损伤。影响可能推迟显现。需进行医学观察
GHS 危害分类	氧化固体: 类别 1; 急性毒性 - 经口: 类别 4; 慢性水生毒性: 类别 2
急性毒性数据 (HSDB)	/
致癌分类	/
ToxCast 毒性数据	AC_{50} (AR) = Inactive; AC_{50} (AhR) = Inactive; AC_{50} (ESR) = 1.17998048196537E - 05; AC_{50} (p53) = Inactive
急性暴露水平 (AEGL)	AEGL1 - 10 min = NR; AEGL1 - 8 h = NR; AEGL2 - 10 min = 0.6 ppm; AEGL2 - 8 h = 0.22 ppm; AEGL3 - 10 min = 2.6 ppm; AEGL3 - 8 h = 0.93 ppm
暴露途径	可通过吸入其气溶胶和经食入吸收到体内
靶器官	/
中毒症状	吸入: 咳嗽, 咽喉痛, 嘴唇发青或手指发青, 皮肤发青, 意识模糊, 惊厥, 头晕, 头痛, 恶心, 神志不清。 皮肤: 发红。 眼睛: 发红, 疼痛。 食入: 腹部疼痛, 腹泻, 气促, 呕吐
职业接触限值	/

防 护 与 急 救	
接触控制/个体防护	工程控制：禁止与易燃物质接触，禁止与可燃物质、还原性物质和有机物接触。局部排气通风。 接触控制：防止粉尘扩散。 呼吸系统防护：适当的呼吸防护。 手部防护：防护手套。 眼睛防护：护目镜，或眼睛防护结合呼吸防护。 其他防护：工作时不得进食、饮水或吸烟
急救措施	火灾应急：大量水。 爆炸应急：着火时，喷雾状水保持料桶等冷却。 吸入应急：新鲜空气，休息，给予医疗护理。 皮肤应急：先用大量水，然后脱去污染的衣服并再次冲洗，给予医疗护理。 眼睛应急：先用大量水冲洗几分钟（如可能易行，摘除隐形眼镜），然后就医。 食入应急：漱口，给予医疗护理

285. 2 – 氯乙胺（2 – Chloroethylamine）

基 本 信 息	
原化学品目录	氯乙基胺
化学物质	2 – 氯乙胺
别名	/
英文名	2 – CHLOROETHYLAMINE
CAS 号	689 – 98 – 5
化学式	C_2H_6ClN
分子量	79.53
成分/组成信息	/

物 化 性 质	
理化特性	/
禁配物	/

健康危害与毒理信息	
危险有害概述	物理危险性：不稳定；可聚合爆炸。 化学危险性：可燃；火场分解有毒氯化氢、氮氧化物气体
GHS 危害分类	/
急性毒性数据（HSDB）	/
致癌分类	/
ToxCast 毒性数据	/
急性暴露水平（AEGL）	/
暴露途径	/

健康危害与毒理信息	
靶器官	/
中毒症状	/
职业接触限值	/

防 护 与 急 救	
接触控制/个体防护	/
急救措施	/

286. 氯乙醇（Ethylene chlorohydrin）

基 本 信 息	
原化学品目录	氯乙醇
化学物质	氯乙醇
别名	2－氯乙醇；乙二醇氯乙醇
英文名	2－CHLOROETHANOL；2－CHLOROETHYL ALCOHOL；ETHYLENE CHLOROHYDRIN；GLYCOL CHLOROHYDRIN
CAS 号	107－07－3
化学式	$C_2H_5ClO/ClCH_2CH_2OH$
分子量	80.5
成分/组成信息	氯乙醇

物 化 性 质	
理化特性	外观与性状：无色液体，有特殊气味 沸点：128~130 ℃ 熔点：－67 ℃ 相对密度（水=1）：1.2 水中溶解度：混溶 蒸汽压：20 ℃时 0.65 kPa 蒸汽相对密度（空气=1）：2.78 闪点：60 ℃（闭杯） 自燃温度：425 ℃ 爆炸极限：空气中 4.9%~15.9%（体积） 辛醇、水分配系数的对数值：－0.06
禁配物	碱、强氧化剂

健康危害与毒理信息	
危险有害概述	化学危险性：燃烧时，分解生成氯化氢和光气有毒和腐蚀性气体。与氧化剂激烈反应，有着火和爆炸危险。与水或蒸汽反应，生成有毒和腐蚀性烟雾。与强碱反应生成环氧乙烷，有中毒和着火的危险。 健康危险性：①吸入危险性：20 ℃时，蒸发迅速达到空气中有害污染浓度。②短期接触的影响：严重刺激眼睛和呼吸道。可能对中枢神经系统，心血管系统，肾和肝有影响，导致心脏病、低血压、肾损伤、肝损害和呼吸衰竭。接触可能导致死亡。 环境危险性：对水生生物有害

（续）

健康危害与毒理信息	
GHS危害分类	易燃液体：类别3； 急性毒性－经口：类别2 急性毒性－经皮：类别2； 急性毒性－吸入：类别1（蒸气）； 严重眼损伤/眼刺激：类别2A； 生殖细胞致突变性：类别2； 致癌性：类别1； 生殖毒性：类别2； 特异性靶器官毒性－单次接触：类别1（中枢神经系统、血液系统、肾脏、肝脏、呼吸系统），类别3（麻醉作用）； 特异性靶器官毒性－反复接触：类别1（血液系统）；类别2（肝脏、肾脏、中枢神经系统）； 危害水生环境－急性危害：类别2； 危害水生环境－长期危害：类别2
急性毒性数据（HSDB）	LD_{50}：67 mg/kg（兔经皮）； LD_{50}：84 mg/kg（大鼠经皮）； LD_{50}：58 mg/kg（大鼠经口）
致癌分类	类别A4（美国政府工业卫生学家会议，2017年）
ToxCast毒性数据	AC_{50}（AR）= Inactive；AC_{50}（AhR）= Inactive；AC_{50}（ESR）= Inactive；AC_{50}（p53）= Inactive
急性暴露水平（AEGL）	AEGL1－10 min = NR；AEGL1－8 h = NR；AEGL2－10 min = 2.1 ppm；AEGL2－8 h = 0.23 ppm；AEGL3－10 min = 6.4 ppm；AEGL3－8 h = 0.70 ppm
暴露途径	可通过吸入，经皮肤和食入吸收到体内
靶器官	中枢神经系统、血液系统、肾脏、肝脏、呼吸系统、眼
中毒症状	吸入：咳嗽，头晕，头痛，恶心，咽喉痛，呕吐。 皮肤：可能被吸收，皮肤红斑。 眼睛：发红，疼痛，严重深度烧伤。 食入：症状同吸入
职业接触限值	阈限值：1 ppm（上限值）（经皮），（美国政府工业卫生学家会议，2017年）。 最高容许浓度：2 mg/m³（中国，2019年）。 最高容许浓度：1 ppm，3.3 mg/m³，皮肤吸收（德国，2016年）
防护与急救	
接触控制/个体防护	工程控制：禁止明火，禁止火花和禁止吸烟。高于60℃时，使用密闭系统，通风和防爆型电气设备。 接触控制：避免一切接触。 呼吸系统防护：适当的呼吸防护。 身体防护：防护服。 手部防护：防护手套。 眼睛防护：护目镜，面罩或眼睛防护结合呼吸防护。 其他防护：工作时不得进食、饮水或吸烟。进食前洗手
急救措施	火灾应急：干粉，抗溶性泡沫，雾状水，二氧化碳。 爆炸应急：着火时，喷雾状水保持料桶等冷却。 接触应急：一切情况均向医生咨询。 吸入应急：新鲜空气，休息。半直立体位。必要时进行人工呼吸。给予医疗护理。 皮肤应急：脱去污染的衣服。冲洗，然后用水和肥皂清洗皮肤。给予医疗护理。 眼睛应急：先用大量水冲洗几分钟（如可能易行，摘除隐形眼镜），然后就医。 食入应急：漱口。催吐（仅对清醒病人），给予医疗护理

287. 氯乙醛（Chloroacetaldehyde）

基 本 信 息	
原化学品目录	氯乙醛
化学物质	氯乙醛
别名	2 - 氯乙醛；2 - 氯 - 1 - 乙醛；一氯乙醛
英文名	CHLOROACETALDEHYDE（40% SOLUTION）；2 - CHLOROACETALDEHYDE；2 - CHLORO - 1 - ETHANAL；MONOCHLOROACETALDEHYDE
CAS 号	107 - 20 - 0
化学式	$C_2H_3ClO/ClCH_2CHO$
分子量	78.5
成分/组成信息	氯乙醛

物 化 性 质	
理化特性	外观与性状：无色清澈液体，有刺鼻的气味 沸点：85~100 ℃（40% 溶液） 熔点：16 ℃（40% 溶液） 相对密度（水 =1）：1.19（40% 溶液） 水中溶解度：混溶 蒸汽压：20 ℃时 13.3 kPa 蒸汽相对密度（空气 =1）：2.7 闪点：88 ℃（闭杯） 辛醇、水分配系数的对数值：0.37
禁配物	禁配物：强氧化剂

健康危害与毒理信息	
危险有害概述	物理危险性：蒸气比空气重。 化学危险性：加热时，分解生成氯有毒烟雾。与氧化剂和酸反应，有爆炸危险。 健康危险性：①吸入危险性：20 ℃时蒸发，可迅速地达到空气中有害污染浓度。②短期接触的影响：腐蚀作用。蒸气腐蚀眼睛、皮肤和呼吸道。吸入高浓度蒸气可能引起肺水肿。影响可能推迟显现。需进行医学观察。 环境危险性：可能对环境有危害，对水体应给予特别注意。避免非正常使用时释放到环境中
GHS 危害分类	易燃液体：类别 4； 急性毒性 - 经口：类别 3； 急性毒性 - 经皮：类别 2； 急性毒性 - 吸入：类别 1（蒸气）； 皮肤腐蚀/刺激：类别 1； 严重眼损伤/眼刺激：类别 1； 致癌性：类别 2； 特异性靶器官毒性 - 单次接触：类别 1（呼吸系统、系统毒性）； 特异性靶器官毒性 - 反复接触：类别 2（肝）； 急性水生毒性：类别 2； 慢性水生毒性：类别 2
急性毒性数（HSDB）	LD_{50}：23 mg/kg（大鼠经口）
致癌分类	类别 3B（德国，2016 年）

（续）

健康危害与毒理信息	
ToxCast 毒性数据	$AC_{50}(AR) =$ Inactive；$AC_{50}(AhR) =$ Inactive；$AC_{50}(ESR) = 63.85$；$AC_{50}(p53) =$ Inactive
急性暴露水平（AEGL）	AEGL1 − 10 min = 2.3 ppm；AEGL1 − 8 h = 0.22 ppm；AEGL2 − 10 min = 9.8 ppm；AEGL2 − 8 h = 0.39 ppm；AEGL3 − 10 min = 44 ppm；AEGL3 − 8 h = 1.8 ppm
暴露途径	可通过吸入其蒸气和食入吸收到体内
靶器官	呼吸系统、肝脏、皮肤、眼
中毒症状	吸入：灼烧感，咳嗽，呼吸困难，咽喉痛，症状可能推迟显现。 皮肤：发红，严重皮肤烧伤，疼痛，水疱。 眼睛：发红，疼痛，严重深度烧伤，永久性失明。 食入：腹部疼痛，灼烧感
职业接触限值	阈限值：1 ppm（上限值）（美国政府工业卫生学家会议，2017 年）。 最高容许浓度：3 mg/m³（中国，2019 年）
防 护 与 急 救	
接触控制/个体防护	工程控制：禁止明火，禁止与氧化性物质和酸接触。高于 88 ℃ 时密闭系统，通风和防爆型电气设备。 接触控制：避免一切接触。 呼吸系统防护：适当的呼吸防护。 身体防护：防护服。 手部防护：防护手套。 眼睛防护：面罩或眼睛防护结合呼吸防护。 其他防护：工作时不得进食、饮水或吸烟。进食前洗手
急救措施	火灾应急：干粉，抗溶性泡沫，雾状水，二氧化碳。 爆炸应急：着火时喷雾状水保持钢瓶冷却。 吸入应急：新鲜空气，休息，半直立体位，必要时进行人工呼吸，给予医疗护理。 皮肤应急：脱掉污染的衣服，冲洗，然后用水和肥皂洗皮肤，给予医疗护理。 眼睛应急：首先用大量水冲洗几分钟（如可能易行，摘除隐形眼镜），然后就医。 食入应急：漱口，不要催吐，给予医疗护理

288. 氯乙酸（Chloroacetic acid）

基 本 信 息	
原化学品目录	氯乙酸
化学物质	氯乙酸
别名	一氯醋酸
英文名	CHLOROACETIC ACID；CHLOROETHANOIC ACID；MONOCHLOROACETIC ACID；MCA
CAS 号	79 − 11 − 8
化学式	$C_2H_3ClO_2/ClCH_2COOH$
分子	94.5
成分/组成信息	氯乙酸

（续）

<table>
<tr><td colspan="2" style="text-align:center">物 化 性 质</td></tr>
<tr>
<td>理化特性</td>
<td>沸点：189 ℃
熔点：61 ℃
密度：1.58 g/cm³
水中溶解度：易溶
蒸汽压：25 ℃时 8.68 Pa
蒸汽相对密度（空气=1）：3.26
闪点：126 ℃（闭杯）
自燃温度：470 ℃
爆炸极限：空气中 8%（爆炸下限，体积）
辛醇、水分配系数的对数值：0.22
溶解性：溶于水、乙醇、乙醚、氯仿、二硫化碳</td>
</tr>
<tr>
<td>禁配物</td>
<td>强氧化剂、强碱、强还原剂</td>
</tr>
<tr><td colspan="2" style="text-align:center">健康危害与毒理信息</td></tr>
<tr>
<td>危险有害概述</td>
<td>化学危险性：燃烧时，分解生成含氯化氢和光气有毒烟雾。水溶液是一种中强酸，侵蚀金属。
健康危险性：吸入高浓度蒸气或皮肤接触其溶液后，可迅速大量吸收，造成急性中毒。吸入初期为上呼吸道刺激症状。中毒后数小时即可出现心、肺、肝、肾及中枢神经损害，重者呈现严重酸中毒。患者可有抽搐、昏迷、休克、血尿和肾功能衰竭。酸雾可致眼部刺激症状和角膜灼伤。皮肤灼伤可出现水疱，1~2周后水疱吸收。慢性影响：经常接触低浓度酸雾，可有头痛、头晕现象。
环境危害：对水生生物有害</td>
</tr>
<tr>
<td>GHS 危害分类</td>
<td>急性毒性－经口：类别 3；
急性毒性－经皮：类别 2；
急性毒性－吸入：类别 2（粉尘和烟雾）；
皮肤腐蚀/刺激：类别 1；
严重眼损伤/眼刺激：类别 1；
特定靶器官毒性－单次接触：类别 1（神经系统、心血管系统、肾脏）；类别 3（呼吸道过敏）；
特定靶器官毒性－重复接触：类别 2（心脏、肝脏）；
危害水生环境－急性危害：类别 1；
危害水生环境－长期危害：类别 2</td>
</tr>
<tr>
<td>急性毒性数据（HSDB）</td>
<td>LC_{50}：180 mg/m³（大鼠吸入）；
LD_{50}：76 mg/kg（大鼠经口）；
LD_{50}：255 mg/kg（小鼠经口）；
LD_{50}：165~260 mg/kg（小鼠经口）</td>
</tr>
<tr>
<td>致癌分类</td>
<td>/</td>
</tr>
<tr>
<td>ToxCast 毒性数据</td>
<td>AC_{50}(AR) = Inactive；AC_{50}(AhR) = Inactive；AC_{50}(ESR) = Inactive；AC_{50}(p53) = Inactive</td>
</tr>
<tr>
<td>急性暴露水平（AEGL）</td>
<td>AEGL1 – 10 min = NR；AEGL1 – 8 h = NR；AEGL2 – 10 min = 12 ppm；AEGL2 – 8 h = 0.83 ppm；AEGL3 – 10 min = NR；AEGL3 – 8 h = NR</td>
</tr>
<tr>
<td>暴露途径</td>
<td>可通过吸入其气溶胶、经皮肤和食入吸收到体内</td>
</tr>
<tr>
<td>靶器官</td>
<td>神经系统、心血管系统、肾脏、心脏、肝脏、呼吸道、眼、皮肤</td>
</tr>
<tr>
<td>中毒症状</td>
<td>吸入：灼烧感，咳嗽，咽喉痛，呼吸困难，呕吐，惊厥，神志不清。症状可能推迟显现。
皮肤：可能被吸收，发红，疼痛，皮肤烧伤。
眼睛：发红，疼痛，严重深度烧伤。
食入：腹部疼痛，灼烧感，休克或虚脱，惊厥，神志不清</td>
</tr>
</table>

（续）

健康危害与毒理信息	
职业接触限值	最高容许浓度：2 mg/m³（中国，2019 年）
防 护 与 急 救	
接触控制/个体防护	工程控制：密闭操作，局部排风。提供安全淋浴和洗眼设备。 呼吸系统防护：可能接触其蒸气或烟雾时，必须佩戴导管式防毒面具。必要时，建议佩戴隔离式呼吸器。 身体防护：穿橡胶耐酸碱服。 手部防护：戴橡胶耐酸碱手套。 眼睛防护：呼吸系统防护中已作防护。 其他防护：工作场所禁止吸烟、进食和饮水，饭前要洗手。工作完毕，淋浴更衣。注意个人清洁卫生
急救措施	火灾应急：采用雾状水、泡沫、二氧化碳灭火。 吸入应急：迅速脱离现场至空气新鲜处。保持呼吸道通畅。如呼吸困难，给输氧。如呼吸停止，立即进行人工呼吸。就医。 皮肤应急：立即脱去污染的衣着，用大量流动清水冲洗至少15 min。就医。 眼睛应急：立即提起眼睑，用大量流动清水或生理盐水彻底冲洗至少15 min。就医。 食入应急：用水漱口，洗胃。给饮牛奶或蛋清。就医

289. 氯乙烷（Chloroethane）

基 本 信 息	
原化学品目录	氯乙烷
化学物质	氯乙烷
别名	1－氯乙烷；乙基氯；
英文名	1－CHLOROETHANE；ETHYL CHLORIDE；MONOCHLOROETHANE
CAS 号	75－00－3
化学式	C_2H_5Cl/CH_3CH_2Cl
分子量	64.5
成分/组成信息	氯乙烷
物 化 性 质	
理化特性	外观与性状：无色压缩液化气体，有特殊气味 沸点：12.5 ℃ 熔点：－138 ℃ 相对密度（水＝1）：0.918 水中溶解度：20 ℃时 0.574 g/100 mL 蒸汽压：20 ℃时 133.3 kPa 蒸汽相对密度（空气＝1）：2.22 闪点：－50 ℃（闭杯） 自燃温度：519 ℃ 爆炸极限：空气中 3.6%～14.8%（体积） 辛醇、水分配系数的对数值：1.54
禁配物	强氧化剂、钾、钠及其合金

健康危害与毒理信息	
危险有害概述	物理危险性：气体比空气重，可能沿地面流动，可能造成远处着火。 化学危险性：加热或燃烧时，分解生成氯化氢、光气有毒气体。 健康危险性：①吸入危险性：容器漏损时，迅速达到空气中该气体的有害浓度。②短期接触的影响：轻微刺激眼睛、皮肤和呼吸道。液体迅速蒸发可能引起冻伤。可能对中枢神经系统有影响。远高于职业接触限值接触，可能导致神志不清、心脏节律障碍和死亡。 环境危险性：对水生生物有害
GHS 危害分类	易燃气体：类别 1； 高压气体：液化气体； 皮肤腐蚀/刺激：类别 2； 致癌性：类别 2； 特异性靶器官毒性 – 单次接触：类别 1（神经系统、肝、肾），类别 3（麻醉效果）； 特异性靶器官毒性 – 反复接触：类别 1（神经系统、肝），类别 2（呼吸系统）； 急性水生毒性：类别 3； 慢性水生毒性：类别 3
急性毒性数（HSDB）	LC_{50}：152 mg/L，2 h（大鼠吸入）
致癌分类	类别 3（国际癌症研究机构，2019 年）。 类别 A3（美国政府工业卫生学家会议，2017 年）。 类别 2（德国，2016 年）
ToxCast 毒性数据	AC_{50}（AR）= 5.92；AC_{50}（AhR）= Inactive；AC_{50}（ESR）= Inactive；AC_{50}（p53）= Inactive
急性暴露水平（AEGL）	/
暴露途径	可通过吸入吸收到体内
靶器官	神经系统、肝、肾、呼吸系统、皮肤
中毒症状	吸入：头晕，迟钝，头痛，胃痉挛。 皮肤：冻伤（与液体接触）。 眼睛：发红，疼痛，视力模糊
职业接触限值	阈限值：100 ppm（时间加权平均值）（经皮）（美国政府工业卫生学家会议，2017 年）
防 护 与 急 救	
接触控制/个体防护	工程控制：禁止明火、禁止火花和禁止吸烟。密闭系统、通风、防爆型电气设备和照明。如为液体，防止静电荷积聚（如通过接地）。使用无火花手工具。 接触控制：严格作业环境管理。 呼吸系统防护：适当的呼吸防护。 身体防护：防护服。 手部防护：隔冷手套。 眼睛防护：面罩或眼睛防护结合呼吸防护。 其他防护：工作时不得进食、饮水或吸烟
急救措施	火灾应急：切断气源，如不可能并对周围环境无危险，让火自行燃尽。其他情况用干粉、二氧化碳灭火。 爆炸应急：着火时，喷水保持钢瓶冷却。 吸入应急：新鲜空气，休息，给予医疗护理。 皮肤应急：冻伤时，用大量水冲洗，不要脱去衣服。用大量水冲洗皮肤或淋浴，给予医疗护理。 眼睛应急：先用大量水冲洗几分钟（如可能易行，摘除隐形眼镜），然后就医

290. 氯乙烯 （Vinyl chloride）

基　本　信　息	
原化学品目录	氯乙烯
化学物质	氯乙烯
别名	乙烯基氯
英文名	CHLOROETHYLENE；VINYL CHLORIDE
CAS 号	75－01－4
化学式	C_2H_3Cl
分子量	62.50
成分/组成信息	氯乙烯

物　化　性　质	
理化特性	外观：无色气体 初沸点和沸程： -13 ℃ 溶解性：不溶于水 熔点/凝固点： -154 ℃ 相对密度（水=1）：0.912（20 ℃） 闪点： -78 ℃（闭杯）
禁配物	强氧化剂、金属铜和铝

健康危害与毒理信息	
危险有害概述	物理危险性：气体比空气重，可能沿地面流动，可能造成远处着火。氯乙烯单体蒸气未经阻聚可能在储槽通风口或阻火器生成聚合物，导致通风口堵塞。 化学危险性：在特定条件下，能生成过氧化物，引发爆炸性聚合。加热和在空气、光、催化剂、强氧化剂和金属铜和铝的作用下，容易发生聚合，有着火或爆炸危险。燃烧时，分解生成氯化氢、光气有毒和腐蚀性烟雾。有湿气存在时，侵蚀铁和钢。 健康危险性：①吸入危险性：容器漏损时，迅速达到空气中该气体的有害浓度。②短期接触的影响：刺激眼睛。该液体可能引起冻伤。可能对中枢神经系统有影响。接触能够造成意识降低。需进行医学观察。③长期或反复接触的影响：可能对肝、脾、血液、末梢血管和手指组织和骨骼有影响。是人类致癌物。 环境危险性：可能对环境有危害，对地下水应给予特别注意
GHS 危害分类	易燃气体：类别1； 高压气体：液化气体； 皮肤腐蚀/刺激：类别2； 眼睛敏感性：类别2B； 生殖细胞致突变性：类别2； 生殖毒性：类别2； 致癌性：类别1A； 特异性靶器官毒性-单次接触：类别1（中枢神经系统），类别3（麻醉效果）； 特异性靶器官毒性-反复接触：类别1（肝、神经系统、呼吸系统、睾丸）； 危害水生环境-急性危害：类别3； 危害水生环境-长期危害：类别3
急性毒性数据（HSDB）	LD_{50}：500 mg/kg（大鼠经口）
致癌分类	类别1（国际癌症研究机构，2019 年）。 类别A1（美国政府工业卫生学家会议，2017 年）。 类别1（德国，2016 年）

（续）

健康危害与毒理信息	
ToxCast 毒性数据	$AC_{50}(AR)$ = Inactive；$AC_{50}(AhR)$ = Inactive；$AC_{50}(ESR)$ = 44.694；$AC_{50}(p53)$ = Inactive
急性暴露水平（AEGL）	AEGL1 – 10 min = 450 ppm；AEGL1 – 8 h = 70 ppm；AEGL2 – 10 min = 2800 ppm；AEGL2 – 8 h = 820 ppm；AEGL3 – 10 min = 12000 ppm；AEGL3 – 8 h = 3400 ppm
暴露途径	可通过吸入和经食入吸收到体内
靶器官	肝脏、神经系统、血管、血液、呼吸系统、睾丸、骨、眼、皮肤
中毒症状	吸入：头晕，嗜睡，头痛，神志不清。 皮肤：与液体接触：冻伤。 眼睛：发红，疼痛
职业接触限值	阈限值：1 ppm，2.6 mg/m³（时间加权平均值）（美国政府工业卫生学家会议，2017 年）。 时间加权平均容许浓度：10 mg/m³（中国，2019 年）
防护与急救	
接触控制/个体防护	工程控制：密闭系统，通风。防爆型电气设备和照明。使用无火花手工具。 接触控制：避免一切接触。 呼吸系统防护：适当的呼吸防护。 身体防护：防护服。 手部防护：防护手套，保温手套。 眼睛防护：护目镜或眼睛防护结合呼吸防护。 其他防护：工作时不得进食、饮水或吸烟
急救措施	火灾应急：着火时，喷雾状水保持钢瓶冷却。从掩蔽位置灭火。 吸入应急：新鲜空气，休息，给予医疗护理。 皮肤应急：冻伤时，用大量水冲洗，不要脱去衣服。 眼睛应急：先用大量水冲洗几分钟（如可能易行，摘除隐形眼镜），然后就医
其 他 信 息	
其他信息	根据接触程度，需定期进行医疗检查。超过接触限值时，气味报警不充分。不要在火焰或高温表面附近或焊接时使用。添加稳定剂或阻聚剂会影响的毒理学性质。向专家咨询

291. α – 氯乙酰苯（Alpha – chloroacetophenone）

基 本 信 息	
原化学品目录	α – 氯乙酰苯
化学物质	α – 氯乙酰苯
别名	2 – 氯乙酰苯；2 – 氯 – 1 – 苯乙酮；α – 氯代苯乙酮；苯（甲）酰甲基氯
英文名	2 – CHLOROACETOPHENONE；2 – CHLORO – 1 – PHENYLETHANONE；alpha – CHLOROACETOPHENONE；PHENACYL CHLORIDE
CAS 号	532 – 27 – 4
化学式	$C_8H_7ClO/C_6H_5COCH_2Cl$
分子量	154.6
成分/组成信息	α – 氯乙酰苯

（续）

物 化 性 质	
理化特性	外观与性状：无色至灰色晶体 沸点：244~245 ℃ 熔点：54~59 ℃ 密度：1.3 g/cm³ 水中溶解度：25 ℃时 1.64 g/100 mL 蒸汽压：20 ℃时 0.7 Pa 蒸汽相对密度（空气 =1）：5.3 蒸汽、空气混合物的相对密度（20 ℃，空气 =1）：1 闪点：118 ℃（闭杯） 辛醇、水分配系数的对数值：2.08
禁配物	碱类、胺类、水、醇类

健康危害与毒理信息	
危险有害概述	化学危险性：燃烧时，分解生成氯化氢有毒和腐蚀性烟雾。 健康危险性：①吸入危险性：20 ℃时，蒸发相当慢达到空气中有害污染浓度。②短期接触的影响：流泪。严重刺激眼睛。刺激皮肤和呼吸道。吸入蒸气或气溶胶可能引起肺水肿。影响可能推迟显现。需进行医学观察。③长期或反复接触的影响：可能引起皮炎、皮肤过敏
GHS 危害分类	急性毒性 – 经口：类别 3； 皮肤腐蚀/刺激：类别 2； 严重眼损伤/眼刺激：类别 1； 皮肤致敏性：类别 1； 特定靶器官毒性 – 单次接触：类别 2（呼吸系统），类别 3（麻醉效果）； 特定靶器官毒性 – 重复接触：类别 1（肺）
急性毒性数据（HSDB）	LD_{50}：139 mg/kg（小鼠经口）； LD_{50}：127 mg/kg（大鼠经口）
致癌分类	类别 A4（美国政府工业卫生学家会议，2017 年）
ToxCast 毒性数据	AC_{50}（AR）= Inactive；AC_{50}（AhR）= Inactive；AC_{50}（ESR）= Inactive；AC_{50}（p53）= Inactive
急性暴露水平（AEGL）	/
暴露途径	可通过吸入、食入和经口吸收到体内
靶器官	呼吸系统、神经系统、皮肤、眼
中毒症状	吸入：灼烧感，咳嗽，咽喉痛，恶心，气促。 皮肤：发红，疼痛。 眼睛：发红，疼痛，视力模糊，永久性部分失明。 食入：灼烧感
职业接触限值	阈限值：0.05 ppm（时间加权平均值）（美国政府工业卫生学家会议，2017 年）。 时间加权平均容许浓度：0.3 mg/m³（中国，2019 年）

防 护 与 急 救	
接触控制/个体防护	工程控制：禁止明火，局部排气通风。 接触控制：严格作业环境管理。 呼吸系统防护：防毒口罩或面罩。 身体防护：防护服。 手部防护：防护手套。 眼睛防护：安全护目镜，或眼睛防护结合呼吸防护。 其他防护：工作时不得进食、饮水或吸烟。进食前洗手

防 护 与 急 救	
急救措施	火灾应急：干粉，雾状水，泡沫，二氧化碳。 爆炸应急：着火时，喷雾状水保持料桶等冷却。 吸入应急：新鲜空气，休息。半直立体位。必要时进行人工呼吸。给予医疗护理。 皮肤应急：脱去污染的衣服。冲洗，然后用水和肥皂清洗皮肤。给予医疗护理。 眼睛应急：先用大量水冲洗几分钟（如可能易行，摘除隐形眼镜），然后就医。 食入应急：漱口。大量饮水。用水冲服活性炭浆。给予医疗护理。休息

292. 氯乙酰氯（Chloroacetic chloride）

基 本 信 息	
原化学品目录	氯乙酰氯
化学物质	氯乙酰氯
别名	/
英文名	CHLOROACETYL CHLORIDE
CAS 号	79 – 40 – 9
化学式	$C_2H_2Cl_2O$
分子量	112.95
成分/组成信息	氯乙酰氯

物 化 性 质	
理化特性	外观与性状：无色透明液体，有刺激性气味 熔点：–22.5 ℃ 相对密度（水 =1）：1.50 沸点：107 ℃ 相对蒸气密度（空气 =1）：3.9 饱和蒸气压：8.00 kPa（41.5 ℃） 溶解性：溶于丙酮，可混溶于乙醚
禁配物	强氧化剂、水、醇类

健康危害与毒理信息	
危险有害概述	化学危险性：不燃。能与很多物质发生剧烈反应导致燃烧爆炸。受热或遇水分解放热，放出有毒的腐蚀性烟气。具有较强的腐蚀性。 健康危险性：对眼睛、皮肤、黏膜和呼吸道有强烈的刺激作用。吸入后可能由于喉、支气管的痉挛、水肿、炎症、化学性肺炎或肺水肿而致死。中毒表现有烧灼感、咳嗽、喘息、喉炎、气短、头痛、恶心和呕吐。具强腐蚀性、强刺激性，可致人体灼伤
GHS 危害分类	/
急性毒性数据（HSDB）	/
致癌分类	/
ToxCast 毒性数据	$AC_{50}(AR)$ = Inactive；$AC_{50}(AhR)$ = Inactive；$AC_{50}(ESR)$ = Inactive；$AC_{50}(p53)$ = Inactive
急性暴露水平（AEGL）	/
暴露途径	可通过吸入吸收到体内

健康危害与毒理信息	
靶器官	眼、皮肤、呼吸系统
中毒症状	参见危险有害概述
职业接触限值	/

防 护 与 急 救	
接触控制/个体防护	工程控制：密闭操作，局部排风。尽可能机械化、自动化。提供安全淋浴和洗眼设备。 呼吸系统防护：可能接触其蒸气时，必须佩戴自吸过滤式防毒面具（全面罩）或隔离式呼吸器。紧急事态抢救或撤离时，建议佩戴空气呼吸器。 身体防护：穿橡胶耐酸碱服。 手部防护：戴橡胶耐酸碱手套。 眼睛防护：呼吸系统防护中已作防护。 其他防护：工作场所禁止吸烟、进食和饮水，饭前要洗手
急救措施	吸入应急：迅速脱离现场至空气新鲜处，保持呼吸道通畅。如呼吸困难，给输氧。如呼吸停止，立即进行人工呼吸。就医。 皮肤应急：立即脱去污染的衣着，用大量流动清水冲洗至少15 min。就医。 眼睛应急：立即提起眼睑，用大量流动清水或生理盐水彻底冲洗至少15 min。就医。 食入应急：用水漱口，给饮牛奶或蛋清。就医

293. 马拉硫磷（Malathion）

基 本 信 息	
原化学品目录	马拉硫磷
化学物质	马拉硫磷
别名	马拉松；S-1，2-双（乙氧基羰基）乙基-O，O-二甲基二硫代磷酸酯；（（二甲氧基硫膦基）硫代）丁二酸二乙酯
英文名	Malathion；S-1，2-bis（Ethoxycarbonyl）ethyl； O,O-dimethylphosphorodithioate；Butanedioic acid,｛（dimethoxyphosphinothioyl）thio｝-, diethyl ester
CAS号	121-75-5
化学式	$C_{10}H_{19}O_6PS_2$
分子量	330.358
成分/组成信息	碳、氢、氧、磷、硫

物 化 性 质	
理化特性	外观与性状：黄色至棕色液体，有特殊气味 熔点：3℃ 沸点：156~157℃（0.093 kPa时） 闪点：163℃（闭杯） 相对密度（水=1）：1.272 蒸汽相对密度（空气=1）：11.4 饱和蒸气压：1.43 kPa（156℃） 水中溶解度：0.0145 g/100 mL 辛醇、水分配系数的对数值：2.89 溶解性：微溶于水，易溶于醇、醚、酮等多数有机溶剂
禁配物	强氧化剂、碱类

健康危害与毒理信息	
危险有害概述	物理危险性：遇明火、高热可燃。 化学危险性：加热或燃烧时，分解生成含氧化亚磷和硫氧化物有毒烟雾。与强氧化剂激烈反应。侵蚀铁和某些其他金属、塑料和橡胶。加热时可能生成毒性更大的异马拉松。 健康危险性：20 ℃时蒸发不会或很缓慢地达到空气中有害污染浓度，但喷洒或扩散时要快得多。可能对中枢神经系统有影响，导致惊厥和呼吸抑制。影响可能推迟显现。需进行医学观察。反复或长期接触可能引起皮肤过敏。胆碱酯酶抑制剂
GHS 危害分类	急性毒性–经口：分类 4； 皮肤致敏物：分类 1； 特异性靶器官毒性–单次接触：类别 1（神经系统）； 危害水生环境–急性危害：分类 1； 危害水生环境–长期危害：分类 1
急性毒性数据（HSDB）	LD_{50}：5843 mg/kg（大鼠经口）； LD_{50}：＞4444 mg/kg（大鼠经皮）； LC_{50}：43,790 μg/m³，4 h（大鼠吸入）
致癌分类	类别 3（国际癌症研究机构，2019 年）。 类别 A4（美国政府工业卫生学家会议，2017 年）
ToxCast 毒性数据	AC_{50}（AR）= Inactive；AC_{50}（AhR）= 36.44 μmol/L；AC_{50}（ESR）= 28.04 μmol/L；AC_{50}（p53）= Inactive
急性暴露水平（AEGL）	AEGL1 – 10 min = 15 mg/m³；AEGL1 – 8 h = 15 mg/m³；AEGL2 – 10 min = 150 mg/m³；AEGL2 – 8 h = 50 mg/m³；AEGL3 – 10 min = 500 mg/m³；AEGL3 – 8 h = 140 mg/m³
暴露途径	可通过吸入、经皮肤和食入吸收到体内
靶器官	皮肤、神经系统
中毒症状	头晕，瞳孔收缩，肌肉痉挛，多涎，出汗，呼吸困难，神志不清。症状可能推迟显现。胃痉挛，腹泻，恶心，呕吐
职业接触限值	阈限值：1 mg/m³（时间加权平均值，可吸入部分）（皮）（美国政府工业卫生学家会议，2017 年）。 时间加权平均容许浓度：15 mg/m³（德国，2016 年）
防 护 与 急 救	
接触控制/个体防护	工程控制：严加密闭，加强通风。提供安全淋浴和洗眼设备。 呼吸系统防护：生产操作或农业使用时，佩戴过滤式防毒面具（半面罩）。 眼睛防护：戴化学安全防护眼镜。 身体防护：穿防毒物渗透工作服。 手部防护：戴氯丁橡胶手套。 其他防护：工业现场禁止吸烟、进食和饮水。工作后，沐浴更衣。工作服不要带到非作业场所，单独存放毒物污染的衣服，洗后再用。注意个人清洁卫生
急救措施	皮肤应急：立即脱去污染的衣着，用肥皂水及流动清水彻底冲洗污染的皮肤、头发、指甲等。就医。 眼睛应急：提起眼睑，用流动清水或生理盐水冲洗。就医。 吸入应急：迅速脱离现场至空气新鲜处。保持呼吸道畅通。如呼吸困难，给输氧。如呼吸停止，立即进行人工呼吸。就医。 食入应急：饮足量温水，催吐。用清水或2% ~5% 碳酸氢钠溶液洗胃。就医

294. 吗啉（Morpholine）

基 本 信 息	
原化学品目录	吗啉
化学物质	吗啉
别名	四氢－1，4－噁嗪；二亚乙基草酰亚胺
英文名	MORPHOLINE；TETRAHYDRO－1，4－OXAZINE；DIETHYLENE OXIMIDE
CAS 号	110－91－8
化学式	C_4H_9NO
分子量	87.1
成分/组成信息	吗啉

物 化 性 质	
理化特性	沸点：129 ℃ 熔点：－5 ℃ 相对密度（水＝1）：1.0 水中溶解度：混溶 蒸汽压：20 ℃时 1.06 kPa 蒸汽相对密度（空气＝1）：3.00 闪点：35 ℃（闭杯） 自燃温度：310 ℃ 爆炸极限：空气中 1.4% ~ 11.2%（体积） 辛醇、水分配系数的对数值：－0.86
禁配物	酸类、酰基氯、酸酐、强氧化剂

健康危害与毒理信息	
危险有害概述	化学危险性：燃烧时，分解生成氮氧化物和一氧化碳有毒烟雾。是一种中强碱。与强氧化剂反应，有着火的危险。侵蚀塑料，橡胶和涂层。如果储存在铜或锌容器中，不稳定。 健康危险性：吸入蒸气或雾强烈刺激呼吸道黏膜，可引起支气管炎、肺炎、肺水肿。高浓度吸入可致死。蒸气、雾或液体对眼有强烈刺激性，严重者可导致失明。皮肤接触可发生灼伤。吞咽液体可灼伤消化道，大量吞咽可致死。①吸入危险性：20 ℃时，蒸发相当快地达到空气中有害污染浓度。②短期接触的影响：腐蚀眼睛，皮肤和呼吸道和食入系统。吸入可能引起肺水肿。③长期或反复接触的影响：可能对肝和肾有影响。 环境危险性：对环境有危害，对水体、土壤和大气可造成污染
GHS 危害分类	易燃液体：类别3； 急性毒性－经口：类别4； 急性毒性－经皮：类别3； 急性毒性－吸入：类别3（蒸气）； 皮肤腐蚀/刺激：类别1； 严重眼损伤/眼刺激：类别2A； 生殖细胞致突变性：类别2； 特定靶器官毒性－单次接触：类别1（呼吸系统）； 特定靶器官毒性－反复接触：类别1（呼吸系统）； 急性水生毒性：类别3； 慢性水生毒性：类别3

健康危害与毒理信息	
急性毒性数据（HSDB）	LC$_{50}$：260 mg/L，4 h（大鼠吸入）； LD$_{50}$：1050～1630 mg/kg（大鼠经口）； LD$_{50}$：500 mg/kg（兔子经皮）
致癌分类	类别 3（国际癌症研究机构，2019 年）。 类别 A4（美国政府工业卫生学家会议，2017 年）
ToxCast 毒性数据	AC$_{50}$（AR）= Inactive；AC$_{50}$（AhR）= Inactive；AC$_{50}$（ESR）= 3.58；AC$_{50}$（p53）= Inactive
急性暴露水平（AEGL）	/
暴露途径	可通过吸入，经皮肤和食入吸收到体内
靶器官	呼吸系统、皮肤、眼
中毒症状	吸入：灼烧感，咳嗽，呼吸困难，气促，症状可能推迟显现。 皮肤：可能被吸收。发红，疼痛，皮肤烧伤，水疱。 眼睛：发红，疼痛，视力模糊，严重深度烧伤。 食入：腹部疼痛，灼烧感，咳嗽，腹泻，恶心，休克或虚脱，呕吐
职业接触限值	阈限值：20 ppm，71 mg/m^3（时间加权平均值）（美国政府工业卫生学家会议，2017年）。 时间加权平均容许浓度：60 mg/m^3（中国，2019 年）
防 护 与 急 救	
接触控制/个体防护	工程控制：密闭操作，局部排风。提供安全淋浴和洗眼设备。 呼吸系统防护：空气中浓度超标时，应该佩戴自吸过滤式防毒面具（全面罩）。紧急事态抢救或撤离时，建议佩戴自给式呼吸器。 眼睛防护：呼吸系统防护中已作防护。 身体防护：穿防毒物渗透工作服。 手部防护：戴橡胶耐油手套。 其他防护：工作现场严禁吸烟。工作完毕，淋浴更衣。注意个人清洁卫生
急救措施	火灾应急：尽可能将容器从火场移至空旷处。喷水保持火场容器冷却，直至灭火结束。 灭火剂：抗溶性泡沫、干粉、二氧化碳、砂土。 吸入应急：迅速脱离现场至空气新鲜处。保持呼吸道通畅。如呼吸困难，给输氧。如呼吸停止，立即进行人工呼吸。就医。 皮肤应急：立即脱去污染的衣着，用大量流动清水冲洗至少15 min。就医。 眼睛应急：立即提起眼睑，用流动清水或生理盐水冲洗至少15 min。就医。 食入应急：用水漱口，给饮牛奶或蛋清。就医

295. 煤焦油沥青（Coal‐tar pitch）

基 本 信 息	
原化学品目录	煤焦油沥青
化学物质	煤焦油沥青
别名	煤焦油；沥青；煤膏
英文名	COAL‐TAR PITCH；PITCH
CAS 号	65996‐93‐2
化学式	/

基 本 信 息	
分子量	/
成分/组成信息	煤焦油沥青；

物 化 性 质	
理化特性	外观与性状：黑色至棕色膏状 沸点：≥250 ℃ 熔点：30～180 ℃ 密度：≥1 g/cm³ 水中溶解度：20 ℃时不溶 蒸汽压：20 ℃时≤0.01 kPa 闪点：≥200 ℃（开杯） 自燃温度：≥500 ℃ 辛醇、水分配系数的对数值：6.04
禁配物	强氧化剂

健康危害与毒理信息	
危险有害概述	化学危险性：加热至400 ℃以上时，分解生成有毒烟雾。与强氧化剂发生反应。 健康危险性：①吸入危险性：20 ℃时蒸发可忽略不计，但扩散和受热时可较快达到空气中颗粒物有害浓度。②短期接触的影响：刺激眼睛、皮肤和呼吸道。暴露在阳光下，可能加重对皮肤和眼睛的刺激作用和导致灼伤。③长期或反复接触的影响：反复或长期与皮肤接触可能引起皮炎和皮肤过度色素沉着。是人类致癌物。 环境危险性：可能对环境有危害，对土壤污染和水生生物应给予特别注意。可能在水生环境中造成长期影响
GHS危害分类	生殖细胞致突变性：类别1B； 致癌性：类别1A； 生殖毒性：类别1B； 特异性靶器官毒性－单次接触：类别3（呼吸道刺激）； 特异性靶器官毒性－反复接触：类别1（神经系统）； 急性水生毒性：类别1； 慢性水生毒性：类别1
急性毒性数据（HSDB）	/
致癌分类	类别1（国际癌症研究机构，2019 年）。 类别A1（美国政府工业卫生学家会议，2017 年）。 类别3A（德国，2016 年）
ToxCast毒性数据	/
急性暴露水平（AEGL）	/
暴露途径	可通过吸入其气溶胶、经皮肤和食入吸收到体内
靶器官	神经系统、呼吸系统、皮肤
中毒症状	吸入：喷嚏，咳嗽。 皮肤：可能被吸收，发红，灼烧感。 眼睛：发红，疼痛
职业接触限值	阈限值：0.2 mg/m³（以苯可溶性气溶胶计）（时间加权平均值）（美国政府工业卫生学家会议，2017 年） 时间加权平均容许浓度：0.2 mg/m³（按苯溶物计）（中国，2019 年）

（续）

防 护 与 急 救	
接触控制/个体防护	工程控制：禁止明火，密闭系统和通风。 接触控制：避免一切接触，防止粉尘扩散。 呼吸系统防护：适当的呼吸防护。 身体防护：防护服。 手部防护：防护手套。 眼睛防护：护目镜，或眼睛防护结合呼吸防护。 其他防护：工作时不得进食、饮水或吸烟。进食前洗手
急救措施	火灾应急：泡沫，干粉，二氧化碳。 吸入应急：新鲜空气，休息。 皮肤应急：冲洗，然后用水和肥皂清洗皮肤。 眼睛应急：先用大量水冲洗几分钟（如可能易行，摘除隐形眼镜），然后就医。 食入应急：大量饮水。给予医疗护理

296. 锰（Manganese）

基 本 信 息	
原化学品目录	锰及其化合物
化学物质	锰
别名	/
英文名	MANGANESE
CAS 号	7439 - 96 - 5
化学式	Mn
分子量	54.9
成分/组成信息	锰

物 化 性 质	
理化特性	外观与性状：灰白色粉末 沸点：1962 ℃ 熔点：1244 ℃ 密度：7.47 g/cm^3 水中溶解度：不溶
禁配物	酸类、碱、卤素、磷、水

健康危害与毒理信息	
危险有害概述	物理危险性：以粉末或颗粒形状与空气混合，可能发生粉尘爆炸。 化学危险性：与水缓慢反应。与蒸汽和酸较快反应，生成易燃/爆炸性气体氢，有着火和爆炸的危险。 健康危险性：①吸入危险性：20 ℃时蒸发可忽略不计，但扩散时可较快地达到空气中颗粒物有害浓度。②短期接触的影响：气溶胶刺激呼吸道。③长期或反复接触的影响：可能对肺和中枢神经系统有影响，导致增加对支气管炎，肺炎、神经失调和神经精神失调的易感性（锰中毒）。动物实验表明，可能造成人类生殖或发育毒性。 环境危险性：可能对环境有危害，对水生生物应给予特别关注

健康危害与毒理信息	
GHS 危害分类	易燃固体：类别 2； 皮肤腐蚀/刺激：类别 3； 严重眼损伤/眼刺激：类别 2B； 生殖毒性：类别 1B； 特异性靶器官毒性 – 单次接触：类别 1（呼吸系统）； 特异性靶器官毒性 – 反复接触：类别 1（呼吸系统、神经系统）； 危害水生环境 – 长期危害：类别 4
急性毒性数据（HSDB）	/
致癌分类	类别 A4（美国政府工业卫生学家会议，2017 年）
ToxCast 毒性数据	/
急性暴露水平（AEGL）	/
暴露途径	可通过吸入其气溶胶和经食入吸收到体内
靶器官	呼吸系统、神经系统、眼、皮肤
中毒症状	吸入：咳嗽。 食入：腹部疼痛，恶心
职业接触限值	阈限值：0.02 mg/m³（气溶胶呼吸性部分），0.1 mg/m³（气溶胶可吸入部分）（时间加权平均值）（美国政府工业卫生学家会议，2017 年）。 时间加权平均容许浓度：0.15 mg/m³（中国，2019 年）。 最高容许浓度：0.2 mg/m³（气溶胶可吸入部分），0.02 mg/m³（气溶胶呼吸性部分）（德国，2016 年）
防 护 与 急 救	
接触控制/个体防护	工程控制：禁止明火。防止粉尘沉积、密闭系统、防止粉尘爆炸型电气设备和照明。局部排气通风。 接触控制：防止粉尘扩散，避免孕妇接触。 呼吸系统防护：适当的呼吸防护。 手部防护：防护手套。 眼睛防护：安全护目镜，如为粉末，眼睛防护结合呼吸防护。 其他防护：工作时不得进食、饮水或吸烟
急救措施	火灾应急：干砂，专用粉末。 吸入应急：新鲜空气，休息。给予医疗护理。 皮肤应急：冲洗，然后用水和肥皂清洗皮肤。 眼睛应急：先用大量水冲洗几分钟（如可能易行，摘除隐形眼镜），然后就医。 食入应急：漱口。给予医疗护理

297. 钼（Molybdenum）

基 本 信 息	
原化学品目录	钼及其化合物
化学物质	钼
别名	钼粉
英文名	Molybdenum
CAS 号	7439 – 98 – 7
化学式	Mo

（续）

基 本 信 息

分子量	95.9
成分/组成信息	钼

物 化 性 质

理化特性	外观与性状：银白色有光泽的金属或暗灰色粉末 沸点：4612 ℃ 熔点：2617 ℃ 闪点：−23 ℃ 密度：10.2 g/cm³ 相对密度（水=1）：10.2 饱和蒸气压：0.133 kPa（3102 ℃） 溶解性：溶于热浓硝酸、热浓硫酸、王水，微溶于盐酸，不溶于冷水、热水、氢氟酸和液氨
禁配物	氟、酸类

健康危害与毒理信息

危险有害概述	物理危险性：以粉末或颗粒形状与空气混合，可能发生粉尘爆炸。 化学危险性：与氧化剂、卤素和浓硝酸激烈反应，有着火的危险。 健康危险性：对眼睛、皮肤有刺激作用。部分接触者出现尘肺病变，有自觉呼吸困难、全身疲倦、头晕、胸痛、咳嗽等
GHS 危害分类	严重眼损伤/眼刺激：类别 2； 皮肤腐蚀/刺激：类别 2； 特异性靶器官毒性 – 单次接触：类别 3（呼吸道刺激）
急性毒性数据（HSDB）	/
致癌分类	/
ToxCast 毒性数据	/
急性暴露水平（AEGL）	/
暴露途径	可通过吸入其气溶胶和经食入吸收到体内
靶器官	呼吸系统、眼、皮肤
中毒症状	咳嗽，眼睛发红，腹部疼痛、恶心
职业接触限值	阈限值：10 mg/m³（总尘）；3 mg/m³（呼尘）（时间加权平均值）（美国政府工业卫生学家会议，2017 年）。 时间加权容许浓度：6 mg/m³（钼，不溶性化合物）（中国，2019 年）

防 护 与 急 救

接触控制/个体防护	工程控制：严加密闭，提供充分的局部排风。 呼吸系统防护：可能接触其粉尘时，必须佩戴防尘面具（全面罩）。紧急事态抢救或撤离时，应该佩戴空气呼吸器。 眼睛防护：呼吸系统中已作防护。 身体防护：穿胶布防毒衣。 手部防护：戴橡胶手套。 其他防护：工业现场禁止吸烟、进食和饮水。工作完毕,沐浴更衣保持良好的卫生习惯

防　护　与　急　救	
急救措施	吸入应急：脱离现场至空气新鲜处。就医。 皮肤应急：脱去污染的衣着，用大量流动清水彻底冲洗。 眼睛应急：提起眼睑，用流动清水或生理盐水冲洗。就医。 食入应急：饮足量温水，催吐。就医

298. 钼酸（Molybdic acid）

基　本　信　息	
原化学品目录	钼酸
化学物质	钼酸
别名	/
英文名	Molybdic acid
CAS 号	7782 – 91 – 4
化学式	H_2MoO_4
分子量	161.954
成分/组成信息	钼酸

物　化　性　质	
理化特性	外观与性状：白色或带有黄色的块状或粉末 熔点：300 ℃ 密度：3.1 g/cm³ 相对蒸汽密度（空气 = 1）：4.78 水中溶解度：1.510 g/L 溶解性：溶于氨水、硫酸和固定碱液，微溶于冷水，能溶于热水
禁配物	/

健康危害与毒理信息	
危险有害概述	健康危险性：吸入有害，引起呼吸道刺激。摄入误吞对人体有害。如果通过皮肤被吸收是有害的，可能引起皮肤刺激。眼睛造成严重眼刺激
GHS 危害分类	严重眼损伤/眼刺激：类别 2A； 特异性靶器官毒性 – 单次接触：类别 3； 特异性靶器官毒性 – 反复接触：类别 2
急性毒性数据（HSDB）	/
致癌分类	类别 A3（美国政府工业卫生学家会议，2017 年）
ToxCast 毒性数据	/
急性暴露水平（AEGL）	/
暴露途径	可通过吸入吸收到体内
靶器官	呼吸系统、皮肤、眼
中毒症状	/
职业接触限值	阈限值：0.5 mg/m³（可溶性化合物，可吸入）（时间加权平均值）（美国政府工业卫生学家会议，2017 年）。 时间加权容许浓度：4 mg/m³（可溶性化合物）（中国，2019 年）

防 护 与 急 救	
接触控制/个体防护	工程控制：在有粉尘生成的地方，提供合适的排风设备。防止粉尘的生成。防止吸入蒸汽、气雾或气体。 接触控制：不要吸入粉尘、烟、气体、烟雾、蒸汽、喷雾。 呼吸系统防护：适当呼吸器。 身体防护：防护服。 手部防护：防护手套。 眼睛防护：戴有防护边罩的安全眼镜。 其他防护：工作时，不得进食、饮水或吸烟
急救措施	火灾应急：用水雾，耐醇泡沫，干粉或二氧化碳。 吸入应急：新鲜空气，休息。 皮肤应急：脱去污染的衣服。冲洗，然后用水和肥皂清洗皮肤。 眼睛应急：先用大量水冲洗几分钟（如可能易行，摘除隐形眼镜），然后就医

299. 钼酸铵（Ammonium molybdate）

基 本 信 息	
原化学品目录	钼酸铵
化学物质	钼酸铵
别名	/
英文名	AMMONIUM MOLYBDATE
CAS 号	13106 – 76 – 8
化学式	$(NH_4)_2MoO_4$
分子量	196.02
成分/组成信息	钼酸铵

物 化 性 质	
理化特性	外观与性状：无色或略带淡绿色、棱形晶体 熔点：170 ℃（分解） 相对密度（水 =1）：2.38 ~ 2.95 溶解性：不溶于乙醇，溶于水，溶于乙酸、盐酸、碱液
禁配物	强酸

健康危害与毒理信息	
危险有害概述	化学危险性：未有特殊的燃烧爆炸特性。受高热分解放出有毒的气体。 健康危险性：吸入、摄入或经皮肤吸收后对身体有害，对眼睛、皮肤、黏膜和上呼吸道有刺激作用
GHS 危害分类	急性毒性 - 经口：类别4; 特异性靶器官毒性 - 单次接触：类别2; 急性水生毒性：类别2; 慢性水生毒性：类别2
急性毒性数据（HSDB）	/
致癌分类	类别 A3（美国政府工业卫生学家会议，2017 年）
ToxCast 毒性数据	/

健康危害与毒理信息	
急性暴露水平（AEGL）	/
暴露途径	可通过经吸入气溶胶、食入吸收到体内
靶器官	皮肤、呼吸系统
中毒症状	/
职业接触限值	阈限值：0.5 mg/m³（可溶性化合物，可吸入）（时间加权平均值）（美国政府工业卫生学家会议，2017 年）。 时间加权平均容许浓度：4 mg/m³（可溶性化合物）（中国，2019 年）
防 护 与 急 救	
接触控制/个体防护	工程控制：密闭操作，全面排风。 呼吸系统防护：空气中粉尘浓度超标时，必须佩戴自吸过滤式防尘口罩。紧急事态抢救或撤离时，应该佩戴空气呼吸器。 身体防护：穿防毒物渗透工作服。 手部防护：戴橡胶手套。 眼睛防护：戴化学安全防护眼镜。 其他防护：工作完毕，淋浴更衣。注意个人清洁卫生
急救措施	吸入应急：脱离现场至空气新鲜处。如呼吸困难，给输氧。就医。 皮肤应急：脱去污染的衣着，用大量流动清水冲洗。 眼睛应急：提起眼睑，用流动清水或生理盐水冲洗。就医。 食入应急：饮足量温水，催吐。就医

300. 钼酸钠（Sodium molybdate）

基 本 信 息	
原化学品目录	钼酸钠
化学物质	钼酸钠
别名	钼酸钠盐；钼酸二钠
英文名	SODIUM MOLYBDATE；MOLYBDIC ACID；DISODIUM SALT；DISODIUM MOLYBDATE
CAS 号	7631 – 95 – 0
化学式	Na_2MoO_4
分子量	205.9
成分/组成信息	钼酸钠
物 化 性 质	
理化特性	外观与性状：白色粉末 熔点：687 ℃ 密度：3.78 g/cm³ 水中溶解度：100 ℃时 84 g/100 mL
禁配物	/

健康危害与毒理信息	
危险有害概述	化学危险性：加热时，分解生成含氧化钠的有毒烟雾。与卤素激烈反应，有着火和爆炸危险。 健康危险性：①吸入危险性：扩散时可较快地达到空气中颗粒物有害浓度。②短期接触的影响：气溶胶刺激呼吸道和眼睛。③长期或反复接触的影响：可能对呼吸道有影响。可能是人类致癌物
GHS 危害分类	急性毒性 – 经口：类别 5； 皮肤腐蚀/刺激：类别 2； 严重眼损伤/眼刺激：类别 2； 致癌性：类别 2； 特异性靶器官毒性 – 单次接触：类别 3（呼吸道过敏）； 特异性靶器官毒性 – 反复接触：类别 1（系统性毒性，睾丸），类别 2（肾）
急性毒性数据（HSDB）	/
致癌分类	类别 A3（美国政府工业卫生学家会议，2017 年）
ToxCast 毒性数据	/
急性暴露水平（AEGL）	/
暴露途径	可通过吸入气溶胶或食入吸收到体内
靶器官	呼吸系统、皮肤、眼、睾丸、肾脏
中毒症状	吸入：咳嗽，咽喉痛。 皮肤：发红。 眼睛：发红。 食入：腹部疼痛，恶心，呕吐，腹泻
职业接触限值	阈限值：0.5 mg/m³（可溶性化合物，可吸入）（时间加权平均值）（美国政府工业卫生学家会议，2005 年）。 时间加权容许浓度：4 mg/m³（可溶性化合物）（中国，2007 年）
防 护 与 急 救	
接触控制/个体防护	工程控制：禁止明火，局部排气通风。 接触控制：避免一切接触。 呼吸系统防护：适当的呼吸防护。 手部防护：防护手套。 眼睛防护：安全护目镜，如为粉末，眼睛防护结合呼吸防护。 其他防护：工作时不得进食、饮水或吸烟
急救措施	火灾应急：周围环境着火时，使用适当的灭火剂。 吸入应急：新鲜空气，休息。给予医疗护理。 皮肤应急：脱去污染的衣服。冲洗，然后用水和肥皂清洗皮肤。 眼睛应急：先用大量水冲洗几分钟（如可能易行，摘除隐形眼镜），然后就医。 食入应急：大量饮水、给予医疗护理

301. 萘（Naphthalene）

基 本 信 息	
原化学品目录	萘
化学物质	萘
别名	环烷

（续）

基　本　信　息	
英文名	NAPHTHALENE；NAPHTHENE
CAS 号	91 – 20 – 3
化学式	$C_{10}H_8$
分子量	128.18
成分/组成信息	萘

物　化　性　质	
理化特性	外观与性状：白色各种形态固体，有特殊气味 沸点：218 ℃（在室温下缓慢升华） 熔点：80 ℃ 密度：1.16 g/cm³ 水中溶解度：25 ℃时不溶 蒸汽压：25 ℃时 11 Pa 蒸汽相对密度（空气 = 1）：4.42 闪点：80 ℃（闭杯） 自燃温度：540 ℃ 爆炸极限：空气中 0.9% ~ 5.9%（体积） 辛醇、水分配系数的对数值：3.3
禁配物	强氧化剂

健康危害与毒理信息	
危险有害概述	物理危险性：以粉末或颗粒形状与空气混合，可能发生粉尘爆炸。 化学危险性：燃烧时，生成刺激和有毒气体。与强氧化剂发生反应。 健康危险性：①吸入危险性：20 ℃时蒸发相当慢地达到空气中有害污染浓度。②短期接触的影响：可能对血液有影响，导致血细胞损伤（溶血）。影响可能推迟显现。食入接触可能导致死亡。需进行医学观察。③长期或反复接触的影响：可能对血液有影响，导致慢性溶血性贫血。可能对眼睛有影响，导致白内障发展。 环境危险性：对水生生物有极高毒性。可能在水生环境中造成长期影响
GHS 危害分类	易燃固体：类别 2； 急性毒性 – 经口：类别 4 皮肤致敏性：类别 1； 眼睛敏感性：类别 2B； 致癌性：类别 2； 特异性靶器官毒性 – 单次接触：类别 1（血液、眼睛、呼吸系统）； 特异性靶器官毒性 – 反复接触：类别 1（血液、眼睛、呼吸系统）； 急性水生毒性：类别 1； 慢性水生毒性：类别 1
急性毒性数据（HSDB）	LD_{50}：> 20000 mg/kg（大鼠经皮）； LD_{50}：490 ~ 2600 mg/kg（大鼠经口）； LD_{50}：533 mg/kg（小鼠经口）
致癌分类	类别 2B（国际癌症研究机构，2019 年）。 类别 A3（美国政府工业卫生学家会议，2017 年）。 类别 2；胚细胞突变物类别 3B（德国，2016 年）
ToxCast 毒性数据	AC_{50}（AR）= Inactive；AC_{50}（AhR）= 60.86；AC_{50}（ESR）= Inactive；AC_{50}（p53）= Inactive
急性暴露水平（AEGL）	/

（续）

健康危害与毒理信息	
暴露途径	可通过吸入、经皮肤和食入吸收到体内
靶器官	血液、眼睛、呼吸系统、皮肤、眼睛
中毒症状	吸入：头痛，虚弱，恶心，呕吐，出汗，意识模糊，黄疸，暗色尿。 皮肤：可能被吸收。 食入：腹部疼痛，腹泻，惊厥，神志不清
职业接触限值	阈限值：10 ppm（时间加权平均值）（经皮）（美国政府工业卫生学家会议，2017 年）。 时间加权平均容许浓度：50 mg/m³，短时间接触容许浓度：75 mg/m³（中国，2019 年）

防 护 与 急 救	
接触控制/个体防护	工程控制：禁止明火。防止粉尘沉积、密闭系统、防止粉尘爆炸型电气设备和照明。通风（如果没有粉末时），局部排气通风。 接触控制：防止粉尘扩散。 呼吸系统防护：适当的呼吸防护。 手部防护：防护手套。 眼睛防护：安全眼镜。 其他防护：工作时不得进食、饮水或吸烟。进食前洗手
急救措施	火灾应急：干粉，雾状水，泡沫，二氧化碳。 吸入应急：新鲜空气，休息。给予医疗护理。 皮肤应急：用大量水冲洗皮肤或淋浴。 眼睛应急：先用大量水冲洗几分钟（如可能易行，摘除隐形眼镜），然后就医。 食入应急：休息，给予医疗护理

302. β – 萘胺（Beta – naphthylamine）

基 本 信 息	
原化学品目录	苯的氨基及硝基化合物（不含三硝基甲苯）
化学物质	β – 萘胺
别名	2 – 萘胺；2 – 氨基萘
英文名	2 – NAPHTHYLAMINE；beta – NAPHTHYLAMINE；2 – AMINONAPHTHALENE
CAS 号	91 – 59 – 8
化学式	$C_{10}H_9N$
分子量	143.2
成分/组成信息	β – 萘胺

物 化 性 质	
理化特性	外观与性状：白色至浅红色薄片，有特殊气味，遇空气时变红色 沸点：306 ℃ 熔点：110.2 ~ 113 ℃ 密度：1.061 g/cm³ 水中溶解度：微溶 蒸汽相对密度（空气 =1）：4.95 闪点：157 辛醇、水分配系数的对数值：2.28
禁配物	强氧化剂、酸类、酸酐

健康危害与毒理信息	
危险有害概述	化学危险性：燃烧时，分解生成有毒和腐蚀性烟雾。 健康危险性：①吸入危险性：20 ℃时蒸发可忽略不计，但扩散时可较快地达到空气中颗粒物有害浓度。②短期接触的影响：可能对血液有影响，导致形成正铁血红蛋白。可能对膀胱有影响，导致炎症和尿血。需进行医学观察。影响可能推迟显现。③长期或反复接触的影响：是人类致癌物（膀胱癌）
GHS 危害分类	生殖细胞致突变性：类别2； 致癌性：类别1A； 危害水生环境 – 急性危害：类别1； 危害水生环境 – 长期危害：类别2
急性毒性数据（HSDB）	/
致癌分类	类别1（国际癌症研究机构，2019 年）。 类别A1（美国政府工业卫生学家会议，2017 年）。 类别1（德国，2016 年）
ToxCast 毒性数据	AC_{50}（AR）= Inactive；AC_{50}（AhR）= Inactive；AC_{50}（ESR）= Inactive；AC_{50}（p53）= Inactive
急性暴露水平（AEGL）	/
暴露途径	可通过吸入、经皮肤和食入吸收到体内
靶器官	血液系统、膀胱
中毒症状	吸入：嘴唇发青或手指发青，皮肤发青，意识模糊，头晕，惊厥，头痛，恶心，神志不清
职业接触限值	/

防 护 与 急 救	
接触控制/个体防护	工程控制：禁止明火，密闭系统和通风。 接触控制：避免一切接触。 呼吸系统防护：防毒口罩或面罩。 身体防护：防护服。 手部防护：防护手套。 眼睛防护：面罩，如为粉末，眼睛防护结合呼吸防护。 其他防护：工作时不得进食、饮水或吸烟。进食前洗手
急救措施	火灾应急：干粉，泡沫，雾状水。 接触应急：一切情况均向医生咨询。 吸入应急：新鲜空气，休息。给予医疗护理。 皮肤应急：脱去污染的衣服。冲洗，然后用水和肥皂清洗皮肤。给予医疗护理。 眼睛应急：先用大量水冲洗几分钟（如可能易行，摘除隐形眼镜），然后就医。 食入应急：漱口，给予医疗护理

303. 萘二异氰酸酯（1，5 – Naphthalene diisocyanate）

基 本 信 息	
原化学品目录	萘二异氰酸酯
化学物质	萘二异氰酸酯
别名	1，5 – 萘二异氰酸盐；1，5 – 二异氰酸合萘

基 本 信 息	
英文名	1，5 - NAPHTHALENE DIISOCYANATE； 1，5 - DIISO - CYANATONAPHTHALENE；NDI
CAS 号	3173 - 72 - 6
化学式	$C_{12}H_6O_2N_2/C_{10}H_6(NCO)_2$
分子量	210.19
成分/组成信息	萘二异氰酸酯

物 化 性 质	
理化特性	沸点：0.7 kPa 时 167 ℃ 熔点：130 ℃ 相对密度（水 =1）：1.42 蒸汽压：20 ℃时 <0.001 Pa 闪点：192 ℃（闭杯）
禁配物	强氧化剂、强碱

健康危害与毒理信息	
危险有害概述	化学危险性：加热时，分解生成含氮氧化物、一氧化碳、异氰酸盐蒸气和微量氰化氢的有毒烟雾。与酸、醇、胺、碱、强氧化剂、强还原剂和水发生反应。 健康危险性：具刺激和致敏作用。受热分解释出氮氧化物。①吸入危险性：20 ℃时蒸发可忽略不计，但扩散时可较快地达到空气中颗粒物有害浓度，尤其是粉末。②短期接触的影响：刺激/腐蚀眼睛、皮肤和呼吸道。③长期或反复接触的影响：反复或长期吸入接触，可能引起哮喘。 环境危险性：对水生生物有害
GHS 危害分类	急性毒性 - 吸入：类别 2（粉尘和烟雾）； 皮肤腐蚀/刺激：类别 2； 严重眼损伤/眼刺激：类别 2A； 呼吸致敏性：类别 1； 特定靶器官毒性 - 单次接触：类别 3（呼吸道过敏）； 特定靶器官毒性 - 反复接触：类别 2（呼吸系统）
急性毒性数据（HSDB）	/
致癌分类	/
ToxCast 毒性数据	/
急性暴露水平（AEGL）	/
暴露途径	可通过吸入和食入吸收到体内
靶器官	呼吸系统、皮肤、眼
中毒症状	吸入：咳嗽，呼吸困难，咽喉疼痛。 皮肤：发红，疼痛。 眼睛：发红，疼痛。 食入：腹部疼痛，咽喉疼痛
职业接触限值	/

（续）

防 护 与 急 救	
接触控制/个体防护	工程控制：密闭操作，局部排风。 呼吸系统防护：佩戴防尘口罩。高浓度环境中，佩戴防毒面具。 眼睛防护：戴化学安全防护眼镜。 身体防护：穿紧袖工作服，长筒胶鞋。 手部防护：戴防化学品手套
急救措施	火灾应急：二氧化碳、干粉、砂土。 吸入应急：脱离现场至空气新鲜处。呼吸困难时给输氧。呼吸停止时，立即进行人工呼吸。就医。 皮肤应急：脱去污染的衣着，立即用流动清水彻底冲洗。 眼睛应急：拉开眼睑，用流动清水冲洗15 min。就医。 食入应急：误服者，饮适量温水，催吐。就医

304. 萘酚 （Naphthol）

基 本 信 息	
原化学品目录	萘酚
化学物质	萘酚
别名	/
英文名	NAPHTHOL
CAS 号	1321 – 67 – 1
化学式	$C_{10}H_8O$
分子量	144. 172
成分/组成信息	萘酚

物 化 性 质	
理化特性	外观与性状：无色晶体，有类似苯酚气味，在光照下变成深棕色 熔点：161～164 ℃ 沸点：424.1 ℃ 相对密度（水 =1）：1. 304 蒸汽压：20 ℃时＜0. 001 Pa 闪点：210. 3 ℃ 溶解度：溶于醇、醚、氯仿、苯和碱水溶液，在水中微溶
禁配物	/

健康危害与毒理信息	
危险有害概述	化学危险性：遇高热、明火或与氧化剂接触，有引起燃烧的危险。燃烧时，分解生成有毒和腐蚀性烟雾。 健康危险性：对眼睛、皮肤、黏膜有强烈刺激作用。对肾脏可引起出血性肾炎。接触后可引起烧灼感、咳嗽、头痛、眩晕、喉炎、气短、恶心和呕吐。误服后，可出现呕吐、腹泻、腹痛、痉挛、贫血、虚脱
GHS 危害分类	/
急性毒性数据（HSDB）	/
致癌分类	/

（续）

健康危害与毒理信息	
ToxCast 毒性数据	/
急性暴露水平（AEGL）	/
暴露途径	可通过吸入其蒸气，经皮肤和食入吸收到体内
靶器官	眼睛、皮肤、肾脏
中毒症状	/
职业接触限值	/
防 护 与 急 救	
接触控制/个体防护	工程控制：密闭操作，局部排风。 呼吸系统防护：空气中浓度超标时，佩戴过滤式防毒面具（半面罩）。紧急事态抢救或撤离时，应该佩戴携气式呼吸器。 眼睛防护：戴化学安全防护眼镜。 身体防护：穿防毒物渗透工作服。 手部防护：戴橡胶耐油手套
急救措施	火灾应急：用水雾、干粉、泡沫或二氧化碳灭火剂灭火。 吸入应急：脱离现场至空气新鲜处。就医。 皮肤应急：脱去污染的衣着，立即用流动清水彻底冲洗。 眼睛应急：用流动清水或生理盐水冲洗。就医。 食入应急：漱口，禁止催吐。立即就医

305. α-萘硫脲（Alpha-Naphthyl thiourea）

基 本 信 息	
原化学品目录	α-萘硫脲（安妥）
化学物质	α-萘硫脲
别名	1-（1-萘基）-2-硫脲；1-萘硫脲
英文名	alpha-NAPHTHYLTHIOUREA；ANTU；1-（1-NAPHTHYL）-2-THIOUREA；1-NAPHTYLTHIOUREA
CAS 号	86-88-4
化学式	$C_{11}H_{10}N_2S/C_{10}H_7NHCSNH_2$
分子量	202.3
成分/组成信息	α-萘硫脲
物 化 性 质	
理化特性	外观与性状：无气味，白色晶体粉末 沸点：低于沸点分解 熔点：198 ℃ 密度：1 g/cm³ 水中溶解度：不溶 蒸汽压：25 ℃时 0 kPa 蒸汽相对密度（空气=1）：7.0 辛醇、水分配系数的对数值：1.66（计算值）
禁配物	强氧化剂、碱类

（续）

健康危害与毒理信息	
危险有害概述	化学危险性：加热时，分解生成含有氮氧化物、硫氧化物和一氧化碳有毒气体和烟雾。与强氧化剂，如硝酸银反应，有着火和爆炸危险。 健康危险性：可通过吸入其气溶胶，经皮肤和食入吸收到体内。①吸入危险性：20 ℃时蒸发可忽略不计，但可较快地达到空气中颗粒物有害浓度。②短期接触的影响：接触能够造成肺水肿。需进行医学观察
GHS 危害分类	急性毒性 – 经口：类别 2； 致癌性：类别 2； 特异性靶器官毒性 – 单次接触：类别 1（肺）
急性毒性数（HSDB）	LD_{50}：3 mg/kg（大鼠经口）
致癌分类	类别 3（国际癌症研究机构，2019 年）。 类别 A4（美国政府工业卫生学家会议，2017 年） 类别 3B（德国，2016 年）
ToxCast 毒性数据	AC_{50}（AR）= Inactive；AC_{50}（AhR）= Inactive；AC_{50}（ESR）= Inactive；AC_{50}（p53）= Inactive
急性暴露水平（AEGL）	/
暴露途径	可通过吸入其气溶胶，经皮肤和食入吸收到体内
靶器官	肺
中毒症状	吸入：咳嗽，呼吸困难，气促。 皮肤：可能被吸收。 食入：腹部疼痛，呕吐，呼吸困难
职业接触限值	阈限值：0.3 mg/m³（时间加权平均值）（美国政府工业卫生学家会议，2017 年）。 时间加权平均容许浓度：0.3 mg/m³（中国，2019 年）
防 护 与 急 救	
接触控制/个体防护	接触控制：防止粉尘扩散，严格作业环境管理。局部排气通风 呼吸系统防护：防毒口罩或面罩。 身体防护：防护服。 手部防护：防护手套。 眼睛防护：护目镜，面罩，或眼睛防护结合呼吸防护。 其他防护：工作时不得进食、饮水或吸烟。进食前洗手
急救措施	火灾应急：干粉、雾状水、泡沫、二氧化碳灭火。 接触应急：一切情况均向医生咨询。 吸入应急：新鲜空气，休息，半直立体位，必要时进行人工呼吸，给予医疗护理。 皮肤应急：脱去污染的衣服，冲洗，然后用水和肥皂清洗皮肤。 眼睛应急：先用大量水冲洗几分钟（如可能易行，摘除隐形眼镜），然后就医。 食入应急：用水冲服活性炭浆，催吐（仅对清醒病人），给予医疗护理

306. 萘烷（Decalin）

基 本 信 息	
原化学品目录	萘烷
化学物质	萘烷
别名	十氢化萘（顺/反式混合异构体）；萘烷；全氢化萘；双环（4.4.0）癸烷

基　本　信　息	
英文名	DECAHYDRONAPHTHALENE（CIS/TRANS ISOMER MIXTURE）；DECALIN；PER-HYDRONAPHTHALENE；DECAHYDRONAPHTHALIN；BICYCLO（4.4.0）DECANE
CAS 号	91-17-8
化学式	$C_{10}H_{18}$
分子量	138.25
成分/组成信息	萘烷
物　化　性　质	
理化特性	外观与性状：无色液体，有特殊气味 沸点：185~195 ℃ 熔点：-40 ℃ 相对密度（水=1）：0.87~0.90 水中溶解度：25 ℃时难溶 蒸汽压：20 ℃时 127 Pa 蒸汽相对密度（空气=1）：4.8 闪点：57 ℃（闭杯） 自燃温度：255 ℃ 爆炸极限：空气中 0.7%~5.4%（体积） 辛醇、水分配系数的对数值：4.6
禁配物	强氧化剂
健康危害与毒理信息	
危险有害概述	物理危险性：由于流动、搅拌等，可能产生静电。 化学危险性：能生成爆炸性过氧化物。燃烧时，生成有毒气体。与氧化剂发生反应。 健康危险性：①吸入危险性：未指明 20 ℃时蒸发到空气中有害浓度的速率。②短期接触的影响：腐蚀皮肤和眼睛，蒸气刺激呼吸道，可能对中枢神经系统有影响。如果吞咽的液体吸入肺中，可能导致化学肺炎。③长期或反复接触的影响：反复或长期与皮肤接触可能引起皮炎。 环境危险性：对水生生物是有毒的。可能在水生环境中造成长期影响。可能在鱼体内发生生物蓄积
GHS 危害分类	易燃液体：类别3； 急性毒性-吸入：类别2； 皮肤腐蚀/刺激：类别1； 致癌性：类别2； 特异性靶器官毒性-单次接触：类别3（呼吸道过敏）； 特异性靶器官毒性-反复接触：类别1（肝脏、呼吸系统）； 呛吸毒性：类别1
急性毒性数据（HSDB）	LD_{50}：710 ppm/4 h（大鼠吸入）； LD_{50}：5900 mg/kg（兔经皮）； LD_{50}：4170 mg/kg（大鼠经口）
致癌分类	/
ToxCast 毒性数据	AC_{50}（AR）=Inactive；AC_{50}（AhR）=Inactive；AC_{50}（ESR）=Inactive；AC_{50}（p53）=Inactive
急性暴露水平（AEGL）	/
暴露途径	可通过吸入其蒸气吸收到体内

健康危害与毒理信息	
靶器官	肝脏、呼吸系统、皮肤
中毒症状	吸入：咳嗽，咽喉痛，头痛，头晕，恶心，呕吐。 皮肤：发红，疼痛，皮肤烧伤。 眼睛：发红，疼痛，严重深度烧伤。 食入：恶心，呕吐，腹部疼痛
职业接触限值	时间加权平均容许浓度：60 mg/m³（中国，2019 年）。 时间加权平均容许浓度：5 ppm（德国，2016 年）
防 护 与 急 救	
接触控制/个体防护	工程控制：禁止明火，禁止火花和禁止吸烟。高于 57 ℃，使用密闭系统、通风和防爆型电气设备。防止静电荷积聚（例如，通过接地）。通风，局部排气通风。 接触控制：防止产生烟云。 呼吸系统防护：适当的呼吸防护。 身体防护：防护服。 手部防护：防护手套。 眼睛防护：面罩，或眼睛防护结合呼吸防护。 其他防护：工作时不得进食、饮水或吸烟
急救措施	火灾应急：干粉，二氧化碳，泡沫。 爆炸应急：着火时，喷雾状水保持料桶等冷却。 吸入应急：新鲜空气，休息。给予医疗护理。 皮肤应急：脱去污染的衣服。用大量水冲洗皮肤或淋浴。给予医疗护理。 眼睛应急：先用大量水冲洗几分钟（如可能易行，摘除隐形眼镜），然后就医。 食入应急：漱口，不要催吐，大量饮水，给予医疗护理

307. 内吸磷（Demeton）

基 本 信 息	
原化学品目录	有机磷
化学物质	内吸磷
别名	/
英文名	DEMETON
CAS 号	8065 - 48 - 3
化学式	$C_8H_{19}O_3PS_2$
分子量	258.34
成分/组成信息	内吸磷
物 化 性 质	
理化特性	外观与性状：无色液体 沸点：0.27 kPa 时 134 ℃ 相对密度（水 =1）：1.1 水中溶解度：微溶 蒸汽压：20 ℃时 <10 Pa 自燃温度：464 ℃
禁配物	/

健康危害与毒理信息	
危险有害概述	化学危险性：燃烧时，分解生成含氧化磷和硫氧化物有毒烟雾。与强氧化剂激烈反应。侵蚀塑料。 健康危险性:①吸入危险性：20℃时蒸发相当慢达到空气中有害污染浓度，但喷洒或扩散时要快得多。②短期接触的影响：可能对神经系统有影响，导致心脏病、惊厥、发绀和呼吸衰竭。胆碱酯酶抑制剂。接触可能导致死亡。需进行医学观察。影响可能推迟显现。③长期或反复接触的影响：胆碱酯酶抑制剂。可能发生累积影响：见急性危害/症状。 环境危险性：对水生生物有极高毒性。可能对环境有危害，对鸟类、蜜蜂和哺乳动物应给予特别注意。在正常使用过程中进入环境。但是要特别注意避免任何额外的释放，例如通过不适当的处置活动
GHS 危害分类	急性毒性 – 经口：类别1； 急性毒性 – 吸皮：类别1； 急性毒性 – 吸入：类别1（粉尘和烟雾）； 皮肤腐蚀/刺激：类别2A～2B； 严重眼损伤/眼刺激：类别2A～2B； 生殖细胞致突变性：类别2； 生殖毒性：类别2； 特异性靶器官毒性 – 单次接触：类别1（神经系统）； 特异性靶器官毒性 – 反复接触：类别1（神经系统）； 危害水生环境 – 急性危害：类别1； 危害水生环境 – 长期危害：类别1
急性毒性数据（HSDB）	LC_{50}：47 mg/m³，4 h（小鼠雄性吸入）； LC_{50}：175 mg/m³，1 h（小鼠雄性吸入）； LD_{50}：8.2 mg/kg（小鼠经皮）； LD_{50}：7.5 mg/kg［isomer（demeton – O）］（大鼠经口）； LD_{50}：1.5 mg/kg/［isomer（demeton – S）］（大鼠经口）； LD_{50}：7.85 mg/kg（小鼠经口）； LD_{50}：1.7 mg/kg（大鼠经口）
致癌分类	/
ToxCast 毒性数据	AC_{50}（AR）= Inactive；AC_{50}（AhR）= 25.01；AC_{50}（ESR）= 51.96；AC_{50}（p53）= Inactive
急性暴露水平（AEGL）	/
暴露途径	可通过吸入气溶胶，经皮肤和食入吸收到体内
靶器官	神经系统、眼、皮肤
中毒症状	吸入：惊厥，头晕，呼吸困难，恶心，呕吐，瞳孔收缩，肌肉痉挛，多涎，出汗，神志不清。 皮肤：可能被吸收。 眼睛：液体或气溶胶将被吸收，发红，疼痛。 食入：胃痉挛，腹泻，呕吐
职业接触限值	阈限值：0.05 mg/m³（经皮）（美国政府工业卫生学家会议，2017年）。 时间加权平均容许浓度：0.05 mg/m³（中国，2019年）

<table>
<tr><td colspan="2" align="center">（续）</td></tr>
<tr><td colspan="2" align="center">防 护 与 急 救</td></tr>
<tr>
<td>接触控制/个体防护</td>
<td>工程控制：禁止明火。通风，局部排气通风。
接触控制：防止产生烟云。避免一切接触。
呼吸系统防护：适当的呼吸防护。
身体防护：防护服。
手部防护：防护手套。
眼睛防护：面罩，或眼睛防护结合呼吸防护。
其他防护：工作时不得进食、饮水或吸烟。进食前洗手</td>
</tr>
<tr>
<td>急救措施</td>
<td>火灾应急：雾状水，泡沫，二氧化碳，抗溶性泡沫，干粉。
接触应急：一切情况均向医生咨询。
吸入应急：新鲜空气，休息。必要时进行人工呼吸。给予医疗护理。
皮肤应急：脱去污染的衣服，冲洗，然后用水和肥皂清洗皮肤。给予医疗护理。
眼睛应急：先用大量水冲洗几分钟（如可能易行，摘除隐形眼镜），然后就医。
食入应急：用水冲服活性炭浆。给予医疗护理</td>
</tr>
</table>

308. 尿素（Urea）

<table>
<tr><td colspan="2" align="center">基 本 信 息</td></tr>
<tr><td>原化学品目录</td><td>尿素</td></tr>
<tr><td>化学物质</td><td>尿素</td></tr>
<tr><td>别名</td><td>脲；碳酰二胺脲</td></tr>
<tr><td>英文名</td><td>EA；Carbamide；Carbonyldiamide</td></tr>
<tr><td>CAS 号</td><td>57 - 13 - 6</td></tr>
<tr><td>化学式</td><td>CH_4N_2O</td></tr>
<tr><td>分子量</td><td>60.05</td></tr>
<tr><td>成分/组成信息</td><td>碳、氢、氧、氮</td></tr>
<tr><td colspan="2" align="center">物 化 性 质</td></tr>
<tr>
<td>理化特性</td>
<td>外观与性状：白色晶体，有特殊气味。
熔点：132.7～135 ℃
沸点：196.6 ℃
相对密度（水=1）：1.32
辛醇、水分配系数的对数值：-3.00～-1.54
溶解性：溶于水、甲醇、甲醛、乙醇、液氨，微溶于乙醚、氯仿、苯</td>
</tr>
<tr><td>禁配物</td><td>强氧化剂、强酸、亚硝酸钠、干粉</td></tr>
<tr><td colspan="2" align="center">健康危害与毒理信息</td></tr>
<tr>
<td>危险有害概述</td>
<td>化学危险性：加热至熔点以上时，分解生成有毒气体。与强氧化剂、硝酸盐、无机氯化物、亚氯酸盐和高氯酸盐激烈反应，有着火和爆炸危险。
健康危险性：20 ℃时蒸发可忽略不计，但如为粉末可较快达到空气中颗粒物有害浓度。刺激眼睛、皮肤和呼吸道。反复或长期与皮肤接触可能引起皮炎</td>
</tr>
<tr><td>GHS 危害分类</td><td>/</td></tr>
<tr>
<td>急性毒性数据（HSDB）</td>
<td>LC_{50}：8471 mg/kg（大鼠经口）；
LC_{50}：8200 mg/kg（大鼠经皮）；
LD_{50}：5300 mg/kg（大鼠静脉注射）</td>
</tr>
</table>

（续）

健康危害与毒理信息	
致癌分类	/
ToxCast 毒性数据	$AC_{50}(AR)$ = Inactive；$AC_{50}(AhR)$ = Inactive；$AC_{50}(ESR)$ = Inactive；$AC_{50}(p53)$ = Inactive
急性暴露水平（AEGL）	/
暴露途径	可通过吸入其气溶胶和食入吸收到体内
靶器官	眼睛、皮肤、呼吸道
职业接触限值	时间加权平均容许浓度：5 mg/m³，短时间接触容许浓度：10 mg/m³（中国，2019 年）

防 护 与 急 救	
接触控制/个体防护	工程控制：严加密闭，提供充分的局部排风。 呼吸系统防护：可能接触其粉尘时，必须佩戴防尘面具（全面罩）。紧急事态抢救或撤离时，应该佩戴空气呼吸器。 身体防护：穿防毒物渗透工作服。 手部防护：戴橡胶手套。 眼睛防护：呼吸系统防护中已作防护。 其他防护：工作现场禁止吸烟、进食和饮水。工作后，淋浴更衣。注意个人清洁卫生
急救措施	皮肤应急：脱去污染的衣着，用大量流动清水冲洗。 眼睛应急：提起眼睑，用流动清水或生理盐水冲洗。就医。 吸入应急：迅速撤离现场至空气新鲜处。保持呼吸道通畅。如呼吸困难，给输氧。如呼吸停止，立即进行人工呼吸。就医。 食入应急：误服者，饮足量温水，催吐。就医

309. 脲醛树脂（Urea formaldehyde resin）

基 本 信 息	
原化学品目录	脲醛树脂
化学物质	脲醛树脂
别名	/
英文名	UREA；POLYMER WITH FORMALDEHYDE AND PHENOL
CAS 号	25104 - 55 - 6
化学式	$C_8H_{12}N_2O_2$
分子量	168.19
成分/组成信息	脲醛树脂

物 化 性 质	
理化特性	外观：无色、无臭、透明的热固性树脂 溶解性：与水部分混溶
禁配物	强氧化物、强酸、强碱

健康危害与毒理信息	
危险有害概述	可释放游离甲醛。其危险有害性参见甲醛
GHS 危害分类	皮肤致敏性：类别 1B

健康危害与毒理信息	
急性毒性数据（HSDB）	/
致癌分类	/
ToxCast 毒性数据	/
急性暴露水平（AEGL）	/
暴露途径	/
靶器官	皮肤、呼吸系统
中毒症状	/
职业接触限值	/
防 护 与 急 救	
接触控制/个体防护	工程控制：密闭操作，防止泄漏。加强通风。 呼吸系统防护：空气中浓度超标时，佩戴过滤式防毒面具（半面罩）。紧急事态抢救或撤离时，应该佩戴携气式呼吸器。 身体防护：穿防毒物渗透工作服。 手部防护：戴橡胶手套。 眼睛防护：戴化学安全防护眼睛
急救措施	火灾应急：用水雾、干粉、泡沫或二氧化碳灭火剂灭火。 皮肤应急：脱去污染的衣着，用大量流动清水冲洗。 眼睛应急：提起眼睑，用流动清水或生理盐水冲洗。就医。 吸入应急：撤离现场至空气新鲜处。 食入应急：漱口，禁止催吐。就医

310. 镍（Nickel）

基 本 信 息	
原化学品目录	镍及其化合物（羰基镍单列）
化学物质	镍
别名	/
英文名	NICKEL
CAS 号	7440 – 02 – 0
化学式	Ni
分子量	58.7
成分/组成信息	镍
物 化 性 质	
理化特性	外观与性状：银白色各种形态金属固体 沸点：2730 ℃ 熔点：1455 ℃ 密度：8.9 g/cm³ 水中溶解度：不溶
禁配物	酸类、强氧化剂、硫

（续）

健康危害与毒理信息	
危险有害概述	物理危险性：以粉末或颗粒形态与空气混合，可能发生粉尘爆炸。 化学危险性：镍粉与钛粉、高氯酸钾和氧化剂，如硝酸铵激烈反应，有着火和爆炸危险。与非氧化性酸缓慢反应，与氧化性酸迅速反应。镍着火时，可能释放出镍羰基有毒气体和蒸气。 健康危险性：①吸入危险性：20 ℃时蒸发可忽略不计，但扩散时可较快地达到空气中颗粒物有害浓度。②短期接触的影响：可能引起机械刺激作用。吸入烟雾可引起肺炎。③长期或反复接触的影响：反复或长期接触可能引起皮肤过敏。反复或长期吸入接触可能引起哮喘。反复或长期接触，肺可能受损伤。可能是人类致癌物
GHS 危害分类	呼吸致敏性：类别1； 皮肤敏感性：类别1； 致癌性：类别2； 特异性靶器官毒性 – 单次接触：类别1（神经系统、肝脏）； 特异性靶器官毒性 – 反复接触：类别1（呼吸系统）； 慢性水生毒性：类别4
急性毒性数据（HSDB）	/
致癌分类	类别2B（国际癌症研究机构，2019 年）。 类别A1（美国政府工业卫生学家会议，2017 年）
ToxCast 毒性数据	/
急性暴露水平（AEGL）	/
暴露途径	可通过吸入粉尘吸收到体内
靶器官	神经系统、肝脏、呼吸系统、皮肤
中毒症状	咳嗽，气促等
职业接触限值	阈限值：0.2 mg/m³（时间加权平均值）（仅无机物）（美国政府工业卫生学家会议，2017 年）。 时间加权平均容许浓度：1 mg/m³（金属镍与难溶性镍化合物）（中国，2019 年）
防 护 与 急 救	
接触控制/个体防护	工程控制：防止粉尘沉积，密闭系统，防止粉尘爆炸型电气设备和照明，局部排气通风。 接触控制：防止粉尘扩散，避免一切接触。 呼吸系统防护：适当的呼吸防护。 身体防护：防护服。 手部防护：防护手套。 眼睛防护：安全护目镜或眼睛防护结合呼吸防护。 其他防护：工作时不得进食、饮水或吸烟
急救措施	火灾应急：干砂土，禁用二氧化碳，禁止用水。 吸入应急：新鲜空气。休息。 皮肤应急：脱去污染的衣服，冲洗，然后用水和肥皂清洗皮肤。 眼睛应急：先用大量水冲洗几分钟（如可能易行，摘除隐形眼镜），然后就医。 食入应急：漱口

311. 偶氮苯（Azobenzene）

基 本 信 息	
原化学品目录	苯的氨基及硝基化合物（不含三硝基甲苯）
化学物质	偶氮苯
别名	/
英文名	AZOBENZENE
CAS 号	103 – 33 – 3
化学式	$C_{12}H_{10}N_2$
分子量	182.23
成分/组成信息	偶氮苯

物 化 性 质	
理化特性	外观与性状：橙色片状晶体 熔点：68 ℃ 相对密度（水 = 1）：1.203 沸点：293 ℃ 饱和蒸气压：0.133（103.5 ℃）kPa 引燃温度：476.7 ℃ 溶解性：不溶于水，溶于醇、醚
禁配物	强氧化剂

健康危害与毒理信息	
危险有害概述	化学危险性：遇明火、高热可燃。受高热分解放出有毒的气体。 健康危险性：吸入、摄入或经皮肤吸收后对身体有害。具刺激作用，致敏作用。受热分解释出氮氧化物。 环境危险性：对环境有危害
GHS 危害分类	急性毒性 – 吸入：类别 4； 急性毒性 – 经口：类别 4； 生殖细胞致突变性：类别 2； 致癌性：类别 2； 特异性靶器官毒性 – 反复接触：类别 2（肝脏）； 危害水生环境 – 急性危害：类别 1； 危害水生环境 – 长期危害：类别 1
急性毒性数据（HSDB）	/
致癌分类	类别 3（国际癌症研究机构，2019 年）
ToxCast 毒性数据	/
急性暴露水平（AEGL）	/
暴露途径	可通过吸入，经皮肤和食入吸收到体内
靶器官	肝脏
中毒症状	/
职业接触限值	/

（续）

防 护 与 急 救		
接触控制/个体防护	工程控制：密闭操作，局部排风。 呼吸系统防护：空气中粉尘浓度超标时，必须佩戴自吸过滤式防尘口罩。紧急事态抢救或撤离时，应该佩戴空气呼吸器。 身体防护：穿防毒物渗透工作服。 手部防护：戴橡胶手套。 眼睛防护：戴化学安全防护眼镜。 其他防护：工作场所禁止吸烟、进食和饮水，饭前要洗手。工作完毕，淋浴更衣。保持良好的卫生习惯		
急救措施	吸入应急：迅速脱离现场至空气新鲜处。保持呼吸道通畅。如呼吸困难，给输氧。如呼吸停止，立即进行人工呼吸。就医。 皮肤应急：立即脱去污染的衣着，用大量流动清水冲洗。就医。 眼睛应急：提起眼睑，用流动清水或生理盐水冲洗。就医。 食入应急：饮足量温水，催吐。就医		

312. 硼烷（Borane）

基 本 信 息	
原化学品目录	硼烷
化学物质	/
别名	/
英文名	Borane
CAS 号	/
化学式	BH_3
分子量	13.8
成分/组成信息	/

物 化 性 质	
理化特性	甲硼烷化学性质不稳定，非特定条件下难以单独存在，只存在其衍生物。其有害性见乙硼烷等
禁配物	/

健康危害与毒理信息	
危险有害概述	/
GHS 危害分类	/
急性毒性数据（HSDB）	/
致癌分类	
ToxCast 毒性数据	/
急性暴露水平（AEGL）	/
暴露途径	可通过吸入其蒸气吸收到体内
靶器官	/
中毒症状	/
职业接触限值	/

防 护 与 急 救	
接触控制/个体防护	/
急救措施	/

313. 铍（Beryllium）

基 本 信 息	
原化学品目录	铍及其化合物
化学物质	铍
别名	/
英文名	BERYLLIUM；GLUCINIUM
CAS 号	7440 – 41 – 7
化学式	Be
分子量	9
成分/组成信息	铍

物 化 性 质	
理化特性	外观与形状：灰色至白色粉末 沸点：2500 ℃以上 熔点：1278 ℃ 密度：1.9 g/cm³ 水中溶解度：不溶
禁配物	酸类、碱、卤素、酰基氯

健康危害与毒理信息	
危险有害概述	物理危险性：以粉末或颗粒形状与空气混合，可能发生粉尘爆炸。 化学危险性：与强酸和强碱反应，生成易燃/爆炸性气体氢。与某些氯代溶剂，如四氯化碳和三氯乙烯反应，生成撞击敏感的混合物。 健康危险性：①吸入危险性：20 ℃时蒸发可忽略不计，但扩散时可较快地达到空气中颗粒物有害浓度。②短期接触的影响：气溶胶刺激呼吸道。吸入粉尘或烟雾可能引起化学性肺炎。接触可能导致死亡。影响可能延缓。需进行医学观察。③长期或反复接触的影响：反复或长期接触可能引起皮肤过敏。反复或长期接触粉尘颗粒，肺可能受损伤，导致慢性铍病（咳嗽，体重减轻，虚弱）。是人类致癌物。 环境危险性：对水生生物有极高毒性
GHS 危害分类	急性毒性 – 吸入：类别 2； 急性毒性 – 经口：类别 3； 皮肤致敏性：类别 1； 呼吸致敏性：类别 1； 致癌性：类别 1A； 特异性靶器官毒性 – 单次接触：类别 1（呼吸系统）； 特异性靶器官毒性 – 反复接触：类别 1（呼吸系统）； 危害水生环境 – 长期危害：类别 4
急性毒性数据（HSDB）	LD$_{50}$：496 mg/kg（大鼠经静脉）

（续）

健康危害与毒理信息	
致癌分类	类别 1（国际癌症研究机构，2019 年）。 类别 A1（美国政府工业卫生学家会议，2017 年）。 类别 1（德国，2016 年）
ToxCast 毒性数据	/
急性暴露水平（AEGL）	/
暴露途径	可通过吸入其气溶胶和食入吸收到体内
靶器官	呼吸系统、皮肤
中毒症状	吸入：咳嗽，气促，咽喉痛，虚弱。症状可能推迟显现。 皮肤：发红。 眼睛：发红，疼痛
职业接触限值	阈限值：0.00005 mg/m³（时间加权平均值）（美国政府工业卫生学家会议，2017 年）。 时间加权平均容许浓度：0.0005 mg/m³，短时间接触容许浓度：0.001 mg/m³（中国，2019 年）
防 护 与 急 救	
接触控制/个体防护	工程控制：禁止明火，防止粉尘沉积，密闭系统，防止粉尘爆炸型电气设备和照明。局部排气通风。 接触控制：防止粉尘扩散，避免一切接触。 呼吸系统防护：呼吸防护。 身体防护：防护服。 手部防护：防护手套。 眼睛防护：面罩，如为粉末，眼睛防护结合呼吸防护。 其他防护：工作时不得进食、饮水或吸烟。进食前洗手
急救措施	火灾应急：特殊粉末，干砂，禁用其他灭火剂。 接触应急：一切情况均向医生咨询。 吸入应急：新鲜空气，休息，给予医疗护理。 皮肤应急：脱去污染的衣服，用大量水冲洗皮肤或淋浴。 眼睛应急：先用大量水冲洗几分钟（如可能易行，摘除隐形眼镜），然后就医。 食入应急：漱口，不要催吐，给予医疗护理

314. 偏二甲基肼（Unsymmetric dimethylhydrazine）

基 本 信 息	
原化学品目录	偏二甲基肼（1，1-二甲基肼）
化学物质	偏二甲基肼
别名	二甲基肼；N，N-二甲基肼；不对称二甲基肼；偏二甲肼
英文名	DIMETHY HYDRAZINE
CAS 号	57-14-7
化学式	$C_2H_8N_2/NH_2-N(CH_3)_2$
分子量	60.1
成分/组成信息	1，1-二甲基肼

（续）

物 化 性 质	
理化特性	外观与性状：无色发烟吸湿液体，有刺鼻气味，与空气接触时变成黄色 沸点：64 ℃ 熔点：-58 ℃ 相对密度（水=1）：0.8 水中溶解度：易溶 蒸汽压：20 ℃时13.7 kPa 蒸汽相对密度（空气=1）：2.1 蒸汽、空气混合物的相对密度（20 ℃，空气=1）：1.2 黏度：在25 ℃时0.6 mm²/s 闪点：-15 ℃（闭杯） 自燃温度：249 ℃ 爆炸极限：空气中2.4% ~20%（体积） 辛醇、水分配系数的对数值：-1.19
禁配物	氧化剂、铜及其合金、铁、铁盐

健康危害与毒理信息	
危险有害概述	物理危险性：蒸气比空气重，可能沿地面流动，可能造成远处着火。 化学危险性：燃烧时，生成含有氮氧化物的有毒烟雾。是一种强还原剂，与氧化剂激烈发生反应。是一种强碱，与酸激烈反应并有腐蚀性。与氧发生反应，有着火和爆炸的危险。侵蚀塑料。 健康危险性：①吸入危险性：20 ℃时，蒸发迅速达到空气中有害污染浓度。②短期接触的影响：刺激眼睛、皮肤和呼吸道。吸入蒸气可能引起肺水肿。可能对中枢神经系统和肝脏有影响。③长期或反复接触的影响：可能对血液有影响，导致贫血。可能是人类致癌物。 环境危险性：对水生生物是有毒的，强烈建议不要让其进入环境
GHS危害分类	易燃液体：类别2； 急性毒性-经皮：类别4； 急性毒性-经口：类别3； 急性毒性-吸入：类别2（蒸气）； 皮肤腐蚀/刺激性：类别2； 严重眼损伤/眼刺激：类别2； 生殖细胞致突变性：类别2； 致癌性：类别2； 特异性靶器官毒性-单次接触：类别1（神经系统、呼吸系统）； 特异性靶器官毒性-反复接触：类别1（肝脏、血液系统、神经系统、呼吸系统）； 危害水生环境-急性危害：类别2； 危害水生环境-长期危害：类别2
急性毒性数据（HSDB）	/
致癌分类	类别2B（国际癌症研究机构，2019年）。 类别A3（美国政府工业卫生学家会议，2017年）。 类别2（德国，2016年）
ToxCast毒性数据	/
急性暴露水平（AEGL）	AEGL1-10 min = NR；AEGL1-8 h = NR；AEGL2-10 min = 18 ppm；AEGL2-8 h = 0.38 ppm；AEGL3-10 min = 65 ppm；AEGL3-8 h = 1.4 ppm
暴露途径	可通过吸入、经皮肤和经食入吸收到体内
靶器官	神经系统、呼吸系统、肝脏、血液系统、眼睛、皮肤

健康危害与毒理信息	
中毒症状	吸入：咳嗽，咽喉痛，灼烧感，恶心，头痛，呕吐，呼吸困难，惊厥。 皮肤：可能被吸收，发红，疼痛。 眼睛：发红，疼痛。 食入：工作时不得进食、饮水或吸烟。进食前洗手
职业接触限值	阈限值：0.01 ppm，0.025 mg/m³（时间加权平均值）（经皮）（美国政府工业卫生学家会议，2017 年）。 时间加权平均容许浓度：0.5 mg/m³（中国，2019 年）

防 护 与 急 救	
接触控制/个体防护	工程控制：禁止明火，禁止火花和禁止吸烟。禁止与氧化剂和酸（类）接触。密闭系统，通风，防爆型电气设备和照明。不要使用压缩空气灌装、卸料或转运。使用无火花手工工具。通风，局部排气通风。 接触控制：避免一切接触。 呼吸系统防护：适当的呼吸防护。 身体防护：防护服。 手部防护：防护手套。 眼睛防护：面罩，或眼睛防护结合呼吸防护。 其他防护：工作时不得进食、饮水或吸烟。进食前洗手
急救措施	火灾应急：干粉，抗溶性泡沫，大量水，二氧化碳。 爆炸应急：着火时，喷雾状水保持料桶等冷却。 接触应急：一切情况均向医生咨询。 吸入应急：新鲜空气，休息，半直立体位，立即给予医疗护理。 皮肤应急：先用大量水冲洗，然后脱去污染的衣服再次冲洗，给予医疗护理。 眼睛应急：用大量水冲洗（如可能易行，摘除隐形眼镜）。 食入应急：漱口，休息，不要催吐，立即给予医疗护理

315. 偏三氯苯 （1，2，4 – Trichlorobenzene）

基 本 信 息	
原化学品目录	多氯苯
化学物质	偏三氯苯
别名	1，2，4 – 三氯苯
英文名	1，2，4 – TRICHLOROBENZENE；1，2，4 – TRICHLOROBENZOL；UNSYM – TRICHLOROBENZENE
CAS 号	120 – 82 – 1
化学式	$C_6H_3Cl_3$
分子量	181.5
成分/组成信息	偏三氯苯

物 化 性 质	
理化特性	外观与性状：无色液体或白色晶体，有特殊气味 沸点：213 ℃ 熔点：17 ℃ 相对密度（水 = 1）：1.5 水中溶解度：34.6 mg/L 蒸汽压：25 ℃时 40 Pa

（续）

物 化 性 质	
理化特性	蒸汽相对密度（空气 =1）：6.26 蒸汽、空气混合物的相对密度（20 ℃，空气 =1）：1.002 闪点：105 ℃（闭杯） 自燃温度：571 ℃ 爆炸极限：150 ℃时空气中2.5% ~6.6%（体积） 辛醇、水分配系数的对数值：3.98
禁配物	强氧化剂

健康危害与毒理信息	
危险有害概述	化学危险性：燃烧时，分解生成含有氯化氢的有毒烟雾。与氧化剂激烈反应。 健康危险性：①吸入危险性：20 ℃时，蒸发相当慢地达到空气中有害污染浓度，但喷洒或扩散时要快得多。②短期接触的影响：刺激眼睛、皮肤和呼吸道。③长期或反复接触的影响：液体使皮肤脱脂。可能对肝有影响。 环境危险性：对水生生物是有毒的。可能在鱼体内发生生物蓄积
GHS 危害分类	急性毒性 – 经口：类别 4； 特异性靶器官毒性 – 单次接触：类别 3（呼吸道刺激、麻醉效果）； 特异性靶器官毒性 – 反复接触：类别 2（肝、肾、甲状腺、血液系统）； 急性水生毒性：类别 1； 慢性水生毒性：类别 1
急性毒性数据（HSDB）	LD_{50}：6100 ~11356 mg/kg（大鼠经皮）
致癌分类	/
ToxCast 毒性数据	AC_{50}（AR）= Inactive；AC_{50}（AhR）= Inactive；AC_{50}（ESR）=39.66；AC_{50}（p53）= Inactive
急性暴露水平（AEGL）	/
暴露途径	可通过吸入和经食入吸收到体内
靶器官	肝、肾、甲状腺、血液系统、呼吸系统、神经系统
中毒症状	吸入：咳嗽、咽喉痛、灼烧感。 皮肤：皮肤干燥、发红、粗糙。 眼睛：发红、疼痛。 食入：腹部疼痛、咽喉疼痛、呕吐
职业接触限值	阈限值：5 ppm（上限值）（美国政府工业卫生学家会议，2017 年）。 时间加权平均值：2 ppm，15.1 mg/m³；短期接触限值：5 ppm，37.8 mg/m³（经皮） （欧盟，2003 年）

防 护 与 急 救	
接触控制/个体防护	工程控制：禁止明火。通风，局部排气通风。 接触控制：防止产生烟云。 呼吸系统防护：适当的呼吸防护。 手部防护：防护手套。 眼睛防护：安全护目镜，或眼睛防护结合呼吸防护。 其他防护：工作时不得进食、饮水或吸烟
急救措施	火灾应急：干粉，雾状水，泡沫，二氧化碳。 吸入应急：新鲜空气，休息。给予医疗护理。 皮肤应急：脱去污染的衣服，用大量水冲洗皮肤或淋浴，给予医疗护理。 眼睛应急：先用大量水冲洗几分钟（如可能易行，摘除隐形眼镜），然后就医。 食入应急：漱口，大量饮水，给予医疗护理

316. 汽油（Gasoline）

基　本　信　息	
原化学品目录	汽油（$C_5 \sim C_{12}$脂肪烃和环烷烃类、一定量芳香烃）
化学物质	汽油
别名	挥发汽油
英文名	GASOLINE；BENZIN
CAS 号	86290 – 81 – 5
化学式	/
分子量	/
成分/组成信息	汽油
物　化　性　质	
理化特性	外观与性状：流动的液体 沸点：20 ~ 200 ℃ 相对密度（水 = 1）：0.70 ~ 0.80 水中溶解度：不溶 蒸汽相对密度（空气 = 1）：3 ~ 4 闪点：< – 21 ℃ 自燃温度：约 250 ℃ 爆炸极限：空气中 1.3% ~ 7.1%（体积） 辛醇、水分配系数的对数值：2 ~ 7
禁配物	/
健康危害与毒理信息	
危险有害概述	物理危险性：蒸气比空气重，可能沿地面流动，可能造成远处着火。蒸气与空气充分混合，容易形成爆炸性混合物。由于流动、搅拌等，可能产生静电。 健康危险性：①吸入危险性：20 ℃时蒸发，迅速地达到空气中有害污染浓度。②短期接触的影响：刺激眼睛、皮肤和呼吸道。如果吞咽液体吸入肺中，可能引起化学性肺炎。可能对中枢神经系统有影响。③长期或反复接触的影响：液体使皮肤脱脂。可能对中枢神经系统和肝有影响。可能是人类致癌物。 环境危险性：对水生物有害
GHS 危害分类	易燃液体：类别 1 ~ 3； 生殖细胞致突变性：类别 1B； 致癌性：类别 1B； 呛吸毒性：1
急性毒性数据（HSDB）	LD_{50}：14063 mg/kg（大鼠经口）
致癌分类	类别 A3（美国政府工业卫生学家会议，2017 年）
ToxCast 毒性数据	/
急性暴露水平（AEGL）	/
暴露途径	可通过吸入其蒸气，经皮肤和经食入吸收到体内
靶器官	眼睛、皮肤、呼吸道、中枢神经系统、肝

（续）

健康危害与毒理信息	
中毒症状	吸入：意识模糊，咳嗽，头晕，嗜睡，迟钝，头痛。 皮肤：可能被吸收，皮肤干燥，发红。 眼睛：发红，疼痛。 食入：恶心，呕吐
职业接触限值	阈限值：300 ppm（时间加权平均值），500 ppm（短期接触限值）（美国政府工业卫生学家会议，2017 年）。 时间加权平均容许浓度：300 mg/m³（中国，2019 年）
防 护 与 急 救	
接触控制/个体防护	工程控制：禁止明火、禁止火花和禁止吸烟。密闭系统、通风、防爆型电气设备和照明。防止静电荷积聚（例如，通过接地）。 呼吸系统防护：适当的呼吸防护。 身体防护：防护服。 手部防护：防护手套。 眼睛防护：安全护目镜，或眼睛防护结合呼吸防护。 其他防护：工作时不得进食、饮水或吸烟
急救措施	火灾应急：干粉、水成膜泡沫、泡沫、二氧化碳灭火。 爆炸应急：着火时，喷雾状水保持料桶等冷却。 吸入应急：新鲜空气，休息，给予医疗护理。 皮肤应急：脱去污染的衣服。冲洗，然后用水和肥皂清洗皮肤。 眼睛应急：先用大量水冲洗几分钟（如可能易行，摘除隐形眼镜），然后就医。 食入应急：漱口，不要催吐，大量饮水，给予医疗护理

317. 铅（Lead）

基 本 信 息	
原化学品目录	铅及其化合物（不包括四乙基铅）
化学物质	铅
别名	/
英文名	LEAD
CAS 号	7439 - 92 - 1
化学式	Pb
分子量	207.2
成分/组成信息	铅
物 化 性 质	
理化特性	外观与性状：浅蓝白色或银灰色各种形态固体，遇空气时失去光泽 密度：11.34 g/mL（18 ℃） 熔点：327.5 ℃ 沸点：1740 ℃（常压） 自燃点或引燃温度：790 ℃（粉） 饱和蒸气压：0.13 kPa（970 ℃） 水中溶解度：不溶于水
禁配物	强酸

（续）

健康危害与毒理信息	
危险有害概述	物理危险性：以粉末或颗粒形状与空气混合，可能发生粉尘爆炸。 化学危险性：加热时，生成有毒烟雾。与氧化剂发生反应。与热浓硝酸，沸腾浓盐酸和硫酸发生反应。有氧存在时，受纯净水和弱有机酸侵蚀。 健康危险性：①吸入危险性：扩散时可较快达到空气中颗粒物有害浓度，尤其是粉末，具有吸入危险性。②长期或反复接触影响：可能对血液、骨髓、中枢神经系统、末梢神经系统和肾有影响，导致贫血、脑病（如惊厥）、末梢神经病，胃痉挛和肾损伤；造成人类生殖或发育毒性。 环境危险性：可能在植物和哺乳动物中发生生物蓄积。强烈建议不要让其进入环境
GHS 危害分类	急性毒性－吸入：类别 4； 急性毒性－经口：类别 4； 生殖细胞致突变性：类别 2； 致癌性：类别 2； 生殖毒性：类别 1A； 特定靶器官毒性（重复接触）：类别 1（造血系统、肾脏、中枢神经系统、周围神经系统、心血管系统、免疫系统）
急性毒性数（HSDB）	/
致癌分类	类别 2B（国际癌症研究机构，2019 年）。 类别 2（德国，2016 年）。 类别 A3（美国政府工业卫生学家会议，2017 年）
ToxCast 毒性数据	/
急性暴露水平（AEGL）	/
暴露途径	可通过吸入和食入吸收到体内
靶器官	眼睛、胃肠道、造血系统、肾脏、中枢神经系统、周围神经系统、心血管系统、免疫系统、牙龈组织
中毒症状	食入：腹部疼痛、恶心、呕吐
职业接触限值	阈限值：0.05 mg/m³（时间加权平均值）（美国政府工业卫生学家会议，2017 年）。 时间加权平均容许浓度：铅尘 0.05 mg/m³、铅烟 0.03 mg/m³（中国，2019 年）
防护与急救	
接触控制/个体防护	工程控制：密闭隔离，防止粉尘沉积、扩散，有逸散时设置局部排气系统。采用防止粉尘爆炸型电气设备和照明。 接触控制：避免与酸接触。避免孕妇接触。 呼吸系统防护：呼吸防护，粉尘超标建议佩戴自吸过滤式防尘口罩。 身体防护：穿防毒物渗透工作服。 手部防护：戴乳胶防护手套。 眼睛防护：戴化学安全护目镜。 其他防护：工作时不得进食、饮水或吸烟，进食前洗手，工作完沐浴更衣
急救措施	火灾应急：上风向灭火，使用适当的灭火剂，如干粉、砂土。 吸入应急：脱离接触至新鲜空气处，休息，就医。 皮肤应急：脱去污染衣服。冲洗，然后用水和肥皂清洗皮肤，如有不适，就医。 眼睛应急：先用大量水冲洗几分钟（如可能易行，摘除隐形眼镜），然后就医。 食入应急：漱口，大量饮水，给予医疗护理

318. 羟基香茅醛（Hydroxycitronellal）

基　本　信　息	
原化学品目录	羟基香茅醛
化学物质	羟基香茅醛
别名	7 – 羟基 – 3，7 – 二甲基辛醛
英文名	7 – HYDROXYCITRONELLAL
CAS 号	107 – 75 – 5
化学式	$C_{10}H_{20}O_2$
分子量	172.26
成分/组成信息	羟基香茅醛

物　化　性　质	
理化特性	外观：淡黄色黏性液体 初沸点和沸程：241 ℃ 溶解性：与水部分混溶 相对密度（水 =1）：0.918 ~0923 闪点：124 ℃（闭杯）
禁配物	密封存放，并与酸碱性物质隔离存放

健康危害与毒理信息	
危险有害概述	健康危险性：皮肤/眼睛刺激性
GHS 危害分类	严重眼损伤/眼刺激：类别1； 皮肤致敏性：类别1B
急性毒性数据（HSDB）	/
致癌分类	类别 5（德国，2016 年）。 类别 A2（美国政府工业卫生学家会议，2017 年）
ToxCast 毒性数据	/
急性暴露水平（AEGL）	/
暴露途径	可通过食入和皮肤吸收到体内
靶器官	眼睛、皮肤
中毒症状	可能导致皮肤过敏反应，造成严重眼刺激
职业接触限值	/

防　护　与　急　救	
接触控制/个体防护	呼吸系统防护：避免吸入粉尘、烟、气体、烟雾、蒸气、喷雾。适当的呼吸器。 身体防护：戴防护面具。 手部防护：戴防护手套。 眼睛防护：戴防护眼罩。 其他防护：作业后彻底清洗。受沾染的工作服不得带出工作场地
急救措施	皮肤应急：如皮肤沾染：用水充分清洗。如发生皮肤刺激或皮疹，求医/就诊。脱掉所有沾染的衣服，清洗后方可重新使用。 眼睛应急：如仍觉眼刺激：求医/就诊。如进入眼睛，用水小心冲洗几分钟。如戴隐形眼镜并可方便地取出，取出隐形眼镜。继续冲洗

319. 羟基乙酸（Hydroxy acetic acid）

基 本 信 息	
原化学品目录	羟基乙酸
化学物质	羟基乙酸
别名	乙醇酸；α-羟基乙酸；羟基乙醇酸
英文名	HYDROXYACETIC ACID；GLYCOLIC ACID；ALPHA - HYDROXYACETIC ACID；HYDROXYETHANOIC ACID
CAS 号	79 - 14 - 1
化学式	$C_2H_4O_3/HOCH_2COOH$
分子量	76.1
成分/组成信息	羟基乙酸；乙醇酸
物 化 性 质	
理化特性	沸点：100 ℃（分解） 熔点：80 ℃ 相对密度（水=1）：1.49 水中溶解度：易溶 蒸汽相对密度（空气=1）：2.6 辛醇、水分配系数的对数值：-1.11
禁配物	碱、氧化剂、还原剂
健康危害与毒理信息	
危险有害概述	化学危险性：与强氧化剂、氰化物和硫化物发生反应。与铝、锌和锡激烈反应，有着火和爆炸危险。水溶液是一种中强酸。 健康危险性：对眼睛、皮肤、黏膜和上呼吸道有刺激作用。①吸入危险性：喷洒或扩散时可较快地达到空气中颗粒物有害浓度，尤其是粉末。②短期接触的影响：腐蚀皮肤和眼睛，刺激呼吸道。食入有腐蚀性。可能对肾有影响，导致肾衰竭。③长期或反复接触的影响：反复或长期与皮肤接触可能引起皮炎
GHS 危害分类	急性毒性-经口：类别4； 急性毒性-吸入：类别4（粉尘和烟雾）； 皮肤腐蚀/刺激：类别1B； 严重眼损伤/眼刺激：类别1； 生殖毒性：类别2； 特异性靶器官毒性-单次接触：类别1（呼吸系统）； 特异性靶器官毒性-反复接触：类别2（肝脏、胸腺）； 急性水生毒性：类别3
急性毒性数据（HSDB）	LC_{50}：7.7~14 mg/L，4 h（大鼠吸入）； LD_{50}：1600~4240 mg/kg bw（大鼠经口）
致癌分类	/
ToxCast 毒性数据	$AC_{50}(AR)$ = Inactive；$AC_{50}(AhR)$ = Inactive；$AC_{50}(ESR)$ = Inactive；$AC_{50}(p53)$ = Inactive
急性暴露水平（AEGL）	/
暴露途径	可通过吸入和经食入吸收到体内

（续）

健康危害与毒理信息	
靶器官	肝脏、胸腺、呼吸系统、皮肤、眼睛
中毒症状	吸入：咳嗽，气促，咽喉痛。 皮肤：发红，疼痛，严重的皮肤烧伤。 眼睛：发红，疼痛，视力模糊，严重深度烧伤。 食入：腹部疼痛，灼烧感，休克或虚脱
职业接触限值	/
防 护 与 急 救	
接触控制/个体防护	工程控制：密闭操作，局部排风。 呼吸系统防护：空气中浓度较高时，戴面具式呼吸器。 眼睛防护：戴化学安全防护眼镜。 身体防护：穿防酸碱工作服。 手部防护：戴防化学品手套
急救措施	火灾应急：灭火剂：雾状水、泡沫、二氧化碳、干粉、砂土。 吸入应急：脱离现场至空气新鲜处。呼吸困难时给输氧。呼吸停止时，立即进行人工呼吸。就医。 皮肤应急：立即脱去污染的衣着，用大量流动清水冲洗至少15 min。就医。若有灼伤，按酸灼伤处理。 眼睛应急：立即提起眼睑，用大量流动清水或生理盐水彻底冲洗至少15 min。就医。 食入应急：用水漱口，给饮牛奶或蛋清。就医

320. 氢化锂（Lithium hydride）

基 本 信 息	
原化学品目录	氢化锂
化学物质	氢化锂
别名	/
英文名	Lithium hydride
CAS 号	7580 – 67 – 8
化学式	LiH
分子量	7.95
成分/组成信息	氢化锂
物 化 性 质	
理化特性	外观与性状：不同形态、无气味白色至淡灰色易吸湿固体。遇光变成暗色 熔点：680 ℃ 密度：0.8 g/cm³ 相对密度（水 = 1）：0.76 ~ 0.77 自燃温度：200 ℃ 溶解性：不溶于苯、甲苯，溶于乙醚
禁配物	强氧化剂、酸类、醇类、水、卤素、空气、氧

健康危害与毒理信息	
危险有害概述	物理危险性：以粉末或颗粒形状与空气混合，可能发生粉尘爆炸。 化学危险性：与高温表面或火焰接触分解，生成刺激性碱性烟雾。与潮湿空气接触，可能发生自燃。是一种强还原剂。与氧化剂、卤代烃和酸类发生剧烈反应，生成易燃易爆气体。与水发生剧烈反应，生成腐蚀性氢氧化锂烟雾。 健康危险性：扩散时，尤其粉末可较快地达到空气中颗粒物有害浓度。对眼睛、皮肤和呼吸道具有腐蚀性。食入有腐蚀性，吸入可能导致严重的喉咙肿胀。高浓度吸入可能引起肺水肿，但仅在对眼睛和上呼吸道的最初腐蚀性影响已经变明显之后发生
GHS 危害分类	遇水放出易燃气体的物质和混合物：分类 1； 急性毒性 – 经口：分类 3； 急性毒性 – 吸入：分类 2； 皮肤腐蚀/刺激：类别 1A – 1C 严重眼损伤/眼刺激：分类 1； 生殖毒性：类别 1A； 特异性靶器官毒性 – 单次接触：类别 1（呼吸系统），类别 2（神经系统）
急性毒性数据（HSDB）	/
致癌分类	/
ToxCast 毒性数据	/
急性暴露水平（AEGL）	/
暴露途径	可经吸入和食入吸收到体内
靶器官	皮肤、眼、呼吸系统、神经系统
职业接触限值	阈限值：0.05 mg/m³（上限值）（美国政府工业卫生学家会议，2017 年）。 时间加权平均容许浓度：0.025 mg/m³，短时间接触容许浓度：0.05 mg/m³（中国，2019 年）
防 护 与 急 救	
接触控制/个体防护	工程控制：严加密闭，提供充分的局部排风和全面通风。 呼吸系统防护：可能接触毒物时，应该佩戴头罩型电动送风过滤式防尘呼吸器。必要时，建议佩戴自给式呼吸器。 身体保护：穿聚乙烯防毒服。 手部防护：戴橡胶手套。 眼睛防护：呼吸系统防护中已作防护。 其他防护：工作现场严禁吸烟。工作完毕，淋浴更衣。保持良好的卫生习惯
急救措施	皮肤应急：立即脱去污染的衣着，用大量流动清水冲洗。就医。 吸入应急：迅速脱离现场至空气新鲜处。保持呼吸道通畅。如呼吸困难，给输氧。如呼吸停止，立即进行人工呼吸。就医。 眼睛应急：立即提起眼睑，用流动清水或生理盐水冲洗至少 15 min。就医。 食入应急：用水漱口，给饮牛奶或蛋清。可服用氯化钠。就医

321. 氢溴酸（Hydrogen bromide）

基 本 信 息	
原化学品目录	氢溴酸（溴化氢）
化学物质	氢溴酸
别名	溴化氢

（续）

基 本 信 息	
英文名	HYDROGEN BROMIDE；HYDROBROMIC ACID
CAS 号	10035 - 10 - 6
化学式	HBr
分子量	80.9
成分/组成信息	氢溴酸

物 化 性 质	
理化特性	沸点：- 67 ℃ 熔点：- 87 ℃ 相对密度（水 = 1）：1.8 水中溶解度：20 ℃时 193 g/100 mL 蒸汽压：20 ℃时 2445 kPa 蒸汽相对密度（空气 = 1）：2.8
禁配物	碱类、氨、活性金属粉末、易燃或可燃物

健康危害与毒理信息	
危险有害概述	物理危险性：气体比空气重。 化学危险性：水溶液是一种强酸。与碱激烈反应，有腐蚀性。与强氧化剂和许多有机物激烈反应，有着火和爆炸的危险。侵蚀许多金属，生成易燃/爆炸性气体氢。 健康危险性：可引起皮肤、黏膜的刺激或灼伤。长期低浓度接触可引起呼吸道刺激症状和消化功能障碍。①吸入危险性：容器漏损时，迅速达到空气中该气体的有害浓度。②短期接触的影响：腐蚀眼睛、皮肤和呼吸道。吸入气体可能引起肺水肿。液体迅速蒸发，可能引起冻伤
GHS 危害分类	急性毒性 - 吸入：类别 3（气体）； 皮肤腐蚀/刺激：类别 1； 严重眼损伤/眼刺激：类别 1； 特异性靶器官毒性 - 单次接触：类别 1（呼吸系统）； 特异性靶器官毒性 - 反复接触：类别 1（呼吸系统、牙齿）
急性毒性数（HSDB）	LC_{50}：2858 ppm/1 h（大鼠吸入）
致癌分类	类别 4（德国，2016 年）。 类别 A3（美国政府工业卫生学家会议，2017 年）
ToxCast 毒性数据	/
急性暴露水平（AEGL）	AEGL1 - 10 min = 1 ppm；AEGL1 - 8 h = 1 ppm；AEGL2 - 10 min = 250 ppm；AEGL2 - 8 h = 5 ppm；AEGL3 - 10 min = 740 ppm；AEGL3 - 8 h = 15 ppm
暴露途径	可通过吸入吸收到体内
靶器官	呼吸系统、牙齿、皮肤、眼睛
中毒症状	吸入：灼烧感，咳嗽，咽喉痛，呼吸困难，气促。症状可推迟显现。 皮肤：与液体接触：冻伤，发红，疼痛，水疱。 眼睛：发红，疼痛，严重深度烧伤
职业接触限值	阈限值：2 ppm（上限值）（美国政府工业卫生学家会议，2017 年）。 最高容许浓度：2 ppm，6.7 mg/m³（德国，2016 年）。 最高容许浓度：10 mg/m³（中国，2019 年）

（续）

防 护 与 急 救	
接触控制/个体防护	工程控制：密闭操作，注意通风。尽可能机械化、自动化。提供安全淋浴和洗眼设备。 呼吸系统防护：可能接触其烟雾时，佩戴自吸过滤式防毒面具（全面罩）或空气呼吸器。紧急事态抢救或撤离时，佩戴氧气呼吸器。 眼睛防护：呼吸系统防护中已作防护。 身体防护：穿橡胶耐酸碱服。 手部防护：戴橡胶耐酸碱手套。 其他防护：工作现场禁止吸烟、进食和饮水。工作完毕，淋浴更衣。单独存放被毒物污染的衣服，洗后备用。保持良好的卫生习惯
急救措施	火灾应急：用碱性物质如碳酸氢钠、碳酸钠、消石灰等中和。小火可用干燥砂土闷熄。 吸入应急：迅速脱离现场至空气新鲜处。保持呼吸道通畅。如呼吸困难，给输氧。如呼吸停止，立即进行人工呼吸。就医。 皮肤应急：立即脱去污染的衣着，用大量流动清水冲洗至少15 min。就医。 眼睛应急：立即提起眼睑，用大量流动清水或生理盐水彻底冲洗至少15 min。就医。 食入应急：用水漱口，给饮牛奶或蛋清。就医

322. 氢氧化铵（Ammonium hydroxide）

基 本 信 息	
原化学品目录	氢氧化铵
化学物质	氢氧化铵
别名	氨水溶液；水合铵；氨水
英文名	AMMONIUM HYDROXIDE；AMMONIUM HYDRATE；AQUA AMMONIA
CAS 号	1336 – 21 – 6
化学式	NH_4OH
分子量	35.1
成分/组成信息	氢氧化铵
物 化 性 质	
理化特性	外观与性状：无色极易挥发溶液，有刺鼻气味 沸点：（25%）38 ℃ 熔点：（25%）–58 ℃ 相对密度（水=1）：0.9 水中溶解度：混溶 蒸汽压：20 ℃时48 kPa（25%） 蒸汽相对密度（空气=1）：0.6～1.2
禁配物	酸类、铝、铜
健康危害与毒理信息	
危险有害概述	化学危险性：水溶液是一种强碱。与酸激烈反应。与许多重金属及其盐反应，生成爆炸性化合物。侵蚀许多金属，生成易燃气体氢。 健康危险性：①吸入危险性：20 ℃时蒸发，可迅速达到空气中有害污染浓度。②短期接触的影响：腐蚀眼睛、皮肤和呼吸道。食入有腐蚀性。吸入高浓度蒸气可能引起喉部水肿、呼吸道炎症和肺炎。影响可能推迟显现。③长期或反复接触的影响：反复或长期接触蒸气或气溶胶，肺部可能受损害。 环境危险性：对水生生物有极高毒性

健康危害与毒理信息	
GHS 危害分类	金属腐蚀剂：类别 1； 急性毒性 - 经口：类别 4； 皮肤腐蚀/刺激：类别 1A ~ 1C； 严重眼损伤/眼刺激：类别 1； 生殖毒性：类别 2； 特定靶器官毒性 - 单次接触：类别 2（呼吸系统）； 特定靶器官毒性 - 重复接触：类别 2（呼吸系统）； 危害水生环境 - 急性危害：类别 1； 危害水生环境 - 长期危害：类别 1
急性毒性数据（HSDB）	LD_{50}：350 mg/kg（大鼠经口）
致癌分类	/
ToxCast 毒性数据	AC_{50}（AR）= Inactive；AC_{50}（AhR）= 53.32；AC_{50}（ESR）= 69.52；AC_{50}（p53）= Inactive
急性暴露水平（AEGL）	/
暴露途径	可通过吸入和食入吸收到体内
靶器官	呼吸系统、眼睛、皮肤
中毒症状	吸入：灼烧感，咳嗽，呼吸困难，呼吸短促，咽喉痛。 皮肤：腐蚀作用，发红，严重皮肤烧伤，疼痛，水疱。 眼睛：腐蚀作用，发红，疼痛，视力模糊，严重深度烧伤。 食入：腐蚀作用，胃痉挛，腹痛，咽喉痛，呕吐
职业接触限值	/
防 护 与 急 救	
接触控制/个体防护	接触控制：严格作业环境管理。保持容器适当密闭。通风，局部排气通风。 呼吸系统防护：适当的呼吸防护。 身体防护：防护服。 手部防护：防护手套。 眼睛防护：面罩或眼睛防护结合呼吸防护。 其他防护：工作时不得进食、饮水或吸烟
急救措施	火灾应急：周围环境着火时，使用适当的灭火剂。 爆炸应急：着火时喷雾状水保持料桶等冷却。 接触应急：一切情况均向医生咨询。 吸入应急：新鲜空气，休息，半直立体位。必要时进行人工呼吸，给予医疗护理。 皮肤应急：脱掉污染的衣服，用大量水冲洗皮肤或淋浴，给予医疗护理。 眼睛应急：首先用大量水冲洗几分钟（如可能易行，摘除隐形眼镜），然后就医。 食入应急：漱口，饮用大量水，不要催吐，给予医疗护理

323. 氢氧化钾（Potassium hydroxide）

基 本 信 息	
原化学品目录	氢氧化钾
化学物质	氢氧化钾
别名	苛性钾；钾碱液

（续）

基 本 信 息	
英文名	Potassium hydroxide；Caustic potash；Potassium hydrate
CAS 号	1310 - 58 - 3
化学式	KOH
分子量	56.1
成分/组成信息	氢氧化钾

物 化 性 质	
理化特性	外观与性状：白色、吸湿各种形态固体。 沸点：1324 ℃ 熔点：380 ℃ 密度：2.04 g/cm³ 饱和蒸气压：0.13 kPa（719 ℃） 相对密度（水 =1）：2.04 溶解性：溶于水、乙醇，微溶于醚
禁配物	强酸、易燃或可燃物、二氧化碳、酸酐、酰基氯

健康危害与毒理信息	
危险有害概述	化学危险性：水溶液是一种强碱，与酸剧烈反应，并对金属如铝、锡、铅和锌有腐蚀性，生成易燃/爆炸性气体。与铵盐发生反应，生成氨，有着火的危险。接触湿气或水，放热。 健康危险性：扩散时可较快地达到空气中颗粒物有害浓度。腐蚀眼睛、皮肤和呼吸道。食入有腐蚀性。反复或长期与皮肤接触可能引起皮炎
GHS 危害分类	急性毒性 - 经口：类别 3； 皮肤腐蚀/刺激：类别 1A - 1B； 严重眼损伤/眼刺激：类别 1； 呛吸毒性：类别 1； 特异性靶器官毒性 - 单次接触：类别 1（呼吸系统）
急性毒性数据（HSDB）	急性中毒：LD$_{50}$：273 mg/kg（大鼠经口） 刺激性：家兔经眼：1% 重度刺激；家兔经皮：50 mg（24 h），重度刺激
致癌分类	/
ToxCast 毒性数据	/
急性暴露水平（AEGL）	/
暴露途径	可经吸入和食入吸收到体内
靶器官	皮肤、眼、呼吸系统、消化道
职业接触限值	阈限值：2 mg/m³（上限值）（美国政府工业卫生学家会议，2017 年）

防 护 与 急 救	
接触控制/个体防护	工程控制：密闭操作，提供安全淋浴和洗眼设备。 呼吸系统防护：可能接触其粉尘时，必须佩戴头罩型电动送风过滤式防尘呼吸器。必要时，佩戴空气呼吸器。 身体防护：穿橡胶耐酸碱服。 手部防护：戴橡胶耐酸碱手套。 眼睛防护：呼吸系统防护中已作防护。 其他防护：工作场所禁止吸烟、进食和饮水，饭前要洗手。工作完毕，淋浴更衣。注意个人清洁卫生

防护与急救	
急救措施	皮肤应急：立即脱去污染的衣着，用大量流动清水冲洗至少15 min。就医。 吸入应急：迅速脱离现场至空气新鲜处。保持呼吸道通畅。如呼吸困难，给输氧。如呼吸停止，立即进行人工呼吸。就医。 眼睛应急：立即提起眼睑，用大量流动清水或生理盐水冲洗至少15 min。就医。 食入应急：用水漱口，给饮牛奶或蛋清。就医

324. 氢氧化钠（Sodium hydroxide）

基 本 信 息	
原化学品目录	氢氧化钠
化学物质	氢氧化钠
别名	苛性钠
英文名	SODIUM HYDROXIDE；CAUSTIC SODA；SODIUM HYDRATE；SODA LYE
CAS 号	1310 – 73 – 2
化学式	NaOH
分子量	40
成分/组成信息	氢氧化钠

物 化 性 质	
理化特性	外观与性状：白色、吸湿各种形态固体 沸点：1388 ℃ 熔点：318 ℃ 密度：2.1 g/cm³ 水中溶解度：20 ℃时109 g/100 mL（易溶）
禁配物	强酸、易燃或可燃物、二氧化碳、过氧化物、水

健康危害与毒理信息	
危险有害概述	化学危险性：水溶液是一种强碱，与酸剧烈反应，并对金属如铝、锡、铅和锌有腐蚀性，生成易燃/爆炸性气体。与铵盐发生反应，生成氨，有着火的危险。接触湿气或水，放热。 健康危险性：①吸入危险性：扩散时可较快地达到空气中颗粒物有害浓度。②短期接触的影响：腐蚀眼睛、皮肤和呼吸道。食入有腐蚀性。③长期或反复接触的影响：反复或长期与皮肤接触可能引起皮炎。 环境危险性：可能对环境有危害，对水生生物应给予特别注意
GHS 危害分类	皮肤腐蚀/刺激：类别1； 严重眼损伤/眼刺激：类别1； 特异性靶器官毒性 – 单次接触：类别1（呼吸系统）； 急性水生毒性：类别3
急性毒性数据（HSDB）	LD_{50}：140 ~ 340 mg/kg（大鼠经口）； LD_{50}：1350 mg/kg（兔子经皮）
致癌分类	类别1（德国，2016 年）
ToxCast 毒性数据	/
急性暴露水平（AEGL）	/

（续）

健康危害与毒理信息	
暴露途径	可经吸入和食入吸收到体内
靶器官	呼吸系统、眼睛、皮肤
中毒症状	吸入：咳嗽、咽喉痛、灼烧感、呼吸短促。 皮肤：发红、疼痛、严重的皮肤烧伤、水疱。 眼睛：发红、疼痛、视力模糊、严重烧伤。 食入：腹部疼痛，口腔和咽喉烧伤，咽喉和胸腔有灼烧感，恶心，呕吐，休克或虚脱
职业接触限值	阈限值：2 mg/m³（上限值）（美国政府工业卫生学家会议，2017 年）。 最高容许浓度：2 mg/m³（中国，2019 年）
防 护 与 急 救	
接触控制/个体防护	工程控制：禁止与水接触，禁止与不相容物质接触，局部排气通风。 接触控制：防止粉尘扩散，避免一切接触。 呼吸系统防护：适当的呼吸防护。 身体防护：防护服。 手部防护：防护手套。 眼睛防护：面罩，或眼睛防护结合呼吸防护。 其他防护：工作时不得进食、饮水或吸烟
急救措施	火灾应急：周围环境着火时，使用适当的灭火剂。 接触应急：一切情况均向医生咨询。 吸入应急：新鲜空气，休息。立即给予医疗护理。 皮肤应急：脱去污染的衣服。用大量水冲洗皮肤或淋浴至少15 min。立即给予医疗护理。 眼睛应急：先用大量水冲洗几分钟（如可能易行，摘除隐形眼镜），然后就医。 食入应急：漱口，不要催吐。在食入后几分钟内，可饮用 1 小杯水。立即给予医疗护理

325. 氢氧化铯（Cesium hydroxide）

基 本 信 息	
原化学品目录	氢氧化铯
化学物质	氢氧化铯
别名	铯水合物
英文名	CESIUM HYDROXIDE；CESIUM HYDRATE；CAESIUM HYDROXIDE
CAS 号	21351 - 79 - 1
化学式	CsOH
分子量	149.91
成分/组成信息	氢氧化铯
物 化 性 质	
理化特性	外观与性状：无色至黄色吸湿的晶体 熔点：272 ℃ 密度：3.68 g/cm³ 水中溶解度：15 ℃时 395 g/100 mL（易溶）
禁配物	/

健康危害与毒理信息	
危险有害概述	化学危险性：与水激烈反应，放出热量。是一种强碱，与酸激烈反应并对金属有腐蚀性。侵蚀许多金属，生成易燃/爆炸性气体（氢）。 健康危险性：①吸入危险性：扩散时可较快地达到空气中颗粒物有害浓度。②短期接触的影响：腐蚀眼睛、皮肤和呼吸道。食入有腐蚀性
GHS危害分类	急性毒性-经口：类别4； 急性毒性-吸入：类别1（粉尘和烟雾）； 皮肤腐蚀/刺激：类别1B； 严重眼损伤/眼刺激：类别1； 特异性靶器官毒性-单次接触：类别1（呼吸道刺激）
急性毒性数据（HSDB）	/
致癌分类	类别A4（美国政府工业卫生学家会议，2017年）
ToxCast毒性数据	/
急性暴露水平（AEGL）	/
暴露途径	可经吸入或食入吸收到体内
靶器官	呼吸道、眼睛、皮肤
中毒症状	吸入：咳嗽，呼吸短促，咽喉痛。 皮肤：皮肤烧伤。 眼睛：严重深度烧伤。 食入：腹部疼痛，灼烧感，休克或虚脱
职业接触限值	阈限值：2 mg/m³（时间加权平均值）（美国政府工业卫生学家会议，2017年）。 时间加权平均容许浓度：2 mg/m³（中国，2019年）
防护与急救	
接触控制/个体防护	工程控制：局部排气通风。 呼吸系统防护：适当的呼吸防护。 身体防护：防护服。 手部防护：防护手套。 眼睛防护：面罩。 其他防护：工作时不得进食、饮水或吸烟
急救措施	火灾应急：周围环境着火时，使用适当的灭火剂。 爆炸应急：着火时，喷雾状水保持料桶等冷却，但避免与水接触。 吸入应急：新鲜空气，休息。半直立体位。给予医疗护理。 皮肤应急：脱去污染的衣服。用大量水冲洗皮肤或淋浴。给予医疗护理。 眼睛应急：先用大量水冲洗几分钟（如可能易行，摘除隐形眼镜），然后就医。 食入应急：漱口，不要催吐，饮用1或2杯水。给予医疗护理

326. 氰（Cyanides）

基 本 信 息	
原化学品目录	氰及其腈类化合物
化学物质	氰
别名	乙烷二腈；草酰腈
英文名	CYANOGEN；DICYANOGEN；ETHANEDINITRILE；OXALONITRILE

基 本 信 息	
CAS 号	460 – 19 – 5
化学式	C_2N_2
分子量	52.04
成分/组成信息	氰

物 化 性 质	
理化特性	外观与性状：无色气体或压缩液化气体，有特殊气味 沸点：– 21.2 ℃ 熔点：– 27.9 ℃ 相对密度（水 = 1）：– 21 ℃时 0.95 水中溶解度：20 ℃时 450 mL/100 mL 蒸汽相对密度（空气 = 1）：1.8 闪点：易燃气体 爆炸极限：空气中 6.6% ~ 42.6%（体积） 辛醇、水分配系数的对数值：0.07
禁配物	水、酸类、强氧化剂

健康危害与毒理信息	
危险有害概述	物理危险性：气体比空气重，可能沿地面流动，可能造成远处着火。 化学危险性：燃烧时，生成含有氰化氢、一氧化碳和氮氧化物的有毒气体。与强氧化剂反应，有着火和爆炸危险。与酸反应生成高毒气体氰化氢。 健康危险性：①吸入危险性：容器漏损时，迅速达到空气中该气体的有害浓度。②短期接触的影响：刺激眼睛和呼吸道。液体迅速蒸发可能引起冻伤。可能对中枢神经系统有影响，导致呼吸衰竭和虚脱。远高于职业接触限值接触时，可能导致死亡。 环境危险性：对水生生物有极高毒性
GHS 危害分类	易燃气体：类别 1； 高压气体：液化气体； 急性毒性 – 吸入：类别 2（气体）； 严重眼损伤/眼刺激：类别 2； 生殖毒性：类别 2； 特异性靶器官毒性 – 单次接触：类别 1（中枢神经系统），类别 3（呼吸道过敏）； 特异性靶器官毒性 – 反复接触：类别 2（神经系统）； 危害水生环境 – 急性危害：类别 1； 危害水生环境 – 长期危害：类别 1
急性毒性数据（HSDB）	/
致癌分类	/
ToxCast 毒性数据	/
急性暴露水平（AEGL）	AEGL1 – 10 min = 2.5 ppm；AEGL1 – 8 h = 1.0 ppm；AEGL2 – 10 min = 50 ppm；AEGL2 – 8 h = 4.3 ppm；AEGL3 – 10 min = 150 ppm；AEGL3 – 8 h = 13 ppm
暴露途径	可通过吸入吸收到体内
靶器官	中枢神经系统、呼吸系统、眼
中毒症状	吸入：惊厥，咳嗽，头晕，头痛，呼吸困难，咽喉痛，神志不清，呕吐。 皮肤：与液体接触：冻伤。 眼睛：发红，疼痛

健康危害与毒理信息	
职业接触限值	阈限值：5 ppm（时间加权平均值）（美国政府工业卫生学家会议，2017 年）。 最高容许浓度：1 mg/m³（中国，2019 年）。 最高容许浓度：5 ppm，11 mg/m³（皮肤吸收）（德国，2016 年）
防 护 与 急 救	
接触控制/个体防护	工程控制：禁止明火、禁止火花和禁止吸烟。密闭系统、通风、防爆型电气设备和照明。 接触控制：避免一切接触。 呼吸系统防护：适当的呼吸防护。 手部防护：保温手套。 眼睛防护：面罩，或眼睛防护结合呼吸防护
急救措施	火灾应急：切断气源，如不可能并对周围环境无危险，让火自行燃尽。其他情况用干粉、二氧化碳灭火。 爆炸应急：着火时，喷雾状水保持钢瓶冷却。 接触应急：一切情况均向医生咨询。 吸入应急：新鲜空气，休息。半直立体位。必要时进行人工呼吸。禁止口对口进行人工呼吸。给予医疗护理。 皮肤应急：冻伤时，用大量水冲洗，不要脱去衣服。给予医疗护理。 眼睛应急：先用大量水冲洗几分钟（如可能易行，摘除隐形眼镜），然后就医

327. 氰氨化钙（Calcium cyanamide）

基 本 信 息	
原化学品目录	氰氨化钙
化学物质	氰氨化钙
别名	异氰酸钙；氨基氰化钙盐
英文名	CALCIUM CYANAMIDE；CALCIUM CARBIMIDE；CYANAMIDE；CALCIUM SALT
CAS 号	156 – 62 – 7
化学式	CaCN₂
分子量	80.1
成分/组成信息	氰氨化钙
物 化 性 质	
理化特性	外观与性状：无色晶体 熔点：加热时分解 密度：2.3 g/cm³ 水中溶解度：反应
禁配物	水、酸类
健康危害与毒理信息	
危险有害概述	化学危险性：在水的作用下，分解生成氨基氰、氨、氢氧化钙和乙炔，有着火和爆炸危险。侵蚀许多金属，生成易燃/爆炸性气体氢。 健康危险性：①吸入危险性：扩散时可较快地达到空气中颗粒物有害浓度。②短期接触的影响：严重刺激眼睛和呼吸道 环境危险性：可能对环境有危害，对水生生物应给予特别注意

（续）

健康危害与毒理信息	
GHS危害分类	急性毒性 – 经口：类别4； 急性毒性 – 经皮：类别5； 急性毒性 – 吸入：类别5； 皮肤腐蚀/刺激：类别2； 严重眼损伤/眼刺激：类别1； 特异性靶器官毒性 – 单次接触：类别2（系统性毒性），类别3（呼吸道过敏）； 急性水生毒性：类别1； 慢性水生毒性：类别1
急性毒性数据（HSDB）	/
致癌分类	类别A4（美国政府工业卫生学家会议，2017年）
ToxCast毒性数据	/
急性暴露水平（AEGL）	/
暴露途径	可通过吸入和经食入吸收到体内
靶器官	全身各系统、皮肤、眼睛、呼吸道
中毒症状	吸入：咳嗽，灼烧感，咽喉痛。 皮肤：发红。 眼睛：发红，疼痛。 食入：咽喉疼痛，咽喉和胸腔灼烧感，腹部疼痛
职业接触限值	阈限值：0.5 mg/m^3（时间加权平均值）（美国政府工业卫生学家会议，2017年）。 时间加权平均容许浓度：1 mg/m^3，短时间接触容许浓度：3 mg/m^3（中国，2019年）
防 护 与 急 救	
接触控制/个体防护	工程控制：禁止与水接触，局部排气通风。 接触控制：严格作业环境管理。 呼吸系统防护：适当的呼吸防护。 手部防护：防护手套。 眼睛防护：安全护目镜，或如为粉末，眼睛防护结合呼吸防护。 其他防护：工作时不得进食、饮水或吸烟
急救措施	火灾应急：干粉。禁用二氧化碳、泡沫或水。 吸入应急：新鲜空气，休息。 皮肤应急：脱去污染的衣服。用大量水冲洗皮肤或淋浴。 眼睛应急：先用大量水冲洗（如可能易行，摘除隐形眼镜）。立即给予医疗护理。 食入应急：漱口，饮用1杯或2杯水。给予医疗护理

328. 氰化氢（Hydrogen cyanide）

基 本 信 息	
原化学品目录	氰化氢
化学物质	氰化氢
别名	氢氰酸；甲腈
英文名	Hydrogen Cyanide；Hydrocyanic acid；Hydrocyanic acid
CAS号	74 – 90 – 8

基 本 信 息	
化学式	HCN
分子量	27.03
成分/组成信息	氰化氢

物 化 性 质	
理化特性	外观与性状：无色气体或液体，有特殊气味 沸点：26 ℃ 熔点：-13 ℃ 闪点：-18 ℃（闭杯） 蒸汽压：82.6 kPa（20 ℃时） 相对密度（水=1）：0.69 自燃温度：538 ℃ 蒸汽相对密度（空气=1）：0.94 爆炸下限：空气中5.6%（体积） 爆炸上限：空气中40.0%（体积） 溶解性：溶于水、醇、醚等
禁配物	强氧化剂、碱类、酸类

健康危害与毒理信息	
危险有害概述	物理危险性：气体与空气充分混合，容易形成爆炸性混合物。 化学危险性：加热，在碱（2%以上的水）的作用下或者未经化学性稳定处理时，可能聚合，有着火或爆炸危险。燃烧时，生成含氮氧化物有毒和腐蚀性气体。水溶液是一种弱酸。与氧化剂、氯化氢与乙醇的混合物激烈反应，有着火和爆炸的危险。 健康危险性：20 ℃时蒸发迅速达到空气中有害污染浓度。刺激眼睛和呼吸道。可能对细胞呼吸有影响，导致惊厥和神志不清。接触可能导致死亡。需进行医学观察。可能对甲状腺有影响
GHS危害分类	可燃液体：类别1； 急性毒性-经口：类别1； 急性毒性-皮肤：分类1； 急性毒性-吸入（蒸汽）：类别1； 严重眼损伤/眼刺激：类别2A-2B； 特异性靶器官毒性-单次接触：类别1（中枢神经系统，呼吸系统，心脏）； 特异性靶器官毒性-反复接触：类别1（中枢神经系统）； 危害水生环境-急性危害：分类1； 危害水生环境-长期危害：分类1
急性毒性数据（HSDB）	LC_{50}：158 mg/m³（60 min）（大鼠吸入）
致癌分类	/
ToxCast毒性数据	/
急性暴露水平（AEGL）	AEGL1-10 min=2.5 ppm；AEGL1-8 h=1 ppm；AEGL2-10 min=17 ppm；AEGL2-8 h=2.5 ppm；AEGL3-10 min=27 ppm；AEGL3-8 h=6.6 ppm
暴露途径	可通过吸入，经皮肤和食入吸收到体内
靶器官	眼、呼吸系统、心脏、中枢神经系统
职业接触限值	短时间接触容许浓度：4.7 ppm，5 mg/m³（皮）（美国政府工业卫生学家会议，2017年）。 最高容许浓度：1.9 ppm，2.1 mg/m³（德国，2016年）。 最高容许浓度：1 mg/m³（皮）（中国，2019年）

防 护 与 急 救	
接触控制/个体防护	工程控制：严加密闭，提供充分的局部排风和全面通风。采用隔离式操作。尽可能机械化、自动化。提供安全淋浴和洗眼设备。 呼吸系统防护：可能接触毒物时，应该佩戴隔离式呼吸器。紧急事态抢救或撤离时，必须佩戴氧气呼吸器。 身体防护：穿连衣式胶布防毒衣。 手部防护：戴橡胶手套。 眼睛防护：呼吸系统防护中已作防护。 其他防护：工作现场禁止吸烟、进食和饮水。保持良好的卫生习惯。车间应配备急救设备及药品。作业人员应学会自救互救
急救措施	皮肤应急：立即脱去被污染的衣着，用流动清水或5%硫代硫酸钠溶液彻底冲洗至少20 min。就医。 吸入应急：迅速脱离现场至空气新鲜处。保持呼吸道通畅。如呼吸困难，给输氧。呼吸心跳停止时，立即进行人工呼吸（勿用口对口）和胸外心脏按压术，给吸入亚硝酸异戊酯，就医。 眼睛应急：立即提起眼睑，用大量流动清水或生理盐水彻底冲洗至少15 min。就医。 食入应急：饮足量温水，催吐。用1：5000高锰酸钾或5%硫代硫酸钠溶液洗胃。就医

329. 全氟异丁烯（Perfluoroisobutylene）

基 本 信 息	
原化学品目录	全氟异丁烯
化学物质	全氟异丁烯
别名	八氟异丁烯；1，1，3，3，3－五氟－2－三氟甲基－1－丙烯；八氟仲丁烯
英文名	Perfluoroisobutylene；Octafluoroisobutylene；Octafluoro－sec－butene； 1，1，3，3，3－Pentafluoro－2－trifluoromethyl－1－propene
CAS 号	382－21－8
化学式	C_4F_8
分子量	200.0
成分/组成信息	全氟异丁烯
物 化 性 质	
理化特性	外观与性状：无色气体 密度：1.6 g/L 沸点：7 ℃ 相对密度（水＝1）：1.59 溶解性：微溶于水，溶于乙醚、苯
禁配物	强酸、强氧化剂、强还原剂
健康危害与毒理信息	
危险有害概述	健康危险性：容器漏损时，迅速达到空气中该气体的有害浓度。刺激呼吸道，吸入该气体可能引起肺水肿。接触可能导致死亡。影响可能推迟显现。需进行医学观察
GHS 危害分类	急性毒性－吸入：类别1； 特定靶器官毒性－单次接触：类别1（呼吸系统）； 特定靶器官毒性－重复接触：类别1（呼吸系统）

健康危害与毒理信息	
急性毒性数（HSDB）	LC$_{50}$：24.54 mg/m^3（大鼠吸入，1 h）；7.36 mg/m^3（小鼠吸入，2 h）
致癌分类	/
ToxCast 毒性数据	/
急性暴露水平（AEGL）	AEGL1 – 10 min = NR；AEGL1 – 8 h = NR；AEGL2 – 10 min = 0.67 ppm；AEGL2 – 8 h = 0.014 ppm；AEGL3 – 10 min = 2.0 ppm；AEGL3 – 8 h = 0.042 ppm
暴露途径	可通过吸入吸收到体内
靶器官	呼吸系统
中毒症状	咽喉痛，咳嗽，恶心，头痛，虚弱，气促，呼吸困难。症状可能推迟显现
职业接触限值	阈限值：0.01 ppm（上限值）（美国政府工业卫生学家会议，2017 年）。 最高容许浓度：0.08 mg/m^3（中国，2019 年）

防 护 与 急 救	
接触控制/个体防护	工程控制：严加密闭，提供充分的局部排风和全面通风。 呼吸系统防护：空气中浓度超标时，必须佩戴自吸过滤式防毒面具（全面罩）。紧急事态抢救或撤离时，应该佩戴空气呼吸器。 眼睛防护：呼吸系统防护中已作防护。 身体防护：穿防毒物渗漏工作服。 手部防护：戴橡胶手套。 其他防护：注意检测毒物。保持良好的卫生习惯
急救措施	吸入应急：迅速脱离现场至空气新鲜处，保持呼吸道通畅。如呼吸困难，给输氧。如呼吸停止，立即进行人工呼吸。就医

330. 炔诺孕酮（18 – Methyl norgestrel）

基 本 信 息	
原化学品目录	炔诺孕酮
化学物质	炔诺孕酮
别名	DL – 甲基炔诺酮；18 – 甲基炔诺酮；高诺酮
英文名	Levonorgestrel；（±）– Norgestrel
CAS 号	6533 – 00 – 2
化学式	C$_{21}$H$_{28}$O$_2$
分子量	312.446
成分/组成信息	炔诺孕酮

物 化 性 质	
理化特性	外观与性状：白色结晶粉末 密度：(1.1 ± 0.1)g/cm^3 沸点：(459.1 ± 45.0)℃（760 mmHg） 熔点：239 ~ 241 ℃ 闪点：(195.4 ± 21.3)℃ 蒸汽压：(0.0 ± 2.6)mmHg（25 ℃）
禁配物	/

健康危害与毒理信息	
危险有害概述	/
GHS 危害分类	严重眼损伤/眼刺激：类别 2； 皮肤腐蚀/刺激：类别 2； 生殖毒性：类别 1A； 致癌性：类别 2； 特异性靶器官毒性 – 单次接触：类别 3（肺）； 特异性靶器官毒性 – 反复接触：类别 2； 危害水生环境 – 急性危害：类别 1； 危害水生环境 – 长期危害：类别 1
急性毒性数（HSDB）	LD_{50}：5010 mg/kg（大鼠经口）； LD_{50}：11200 mg/kg（大鼠腹腔注射）
致癌分类	/
ToxCast 毒性数据	AC_{50}（AR）= 0.47 μmol/L；AC_{50}（AhR）= Inactive；AC_{50}（ESR）= 0.61 μmol/L
急性暴露水平（AEGL）	/
暴露途径	/
靶器官	皮肤、眼、呼吸系统、生殖系统等
中毒症状	/
职业接触限值	时间加权平均容许浓度：0.5 mg/m³；短时间接触容许浓度：2 mg/m³（中国，2019年）
防 护 与 急 救	
接触控制/个体防护	工程控制：密闭操作，防止泄漏。加强通风。 呼吸系统防护：空气中浓度超标时，佩戴过滤式防毒面具（半面罩）。紧急事态抢救或撤离时，应该佩戴携气式呼吸器。 身体防护：穿防毒物渗透工作服。 手部防护：戴橡胶耐油手套。 眼睛防护：戴化学安全防护眼睛。 其他防护：工作现场禁止吸烟、进食和饮水
急救措施	皮肤应急：脱去被污染的衣着，用肥皂水和清水彻底冲洗皮肤。如有不适感，就医。 吸入应急：脱离现场至空气新鲜处。 眼睛应急：分开眼睑，用流动清水或生理盐水冲洗。立即就医。 食入应急：漱口，禁止催吐。立即就医

331. 壬烷（Nonane）

基 本 信 息	
原化学品目录	壬烷
化学物质	壬烷
别名	正壬烷；2，2，5 – 三甲基己烷
英文名	NONANE；n – NONANE；2，2，5 – TRIMETHYLHEXANE
CAS 号	111 – 84 – 2
化学式	C_9H_{20}/$H_3C(CH_2)_7CH_3$

（续）

基 本 信 息	
分子量	128.2
成分/组成信息	壬烷

物 化 性 质	
理化特性	沸点：150.8 ℃ 熔点：−51 ℃ 相对密度（水 = 1）：0.7 水中溶解度：25 ℃时 0.00002 g/100 mL（难溶） 蒸汽压：25 ℃时 0.59 kPa 蒸汽相对密度（空气 = 1）：4.4 黏度：在 40 ℃时 <7 mm²/s 闪点：31 ℃（闭杯） 自燃温度：205 ℃ 爆炸极限：空气中 0.7%～5.6%（体积） 辛醇、水分配系数的对数值：5.65
禁配物	强氧化剂

健康危害与毒理信息	
危险有害概述	物理危险性：由于流动、搅拌等，可能产生静电。 化学危险性：与强氧化剂发生反应，有着火和爆炸的危险。 健康危险性：①吸入危险性：20 ℃时，蒸发不会或很缓慢地达到空气中有害污染浓度；但喷洒或扩散时要快得多。②短期接触的影响：刺激眼睛、皮肤和呼吸道。可能对中枢神经系统有影响。接触其蒸气能够造成意识降低。如果吞咽，容易进入气道，可导致吸入性肺炎。③长期或反复接触的影响：液体使皮肤脱脂。 环境危险性：可能在土壤中发生生物蓄积
GHS 危害分类	易燃液体：类别 3； 急性毒性 – 吸入：类别 4（蒸气）； 皮肤腐蚀/刺激：类别 2； 严重眼损伤/眼刺激：类别 2； 特异性靶器官毒性 – 单次接触：类别 3（呼吸道刺激、麻醉效果）； 呛吸毒性：类别 1
急性毒性数（HSDB）	LC_{50}：3200 ppm/4 h（大鼠吸入）
致癌分类	类别 A3（美国政府工业卫生学家会议，2017 年）
ToxCast 毒性数据	AC_{50}（AR）= Inactive；AC_{50}（AhR）= Inactive；AC_{50}（ESR）= Inactive；AC_{50}（p53）= Inactive
急性暴露水平（AEGL）	/
暴露途径	可通过吸入其蒸气和经食入吸收到体内
靶器官	眼、皮肤、呼吸道、神经系统
中毒症状	吸入：咳嗽，咽喉痛，嗜睡，头晕，运动失调，惊厥，神志不清。 皮肤：皮肤干燥，发红。 眼睛：发红。 食入：恶心，呕吐，吸入危险
职业接触限值	阈限值：200 ppm，1050 mg/m³（时间加权平均值）（美国政府工业卫生学家会议，2017 年）。 时间加权平均容许浓度：500 mg/m³（中国，2019 年）

（续）

防　护　与　急　救	
接触控制/个体防护	工程控制：生产过程密闭，全面通风。提供安全淋浴和洗眼设备。 呼吸系统防护：一般不需要特殊防护，高浓度接触时可佩戴自吸过滤式防毒面具（半面罩）。 眼睛防护：戴安全防护眼镜。 身体防护：穿防静电工作服。 手部防护：戴橡胶耐油手套。 其他防护：工作现场严禁吸烟。避免长期反复接触
急救措施	火灾应急：尽可能将容器从火场移至空旷处。灭火剂：泡沫、二氧化碳、干粉、砂土。用水灭火无效，但须用水保持火场容器冷却。用雾状水保护消防人员，用砂土堵逸出液体。 吸入应急：迅速脱离现场至空气新鲜处。保持呼吸道通畅。如呼吸困难，给输氧。如呼吸停止，立即进行人工呼吸。就医。 皮肤应急：脱去污染的衣着，用肥皂水和清水彻底冲洗皮肤。 眼睛应急：提起眼睑，用流动清水或生理盐水冲洗。就医。 食入应急：饮足量温水，催吐。就医

332. n－乳酸正丁酯（n－Butyl lactate）

基　本　信　息	
原化学品目录	n－乳酸正丁酯
化学物质	n－乳酸正丁酯
别名	乳酸正丁酯；alpha－羟基丙酸丁酯
英文名	BUTYL LACTATE
CAS 号	138－22－7
化学式	$C_7H_{14}O_3$
分子量	146.18
成分/组成信息	避免与氧化物、火接触
物　化　性　质	
理化特性	外观：无色透明液体 初沸点和沸程：188 ℃ 溶解性：与水部分混溶 熔点/凝固点：－49 ℃ 相对密度（水＝1）：0.98
禁配物	/
健康危害与毒理信息	
危险有害概述	健康危险性：造成皮肤刺激，造成严重眼刺激
GHS 危害分类	易燃液体：类别4； 皮肤腐蚀/刺激：类别2； 严重眼损伤/眼刺激：类别2A； 特异性靶器官毒性－单次接触：类别3（呼吸道刺激、麻醉效应）； 急性水生毒性：类别3
急性毒性数据（HSDB）	12000 mg/kg（大鼠皮下）

577

健康危害与毒理信息	
致癌分类	类别 A4（美国政府工业卫生学家会议，2017 年）
ToxCast 毒性数据	$AC_{50}(AR)$ = Inactive；$AC_{50}(AhR)$ = Inactive；$AC_{50}(ESR)$ = Inactive；$AC_{50}(p53)$ = Inactive
急性暴露水平（AEGL）	/
暴露途径	可通过吸入其蒸气吸收到体内
靶器官	呼吸道、神经系统、眼、皮肤
中毒症状	/
职业接触限值	时间加权平均容许浓度：25 mg/m³（中国，2019 年）

防 护 与 急 救	
接触控制/个体防护	呼吸系统防护：戴防毒口罩。 身体防护：戴防护面具。 手部防护：戴防护手套。 眼睛防护：戴防护眼罩。 其他控制：作业后彻底清洗
急救措施	消防应急：用雾状水、泡沫、干粉、二氧化碳、砂土灭火。 皮肤应急：用水充分清洗。如发生皮肤刺激：求医/就诊。脱掉所有沾染的衣服，清洗后方可重新使用。 眼睛应急：如仍觉眼刺激：求医/就诊。如进入眼睛：用水小心冲洗几分钟。如戴隐形眼镜并可方便地取出，取出隐形眼镜。继续冲洗

333. 三苯基氯化锡（Triphenyltin chloride）

基 本 信 息	
原化学品目录	有机锡
化学物质	三苯基氯化锡
别名	氯化三苯基锡
英文名	TRIPHENYLTIN CHLORIDE；CHLOROTRIPHENYLSTANNANE；FENTIN CHLORIDE
CAS 号	639 - 58 - 7
化学式	$C_{18}H_{15}ClSn$；$(C_6H_5)_3SnCl$
分子量	/
成分/组成信息	三苯基氯化锡

物 化 性 质	
理化特性	外观与性状：白色晶体 熔点：106 ℃ 沸点：249 ℃（14 mmHg）
禁配物	/

健康危害与毒理信息	
危险有害概述	健康危险性：刺激、严重灼伤皮肤，引起肾衰竭，导致死亡，伤害中枢神经系统、眼睛、肝、泌尿系统、皮肤和血液

（续）

健康危害与毒理信息	
GHS 危害分类	急性毒性 – 经口：类别 3； 严重眼损伤/眼刺激：类别 2； 皮肤腐蚀/刺激：类别 2； 生殖毒性：类别 2； 特异性靶器官毒性 – 反复接触：类别 1（免疫系统）； 危害水生环境 – 急性危害：类别 1； 危害水生环境 – 长期危害：类别 1
急性毒性数据（HSDB）	LD_{50}：18 mg/kg（小鼠经皮）； LD_{50}：190 mg/kg（大鼠经口）； LD_{50}：18 mg/kg（小鼠经口）
致癌分类	/
ToxCast 毒性数据	AC_{50}（AR）= Inactive；AC_{50}（AhR）= Inactive；AC_{50}（ESR）= Inactive；AC_{50}（p53）= Inactive
急性暴露水平（AEGL）	/
暴露途径	可通过经皮肤和经食入吸收到体内
靶器官	皮肤、眼、免疫系统
中毒症状	/
职业接触限值	阈限值：0.1 mg/m³（时间加权平均值），0.2 mg/m³（短期接触限值）（美国政府工业卫生学家会议，2017 年）
防 护 与 急 救	
接触控制/个体防护	工程控制：密闭操作，防止泄漏。加强通风。 呼吸系统防护：空气中浓度超标时，佩戴过滤式防毒面具（半面罩）。紧急情况时，穿戴压气式、自吸式、全面罩自携式呼吸器或自吸式送风呼吸器。 身体防护：穿全遮式防化服。 手部防护：戴橡胶耐油手套。 眼睛防护：戴化学安全防护眼镜
急救措施	火灾应急：喷水或使用干粉、二氧化碳、泡沫灭火剂灭火。 吸入应急：将患者移至新鲜空气处，就医；救护人员必须穿戴呼吸器。 皮肤应急：用水冲洗；更换被污染衣物。 眼睛应急：用大量水或生理盐水冲洗 20～30 min；就医。 食入应急：若患者清醒且无痉挛，给饮 1 杯水，是否催吐应遵医嘱；若昏迷或痉挛，立即就医

334. 三苯基氢氧化锡（Triphenyltin hydrxoide）

基 本 信 息	
原化学品目录	有机锡
化学物质	三苯基氢氧化锡
别名	羟基三苯基锡烷；羟基三苯基锡酸酯
英文名	TRIPHENYLTIN HYDROXIDE；FENTIN HYDROXIDE HYDROXYTRIPHENYLSTAN-NANE；HYDROXYTRIPHENYLSTANNATE
CAS 号	76 – 87 – 9
化学式	$C_{18}H_{16}OSn/(C_6H_5)_3SnOH$

基 本 信 息	
分子量	367
成分/组成信息	三苯基氢氧化锡

物 化 性 质	
理化特性	外观与性状：白色晶体粉末 熔点：118 ℃ 密度：1.54 g/cm³ 水中溶解度：0.0001 g/100 mL（难溶） 闪点：400 ℃ 辛醇、水分配系数的对数值：3.66
禁配物	/

健康危害与毒理信息	
危险有害概述	健康危险性：①吸入危险性：喷洒或扩散时可较快地达到空气中颗粒物有害浓度，尤其是粉末。②短期接触的影响：严重刺激眼睛，刺激皮肤和呼吸道。可能对中枢神经系统有影响。③长期或反复接触的影响：可能对免疫系统有影响，导致功能损伤。动物实验表明，可能造成人类生殖或发育毒性。 环境危险性：对水生生物有极高毒性。可能沿食物链，例如在鱼类和软体动物内发生生物蓄积。在正常使用过程中进入环境，但是应当注意避免任何额外的释放，例如通过不适当处置活动
GHS 危害分类	急性毒性-经口：类别 3； 急性毒性-经皮：类别 2； 急性毒性-吸入：类别 2（粉尘和烟雾）； 皮肤腐蚀/刺激：类别 2； 严重眼损伤/眼刺激：类别 2A-2B； 生殖毒性：类别 2； 特异性靶器官毒性-单次接触：类别 1（中枢神经系统），类别 3（呼吸道过敏）； 特异性靶器官毒性-反复接触：类别 2（神经系统）； 危害水生环境-急性危害：类别 1； 危害水生环境-长期危害：类别 1
急性毒性数据（HSDB）	LC_{50}：60.3 mg/m³，4 h（大鼠吸入）； LD_{50}：1600 mg/kg（兔经皮）； LD_{50}：171 mg/kg（大鼠雄性经口）； LD_{50}：268 mg/kg（大鼠雌性经口）； LD_{50}：209 mg/kg（小鼠雌性经口）
致癌分类	类别 A4（美国政府工业卫生学家会议，2017 年）
ToxCast 毒性数据	$AC_{50}(AR)$ = Inactive；$AC_{50}(AhR)$ = Inactive；$AC_{50}(ESR)$ = Inactive；$AC_{50}(p53)$ = 1.97
急性暴露水平（AEGL）	/
暴露途径	可通过吸入，经皮肤和食入吸收到体内
靶器官	中枢神经系统、呼吸道、眼睛、皮肤
中毒症状	吸入：咳嗽，咽喉痛，头晕，嗜睡。 皮肤：可能被吸收，发红，疼痛。 眼睛：发红，疼痛，视力模糊。 食入：腹部疼痛

健康危害与毒理信息	
职业接触限值	阈限值：0.1 mg/m³（时间加权平均值）；0.2 mg/m³（短期接触限值）（以锡计，有机锡化合物）（经皮）（美国政府工业卫生学家会议，2017 年）。 最高容许浓度：0.1 mg/m³（以锡计，有机锡化合物）（可吸入粉尘）（德国，2016 年）

防 护 与 急 救	
接触控制/个体防护	工程控制：禁止明火。通风，局部排气通风。 接触控制：避免一切接触。 呼吸系统防护：适当的呼吸防护。 身体防护：防护服。 手部防护：防护手套。 眼睛防护：安全护目镜，或眼睛防护结合呼吸防护。 其他防护：工作时不得进食、饮水或吸烟。进食前洗手
急救措施	火灾应急：干粉，雾状水，泡沫，二氧化碳。 爆炸应急：着火时，喷雾状水保持料桶等冷却。 吸入应急：新鲜空气，休息。给予医疗护理。 皮肤应急：脱去污染的衣服。冲洗，然后用水和肥皂清洗皮肤。给予医疗护理。 眼睛应急：先用大量水冲洗几分钟（如可能易行，摘除隐形眼镜），然后就医。 食入应急：用水冲服活性炭浆，催吐（仅对清醒病人），大量饮水。给予医疗护理

335. 三丁基氯化锡（Tributyltin chloride）

基 本 信 息	
原化学品目录	有机锡
化学物质	三丁基氯化锡
别名	氯化三丁基锡；三正丁基氯化锡
英文名	TRIBUTYLTIN CHLORIDE
CAS 号	1461 – 22 – 9
化学式	$C_{12}H_{27}ClSn$
分子量	325.49
成分/组成信息	三正丁基氯化锡

物 化 性 质	
理化特性	性状：无色或浅黄色透明液体 密度：1.2 g/mL（25 ℃） 相对蒸汽密度（空气 =1）：11.2 g/mL 熔点：-9 ℃ 沸点：171~173 ℃（常压） 折射率：1.492 闪点：>110 ℃ 自燃点或引燃温度：>150 ℃ 蒸气压：0.075 kPa（25 ℃） 溶解性：不溶于水
禁配物	氧化物

健康危害与毒理信息	
危险有害概述	健康危险性：刺激皮肤和黏膜；刺激眼睛。 环境危险性：对水是极其危害的，即使是少量产品渗入地下，也会对饮用水造成危害，若无政府许可勿将产品排入周围环境。对水中有机物有剧毒和危害
GHS危害分类	急性毒性-经口：类别3； 皮肤腐蚀/刺激：类别2； 严重眼损伤/眼刺激：类别2A； 生殖毒性：类别1B； 特异性靶器官毒性-反复接触：类别2（肝脏、肾脏）； 特异性靶器官毒性-单次接触：类别1（中枢神经系统、肝脏），类别3（呼吸道刺激性）； 危害水生环境-急性危害：类别1； 危害水生环境-长期危害：类别1
急性毒性数据（HSDB）	LD_{50}：129 mg/kg（大鼠经口）； LD_{50}：60 mg/kg（小鼠经口）
致癌分类	/
ToxCast毒性数据	/
急性暴露水平（AEGL）	/
暴露途径	可通过经皮肤和经食入吸收到体内
靶器官	中枢神经系统、肝脏、肾脏、呼吸系统、眼睛、皮肤
中毒症状	/
职业接触限值	职业接触限值（时间加权平均）：英国 0.1 mg/m³；瑞士 0.0021 ppm，0.05 mg/m³；德国（DFG）0.0021 ppm，0.05 mg/m³；德国（AGS）0.0021 ppm，0.05 mg/m³；丹麦 0.002 ppm，0.05 mg/m³；奥地利 0.0021 ppm，0.05 mg/m³。 职业接触限值（短时间接触）：英国 0.2 mg/m³；瑞士 0.0021 ppm，0.05 mg/m³；德国（DFG）0.0021 ppm，0.05 mg/m³；德国（AGS）0.0021 ppm，0.05 mg/m³；丹麦 0.004 ppm，0.1 mg/m³；奥地利 0.008 ppm，0.2 mg/m³
防 护 与 急 救	
接触控制/个体防护	工程控制：避免释放到环境中。 接触控制：不要吸入粉尘、烟、气体、烟雾、蒸气、喷雾。 身体防护：穿防护服，戴防护面具。 手部防护：戴防护手套。 眼睛防护：戴防护眼罩。 其他防护：使用时不要进食、饮水或吸烟。作业后彻底清洗
急救措施	食入应急：漱口。如误吞咽，立即呼叫中毒急救中心或医生。 皮肤应急：如皮肤沾染，用水充分清洗。如发生皮肤刺激，求医/就诊。如接触到，呼叫中毒急救中心/医生。 皮肤应急：脱掉所有沾染的衣服，清洗后方可重新使用。 眼睛应急：用水小心冲洗几分钟。如戴隐形眼镜并可方便地取出，取出隐形眼镜。继续冲洗。如仍觉眼刺激，求医/就诊

336. 三丁基氧化锡 （Tributyltin oxide）

基 本 信 息	
原化学品目录	有机锡
化学物质	三丁基氧化锡
别名	六丁基二锡氧烷；三正丁基氧化锡
英文名	TRIBUTYLTIN OXIDE；HEXABUTYLDISTANNOXANE；TRI－n－BUTYTIN OXIDE
CAS 号	56－35－9
化学式	$C_{24}H_{54}OSn_2$
分子量	596.07
成分/组成信息	三丁基氧化锡

物 化 性 质	
理化特性	外观与性状：液体 沸点：173 ℃ 熔点：<－45 ℃ 相对密度（水＝1）：20 ℃时 1.17 水中溶解度：微溶 蒸汽压：20 ℃时 0.001 Pa 闪点：190 ℃（闭杯） 辛醇、水分配系数的对数值：3.19
禁配物	/

健康危害与毒理信息	
危险有害概述	化学危险性：燃烧时，分解生成有毒烟雾。 健康危险性：①吸入危险性：20 ℃时蒸发可忽略不计，但可以较快地达到空气中颗粒物有害浓度。②短期接触的影响：严重刺激眼睛、皮肤。吸入气溶胶可能引起肺水肿。可能对胸腺有影响，导致免疫功能衰退。 环境危险性：对水生生物有极高毒性。可能沿食物链中发生生物蓄积，例如在鱼类和软体动物中。在正常使用过程中进入环境，但是应当注意避免任何额外的释放，例如通过不适当的处置活动
GHS 危害分类	急性毒性－经口：类别 3； 急性毒性－经皮：类别 3； 急性毒性－吸入：类别 2（粉尘和烟雾）； 皮肤腐蚀/刺激：类别 2； 严重眼损伤/眼刺激：类别 2A； 特异性靶器官毒性－单次接触：类别 1（呼吸道过敏）； 特异性靶器官毒性－反复接触：类别 2（免疫系统）； 危害水生环境－急性危害：类别 1； 危害水生环境－长期危害：类别 1
急性毒性数据（HSDB）	LD_{50}：194 mg/kg（大鼠经口）； 122 mg/kg（大鼠雄性经口）； 900 mg/kg（兔经口）
致癌分类	类别 A4（美国政府工业卫生学家会议，2017 年）。 类别 4（德国，2016 年）
ToxCast 毒性数据	$AC_{50}(AR)$ = Inactive；$AC_{50}(AhR)$ = Inactive；$AC_{50}(ESR)$ = Inactive；$AC_{50}(p53)$ = 24.18

（续）

健康危害与毒理信息	
急性暴露水平（AEGL）	/
暴露途径	可通过吸入其气溶胶、经皮肤和食入吸收到体内
靶器官	免疫系统、呼吸系统、眼、皮肤
中毒症状	吸入：胃痉挛，咳嗽，腹泻，呼吸困难，恶心，咽喉疼痛，呕吐。症状可能推迟显现。 皮肤：可能被吸收，发红，延误后，皮肤烧伤。 眼睛：发红，疼痛。 食入：胃痉挛，腹泻，恶心，呕吐
职业接触限值	阈限值：0.1 mg/m³（以 Sn 计）（时间加权平均值），0.2 mg/m³（短期接触限值）（经皮）（美国政府工业卫生学家会议，2017 年）。 最高容许浓度：（以 Sn 计）0.004 ppm，0.02 mg/m³（德国，2016 年）
防 护 与 急 救	
接触控制/个体防护	工程控制：禁止明火。通风，局部排气通风。 接触控制：防止产生烟云。严格作业环境管理。 呼吸系统防护：适当的呼吸防护。 身体防护：防护服。 手部防护：防护手套。 眼睛防护：安全护目镜，面罩或眼睛防护结合呼吸防护。 其他防护：工作时不得进食、饮水或吸烟。进食前洗手
急救措施	火灾应急：周围环境着火时，允许使用各种灭火剂。 吸入应急：新鲜空气，休息，半直立体位，给予医疗护理。 皮肤应急：冲洗，然后用水和肥皂洗皮肤，给予医疗护理。 眼睛应急：首先用大量水冲洗几分钟（如可能易行，摘除隐形眼镜），然后就医。 食入应急：饮用1或2杯水，给予医疗护理

337. 三氟化氯（Chlorine trifluoride）

基 本 信 息	
原化学品目录	三氟化氯
化学物质	三氟化氯
别名	氟化氯
英文名	CHLORINE TRIFLUORIDE；CHLORINE FLUORIDE
CAS 号	7790 - 91 - 2
化学式	ClF₃
分子量	92.5
成分/组成信息	三氟化氯
物 化 性 质	
理化特性	沸点：12 ℃ 熔点：-76 ℃ 水中溶解度：反应 蒸汽相对密度（空气 =1）：3.18
禁配物	强氧化剂、易燃或可燃物

584

（续）

健康危害与毒理信息	
危险有害概述	物理危险性：气体比空气重。 化学危险性：高于220 ℃时，分解生成氯化物和氟化物有毒气体。与水和玻璃激烈反应。与所有塑料（高氟聚合物除外）、橡胶和树脂发生反应。大多数可燃物质与接触时，发生自燃。与氧化性物质、金属、金属氧化物激烈反应。与有机物接触，发生爆炸。与酸接触时，释放出高毒烟雾。 健康危险性：对皮肤、黏膜有刺激作用。①吸入危险性：容器漏损时，该气体迅速达到空气中有害浓度。②短期接触的影响：腐蚀眼睛、皮肤和呼吸道。吸入可能引起肺水肿。影响可能推迟显现。需进行医学观察
GHS 危害分类	氧化固体：类别1； 高压气体：高压液化气体； 急性毒性 – 吸入：类别2（气体）； 皮肤腐蚀/刺激：类别1； 严重眼损伤/眼刺激：类别1； 特异性靶器官毒性 – 单次接触：类别1（呼吸系统）； 特异性靶器官毒性 – 反复接触，类别1（肺）
急性毒性数据（HSDB）	/
致癌分类	/
ToxCast 毒性数据	/
急性暴露水平（AEGL）	AEGL1 – 10 min = 0. 12 ppm；AEGL1 – 8 h = 0. 12 ppm；AEGL2 – 10 min = 8. 1 ppm；AEGL2 – 8 h = 0. 41 ppm；AEGL3 – 10 min = 84 ppm；AEGL3 – 8 h = 7. 3 ppm
暴露途径	可通过吸入吸收到体内
靶器官	呼吸系统、皮肤、眼
中毒症状	吸入：灼烧感，咳嗽，咽喉疼痛，呼吸困难，气促。 皮肤：发红，严重皮肤烧伤，疼痛，水疱。 眼睛：发红，疼痛，严重深度烧伤，永久性失明
职业接触限值	阈限值：0. 1 ppm（上限值）（美国政府工业卫生学家会议，2017 年）。 最高容许浓度：0. 4 mg/m³（中国，2019 年）
防 护 与 急 救	
接触控制/个体防护	工程控制：严加密闭，提供充分的局部排风和全面排风。 呼吸系统防护：空气中浓度超标时，必须佩戴防毒面具。紧急事态抢救或逃生时，建议佩戴正压自给式呼吸器。 身体防护：穿相应的防护服。 手部防护：戴防化学品手套。 眼睛防护：戴化学安全防护眼镜
急救措施	火灾应急：切断气源。喷水冷却容器，可能的话将容器从火场移至空旷处。雾状水。 吸入应急：迅速脱离现场至空气新鲜处。保持呼吸道通畅。呼吸困难时给输氧。呼吸停止时，立即进行人工呼吸。就医。 皮肤应急：脱去污染的衣着，立即用流动清水彻底冲洗。若有冻伤，就医治疗。 眼睛应急：立即提起眼睑，用流动清水或生理盐水冲洗至少15 min。就医

338. 三氟化硼 (Boron trifluoride)

基 本 信 息	
原化学品目录	三氟化硼
化学物质	三氟化硼
别名	氟化硼
英文名	BORON TRIFLUORIDE；BORON FLUORIDE
CAS 号	7637 – 07 – 2
化学式	BF_3
分子量	67.82
成分/组成信息	三氟化硼

物 化 性 质	
理化特性	外观与性状：无色气体，有窒息性，在潮湿空气中可产生浓密白烟 熔点：– 126.8 ℃ 沸点：– 100 ℃ 相对蒸气密度（空气 = 1）：2.35 饱和蒸气压：1013.25 kPa（– 58 ℃） 临界温度：– 12.26 ℃ 临界压力：4.98 MPa 溶解性：溶于冷水
禁配物	水、胺类、醇类、碱类

健康危害与毒理信息	
危险有害概述	化学危险性：化学反应活性很高，遇水发生爆炸性分解。与铜及其合金有可能生成具有爆炸性的氯乙炔。暴露在空气中遇潮气时迅速水解成氟硼酸与硼酸，产生白色烟雾。腐蚀性很强，冷时也能腐蚀玻璃。 健康危险性：急性中毒：主要症状有干咳、气急、胸闷、胸部紧迫感；部分患者出现恶心、食欲减退、流涎；吸入量多时，有震颤及抽搐，亦可引起肺炎。皮肤接触可致灼伤
GHS 危害分类	高压气体：压缩气体； 急性毒性 – 吸入：类别 2（蒸气）； 皮肤腐蚀/刺激：类别 1； 严重眼损伤/眼刺激：类别 1； 特异性靶器官毒性 – 单次接触：类别 1（呼吸系统、心血管系统），类别 3（麻醉效果）； 特异性靶器官毒性 – 反复接触：类别 1（肾、呼吸系统），类别 2（骨骼、牙齿）； 急性水生毒性：类别 3； 慢性水生毒性：类别 3
急性毒性数（HSDB）	LC_{50}：1.18 ~ 1.21 mg/L，4 h（大鼠吸入）
致癌分类	/
ToxCast 毒性数据	/
急性暴露水平（AEGL）	AEGL1 – 10 min = 2.5 mg/m³；AEGL1 – 8 h = 2.5 mg/m³；AEGL2 – 10 min = 37 mg/m³；AEGL2 – 8 h = 9.3 ppm；AEGL3 – 10 min = 110 mg/m³；AEGL3 – 8 h = 28 mg/m³
暴露途径	可通过吸入其蒸气，经皮肤和食入吸收到体内

（续）

健康危害与毒理信息	
靶器官	呼吸系统、神经系统、眼、皮肤、骨骼、牙齿、肾脏、心血管系统
中毒症状	/
职业接触限值	最高容许浓度：3 mg/m³（中国，2019 年）
防 护 与 急 救	
接触控制/个体防护	工程控制：严加密闭，提供充分的局部排风和全面通风。提供安全淋浴和洗眼设备。 呼吸系统防护：正常工作情况下，佩戴过滤式防毒面具（全面罩）。高浓度环境中，必须佩戴空气呼吸器或氧气呼吸器。 身体防护：穿面罩式胶布防毒衣。 手部防护：戴橡胶手套。 眼睛防护：呼吸系统防护中已作防护。 其他防护：工作现场禁止吸烟、进食和饮水。 工作完毕，淋浴更衣。保持良好的卫生习惯。进入罐、限制性空间或其他高浓度区作业，须有人监护
急救措施	吸入应急：迅速脱离现场至空气新鲜处，保持呼吸道通畅。如呼吸困难，给输氧。如呼吸停止，立即进行人工呼吸。就医。 皮肤应急：立即脱去污染的衣着，用大量流动清水冲洗。就医。 眼睛应急：立即提起眼睑，用大量流动清水或生理盐水彻底冲洗至少15 min。就医

339. 三氟甲基次氟酸酯（Trifluoromethyl hypofluorite）

基 本 信 息	
原化学品目录	三氟甲基次氟酸酯
化学物质	三氟甲基次氟酸酯
别名	/
英文名	TRIFLUOROMETHYL HYPOFLUORITE
CAS 号	373 - 91 - 1
化学式	CF_4O
分子量	104.00
成分/组成信息	/
物 化 性 质	
理化特性	外观与性状：具有较强刺激性的气体 熔点：-213 ℃ 沸点：-95 ℃ 密度：1.419 g/cm³ 水中溶解度：难溶于水
禁配物	/
健康危害与毒理信息	
危险有害概述	具有刺激性。急性中毒可导致为肺水肿、充血及出血，肝细胞脂肪变性及灶性坏死。长期接触可出现咽喉不适、头痛、头昏、记忆力减退等症状
GHS 危害分类	/

健康危害与毒理信息	
急性毒性数据（HSDB）	小鼠 LC_{50}:73.89 mg/m³；大鼠 LC_{50}：42.92 mg/m³（王泽甫，等《职业卫生与病伤》，1997 年）
致癌分类	/
ToxCast 毒性数据	/
急性暴露水平（AEGL）	/
暴露途径	可通过吸入吸收到体内
靶器官	肺脏、肝脏、肾脏等
中毒症状	急性中毒主要为肺水肿、充血及出血，肝细胞脂肪变性及灶性坏死
职业接触限值	最高容许浓度：0.2 mg/m³（中国，2019 年）
防护与急救	
接触控制/个体防护	工程控制：严加密闭，提供充分的局部排风和全面通风。提供安全淋浴和洗眼设备。 呼吸系统防护：空气中浓度超标时，佩戴过滤式防毒面具（半面罩）。紧急事态抢救或撤离时，应该佩戴携气式呼吸器。 身体防护：穿防毒物渗透工作服。 手部防护：戴橡胶耐油手套。 眼睛防护：戴化学安全防护眼睛或与呼吸系统一起防护。 其他防护：工作现场禁止吸烟、进食和饮水
急救措施	吸入应急：迅速脱离现场至空气新鲜处，保持呼吸道通畅。就医。 皮肤应急：立即脱去污染的衣着，用大量流动清水冲洗。就医。 眼睛应急：立即提起眼睑，用大量流动清水或生理盐水彻底冲洗。立即就医。 食入应急：漱口，禁止催吐。立即就医

340. 三甲苯磷酸酯（Tritoluene phosphate）

基 本 信 息	
原化学品目录	三甲苯磷酸酯
化学物质	三甲苯磷酸酯
别名	磷酸三甲苯酯；磷酸三甲酚酯
英文名	TRICRESYL PHOSPHATE；TRITOLYL PHOSPHATE
CAS 号	1330 – 78 – 5
化学式	$C_{21}H_{21}O_4P$
分子量	368.36
成分/组成信息	三甲苯磷酸酯
物 化 性 质	
理化特性	外观与性状：无色或淡黄色的透明油状液体 熔点：-33 ℃ 相对密度（水 =1）：1.16 沸点：420 ℃ 相对蒸气密度（空气 =1）：12.7 饱和蒸气压：1.33 kPa（265 ℃） 闪点：225 ℃ 引燃温度：385 ℃ 溶解性：不溶于水，溶于醇、苯等多数有机溶剂
禁配物	强氧化剂、强酸

健康危害与毒理信息	
危险有害概述	化学危险性：可燃，受热分解产生剧毒的氧化磷烟气，与氧化剂能发生强烈反应。 健康危险性：引起中毒性神经病，对体内假性胆碱酯酶有抑制作用，但不抑制真性胆碱酯酶。①短期接触的影响：大量口服先出现恶心、呕吐、腹泻，后出现肌肉疼痛，继之迅即出现肢体发麻和肌无力，可引起足、腕下垂。损害以运动神经为主。重者可有咽喉肌肉、眼肌和呼吸肌麻痹。可因呼吸麻痹而致死。亦可经皮肤、呼吸道吸收。②长期或反复接触的影响：长期小量接触邻位磷酸三甲苯酯，可出现与急性中毒相同的神经系统损害
GHS 危害分类	生殖毒性：类别 1B； 特异性靶器官毒性 – 单次接触：类别 1（神经系统）； 特异性靶器官毒性 – 反复接触：类别 1（神经系统）；类别 2（肾上腺）； 急性水生毒性：类别 1
急性毒性数据（HSDB）	LD_{50}：>7900 mg/kg（兔经皮）； LD_{50}：5200 mg/kg（大鼠经口）； LD_{50}：3900 mg/kg（小鼠经口）
致癌分类	/
ToxCast 毒性数据	AC_{50}（AR）= Inactive；AC_{50}（AhR）= Inactive；AC_{50}（ESR）= Inactive；AC_{50}（p53）= 33.25
急性暴露水平（AEGL）	/
暴露途径	可通过吸入，经皮肤和食入吸收到体内
靶器官	神经系统、肾上腺
中毒症状	/
职业接触限值	时间加权平均容许浓度：0.3 mg/m^3（中国，2019 年）
防 护 与 急 救	
接触控制/个体防护	工程控制：严加密闭，提供充分的局部排风。尽可能机械化、自动化。提供安全淋浴和洗眼设备。 呼吸系统防护：可能接触其蒸气时，应该佩戴自吸过滤式防毒面具（半面罩）。紧急事态抢救或撤离时，佩戴循环式氧气呼吸器。 身体防护：穿胶布防毒衣。 手部防护：戴防化学品手套。 眼睛防护：戴化学安全防护眼镜。 其他防护：工作现场禁止吸烟、进食和饮水。工作完毕，彻底清洗
急救措施	吸入应急：迅速脱离现场至空气新鲜处。保持呼吸道通畅。如呼吸困难，给输氧。如呼吸停止，立即进行人工呼吸。就医。 皮肤应急：脱去污染的衣着，用大量流动清水冲洗。就医。 眼睛应急：提起眼睑，用流动清水或生理盐水冲洗。就医。 食入应急：饮足量温水，催吐。就医

341. 三甲基己二酸（Trimethyl adipic acid）

基 本 信 息	
原化学品目录	三甲基己二酸
化学物质	三甲基己二酸
别名	2，4，4 – 三甲基己二酸

基 本 信 息	
英文名	2，4，4 – TRIMETHYL HEXANEDIOIC ACID；TRIMETHYL ADIPIC ACID
CAS 号	3937 – 59 – 5
化学式	$C_9H_{16}O_4$
分子量	/
成分/组成信息	/
物 化 性 质	
理化特性	熔点：72～74 ℃ 沸点：339.7 闪点：173.4 ℃ 密度：1.128
禁配物	强氧化物、强酸、强碱
健康危害与毒理信息	
危险有害概述	/
GHS 危害分类	/
急性毒性数据（HSDB）	/
致癌分类	/
ToxCast 毒性数据	/
急性暴露水平（AEGL）	/
暴露途径	可通过吸入其气溶胶、食入进入体内
靶器官	/
中毒症状	/
职业接触限值	/
防 护 与 急 救	
接触控制/个体防护	工程控制：密闭操作，防止泄漏。加强通风。 呼吸系统防护：空气中浓度超标时，佩戴过滤式防毒面具（半面罩）。紧急事态抢救或撤离时，应该佩戴携气式呼吸器。 身体防护：穿防毒物渗透工作服。 手部防护：戴防化学品手套。 眼睛防护：戴化学安全防护眼镜
急救措施	/

342. 三聚氰胺共聚树脂（Melamine co – polycondensation resin）

基 本 信 息	
原化学品目录	三聚氰胺甲醛树脂
化学物质	三聚氰胺共聚树脂
别名	氨基树脂；三聚氰胺树脂；1，3，5 – 三嗪 – 2，4，6 – 三胺和甲醛的聚合物；密胺甲醛树脂；密胺树脂；MF

基 本 信 息	
英文名	1，3，5 – TRIAZINE – 2，4，6 – TRIAMINE，POLYMER WITH FORMALDEHYDE
CAS 号	9003 – 08 – 1；108 – 78 – 1
化学式	（C₃H₆N₆CH₂O）x
分子量	／
成分/组成信息	／

物 化 性 质	
理化特性	外观与性状：白色蓬松粉末
禁配物	／

健康危害与毒理信息	
危险有害概述	／
GHS 危害分类	／
急性毒性数据（HSDB）	／
致癌分类	／
ToxCast 毒性数据	／
急性暴露水平（AEGL）	／
暴露途径	可通过吸入其气溶胶进入体内
靶器官	／
中毒症状	／
职业接触限值	／

防 护 与 急 救	
接触控制/个体防护	／
急救措施	／

343. 1，2，3 – 三氯丙烷（1，2，3 – Trichloropropane）

基 本 信 息	
原化学品目录	1，2，3 – 三氯丙烷
化学物质	1，2，3 – 三氯丙烷
别名	甘油三氯丙烷；烯丙基三氯
英文名	1，2，3 – TRICHLOROPROPANE；GLYCEROL TRICHLOROHYDRIN；ALLYL TRI-CHLORIDE
CAS 号	96 – 18 – 4
化学式	C₃H₅Cl₃/CH₂ClCHClCH₂Cl
分子量	147.4
成分/组成信息	1，2，3 – 三氯丙烷

（续）

物 化 性 质	
理化特性	外观与性状：无色液体，有特殊气味 沸点：156 ℃ 熔点：−14 ℃ 相对密度（水＝1）：1.39 水中溶解度：0.18 g/100 mL（难溶） 蒸汽压：20 ℃时0.29 kPa 蒸汽相对密度（空气＝1）：5.1 闪点：73 ℃（闭杯） 自燃温度：304 ℃ 爆炸极限：空气中3.2%～12.6%（体积） 辛醇、水分配系数的对数值：2.27
禁配物	强氧化剂、强碱
健康危害与毒理信息	
危险有害概述	物理危险性：蒸气比空气重。 化学危险性：燃烧时，分解生成有毒和腐蚀性烟雾。与某些金属粉末激烈反应，有爆炸的危险。 健康危险性：①吸入危险性：20 ℃时，蒸发相当慢地达到空气中有害污染浓度。②短期接触的影响：刺激眼睛和呼吸道。可能对肝和肾有影响，导致功能损伤。接触高浓度时可能导致知觉降低。③长期或反复接触的影响：很可能是人类致癌物。 环境危险性：对水生生物有害。可能对环境有危害，对地下水污染应给予特别注意
GHS危害分类	易燃液体：类别4； 急性毒性－经口：类别3； 急性毒性－经皮：类别3； 急性毒性－吸入：类别2（蒸气）； 严重眼损伤/眼刺激：类别2A～2B； 致癌性：类别1B； 生殖毒性：类别1B； 特异性靶器官毒性－单次接触：类别1（肝），类别2（肾上腺），类别3（麻醉效果、呼吸道过敏）； 特异性靶器官毒性－反复接触：类别1（肝、呼吸系统、血液），类别2（肾脏、心脏）
急性毒性数据（HSDB）	LC_{50}：3000 mg/m³，4 h（大鼠吸入）； LD_{50}：836 mg/kg（大鼠经皮）； LD_{50}：320～505 mg/kg（大鼠经口）
致癌分类	类别2A（国际癌症研究机构，2019年）。 类别A2（美国政府工业卫生学家会议，2017年）。 类别2（德国，2016年）
ToxCast毒性数据	AC_{50}（AR）＝Inactive；AC_{50}（AhR）＝Inactive；AC_{50}（ESR）＝74.94；AC_{50}（p53）＝Inactive
急性暴露水平（AEGL）	/
暴露途径	可通过吸入其蒸气、经皮肤和食入吸收到体内
靶器官	肝、呼吸系统、血液、肾脏、心脏、肾上腺、眼睛、神经系统
中毒症状	吸入：咳嗽、咽喉痛、头痛、嗜睡、神志不清。 皮肤：皮肤干燥、发红、刺痛。 眼睛：发红、疼痛。 食入：恶心、头痛、呕吐、腹泻、嗜睡、神志不清
职业接触限值	阈限值：0.005 ppm（时间加权平均值）（经皮）（美国政府工业卫生学家会议，2017年）。 时间加权平均容许浓度：60 mg/m³（中国，2019年）

（续）

防 护 与 急 救	
接触控制/个体防护	工程控制：禁止明火。高于73℃，使用密闭系统、通风,局部排气通风和防爆型电气设备。 接触控制：避免一切接触。 呼吸系统防护：防护口罩。 身体防护：防护服。 手部防护：防护手套。 眼睛防护：安全眼镜，或眼睛防护结合呼吸防护。 其他防护：工作时不得进食、饮水或吸烟。进食前洗手
急救措施	火灾应急：干粉，抗溶性泡沫，雾状水，二氧化碳。 爆炸应急：着火时，喷雾状水保持料桶等冷却。 接触应急：一切情况均向医生咨询。 吸入应急：新鲜空气，休息。给予医疗护理。 皮肤应急：脱去污染的衣服，用大量水冲洗皮肤或淋浴。给予医疗护理。 眼睛应急：先用大量水冲洗几分钟（如可能易行，摘除隐形眼镜），然后就医。 食入应急：漱口，不要催吐，大量饮水，给予医疗护理

344. 2，4，6 - 三氯酚（2，4，6 - Trichlorophenol）

基 本 信 息	
原化学品目录	多氯酚
化学物质	2，4，6 - 三氯酚
别名	2，4，6 - TCP
英文名	2，4，6 - TRICHLOROPHENOL；2，4，6 - TCP
CAS 号	88 - 06 - 2
化学式	$C_6H_3Cl_3O/C_6H_2Cl_3OH$
分子量	197. 45
成分/组成信息	2，4，6 - 三氯酚

物 化 性 质	
理化特性	外观与性状：无色至黄色晶体，有特殊气味 沸点：246 ℃ 熔点：69 ℃ 密度：58 ℃时 1. 5 g/cm³ 水中溶解度：不溶 蒸汽压：76. 5 ℃时 133 Pa 闪点：99 ℃（闭杯） 辛醇、水分配系数的对数值：3. 87
禁配物	禁配物：氧化剂、酸酐、酰基氯

健康危害与毒理信息	
危险有害概述	化学危险性：加热时分解，生成含有氯化氢和氯气烟雾的有毒和腐蚀性烟雾。与强氧化剂发生反应。 健康危险性：①吸入危险性：20 ℃时蒸发可忽略不计，但扩散时可较快地达到空气中颗粒物有害浓度。②短期接触的影响：刺激眼睛、皮肤和呼吸道。③长期或反复接触的影响：可能引起包括氯痤疮在内的皮炎。可能对肝脏有影响，导致功能损伤。 环境危险性：对水生生物有极高毒性。在人类重要的食物链中发生生物蓄积，特别在鱼体内

（续）

健康危害与毒理信息	
GHS 危害分类	急性毒性－经口：类别 4； 皮肤腐蚀/刺激：类别 2； 严重眼损伤/眼刺激：类别 2A； 致癌性：类别 2； 急性水生毒性：类别 1
急性毒性数据（HSDB）	LD_{50}：820～2800 mg/kg（大鼠经口）
致癌分类	类别 2B（国际癌症研究机构，2019 年）
ToxCast 毒性数据	AC_{50}（AR）= Inactive；AC_{50}（AhR）= Inactive；AC_{50}（ESR）= Inactive；AC_{50}（p53）= Inactive
急性暴露水平（AEGL）	/
暴露途径	可通过经皮肤和食入吸收到体内
靶器官	皮肤、眼睛
中毒症状	吸入：咳嗽，咽喉痛。 皮肤：发红。 眼睛：发红，疼痛。 食入：惊厥，腹泻，头晕，头痛，休克或虚脱。呕吐，虚弱
职业接触限值	/
防 护 与 急 救	
接触控制/个体防护	工程控制：通风（如果没有粉尘时）、局部排气通风。 接触控制：避免一切接触。 呼吸系统防护：防毒口罩。 身体防护：防护服。 手部防护：防护手套。 眼睛防护：安全护目镜，或面罩。 其他防护：工作时不得进食、饮水或吸烟
急救措施	火灾应急：周围环境着火时，各种灭火剂均可使用。 接触应急：一切情况均向医生咨询。 吸入应急：新鲜空气，休息。给予医疗护理。 皮肤应急：脱去污染的衣服。冲洗，然后用水和肥皂清洗皮肤。给予医疗护理。 眼睛应急：先用大量水冲洗几分钟（如可能易行，摘除隐形眼镜），然后就医。 食入应急：漱口。立即给予医疗护理

345. 三氯化硼（Boron trichloride）

基 本 信 息	
原化学品目录	三氯化硼
化学物质	三氯化硼
别名	氯化硼；三氯硼烷
英文名	BORON TRICHLORIDE；BORON CHLORIDE；TRICHLOROBORANE（CYLINDER）
CAS 号	10294－34－5
化学式	BCl_3

594

基 本 信 息	
分子量	117.19
成分/组成信息	三氯化硼

物 化 性 质	
理化特性	外观与性状：气体或无色发烟液体，有刺鼻气味 沸点：12.5 ℃ 熔点：−107 ℃ 相对密度（水=1）：1.35 水中溶解度：反应 蒸汽压：20 ℃时150 kPa 蒸汽相对密度（空气=1）：4.03
禁配物	水、碱、醇类、碱金属、强氧化剂

健康危害与毒理信息	
危险有害概述	物理危险性：气体比空气重。 化学危险性：加热时，分解生成氯化氢有毒和腐蚀性烟雾。与水或潮湿空气激烈反应，生成氯化氢和硼酸。与苯胺、膦、醇类、氧和有机物如油脂激烈反应。有水存在时，侵蚀许多金属。 健康危险性：①吸入危险性：容器漏损时，将迅速达到空气中气体的有害浓度。②短期接触的影响：腐蚀眼睛、皮肤和呼吸道。吸入气体可能引起肺水肿。液体迅速蒸发可能引起冻伤。高浓度接触时，可能导致死亡。影响可能推迟显现。需进行医学观察
GHS 危害分类	高压气体：压缩气体； 急性毒性–吸入：类别2； 急性毒性–经口：类别2； 皮肤腐蚀/刺激：类别1； 严重眼损伤/眼刺激：类别1； 特异性靶器官毒性–单次接触：类别2（呼吸系统）
急性毒性数据（HSDB）	LC$_{50}$：2541 ppm/1 h（大鼠吸入）（雄）； LC$_{50}$：21.1 g/m³，1 h（大鼠吸入）（雌）
致癌分类	/
ToxCast 毒性数据	/
急性暴露水平（AEGL）	/
暴露途径	可通过吸入吸收到体内
靶器官	呼吸系统、眼睛、皮肤
中毒症状	皮肤：发红，皮肤烧伤，灼烧感，疼痛，水疱。与液体接触：冻伤。 眼睛：疼痛，发红，严重深度烧伤，视力丧失
职业接触限值	/

防 护 与 急 救	
接触控制/个体防护	接触控制：避免一切接触。通风，局部排气通风。 呼吸系统防护：适当的呼吸防护。 身体防护：防护服。 手部防护：保温手套。 眼睛防护：面罩或眼睛防护结合呼吸防护

（续）

防 护 与 急 救	
急救措施	火灾应急：干粉，二氧化碳。禁止用水。 爆炸应急：着火时喷雾状水保持钢瓶冷却，但避免与水接触。 食入应急：一切情况均向医生咨询。 吸入应急：新鲜空气，休息，半直立体位，必要时进行人工呼吸，给予医疗护理。 皮肤应急：冻伤时，用大量水冲洗，不要脱去衣服，给予医疗护理。 眼睛应急：先用大量水冲洗几分钟（如可能易行，摘除隐形眼镜），然后就医

346. 三氯硫磷（Thiophosphoryl chloride）

基 本 信 息	
原化学品目录	三氯硫磷
化学物质	三氯硫磷
别名	硫代磷酰氯；磷磺酰氯
英文名	Thiophosphoryl chloride；Thiochlorophosphine sulfide
CAS 号	3982 – 91 – 0
化学式	Cl_3PS
分子量	169.4
成分/组成信息	三氯硫磷

物 化 性 质	
理化特性	外观与性状：无色发烟液体，有刺鼻气味 沸点：125 ℃ 熔点：-35 ℃ 蒸汽相对密度（空气 =1）：5.8 相对密度（水 =1）：1.6 蒸汽压：25 ℃时 2.9 kPa 辛醇/水分配系数：1.85 溶解性：溶于二硫化碳、四氯化碳、苯
禁配物	强氧化剂、水、醇类、碱类

健康危害与毒理信息	
危险有害概述	物理危险性：蒸气比空气重。 化学危险性：加热或与水或湿气接触时，分解生成磷酸、氯化氢、硫化氢有毒和腐蚀性烟雾，有着火和爆炸危险。有水存在时，侵蚀许多金属。 健康危险性：20 ℃时蒸发，可迅速达到空气中有害污染浓度。腐蚀眼睛、皮肤和呼吸道。蒸气腐蚀眼睛、皮肤和呼吸道。食入有腐蚀性。吸入蒸气可能引起肺水肿。吞咽液体吸入肺中，可能引起化学肺炎。接触可能导致死亡。影响可能推迟显现。需进行医学观察
GHS 危害分类	急性毒性 – 吸入：类别 1； 急性毒性 – 经口：类别 4； 皮肤腐蚀/刺激：类别 1B； 严重眼损伤/眼刺激：类别 1； 特异性靶器官毒性 – 单次接触：类别 3（呼吸道刺激，肺）

（续）

健康危害与毒理信息	
急性毒性数据（HSDB）	/
致癌分类	/
ToxCast 毒性数据	/
急性暴露水平（AEGL）	/
暴露途径	可通过吸入吸收到体内
靶器官	眼、皮肤、呼吸系统
中毒症状	灼烧感，咳嗽，头痛，呼吸困难，气促，咽喉痛，神志不清。症状可能推迟显现。皮肤发红，皮肤烧伤，疼痛，水疱。眼睛发红，疼痛，视力丧失，严重深度烧伤。腹部疼痛，灼烧感，恶心，休克或虚脱
职业接触限值	最高容许浓度：0.5 mg/m³（中国，2019 年）

防 护 与 急 救	
接触控制/个体防护	工程控制：密闭操作，注意通风。尽可能机械化、自动化。提供安全淋浴和洗眼设备。 呼吸系统防护：可能接触其蒸气时，必须佩戴导管式防毒面具或自吸式长管面具。紧急事态抢救或撤离时，建议佩戴空气呼吸器。 身体防护：穿橡胶耐酸碱服。 手部防护：戴橡胶耐酸碱手套。 眼睛防护：呼吸系统防护中已作防护。 其他防护：工作现场禁止吸烟、进食和饮水。工作完毕，沐浴更衣。单独存放被毒物污染的衣服，洗后备用。保持良好的卫生习惯
急救措施	皮肤应急：立即脱去被污染的衣着，用大量流动清水冲洗至少15 min。就医。 吸入应急：迅速脱离现场至空气新鲜处。保持呼吸道通畅。如呼吸困难，给输氧。如呼吸停止，立即进行人工呼吸。就医。 眼睛应急：立即提起眼睑，用大量流动清水或生理盐水彻底冲洗至少15 min。就医。 食入应急：用水漱口，给饮牛奶或蛋清。就医

347. 三氯氢硅（Trichlorosilane）

基 本 信 息	
原化学品目录	三氯氢硅
化学物质	三氯氢硅
别名	三氯硅烷；三氯单硅烷；硅氯仿
英文名	TRICHLOROSILANE；TRICHLOROMONOSILANE；SILICOCHLOROFORM
CAS 号	10025 - 78 - 2
化学式	Cl_3HSi
分子量	135.47
成分/组成信息	三氯氢硅

（续）

物 化 性 质	
理化特性	外观与性状：无色挥发性发烟液体，有刺鼻气味 沸点：31.8 ℃ 熔点：-126.5 ℃ 相对密度（水=1）：1.34 水中溶解度：反应 蒸汽压：20 ℃时65.8 kPa 蒸汽相对密度（空气=1）：4.7 闪点：-27 ℃（闭杯） 自燃温度：185 ℃ 爆炸极限：空气中1.2%～90.5%（体积）
禁配物	强氧化剂、水、醇类、胺类
健康危害与毒理信息	
危险有害概述	物理危险性：蒸气比空气重，可能沿地面流动，可能造成远处着火。 化学危险性：加热时，分解生成氯化氢有毒和腐蚀性烟雾。与水、强氧化剂、强酸和碱激烈反应，生成氯化氢。有水存在时，侵蚀许多金属。 健康危险性：①吸入危险性：未指明20 ℃时蒸发达到空气中有害浓度的速率。可能引起类似哮喘反应。需进行医学观察。②短期接触的影响：腐蚀眼睛、皮肤和呼吸道。食入有腐蚀性。吸入蒸气可能引起肺水肿，接触可能导致死亡
GHS危害分类	易燃液体：类别1； 遇水放出易燃气体的物质或混合物：类别1； 急性毒性-经口：类别4； 急性毒性-吸入：类别2（气体）； 皮肤腐蚀/刺激：类别1A～1C； 严重眼损伤/眼刺激：类别1； 特异性靶器官毒性-单次接触：类别2（呼吸系统）
急性毒性数据（HSDB）	LD_{50}：1500 mg/L，2 h（小鼠吸入）； LD_{50}：1030 mg/kg（大鼠经口）
致癌分类	类别4（德国，2016年）。 类别A3（美国政府工业卫生学家会议，2017年）
ToxCast毒性数据	/
急性暴露水平（AEGL）	AEGL1-10 min=0.6 ppm；AEGL1-8 h=0.6 ppm；AEGL2-10 min=33 ppm；AEGL2-8 h=3.7 ppm；AEGL3-10 min=210 ppm；AEGL3-8 h=8.7 ppm
暴露途径	可通过吸入其蒸气和经食入吸收到体内
靶器官	呼吸系统、眼、皮肤
中毒症状	吸入：咳嗽，咽喉痛，灼烧感，呼吸困难，气促，症状可能推迟显现。 皮肤：发红，疼痛，水疱，皮肤烧伤。 眼睛：发红，疼痛，严重深度烧伤。 食入：灼烧感，腹部疼痛，休克或虚脱
职业接触限值	/

（续）

防 护 与 急 救	
接触控制/个体防护	工程控制：禁止明火，禁止火花和禁止吸烟。密闭系统，通风，防爆型电气设备和照明。不要使用压缩空气灌装、卸料或转运。 接触控制：严格作业环境管理。 呼吸系统防护：适当的呼吸防护。 身体防护：防护服。 手部防护：防护手套。 眼睛防护：面罩，或眼睛防护结合呼吸防护。 其他防护：工作时不得进食、饮水或吸烟
急救措施	火灾应急：禁止用水。水成膜泡沫，干粉，二氧化碳。 爆炸应急：着火时，喷水保持料桶等冷却，但避免与水接触。 接触应急：一切情况均向医生咨询。 吸入应急：新鲜空气，休息，半直立体位，必要时进行人工呼吸，给予医疗护理。 皮肤应急：脱去污染的衣服，用大量水冲洗皮肤或淋浴，给予医疗护理。 眼睛应急：先用大量水冲洗几分钟（如可能易行，摘除隐形眼镜），然后就医。 食入应急：漱口，不要催吐，不要饮用任何东西，给予医疗护理

348. 三氯一氟甲烷（Trichloromonofluoromethane）

基 本 信 息	
原化学品目录	三氯一氟甲烷
化学物质	三氯一氟甲烷
别名	一氟三氯甲烷；R11
英文名	TRICHLOROFLUOROMETHANE；TRICHLOROMONOFLUOROMETHANE；FLUOROTRI-CHLOROMETHANE；CFC11；R11
CAS 号	75 - 69 - 4
化学式	CCl_3F
分子量	137.4
成分/组成信息	三氯一氟甲烷

物 化 性 质	
理化特性	外观与性状：无色气体或高挥发性液体，有特殊气味 沸点：24 ℃ 熔点：- 111 ℃ 相对密度（水 =1）：1.49 水中溶解度：20 ℃时 0.1 g/100 mL 蒸汽压：20 ℃时 89.0 kPa 蒸汽相对密度（空气 =1）：4.7 蒸汽、空气混合物的相对密度（20 ℃，空气 =1）：4.4 辛醇、水分配系数的对数值：2.53
禁配物	强氧化剂、易燃或可燃物、铝

健康危害与毒理信息	
危险有害概述	物理危险性：气体比空气重。蒸气比空气重，可能积聚在低层空间，造成缺氧。 化学危险性：与高温表面或火焰接触时，分解生成有毒和腐蚀性气体氯化氢、光气、氟化氢和羰基氟化物。与铝粉、锌粉、镁粉、锂片及钡颗粒发生反应。 健康危险性：①吸入危险性：容器漏损时，液体迅速蒸发，置换空气，在封闭空间中有窒息的严重危险。②短期接触的影响：液体可能引起冻伤。可能对心血管系统和中枢神经系统有影响，导致心脏病和中枢神经系统抑郁。接触能够造成意识降低。③长期或反复接触的影响：液体使皮肤脱脂。 环境危险性：可能对环境有危害，对臭氧层的影响应给予特别注意
GHS 危害分类	生殖毒性：类别 2； 特异性靶器官毒性 – 单次接触：类别 1（心脏），类别 3（麻醉效果、呼吸道过敏）
急性毒性数据（HSDB）	LC_{50}：130000 ppm/15 min（大鼠吸入）
致癌分类	/
ToxCast 毒性数据	/
急性暴露水平（AEGL）	/
暴露途径	可通过吸入吸收到体内
靶器官	心脏、神经系统、呼吸道
中毒症状	吸入：心律失常，意识模糊，嗜睡，神志不清。 皮肤：与液体接触：冻伤。皮肤干燥。 眼睛：发红，疼痛
职业接触限值	阈限值：1000 ppm（上限值）（美国政府工业卫生学家会议，2017 年）。 最高容许浓度：1000 ppm；5700 mg/m³（德国，2016 年）
防 护 与 急 救	
接触控制/个体防护	工程控制：通风，局部排气通风。 呼吸系统防护：适当的呼吸防护。 手部防护：保温手套。 眼睛防护：护目镜。 其他防护：工作时不得进食、饮水或吸烟
急救措施	火灾应急：周围环境着火时，允许使用各种灭火剂。 爆炸应急：着火时，喷雾状水保持料桶等冷却。 吸入应急：新鲜空气，休息。必要时进行人工呼吸，给予医疗护理。 皮肤应急：冻伤时，用大量水冲洗，不要脱去衣服。给予医疗护理。 眼睛应急：先用大量水冲洗几分钟（如可能易行，摘除隐形眼镜），然后就医

349. 三氯乙醛（Trichloroacetaldehyde）

基 本 信 息	
原化学品目录	三氯乙醛
化学物质	三氯乙醛
别名	氯醛
英文名	TRICHLOROACETALDEHYDE
CAS 号	75 – 87 – 6

基 本 信 息	
化学式	C$_2$HCl$_3$O
分子量	147.39
成分/组成信息	三氯乙醛

物 化 性 质	
理化特性	外观与性状：无色易挥发的油状液体，有刺激气味 熔点：−57.5 ℃ 相对密度（水＝1）：1.51 沸点：97.7 ℃ 相对蒸气密度（空气＝1）：5.1 饱和蒸气压：4.67 kPa（20 ℃） 溶解性：溶于水、乙醇、乙醚、氯仿
禁配物	强氧化剂、强碱

健康危害与毒理信息	
危险有害概述	化学危险性：受热分解放出有催泪性及腐蚀性的气体。 健康危险性：对皮肤和黏膜有强烈的刺激作用。对动物全身毒作用较强，引起麻醉作用。表现有短期兴奋，继而抑制、共济失调、侧倒、麻醉及死亡。大鼠长期接触其蒸气，可导致发育迟滞，中枢神经系统功能紊乱，低血压倾向，肝、肾及脾脏损害，支气管炎等
GHS 危害分类	急性毒性－经口：类别4； 急性毒性－经皮：类别4； 急性毒性－吸入：类别1（蒸气）； 皮肤腐蚀/刺激：类别3； 严重眼损伤/眼刺激：类别2B； 生殖细胞致突变性：类别1B； 生殖毒性：类别2； 特异性靶器官毒性－单次接触：类别1（呼吸系统），类别3（麻醉效应）
急性毒性数（HSDB）	LD$_{50}$：480 mg/kg bw（大鼠经口）
致癌分类	类别2A（国际癌症研究机构，2019 年）
ToxCast 毒性数据	/
急性暴露水平（AEGL）	/
暴露途径	可通过吸入、经皮肤和食入吸收进体内
靶器官	呼吸系统、神经系统、皮肤、眼
中毒症状	/
职业接触限值	最高容许浓度：3 mg/m^3（中国，2019 年）

防 护 与 急 救	
接触控制/个体防护	工程控制：严加密闭，提供充分的局部排风。尽可能机械化、自动化。提供安全淋浴和洗眼设备。 呼吸系统防护：可能接触其蒸气时，必须佩戴自吸过滤式防毒面具（全面罩）。紧急事态抢救或撤离时，佩戴空气呼吸器。 身体防护：穿胶布防毒衣。 手部防护：戴橡胶耐油手套。 眼睛防护：呼吸系统防护中已作防护。 其他防护：工作现场禁止吸烟、进食和饮水。工作完毕，彻底清洗。单独存放被毒物污染的衣服，洗后备用

	防　护　与　急　救
急救措施	吸入应急：立即脱去污染的衣着，用大量流动清水冲洗至少15 min。就医。 皮肤应急：立即脱去污染的衣着，用大量流动清水冲洗至少15 min。就医。 眼睛应急：立即提起眼睑，用大量流动清水或生理盐水彻底冲洗至少15 min。就医。 食入应急：饮足量温水，催吐。就医

350. 三氯乙酸（Trichloroacetic acid）

	基　本　信　息
原化学品目录	三氯乙酸
化学物质	三氯乙酸
别名	/
英文名	TRICHLOROACETIC ACID；TRICHLOROETHANOIC ACID；ACETO – CAUSTIN；TCA
CAS 号	76 – 03 – 9
化学式	$C_2HCl_3O_2/CCl_3COOH$
分子量	163.4
成分/组成信息	三氯乙酸

	物　化　性　质
理化特性	沸点：198 ℃ 熔点：28 ℃ 水中溶解度：易溶 蒸汽压：51 ℃时133 Pa 蒸汽相对密度（空气 =1）：5.6 辛醇、水分配系数的对数值：1.7
禁配物	强氧化剂、强碱

	健康危害与毒理信息
危险有害概述	化学危险性：加热时，分解生成含氯化氢和氯仿的有毒和腐蚀性烟雾。水溶液为一种强酸。与碱激烈反应，腐蚀多种金属。 健康危险性：吸入粉尘对呼吸道有刺激作用，可引起咳嗽、胸痛和中枢神经系统抑制。眼直接接触可造成严重损害，重者可导致失明。皮肤接触可致严重的化学性灼伤。口服灼伤口腔和消化道，出现剧烈腹痛、呕吐和虚脱。①吸入危险性：20 ℃时，蒸发可相当慢地达到空气中有害浓度。②短期接触的影响：腐蚀眼睛、皮肤和呼吸道。食入有腐蚀性。吸入蒸气可能引起肺水肿。影响可能推迟显现，需要进行医学观察
GHS 危害分类	急性毒性 – 经口：类别5； 皮肤腐蚀/刺激：类别1； 严重眼损伤/眼刺激：类别1； 生殖细胞致突变性：类别2； 致癌性：类别2； 生殖毒性：类别2； 特异性靶器官毒性 – 单次接触：类别2（呼吸系统），类别3（麻醉作用）
急性毒性数据（HSDB）	LD_{50}：400 ～ 3320 mg/kg（大鼠经口）
致癌分类	类别2B（国际癌症研究机构，2019 年）。 类别A3（美国政府工业卫生学家会议，2017 年）

健康危害与毒理信息	
ToxCast 毒性数据	/
急性暴露水平（AEGL）	/
暴露途径	可通过吸入其蒸气和食入吸收到体内
靶器官	呼吸系统、神经系统、眼睛、皮肤
中毒症状	吸入：咽喉疼痛，咳嗽，灼烧感，头痛，恶心，呕吐，气促，呼吸困难。症状可能推迟显现。 皮肤：疼痛，发红，起疱，皮肤烧伤。 眼睛：疼痛，发红，严重深度烧伤。 食入：灼烧感，腹部疼痛，休克或虚脱
职业接触限值	阈限值：0.5 ppm（时间加权平均值）（美国政府工业卫生学家会议，2017 年）
防 护 与 急 救	
接触控制/个体防护	工程控制：密闭操作，局部排风。提供安全淋浴和洗眼设备。 呼吸系统防护：空气中浓度超标时，建议佩戴导管式防毒面具或直接式防毒面具（半面罩）。 眼睛防护：戴化学安全防护眼镜。 身体防护：穿防酸碱工作服。 手部防护：戴橡胶耐酸碱手套。 其他防护：工作场所禁止吸烟、进食和饮水，饭前要洗手。工作完毕，淋浴更衣。注意个人清洁卫生
急救措施	火灾应急：采用雾状水、泡沫、二氧化碳灭火。 吸入应急：迅速脱离现场至空气新鲜处。保持呼吸道通畅。如呼吸困难，给输氧。如呼吸停止，立即进行人工呼吸。就医。 皮肤应急：立即脱去污染的衣着，用大量流动清水冲洗至少15 min。就医。若有灼伤，按酸灼伤处理。 眼睛应急：立即提起眼睑，用大量流动清水或生理盐水彻底冲洗至少15 min。就医。 食入应急：用水漱口，给饮牛奶或蛋清。就医

351. 1，1，1-三氯乙烷（1，1，1-Trichloroethane）

基 本 信 息	
原化学品目录	1，1，1-三氯乙烷
化学物质	1，1，1-三氯乙烷
别名	甲基氯仿；甲基三氯甲烷；α-三氯乙烷
英文名	1，1，1 - TRICHLOROETHANE；METHYL CHLOROFORM；METHYLTRICHLO-ROMETHANE；alpha - TRICHLOROETHANE
CAS 号	71 - 55 - 6
化学式	$C_2H_3Cl_3/CCl_3CH_3$
分子量	133.4
成分/组成信息	1，1，1-三氯乙烷

（续）

<table>
<tr><td colspan="2" align="center">物 化 性 质</td></tr>
<tr>
<td>理化特性</td>
<td>
外观与性状：无色液体，有特殊气味
沸点：74 ℃
熔点：−30 ℃
相对密度（水 = 1）：1.34
水中溶解度：微溶
蒸汽压：20 ℃时 13.3 kPa
蒸汽相对密度（空气 = 1）：4.6
自燃温度：537 ℃
爆炸极限：空气中 8% ~ 16%（体积）
辛醇、水分配系数的对数值：2.49
</td>
</tr>
<tr>
<td>禁配物</td>
<td>强氧化剂、铝及其合金、强碱</td>
</tr>
<tr><td colspan="2" align="center">健康危害与毒理信息</td></tr>
<tr>
<td>危险有害概述</td>
<td>
物理危险性：蒸气比空气重。
化学危险性：燃烧时，分解生成有毒和腐蚀性烟雾。与铝和铝镁合金、碱类、强氧化剂、丙酮和锌发生激烈反应。
健康危险性：①吸入危险性：20 ℃时，蒸发相当快地达到空气中有害污染浓度。②短期接触的影响：轻微刺激眼睛、呼吸道和皮肤。可能对中枢神经系统有影响，导致意识降低。高浓度接触时，可能导致心脏节律障碍。③长期或反复接触的影响：液体使皮肤脱脂。
环境危险性：对水生生物有害
</td>
</tr>
<tr>
<td>GHS 危害分类</td>
<td>
急性毒性 – 吸入：类别 4；
皮肤腐蚀/刺激：类别 2；
严重眼损伤/眼刺激：类别 2；
致癌性：类别 2；
生殖毒性：类别 2；
特异性靶器官毒性 – 单次接触：类别 1（中枢神经系统、心脏），类别 3（麻醉效果、呼吸道过敏）；
特异性靶器官毒性 – 反复接触：类别 1（中枢神经系统、肝脏、心脏），类别 2（肺）
</td>
</tr>
<tr>
<td>急性毒性数据（HSDB）</td>
<td>
LC_{50}：18000 ppm，4 h（大鼠吸入）；
LD_{50}：9.6 ~ 12.3 g/kg（大鼠经口）
</td>
</tr>
<tr>
<td>致癌分类</td>
<td>
类别 3（国际癌症研究机构，2019 年）。
类别 A4（美国政府工业卫生学家会议，2017 年）。
类别 3B（德国，2016 年）
</td>
</tr>
<tr>
<td>ToxCast 毒性数据</td>
<td>$AC_{50}(AR)$ = Inactive；$AC_{50}(AhR)$ = Inactive；$AC_{50}(ESR)$ = Inactive；$AC_{50}(p53)$ = Inactive</td>
</tr>
<tr>
<td>急性暴露水平（AEGL）</td>
<td>/</td>
</tr>
<tr>
<td>暴露途径</td>
<td>可通过吸入其蒸气和食入吸收到体内</td>
</tr>
<tr>
<td>靶器官</td>
<td>眼、皮肤、中枢神经系统、心脏、肝脏</td>
</tr>
<tr>
<td>中毒症状</td>
<td>
吸入：咳嗽，咽喉痛，头痛，头晕，嗜睡，恶心，运动失调，神志不清。
皮肤：皮肤干燥，发红。
眼睛：发红，疼痛。
食入：恶心，呕吐，腹部疼痛，腹泻
</td>
</tr>
</table>

健康危害与毒理信息	
职业接触限值	阈限值：350 ppm（时间加权平均值），450 ppm（短期接触限值）（美国政府工业卫生学家会议，2017 年）。 时间加权平均容许浓度：900 mg/m³（中国，2019 年）

防 护 与 急 救	
接触控制/个体防护	工程控制：通风，局部排气通风。 接触控制：防止产生烟云。 呼吸系统防护：防毒口罩。 手部防护：防护手套。 眼睛防护：安全护目镜，或眼睛防护结合呼吸防护。 其他防护：工作时不得进食、饮水或吸烟
急救措施	火灾应急：周围环境着火时，使用适当的灭火剂。 爆炸应急：着火时，喷雾状水保持料桶等冷却。 吸入应急：新鲜空气，休息，必要时进行人工呼吸，给予医疗护理。 皮肤应急：脱去污染的衣服，冲洗，然后用水和肥皂清洗皮肤。 眼睛应急：先用大量水冲洗几分钟（如可能易行，摘除隐形眼镜），然后就医。 食入应急：不要催吐，漱口，用水冲服活性炭浆，给予医疗护理

352. 三氯乙烯（Trichloroethylene）

基 本 信 息	
原化学品目录	三氯乙烯
化学物质	三氯乙烯
别名	1，1，2 - 三氯乙烯；无水三氯乙烯
英文名	TRICHLOROETHYLENE
CAS 号	79 - 01 - 6
化学式	C₂HCl₃
分子量	131. 39
成分/组成信息	三氯乙烯

物 化 性 质	
理化特性	沸点：87 ℃ 熔点：- 73 ℃ 相对密度（水 =1）：1. 5 水中溶解度：20 ℃时 0. 1 g/100 mL 蒸汽压：20 ℃时 7. 8 kPa 蒸汽相对密度（空气 =1）：4. 5 蒸汽、空气混合物的相对密度（20 ℃，空气 =1）：1. 3 自燃温度：410 ℃ 爆炸极限：空气中 8% ~10.5%（体积） 辛醇、水分配系数的对数值：2. 42
禁配物	金属、强碱、食品和饲料

健康危害与毒理信息	
危险有害概述	物理危险性：蒸气比空气重。由于流动、搅拌等，可能产生静电。 化学危险性：与高温表面或火焰接触时，分解生成光气，氯化氢有毒和腐蚀性烟雾。与强碱接触时，分解生成二氯乙炔，增大着火的危险。与金属粉末，如镁、铝、钛和钡激烈反应。有湿气存在时，在阳光作用下缓慢分解，生成腐蚀性盐酸。 健康危险性：①吸入危险性：20 ℃时，蒸发相当快达到空气中有害污染浓度。②短期接触的影响：刺激眼睛和皮肤。如果吞咽液体吸入肺中，可能引起化学肺炎。可能对中枢神经系统有影响，导致呼吸衰竭。接触能够造成意识降低。③长期或反复接触的影响：反复或长期与皮肤接触可能引起皮炎。可能对中枢神经系统有影响，导致记忆丧失。可能对肝和肾有影响。很可能是人类致癌物。 环境危险性：对水生生物有害，可能在水生环境中造成长期影响
GHS 危害分类	急性毒性 – 吸入：类别 4（蒸气）； 皮肤腐蚀/刺激：类别 2； 严重眼损伤/眼刺激：类别 2A； 生殖细胞致突变性：类别 2； 致癌性：类别 1B； 生殖毒性：类别 1B； 特异性靶器官毒性 – 单次接触：类别 3（麻醉效果、呼吸道过敏）； 特异性靶器官毒性 – 反复接触：类别 1（中枢神经系统）； 呛吸毒性：类别 2； 危害水生环境 – 急性危害：类别 2； 危害水生环境 – 长期危害：类别 2
急性毒性数据（HSDB）	LD_{50}：268 ~ 2402 mg/kg（小鼠经口）； LD_{50}：7161 mg/kg（大鼠经口）
致癌分类	类别 1（国际癌症研究机构，2019 年）。 类别 A2（美国政府工业卫生学家会议，2017 年）。 类别 3B（德国，2016 年）
ToxCast 毒性数据	/
急性暴露水平（AEGL）	/
暴露途径	可通过吸入其蒸气，经皮肤和经食入吸收到体内
靶器官	中枢神经系统、呼吸系统、眼、皮肤
中毒症状	吸入：头晕，嗜睡，头痛，虚弱，恶心，神志不清。 皮肤：皮肤干燥，发红。 眼睛：发红，疼痛。 食入：腹部疼痛
职业接触限值	阈限值：10 ppm（时间加权平均值），25 ppm（短期接触限值）（美国政府工业卫生学家会议，2017 年）。 时间加权平均容许浓度：30 mg/m³（中国，2019 年）
防 护 与 急 救	
接触控制/个体防护	工程控制：防止静电荷积聚（例如，通过接地）。通风，局部排气通风。 接触控制：防止产生烟云。严格作业环境管理。 呼吸系统防护：适当的呼吸防护。 手部防护：防护手套。 眼睛防护：安全护目镜，或眼睛防护结合呼吸防护。 其他防护：工作时不得进食、饮水或吸烟

（续）

防 护 与 急 救	
急救措施	火灾应急：周围环境着火时，使用适当的灭火剂。着火时，喷雾状水保持料桶等冷却。 吸入应急：新鲜空气，休息。必要时进行人工呼吸。给予医疗护理。 皮肤应急：脱去污染的衣服。冲洗，然后用水和肥皂清洗皮肤。 眼睛应急：先用大量水冲洗几分钟（如可能易行，摘除隐形眼镜），然后就医。 食入应急：漱口，不要催吐，饮用1或2杯水。休息

353. 三硝基苯甲硝胺（Tetryl）

基 本 信 息	
原化学品目录	苯的氨基及硝基化合物（不含三硝基甲苯）
化学物质	三硝基苯甲硝胺
别名	特屈儿；N－甲基－N，2，4，6－四硝基苯胺；苦基硝基甲苯胺；硝胺
英文名	TETRYL；N － METHYL － N，2，4，6 － TETRANITRANITROANILINE；PICRYLNI-TROMETHYLAMINE；NITRAMINE
CAS 号	479 － 45 － 8
化学式	$C_7H_5N_5O_8/(NO_2)_3C_6H_2N(CH_3)NO_2$
分子量	287.15
成分/组成信息	三硝基苯甲硝胺

物 化 性 质	
理化特性	外观与性状：无色至黄色晶体，无气味 熔点：130 ℃ 相对密度（水 =1）：1.57 水中溶解度：不溶 蒸汽压：20 ℃＜0.1 kPa 闪点：在空气中187 ℃时爆炸
禁配物	强还原剂、强碱、肼

健康危害与毒理信息	
危险有害概述	物理危险性：如果以颗粒状或粉末状和空气混合，可能发生粉尘爆炸。 化学危险性：受撞击、摩擦或震动时，可能发生爆炸分解。加热到187 ℃时，该物爆炸分解。与某些氧化剂反应，有着火和爆炸危险。 健康危险性：①吸入危险性：20 ℃时蒸发可忽略不计，但气溶胶扩散时，可较快达到空气中颗粒物的有害污染浓度。②短期接触的影响：刺激眼睛、皮肤和呼吸道。可能对神经系统有影响。③长期或反复接触的影响：反复或长期接触可能引起皮肤过敏。反复或长期接触可能导致哮喘。可能对肝、肾和血液有影响
GHS 危害分类	爆炸物：1.1项； 急性毒性 - 经口：类别3； 急性毒性 - 经皮：类别3； 急性毒性 - 吸入：类别3； 皮肤腐蚀/刺激：类别2； 严重眼损伤/眼刺激：类别2； 皮肤致敏性：类别1； 特异性靶器官毒性 - 单次接触：类别3（呼吸道过敏）； 特异性靶器官毒性 - 反复接触：类别1（肝脏、血液、中枢神经系统、呼吸系统），类别2（肾脏）

健康危害与毒理信息	
急性毒性数据（HSDB）	/
致癌分类	类别 3B（德国，2016 年）
ToxCast 毒性数据	/
急性暴露水平（AEGL）	/
暴露途径	可通过吸入其气溶胶、经皮肤和食入吸收到体内
靶器官	肝脏、血液、中枢神经系统、呼吸系统、肾脏、皮肤、眼
中毒症状	吸入：咽喉痛，咳嗽，鼻塞，头痛，失眠，腹痛，腹泻。 皮肤：发红，皮肤和头发黄色斑。 眼睛：发红，疼痛。 食入：恶心
职业接触限值	时间加权平均容许浓度：$1.5 \ mg/m^3$（美国政府工业卫生学家会议，2017 年）
防 护 与 急 救	
接触控制/个体防护	工程控制：禁止明火，禁止火花，禁止吸烟。禁止与高温表面接触。防止静电荷积聚（例如，通过接地）。不要受摩擦或撞击。防止粉尘沉积、密闭系统、防止粉尘爆炸型电气设备和照明。局部排气通风。 接触控制：防止粉尘扩散。 呼吸系统防护：适当的呼吸防护。 身体防护：防护服。 眼睛防护：如为粉末时，安全护目镜或眼睛防护结合呼吸防护。 其他防护：工作时不得进食、饮水或吸烟
急救措施	火灾应急：考虑疏散。可以用水扑灭小火；不要尝试扑灭大型火灾。 爆炸应急：着火时喷雾状水保持料桶等冷却。从掩蔽位置灭火。 吸入应急：新鲜空气，休息，必要时进行人工呼吸，给予医疗护理。 皮肤应急：脱掉污染的衣服，用大量水冲洗皮肤或淋浴。急救时戴防护手套。 眼睛应急：先用大量水冲洗数分钟（如方便摘除隐形眼镜），然后就医。 食入应急：给予医疗护理

354. 三硝基酚（Picric acid）

基 本 信 息	
原化学品目录	三硝基酚（苦味酸）
化学物质	三硝基酚
别名	2，4，6-三硝基苯酚；苦硝酸；三硝基苯酚；2-羟基-1，3，5-三硝基苯；硝基二取代酚；硝基黄原酸
英文名	PICRIC ACID；2，4，6-TRINITROPHENOL；PICRONITRIC ACID；PHENOL TRINI-TRATE；2-HYDROXY-1，3，5-TRINITROBENZENE；CARBAZOTIC ACID；CARBON-ITRIC ACID；NITROPHENESIC ACID；NITROXANTHIC ACID
CAS 号	88-89-1
化学式	$C_6H_2(NO_2)_3OH$

基 本 信 息

分子量	229.1
成分/组成信息	三硝基酚

物 化 性 质

理化特性	外观与性状：黄色晶体 沸点：300 ℃时分解 熔点：122 ℃ 密度：1.8 g/cm³ 水中溶解度：1.4 g/100 mL 蒸汽压：可忽略不计 蒸汽相对密度（空气=1）：7.9 闪点：150 ℃（闭杯） 自燃温度：300 ℃ 辛醇、水分配系数的对数值：2.03
禁配物	强氧化剂、强碱、重金属粉末

健康危害与毒理信息

危险有害概述	物理危险性：由于流动、搅拌等，可能产生静电。以粉末或颗粒形状与空气混合，可能发生粉尘爆炸。 化学危险性：受撞击、摩擦或震动时，可能发生爆炸性分解。受热时可能发生爆炸。与金属，特别是铜、铅、汞和锌，生成震动敏感的化合物。燃烧时，生成有毒的碳和氮氧化物。与氧化剂和还原性物质发生剧烈反应。 健康危险性：①吸入危险性：20 ℃时蒸发可忽略不计，但可较快地达到空气中颗粒物有害浓度。②短期接触的影响：轻微刺激眼睛。③长期或反复接触的影响：反复或长期与皮肤接触可能引起皮炎。食入时，可能对胃肠道、肾、肝脏和血液有影响。 环境危险性：对水生生物有害
GHS 危害分类	爆炸物：类别1.1； 急性毒性–经口：类别3； 急性毒性–经皮：类别3； 急性毒性–吸入：类别3； 皮肤致敏性：类别1； 生殖细胞致突变性：类别1B； 致癌性：类别2； 特异性靶器官毒性–单次接触：类别1（中枢神经系统、血液系统、肾脏、肝脏），类别3（呼吸道过敏）； 特异性靶器官毒性–反复接触：类别1（血液），类别2（睾丸）； 急性水生毒性：类别3
急性毒性数据（HSDB）	LD_{50}：290 mg/kg（大鼠雄性经口）； LD_{50}：200 mg/kg（大鼠雌性经口）
致癌分类	类别3B（德国，2016 年）
ToxCast 毒性数据	/
急性暴露水平（AEGL）	/
暴露途径	可经吸入其气溶胶或食入吸收到体内
靶器官	中枢神经系统、血液系统、肾脏、肝脏、睾丸、皮肤、呼吸系统

健康危害与毒理信息	
中毒症状	吸入：头痛，恶心，呕吐。 眼睛：发红。 食入：头痛，头晕，恶心，呕吐，腹泻
职业接触限值	阈限值：0.1 mg/m³（时间加权平均值）（美国政府工业卫生学家会议，2017 年）。 时间加权平均容许浓度：0.1 mg/m³（中国，2019 年）
防 护 与 急 救	
接触控制/个体防护	工程控制：禁止明火，禁止火花和禁止吸烟。不要受摩擦或撞击。使用无火花手工工具。防止粉尘沉积、密闭系统、防止粉尘爆炸型电气设备和照明。局部排气通风。 接触控制：防止粉尘扩散。 呼吸系统防护：适当的呼吸防护。 手部防护：防护手套。 眼睛防护：安全护目镜。 其他防护：工作时不得进食、饮水或吸烟
急救措施	火灾应急：大量水。 爆炸应急：着火时，喷雾状水保持料桶等冷却。 吸入应急：新鲜空气，休息。给予医疗护理。 皮肤应急：冲洗，然后用水和肥皂清洗皮肤。如果感觉不舒服，需就医。 眼睛应急：用大量水冲洗（如可能易行，摘除隐形眼镜）。 食入应急：漱口，饮用1杯或2杯水。给予医疗护理

355. 三硝基甲苯（Trinitrotoluene）

基 本 信 息	
原化学品目录	三硝基甲苯
化学物质	三硝基甲苯
别名	2-甲基-1，3，5-三硝基苯；1-甲基-2，4，6-三硝基苯；TNT
英文名	2，4，6-TRINITROTOLUENE；2-METHYL-1，3，5-TRINITROBENZENE；1-METHYL-2，4，6-TRINITROBENZENE；TNT
CAS 号	118-96-7
化学式	$C_7H_5N_3O_6/C_6H_2(CH_3)(NO_2)_3$
分子量	227.1
成分/组成信息	三硝基甲苯
物 化 性 质	
理化特性	外观与性状：无色至黄色晶体 沸点：240 ℃（分解） 熔点：80.1 ℃ 密度：1.65 g/cm³ 水中溶解度：20 ℃时 0.013 g/100 mL 蒸汽压：20 ℃时可忽略不计；100 ℃时 14 Pa 蒸汽相对密度（空气=1）：7.85 辛醇、水分配系数的对数值：1.60
禁配物	强氧化剂、强还原剂、酸类、碱类

（续）

健康危害与毒理信息	
危险有害概述	化学危险性：受撞击、摩擦或震动时，可能爆炸性分解。加热到 240 ℃时发生爆炸。加热时，生成有毒烟雾。与许多化学品（寻求专家帮助）激烈反应，有着火和爆炸危险。 健康危险性：①吸入危险性：20 ℃时蒸发可忽略不计，但可较快地达到空气中颗粒物有害浓度。②短期接触的影响：刺激眼睛、皮肤和呼吸道。可能对血液有影响，导致溶血、形成正铁血红蛋白。接触可能导致死亡。影响可能推迟显现。需进行医学观察。③长期或反复接触的影响：反复或长期与皮肤接触可能引起皮炎。可能对肝、血液和眼睛有影响，导致黄疸、贫血和白内障。 环境危险性：对水生生物是有毒的。可能在水生环境中造成长期影响。由于在环境中的持久性，强烈建议不要让其进入环境
GHS 危害分类	爆炸物：1.1 项； 急性毒性 - 经口：类别 3； 急性毒性 - 经皮：类别 3； 急性毒性 - 吸入：类别 3； 皮肤腐蚀/刺激：类别 2； 严重眼损伤/眼刺激：类别 2A； 皮肤致敏性：类别 1； 生殖毒性：类别 2； 特异性靶器官毒性 - 单次接触：类别 3（呼吸道过敏），类别 1（血液、肝脏）； 特异性靶器官毒性 - 反复接触：类别 1（肝脏、血液、眼睛、心脏、周围神经系统）； 危害水生环境 - 急性危害：类别 1； 危害水生环境 - 长期危害：类别 1
急性毒性数据（HSDB）	LD_{50}：795 mg/kg（大鼠经口）； LD_{50}：660 mg/kg（小鼠经口）
致癌分类	类别 3（国际癌症研究机构，2019 年）。 类别 2（德国，2016 年）
ToxCast 毒性数据	AC_{50}（AR）= Inactive；AC_{50}（AhR）= Inactive；AC_{50}（ESR）= Inactive；AC_{50}（p53）= Inactive
急性暴露水平（AEGL）	AEGL1 - 10 min = 19 ppm；AEGL1 - 8 h = 6.3 ppm；AEGL2 - 10 min = 29 ppm；AEGL2 - 8 h = 12 ppm；AEGL3 - 10 min = NR；AEGL3 - 8 h = NR
暴露途径	可通过吸入其气溶胶、经皮肤和食入吸收到体内
靶器官	肝脏、血液、眼睛、心脏、周围神经系统、呼吸系统、皮肤
中毒症状	吸入：头痛，嘴唇或手指发青，皮肤发青，咳嗽，咽喉痛，呼吸困难，呕吐，胃痉挛，神志不清。症状可能推迟显现。 皮肤：可能被吸收。发红，疼痛，浅黄色斑。 眼睛：发红，疼痛。 食入：症状同吸入
职业接触限值	阈限值：0.1 mg/m³（时间加权平均值）（经皮）（美国政府工业卫生学家会议，2017 年）。 时间加权平均容许浓度：0.2 mg/m³，短时间接触容许浓度：0.5 mg/m³（中国，2019 年）

防 护 与 急 救	
接触控制/个体防护	工程控制：禁止明火、禁止火花和禁止吸烟。不要受摩擦或撞击，不要受热和保持潮湿，至少带有30%的水分。局部排气通风。 接触控制：防止粉尘扩散。严格卫生条件。 呼吸系统防护：适当的呼吸防护。 身体防护：防护服。 手部防护：防护手套。 眼睛防护：面罩，或眼睛防护结合呼吸防护。 其他防护：工作时不得进食、饮水或吸烟，进食前洗手
急救措施	火灾应急：大量水，不要尝试扑灭大火。撤离火灾区域。 爆炸应急：着火时，喷雾状水保持料桶等冷却。从掩蔽位置灭火。 接触应急：一切情况均向医生咨询。 吸入应急：新鲜空气，休息，必要时进行人工呼吸，给予医疗护理。 皮肤应急：脱去污染衣服，冲洗，用水和肥皂洗皮肤，给予医疗护理。急救戴防护手套。 眼睛应急：先用大量水冲洗几分钟（如可能易行，摘除隐形眼镜），然后就医。 食入应急：漱口，催吐（仅对清醒病人），催吐时戴防护手套

356. 三氧化铬（Chrominm trioxide chromic anhydride）

基 本 信 息	
原化学品目录	三氧化铬
化学物质	三氧化铬
别名	铬酸酐、铬酐
英文名	Chrominm trioxide chromic anhydride
CAS 号	1333 – 82 – 0
化学式	CrO_3
分子量	99.99
成分/组成信息	三氧化铬

物 化 性 质	
理化特性	外观与形状：暗红色或暗紫色斜方结晶 熔点：196 ℃ 沸点：250 ℃（分解） 相对密度（水＝1）：2.7 水中溶解度：1660 g/L（20 ℃） 分子量：99.99 相对密度（水＝1）：2.89
禁配物	易（可）燃物、还原剂、活性金属粉末、食用化学品

健康危害与毒理信息	
危险有害概述	健康危险性：①短期接触的影响：吸入后可引起急性呼吸道刺激症状、鼻出血、声音嘶哑、鼻黏膜萎缩，有时出现哮喘和发绀。重者可发生化学性肺炎。口服可刺激和腐蚀消化道，引起恶心、呕吐、腹痛、血便等；重者出现呼吸困难、发绀、休克、肝损害及急性肾功能衰竭等。②长期或反复接触的影响：有接触性皮炎、铬溃疡、鼻炎、鼻中隔穿孔及呼吸道炎症等。 环境危害性：对环境有危害，对水体可造成污染

健康危害与毒理信息	
GHS 危害分类	急性毒性 - 经口：类别 3； 急性毒性 - 经皮：类别 3； 急性毒性 - 吸入：类别 2； 皮肤腐蚀/刺激性：类别 1A； 严重眼损伤/眼刺激：类别 1； 呼吸致敏性：类别 1； 皮肤致敏性：类别 1； 生殖细胞致突变性：类别 1B； 致癌性：类别 1A； 生殖毒性：类别 2； 特定靶器官毒性（重复接触）：类别 1（呼吸系统）； 特定靶器官毒性（单次接触）：类别 1（中枢神经系统，呼吸系统，心血管系统，血液系统，肝肾）
急性毒性数（HSDB）	LD_{50}：大鼠经口 80 mg/kg
致癌分类	类别 1（国际癌症研究机构，2019 年）。 类别 A1（美国政府工业卫生学家会议，2017 年）
ToxCast 毒性数据	/
急性暴露水平（AEGL）	/
暴露途径	/
靶器官	眼睛、皮肤、中枢神经系统、呼吸系统、心血管系统、血液系统、肝脏、肾脏
中毒症状	吸入：引起急性呼吸道刺激症状、鼻出血、声音嘶哑、鼻黏膜萎缩，有时出现哮喘和发绀。 食入：引起恶心、呕吐、腹痛、血便等
职业接触限值	阈限值：0.003 mg/m³（以 Cr 计）（时间加权平均值）（美国政府工业卫生学家会议，2017 年）。 时间加权平均容许浓度：0.05 mg/m³（按 Cr 计）（中国，2019 年）
防 护 与 急 救	
接触控制/个体防护	工程控制：密闭操作，加强通风。 呼吸系统防护：可能接触其粉尘时，应该佩戴自吸过滤式防尘口罩。必要时，佩戴自给式呼吸器。 眼睛防护：戴化学安全防护眼镜。 身体防护：穿聚乙烯防毒服。 手部防护：戴橡胶手套。 其他防护：工作完毕，淋浴更衣。保持良好的卫生习惯
急救措施	皮肤接触应急：脱去污染的衣着，用肥皂水和清水彻底冲洗皮肤。 眼睛接触应急：提起眼睑，用流动清水或生理盐水冲洗。就医。 吸入应急：迅速脱离现场至空气新鲜处，保持呼吸道通畅。如呼吸困难，给输氧。如呼吸停止，立即进行人工呼吸。就医。 食入应急：饮足量温水，喝肥皂水催吐。用清水或1% 硫代硫酸钠溶液洗胃。饮牛奶或蛋清。就医

357. 三氧化钼 (Molybdenum trioxide)

基 本 信 息	
原化学品目录	三氧化钼
化学物质	三氧化钼
别名	/
英文名	MOLYBDENUM TRIOXIDE
CAS 号	1313 - 27 - 5
化学式	MoO_3
分子量	143.94
成分/组成信息	三氧化钼

物 化 性 质	
理化特性	外观与性状：白色晶状粉末 熔点：795 ℃ 相对密度（水 = 1）：4.69 沸点：1150 ℃（升华） 溶解性：微溶于水，溶于浓硝酸、浓盐酸，易溶于浓碱
禁配物	强酸

健康危害与毒理信息	
危险有害概述	化学危险性：未有特殊的燃烧爆炸特性。 健康危险性：对眼睛、皮肤、黏膜和上呼吸道有刺激作用
GHS 危害分类	急性毒性 - 经口：类别4； 致癌性：类别2； 特异性靶器官毒性 - 单次接触：类别2（心脏、肝脏、肾脏）； 特异性靶器官毒性 - 单次接触：类别1（肺），类别2（肝脏、肾脏）
急性毒性数据（HSDB）	/
致癌分类	/
ToxCast 毒性数据	$AC_{50}(AR)$ = Inactive；$AC_{50}(AhR)$ = Inactive；$AC_{50}(ESR)$ = Inactive；$AC_{50}(p53)$ = Inactive
急性暴露水平（AEGL）	/
暴露途径	可通过吸入和经食入吸收到体内
靶器官	心脏、肝脏、肾脏、肺
中毒症状	吸入：脱离现场至空气新鲜处。如呼吸困难，给输氧。就医。 皮肤：脱去污染的衣着，用大量流动清水冲洗。 眼睛：提起眼睑，用流动清水或生理盐水冲洗。就医。 食入：饮足量温水，催吐。就医
职业接触限值	/

防 护 与 急 救	
接触控制/个体防护	工程控制：密闭操作，局部排风。 呼吸系统防护：空气中粉尘浓度超标时，必须佩戴自吸过滤式防尘口罩。紧急事态抢救或撤离时，应该佩戴空气呼吸器。 身体防护：穿防毒物渗透工作服。 手部防护：戴橡胶手套。 眼睛防护：戴化学安全防护眼镜。 其他防护：注意个人清洁卫生

（续）

防 护 与 急 救	
急救措施	吸入应急：脱离现场至空气新鲜处。如呼吸困难，给输氧。就医。 皮肤应急：脱去污染的衣着，用大量流动清水冲洗。 眼睛应急：提起眼睑，用流动清水或生理盐水冲洗。就医。 食入应急：饮足量温水，催吐。就医

358. 三乙基氯化锡（Triethyltin chloride）

基 本 信 息	
原化学品目录	三乙基氯化锡
化学物质	三乙基氯化锡
别名	氯化三乙基锡
英文名	Triethyltin chloride
CAS 号	994 – 31 – 0
化学式	$C_6H_{15}ClSn$
分子量	242
成分/组成信息	三乙基氯化锡

物 化 性 质	
理化特性	外观与性状：无色液体 沸点：206 ℃ 熔点：146 ~ 147 ℃ 密度：1.44 g/cm³（25 ℃） 相对密度（水 = 1）：1.43（8 ℃） 闪点：97 ℃ 溶解性：不溶于水，溶于有机溶剂
禁配物	强氧化剂

健康危害与毒理信息	
危险有害概述	健康危险性：进入体内后，其临床表现主要为中枢神经系统症状，有头痛，初为阵发性，后为持续且剧烈，常有头晕、精神萎靡、乏力、多汗、食欲减退，可伴有恶心，常出现窦性心动过缓。重者可出现昏迷，抽搐等。对皮肤、黏膜有刺激作用。慢性影响可有神经衰弱综合征
GHS 危害分类	急性毒性 – 经口：类别 2； 急性毒性 – 经皮：类别 1； 急性毒性 – 吸入：类别 2； 危害水生环境 – 急性危害：类别 1； 危害水生环境 – 长期危害：类别 1
急性毒性数据（HSDB）	/
致癌分类	/
ToxCast 毒性数据	/
急性暴露水平（AEGL）	/
暴露途径	可通过吸入、食入、经皮吸收到体内

健康危害与毒理信息	
靶器官	眼、皮肤、神经系统
中毒症状	参见危害有害概述
职业接触限值	阈限值：0.1 mg/m³（时间加权平均值）（美国政府工业卫生学家会议，2017 年）。 时间加权平均容许浓度：0.05 mg/m³，短时间接触容许浓度：0.1 mg/m³（中国，2019 年）
防 护 与 急 救	
接触控制/个体防护	工程控制：严加密闭，提供充分的局部排风和全面排风。 呼吸系统防护：空气中浓度超标时，必须佩戴自吸过滤式防毒面具（全面罩）。紧急事态抢救或撤离时，应该佩戴空气呼吸器。 眼睛防护：呼吸系统防护中已作防护。 身体防护：穿连衣式胶布防毒衣。 手部防护：戴橡胶耐油手套。 其他防护：工作现场禁止吸烟、进食和饮水。实行就业前和定期的体检
急救措施	皮肤应急：脱去污染的衣着，用流动清水冲洗。 眼睛应急：提起眼睑，用流动清水或生理盐水冲洗。就医。 吸入应急：迅速脱离现场至空气新鲜处。保持呼吸道通畅。如呼吸困难，给输氧。如呼吸停止，立即进行人工呼吸。就医。 食入应急：饮足量温水，催吐。就医

359. 三乙四胺（Triethylenetetramine）

基 本 信 息	
原化学品目录	三乙烯四胺
化学物质	三乙四胺
别名	三亚乙基四胺；N，N′-双（2-氨基乙基）-1，2-乙烷二胺；3，6-二氮杂辛烷-1，8-二胺
英文名	TRIETHYLENETETRAMINE；N，N′-BIS（2-AMINOETHYL）-1，2-ETHANEDIA-MINE；3，6-DIAZAOCTANE-1，8-DIAMINE；TRIENTINE；TETA
CAS 号	112-24-3
化学式	$C_6H_{18}N_4/(NH_2CH_2CH_2NHCH_2)_2$
分子量	146.3
成分/组成信息	三乙四胺
物 化 性 质	
理化特性	沸点：277 ℃ 熔点：-35 ℃ 密度：0.98 g/cm³ 水中溶解度：混溶，微溶于乙醚，溶于乙醇、酸 蒸汽压：20 ℃时 1.3 Pa 蒸汽相对密度（空气 =1）：5.04 蒸汽、空气混合物的相对密度（20 ℃，空气 =1）：1 黏度：在 20 ℃时 27.24 mm²/s 闪点：135 ℃（闭杯） 自燃温度：335 ℃ 爆炸极限：空气中 1.1% ~6.5%（体积） 辛醇、水分配系数的对数值：-1.4 ~ -1.66

（续）

物 化 性 质	
禁配物	酸类、酰基氯、酸酐、强氧化剂、氯仿

健 康 危 害 与 毒 理 信 息	
危险有害概述	化学危险性：加热时分解，生成含有氮氧化物的有毒烟雾。是一种强碱，与酸激烈反应并有腐蚀性。与多数有机和无机化合物，尤其强氧化剂，激烈反应，有着火和爆炸的危险，生成有毒烟雾。侵蚀某些涂层和某些形式的塑料和橡胶。 健康危险性：吸入蒸气或雾对鼻、喉和呼吸道有刺激作用。高浓度吸入可引起头痛、恶心、呕吐和昏迷。极高浓度或长时间吸入可引起意识丧失，甚至死亡。蒸气、液体或雾对眼有强烈腐蚀作用，重者可致失明。皮肤接触可发生灼伤；对皮肤有强致敏作用；可经皮肤吸收引起中毒。口服液体灼伤消化道。慢性影响：有显著的致敏作用。①吸入危险性：未指明达到空气中有害浓度的速率。②短期接触的影响：腐蚀眼睛、皮肤和呼吸道。食入有腐蚀性。吸入可能引起肺水肿，但只在对眼睛和/或呼吸道的最初腐蚀性影响已经变得明显后。③长期或反复接触的影响：反复或长期接触可能引起皮肤过敏。反复或长期吸入接触可能引起哮喘。 环境危险性：对水生生物有毒。可能在水生环境中造成长期影响。强烈建议不要让其进入环境
GHS 危害分类	急性毒性 – 经皮：类别 3； 皮肤腐蚀/刺激：类别 1； 严重眼损伤/眼刺激：类别 1； 皮肤致敏性：类别 1； 特异性靶器官毒性 – 单次接触：类别 3（呼吸道过敏）； 急性水生毒性：类别 3； 慢性水生毒性：类别 3
急性毒性数（HSDB）	LD_{50}：805 mg/kg（兔子经皮）
致癌分类	/
ToxCast 毒性数据	$AC_{50}(AR)$ = Inactive；$AC_{50}(AhR)$ = Inactive；$AC_{50}(ESR)$ = Inactive；$AC_{50}(p53)$ = Inactive
急性暴露水平（AEGL）	/
暴露途径	可通过吸入其蒸气、经皮肤和食入吸收到体内
靶器官	呼吸道、皮肤、眼睛
中毒症状	吸入：咽喉痛，咳嗽，灼烧感，呼吸困难，呼吸短促。 皮肤：发红，疼痛，皮肤烧伤，水疱。 眼睛：发红，疼痛，视力丧失，严重深度烧伤。 食入：口腔和咽喉烧伤，咽喉和胸腔有灼烧感，腹部疼痛，休克或虚脱
职业接触限值	/

防 护 与 急 救	
接触控制/个体防护	工程控制：密闭操作，注意通风。提供安全淋浴和洗眼设备。 呼吸系统防护：空气中浓度超标时，佩戴直接式防毒面具（半面罩）。紧急事态抢救或撤离时，建议佩戴空气呼吸器。 眼睛防护：戴化学安全防护眼镜。 身体防护：穿防腐工作服。 手部防护：戴橡胶耐油手套。 其他防护：工作现场禁止吸烟、进食和饮水。工作完毕，淋浴更衣。实行就业前和定期的体检

防 护 与 急 救	
急救措施	火灾应急：用水喷射逸出液体，使其稀释成不燃性混合物，并用雾状水保护消防人员。 灭火剂：水、抗溶性泡沫、干粉、二氧化碳、砂土。 吸入应急：迅速脱离现场至空气新鲜处。呼吸困难时给输氧。呼吸停止时，立即进行人工呼吸。就医。 皮肤应急：脱去污染的衣着，立即用水冲洗至少 15 min。就医治疗。 眼睛应急：立即提起眼睑，用流动清水或生理盐水冲洗至少 15 min。就医。 食入应急：误服者立即漱口，给饮牛奶或蛋清。就医

360. 杀虫脒（Chlordimeform hydrochloride）

基 本 信 息	
原化学品目录	杀虫脒
化学物质	杀虫脒
别名	杀虫脒盐酸盐；N′-（4-氯邻甲苯基）-N，N-二甲基甲脒盐酸盐；N′-（4-氯-2-甲基苯基）-N，N-二甲基甲亚胺盐酸盐
英文名	CHLORDIMEFORM HYDROCHLORIDE；N′-（4-CHLORO-O-TOLYL）-N，N-DIMETHYLFORMAMIDINE HYDROCHLORIDE；N′-（4-CHLORO-2-METHYLPHE-NYL）-N，N-DIMETHYLMETHANIMIDAMIDE HYDROCHLORIDE
CAS 号	19750-95-9
化学式	$C_{10}H_{13}ClN_2$：HCl
分子量	233.2
成分/组成信息	杀虫脒

物 化 性 质	
理化特性	外观与性状：无色晶体 熔点：225~227 ℃（分解） 水中溶解度：20 ℃时溶解 蒸汽压：20 ℃时 0.00003 Pa 可忽略不计 蒸汽相对密度（空气=1）：8.03 蒸汽、空气混合物的相对密度（20 ℃，空气=1）：1
禁配物	/

健康危害与毒理信息	
危险有害概述	化学危险性：加热时分解，生成含有氯化氢和氮氧化物的有毒和腐蚀性烟雾。有水存在时，侵蚀许多金属。 健康危险性：①吸入危险性：扩散时，可较快地达到空气中颗粒物有害浓度。②短期接触的影响：可能对神经系统造成影响，导致功能损伤。③长期或反复接触的影响：反复或长期与皮肤接触可能引起皮炎。可能对膀胱和肾脏有影响，导致尿道炎。 环境危险性：对水生生物是有毒的
GHS 危害分类	急性毒性-经口：类别3； 急性毒性-经皮：类别5； 眼睛敏感性：类别2B； 致癌性：类别2； 特异性靶器官毒性-单次接触：类别2（神经系统，血液、膀胱、肾）； 特异性靶器官毒性-反复接触：类别2（皮肤）

健康危害与毒理信息	
急性毒性数据（HSDB）	/
致癌分类	/
ToxCast 毒性数据	$AC_{50}(AR)=$ Inactive；$AC_{50}(AhR)=$ Inactive；$AC_{50}(ESR)=12.06$；$AC_{50}(p53)=$ Inactive
急性暴露水平（AEGL）	/
暴露途径	可通过吸入和经食入吸收到体内
靶器官	皮肤、眼睛、神经系统，血液、膀胱、肾
中毒症状	吸入：口中有甜味，头晕，嗜睡，头痛。 皮肤：发红。 食入：恶心，呕吐
职业接触限值	/
防 护 与 急 救	
接触控制/个体防护	接触控制：防止粉尘扩散。严格作业环境管理。避免青少年和儿童接触。 呼吸系统防护：避免吸入微细粉尘和烟云。 手部防护：防护手套。 眼睛防护：安全眼镜。 其他防护：工作时不得进食、饮水或吸烟。进食前洗手
急救措施	火灾应急：干粉，雾状水，泡沫，二氧化碳。 吸入应急：新鲜空气，休息。给予医疗护理。 皮肤应急：脱去污染的衣服。用大量水冲洗皮肤或淋浴。如果感觉不舒服，需就医。 眼睛应急：用大量水冲洗（如可能易行，摘除隐形眼镜）。 食入应急：漱口。如果感觉不舒服，需就医

361. 杀灭菊酯（Fenvalerate）

基 本 信 息	
原化学品目录	拟除虫菊酯
化学物质	杀灭菊酯
别名	（RS）-α-氰基-3-苯氧基苄基（RS）-2-（4-氯苯基）-3-甲基丁酸酯;氰基（3-苯氧苄基）甲基-4-氯-α-（1-甲基乙基）苯乙酸酯
英文名	FENVALERATE（TECHNICAL PRODUCT）；（RS）-alpha-CYANO-3-PHENOXY-BENZYL（RS）-2-（4-CHLOROPHENYL）-3-METHYLBUTYRATE；CYANO（3-PHENOXYPHENYL）METHYL 4-CHLORO-alpha-（1-METHYLETHYL）BENZENEAC-ETATE
CAS 号	51630-58-1
化学式	$C_{25}H_{22}ClNO_3$
分子量	419.9
成分/组成信息	杀灭菊酯

物 化 性 质	
理化特性	外观与性状：黄色或棕色黏稠液体 沸点：在沸点以下分解 相对密度（水＝1）：1.2 水中溶解度：不溶 蒸汽压：20 ℃时可忽略不计 辛醇、水分配系数的对数值：4.4～6.2
禁配物	强氧化剂、强碱
健康危害与毒理信息	
危险有害概述	化学危险性：加热至150～300 ℃之间，分解生成含氰化氢、氯化氢有毒烟雾。与强碱和强氧化剂发生反应。 健康危险性：①吸入危险性：未指明20 ℃时蒸发达到空气中有害浓度的速率。②短期接触的影响：刺激眼睛、皮肤和呼吸道。可能对神经系统有影响。③长期或反复接触的影响：反复或长期接触可能引起皮肤过敏。 环境危险性：对水生生物有极高毒性。可能对环境有危害，对蜜蜂应给予特别注意。在正常使用过程中进入环境，但是要特别注意避免任何额外的释放，例如通过不适当处置活动
GHS危害分类	急性毒性－经口：类别4； 急性毒性－吸入：类别4（粉尘和烟雾）； 皮肤致敏性：类别1； 特定靶器官毒性－单次接触：类别2（神经系统）； 特定靶器官毒性（重复接触）：类别2（神经系统、肝脏）； 危害水生环境－急性危害：类别1； 危害水生环境－长期危害：类别1
急性毒性数据（HSDB）	LC_{50}：＞101 mg/m³，3 h（大鼠吸入）； LD_{50}：＞5000 mg/kg（小鼠经皮）； LD_{50}：70.2～451 mg/kg（大鼠经口）
致癌分类	类别3（国际癌症研究机构，2019年）
ToxCast毒性数据	AC_{50}（AR）＝Inactive；AC_{50}（AhR）＝Inactive；AC_{50}（ESR）＝18.27；AC_{50}（p53）＝Inactive
急性暴露水平（AEGL）	/
暴露途径	可通过吸入其气溶胶、经皮肤和食入吸收到体内
靶器官	神经系统、肝脏、皮肤
中毒症状	吸入：灼烧感，咳嗽，头晕，头痛，恶心。 皮肤：发红，灼烧感，麻木，刺痛，发痒。 眼睛：发红，疼痛。 食入：腹部疼痛，恶心，呕吐，头晕，头痛，惊厥
职业接触限值	/
防 护 与 急 救	
接触控制/个体防护	工程控制：禁止明火。通风，局部排气通风。 接触控制：防止产生烟云，避免青少年和儿童接触。 呼吸系统防护：适当的呼吸防护。 身体防护：防护服。 手部防护：防护手套。 眼睛防护：安全护目镜，或眼睛防护结合呼吸防护。 其他防护：工作时不得进食、饮水或吸烟。进食前洗手

（续）

防护与急救	
急救措施	火灾应急：水、泡沫、二氧化碳、干粉。 吸入应急：新鲜空气，休息，给予医疗护理。 皮肤应急：脱去污染的衣服。冲洗，然后用水和肥皂清洗皮肤。 眼睛应急：先用大量水冲洗几分钟（如可能易行，摘除隐形眼镜），然后就医。 食入应急：漱口，给予医疗护理

362. 杀螟松（Fenitrothion）

基 本 信 息	
原化学品目录	杀螟松
化学物质	杀螟松
别名	O，O-二甲基-O-4-硝基-间-甲苯基硫代磷酸酯；O，O-二甲基-O-（3-甲基-4-硝基苯基）硫代磷酸酯；O，O-二甲基-O-4-硝基间甲苯基硫代磷酸酯
英文名	Fenitrothion；O，O-Dimethyl-O-4-nitro-m-tolyl phosphorothioate；O，O-Dimethyl-O-（3-methyl-4-nitrophenyl）Phosphorothioate；O，O-Dimethyl-O-4-nitro-m-tolyl thiophosphate
CAS号	122-14-5
化学式	$C_9H_{12}NO_5PS$
分子量	277.25
成分/组成信息	杀螟松
物 化 性 质	
理化特性	外观与形状：棕色至黄色液体，有特殊气味 沸点：低于沸点在140~145℃分解 密度：（1.4±0.1）g/cm³ 熔点：0.3℃ 闪点：157℃ 相对密度（水=1）：1.3 蒸汽压：20℃时0.018 Pa 饱和蒸气压：0.01 kPa（140℃） 辛醇、水分配系数的对数值：3.27 溶解性：不溶于水，溶于乙醇、乙醚、苯、甲苯等多数有机溶剂
禁配物	强氧化剂、强碱
健康危害与毒理信息	
危险有害概述	化学危险性：加热或燃烧时，分解生成氮氧化物、磷氧化物和硫氧化物有毒烟雾。 健康危险性：刺激眼睛和皮肤。可能对神经系统有影响，导致惊厥、呼吸衰竭和死亡。胆碱酯酶抑制剂。影响可能推迟显现。需进行医学观察。胆碱酯酶抑制剂。可能发生累积影响
GHS危害分类	急性毒性-经口：类别4； 急性毒性-经皮：类别4； 特异性靶器官毒性-单次接触：类别1（神经系统）； 特异性靶器官毒性-反复接触：类别1（神经系统）； 急性水生毒性：类别1

健康危害与毒理信息	
急性毒性数据（HSDB）	LD_{50}：500 mg/kg（大鼠经口）； LD_{50}：3000 mg/kg（大鼠经皮）
致癌分类	/
ToxCast 毒性数据	$AC_{50}(AR)$ = Inactive；$AC_{50}(AhR)$ = Inactive；$AC_{50}(ESR)$ = 9.23 μmol/L；$AC_{50}(p53)$ = Inactive
急性暴露水平（AEGL）	/
暴露途径	可通过吸入其气溶胶、经皮肤和食入吸收到体内
靶器官	眼、皮肤、神经系统
中毒症状	咳嗽，肌肉痉挛，瞳孔缩窄，头晕，头痛，恶心，多涎，呼吸困难，惊厥，出汗，神志不清。皮肤发红，疼痛。眼睛发红，疼痛。胃痉挛，意识模糊，腹泻，气促，呕吐
职业接触限值	时间加权平均容许浓度：1 mg/m³，短时间接触容许浓度：2 mg/m³（中国，2019 年）
防 护 与 急 救	
接触控制/个体防护	工程控制：生产过程密闭，加强通风。提供安全淋浴和洗眼设备。 呼吸系统防护：生产操作或农业使用时，佩戴防毒口罩。紧急事态抢救或逃生时，应该佩戴自给式呼吸器。 眼睛防护：戴化学安全防护目镜。 身体防护：穿连体式胶布防毒衣。 手部防护：戴氯丁橡胶手套。 其他防护：工作现场禁止吸烟、进食和饮水。工作后，淋浴更衣。单独存放被毒物污染的衣服，洗后备用
急救措施	吸入应急：迅速脱离现场至空气新鲜处。保持呼吸道通畅。呼吸困难时给输氧。呼吸停止时，立即进行人工呼吸。就医。 皮肤应急：立即脱去污染的衣着，用肥皂水及流动清水彻底冲洗污染的皮肤、头发、指甲等。就医。 眼睛应急：立即提起眼睑，用流动清水或生理盐水冲洗。就医。 食入应急：饮足量温水，催吐。用2%~5%碳酸氢钠溶液洗胃。就医

363. 杀鼠灵［3 -（1 - 丙酮基苄基）- 4 - 羟基香豆素；（3 -（1 - acetone）- 4 - hydroxycoumarin）］

基 本 信 息	
原化学品目录	3 -（1 - 丙酮基苄基）- 4 - 羟基香豆素（杀鼠灵）
化学物质	3 -（1 - 丙酮基苄基）- 4 - 羟基香豆素
别名	杀鼠灵；3 -（α - 乙酰甲基苄基）- 4 - 羟基香豆素；4 - 羟基 - 3 -（3 - 氧代 - 1 - 苯基丁基）- 2H - 1 - 苯并吡喃 - 2 - 酮；（消旋）- 4 - 羟基 - 3 -（3 - 氧代 - 1 - 苯基丁基）香兰素
英文名	WARFARIN；3 -（alpha - ACETONYLBENZYL）- 4 - HYDROXYCOUMARIN；4 - HYDROXY - 3 -（3 - oxo - 1 - PHENYLBUTYL）- 2H - 1 - BENZOPYRAN - 2 - ONE；（RS）- 4 - HYDROXY - 3 -（3 - oxo - 1 - PHENYLBUTYL）COUMARIN
CAS 号	81 - 81 - 2
化学式	$C_{19}H_{16}O_4$
分子量	308.3
成分/组成信息	3 -（1 - 丙酮基苄基）- 4 - 羟基香豆素

（续）

物 化 性 质	
理化特性	外观与性状：无色至白色晶体粉末 沸点：分解 熔点：161 ℃ 相对密度（水 = 1）：1.4 水中溶解度：20 ℃时 0.0017 g/100 mL（难溶） 蒸汽相对密度（空气 = 1）：10.6 蒸汽、空气混合物的相对密度（20 ℃，空气 = 1）：1 辛醇、水分配系数的对数值：2.6
禁配物	/

健康危害与毒理信息	
危险有害概述	化学危险性：与强氧化剂发生剧烈反应，有着火和爆炸的危险。加热时，分解生成刺激性烟雾。 健康危险性：①吸入危险性：喷洒或扩散时，尤其是粉末可较快地达到空气中颗粒物有害浓度。②短期接触的影响：可能对血液有影响，导致出血。影响可能推迟显现。需进行医学观察。接触可能导到死亡。③长期或反复接触的影响：可能对血液有影响，导致出血。造成人类生殖或发育毒性。 环境危险性：对水生生物有害。可能对环境有危害，对哺乳动物应给予特别注意。在正常使用过程中进入环境。但是要特别注意避免任何额外的释放，例如通过不适当处置活动
GHS 危害分类	急性毒性 – 经口：类别 2； 急性毒性 – 经皮：类别 4； 急性毒性 – 吸入：类别 1（蒸气）； 生殖毒性：类别 1A； 特异性靶器官毒性 – 单次接触：类别 1（血液系统）； 特异性靶器官毒性 – 反复接触：类别 1（血液系统、骨头、皮肤），类别 2（肝、肾）
急性毒性数（HSDB）	LD_{50}：1600 μg/kg（大鼠经口）
致癌分类	/
ToxCast 毒性数据	AC_{50}（AR）= Inactive；AC_{50}（AhR）= Inactive；AC_{50}（ESR）= Inactive；AC_{50}（p53）= Inactive
急性暴露水平（AEGL）	/
暴露途径	可通过吸入其气溶胶、经皮肤和经食入吸收到体内
靶器官	血液系统、骨头、皮肤、肝、肾
中毒症状	吸入：咯血，尿中带血，皮下出血，意识模糊。症状可能推迟显现。 食入：腹泻、恶心、呕吐、腹部疼痛
职业接触限值	阈限值：0.01 mg/m³，以气溶胶和蒸气计（时间加权平均值）（美国政府工业卫生学家会议，2017 年）； 时间加权平均容许浓度：0.1 mg/m³（中国，2019 年）。 最高容许浓度：0.02 mg/m³（德国，2016 年）

防 护 与 急 救	
接触控制/个体防护	工程控制：禁止明火，禁止与强氧化剂接触。密闭系统。 接触控制：避免一切接触，防止粉尘扩散。 呼吸系统防护：防毒口罩或面罩。 身体防护：防护服。 手部防护：防护手套。 眼睛防护：面罩，或如为粉末，眼睛防护结合呼吸防护。 其他防护：工作时不得进食、饮水或吸烟。进食前洗手

防护与急救	
急救措施	火灾应急：雾状水，泡沫，干粉，二氧化碳。 接触应急：一切情况均向医生咨询。 吸入应急：立即给予医疗护理。 皮肤应急：脱去污染的衣服。冲洗，然后用水和肥皂清洗皮肤。立即给予医疗护理。 眼睛应急：用大量水冲洗（如可能易行，摘除隐形眼镜）。 食入应急：漱口，用水冲服活性炭浆，立即给予医疗护理

364. 砷 （Arsenic）

基 本 信 息	
原化学品目录	砷及其化合物（砷化氢单列）
化学物质	砷
别名	灰砷
英文名	ARSENIC；GREY ARSENIC
CAS 号	7440 - 38 - 2
化学式	As
分子量	74.9
成分/组成信息	砷

物 化 性 质	
理化特性	外观与性状：易碎、灰色、似金属晶体 沸点：613 ℃ 密度：5.7 g/cm³ 水中溶解度：不溶 自燃温度：180 ℃
禁配物	酸类、强氧化剂、卤素

健康危害与毒理信息	
危险有害概述	化学危险性：加热时，生成有毒烟雾。激烈地与强氧化剂和卤素发生反应，有着火和爆炸危险。与还原剂发生反应，生成有毒和易燃胂气体。 健康危险性：①吸入危险性：扩散时，尤其是粉末，可较快地达到空气中颗粒物有害浓度。②短期接触的影响：可能对胃肠道有影响，导致严重肠胃炎、液体和电解液流失、心脏病、休克和惊厥。远高于职业接触限值接触时，可能导致死亡。影响可能推迟显现。需进行医学观察。③长期或反复接触的影响：可能对皮肤、黏膜、末梢神经系统、肝脏和骨髓有影响，导致色素沉着病、角化过度症、鼻中隔穿孔、神经病、贫血，肝损伤。是人类致癌物。动物实验表明，可能造成人类生殖或发育毒性。 环境危险性：对水生生物是有毒的，强烈建议不要让其进入环境
GHS 危害分类	急性毒性 – 吸入：类别 3； 急性毒性 – 经口：类别 4； 皮肤腐蚀/刺激：类别 2； 眼睛敏感性：类别 2； 致癌性：类别 1A； 生殖毒性：类别 2； 特异性靶器官毒性 – 单次接触：类别 1（消化系统、循环系统、神经系统、血液系统、呼吸系统、皮肤、肾、肝）；

（续）

健康危害与毒理信息	
GHS 危害分类	特异性靶器官毒性－反复接触：类别 1（消化系统、循环系统、神经系统、肾脏、肝脏、血液系统、呼吸系统、皮肤）； 危害水生环境－急性危害：类别 1； 危害水生环境－长期危害：类别 1
急性毒性数据（HSDB）	/
致癌分类	类别 1（国际癌症研究机构，2019 年）。 类别 1（德国，2016 年）。 类别 A1（美国政府工业卫生学家会议，2017 年）
ToxCast 毒性数据	/
急性暴露水平（AEGL）	/
暴露途径	可通过吸入其气溶胶和经食入吸收到体内
靶器官	消化系统、循环系统、神经系统、血液系统、呼吸系统、皮肤、眼、肾、肝
中毒症状	吸入：腹部疼痛，腹泻，恶心，呕吐，虚弱，休克或虚脱，神志不清。 食入：症状同吸入
职业接触限值	阈限值：0.01 mg/m³（时间加权平均值）（美国政府工业卫生学家会议，2017 年）。 时间加权平均容许浓度：0.01 mg/m³，短时间接触容许浓度：0.02 mg/m³（中国，2019 年）
防 护 与 急 救	
接触控制/个体防护	工程控制：禁止明火，禁止与强氧化剂接触，禁止与高温表面接触。禁止与不相容物质接触：见化学危险性。密闭系统和通风。 接触控制：防止粉尘扩散，避免一切接触。 呼吸系统防护：适当的呼吸器。 身体防护：防护服。 手部防护：防护手套。 眼睛防护：面罩，如为粉末，眼睛防护结合呼吸防护。 其他防护：工作时不得进食、饮水或吸烟。进食前洗手。不要将工作服带回家中
急救措施	火灾应急：干粉，雾状水，泡沫，二氧化碳。 吸入应急：新鲜空气，休息。如果感觉不舒服，需就医。 皮肤应急：脱去污染的衣服。冲洗，然后用水和肥皂清洗皮肤。 眼睛应急：用大量水冲洗（如可能易行，摘除隐形眼镜）。 食入应急：漱口。立即给予医疗护理

365. 砷化氢（Arsine）

基 本 信 息	
原化学品目录	砷化氢
化学物质	砷化氢
别名	胂；砷化三氢；
英文名	ARSINE；ARSENIC TRIHYDRIDE；HYDROGEN ARSENIDE；ARSENIC HYDRID
CAS 号	7784－42－1
化学式	AsH₃

基　本　信　息	
分子量	77.9
成分/组成信息	砷化氢

物　化　性　质	
理化特性	外观与性状：无色压缩液化气体，有特殊气味 沸点：－62 ℃ 熔点：－116 ℃ 饱和蒸汽压：1043 kPa（20 ℃） 水中溶解度：20 ℃时 20 mL/100 mL 蒸汽相对密度（空气＝1）：2.7 闪点：易燃气体 爆炸极限：空气中 4.5%～78%（体积）
禁配物	强氧化剂

健康危害与毒理信息	
危险有害概述	物理危险性：气体比空气重，可能沿地面流动，可能造成远处着火。由于流动、搅拌等，可能产生静电。 化学危险性：加热时和在光与湿气的作用下，分解生成砷有毒烟雾。与强氧化剂反应，有爆炸的危险。受撞击、摩擦或震动时，可能发生爆炸性分解。 健康危险性：①吸入危险性：容器漏损时，迅速达到空气中该气体的有害浓度。②短期接触的影响：液体迅速蒸发，可能引起冻伤。可能对血液有影响，导致血细胞破坏和肾衰竭。影响可能推迟显现。接触可能导致死亡。需进行医学观察。③长期或反复接触的影响：是人类致癌物。 环境危险性：强烈建议不要让其进入环境
GHS 危害分类	易燃气体：类别 1； 高压气体：适用； 急性毒性－吸入：类别 1（气体）； 致癌性：类别 1A； 特异性靶器官毒性－单次接触：类别 1（中枢神经系统、血液系统、心血管系统、呼吸系统、肝、肾）； 特异性靶器官毒性－反复接触：类别 1（血液系统）； 危害水生环境－急性危害：类别 1； 危害水生环境－长期危害：类别 1
急性毒性数据（HSDB）	LC_{50}：390 mg/m³（10 min）（大鼠吸入）； LC_{50}：250 mg/m³（10 min）（小鼠吸入）
致癌分类	/
ToxCast 毒性数据	/
急性暴露水平（AEGL）	AEGL1－10 min＝NR；AEGL1－8 h＝NR；AEGL2－10 min＝0.3 ppm；AEGL2－8 h＝0.02 ppm；AEGL3－10 min＝0.91 ppm；AEGL3－8 h＝0.06 ppm
暴露途径	可通过吸入吸收到体内
靶器官	中枢神经系统、血液系统、心血管系统、呼吸系统、肝、肾
中毒症状	吸入：腹部疼痛，意识模糊，头晕，头痛，恶心，气促，呕吐，虚弱。症状可能推迟显现。 皮肤：与液体接触：冻伤。 眼睛：与液体接触：冻伤。

（续）

健康危害与毒理信息	
职业接触限值	阈限值：0.005 ppm（时间加权平均值）（美国政府工业卫生学家会议，2017 年）。 最高容许浓度：0.03 mg/m³（中国，2019 年）

防 护 与 急 救	
接触控制/个体防护	工程控制：禁止明火、禁止火花和禁止吸烟。密闭系统，通风，防爆型电气设备和照明。如果为液体，防止静电荷积聚（例如，通过接地）。不要受摩擦或撞击。 接触控制：避免一切接触。 呼吸系统防护：适当的呼吸防护。 身体防护：防护服。 手部防护：保温手套。 眼睛防护：面罩或眼睛防护结合呼吸防护。 其他防护：工作时不得进食、饮水或吸烟
急救措施	火灾应急：切断气源，如不可能并对周围环境无危险，让火自行燃尽。其他情况用干粉、二氧化碳灭火。 爆炸应急：着火时，喷雾状水保持钢瓶冷却。从掩蔽位置灭火。 接触应急：一切情况均向医生咨询。 吸入应急：新鲜空气，休息，给予医疗护理。 皮肤应急：冻伤时，用大量水冲洗，不要脱去衣服，给予医疗护理。 眼睛应急：先用大量水冲洗几分钟（如可能易行，摘除隐形眼镜），然后就医

366. 石蜡（Paraffin wax）

基 本 信 息	
原化学品目录	石蜡烟
化学物质	石蜡
别名	石油蜡；石油烃蜡
英文名	PARAFFIN WAX；PETROLEUM WAX；PARAFFIN WAXES AND HYDROCARBON WAXES
CAS 号	8002 - 74 - 2
化学式	C_nH_{2n+2}
分子量	/
成分/组成信息	石蜡

物 化 性 质	
理化特性	外观与性状：白色至黄色蜡状固体，无气味 熔点：50 ~ 57 ℃ 水中溶解度：不溶 闪点：199 ℃（闭杯）
禁配物	强氧化剂

健康危害与毒理信息	
危险有害概述	健康危险性：短期接触的影响：烟雾刺激眼睛、鼻和喉咙
GHS 危害分类	严重眼损伤/眼刺激：类别 2； 特异性靶器官毒性 - 单次接触：类别 3（呼吸道刺激）
急性毒性数据（HSDB）	/

（续）

健康危害与毒理信息	
致癌分类	类别 3B（德国，2016 年）。 类别 A3（美国政府工业卫生学家会议，2017 年）
ToxCast 毒性数据	$AC_{50}(AR) = Inactive$；$AC_{50}(AhR) = 19.05$；$AC_{50}(ESR) = Inactive$；$AC_{50}(p53) = Inactive$
急性暴露水平（AEGL）	/
暴露途径	可通过吸入其烟雾吸收到体内
靶器官	眼睛、呼吸道
中毒症状	/
职业接触限值	阈限值：2 mg/m³（烟雾）（时间加权平均值）（美国政府工业卫生学家会议，2017 年）。 时间加权平均容许浓度：2 mg/m³，短时间接触容许浓度：4 mg/m³（中国，2019 年）
防 护 与 急 救	
接触控制/个体防护	呼吸系统防护：处理熔融石蜡时，通风、局部排气通风适当的呼吸防护。 手部防护：处理熔融石蜡时，隔热手套。 眼睛防护：处理熔融石蜡时，护目镜。 其他防护：工作时不得进食、饮水或吸烟
急救措施	火灾应急：干粉，水，泡沫，二氧化碳，干砂土。 吸入应急：新鲜空气，休息。 皮肤应急：用大量水冲洗皮肤或淋浴。 眼睛应急：先用大量水冲洗几分钟（如可能易行，摘除隐形眼镜），然后就医

367. 石油沥青（Asphalt）

基 本 信 息	
原化学品目录	石油沥青
化学物质	石油沥青
别名	沥青
英文名	ASPHALT；BITUMEN；PETROLEUM BITUMEN
CAS 号	8052 - 42 - 4
化学式	/
分子量	/
成分/组成信息	石油沥青
物 化 性 质	
理化特性	外观与性状：暗棕色或黑色固体 沸点：300 ℃以上 熔点：54 ~ 173 ℃ 相对密度（水 = 1）：1.0 ~ 1.18 水中溶解度：不溶 闪点：200 ℃以上（闭杯） 自燃温度：400 ℃以上
禁配物	强氧化剂

健康危害与毒理信息	
危险有害概述	健康危险性：①吸入危险性：20 ℃时蒸发可忽略不计，但扩散时或加热时可较快地达到空气中颗粒物有害浓度。②短期接触的影响：刺激眼睛和呼吸道。加热时引起皮肤烧伤。③长期或反复接触的影响：烟雾可能是人类致癌物
GHS危害分类	严重眼损伤/眼刺激：类别2； 皮肤腐蚀/刺激：类别2； 生殖细胞致突变性：类别2； 致癌性：类别2； 特异性靶器官毒性–单次接触：类别3（呼吸道刺激）； 特异性靶器官毒性–重复接触：类别1（呼吸系统）
急性毒性数据（HSDB）	LC_{50}：>94.4 mg/m^3，4.5 h（大鼠吸入）； LD_{50}：>2000 mg/kg bw（兔经皮）； LD_{50}：>5000 mg/kg bw（大鼠经口）
致癌分类	类别2B（国际癌症研究机构，2019年）。 类别A4（美国政府工业卫生学家会议，2017年）
ToxCast毒性数据	/
急性暴露水平（AEGL）	AEGL1 – 10 min = NR；AEGL1 – 8 h = NR；AEGL2 – 10 min = 5.3 ppm；AEGL2 – 8 h = 0.11 ppm；AEGL3 – 10 min = 16 ppm；AEGL3 – 8 h = 0.34 ppm
暴露途径	可通过吸入其烟雾吸收到体内
靶器官	眼睛、皮肤、呼吸系统
中毒症状	吸入：咳嗽，气促。 皮肤：与高温物料接触时，皮肤严重烧伤。 眼睛：发红，疼痛
职业接触限值	阈限值：0.5 mg/m^3（沥青烟雾，以可溶于苯的气溶胶计）（时间加权平均值）（美国政府工业卫生学家会议，2017年）。 时间加权平均容许浓度：5 mg/m^3（按苯溶物计）（中国，2019年）
防 护 与 急 救	
接触控制/个体防护	工程控制：通风，局部排气通风。 接触控制：避免一切接触。 呼吸系统防护：适当的呼吸防护。 身体防护：防护服。 手部防护：隔热手套。 眼睛防护：安全护目镜。 其他防护：工作时不得进食、饮水或吸烟。进食前洗手
急救措施	火灾应急：干粉，二氧化碳，泡沫。禁止用水。 吸入应急：新鲜空气，休息。 皮肤应急：用大量水冲洗，不要脱去衣服。给予医疗护理。 眼睛应急：先用大量水冲洗几分钟（如可能易行，摘除隐形眼镜），然后就医

368. 双-(二甲基硫代氨基甲酰基) 二硫化物 (Thiram)

基　本　信　息	
原化学品目录	双-(二甲基硫代氨基甲酰基) 二硫化物 (秋兰姆、福美双)
化学物质	双-(二甲基硫代氨基甲酰基) 二硫化物
别名	四甲基硫代氨基甲酰二硫化物；TMTD；四甲基硫代过氧化二碳酸二酰胺
英文名	THIRAM；TETRAMETHYLTHIURAM DISULFIDE；BIS (DIMETHYLTHIOCARBAMOYL) DISULFIDE；TMTD；TETRAMETHYLTHIOPEROXYDICARBONIC DIAMIDE {[(H2N) C (S)] 2S2}
CAS 号	137-26-8
化学式	$C_6H_{12}N_2S_4/(CH_3)_2N-CS-S-S-CS-N(CH_3)_2$
分子量	240.4
成分/组成信息	双-(二甲基硫代氨基甲酰基) 二硫化物
物　化　性　质	
理化特性	外观与性状：无色晶体 沸点：在 2.6 kPa 时 129 ℃ 熔点：155~156 ℃ 密度：1.3 g/cm³ 水中溶解度：不溶 蒸汽压：20 ℃时可忽略不计 闪点：89 ℃ (闭杯) 辛醇、水分配系数的对数值：1.82
禁配物	强氧化剂
健康危害与毒理信息	
危险有害概述	物理危险性：以粉末或颗粒形状与空气混合，可能发生粉尘爆炸。 化学危险性：燃烧时，分解生成含硫氧化物、二硫化碳有毒烟雾。与强氧化剂，酸类和可氧化物质发生反应。 健康危险性：①吸入危险性：20 ℃时蒸发可忽略不计，但喷洒或扩散时可较快地达到空气中颗粒物有害浓度，尤其是粉末。②短期接触的影响：刺激眼睛、皮肤和呼吸道。③长期或反复接触的影响：反复或长期接触可能引起皮肤过敏。可能对甲状腺和肝有影响。 环境危险性：对水生生物有极高毒性。避免非正常使用情况下释放到环境中
GHS 危害分类	急性毒性-经口：类别4； 急性毒性-吸入：类别2 (粉尘和烟雾)； 严重眼损伤/眼刺激：类别2A； 皮肤致敏性：类别1A； 生殖细胞致突变性：类别1B； 生殖毒性：类别2； 特异性靶器官毒性-单次接触：类别1 (神经系统)； 特异性靶器官毒性-反复接触：类别1 (甲状腺、肝脏)，类别2 (神经系统)； 急性水生毒性：类别1； 慢性水生毒性：类别1
急性毒性数 (HSDB)	LD$_{50}$：>2000 mg/kg bw (大鼠经皮)
致癌分类	类别3 (国际癌症研究机构，2019 年)。 类别A4 (美国政府工业卫生学家会议，2017 年)

（续）

健康危害与毒理信息	
ToxCast 毒性数据	$AC_{50}(AR)$ = Inactive；$AC_{50}(AhR)$ = Inactive；$AC_{50}(ESR)$ = Inactive；$AC_{50}(p53)$ = 35.21
急性暴露水平（AEGL）	/
暴露途径	可通过吸入其气溶胶和经食入吸收到体内
靶器官	皮肤、眼、甲状腺、肝脏、神经系统
中毒症状	吸入：意识模糊，咳嗽，头晕，头痛，咽喉痛。 皮肤：发红。 眼睛：发红，疼痛。 食入：症状同吸入
职业接触限值	阈限值：0.05 mg/m³（时间加权平均值）（美国政府工业卫生学家会议，2017 年）。 最高容许浓度：5 mg/m³（可吸入粉尘）（德国，2016 年）
防 护 与 急 救	
接触控制/个体防护	工程控制：禁止明火。防止粉尘沉积，密闭系统。防止粉尘爆炸型电气设备和照明。通风，局部排气通风。 接触控制：避免一切接触，避免孕妇接触。 呼吸系统防护：适当的呼吸防护。 身体防护：防护服。 手部防护：防护手套。 眼睛防护：安全护目镜，或眼睛防护结合呼吸防护。 其他防护：工作时不得进食、饮水或吸烟。进食前洗手
急救措施	火灾应急：干粉、雾状水、泡沫、二氧化碳。 吸入应急：新鲜空气，休息，给予医疗护理。 皮肤应急：脱去污染的衣服，冲洗，然后用水和肥皂清洗皮肤。 眼睛应急：先用大量水冲洗几分钟（如可能易行，摘除隐形眼镜），然后就医。 食入应急：漱口，给予医疗护理

369. 双丙酮醇（Diacetone alcohol）

基 本 信 息	
原化学品目录	双丙酮醇
化学物质	双丙酮醇
别名	双丙酮醇；4 - 羟基 - 4 - 甲基戊烷 - 2 - 酮；4 - 羟基 - 4 - 甲基 - 2 - 戊酮；4 - 羟基 - 2 - 酮 - 4 - 甲基戊烷
英文名	DIACETONE ALCOHOL；4 - HYDROXY - 4 - METHYLPENTAN - 2 - ONE；2 - PENTANONE；4 - HYDROXY - 4 - METHYL - ；4 - HYDROXY - 2 - KETO - 4 - METHYLPENTANE；4 - HYDROXY - 4 - METHYL - 2 - PENTANONE
CAS 号	123 - 42 - 2
化学式	$C_6H_{12}O_2$/$(CH_3)_2C(OH)CH_2COCH_3$
分子量	116.2
成分/组成信息	双丙酮醇；4 - 羟基 - 4 - 甲基 - 2 - 戊酮

（续）

	物 化 性 质	
理化特性	沸点：169~171℃ 熔点：-47℃ 相对密度（水=1）：0.93 水中溶解度：混溶 蒸汽压：20℃时0.108 kPa 蒸汽相对密度（空气=1）：4.0 蒸汽、空气混合物的相对密度（20℃，空气=1）：1 闪点：58℃（闭杯） 自燃温度：640℃ 爆炸极限：空气中1.8%~6.9%（体积） 辛醇、水分配系数的对数值：-0.14~1.03（计算值）	
禁配物	强氧化剂、强碱、强还原剂	

	健康危害与毒理信息	
危险有害概述	化学危险性：加热时或燃烧时，或与酸、碱和胺类接触时，分解生成丙酮和2,4,6-三甲基苯酚。与氧化剂激烈反应，生成易燃/爆炸性气体氢。 健康危险性：对眼、鼻、喉黏膜有刺激性。吸入高浓度中毒时可见黏膜刺激、胸闷，严重者可造成麻醉。由于血压下降可使肝肾受到损害，可因呼吸中枢抑制而死亡。长期反复接触可引起皮炎。①吸入危险性：20℃时蒸发不会或很缓慢地达到空气中有害污染浓度。②短期接触的影响：刺激眼睛、皮肤和呼吸道。如果吞咽的液体吸入肺中，可能引起化学肺炎。远高于职业接触限值接触，可能导致知觉降低。③长期或反复接触的影响：液体使皮肤脱脂	
GHS危害分类	易燃液体：类别4； 皮肤腐蚀/刺激：类别2； 严重眼损伤/眼刺激：类别2A； 生殖毒性：类别2； 特异性靶器官毒性-单次接触：类别2（血液、肝脏），类别3（麻醉效果、呼吸道过敏）	
急性毒性数据（HSDB）	LD_{50}：4.0 g/kg（大鼠经口）； LD_{50}：14.5 mL/kg（兔子经皮）	
致癌分类	/	
ToxCast毒性数据	AC_{50}(AR)=Inactive；AC_{50}(AhR)=Inactive；AC_{50}(ESR)=Inactive；AC_{50}(p53)=Inactive	
急性暴露水平（AEGL）	/	
暴露途径	可通过吸入其蒸气、经皮肤和食入吸收到体内	
靶器官	血液、肝脏、神经系统、呼吸道	
中毒症状	吸入：咳嗽，咽喉痛。 皮肤：可能被吸收，发红，皮肤干燥。 眼睛：发红，疼痛	
职业接触限值	阈限值：50 ppm（时间加权平均值）（美国政府工业卫生学家会议，2017年）。 时间加权平均容许浓度：240 mg/m³（中国，2019年）	

	防 护 与 急 救	
接触控制/个体防护	工程控制：密闭操作，注意通风。 呼吸系统防护：空气中浓度超标时，佩戴防毒口罩。 眼睛防护：戴化学安全防护眼镜。 身体防护：穿相应的防护服。 手部防护：高浓度接触时，戴防护手套	

	防 护 与 急 救
急救措施	火灾应急：泡沫、二氧化碳、干粉、砂土。用水灭火无效。 吸入应急：迅速脱离现场至空气新鲜处。保持呼吸道通畅。呼吸困难时给输氧。呼吸停止时，立即进行人工呼吸。就医。 皮肤应急：脱去污染的衣着，用流动清水冲洗。 眼睛应急：立即翻开上下眼睑，用流动清水冲洗 15 min。就医。 食入应急：误服者给饮足量温水，催吐，就医

370. 双氯甲醚（Bischlormethyl ether）

	基 本 信 息
原化学品目录	双氯甲醚
化学物质	双氯甲醚
别名	二氯甲基醚；对称二氯二甲醚；1，1′-二氯二甲醚；氧二（氯甲烷）；氯（氯甲氧基）甲烷；BCME
英文名	BIS（CHLOROMETHYL）ETHER；SYM - DICHLOROMETHYL ETHER；1，1′ - DI-CHLORODIMETHYL ETHER；OXYBIS（CHLOROMETHANE）；CHLORO（CHLOROME-THOXY）METHANE；BCME
CAS 号	542 - 88 - 1
化学式	$(CH_2Cl)_2O$
分子量	115.0
成分/组成信息	双氯甲醚

	物 化 性 质
理化特性	外观与性状：无色液体，有刺鼻气味 沸点：104 ~ 106 ℃ 熔点：-42 ℃ 相对密度（水 = 1）：1.3 水中溶解度：反应 蒸汽压：25 ℃时 3.9 kPa 蒸汽相对密度（空气 = 1）：4.0 闪点：＜19 ℃（闭杯） 辛醇、水分配系数的对数值：1.05
禁配物	强氧化剂、强酸

	健康危害与毒理信息
危险有害概述	物理危险性：蒸气与空气充分混合，容易形成爆炸性混合物。 化学危险性：加热时和与水接触时，分解生成含氯化氢和甲醛有毒和腐蚀性烟雾。侵蚀许多金属、塑料和树脂。 健康危险性：①吸入危险性：20 ℃时，蒸发迅速达到空气中有害污染浓度。②短期接触的影响：腐蚀眼睛、皮肤和呼吸道。食入有腐蚀性。吸入高浓度可能引起肺水肿。影响可能推迟显现。接触可能导致死亡。③长期或反复接触的影响：是人类致癌物

（续）

健康危害与毒理信息	
GHS 危害分类	易燃液体：类别 3； 急性毒性 - 经皮：类别 3； 急性毒性 - 经口：类别 4 急性毒性 - 吸入：类别 1 致癌性：类别 1A； 特异性靶器官毒性 - 反复接触：类别 1（呼吸系统）
急性毒性数据（HSDB）	LC_{50}：7 ppm/7 h（大鼠吸入）； LD_{50}：210 mg/kg（大鼠经口）
致癌分类	类别 1（国际癌症研究机构，2019 年）。 类别 3B（德国，2016 年）。 类别 A1（美国政府工业卫生学家会议，2017 年）
ToxCast 毒性数据	AC_{50}（AR）= Inactive；AC_{50}（AhR）= Inactive；AC_{50}（ESR）= 39. 82；AC_{50}（p53）= Inactive
急性暴露水平（AEGL）	AEGL1 - 10 min = NR；AEGL1 - 8 h = NR；AEGL2 - 10 min = 0. 055 ppm；AEGL2 - 8 h = 0. 02 ppm；AEGL3 - 10 min = 0. 23 ppm；AEGL3 - 8 h = 0. 075 ppm
暴露途径	可通过吸入其蒸气，经皮肤和食入吸收到体内
靶器官	呼吸系统、眼睛
中毒症状	吸入：灼烧感，咳嗽，头痛，呼吸困难，气促，呕吐，喘息。症状可能推迟显现 皮肤：可能被吸收，发红，灼烧感，皮肤烧伤。 眼睛：发红，疼痛，视力模糊，严重深度烧伤。 食入：腹部疼痛，咽喉和胸腔灼烧感，休克或虚脱
职业接触限值	阈限值：0. 001 ppm（时间加权平均值）（美国政府工业卫生学家会议，2017 年）。 最高容许浓度：0. 005 mg/m³（中国，2019 年）
防 护 与 急 救	
接触控制/个体防护	工程控制：禁止明火，禁止火花和禁止吸烟。密闭系统，通风，防爆型电气设备和照明。 接触控制：避免一切接触。 呼吸系统防护：适当的呼吸防护。 身体防护：防护服。 手部防护：防护手套。 眼睛防护：面罩，或眼睛防护结合呼吸防护。 其他防护：工作时不得进食、饮水或吸烟。进食前洗手
急救措施	火灾应急：干粉，抗溶性泡沫，雾状水，二氧化碳。 爆炸应急：着火时，喷雾状水保持料桶等冷却，但避免与水接触。 接触应急：一切情况均向医生咨询。 吸入应急：新鲜空气，休息。半直立体位。必要时进行人工呼吸。给予医疗护理。 皮肤应急：脱去污染的衣服。用大量水冲洗皮肤或淋浴。给予医疗护理。 眼睛应急：先用大量水冲洗几分钟（如可能易行，摘除隐形眼镜），然后就医。 食入应急：漱口，不要催吐，给予医疗护理

371. 水杨苯胺（Salicylanilide）

基 本 信 息	
原化学品目录	卤化水杨酰苯胺（N - 水杨酰苯胺）
化学物质	水杨苯胺
别名	水杨酰苯胺；N - 水杨酰苯胺
英文名	SALICYLANILIDE
CAS 号	87 - 17 - 2
化学式	$C_{13}H_{11}NO_2$
分子量	213.23
成分/组成信息	水杨苯胺

物 化 性 质	
理化特性	外观：白色至灰白色结晶粉末 溶解性：与水部分混溶 熔点/凝固点：135.8 ℃
禁配物	在空气中稳定

健康危害与毒理信息	
危险有害概述	健康危险性：造成皮肤刺激，造成严重眼刺激，可能造成呼吸道刺激。 环境危险性：对水生生物毒性极大
GHS 危害分类	皮肤腐蚀/刺激：类别1； 严重眼损伤/眼刺激：类别1
急性毒性数据（HSDB）	/
致癌分类	/
ToxCast 毒性数据	$AC_{50}(AR) =$ Inactive；$AC_{50}(AhR) =$ Inactive；$AC_{50}(ESR) =$ Inactive；$AC_{50}(p53) =$ Inactive
急性暴露水平（AEGL）	/
暴露途径	可通过吸入其气溶胶，食入吸收到体内
靶器官	皮肤、眼睛
中毒症状	造成皮肤刺激，造成严重眼刺激，可能造成呼吸道刺激
职业接触限值	/

防 护 与 急 救	
接触控制/个体防护	呼吸系统防护：避免吸入粉尘/烟/气体/烟雾/蒸气/喷雾。 工程控制：只能在室外或通风良好之处使用。避免释放到环境中。 身体防护：穿防护服，戴防护面具。 手部防护：戴防护手套。 眼睛防护：戴防护眼罩，作业后彻底清洗
急救措施	皮肤应急：如皮肤沾染：用水充分清洗。如发生皮肤刺激：求医/就诊。脱掉所有沾染的衣服，清洗后方可重新使用。 吸入应急：如误吸入，将受害人转移到空气新鲜处，保持呼吸舒适的休息姿势。 眼睛应急：如仍觉眼刺激：求医/就诊。如进入眼睛：用水小心冲洗几分钟。如戴隐形眼镜并可方便地取出时，取出隐形眼镜，继续冲洗

372. 顺丁烯二酸酐（Maleic anhydride）

基 本 信 息	
原化学品目录	马来酸酐
化学物质	顺丁烯二酸酐
别名	2，5－呋喃二酮；二氢－2，5－二氧代呋喃；马来酸酐；顺丁二酸酐
英文名	MALEIC ANHYDRIDE；2，5－FURANDIONE；DIHYDRO－2，5－DIOXOFURAN；MALEIC ACID ANHYDRIDE；CIS－BUTANEDIOIC ANHYDRIDE
CAS 号	108－31－6
化学式	$C_2H_2(CO)_2O$
分子量	98.1
成分/组成信息	顺丁烯二酸酐

物 化 性 质	
理化特性	沸点：202 ℃ 熔点：53 ℃ 密度：1.5 g/cm³ 水中溶解度：反应 蒸汽压：25 ℃时 25 Pa 蒸汽相对密度（空气＝1）：3.4 闪点：102 ℃（闭杯） 自燃温度：477 ℃ 爆炸极限：空气中1.4%～7.1%（体积）
禁配物	强氧化剂、强还原剂、强酸、强碱、碱金属、水

健康危害与毒理信息	
危险有害概述	化学危险性：水溶液是一种中强酸。与强碱和强氧化剂发生反应。 健康危险性：粉尘和蒸气具有刺激性。吸入后可引起咽炎、喉炎和支气管炎。可伴有腹痛。眼和皮肤直接接触有明显刺激作用，并引起灼伤。慢性影响：慢性结膜炎，鼻黏膜溃疡和炎症。有致敏性，可引起皮疹和哮喘。①短期接触的影响：严重刺激眼睛、皮肤和呼吸道，吸入可能引起类似哮喘反应。②长期或反复接触的影响：反复或长期与皮肤接触可能引起皮肤过敏。反复或长期吸入接触可能引起哮喘
GHS 危害分类	自反应物质和混合物：类别 G； 急性毒性－经口：类别4； 皮肤腐蚀/刺激：类别1； 严重眼损伤/眼刺激：类别1； 皮肤致敏性：类别1； 呼吸致敏性：类别1； 特异性靶器官毒性－单次接触：类别1（呼吸系统、胃肠道、肝脏）； 特异性靶器官毒性－反复接触：类别1（呼吸系统、血液系统）、类别2（肾）； 急性水生毒性：类别3； 慢性水生毒性：类别3
急性毒性数（HSDB）	LD_{50}：610 mg/kg bw（大鼠经皮）
致癌分类	/
ToxCast 毒性数据	$AC_{50}(AR)$ = Inactive；$AC_{50}(AhR)$ = Inactive；$AC_{50}(ESR)$ = Inactive；$AC_{50}(p53)$ = Inactive
急性暴露水平（AEGL）	/

健康危害与毒理信息	
暴露途径	可通过吸入其气溶胶，或食入吸收到体内
靶器官	呼吸系统、胃肠道、肝脏、肾脏、血液系统、皮肤、眼
中毒症状	吸入：灼烧感，咳嗽，咽喉痛，呼吸短促，喘息。 皮肤：皮肤干燥，发红，疼痛。 眼睛：发红，疼痛，烧伤。 食入：恶心，腹部疼痛，灼烧感，呕吐，腹泻
职业接触限值	阈限值：0.0025 ppm（时间加权平均值）（美国政府工业卫生学家会议，2017 年）。 时间加权平均容许浓度：0.1 ppm，0.41 mg/m³（德国，2016 年）。 时间加权平均容许浓度：1 mg/m³，短时间接触容许浓度：2 mg/m³（中国，2019 年）
防 护 与 急 救	
接触控制/个体防护	工程控制：密闭操作，局部排风。提供安全淋浴和洗眼设备。 呼吸系统防护：空气中粉尘浓度超标时，建议佩戴过滤式防尘呼吸器。 眼睛防护：戴安全防护眼镜。 身体防护：穿橡胶耐酸碱服。 手部防护：戴橡胶耐酸碱手套。 其他防护：工作场所禁止吸烟、进食和饮水，饭前要洗手。工作完毕，淋浴更衣。注意个人清洁卫生
急救措施	火灾应急：用抗溶性泡沫、干粉、二氧化碳灭火。消防人员必须穿全身耐酸碱消防服、佩戴空气呼吸器灭火。尽可能将容器从火场移至空旷处。喷水保持火场容器冷却，直至灭火结束。 吸入应急：迅速脱离现场至空气新鲜处。保持呼吸道通畅。如呼吸困难，给输氧。呼吸、心跳停止，立即进行心肺复苏术。就医。 皮肤应急：立即脱去污染的衣着，用大量流动清水冲洗20～30 min。如有不适感，就医。 眼睛应急：立即提起眼睑，用大量流动清水或生理盐水彻底冲洗 10～15 min。如有不适感，就医。 食入应急：用水漱口，给饮牛奶或蛋清。就医

373. s‑四氯苯（1，2，4，5‑Tetrachlorobenzene）

基 本 信 息	
原化学品目录	多氯苯
化学物质	s‑四氯苯
别名	1，2，4，5‑四氯苯；四氯苯
英文名	1，2，4，5‑TETRACHLOROBENZENE；BENZENE TETRACHLORIDE；s‑TETRA‑CHLOROBENZENE
CAS 号	95‑94‑3
化学式	$C_6H_2Cl_4$
分子量	215.9
成分/组成信息	s‑四氯苯

物 化 性 质	
理化特性	外观与性状：无色晶体 沸点：243~246 ℃ 熔点：139~140 ℃ 密度：1.83 g/cm³ 水中溶解度：25 ℃时 2.16 mg/L 蒸汽压：25 ℃时 0.7 Pa 蒸汽相对密度（空气=1）：7.4 闪点：155 ℃（闭杯） 辛醇、水分配系数的对数值：4.9
禁配物	强氧化剂、强碱
健康危害与毒理信息	
危险有害概述	化学危险性：燃烧时，分解生成含有氯化氢的有毒和腐蚀性烟雾。与强氧化剂发生反应。 健康危险性：①吸入危险性：20 ℃时蒸发可忽略不计，但喷洒或扩散时可较快地达到空气中颗粒物有害浓度，尤其是粉末。②长期或反复接触的影响：可能对肝有影响，导致肝损伤。 环境危险性：对水生生物有极高毒性。可能在鱼体内发生生物蓄积
GHS 危害分类	急性毒性 – 经口：类别 4； 严重眼损伤/眼刺激：类别 2B； 特异性靶器官毒性 – 单次接触：类别 2（消化系统），类别 3（呼吸道过敏）； 特异性靶器官毒性 – 反复接触：类别 2（肝、甲状腺）
急性毒性数据（HSDB）	/
致癌分类	类别 A3（美国政府工业卫生学家会议，2017 年）
ToxCast 毒性数据	AC_{50}（AR）= Inactive；AC_{50}（AhR）= Inactive；AC_{50}（ESR）= Inactive；AC_{50}（p53）= Inactive
急性暴露水平（AEGL）	AEGL1 – 10 min = 10 ppm；AEGL1 – 8 h = 10 ppm；AEGL2 – 10 min = 430 ppm；AEGL2 – 8 h = 150 ppm；AEGL3 – 10 min = 1100 ppm；AEGL3 – 8 h = 400 ppm
暴露途径	通过吸入和经食入吸收到体内
靶器官	肝、甲状腺、消化系统、呼吸道、眼
中毒症状	吸入出现咳嗽等呼吸道刺激症状，长期接触出现肝功能等损害表现
职业接触限值	/
防 护 与 急 救	
接触控制/个体防护	工程控制：禁止明火，局部排气通风。 呼吸系统防护：防毒口罩。 手部防护：防护手套。 眼睛防护：安全护目镜。 其他防护：工作时不得进食、饮水或吸烟
急救措施	火灾应急：干粉，二氧化碳。 吸入应急：新鲜空气，休息。给予医疗护理。 皮肤应急：脱去污染的衣服。用大量水冲洗皮肤或淋浴。 眼睛应急：先用大量水冲洗几分钟（如可能易行，摘除隐形眼镜），然后就医。 食入应急：漱口，给予医疗护理

374. 四氟乙烯 (Tetrafluoroethylene)

基 本 信 息	
原化学品目录	有机氟聚合物单体及其热裂解物
化学物质	四氟乙烯
别名	全氟乙烯
英文名	TETRAFLUOROETHYLENE
CAS 号	116 - 14 - 3
化学式	C_2F_4
分子量	100.02
成分/组成信息	四氟乙烯

物 化 性 质	
理化特性	外观与性状：无色无臭气体 熔点：-142.5 ℃ 沸点：-76.3 ℃ 相对蒸气密度（空气=1）：3.0 临界温度：33.3 ℃ 引燃温度：187.8 ℃ 溶解性：不溶于水
禁配物	强氧化剂、易燃或可燃物

健康危害与毒理信息	
危险有害概述	健康危险性：①短期接触的影响：轻者有咳嗽、胸闷、头晕、乏力、恶心等；较重者出现化学性肺炎或间质性肺水肿；严重者出现肺水肿及心肌损害。吸入有机氟聚合物热解物后，可引起氟聚合物烟尘热。②长期或反复接触的影响：常见有头痛、头晕、乏力、睡眠障碍等神经衰弱综合征和（或）腰背酸痛症状。可致骨骼损害。 环境危险性：对大气可造成污染。对环境可能有危害，应特别注意对大气的污染。氟代烃在低层大气中比较稳定，而在上层大气中可被能量更大的紫外线分解
GHS 危害分类	易燃气体：类别1； 高压气体：液化气体； 严重眼损伤/眼刺激：类别2B； 致癌性：类别2； 特异性靶器官毒性-单次接触：类别2（肾脏、肝脏）； 特异性靶器官毒性-反复接触：类别2（肾脏、肝脏）； 呛吸毒性：类别1
急性毒性数据（HSDB）	/
致癌分类	类别2A（国际癌症研究机构，2019 年）。 类别A3（美国政府工业卫生学家会议，2017 年）。 类别2（德国，2016 年）
ToxCast 毒性数据	/
急性暴露水平（AEGL）	AEGL1 - 10 min = 27 ppm；AEGL1 - 8 h = 9 ppm；AEGL2 - 10 min = 69 ppm；AEGL2 - 8 h = 23 ppm；AEGL3 - 10 min = 420 ppm；AEGL3 - 8 h = 100 ppm
暴露途径	可通过吸入，经皮肤和经食入吸收到体内
靶器官	肾脏、肝脏、眼睛

健康危害与毒理信息	
中毒症状	/
职业接触限值	阈限值：2 ppm（时间加权平均值）（美国政府工业卫生学家会议，2017 年）

防 护 与 急 救	
接触控制/个体防护	工程控制：严加密闭，提供充分的局部排风和全面通风。 呼吸系统防护：空气中浓度超标时，佩戴自吸过滤式防毒面具（半面罩）。 身体防护：穿防静电工作服。 眼睛防护：戴化学安全防护眼镜。 手部防护：戴一般作业防护手套
急救措施	火灾应急：切断气源。若不能切断气源，则不允许熄灭泄漏处的火焰。喷水冷却容器，可能的话将容器从火场移至空旷处。灭火剂：雾状水、普通泡沫、干粉。 吸入应急：迅速脱离现场至空气新鲜处。保持呼吸道通畅。如呼吸困难，给输氧。如呼吸停止，立即进行人工呼吸。就医

375. 四氯化铂（Platinum tetrachloride）

基 本 信 息	
原化学品目录	铂化物
化学物质	四氯化铂
别名	氯化铂（IV）
英文名	PLATINUM TETRACHLORIDE；PLATINUM（IV）CHLORIDE
CAS 号	13454 - 96 - 1
化学式	Cl_4Pt
分子量	336.9
成分/组成信息	四氯化铂

物 化 性 质	
理化特性	外观与性状：红棕色粉末或晶体 熔点：370 ℃（分解） 相对密度（水 =1）：4.3 水中溶解度：25 ℃时 58.7 g/100 mL（溶解）
禁配物	/

健康危害与毒理信息	
危险有害概述	化学危险性：加热或燃烧时，分解生成氯有毒烟雾。与强氧化剂发生反应。 健康危险性:①吸入危险性：20 ℃时蒸发可忽略不计，但可以较快地达到空气中颗粒物有害浓度。②短期接触的影响：刺激眼睛、皮肤和呼吸道
GHS 危害分类	急性毒性 - 经口：类别 4； 皮肤腐蚀/刺激：类别 1； 严重眼损伤/眼刺激：类别 1； 皮肤致敏性：类别 1； 危害水生环境 - 急性危害：类别 3
急性毒性数据（HSDB）	LD_{50}：276 mg/kg（大鼠经口）

健康危害与毒理信息	
致癌分类	
ToxCast 毒性数据	$AC_{50}(AR)$ = Inactive；$AC_{50}(AhR)$ = Inactive；$AC_{50}(ESR)$ = 148.69；$AC_{50}(p53)$ = Inactive
急性暴露水平（AEGL）	/
暴露途径	可通过吸入其气溶胶，经食入吸收到体内
靶器官	眼睛、皮肤
中毒症状	吸入：灼烧感，咳嗽。 皮肤：发红。 眼睛：发红
职业接触限值	阈限值：0.002 mg/m³（以 Pt 计）（时间加权平均值）（美国政府工业卫生学家会议，2017 年）
防护与急救	
接触控制/个体防护	工程控制：局部排气通风。 呼吸系统防护：适当的呼吸防护。 手部防护：防护手套。 眼睛防护：安全护目镜
急救措施	火灾应急：周围环境着火时，允许使用各种灭火剂。 爆炸应急：消防人员应穿着全套防护服，包括自给式呼吸器。 吸入应急：新鲜空气，休息，给予医疗护理。 皮肤应急：脱掉污染的衣服，冲洗，然后用水和肥皂洗皮肤。 眼睛应急：首先用大量水冲洗几分钟（如可能易行，摘除隐形眼镜），然后就医

376. 四氯化硅（Tetrachlorosilane）

基 本 信 息	
原化学品目录	四氯化硅
化学物质	四氯化硅
别名	四氯硅烷；氯化硅
英文名	TETRACHLOROSILANE；SILICON TETRACHLORIDE；SILICON CHLORIDE
CAS 号	10026 – 04 – 7
化学式	$SiCl_4$
分子量	169.89
成分/组成信息	四氯化硅
物 化 性 质	
理化特性	外观与性状：无色清澈发烟液体，有刺鼻气味 沸点：57 ℃ 熔点：– 68 ℃ 相对密度（水 =1）：1.48 水中溶解度：反应 蒸汽压：20 ℃时 26 kPa 蒸汽相对密度（空气 =1）：5.9
禁配物	强氧化剂、醇类、水、强碱

健康危害与毒理信息	
危险有害概述	物理危险性：蒸气比空气重。 化学危险性：加热时，分解生成含氯化氢有毒和腐蚀性烟雾。与水、强氧化剂、强酸、醇类、碱类、酮和醛类激烈反应，生成氯化氢。有水存在时，侵蚀许多金属。 健康危险性：①吸入危险性：未指明20℃时蒸发达到空气中有害浓度的速率。吸入蒸气可能引起肺水肿。吸入蒸气可能引起哮喘反应。②短期接触的影响：和蒸气腐蚀眼睛、皮肤和呼吸道。食入有腐蚀性。影响可能推迟显现。接触可能导致死亡。需进行医学观察
GHS 危害分类	皮肤腐蚀/刺激：类别1A～1C； 严重眼损伤/眼刺激：类别1； 特异性靶器官毒性－单次接触：类别2（呼吸系统）
急性毒性数据（HSDB）	/
致癌分类	类别2（德国，2016年）。 类别A3（美国政府工业卫生学家会议，2017年）
ToxCast 毒性数据	$AC_{50}(AR) = 1.14867534191968E - 05$；$AC_{50}(AhR) = Inactive$；$AC_{50}(ESR) = Inactive$；$AC_{50}(p53) = Inactive$
急性暴露水平（AEGL）	$AEGL1 - 10\ min = 0.45\ ppm$；$AEGL1 - 8\ h = 0.45\ ppm$；$AEGL2 - 10\ min = 25\ ppm$；$AEGL2 - 8\ h = 2.8\ ppm$；$AEGL3 - 10\ min = 160\ ppm$；$AEGL3 - 8\ h = 6.5\ ppm$
暴露途径	可通过吸入其蒸气，食入吸收到体内
靶器官	呼吸系统、皮肤、眼睛
中毒症状	吸入：咳嗽，咽喉痛，灼烧感，呼吸困难，气促。症状可能推迟显现。 皮肤：发红，疼痛，水疱，皮肤烧伤。 眼睛：发红，疼痛，严重深度烧伤。 食入：灼烧感，腹部疼痛，休克或虚脱
职业接触限值	/
防 护 与 急 救	
接触控制/个体防护	工程控制：通风，局部排气通风。 接触控制：严格作业环境管理。 呼吸系统防护：适当的呼吸防护。 身体防护：防护服。 手部防护：防护手套。 眼睛防护：面罩，或眼睛防护结合呼吸防护。 其他防护：工作时不得进食、饮水或吸烟
急救措施	火灾应急：禁止用水。周围环境着火时，使用干粉和二氧化碳灭火。 爆炸应急：着火时，喷雾状水保持料桶等冷却，但避免与水接触。 接触应急：一切情况均向医生咨询。 吸入应急：新鲜空气，休息，半直立体位。必要时进行人工呼吸，给予医疗护理。 皮肤应急：脱去污染的衣服。用大量水冲洗皮肤或淋浴，给予医疗护理。急救时戴防护手套。 眼睛应急：先用大量水冲洗几分钟（如可能易行，摘除隐形眼镜），然后就医。 食入应急：漱口，不要催吐。不要饮用任何东西，给予医疗护理

377. 四氯化钛 (Titanium tetrachloride)

基 本 信 息	
原化学品目录	四氯化钛
化学物质	四氯化钛
别名	氯化钛
英文名	TITANIUM TETRACHLORIDE；TITANIUM CHLORIDE；TETRACHLOROTITANIUM；TITANIC CHLORIDE
CAS 号	7550 – 45 – 0
化学式	$TiCl_4$
分子量	189.7
成分/组成信息	四氯化钛

物 化 性 质	
理化特性	沸点：136.4 ℃ 熔点： – 24.1 ℃ 相对密度（水 = 1）：1.7 水中溶解度：反应 蒸汽压：21.3 ℃时 1.3 kPa 蒸汽相对密度（空气 = 1）：6.5
禁配物	强氧化剂、水、强碱

健康危害与毒理信息	
危险有害概述	化学危险性：加热时，分解生成含有氯化氢的有毒烟雾。与水激烈反应，放热和生成含有氯化氢的腐蚀性烟雾。与空气接触时，释放出盐酸。有水存在时，侵蚀许多金属。 健康危险性：吸入烟雾，引起上呼吸道黏膜强烈刺激症状。轻度中毒有喘息性支气管炎症状；严重者出现呼吸困难，呼吸脉搏加快，体温升高，咳嗽，咯痰等，可发展成肺水肿。皮肤直接接触其液体，可引起严重灼伤，治愈后可见有黄色色素沉着。①吸入危险性：未指明 20 ℃时蒸发达到空气中有害浓度的速率。②短期接触的影响：腐蚀眼睛、皮肤和呼吸道。食入有腐蚀性。吸入蒸气可能引起肺水肿。影响可能推迟显现。需进行医学观察。③长期或反复接触的影响：可能对肺和呼吸道有影响，导致功能损伤。 环境危险性：强烈建议不要让其进入环境
GHS 危害分类	皮肤腐蚀/刺激：类别 1B
急性毒性数（HSDB）	LC_{50}：460 mg/m^3，4 h（大鼠吸入）
致癌分类	/
ToxCast 毒性数据	/
急性暴露水平（AEGL）	/
暴露途径	可通过吸入其蒸气和经食入吸收到体内
靶器官	皮肤、呼吸系统
中毒症状	吸入：咽喉痛，咳嗽，灼烧感，气促，呼吸困难。症状可能推迟显现。 皮肤：疼痛，发红，严重的皮肤烧伤。 眼睛：疼痛，发红，严重深度烧伤。 食入：灼烧感，腹部疼痛，休克或虚脱
职业接触限值	/

（续）

防 护 与 急 救	
接触控制/个体防护	工程控制：密闭操作，局部排风。提供安全淋浴和洗眼设备。 呼吸系统防护：可能接触其蒸气时，应该佩戴自吸过滤式防毒面具（全面罩）。必要时，佩戴自给式呼吸器。 眼睛防护：呼吸系统防护中已作防护。 身体防护：穿防酸碱工作服。 手部防护：戴橡胶耐酸碱手套。 其他防护：工作现场禁止吸烟、进食和饮水。工作完毕，淋浴更衣。单独存放被毒物污染的衣服，洗后备用。保持良好的卫生习惯
急救措施	火灾应急：消防人员必须穿全身耐酸碱消防服。灭火剂：干燥砂土。禁止用水。 吸入应急：迅速脱离现场至空气新鲜处。保持呼吸道通畅。如呼吸困难，给输氧。如呼吸停止，立即进行人工呼吸。就医。 皮肤应急：立即脱去污染的衣着，用大量流动清水冲洗至少15 min。就医。若有灼伤，按酸灼伤处理。 眼睛应急：立即提起眼睑，用大量流动清水或生理盐水彻底冲洗至少15 min。就医。 食入应急：用水漱口，给饮牛奶或蛋清。就医

378. 四氯化碳（Carbon tetrachloride）

基 本 信 息	
原化学品目录	四氯化碳
化学物质	四氯化碳
别名	四氯甲烷
英文名	CARBON TETRACHLORIDE；TETRACHLOROMETHANE；TETRACHLOROCARBON
CAS 号	56 - 23 - 5
化学式	CCl_4
分子量	153.8
成分/组成信息	四氯化碳

物 化 性 质	
理化特性	外观与性状：无色液体，有特殊气味 沸点：76.5 ℃ 熔点：-23 ℃ 相对密度（水＝1）：1.59 水中溶解度：20 ℃时 0.1 g/100 mL（微溶） 蒸汽压：20 ℃时 12.2 kPa 蒸汽相对密度（空气＝1）：5.3 蒸汽、空气混合物的相对密度（20 ℃，空气＝1）：1.5 辛醇、水分配系数的对数值：2.64
禁配物	/

健康危害与毒理信息	
危险有害概述	健康危险性：是典型的肝脏毒物。高浓度时，首先中枢神经系统受累，随后累及肝、肾；低浓度长期接触则主要表现肝、肾受累。另外，四氯化碳可增加心肌对肾上腺素的敏感性，引起严重心律失常。目前认为四氯化碳无致畸和致突变作用，但具有胚胎毒性，四氯化碳长期作用可以引起啮齿动物的肝癌

健康危害与毒理信息	
GHS 危害分类	急性毒性 – 吸入：类别 3（蒸气）； 急性毒性 – 经皮：类别 3； 皮肤腐蚀/刺激：类别 2； 严重眼损伤/眼刺激：类别 2； 致癌性：类别 2； 生殖毒性：类别 2； 特异性靶器官毒性 – 单次接触：类别 1（中枢神经系统、肾脏、肝脏）； 特异性靶器官毒性 – 反复接触：类别 1（肾脏、肝脏）类别 2（呼吸系统）； 危害水生环境 – 急性危害：类别 1； 危害水生环境 – 长期危害：类别 1
急性毒性数据（HSDB）	LD_{50}：5070 mg/kg（大鼠经皮）； LD_{50}：2350 mg/kg（大鼠经口）； LD_{50}：8263 mg/kg（小鼠经口）
致癌分类	类别 2B（国际癌症研究机构，2019 年）。 类别 4（德国，2016 年）。 类别 A2（美国政府工业卫生学家会议，2017 年）
ToxCast 毒性数据	/
急性暴露水平（AEGL）	AEGL1 – 10 min = NR；AEGL1 – 8 h = NR；AEGL2 – 10 min = 27 ppm；AEGL2 – 8 h = 5.8 ppm；AEGL3 – 10 min = 700；AEGL3 – 8 h = 150 ppm
暴露途径	可通过吸入其蒸气，经皮肤和经食入吸收到体内
靶器官	中枢神经系统、肾脏、肝脏、皮肤、眼、呼吸系统
中毒症状	可有头晕、头痛、乏力、精神恍惚、步态蹒跚、短暂意识障碍或昏迷等。极高浓度吸入时，可因延髓受抑制而迅速出现昏迷、抽搐，甚至突然死亡。口服中毒时较明显。可有恶心、呕吐、食欲减退、腹痛、腹泻及黄疸、肝大、肝区压痛、肝功能异常等中毒性肝病征象。严重者可发生暴发性肝功能衰竭。可出现蛋白尿、红细胞尿、管型尿。严重者出现少尿、无尿、氮质血症等急性肾功能衰竭表现。 吸入中毒者常伴有眼及上呼吸道刺激症状。有时可引起肺水肿
职业接触限值	阈限值：5 ppm（时间加权平均值）；10 ppm（短期接触限值，经皮），（美国政府工业卫生学家会议，2017 年）。 时间加权平均容许浓度：15 mg/m^3，短时间接触容许浓度：25 mg/m^3（中国，2019 年）
防 护 与 急 救	
接触控制/个体防护	工程控制：密闭操作，防止泄漏。加强通风。设置自动报警装置和事故通风设施。设置应急撤离通道和必要的泻险区。设置红色区域警示线、警示标识和中文警示说明，并设置通信报警系统。提供安全淋浴和洗眼设备。 呼吸系统防护：空气中浓度超标时，佩戴过滤式防毒面具（半面罩）。紧急事态抢救或撤离时，应该佩戴携气式呼吸器。 手部防护：戴橡胶耐油手套。 眼睛防护：戴化学安全防护眼睛。 身体防护：穿防毒物渗透工作服
急救措施	吸入应急：如果吸入，请将患者移到新鲜空气处。 皮肤应急：脱去污染的衣着，用肥皂水和清水彻底冲洗皮肤。如有不适感，就医。 眼睛应急：分开眼睑，用流动清水或生理盐水冲洗。立即就医。 食入应急：漱口，禁止催吐。立即就医

379. 四氯乙烷 (Tetrachloroethane)

基 本 信 息	
原化学品目录	四氯乙烷
化学物质	四氯乙烷
别名	1, 1, 2, 2 - 四氯乙烷；四氯化乙炔；对称四氯乙烷；1, 1 - 二氯 - 2, 2 - 二氯乙烷
英文名	1, 1, 2, 2 - TETRACHLOROETHANE；ACETYLENE TETRACHLORIDE；SYM - TET-RACHLOROETHANE；1, 1 - DICHLORO - 2, 2 - DICHLOROETHANE
CAS 号	79 - 34 - 5
化学式	$C_2H_2Cl_4/CHCl_2CHCl_2$
分子量	167.9
成分/组成信息	四氯乙烷

物 化 性 质	
理化特性	外观与性状：无色液体，有特殊气味 沸点：146 ℃ 熔点：-44 ℃ 相对密度（水 = 1）：1.59 水中溶解度：20 ℃时 0.29 g/100 mL 蒸汽压：20 ℃时 647 Pa 蒸汽相对密度（空气 = 1）：5.8 辛醇、水分配系数的对数值：2.39
禁配物	强氧化剂、强碱、钾、钠

健康危害与毒理信息	
危险有害概述	物理危险性：蒸气比空气重。 化学危险性：加热时和在空气、紫外光和湿气的作用下，分解生成含有氯化氢、光气的有毒和腐蚀性气体。与碱金属、强碱和许多金属粉末激烈反应，生成有毒和腐蚀性气体。侵蚀塑料和橡胶。 健康危险性：①吸入危险性：20 ℃时，蒸发相当快地达到空气中有害污染浓度。②短期接触的影响：刺激眼睛、皮肤和呼吸道。可能对中枢神经系统、肝和肾有影响，导致中枢神经系统抑郁和功能损伤。接触可能导致神志不清。接触可能导致死亡。③长期或反复接触的影响：液体使皮肤脱脂。可能对中枢神经系统和肝有影响，导致功能损伤。 环境危险性：对水生生物是有毒的
GHS 危害分类	急性毒性 - 经口：类别 3； 急性毒性 - 吸入：类别 3（蒸气）； 急性毒性 - 经皮：类别 1； 皮肤腐蚀/刺激：类别 2； 致癌性：类别 2A； 特异性靶器官毒性 - 单次接触：类别 1（中枢神经系统、肝脏），类别 3（麻醉效果、呼吸道过敏）； 特异性靶器官毒性 - 反复接触：类别 1（中枢神经系统、肝）； 急性水生毒性：类别 2
急性毒性数据（HSDB）	LC_{50}：8.6 mg/L，4 h（大鼠吸入）； LD_{50}：250 ~ 800 mg/kg（大鼠经口）

（续）

健康危害与毒理信息	
致癌分类	类别 2B（国际癌症研究机构，2019 年）。 类别 A3（美国政府工业卫生学家会议，2017 年）。 类别 3B（德国，2016 年）
ToxCast 毒性数据	/
急性暴露水平（AEGL）	/
暴露途径	可通过吸入其蒸气，经皮肤和食入吸收到体内
靶器官	中枢神经系统、肝脏、皮肤、呼吸系统
中毒症状	吸入：腹部疼痛，咳嗽，咽喉痛，头痛，恶心，呕吐，头晕，嗜睡，意识模糊，震颤，惊厥。 皮肤：可能被吸收，发红，皮肤干燥。 眼睛：发红，疼痛。 食入：腹部疼痛，恶心，呕吐
职业接触限值	阈限值：1 ppm（时间加权平均值）（经皮）（美国政府工业卫生学家会议，2017 年）。 最高容许浓度：1 ppm，7.0 mg/m³（德国，2016 年）

防 护 与 急 救	
接触控制/个体防护	工程控制：通风，局部排气通风。 接触控制：严格作业环境管理。 呼吸系统防护：适当的呼吸防护。 身体防护：防护服。 手部防护：防护手套。 眼睛防护：面罩，或眼睛防护结合呼吸防护。 其他防护：工作时不得进食、饮水或吸烟
急救措施	火灾应急：周围环境着火时，使用适当的灭火剂。 接触应急：一切情况均向医生咨询。 吸入应急：新鲜空气，休息。必要时进行人工呼吸。给予医疗护理。 皮肤应急：脱去污染的衣服，用大量水冲洗皮肤或淋浴。给予医疗护理。 眼睛应急：先用大量水冲洗几分钟（如可能易行，摘除隐形眼镜），然后就医。 食入应急：催吐（仅对清醒病人），休息，给予医疗护理

380. 四氯乙烯（Tetrachloroethylene）

基 本 信 息	
原化学品目录	四氯乙烯
化学物质	四氯乙烯
别名	1，1，2，2 - 四氯乙烯，全氯乙烯
英文名	TETRACHLOROETHYLENE；1，1，2，2 - TETRACHLOROETHYLENE；PERCHLORO-ETHYLENE；TETRACHLOROETHENE
CAS 号	127 - 18 - 4
化学式	$C_2Cl_4/Cl_2C = CCl_2$
分子量	165.8
成分/组成信息	四氯乙烯

物 化 性 质	
理化特性	外观与性状：无色液体，有特殊气味 沸点：121 ℃ 熔点：-22 ℃ 相对密度（水=1）：1.6 水中溶解度：20 ℃时 0.015 g/100 mL 蒸汽压：20 ℃时 1.9 kPa 蒸汽相对密度（空气=1）：5.8 蒸汽、空气混合物的相对密度（20 ℃，空气=1）：1.09 辛醇、水分配系数的对数值：2.9
禁配物	强碱、活性金属粉末、碱金属

健康危害与毒理信息	
危险有害概述	物理危险性：蒸气比空气重。 化学危险性：与高温表面或火焰接触时，分解生成氯化氢、光气和氯有毒和腐蚀性烟雾。与湿气接触时，缓慢分解生成三氯乙酸和盐酸。与金属铝、锂、钡和铍发生反应。 健康危险性：①吸入危险性：20 ℃时蒸发，相当慢地达到空气中有害污染浓度。②短期接触的影响：刺激眼睛、皮肤和呼吸道。如果吞咽液体吸入肺中，可能发生化学肺炎。可能对中枢神经系统有影响。高浓度下接触可能导致神志不清。③长期或反复接触的影响：反复或长期与皮肤接触可能引起皮炎。可能对肝和肾有影响。很可能是人类致癌物。 环境危险性：对水生生物是有毒的。可能在水生环境中造成长期影响
GHS 危害分类	急性毒性-吸入：类别 4（蒸气）； 急性毒性-经皮：类别 5； 皮肤腐蚀/刺激：类别 1A-1C 严重眼损伤/眼刺激：类别 2A 致癌性：类别 1B； 生殖毒性：类别 2； 特异性靶器官毒性-单次接触：类别 1（中枢神经系统、呼吸系统、肝脏），类别 3（麻醉效应）； 特异性靶器官毒性-反复接触：类别 1（神经系统、肝脏、呼吸系统），类别 2（肾）； 急性水生毒性：类别 1； 慢性水生毒性：类别 1
急性毒性数据（HSDB）	LC_{50}：4000 ppm/4 h（大鼠吸入）； LD_{50}：2400~13000 mg/kg bw（大鼠经口）
致癌分类	类别 2A（国际癌症研究机构，2017 年）。 类别 3B（德国，2016 年）。 类别 A3（美国政府工业卫生学家会议，2017 年）
ToxCast 毒性数据	AC_{50}（AR）= Inactive；AC_{50}（AhR）= Inactive；AC_{50}（ESR）= 46.00；AC_{50}（p53）= Inactive
急性暴露水平（AEGL）	/
暴露途径	可通过吸入和经食入吸收到体内
靶器官	中枢神经系统、呼吸系统、肝脏、肾脏、眼、皮肤

（续）

健康危害与毒理信息	
中毒症状	吸入：头晕，嗜睡，头痛，恶心，虚弱，神志不清。 皮肤：皮肤干燥，发红。 眼睛：发红，疼痛。 食入：腹部疼痛
职业接触限值	阈限值：25 ppm（时间加权平均值）；100 ppm（短期接触限值）（美国政府工业卫生学家会议，2017 年）。 时间加权平均容许浓度：200 mg/m³（中国，2019 年）

防 护 与 急 救	
接触控制/个体防护	工程控制：通风，局部排气通风。 接触控制：严格作业环境管理，防止产生烟云。 呼吸系统防护：适当的呼吸防护。 身体防护：防护服。 手部防护：防护手套。 眼睛防护：护目镜，面罩。 其他防护：工作时不得进食、饮水或吸烟
急救措施	火灾应急：周围环境着火时，允许使用各种灭火剂。 吸入应急：新鲜空气，休息。必要时进行人工呼吸，给予医疗护理。 皮肤应急：脱去污染的衣服，冲洗，然后用水和肥皂清洗皮肤。 眼睛应急：先用大量水冲洗几分钟（如可能易行，摘除隐形眼镜），然后就医。 食入应急：漱口，不要催吐。大量饮水，休息

381. 四氢呋喃（Tetrahydrofuran）

基 本 信 息	
原化学品目录	四氢呋喃
化学物质	四氢呋喃
别名	四亚甲基氧化物；二环氧乙烷；1，4 - 环氧丙烷；氧杂环戊烷
英文名	TETRAHYDROFURAN；TETRAMETHYLENE OXIDE；DIETHYLENE OXIDE；1，4 - EPOXYBUTANE；OXACYCLOPENTANE
CAS 号	109 - 99 - 9
化学式	$C_4H_8O/(CH_2)_3CH_2O$
分子量	72.1
成分/组成信息	四氢呋喃

物 化 性 质	
理化特性	沸点：66 ℃ 熔点：- 108.5 ℃ 相对密度（水 = 1）：0.89 水中溶解度：混溶 蒸汽压：20 ℃时 19.3 kPa 蒸汽相对密度（空气 = 1）：2.5 闪点：- 14.5 ℃（闭杯） 自燃温度：321 ℃ 爆炸极限：空气中 2% ~ 11.8%（体积）
禁配物	酸类、碱、强氧化剂、氧

健康危害与毒理信息	
危险有害概述	物理危险性：蒸气比空气重，可能沿地面流动，可能造成远处着火。 化学危险性：能生成爆炸性过氧化物。与强氧化剂、强碱和有些金属卤化物激烈反应，有着火和爆炸危险。侵蚀某些塑料、橡胶和涂料。 健康危险性：具有刺激和麻醉作用。吸入后引起上呼吸道刺激、恶心、头晕、头痛和中枢神经系统抑制。能引起肝、肾损害。液体或高浓度蒸气对眼有刺激性。皮肤长期反复接触，可因脱脂作用而发生皮炎。①吸入危险性：20 ℃时，蒸发可相当快地达到空气中有害污染浓度。②短期接触的影响：或蒸气刺激眼睛、皮肤和呼吸道。高浓度时可能对中枢神经系统有影响，导致麻醉作用。③长期或反复接触的影响：反复或长期与皮肤接触可能引起皮炎
GHS 危害分类	易燃液体：类别 2； 急性毒性－经口：类别 4； 皮肤腐蚀/刺激：类别 2； 严重眼损伤/眼刺激：类别 2A； 生殖细胞致突变性：类别 2； 特定靶器官毒性－单次接触：类别 2（神经系统），类别 3（呼吸道刺激）； 特定靶器官毒性－反复接触：类别 1（肝脏、肾脏、神经系统）
急性毒性数据（HSDB）	LC_{50}：18000～22000 ppm/4 h（大鼠吸入）
致癌分类	/
ToxCast 毒性数据	AC_{50}（AR）= Inactive；AC_{50}（AhR）= Inactive；AC_{50}（ESR）= Inactive；AC_{50}（p53）= Inactive
急性暴露水平（AEGL）	/
暴露途径	可通过吸入其蒸气或食入吸收到体内
靶器官	肝脏、肾脏、神经系统、呼吸系统
中毒症状	吸入：咳嗽，头晕，头疼，恶心，神志不清，咽喉痛。 皮肤：皮肤干燥，发红，疼痛。 眼睛：发红，疼痛。 食入：症状同吸入
职业接触限值	阈限值：50 ppm（时间加权平均值），100 ppm（短期接触限值）（经皮）（美国政府工业卫生学家会议，2017 年）。 时间加权平均容许浓度：50 ppm，150 mg/m³（德国，2016 年）。 时间加权平均容许浓度：300 mg/m³（中国，2019 年）
防护与急救	
接触控制/个体防护	工程控制：生产过程密闭，全面通风。提供安全淋浴和洗眼设备。 呼吸系统防护：可能接触其蒸气时，应该佩戴过滤式防毒面具（半面罩）。必要时，建议佩戴自给式呼吸器。 眼睛防护：一般不需要特殊防护，高浓度接触时可戴安全防护眼镜。 身体防护：穿防静电工作服。 手部防护：戴橡胶耐油手套。 其他防护：工作现场严禁吸烟。工作完毕，淋浴更衣。注意个人清洁卫生
急救措施	火灾应急：喷水冷却容器，可能的话将容器从火场移至空旷处。处在火场中的容器若已变色或从安全泄压装置中产生声音，必须马上撤离。灭火剂：泡沫、二氧化碳、干粉、砂土。用水灭火无效。 吸入应急：迅速脱离现场至空气新鲜处。保持呼吸道通畅。如呼吸困难，给输氧。如呼吸停止，立即进行人工呼吸。就医。 皮肤应急：脱去污染的衣着，用肥皂水和清水彻底冲洗皮肤。 眼睛应急：立即提起眼睑，用流动清水或生理盐水冲洗至少15 min。就医。 食入应急：饮足量温水，催吐。就医

382. 四氢化锗 (Germanium tetrahydride)

基 本 信 息	
原化学品目录	四氢化锗
化学物质	四氢化锗
别名	锗烷；氢化锗
英文名	GERMANE；GERMANIUM HYDRIDE；GERMANIUM TETRAHYDRIDE
CAS 号	7782 - 65 - 2
化学式	GeH_4
分子量	76.6
成分/组成信息	四氢化锗

物 化 性 质	
理化特性	沸点：- 88.5 ℃ 熔点：- 165 ℃ 相对密度（水 =1）：1.53 水中溶解度：不溶 蒸汽相对密度（空气 =1）：2.65 闪点：易燃气体
禁配物	/

健康危害与毒理信息	
危险有害概述	物理危险性：该气体比空气重，可能沿地面流动；可能造成远处着火。 化学危险性：与空气接触时，可能发生自燃。加热可能引起激烈燃烧或爆炸。与卤素和氧化剂发生反应，引起着火和爆炸的危险。 健康危险性：①吸入危险性：容器漏损时，迅速达到空气中该气体的有害浓度。②短期接触的影响：可能对血液有影响，导致血细胞破坏和肾损伤。影响可能推迟显现。需进行医学观察。远高于职业接触限值接触时可能导致死亡。③长期或反复接触的影响：可能对血液有影响，导致血细胞损伤和贫血
GHS 危害分类	易燃气体：类别 1； 高压气体：液化气体； 急性毒性 - 吸入：类别 1（蒸气）； 皮肤腐蚀/刺激：类别 2； 严重眼损伤/眼刺激：类别 2A ~ 2B； 特异性靶器官毒性 - 单次接触：类别 1（肝脏、肾脏），类别 2（血液），类别 3（呼吸道刺激、麻醉效应）
急性毒性数据（HSDB）	LD_{50}：1250 mg/kg（小鼠经口）
致癌分类	/
ToxCast 毒性数据	/
急性暴露水平（AEGL）	/
暴露途径	可通过吸入吸收到体内
靶器官	肝脏、肾脏、血液、呼吸道、皮肤、眼
中毒症状	吸入：头痛，虚弱，头晕，腹部疼痛，意识模糊，尿黄，症状可能推迟显现
职业接触限值	时间加权平均容许浓度：0.2 ppm（美国政府工业卫生学家会议，2017 年）。 时间加权平均容许浓度：0.6 mg/m³（中国，2019 年）

防护与急救	
接触控制/个体防护	工程控制：密闭系统，通风，防爆型电气设备和照明。 呼吸系统防护：适当的呼吸器。 眼睛防护：可戴安全防护眼镜。 身体防护：穿相应的工作服。 手部防护：戴防护手套。 其他防护：工作现场严禁吸烟。工作完毕，淋浴更衣。注意个人清洁卫生
急救措施	火灾应急：切断气源，如不可能并对周围环境无危险，让火自行燃尽。其他情况用二氧化碳、干燥粉末灭火。 吸入应急：迅速脱离现场至空气新鲜处。保持呼吸道通畅。如呼吸困难，给输氧。如呼吸停止，立即进行人工呼吸。就医。 皮肤应急：脱去污染的衣着，用清水彻底冲洗皮肤。 眼睛应急：立即提起眼睑，用流动清水或生理盐水冲洗至少15 min。就医

383. 四溴化碳（Carbon tetrabromide）

基 本 信 息	
原化学品目录	四溴化碳
化学物质	四溴化碳
别名	四溴甲烷
英文名	CARBON TETRABROMIDE；TETRABROMOMETHANE
CAS 号	558 - 13 - 4
化学式	CBr_4
分子量	331.6
成分/组成信息	四溴化碳

物 化 性 质	
理化特性	外观与性状：无色晶体 沸点：190 ℃ 熔点：90 ℃ 相对密度（水 =1）：3.42 水中溶解度：不溶 蒸汽压：96 ℃时 5.33 kPa 蒸汽相对密度（空气 =1）：11.4
禁配物	强氧化剂、强碱

健康危害与毒理信息	
危险有害概述	化学危险性：受热时，分解生成有毒和腐蚀性烟雾。与碱金属发生反应，有爆炸的危险。 健康危险性：①吸入危险性：20 ℃时蒸发，相当慢地达到空气中有害污染浓度。②短期接触的影响：流泪。腐蚀眼睛，刺激皮肤和呼吸道。可能对肺、肝和肾有影响。高浓度接触可能导致神志不清。③长期或反复接触的影响：可能对肝有影响

健康危害与毒理信息	
GHS 危害分类	急性毒性 – 经口：类别 4； 皮肤腐蚀/刺激：类别 2； 严重眼损伤/眼刺激：类别 1； 特异性靶器官毒性 – 单次接触：类别 1（中枢神经系统、肝脏、肾脏），类别 2（神经系统），类别 3（麻醉效果）； 特异性靶器官毒性 – 反复接触：类别 1（肝），类别 2（呼吸系统）
急性毒性数据（HSDB）	/
致癌分类	类别 2（德国，2016 年）。 类别 A3（美国政府工业卫生学家会议，2017 年）
ToxCast 毒性数据	$AC_{50}(AR)$ = Inactive；$AC_{50}(AhR)$ = Inactive；$AC_{50}(ESR)$ = Inactive；$AC_{50}(p53)$ = Inactive
急性暴露水平（AEGL）	/
暴露途径	可通过吸入其气溶胶和经食入吸收到体内
靶器官	中枢神经系统、肝脏、肾脏、呼吸系统、眼、皮肤
中毒症状	吸入：咳嗽，嗜睡，迟钝，呼吸困难，气促，咽喉痛。 皮肤：发红，疼痛。 眼睛：发红，疼痛，视力模糊，严重深度烧伤。 食入：腹部疼痛，腹泻，迟钝，咽喉疼痛
职业接触限值	阈限值：0.1 ppm（时间加权平均值），0.3 ppm（短期接触限值）（美国政府工业卫生学家会议，2017 年）。 时间加权平均容许浓度：$1.5\ mg/m^3$，短时间接触容许浓度：$4\ mg/m^3$（中国，2019 年）
防 护 与 急 救	
接触控制/个体防护	工程控制：局部排气通风。 接触控制：防止粉尘扩散，严格作业环境管理。 呼吸系统防护：适当的呼吸防护。 手部防护：防护手套。 眼睛防护：面罩，或眼睛防护结合呼吸防护。 其他防护：工作时不得进食、饮水或吸烟
急救措施	火灾应急：周围环境着火时，允许使用各种灭火剂。 吸入应急：新鲜空气，休息，给予医疗护理。 皮肤应急：脱去污染的衣服，用大量水冲洗皮肤或淋浴，给予医疗护理。 眼睛应急：先用大量水冲洗几分钟（如可能易行，摘除隐形眼镜），然后就医。 食入应急：漱口，给予医疗护理

384. 四乙基铅（Tetraethyl lead）

基 本 信 息	
原化学品目录	四乙基铅
化学物质	四乙基铅
别名	四乙基烃基铅
英文名	TETRAETHYL LEA；TETRAETHYL PLUMBANE；LEAD TETRAETHYL；TEL
CAS 号	78 – 00 – 2

（续）

基 本 信 息	
化学式	$Pb(C_2H_5)_4$
分子量	323.45
成分/组成信息	四乙基铅
物 化 性 质	
理化特性	外观与性状：无色黏稠液体，有特殊气味 沸点：>110 ℃时分解 熔点：-136.8 ℃ 相对密度（水=1）：1.7 水中溶解度：难溶 蒸汽压：20 ℃时0.027 kPa 蒸汽相对密度（空气=1）：8.6 蒸汽、空气混合物的相对密度（20 ℃，空气=1）：1 闪点：93 ℃（闭杯） 自燃温度：110 ℃以上 爆炸极限：空气中1.8%（爆炸下限，体积） 辛醇、水分配系数的对数值：4.15 溶解性：不溶于水、稀酸、稀碱液，溶于多数有机溶剂
禁配物	强氧化剂、强酸、强碱
健康危害与毒理信息	
危险有害概述	物理危险性：蒸气比空气重。 化学危险性：加热时，分解生成有毒烟雾。与强氧化剂、酸类和卤素激烈反应，有着火和爆炸的危险。侵蚀橡胶、某些塑料和涂层。 健康危险性：①吸入危险性：20 ℃时，蒸发相当快地达到空气中有害污染浓度。②短期接触的影响：刺激眼睛、皮肤和呼吸道。可能对中枢神经系统有影响，导致神志不清。接触高浓度时可能导致死亡。需进行医学观察。③长期或反复接触的影响：可能对中枢神经系统有影响。可能造成人类生殖或发育毒性。 环境危险性：对水生生物有极高毒性。可能在水生环境中造成长期影响。强烈建议不要让其进入环境
GHS危害分类	易燃气体：类别4； 高压气体：液化气体； 急性毒性-经口：类别2； 急性毒性-经皮：类别3； 急性毒性-吸入：类别1（蒸汽）； 皮肤腐蚀/刺激：类别2； 严重眼损伤/眼刺激：类别2； 生殖毒性：类别2； 特异性靶器官毒性-单次接触：类别1（中枢神经系统），类别3（呼吸道过敏）； 特异性靶器官毒性-反复接触：类别2（神经系统）； 危害水生环境-急性危害：类别1； 危害水生环境-长期危害：类别1
急性毒性数据（HSDB）	LC_{50}：850 mg/m^3，1 h（大鼠吸入）。 LD_{50}：12.3 mg/kg（大鼠经口）
致癌分类	类别A4（美国政府工业卫生学家会议，2017年）

（续）

健康危害与毒理信息	
ToxCast 毒性数据	$AC_{50}(AR)$ = Inactive; $AC_{50}(AhR)$ = Inactive; $AC_{50}(ESR)$ = Inactive; $AC_{50}(p53)$ = 24.88
急性暴露水平（AEGL）	/
暴露途径	可通过吸入，经皮肤和经食入吸收到体内
靶器官	中枢神经系统、呼吸道、眼睛、皮肤
中毒症状	吸入：惊厥，头晕，头痛，呕吐，虚弱，神志不清。 皮肤：可能被吸收，发红。 眼睛：发红，疼痛，视力模糊。 食入：惊厥，腹泻，头晕，头痛，呕吐，虚弱，神志不清
职业接触限值	阈限值：0.1 mg/m^3（以铅计）（时间加权平均值）（美国政府工业卫生学家会议，2017年）。 时间加权平均容许浓度：0.02 mg/m^3（中国，2019年）。 最高容许浓度：0.05 mg/m^3（以铅计）（皮肤吸收）（德国，2016年）
防 护 与 急 救	
接触控制/个体防护	工程控制：禁止明火。高于93℃，使用密闭系统、通风。 接触控制：防止产生烟云，严格作业环境管理。避免一切接触，避免青少年和儿童接触。 呼吸系统防护：适当的呼吸防护。 身体防护：防护服。 手部防护：防护手套。 眼睛防护：面罩，或眼睛防护结合呼吸防护。 其他防护：工作时不得进食、饮水或吸烟。进食前洗手
急救措施	火灾应急：干粉，雾状水，泡沫，二氧化碳。 爆炸应急：从掩蔽位置灭火。 接触应急：一切情况均向医生咨询。 吸入应急：新鲜空气，休息。给予医疗护理。 皮肤应急：脱去污染的衣服，冲洗，然后用水和肥皂清洗皮肤。给予医疗护理。 眼睛应急：先用大量水冲洗几分钟（如可能易行，摘除隐形眼镜），然后就医。 食入应急：漱口，用水冲服活性炭浆。给予医疗护理

385. 松节油（Turpentine）

基 本 信 息	
原化学品目录	松节油
化学物质	松节油
别名	松油脂；蒸气蒸馏松节油；木松节油
英文名	Turpentine; Turpentine oil; Spirits of turpentine; Oil of turpentine; Steam distilled turpentine; Gum spirits; Wood turpentine
CAS 号	8006 - 64 - 2
化学式	$C_{10}H_{16}$（大致）
分子量	136.0
成分/组成信息	松节油

（续）

物 化 性 质	
理化特性	外观与性状：无色液体，有特殊气味。 相对密度（水＝1）：0.9 沸点：149 ~ 180 ℃ 熔点：－50 ~ －60 ℃ 蒸汽压：20 ℃时0.25 ~ 0.67 kPa 相对蒸气密度（空气＝1）：4.6 ~ 4.8 闪点：30 ~ 46 ℃ 自燃温度：220 ~ 255 ℃ 爆炸极限：空气中0.8% ~ 6%（体积） 溶解性：不溶于水，溶于乙醇、氯仿、醚等多数有机溶剂
禁配物	强氧化剂、硝酸

健康危害与毒理信息	
危险有害概述	化学危险性：燃烧时，生成一氧化碳有毒烟雾。在空气或阳光作用下缓慢分解，生成比松节油毒性和刺激性更大的氧化产物。与氧化剂、卤素、可燃物质、无机酸激烈反应。侵蚀塑料和橡胶。 　健康危险性：20 ℃时蒸发，相当慢地达到空气中有害污染浓度。 　蒸气刺激眼睛、皮肤和呼吸道。如果吞咽液体吸入肺中，可能引起化学性肺炎。可能对中枢神经系统、膀胱和肾有影响，导致兴奋增盛、惊厥和肾损伤。高浓度接触时，可能导致心搏过速、神志不清、呼吸衰竭和死亡。反复或长期接触可能引起皮肤过敏。液体使皮肤脱脂
GHS 危害分类	易燃液体：类别3； 急性毒性（经口）：类别2； 急性毒性（吸入）吸入（蒸汽）：类别3 急性毒性（经皮）：类别4； 皮肤腐蚀/刺激：类别2； 严重眼损伤/眼刺激：类别1； 皮肤过敏：类别1； 呛吸毒性：类别1； 特异性靶器官毒性－单次接触：类别1（肾），类别3（呼吸道刺激）； 特异性靶器官毒性－反复接触：类别1（肾脏，呼吸系统）； 危害水生环境－慢性危害：类别2
急性毒性数据（HSDB）	LC$_{50}$：20 mg/L/1 h（大鼠吸入）； LC$_{50}$：12 mg/L/6 h（大鼠吸入）
致癌分类	类别A4（美国政府工业卫生学家会议，2017 年）
ToxCast 毒性数据	/
急性暴露水平（AEGL）	/
暴露途径	可通过吸入其蒸气、经皮肤和食入吸收到体内
靶器官	皮肤、呼吸系统、眼、肾脏
中毒症状	意识模糊，咳嗽，头痛，咽喉痛，气促，皮肤发红，疼痛，视力模糊，发红，灼烧感，腹部疼痛，恶心，呕吐，惊厥，腹泻，神志不清
职业接触限值	时间加权平均容许浓度：20 ppm（美国政府工业卫生学家会议，2017 年）

656

（续）

防 护 与 急 救	
接触控制/个体防护	工程控制：生产过程密闭，全面通风。提供安全淋浴和洗眼设备。 呼吸系统防护：高浓度环境中，应该佩戴过滤式防毒面具（半面罩）。 眼睛防护：必要时，戴化学安全防护眼镜。 身体防护：穿化学防护服。 手部防护：戴橡胶耐油手套。 其他防护：工作现场严禁吸烟，避免长期反复接触
急救措施	吸入应急：迅速脱离现场至空气新鲜处，保持呼吸道通畅。如呼吸困难，给输氧。如呼吸停止，立即进行人工呼吸。就医。 皮肤应急：用大量流动清水冲洗。用肥皂水和清水彻底冲洗皮肤。就医。 眼睛应急：立即提起眼睑，用大量流动清水或生理盐水彻底冲洗至少15 min。就医。 食入应急：饮足量温水，催吐。就医

386. 铊（Thallium）

基 本 信 息	
原化学品目录	铊及其化合物
化学物质	铊
别名	/
英文名	THALLIUM；RAMOR；THALLIUM（METAL）
CAS 号	7440 - 28 - 0
化学式	TI
分子量	204.4
成分/组成信息	铊
物 化 性 质	
理化特性	外观与性状：浅蓝白色柔软的金属遇空气时变灰色 沸点：1457 ℃ 熔点：304 ℃ 相对密度（水 =1）：11.9 水中溶解度：不溶解
禁配物	强酸、强氧化剂
健康危害与毒理信息	
危险有害概述	化学危险性：与强酸发生反应，在室温下与氟和其他卤素发生反应。 健康危险性：①吸入危险性：20 ℃时蒸发可忽略不计，但扩散时可较快地达到空气中颗粒物有害浓度，尤其是粉末。②短期接触的影响：可能对胃肠道、神经系统、肾和心血管系统有影响。可能引起脱发和指甲萎缩。接触可能导致死亡。食入时，影响可能推迟显现。需进行医学观察。③长期或反复接触的影响：可能对心血管系统、神经系统有影响，可能引起脱发。动物实验表明，可能对人类生殖或发育有毒性影响。 环境危险性：对水生生物是有毒的。可能在食物链中发生生物蓄积，例如在淡水生物中。可能对环境有危害，对鸟类和哺乳动物应给予特别注意。强烈建议不要让其进入环境。可能在水生环境中造成长期影响

健康危害与毒理信息	
GHS 危害分类	急性毒性－吸入：类别 2； 急性毒性－经口：类别 2； 生殖细胞致突变性：类别 1B； 生殖毒性：类别 1A； 特异性靶器官毒性－单次接触：类别 1（消化系统、神经系统、皮肤附属器官）； 特异性靶器官毒性－反复接触：类别 1（循环系统、大脑、神经系统、皮肤附属器官）； 危害水生环境－长期危害：类别 4
急性毒性数据（HSDB）	/
致癌分类	/
ToxCast 毒性数据	/
急性暴露水平（AEGL）	/
暴露途径	可通过吸入其气溶胶，经皮肤和食入吸收到体内
靶器官	消化系统、循环系统、大脑、神经系统、皮肤附属器官等
中毒症状	食入：腹痛，恶心，呕吐，头痛，虚弱，腿疼，视力模糊，脱发，烦躁不安，惊厥，心跳快。 皮肤：可能被吸收。症状同食入
职业接触限值	时间加权平均容许浓度：0.02 mg/m³（经皮）（美国政府工业卫生学家会议，2017 年）。 时间加权平均容许浓度：0.05 mg/m³，短时间接触容许浓度：0.1 mg/m³（中国，2019年）
防 护 与 急 救	
接触控制/个体防护	工程控制：局部排气通风。 接触控制：防止粉尘扩散，严格作业环境管理。 呼吸系统防护：适当的呼吸防护。 身体防护：防护服。 手部防护：防护手套。 眼睛防护：护目镜，或眼睛防护结合呼吸防护。 其他防护：工作时不得进食、饮水或吸烟。进食前洗手。不要将工作服带回家中
急救措施	火灾应急：周围环境着火时，允许使用各种灭火剂。 接触应急：一切情况均向医生咨询。 吸入应急：新鲜空气，休息。必要时进行人工呼吸，给予医疗护理。 皮肤应急：脱去污染的衣服，冲洗。然后用水和肥皂清洗皮肤，给予医疗护理。 眼睛应急：先用大量水冲洗几分钟（如可能易行，摘除隐形眼镜），然后就医。 食入应急：催吐（仅对清醒病人）。用水冲服活性炭浆，给予医疗护理

387. 钽（Tantalum）

基 本 信 息	
原化学品目录	钽及其化合物
化学物质	钽
别名	/
英文名	TANTALUM

基　本　信　息	
CAS 号	7440 – 25 – 7
化学式	Ta
分子量	180.9
成分/组成信息	钽

物　化　性　质	
理化特性	沸点：5425 ℃ 熔点：2996 ℃ 密度：14.5 g/cm³ 水中溶解度：不溶 闪点：>250 ℃
禁配物	/

健康危害与毒理信息	
危险有害概述	物理危险性：以粉末或颗粒形状与空气混合，可能发生粉尘爆炸。 化学危险性：与卤素和氧化剂发生反应，有着火和爆炸的危险。 健康危险性：①吸入危险性：扩散时可较快地达到空气中颗粒物公害污染浓度。②短期接触的影响：可能引起机械刺激
GHS 危害分类	急性毒性 – 经口：类别 4； 严重眼损伤/眼刺激：类别 2B； 特异性靶器官毒性 – 单次接触：类别 3（呼吸道刺激）
急性毒性数据（HSDB）	/
致癌分类	/
ToxCast 毒性数据	/
急性暴露水平（AEGL）	/
暴露途径	可通过吸入其气溶胶和经食入吸收到体内
靶器官	呼吸道、眼
中毒症状	吸入：咳嗽。 眼睛：发红
职业接触限值	时间加权平均容许浓度：4 mg/m³（可吸入粉尘）（德国，2016 年）。 时间加权平均容许浓度：5 mg/m³（中国，2019 年）

防　护　与　急　救	
接触控制/个体防护	工程控制：防止粉尘沉积、密闭系统。防止粉尘爆炸型电气设备和照明。 呼吸系统防护：可能接触其粉尘时，应该佩戴自吸过滤式防尘口罩。必要时，佩戴空气呼吸器、氧气呼吸器或长管面具。 眼睛防护：戴化学安全防护眼镜。 身体防护：穿防酸碱工作服。 手部防护：戴橡胶耐酸碱手套。 其他防护：工作现场禁止吸烟、进食和饮水。工作完毕，淋浴更衣。单独存放被毒物污染的衣服，洗后备用。保持良好的卫生习惯

（续）

防 护 与 急 救	
急救措施	火灾应急：灭火剂：干粉，干砂，专用粉末，禁止用二氧化碳、泡沫和水。 吸入应急：迅速脱离现场至空气新鲜处。保持呼吸道通畅。如呼吸困难，给输氧。如呼吸停止，立即进行人工呼吸。就医。 皮肤应急：立即脱去污染的衣着，用大量流动清水冲洗至少15 min。就医。若有灼伤，按酸灼伤处理。 眼睛应急：立即提起眼睑，用大量流动清水或生理盐水彻底冲洗至少15 min。就医。 食入应急：饮足量温水，催吐。洗胃。就医

388. 碳酸铵（Ammonium carbonate）

基 本 信 息	
原化学品目录	碳酸铵
化学物质	碳酸铵
别名	/
英文名	AMMONIUM CARBONATE；DIAMMONIUM CARBONATE
CAS 号	506 - 87 - 6
化学式	$CH_8N_2O_3$；$(NH_4)_2CO_3$
分子量	96.09
成分/组成信息	碳酸铵

物 化 性 质	
理化特性	外观与性状：无色晶状体，有强烈氨味，60 ℃挥发 熔点：58 ℃
禁配物	/

健康危害与毒理信息	
危险有害概述	健康危险性：接触后，刺激鼻、咽、肺，可引起咳嗽和呼吸困难
GHS 危害分类	急性毒性 - 经口：类别5； 皮肤腐蚀/刺激：类别2； 严重眼损伤/眼刺激：类别1
急性毒性数据（HSDB）	/
致癌分类	/
ToxCast 毒性数据	$AC_{50}(AR)$ = Inactive；$AC_{50}(AhR)$ = Inactive；$AC_{50}(ESR)$ = Inactive；$AC_{50}(p53)$ = Inactive
急性暴露水平（AEGL）	/
暴露途径	可通过食入吸收到体内
靶器官	皮肤、眼睛、呼吸道
中毒症状	/
职业接触限值	/

（续）

防 护 与 急 救	
接触控制/个体防护	工程控制：密闭操作，局部通风。 呼吸系统防护：佩戴呼吸器。 身体防护：穿防护服，暴露后立即洗澡
急救措施	吸入应急：将患者移至空气新鲜处；呼吸停止，施行呼吸复苏术，心跳停止，施行心肺复苏术；立即就医。 皮肤应急：立即脱掉被污染衣物，用大量清水冲洗皮肤。 眼睛应急：用大量清水冲洗至少 15 min

389. 碳酸钙（Calcium carbonate）

基 本 信 息	
原化学品目录	碳酸钙
化学物质	碳酸钙
别名	碳酸钙盐
英文名	CALCIUM CARBONATE；CARBONIC ACID；CALCIUM SALT
CAS 号	471 – 34 – 1
化学式	$CaCO_3$
分子量	100. 1
成分/组成信息	碳酸钙

物 化 性 质	
理化特性	外观与性状：无气味，无味道粉末或晶体 熔点：825 ℃（分解） 密度：2. 8 g/cm^3 水中溶解度：不溶
禁配物	强酸

健康危害与毒理信息	
危险有害概述	化学危险性：加热到 825 ℃ 时，分解生成氧化钙腐蚀性烟雾。与酸类、铝和铵盐发生反应
GHS 危害分类	皮肤腐蚀/刺激：类别 2
急性毒性数据（HSDB）	LD_{50}：6450 mg/kg（小鼠经口）； LD_{50}：6450 mg/kg（大鼠经口）
致癌分类	/
ToxCast 毒性数据	/
急性暴露水平（AEGL）	/
暴露途径	可通过吸入其气溶胶吸收到体内
靶器官	皮肤
中毒症状	/
职业接触限值	参见石灰石粉尘

（续）

防护与急救	
接触控制/个体防护	工程控制：局部排气通风。 呼吸系统防护：适当的呼吸器。 手部防护：防护手套。 眼睛防护：安全护目镜。 其他防护：工作时不得进食、饮水或吸烟
急救措施	火灾应急：周围环境着火时，允许使用各种灭火剂。 吸入应急：新鲜空气，休息。 皮肤应急：用大量水冲洗皮肤或淋浴。 眼睛应急：先用大量水冲洗几分钟（如可能易行，摘除隐形眼镜），然后就医。 食入应急：漱口

390. 碳酸钠（Sodium carbonate）

基　本　信　息	
原化学品目录	碳酸钠（纯碱）
化学物质	碳酸钠
别名	碳酸二钠盐；纯碱
英文名	SODIUM CARBONATE（ANHYDROUS）；CARBONIC ACID DISODIUM SALT；SODA ASH
CAS 号	497－19－8
化学式	Na_2CO_3
分子量	106.0
成分/组成信息	碳酸钠

物　化　性　质	
理化特性	外观与性状：单斜针状结晶，白色粉末，味涩 熔点：851 ℃ 密度：2.54 g/cm³ 水中溶解度：溶于水（20 ℃时 30 g/100 mL），微溶于无水乙醇，不溶于丙醇，溶于甘油
禁配物	强酸、铝、氟

健康危害与毒理信息	
危险有害概述	化学危险性：水溶液是一种中强碱。与酸激烈反应。与镁和五氧化二磷反应，有爆炸的危险。与氟反应，有着火危险。 健康危险性：①吸入危险性：可较快地达到空气中颗粒物有害浓度，尤其是粉末。②短期接触的影响：刺激眼睛、皮肤和呼吸道。③长期或反复接触的影响：可能对呼吸道有影响，导致鼻中隔穿孔。反复或长期与皮肤接触时，可能引起皮炎
GHS 危害分类	急性毒性－吸入：类别4； 严重眼损伤/眼刺激：类别1～2； 特异性靶器官毒性－单次接触：类别3（呼吸道刺激，麻醉作用）
急性毒性数据（HSDB）	/
致癌分类	/

（续）

健康危害与毒理信息	
ToxCast 毒性数据	/
急性暴露水平（AEGL）	/
暴露途径	可通过吸入其气溶胶或经食入吸收到体内
靶器官	眼睛、呼吸系统、皮肤
中毒症状	吸入：咳嗽，咽喉痛。 皮肤：发红。 眼睛：发红，疼痛。 食入：咽喉和胸腔灼烧感，腹部疼痛
职业接触限值	时间加权平均容许浓度：3 mg/m³，短时间接触容许浓度：6 mg/m³（中国，2019 年）
防 护 与 急 救	
接触控制/个体防护	工程控制：局部排气通风。 接触控制：防止粉尘扩散。 呼吸系统防护：适当的呼吸防护。 手部防护：防护手套。 眼睛防护：安全护目镜。 其他防护：工作时不得进食、饮水或吸烟
急救措施	火灾应急：周围环境着火时，使用适当的灭火剂。 吸入应急：新鲜空气，休息。 皮肤应急：用大量水冲洗皮肤或淋浴。 眼睛应急：先用大量水冲洗几分钟（如可能易行，摘除隐形眼镜），然后就医。 食入应急：漱口，大量饮水。给予医疗护理

391. 碳酰氟（Carbonyl fluoride）

基 本 信 息	
原化学品目录	羰基氟
化学物质	碳酰氟
别名	氧氟化碳；二氟化碳氧化物；二氟甲醛；氟光气
英文名	Carbonyl fluoride；Carbon oxyfluoride；Carbon difluoride oxide；Difluoroformaldehyde；Fluorophosgene（cylinder）
CAS 号	353 - 50 - 4
化学式	COF_2
分子量	66
成分/组成信息	碳酰氟
物 化 性 质	
理化特性	外观与性状：无色吸湿的压缩液化气体，有刺鼻气味。 熔点：-114 ℃ 沸点：-83 ℃ 密度：2.89 g/L（气体） 相对密度（水 =1）：1.39（-190 ℃时） 水中溶解度：反应 蒸汽相对密度（空气 =1）：2.3
禁配物	强氧化剂、潮湿空气

健康危害与毒理信息	
危险有害概述	物理危险性：气体比空气重。 化学危险性：加热至 450 ~ 490 ℃时，分解生成有毒气体。与水和潮湿空气发生反应，生成氟化氢有毒和腐蚀性气体。 健康危险性：容器漏损时，迅速达到空气中该气体的有害浓度。刺激眼睛、皮肤和呼吸道。吸入高浓度可能引起肺水肿。液体迅速蒸发可能引起冻伤。影响可能推迟显现。需进行医学观察
GHS 危害分类	急性毒性 – 吸入（气体）：类别 2； 皮肤腐蚀/刺激：类别 2； 严重眼损伤/眼刺激：类别 2A – 2B； 特异性靶器官毒性 – 单次接触：类别 1（肺）
急性毒性数据（HSDB）	LC_{50}：270 mg/m³（大鼠吸入，4 h）；972 mg/m³（大鼠吸入，1 h）
致癌分类	/
ToxCast 毒性数据	/
急性暴露水平（AEGL）	AEGL1 – 10 min = NR；AEGL1 – 8 h = NR；AEGL2 – 10 min = 0. 35 ppm；AEGL2 – 8 h = 0. 087 ppm；AEGL3 – 10 min = 1. 0 ppm；AEGL3 – 8 h = 0. 26 ppm
暴露途径	可通过吸入其气体吸收到体内
靶器官	皮肤、眼睛、呼吸系统
中毒症状	灼烧感，咽喉痛，咳嗽，呼吸困难，气促，症状可能推迟显现。皮肤与液体接触：冻伤，发红，疼痛。眼睛与液体接触：发红，疼痛，视力模糊，严重深度烧伤
职业接触限值	时间加权平均容许浓度：2 ppm；短期接触限值：5 ppm（美国政府工业卫生学家会议，2017 年）。 时间加权平均容许浓度：5 mg/m³，短时间接触容许浓度：10 mg/m³（中国，2019 年）
防 护 与 急 救	
接触控制/个体防护	工程控制：严加密闭，提供充分的局部排风和全面排风。 呼吸系统防护：空气中浓度超标时，必须佩戴自吸过滤式防毒面具（全面罩）。紧急事态抢救或撤离时，应该佩戴空气呼吸器。 眼睛防护：呼吸系统防护中已作防护。 身体防护：穿密闭型防毒服。 手部防护：戴橡胶手套。 其他防护：工作现场严禁吸烟。保持良好的卫生习惯。注意检测毒物
急救措施	吸入应急：迅速脱离现场至空气新鲜处，保持呼吸道通畅。如呼吸困难，给输氧。如呼吸停止，立即进行人工呼吸。就医

392. 羰基镍（Nickel carbonyl）

基 本 信 息	
原化学品目录	羰基镍
化学物质	羰基镍
别名	四羰基镍
英文名	NICKEL CARBONYL；NICKEL TETRACARBONYL
CAS 号	13463 – 39 – 3
化学式	C_4NiO_4/Ni(CO)$_4$

（续）

基 本 信 息	
分子量	170.7
成分/组成信息	羰基镍

物 化 性 质	
理化特性	外观与性状：无色挥发性液体，有特殊气味 沸点：43 ℃ 熔点：–19 ℃ 相对密度（水=1）：1.3 水中溶解度：不溶解 蒸汽压：25.8 ℃时53 kPa 蒸汽相对密度（空气=1）：5.9 蒸汽、空气混合物的相对密度（20 ℃，空气=1）：3 闪点：–20 ℃（闭杯） 燃温度：60 ℃ 爆炸极限：空气中2%～34%（体积）
禁配物	强氧化剂、酸类

健康危害与毒理信息	
危险有害概述	物理危险性：蒸气比空气重，可能沿地面流动，可能造成远处着火。 化学危险性：加热到60 ℃时可能发生爆炸。与空气接触时，可能自燃。与酸类接触时，分解生成高毒的一氧化碳。与氧化剂激烈反应，有着火和爆炸的危险。在空气中被氧化，生成的过氧化沉积物，有着火的危险。 健康危险性：①吸入危险性：20 ℃时蒸发，迅速地达到空气中有害污染浓度。②短期接触的影响：刺激呼吸道。可能对中枢神经系统有影响。吸入蒸气可能引起肺水肿。接触可能导致死亡。影响可能推迟显现。需进行医学观察。③长期或反复接触的影响：反复或长期吸入接触可能引起哮喘。可能是人类致癌物。 环境危险性：可能对环境有危害，对水生生物应给予特别注意
GHS 危害分类	易燃液体：类别2； 急性毒性–吸入：类别1（粉尘和烟雾）； 皮肤腐蚀/刺激：类别2； 严重眼损伤/眼刺激：类别1； 呼吸致敏性：类别1； 致癌性：类别1A； 生殖毒性：类别2； 特异性靶器官毒性–单次接触：类别1（中枢神经系统、肝脏、呼吸系统、肾、肾上腺、心脏、脾脏，胰腺）； 危害水生环境–急性危害：类别1； 危害水生环境–长期危害：类别1
急性毒性数据（HSDB）	LC_{50}：35 ppm/0.5 h（大鼠吸入）； LC_{50}：10 ppm/0.5 h（小鼠吸入）； LD_{50}：63 mg/kg（大鼠经皮）
致癌分类	类别A3（美国政府工业卫生学家会议，2017年）
ToxCast 毒性数据	AC_{50}（AR）= Inactive；AC_{50}（AhR）= Inactive；AC_{50}（ESR）= Inactive；AC_{50}（p53）= Inactive
急性暴露水平（AEGL）	AEGL1 – 10 min = NR；AEGL1 – 8 h = NR；AEGL2 – 10 min = 0.1 ppm；AEGL2 – 8 h = 0.0045 ppm；AEGL3 – 10 min = 0.46 ppm；AEGL3 – 8 h = 0.02 ppm

（续）

健康危害与毒理信息	
暴露途径	可通过吸入其气溶胶、经皮肤和食入吸收到体内
靶器官	中枢神经系统、肝脏、呼吸系统、肾、肾上腺、心脏、脾脏、胰腺、眼睛、皮肤
中毒症状	头痛，头晕，恶心，呕吐，咳嗽，气促，皮肤发青。症状可能推迟显现
职业接触限值	阈限值：0.05 ppm（以 Ni 计）（时间加权平均值）（美国政府工业卫生学家会议，2017年）。 最高容许浓度：0.002 mg/m³（中国，2019 年）

防 护 与 急 救	
接触控制/个体防护	工程控制：禁止明火、禁止火花和禁止吸烟。禁止与氧化剂接触。密闭系统，通风，防爆型电气设备和照明，不要使用压缩空气灌装、卸料或转运。 接触控制：避免一切接触。 呼吸系统防护：适当的呼吸器。 身体防护：防护服。 手部防护：防护手套。 眼睛防护：面罩或眼睛防护结合呼吸防护。 其他防护：工作时不得进食、饮水或吸烟，进食前洗手
急救措施	火灾应急：干粉、雾状水、泡沫、二氧化碳。 爆炸应急：着火时，喷雾状水保持料桶等冷却。从掩蔽位置灭火。 接触应急：一切情况均向医生咨询。 吸入应急：新鲜空气，休息。半直立体位。必要时进行人工呼吸，给予医疗护理。 皮肤应急：脱去污染的衣服。冲洗，然后用水和肥皂清洗皮肤。给予医疗护理。 眼睛应急：先用大量水冲洗几分钟（如可能易行，摘除隐形眼镜），然后就医。 食入应急：漱口。给予医疗护理

393. 氧化锑（Antimonous trioxide）

基 本 信 息	
原化学品目录	锑及其化合物
化学物质	氧化锑
别名	锑华；锑白
英文名	ANTIMONY TRIOXIDE
CAS 号	1309 – 64 – 4
化学式	Sb_2O_3
分子量	291.5
成分/组成信息	氧化锑

物 化 性 质	
理化特性	性状：白色或灰色斜方晶系或等轴晶系粉末 沸点：1456 ℃ 熔点：652 ~ 656 ℃ 密度：5. 67 g/cm³ 水中溶解度：溶于浓盐酸、硫酸、碱溶液和热的酒石酸溶液，微溶于水、稀硝酸和稀硫酸
禁配物	/

666

（续）

健康危害与毒理信息	
危险有害概述	物理危险性：以粉末或颗粒形状与空气混合。 化学危险性：燃烧时，生成有毒烟雾。与氧化剂激烈反应，有着火和爆炸危险。与酸接触时，可能释放出有毒气体。 健康危险性：①吸入危险性：扩散时可较快地到达空气中颗粒物有害浓度。②短期接触的影响：可能对眼睛引起机械性刺激。③长期或反复接触的影响：反复或长期与皮肤接触可能引起皮炎，尤其是接触烟雾时。可能对肺有影响，导致肺尘病、肺部肿瘤等。 环境危险性：对环境有危害
GHS 危害分类	急性毒性 - 经口：类别 5； 严重眼损伤/眼刺激：类别 2B； 致癌性：类别 1B； 生殖毒性：类别 1B； 特异性靶器官毒性 - 单次接触：类别 1（心脏），类别 2（呼吸系统）； 特异性靶器官毒性 - 反复接触：类别 1（呼吸系统）； 危害水生环境 - 急性危害：类别 3； 危害水生环境 - 长期危害：类别 3
急性毒性数据（HSDB）	/
致癌分类	类别 2B（国际癌症研究机构，2019 年）。 类别 A2（美国政府工业卫生学家会议，2017 年）
ToxCast 毒性数据	/
急性暴露水平（AEGL）	/
暴露途径	可通过吸入其气溶胶和经食入吸收到体内
靶器官	呼吸系统、心脏、眼
中毒症状	吸入：咳嗽。 眼睛：发红，疼痛。 食入：腹部疼痛，呕吐，腹泻
职业接触限值	阈限值：0.5 mg/m^3（时间加权平均值）（美国政府工业卫生学家会议，2017 年）。 时间加权平均容许浓度：0.5 mg/m^3（中国，2019 年）
防 护 与 急 救	
接触控制/个体防护	工程控制：密闭操作，局部排风。提供安全淋浴和洗眼设备。 呼吸系统防护：可能接触其粉尘时，应该佩戴自吸过滤式防尘口罩。必要时，佩戴空气呼吸器、氧气呼吸器或长管面具。 眼睛防护：戴化学安全防护眼镜。 身体防护：穿透气型防毒服。 手部防护：戴防化学品手套。 其他防护：工作现场禁止吸烟、进食和饮水。工作完毕，淋浴更衣。单独存放被毒物污染的衣服，洗后备用。保持良好的卫生习惯
急救措施	火灾应急：采用干粉、干砂灭火。禁止用二氧化碳和酸碱灭火剂灭火。 吸入应急：迅速脱离现场至空气新鲜处。保持呼吸道通畅。如呼吸困难，给输氧。如呼吸停止，立即进行人工呼吸。就医。 皮肤应急：立即脱去污染的衣着，用大量流动清水冲洗至少15 min。就医。若有灼伤，按酸灼伤处理。 眼睛应急：立即提起眼睑，用大量流动清水或生理盐水彻底冲洗至少15 min。就医。 食入应急：饮足量温水，催吐。洗胃。就医

394. 铜（Copper）

基　本　信　息	
原化学品目录	铜及其化合物
化学物质	铜
别名	/
英文名	COPPER
CAS 号	7440 – 50 – 8
化学式	Cu
分子量	63.5
成分/组成信息	铜

物　化　性　质	
理化特性	沸点：2595 ℃ 熔点：1083 ℃ 相对密度（水＝1）：8.9 水中溶解度：不溶
禁配物	/

健康危害与毒理信息	
危险有害概述	化学危险性：与炔类化合物、环氧乙烷和叠氮化合物反应，生成撞击敏感的化合物。与强氧化剂，如氯酸盐、溴酸盐和碘酸盐反应，有爆炸危险。 健康危险性：①吸入危险性：20 ℃时蒸发可忽略不计，但是扩散时可较快达到空气中颗粒物有害浓度。②短期接触的影响：吸入蒸气可能造成金属烟雾热。③长期或反复接触的影响：反复或长期接触可能引起皮肤过敏
GHS 危害分类	皮肤致敏性：类别 1A； 特异性靶器官毒性 – 单次接触：类别 1（消化系统），类别 3（呼吸道过敏）
急性毒性数据（HSDB）	/
致癌分类	/
ToxCast 毒性数据	/
急性暴露水平（AEGL）	/
暴露途径	可通过吸入其气溶胶和食入吸收进体内
靶器官	消化系统、呼吸道、皮肤
中毒症状	吸入：咳嗽，头痛，气促，咽喉疼痛。 皮肤：发红。 眼睛：发红，疼痛。 食入：腹部疼痛，恶心，呕吐
职业接触限值	阈限值：0.2 mg/m³（烟雾）（时间加权平均值）；1 mg/m³（粉尘和烟云）（时间加权平均值）（美国政府工业卫生学家会议，2017 年）。 时间加权平均容许浓度：0.1 mg/m³（可吸入组分）（德国，2016 年）。 时间加权平均容许浓度：1 mg/m³（铜尘）；0.2 mg/m³（铜烟）（中国，2019 年）

防 护 与 急 救	
接触控制/个体防护	工程控制：密闭操作，注意通风。 呼吸系统防护：适当的呼吸防护。 眼睛防护：戴化学安全防护眼镜。 身体防护：穿相应的防护服。 手部防护：戴防护手套
急救措施	火灾应急：特殊粉末，干砂土。禁用其他灭火剂。 吸入应急：脱离现场至空气新鲜处。呼吸困难时给输氧。呼吸停止时，立即进行人工呼吸。就医。 皮肤应急：脱去污染的衣着，用流动清水冲洗。 眼睛应急：立即翻开上下眼睑，用流动清水冲洗15 min。就医。 食入应急：漱口，给予医疗护理，就医

395. 围涎树碱（Erythriphileine）

基 本 信 息	
原化学品目录	围涎树碱
化学物质	/
别名	/
英文名	Erythriphileine
CAS 号	/
化学式	/
分子量	/
成分/组成信息	/

物 化 性 质	
理化特性	/
禁配物	/

健康危害与毒理信息	
危险有害概述	健康危险性：可造成严重眼灼伤
GHS 危害分类	/
急性毒性数据（HSDB）	/
致癌分类	/
ToxCast 毒性数据	/
急性暴露水平（AEGL）	/
暴露途径	/
靶器官	眼睛
中毒症状	造成严重眼灼伤
职业接触限值	/

（续）

防 护 与 急 救	
接触控制/个体防护	/
急救措施	/

396. 肟硫磷（Fenthion）

基 本 信 息	
原化学品目录	肟硫磷
化学物质	肟硫磷
别名	O，O‐二甲基‐O‐（4‐甲基硫代间甲苯基）硫代磷酸酯；O，O‐二甲基‐O‐（3‐甲基‐4‐（甲硫基）苯基）硫代磷酸酯；倍硫磷
英文名	Fenthion；O，O‐Dimethyl‐O‐（4‐methylthio‐m‐tolyl）phosphorothioate；Phosphoro‐thioic acid，O，O‐dimethyl O‐（3‐methyl‐4‐（methylthio）phenyl）ester
CAS 号	55‐38‐9
化学式	$C_{10}H_{15}O_3PS_2$
分子量	278.3
成分/组成信息	肟硫磷

物 化 性 质	
理化特性	外观与性状：无色油状液体，有特殊气味 密度：1.250 g/cm³ 相对密度（水＝1）：1.25 熔点：7.5 ℃ 闪点：170 ℃ 沸点：87 ℃（常压） 蒸汽压：25 ℃时可忽略不计 溶解性：易溶于于甲醇、乙醇、乙醚、丙酮和多种其他有机溶剂，几乎不溶于水(55 mg/L)
禁配物	强氧化剂

健康危害与毒理信息	
危险有害概述	化学危险性：加热时，分解生成含有磷氧化物和硫氧化物的有毒烟雾。与氧化剂发生反应。 健康危险性：有机磷中毒症状出现较迟，作用慢，但持续时间长，且症状常出现反复。急性中毒后可诱发中间型综合征，主要表现为突触后的神经肌肉接头损伤，罹及呼吸肌，重者可导致呼吸肌麻痹。 环境危害：对环境有危害，对水体可造成污染
GHS 危害分类	急性毒性‐吸入：类别3； 急性毒性‐经口：类别4； 急性毒性‐经皮：类别4； 生殖毒性：类别2； 生殖细胞致突变性：类别2； 特异性靶器官毒性‐反复接触：类别1（神经系统）； 特异性靶器官毒性‐单次接触：类别1（神经系统）； 危害水生环境‐急性危害：类别1； 危害水生环境‐长期危害：类别1

（续）

健康危害与毒理信息	
急性毒性数（HSDB）	LD_{50}：190~315 mg/kg［大鼠（雄性）经口］； LD_{50}：245~615 mg/kg［大鼠（雌性）经口］； LD_{50}：330~500 mg/kg（大鼠经皮）
致癌分类	类别 A4（美国政府工业卫生学家会议，2017 年）
ToxCast 毒性数据	$AC_{50}(AR)$ = Inactive；$AC_{50}(AhR)$ = 15.75 μmol/L；$AC_{50}(ESR)$ = Inactive；$AC_{50}(p53)$ = 1.28 μmol/L
急性暴露水平（AEGL）	/
暴露途径	可通过吸入，经皮肤和食入吸收到体内
靶器官	神经系统
中毒症状	头晕，恶心，呕吐，出汗，瞳孔收缩，肌肉痉挛，多涎，呼吸困难，惊厥，神志不清，视力模糊，胃痉挛，腹泻，恶心，呕吐
职业接触限值	阈限值：0.05 mg/m³（时间加权平均值）（美国政府工业卫生学家会议，2017 年）。 最高容许浓度：0.2 mg/m³（德国，2016 年）。 时间加权平均容许浓度：0.2 mg/m³；短时间接触容许浓度：0.3 mg/m³（中国，2019 年）
防 护 与 急 救	
接触控制/个体防护	工程控制：密闭操作，局部排风。尽可能机械化、自动化。 呼吸系统防护：空气中浓度较高时，应该佩戴过滤式防毒面具（半面罩）。紧急事态抢救或逃生时，建议佩戴空气呼吸器。 身体防护：穿防毒物渗透工作服。 手部防护：戴乳胶手套。 眼睛防护：戴化学安全防护眼镜。 其他防护：皮肤防护也可采用塑料薄膜和涂皂面布相结合的方法。工作完毕，淋浴更衣
急救措施	吸入应急：迅速脱离现场至空气新鲜处，保持呼吸道通畅。如呼吸困难，给输氧。如呼吸停止，立即进行人工呼吸。就医。 皮肤应急：立即脱去污染的衣着，用肥皂水及流动清水彻底冲洗污染的皮肤、头发、指甲等。就医。 眼睛应急：提起眼睑，用流动清水或生理盐水冲洗。就医。 食入应急：饮足量温水，催吐。用清水或2%~5%碳酸氢钠溶液洗胃。就医

397. 钨（Tungsten）

基 本 信 息	
原化学品目录	钨及其不溶性化合物
化学物质	钨
别名	/
英文名	TUNGSTEN
CAS 号	7440 – 33 – 7
化学式	W

（续）

基 本 信 息	
分子量	183.8
成分/组成信息	钨

物 化 性 质	
理化特性	沸点：5900 ℃ 熔点：3410 ℃ 密度：19.3 g/cm³ 水中溶解度：不溶
禁配物	强氧化剂、卤素

健康危害与毒理信息	
危险有害概述	化学危险性：与空气接触时，可能发生自燃。与氧化剂发生反应，有着火和爆炸危险。与强酸激烈反应。 健康危险性：对眼和皮肤有刺激性。①吸入危险性：扩散时，可较快达到空气中颗粒物有害浓度。②短期接触的影响：对眼睛、皮肤和呼吸道可能引起机械刺激作用
GHS 危害分类	严重眼损伤/眼刺激：类别 2B； 特异性靶器官毒性－单次接触：类别 3（呼吸道刺激）
急性毒性数据（HSDB）	/
致癌分类	/
ToxCast 毒性数据	/
急性暴露水平（AEGL）	/
暴露途径	可通过吸入其气溶胶进入到体内
靶器官	眼、呼吸道
中毒症状	吸入：咳嗽，咽喉痛。 皮肤：发红。 眼睛：发红，疼痛
职业接触限值	阈限值：5 mg/m³（时间加权平均值），10 mg/m³（短期接触限值）（美国政府工业卫生学家会议，2017 年）。 时间加权平均容许浓度：5 mg/m³，短时间接触容许浓度：10 mg/m³（中国，2019 年）

防 护 与 急 救	
接触控制/个体防护	工程控制：一般不需特殊防护。 呼吸防护：适当呼吸防护。 眼睛防护：戴防护眼镜
急救措施	火灾应急：干粉、泡沫、砂土。 吸入应急：脱离现场至空气新鲜处。就医。 皮肤应急：脱去污染的衣着，用大量流动清水彻底冲洗。 眼睛应急：立即翻开上下眼睑，用流动清水或生理盐水冲洗。就医。 食入应急：给饮足量温水，催吐，就医

398. 五氟氯乙烷（Chloropentafluoroethane）

基 本 信 息	
原化学品目录	五氟氯乙烷
化学物质	五氟氯乙烷
别名	1，1，2，2，2－五氟一氯乙烷；氟碳－115；CFC－115
英文名	CHLOROPENTAFLUOROETHANE；1－CHLORO－1，1，2，2，2－PENTAFLUORO-ETHANE；FLUOROCARBON 115；CFC－115
CAS 号	76－15－3
化学式	$C_2ClF_5/CClF_2-CF_3$
分子量	154.5
成分/组成信息	五氟氯乙烷

物 化 性 质	
理化特性	外观与性状：无气味，无色压缩液化气体 沸点：－39 ℃ 熔点：－106 ℃ 相对密度（水＝1）：1.3 水中溶解度：不溶 蒸汽压：20 ℃时 797 kPa 蒸汽相对密度（空气＝1）：5.3 辛醇、水分配系数的对数值：2.4
禁配物	强氧化剂、铝、铜、碱金属、碱土金属

健康危害与毒理信息	
危险有害概述	物理危险性：蒸气比空气重，可能积聚在低层空间，造成缺氧。 化学危险性：与高温表面或火焰接触时，分解生成氯化氢和氟化氢有毒烟雾。 健康危险性：①吸入危险性：容器漏损时，迅速地达到空气中该气体有害浓度。②短期接触的影响：液体的迅速蒸发可能引起冻伤。 环境危险性：可能对环境有危害，对臭氧层应给予特别注意
GHS 危害分类	高压气体：液化气体
急性毒性数据（HSDB）	/
致癌分类	/
ToxCast 毒性数据	/
急性暴露水平（AEGL）	/
暴露途径	可通过吸入吸收到体内
靶器官	神经系统
中毒症状	吸入：窒息。 皮肤：与液体接触，发生冻伤。 眼睛：症状见皮肤
职业接触限值	阈限值：1000 ppm、6320 mg/m³（时间加权平均值）（美国政府工业卫生学家会议，2017 年）。 时间加权平均容许浓度：5000 mg/m³（中国，2019 年）

防护与急救	
接触控制/个体防护	工程控制：通风。 手部防护：保温手套。 眼睛防护：安全护目镜或眼睛防护结合呼吸防护
急救措施	火灾应急：周围环境着火时，允许使用各种灭火剂。 爆炸应急：着火时喷雾状水保持料桶等冷却。 吸入应急：新鲜空气，休息，必要时进行人工呼吸，给予医疗护理。 皮肤应急：冻伤时用大量水冲洗，不要脱去衣服，给予医疗护理。 眼睛应急：先用大量水冲洗几分钟（如可能易行，摘除隐形眼镜），然后就医

399. 五硫化二磷（Phosphorus pentasulfide）

基 本 信 息	
原化学品目录	五硫化二磷
化学物质	五硫化二磷
别名	硫化磷；硫代磷酸酐
英文名	Phosphorus pentasulfide; Diphosphorus pentasulfide; Phosphorus sulfide; Thiophosphoric anhydride
CAS 号	1314 – 80 – 3
化学式	P_2S_5
分子量	222.3
成分/组成信息	五硫化二磷

物 化 性 质	
理化特性	外观与性状：黄色至绿色晶体，有特殊气味 密度：2.1 g/cm³ 熔点：286~290 ℃ 沸点：513~515 ℃（常压） 自燃温度：142 ℃ 爆炸极限：空气中 0.05%（爆炸下限，体积） 水中溶解度：反应 溶解性：微溶于二硫化碳，溶于氢氧化钠水溶液
禁配物	强氧化剂、酸类、醇类、水

健康危害与毒理信息	
危险有害概述	物理危险性：以粉末或颗粒形状与空气混合，可能发生粉尘爆炸。 化学危险性：与碱类、有机物、强氧化剂发生反应。与水和酸类激烈反应，生成硫化氢和磷酸，有着火和爆炸的危险。受撞击、摩擦或震动时，可能发生爆炸性分解。 健康危险性：扩散时可较快地达到空气中颗粒物有害浓度。腐蚀眼睛，严重刺激皮肤和呼吸道
GHS 危害分类	急性毒性 - 经口：类别 4； 急性毒性 - 经皮：类别 5； 皮肤腐蚀/刺激：类别 2； 严重眼损伤/眼刺激：类别 1； 特异性靶器官毒性 - 单次接触：类别 2（呼吸系统、全身毒性）

（续）

健康危害与毒理信息	
急性毒性数据（HSDB）	LD_{50}：389 mg/kg（大鼠经口）； LD_{50}：3.160 mg/kg（经皮兔子）
致癌分类	/
ToxCast 毒性数据	/
急性暴露水平（AEGL）	/
暴露途径	可通过吸入和食入吸收到体内
靶器官	呼吸系统、皮肤、眼睛
中毒症状	吸入：咳嗽，咽喉痛。 皮肤：发红，疼痛。 眼睛：发红，疼痛，严重深度烧伤。 食入：恶心，呕吐，腹部疼痛
职业接触限值	阈限值：1 mg/m³（时间加权平均值），3 mg/m³（短期接触限值）（美国政府工业卫生学家会议，2017 年）。 时间加权平均容许浓度：1 mg/m³；短期接触限值：3 mg/m³（中国，2019 年）
防 护 与 急 救	
接触控制/个体防护	工程控制：密闭操作，局部排风。提供安全淋浴和洗眼设备。 眼睛防护：戴化学安全防护眼镜。 呼吸系统防护：可能接触其粉尘时，必须佩戴自吸过滤式防尘口罩。 身体防护：穿化学防护服。 手部防护：戴橡胶手套。 其他防护：严禁吸烟。工作完毕，淋浴更衣。注意个人清洁卫生
急救措施	吸入应急：迅速脱离现场至空气新鲜处。保持呼吸道通畅。如呼吸困难，给输氧。如呼吸停止，立即进行人工呼吸。就医。 皮肤应急：脱去污染的衣着，用肥皂水和清水彻底清洗皮肤。 眼睛应急：提起眼睑，用流动清水或生理盐水冲洗。就医。 食入应急：饮足量温水，催吐。就医

400. 五氯苯（Pentachlorobenzene）

基 本 信 息	
原化学品目录	多氯苯
化学物质	五氯苯
别名	1，2，3，4，5 - 五氯苯
英文名	PENTACHLOROBENZENE；1，2，3，4，5 - PENTACHLOROBENZENE
CAS 号	608 - 93 - 5
化学式	C_6HCl_5
分子量	250.3
成分/组成信息	五氯苯

（续）

物　化　性　质	
理化特性	外观与性状：无色至白色晶体，有特殊气味 沸点：275～277 ℃ 熔点：86 ℃ 相对密度（水 =1）：1.8 水中溶解度：不溶 蒸汽压：25 ℃时，大约 2 Pa 蒸汽相对密度（空气 =1）：8.6 蒸汽、空气混合物的相对密度（20 ℃，空气 =1）：1 辛醇、水分配系数的对数值：5.03～5.63
禁配物	/
健康危害与毒理信息	
危险有害概述	化学危险性：燃烧时，分解生成含有氯化氢的有毒和腐蚀性烟雾。 健康危险性：①吸入危险性：20 ℃时蒸发不会或很缓慢地达到空气中有害污染浓度，但喷洒或扩散时要快得多。②长期或反复接触的影响：可能对肝有影响，导致肝损害。动物实验表明，可能造成人类生殖或发育毒性。 环境危险性：对水生生物有极高毒性。可能在鱼体内、牛奶、植物和哺乳动物中发生生物蓄积作用。可能在水生环境中造成长期影响。可能对环境有危害，对在土壤中的持久性以及吸附到沉积物中应给予特别注意
GHS 危害分类	急性毒性 - 经口：类别 4； 生殖毒性：类别 2； 特异性靶器官毒性 - 单次接触：类别 1（中枢神经系统）； 特异性靶器官毒性 - 反复接触：类别 1（肝、肾、甲状腺）； 急性水生毒性：类别 1； 慢性水生毒性：类别 1
急性毒性数据（HSDB）	LD_{50}：1125 mg/kg（大鼠经口）（雄）； LD_{50}：940～1080 mg/kg（大鼠经口）（雌）
致癌分类	类别 3B（德国，2016 年）
ToxCast 毒性数据	AC_{50}（AR）= Inactive；AC_{50}（AhR）= Inactive；AC_{50}（ESR）= Inactive；AC_{50}（p53）= Inactive
急性暴露水平（AEGL）	/
暴露途径	可通过吸入和经食入吸收到体内
靶器官	中枢神经系统、肝、肾、甲状腺
中毒症状	吸入：咳嗽
职业接触限值	/
防　护　与　急　救	
接触控制/个体防护	工程控制：禁止明火，局部排气通风。 接触控制：防止粉尘扩散，避免孕妇接触。 呼吸系统防护：适当的呼吸防护。 手部防护：防护手套。 眼睛防护：安全眼镜。 其他防护：工作时不得进食、饮水或吸烟
急救措施	火灾应急：干粉，雾状水，泡沫，二氧化碳。 吸入应急：新鲜空气，休息。 皮肤应急：脱去污染的衣服。冲洗，然后用水和肥皂清洗皮肤。 眼睛应急：先用大量水冲洗几分钟（如可能易行，摘除隐形眼镜），然后就医。 食入应急：漱口，给予医疗护理

401. 五氯酚（Pentachlorophenol）

基 本 信 息	
原化学品目录	五氯酚及其钠盐
化学物质	五氯酚
别名	/
英文名	PENTACHLOROPHENOL
CAS 号	87 - 86 - 5
化学式	C_6Cl_5OH
分子量	266.4
成分/组成信息	五氯酚

物 化 性 质	
理化特性	外观与性状：白色晶体或各种形态固体，有特殊气味 沸点：309 ℃（分解） 熔点：191 ℃ 密度：1.98 g/cm³ 水中溶解度：20 ℃时 0.001 g/100 mL 蒸汽压：20 ℃时 0.02 Pa 蒸汽相对密度（空气 = 1）：9.2 蒸汽、空气混合物的相对密度（20 ℃，空气 = 1）：1 辛醇、水分配系数的对数值：5.01
禁配物	强氧化剂、强碱、酰基氯、酸酐

健康危害与毒理信息	
危险有害概述	化学危险性：加热至 200 ℃以上时，分解生成含二噁英有毒和腐蚀性烟雾。与强氧化剂激烈反应。 健康危险性：①吸入危险性：20 ℃时蒸发可忽略不计，但扩散时可较快达到空气中颗粒物有害浓度。②短期接触的影响：刺激眼睛、皮肤和呼吸道。可能对心血管系统有影响，导致心脏病和心脏衰竭。③长期或反复接触的影响：可能对中枢神经系统、肾、肝、肺、免疫系统和甲状腺有影响。可能是人类致癌物。动物实验表明，可能造成人类生殖或发育毒性。 环境危险性：对水生生物有极高毒性。可能在水生环境中造成长期影响。虽然在正常使用过程中进入环境，但要特别注意避免任何额外的释放，例如通过不适当处置活动的释放
GHS 危害分类	急性毒性 - 经口：类别 3； 急性毒性 - 经皮：类别 1； 皮肤腐蚀/刺激：类别 2； 严重眼损伤/眼刺激：类别 2A ~ 2B； 致癌性：类别 2； 生殖毒性：类别 1B； 特异性靶器官毒性 - 单次接触：类别 1（中枢神经系统、心脏），类别 3（呼吸致敏性）； 特异性靶器官毒性 - 反复接触：类别 1（血液系统、神经系统、呼吸系统、心脏、肝脏、肾脏）； 危害水生环境 - 急性危害：类别 1； 危害水生环境 - 长期危害：类别 1

（续）

健康危害与毒理信息	
急性毒性数据（HSDB）	LD_{50}：96～330 mg/kg（大鼠经皮）； LD_{50}：261 mg/kg（大鼠经皮）； LD_{50}：27～210 mg/kg（大鼠经口）； LD_{50}：117 mg/kg（小鼠经口）
致癌分类	类别1（国际癌症研究机构，2019年）。 类别A3（美国政府工业卫生学家会议，2017年）。 类别2（德国，2016年）
ToxCast毒性数据	AC_{50}（AR）= Inactive；AC_{50}（AhR）= Inactive；AC_{50}（ESR）= Inactive；AC_{50}（p53）= Inactive
急性暴露水平（AEGL）	/
暴露途径	可迅速地通过吸入其蒸气，经皮肤和食入吸收到体内
靶器官	血液系统、神经系统、呼吸系统、心脏、肝脏、肾脏、眼、皮肤
中毒症状	吸入：咳嗽，头晕，嗜睡，头痛，发烧或体温升高，呼吸困难，咽喉痛。 皮肤：可能被吸收，发红，水疱。 眼睛：发红，疼痛。 食入：胃痉挛，腹泻，恶心，神志不清，呕吐，虚弱
职业接触限值	阈限值：0.5 mg/m³（时间加权平均值）（可吸入部分），1 mg/m³（短期接触限值）（可吸入部分）（美国政府工业卫生学家会议，2017年）。 时间加权平均容许浓度：0.3 mg/m³（中国，2019年）
防 护 与 急 救	
接触控制/个体防护	接触控制：防止粉尘扩散，严格作业环境管理。避免孕妇接触，避免一切接触。局部排气通风。 呼吸系统防护：适当的呼吸防护。 身体防护：防护服。 手部防护：防护手套。 眼睛防护：护目镜，面罩或眼睛防护结合呼吸防护。 其他防护：工作时不得进食、饮水或吸烟。进食前洗手
急救措施	火灾应急：周围环境着火时，使用适当的灭火剂。 接触应急：一切情况均向医生咨询。 吸入应急：新鲜空气，休息。半直立体位，必要时进行人工呼吸。给予医疗护理。 皮肤应急：脱去污染的衣服。冲洗，然后用水和肥皂清洗皮肤。给予医疗护理。急救时戴防护手套。 眼睛应急：先用大量水冲洗几分钟（如可能易行，摘除隐形眼镜），然后就医。 食入应急：漱口，用水冲服活性炭浆，大量饮水，给予医疗护理

402. 五羰基铁（Iron pentacarbonyl）

基 本 信 息	
原化学品目录	五羰基铁
化学物质	五羰基铁
别名	羰基铁
英文名	IRON PENTACARBONYL；IRON CARBONYL
CAS号	13463－40－6

（续）

基 本 信 息	
化学式	$C_5FeO_5/Fe(CO)_5$
分子量	195.9
成分/组成信息	五羰基铁

物 化 性 质	
理化特性	沸点：103 ℃ 熔点：-20 ℃ 相对密度（水=1）：1.5 水中溶解度：不溶 蒸汽压：25 ℃时 4.7 kPa 蒸汽相对密度（空气=1）：6.8 闪点：-15 ℃（闭杯） 自燃温度：50 ℃ 爆炸极限：空气中 3.7% ~12.5%（体积）
禁配物	强氧化剂、强碱、胺类、卤素

健康危害与毒理信息	
危险有害概述	物理危险性：气体比空气重。蒸气较空气重并可沿地面流动，可能造成远处着火。 化学危险性：加热时可能发生爆炸。与空气接触时，可能自燃。加热和燃烧时或在光作用下，分解生成氧化铁和一氧化碳有毒气体。是强还原剂，与氧化剂激烈反应。 健康危害性：吸入、摄入或经无伤皮肤吸收后对身体有剧毒。有强烈的刺激作用。能引起化学性肺炎，急性肺水肿等。在生产条件下，的中毒情况与 CO 中毒症状相似。 ①吸入危险性：20 ℃时，蒸发迅速达到空气中有害污染浓度。②短期接触的影响：可能对肺有影响。超过职业接触限值时可能导致死亡。影响可能推迟显现。需进行医学观察。 ③长期或反复接触的影响：可能对肝有影响，导致功能损伤
GHS 危害分类	易燃液体：类别 2； 急性毒性-经口：类别 2； 急性毒性-经皮：类别 2； 急性毒性-吸入：类别 1（蒸气）； 特异性靶器官毒性-单次接触：类别 1（呼吸系统、神经系统、心血管系统），类别 2（肝、肾）； 特异性靶器官毒性-反复接触：类别 1（肝、血液、呼吸系统）
急性毒性数据（HSDB）	LC_{50}：0.91 mg/L，30 min（大鼠吸入）； LD_{50}：240 mg/kg（兔子经皮）
致癌分类	类别 3B（德国，2016 年）。 类别 A3（美国政府工业卫生学家会议，2017 年）
ToxCast 毒性数据	/
急性暴露水平（AEGL）	AEGL1-10 min=NR；AEGL1-8 h=NR；AEGL2-10 min=0.077 ppm；AEGL2-8 h=0.025 ppm；AEGL3-10 min=0.23 ppm；AEGL3-8 h=0.075 ppm
暴露途径	可通过吸入其气溶胶吸收到体内
靶器官	呼吸系统、神经系统、心血管系统、肝、肾、血液
中毒症状	吸入：头痛，头晕，呕吐，呼吸困难。症状可能推迟显现

（续）

健康危害与毒理信息	
职业接触限值	阈限值：0.1 ppm（时间加权平均值），0.2 ppm（短期接触限值）（美国政府工业卫生学家会议，2017 年）。 时间加权平均容许浓度：0.1 ppm，0.81 mg/m³（德国，2016 年）。 时间加权平均容许浓度：0.25 mg/m³，短时间接触容许浓度：0.5 mg/m³（中国，2019 年）
防 护 与 急 救	
接触控制/个体防护	工程控制：严加密闭，提供充分的局部排风。尽可能机械化、自动化。 呼吸系统防护：可能接触其蒸气时，应该佩戴防毒面具。紧急事态抢救或逃生时，建议佩戴自给式呼吸器。 眼睛防护：戴化学安全防护眼镜。 身体防护：穿防静电工作服。 手部防护：戴防化学品手套
急救措施	火灾应急：灭火剂：泡沫、二氧化碳、干粉、水。 吸入应急：脱离现场至空气新鲜处。呼吸困难时给输氧。呼吸停止时，立即进行人工呼吸。就医。 皮肤应急：立即脱去污染的衣着，用大量流动清水冲洗至少15 min。就医。若有灼伤，按酸灼伤处理。 眼睛应急：立即提起眼睑，用大量流动清水或生理盐水彻底冲洗至少15 min。就医。 食入应急：饮足量温水，催吐。洗胃。就医。 皮肤接触：用肥皂水及清水彻底冲洗。就医

403. 五氧化二钒（Vanadium pentoxide）

基 本 信 息	
原化学品目录	五氧化二钒
化学物质	五氧化二钒
别名	钒酸酐；氧化钒（V）
英文名	Vanadium pentoxide；Divanadium pentoxide；Vanadic anhydride；Vanadium（V）oxide
CAS 号	1314 – 62 – 1
化学式	V_2O_5
分子量	181.9
成分/组成信息	五氧化二钒
物 化 性 质	
理化特性	外观与性状：黄色至红色晶体粉末或各种形态固体 相对密度（水＝1）：3.4 熔点：690 ℃ 沸点：1750 ℃（分解） 溶解性：可溶于水，0.8 g/125 mL
禁配物	强酸、易燃或可燃物
健康危害与毒理信息	
危险有害概述	化学危险性：加热时，生成有毒烟雾。与可燃物质发生反应。 健康危险性：20 ℃时蒸发可忽略不计，但扩散时可较快地达到空气中颗粒物有害浓度。气溶胶刺激眼睛、皮肤和呼吸道。吸入高浓度时，可能引起肺水肿、支气管炎和支气管痉挛。影响可能推迟显现。吸入高浓度粉尘或烟雾时，肺可能受损伤。可能使舌头变成淡绿黑色

健康危害与毒理信息	
GHS危害分类	急性毒性－经口：类别2； 急性毒性－吸入（粉尘和雾气）：类别4； 严重眼损伤/眼刺激：类别2A； 生殖细胞致突变性：类别1B； 致癌性：类别2； 生殖毒性：类别2； 特异性靶器官毒性－单次接触：类别1（呼吸系统，血液系统，肝脏，肾脏）； 特异性靶器官毒性－反复接触：类别1（呼吸系统，血液系统，神经系统，肝脏）； 危害水生环境－急性危害：类别2； 危害水生环境－长期危害：类别1
急性毒性数（HSDB）	LD_{50}：10 mg/kg（大鼠经口）； LC_{50}：70 mg/m^3，1 h（大鼠吸入）
致癌分类	类别A3（美国政府工业卫生学家会议，2017年）
ToxCast毒性数据	/
急性暴露水平（AEGL）	/
暴露途径	可通过吸入其气溶胶和经食入吸收到体内
靶器官	呼吸系统、眼睛、皮肤、神经系统、血液系统、肝脏、肾脏
中毒症状	吸入：咽喉痛，咳嗽，灼烧感，气促，呼吸困难，喘息。 皮肤：发红，灼烧感，疼痛。 眼睛：疼痛，发红，结膜炎。 食入：胃痉挛，腹泻，嗜睡，恶心，神志不清，呕吐
职业接触限值	阈限值：0.05 mg/m^3（可吸入的粉尘或烟雾，时间加权平均值）（美国政府工业卫生学家会议，2017年）。 时间加权平均容许浓度：0.05 mg/m^3（可吸入的粉尘或烟雾）（中国，2019年）
防 护 与 急 救	
接触控制/个体防护	工程控制：密闭操作，局部排风。提供安全淋浴和洗眼设备。 呼吸系统防护：可能接触其他粉尘时，应该佩戴防尘面具（全面罩）。紧急事态抢救或撤离时，应该佩戴空气呼吸器。 眼睛防护：呼吸系统防护中已作防护。 身体防护：穿胶布防毒服。 手部防护：戴橡胶手套。 其他防护：工作现场禁止吸烟、进食和饮水。工作后，淋浴更衣。单独存放被毒物污染的衣服，洗后备用。实行就业前和定期体检
急救措施	皮肤应急：脱去污染的衣着，用大量流动清水冲洗。就医。 眼睛应急：提起眼睑，用流动清水或生理盐水冲洗。就医。 吸入应急：迅速脱离现场至空气新鲜处。保持呼吸道通畅。如呼吸困难，给输氧。如呼吸停止，立即进行人工呼吸。就医。 食入应急：饮足量温水，催吐，就医

404. 五氧化二磷（Phosphorus pentoxide）

基 本 信 息	
原化学品目录	五氧化二磷
化学物质	五氧化二磷
别名	五氧化磷；磷酸酐
英文名	Phosphorus pentoxide；Diphosphorus pentoxide；Phosphoric anhydride；Phosphorus pentaoxide
CAS 号	1314 – 56 – 3
化学式	P_2O_5
分子量	141.9
成分/组成信息	五氧化二磷

物 化 性 质	
理化特性	外观与性状：白色吸湿晶体或粉末 相对密度（水 =1）：2.4 熔点：340 ℃ 升华点：360 ℃ 饱和蒸气压：0.13 kPa（384 ℃） 相对蒸汽密度（空气 =1）：4.9 溶解性：不溶于丙酮、氨水，溶于硫酸
禁配物	钾、钠、水、醇类、碱类、过氧化物

健康危害与毒理信息	
危险有害概述	化学危险性：水溶液是一种强酸。与碱激烈反应，有腐蚀性。与高氯酸激烈反应，有着火和爆炸危险。与水激烈反应，生成磷酸。有水存在时，侵蚀许多金属。 健康危险性：20 ℃时蒸发可忽略不计，但扩散时能较快达到空气中颗粒物有害浓度。严重腐蚀眼睛、皮肤和呼吸道。食入有腐蚀性。吸入粉尘可能引起肺水肿。影响可能推迟显现。需进行医学观察
GHS 危害分类	急性毒性 – 经口：类别4； 急性毒性 – 吸入：类别4； 急性毒性 – 经皮：类别5； 皮肤腐蚀/刺激：类别2 严重眼损伤/眼刺激：类别1； 特异性靶器官毒性 – 单次接触：类别2（呼吸系统、全身毒性）； 危害水生环境 – 急性危害：类别1
急性毒性数（HSDB）	LC_{50}：1217 mg/m^3，1 h（大鼠吸入）
致癌分类	/
ToxCast 毒性数据	/
急性暴露水平（AEGL）	/
暴露途径	可通过吸入其气溶胶和食入吸收到体内
靶器官	呼吸系统、皮肤、眼睛
中毒症状	吸入：咽喉痛，灼烧感，咳嗽，气促。症状可能推迟显现。 皮肤：烧伤，疼痛，水疱。 眼睛：发红，疼痛，严重深度烧伤。 食入：灼烧感，胃痉挛，腹泻，咽喉痛，呕吐

健康危害与毒理信息	
职业接触限值	最高容许浓度：2 mg/m³（可吸入粉尘）（德国，2017 年）。 最高容许浓度：1 mg/m³（中国，2019 年）

防护与急救	
接触控制/个体防护	工程防护：密闭操作，注意通风。尽可能机械化、自动化。提供安全淋浴和洗眼设备。 呼吸系统防护：可能接触其粉尘时，必须佩戴头罩型电动送风过滤式防尘呼吸器或长管面具。紧急事态抢救或逃生时，建议佩戴自给式呼吸器。 眼睛防护：呼吸系统防护中已作防护。 身体防护：穿橡胶耐酸碱服。 手部防护：戴橡胶耐酸碱手套。 其他防护：工作现场禁止吸烟、进食和饮水。工作完毕，淋浴更衣。单独存放被毒物污染的衣服，洗后备用。保持良好的卫生习惯
急救措施	皮肤应急：立即脱去污染的衣着，用大量流动清水冲洗至少15 min。就医。 眼睛应急：立即提起眼睑，用流动清水或生理盐水冲洗至少15 min。就医。 吸入应急：迅速脱离现场至空气新鲜处。保持呼吸道通畅。如呼吸困难，给输氧。如呼吸停止，立即进行人工呼吸。就医。 食入应急：用水漱口，无腐蚀症状者洗胃。就医

405. 戊烷（Pentane）

基 本 信 息	
原化学品目录	正戊烷
化学物质	戊烷
别名	正戊烷 戊基氢化物
英文名	n – PENTANE；AMYL HYDRIDE
CAS 号	109 – 66 – 0
化学式	$C_5H_{12}/CH_3(CH_2)_3CH_3$
分子量	72.2
成分/组成信息	戊烷

物 化 性 质	
理化特性	沸点：36 ℃ 熔点：－129 ℃ 相对密度（水＝1）：0.63 水中溶解度：不溶 蒸汽压：18.5 ℃时 53.3 kPa 蒸汽相对密度（空气＝1）：2.5 闪点：－49 ℃（闭杯） 自燃温度：309 ℃ 爆炸极限：空气中 1.5% ~7.8%（体积） 辛醇、水分配系数的对数值：3.39
禁配物	强氧化剂

健康危害与毒理信息	
危险有害概述	物理危险性：蒸气比空气重，可能沿地面流动，可能造成远处着火。可能积聚在低层空间，造成缺氧。 化学危险性：与强氧化剂如过氧化物、硝酸盐和高氯酸盐发生反应，有着火和爆炸危险。侵蚀某些塑料、橡胶和涂层。 健康危险性：高浓度可引起眼与呼吸道黏膜轻度刺激症状和麻醉状态，甚至意识丧失。慢性作用为眼和呼吸道的轻度刺激。可引起轻度皮炎。①吸入危险性：20 ℃时蒸发，相当快地达到空气中有害污染浓度。②短期接触的影响：如果吞咽液体吸入肺中，可能引起化学性肺炎。可能对中枢神经系统有影响。③长期或反复接触的影响：反复或长期与皮肤接触可能引起皮炎
GHS 危害分类	易燃液体：类别2； 严重眼损伤/眼刺激：类别2B； 特异性靶器官毒性–单次接触：类别3（呼吸道刺激、麻醉效果）； 呛吸毒性：类别1； 急性水生毒性：类别2
急性毒性数据（HSDB）	/
致癌分类	/
ToxCast 毒性数据	$AC_{50}(AR) = $ Inactive；$AC_{50}(AhR) = 84.08$；$AC_{50}(ESR) = $ Inactive；$AC_{50}(p53) = $ Inactive
急性暴露水平（AEGL）	/
暴露途径	/
靶器官	呼吸道、神经系统、眼
中毒症状	吸入：头晕，嗜睡，头痛，恶心，神志不清，呕吐。 皮肤：皮肤干燥。 食入：症状同吸入
职业接触限值	阈限值：1000 ppm（时间加权平均值）（美国政府工业卫生学家会议，2017 年）。 时间加权平均容许浓度：500 mg/m^3，短时间接触容许浓度：1000 mg/m^3（中国，2019年）
防 护 与 急 救	
接触控制/个体防护	工程控制：生产过程密闭，全面通风。提供安全淋浴和洗眼设备。 呼吸系统防护：一般不需要特殊防护，高浓度接触时可佩戴自吸过滤式防毒面具（半面罩）。 眼睛防护：必要时，戴安全防护眼镜。 身体防护：穿防静电工作服。 手部防护：戴橡胶耐油手套。 其他防护：工作现场严禁吸烟。避免长期反复接触
急救措施	火灾应急：喷水冷却容器，可能的话将容器从火场移至空旷处。处在火场中的容器若已变色或从安全泄压装置中产生声音，必须马上撤离。灭火剂：泡沫、二氧化碳、干粉、砂土。用水灭火无效。 吸入应急：迅速脱离现场至空气新鲜处。保持呼吸道通畅。如呼吸困难，给输氧。如呼吸停止，立即进行人工呼吸。就医。 皮肤应急：脱去污染的衣着，用肥皂水和清水彻底冲洗皮肤。 眼睛应急：提起眼睑，用流动清水或生理盐水冲洗。就医。 食入应急：饮足量温水，催吐。就医

406. 3 - 戊酮（3 - Pentanone）

基 本 信 息	
原化学品目录	二乙基甲酮
化学物质	3 - 戊酮
别名	二乙基甲酮；二甲基丙酮甲基丙酮
英文名	3 - PENTANONE；DIETHYL KETONE；DIMETHYLACETONE；METHACETONE
CAS 号	96 - 22 - 0
化学式	$C_5H_{10}O/CH_3CH_2COCH_2CH_3$
分子量	86.1
成分/组成信息	3 - 戊酮

物 化 性 质	
理化特性	沸点：102 ℃ 熔点：- 42 ℃ 相对密度（水 = 1）：25 ℃时 0.81 水中溶解度：适度溶解 蒸汽压：20 ℃时 2.0 kPa 蒸汽相对密度（空气 = 1）：3.0 闪点：13 ℃（开杯） 自燃温度：452 ℃ 爆炸极限：空气中 1.6% ~ 3%（体积） 辛醇、水分配系数的对数值：0.99
禁配物	强氧化剂、强还原剂、强碱

健康危害与毒理信息	
危险有害概述	物理危险性：蒸气比空气重，可能沿地面流动，可能造成远处着火。蒸气与空气充分混合，易形成爆炸性混合物。 化学危险性：与氧化剂激烈反应，有着火和爆炸危险。侵蚀许多塑料。 健康危险性：吸入中等浓度引起头晕、恶心、嗜睡；吸入高浓度蒸气引起昏迷，甚至死亡。对眼及皮肤有强烈刺激性。口服引起恶心、呕吐、腹泻及昏睡。①吸入危险性：20 ℃时蒸发相当快地达到空气中有害污染浓度。②短期接触的影响：刺激眼睛、皮肤和呼吸道。③长期或反复接触的影响：液体使皮肤脱脂
GHS 危害分类	易燃液体：类别 2； 急性毒性 - 经口：类别 5； 急性毒性 - 经皮：类别 5； 皮肤腐蚀/刺激：类别 3； 严重眼损伤/眼刺激：类别 2A； 特异性靶器官毒性 - 单次接触：类别 1（中枢神经系统），类别 3（麻醉效果、呼吸道过敏）； 呛吸毒性：类别 2
急性毒性数（HSDB）	LD_{50}：16200 mg/kg（兔子经皮）
致癌分类	类别 A3（美国政府工业卫生学家会议，2017 年）。 类别 3B（德国，2016 年）

健康危害与毒理信息	
ToxCast 毒性数据	$AC_{50}(AR) = $ Inactive；$AC_{50}(AhR) = $ Inactive；$AC_{50}(ESR) = $ Inactive；$AC_{50}(p53) = $ Inactive
急性暴露水平（AEGL）	/
暴露途径	可通过吸入其蒸气吸收到体内
靶器官	中枢神经系统、呼吸道、皮肤、眼
中毒症状	吸入：咳嗽，气促。 皮肤：皮肤干燥，发红。 眼睛：发红
职业接触限值	阈限值：200 ppm（时间加权平均值），300 ppm（短期接触限值）（美国政府工业卫生学家会议，2017 年）。 时间加权平均容许浓度：700 mg/m³，短时间接触容许浓度：900 mg/m³（中国，2019 年）
防 护 与 急 救	
接触控制/个体防护	工程控制：生产过程密闭，全面通风。 呼吸系统防护：空气中浓度超标时，佩戴过滤式防毒面具（半面罩）。 眼睛防护：一般不需要特殊防护，高浓度接触时可戴安全防护眼镜。 身体防护：穿防静电工作服。 手部防护：戴橡胶耐油手套。 其他防护：工作现场严禁吸烟。注意个人清洁卫生。避免长期反复接触
急救措施	火灾应急：尽可能将容器从火场移至空旷处。喷水保持火场容器冷却，直至灭火结束。处在火场中的容器若已变色或从安全泄压装置中产生声音，必须马上撤离。灭火剂：抗溶性泡沫、干粉、二氧化碳、砂土。 吸入应急：迅速脱离现场至空气新鲜处。保持呼吸道通畅。如呼吸困难，给输氧。如呼吸停止，立即进行人工呼吸。就医。 皮肤应急：脱去污染的衣着，用肥皂水和清水彻底冲洗皮肤。 眼睛应急：立即提起眼睑，用大量流动清水或生理盐水彻底冲洗至少15 min。就医。 食入应急：饮足量温水，催吐，洗胃。就医

407. 西维因（Carbaryl）

基 本 信 息	
原化学品目录	氨基甲酸酯类
化学物质	西维因
别名	1-萘基甲基氨基甲酸酯；甲基氨基甲酸-1-萘酯
英文名	CARBARYL；1-NAPHTHALENOL METHYLCARBAMATE；1-NAPHTHYL METHYL-CARBAMATE；METHYL CARBAMIC ACID 1-NAPHTHYL ESTER；1-NAPHTHALENYL METHYLCARBAMATE
CAS 号	63-25-2
化学式	$C_{12}H_{11}NO_2$

基 本 信 息	
分子量	201.2
成分/组成信息	西维因

物 化 性 质	
理化特性	外观与性状：白色晶体或各种形态固体，无气味 沸点：在沸点以下分解 熔点：142 ℃ 密度：1.2 g/cm³ 水中溶解度：30 ℃时 0.004 ~ 0.012 g/100 mL（难溶） 蒸汽压：20 ℃时可忽略不计 闪点：193 ~ 202 ℃ 辛醇、水分配系数的对数值：1.59
禁配物	强氧化剂、强碱

健康危害与毒理信息	
危险有害概述	化学危险性：加热或燃烧时，分解生成含有氮氧化物的有毒烟雾。与强氧化剂激烈反应，有着火和爆炸的危险。 健康危险性：①吸入危险性：20 ℃时蒸发不会或很缓慢地达到空气中有害污染浓度，但喷洒或扩散时要快得多。②短期接触的影响：刺激眼睛和皮肤。可能对神经系统有影响，导致惊厥和呼吸阻抑。胆碱酯酶抑制剂。影响可能推迟显现。需进行医学观察。③长期或反复接触的影响：胆碱酯酶抑制剂。可能发生累积影响：见急性危害/症状。可能是人类致癌物。 环境危险性：对水生生物有极高毒性。可能对环境有危害，对鸟类和蜜蜂应给予特别注意。在正常使用过程中进入环境。但是要特别注意避免任何额外的释放，例如通过不适当处置活动
GHS 危害分类	急性毒性 – 吸入：类别 4； 急性毒性 – 经口：类别 4； 眼睛敏感性：类别 2B 特异性靶器官毒性 – 单次接触：类别 1（神经系统）； 特异性靶器官毒性 – 反复接触：类别 2（神经系统）； 危害水生环境 – 急性危害：类别 1
急性毒性数据（HSDB）	LD_{50}：4000 mg/kg（大鼠经皮）； LD_{50}：128 mg/kg（小鼠经口）； LD_{50}：230 ~ 850 mg/kg（大鼠经口）
致癌分类	类别 3（国际癌症研究机构，2019 年）。 类别 A4（美国政府工业卫生学家会议，2017 年）
ToxCast 毒性数据	/
急性暴露水平（AEGL）	/
暴露途径	可通过吸入其气溶胶、经皮肤和食入吸收到体内
靶器官	神经系统、眼
中毒症状	吸入：恶心，呕吐，瞳孔收缩，肌肉痉挛，多涎。 皮肤：发红，疼痛。 眼睛：发红，疼痛。 食入：胃痉挛，腹泻，恶心，呕吐，瞳孔收缩，肌肉痉挛，多涎
职业接触限值	阈限值：0.5 mg/m³（时间加权平均值）（美国政府工业卫生学家会议，2017 年）

（续）

	防 护 与 急 救	
接触控制/个体防护	工程控制：禁止明火，局部排气通风。 接触控制：防止粉尘扩散，避免青少年和儿童接触。 呼吸系统防护：适当的呼吸防护。 身体防护：防护服。 手部防护：防护手套。 眼睛防护：安全护目镜，或眼睛防护结合呼吸防护。 其他防护：工作时不得进食、饮水或吸烟。进食前洗手
急救措施	火灾应急：干粉，雾状水，泡沫，二氧化碳。 爆炸应急：着火时，喷雾状水保持料桶等冷却。 接触应急：一切情况均向医生咨询。 吸入应急：新鲜空气，休息。给予医疗护理。 皮肤应急：脱去污染的衣服。冲洗，然后用水和肥皂清洗皮肤。 眼睛应急：先用大量水冲洗几分钟（如可能易行，摘除隐形眼镜），然后就医。 食入应急：漱口，用水冲服活性炭浆。大量饮水。给予医疗护理

408. 硒（Selenium）

	基 本 信 息
原化学品目录	硒及其化合物（六氟化硒、硒化氢单列）
化学物质	硒
别名	/
英文名	SELENIUM
CAS 号	7782 - 49 - 2
化学式	Se
分子量	79
成分/组成信息	硒

	物 化 性 质
理化特性	沸点：685 ℃ 熔点：217 ℃ 相对密度（水 =1）：4.8 水中溶解度：不溶 蒸汽压：20 ℃时 0.1 Pa
禁配物	强氧化剂、酸类

	健康危害与毒理信息
危险有害概述	化学危险性：加热时，生成有毒烟雾。与氧化剂和强酸发生激烈反应。如果为无定形态，与水在 50 ℃发生反应，生成易燃/爆炸性气体和亚硒酸。 健康危险性：硒对皮肤黏膜有较强的刺激性。大量吸入可引起急性中毒，出现鼻塞、流涕、咽痛、咳嗽、眼刺痛，头痛、头晕、恶心、呕吐等症状。慢性中毒：长期接触一定浓度的硒，可有头痛、头晕、无力、恶心、呕吐、食欲减退、腹泻等症状。还可有肝大、肝功能异常、低血压、心动过缓等自主神经功能紊乱的表现。①吸入危险性：可较快地达到空气中颗粒有害浓度。②短期接触的影响：刺激呼吸道。可能对胃肠道和神经系统产生影响。③长期或反复接触的影响：可能对呼吸道、胃肠道和皮肤有影响。 环境危险性：对水生生物有极高毒性。强烈建议不要让其进入环境

（续）

健康危害与毒理信息	
GHS 危害分类	急性毒性 – 吸入：类别 3； 急性毒性 – 经口：类别 3； 生殖毒性：类别 2； 特异性靶器官毒性 – 单次接触：类别 1（神经系统、呼吸系统）； 特异性靶器官毒性 – 反复接触：类别 1（神经系统、呼吸系统、肝脏） 慢性水生毒性：类别 4
急性毒性数据（HSDB）	/
致癌分类	类别 3（国际致癌研究机构，2019 年）。 类别 A4（美国政府工业卫生学家会议，2017 年）
ToxCast 毒性数据	/
急性暴露水平（AEGL）	/
暴露途径	可通过吸入和经食入吸收到体内
靶器官	神经系统、呼吸系统、肝脏
中毒症状	吸入：咽喉痛，咳嗽，流鼻涕，失去嗅觉，头痛。 皮肤：发红。 眼睛：发红。 食入：呼吸有大蒜味，腹泻
职业接触限值	时间加权平均容许浓度：0.2 mg/m³（美国政府工业卫生学家会议，2017 年）； 时间加权平均容许浓度：0.1 mg/m³（中国，2019 年）
防 护 与 急 救	
接触控制/个体防护	工程控制：生产过程密闭，加强通风。 呼吸系统防护：可能接触其粉尘时，建议佩戴防毒口罩。必要时佩戴自给式呼吸器。 眼睛防护：可采用安全面罩。 身体防护：穿相应的防护服。 手部防护：戴防护手套
急救措施	火灾应急：雾状水、干粉、砂土。 吸入应急：迅速脱离现场至空气新鲜处。保持呼吸道通畅。必要时进行人工呼吸。就医。 皮肤应急：脱去污染的衣着，立即用水冲洗至少15 min，或用10% 硫代硫酸钠溶液冲洗，至少5 min。若有灼伤，就医治疗。 眼睛应急：立即提起眼睑，用流动清水冲洗15 min，或用10% 硫代硫酸钠溶液冲洗，至少5 min。就医。 食入应急：误服者给饮大量温水，催吐，洗胃。就医

409. 硒化氢（Hydrogen selenide）

基 本 信 息	
原化学品目录	硒化氢
化学物质	硒化氢
别名	氢化硒
英文名	HYDROGEN SELENIDE; SELENIUM HYDRIDE

（续）

基　本　信　息

CAS 号	7783 – 07 – 5
化学式	H_2Se
分子量	81
成分/组成信息	硒化氢

物　化　性　质

理化特性	沸点：– 41 ℃ 熔点：– 66 ℃ 相对密度（水 = 1）：2.1（液体） 水中溶解度：22.5 ℃时 270 mL/100 mL 蒸汽压：21 ℃时 960 kPa 蒸汽相对密度（空气 = 1）：2.8 闪点：2.8 ℃
禁配物	强氧化剂、水、硝酸

健康危害与毒理信息

危险有害概述	物理危险性：气体比空气重，可沿地面流动，可能造成远处着火。 化学危险性：加热到 100 ℃以上时，分解生成硒和氢有毒易燃气体。是一种强还原剂。与氧化剂激烈反应，有着火和爆炸危险。与空气接触时，释放出二氧化硒有毒腐蚀性烟雾。 健康危险性：对上呼吸道黏膜和眼结膜有强烈的刺激作用。急性中毒：接触数分钟至 3 h 内，陆续出现中毒症状：流泪、咽痛、咳嗽，伴有胸闷、胸痛。重者进一步发展为化学性肺炎或中毒性肺水肿，患者出现呼吸困难，心跳加快，面色苍白，皮肤黏膜发绀。接触本晶可引起皮疹。①吸入危险性：20 ℃时，蒸发可迅速达到空气中有害污染浓度。②短期接触的影响：刺激眼睛和呼吸道。吸入气体可能引起肺炎。高浓度接触可能导致死亡。③长期或反复接触的影响：可能对肝脏有影响
GHS 危害分类	易燃气体：类别 1； 高压气体：液化气体； 急性毒性 – 吸入：类别 3； 严重眼损伤/眼刺激：类别 2A ~ 2B； 特异性靶器官毒性 – 单次接触：类别 1（呼吸系统、心脏、血液系统、肝脏）； 特异性靶器官毒性 – 反复接触：类别 1（呼吸系统），类别 2（神经系统）
急性毒性数（HSDB）	/
致癌分类	类别 3B（德国，2016 年）
ToxCast 毒性数据	/
急性暴露水平（AEGL）	AEGL1 – 10 min = NR；AEGL1 – 8 h = NR；AEGL2 – 10 min = 0.22 ppm；AEGL2 – 8 h = 0.048 ppm；AEGL3 – 10 min = 0.67 ppm；AEGL3 – 8 h = 0.14 ppm
暴露途径	可通过吸入吸收进体内
靶器官	呼吸系统、神经系统、心脏、血液系统、肝脏、眼
中毒症状	吸入：烧灼感，咳嗽，呼吸困难，恶心，咽喉痛，虚弱。 皮肤：与液体接触：发生冻伤。 眼睛：发红，疼痛

	健康危害与毒理信息
职业接触限值	阈限值：0.05 ppm（时间加权平均值）（美国政府工业卫生学家会议，2017 年）。 时间加权平均容许浓度：0.015 ppm，0.05 mg/m³（德国，2016 年）。 时间加权平均容许浓度：0.15 mg/m³，短时间接触容许浓度：0.3 mg/m³（中国，2019 年）

	防 护 与 急 救
接触控制/个体防护	工程控制：严加密闭，提供充分的局部排风和全面排风。 呼吸系统防护：空气中浓度超标时，必须佩戴防毒面具。紧急事态抢救或逃生时，建议佩戴正压自给式呼吸器。 眼睛防护：戴化学安全防护眼镜。 身体防护：穿相应的防护服。 手部防护：戴防化学品手套
急救措施	火灾应急：切断气源。若不能立即切断气源，则不允许熄灭正在燃烧的气体。喷水冷却容器，可能的话将容器从火场移至空旷处。雾状水。 吸入应急：迅速脱离现场至空气新鲜处。保持呼吸道通畅。如呼吸困难，给输氧。如呼吸停止，立即进行人工呼吸。就医

410. 烯丙胺（3 – Aminopropene）

	基 本 信 息
原化学品目录	烯丙胺
化学物质	烯丙胺
别名	3 – 氨基丙烯；2 – 丙烯基胺；2 – 丙烯 – 1 – 胺
英文名	ALLYLAMINE；3 – AMINOPROPENE；2 – PROPENYLAMINE；2 – PROPENE – 1 – AMINE
CAS 号	107 – 11 – 9
化学式	$C_3H_7N/CH_2CHCH_2NH_2$
分子量	57.1
成分/组成信息	烯丙胺

	物 化 性 质
理化特性	沸点：52 ~ 53 ℃ 熔点：– 88 ℃ 相对密度（水 = 1）：0.8 水中溶解度：混溶 蒸汽压：20 ℃时 26.3 kPa 蒸汽相对密度（空气 = 1）：2.0 闪点：– 29 ℃（闭杯） 自燃温度：371 ℃ 爆炸极限：空气中 2.2% ~ 22%（体积） 辛醇、水分配系数的对数值：0.03
禁配物	酸类、酰基氯、酸酐、强氧化剂、二氧化碳

健康危害与毒理信息	
危险有害概述	物理危险性：蒸气比空气重，可能沿地面流动；可能造成远处着火。 化学危险性：燃烧时分解，生成含有氮氧化物的有毒烟雾。水溶液是一种中强碱。与强酸、氧化剂和氯发生剧烈反应。侵蚀金属铝、铜、锡、锌。 健康危险性：蒸气对眼及上呼吸道有强刺激性，严重者伴有恶心、眩晕、头痛等。接触的生产工人可发生接触性皮炎。①吸入危险性：20 ℃时，蒸发相当快地到达空气中有害污染浓度。②短期接触的影响：催泪剂。腐蚀眼睛、皮肤和呼吸道。食入有腐蚀性。吸入可能引起肺水肿。接触可能造成严重咽喉肿胀。可能对心血管系统和神经系统有影响，导致心脏病和功能损伤。影响可能推迟显现。需进行医学观察。③长期或反复接触的影响：反复或长期与皮肤接触可能引起皮炎。可能对呼吸道和肺有影响，导致慢性炎症和功能损害。 环境危险性：对水生生物是有毒的。强烈建议不要让其进入环境
GHS 危害分类	易燃液体：类别 2； 急性毒性 - 经口：类别 3； 急性毒性 - 经皮：类别 1； 急性毒性 - 吸入：类别 2（蒸气）； 皮肤腐蚀/刺激：类别 2； 严重眼损伤/眼刺激：类别 2； 特异性靶器官毒性 - 单次接触：类别 2（肺），类别 3（呼吸道过敏）； 特定靶器官毒性 - 反复接触：类别 2（心脏）； 急性水生毒性：类别 2； 慢性水生毒性：类别 2
急性毒性数（HSDB）	LD_{50}：35 mg/kg（兔子经皮）
致癌分类	/
ToxCast 毒性数据	/
急性暴露水平（AEGL）	AEGL1 - 10 min = 0.42 ppm；AEGL1 - 8 h = 0.42 ppm；AEGL2 - 10 min = 3.3 ppm；AEGL2 - 8 h = 1.2 ppm；AEGL3 - 10 min = 150 ppm；AEGL3 - 8 h = 2.3 ppm
暴露途径	可通过吸入其蒸气、经皮肤和经食入吸收到体内
靶器官	肺、心脏、呼吸道、眼、皮肤
中毒症状	吸入：咳嗽，咽喉痛，灼烧感，头痛，恶心，呼吸困难，呼吸短促。症状可能推迟显现。 皮肤：发红，疼痛，严重皮肤烧伤。可能被吸收。 眼睛：引起流泪，发红，疼痛，视力模糊，严重烧伤，视力丧失。 食入：口腔和咽喉烧伤，咽喉和胸腔有灼烧感，腹部疼痛，呕吐，腹泻，休克或虚脱
职业接触限值	/
防 护 与 急 救	
接触控制/个体防护	工程控制：密闭操作，注意通风。提供安全淋浴和洗眼设备。 呼吸系统防护：可能接触其蒸气时，佩戴自吸过滤式防毒面具（全面罩）。紧急事态抢救或撤离时，应该佩戴空气呼吸器。 眼睛防护：呼吸系统防护中已作防护。 身体防护：穿防静电工作服。尽可能减少直接接触。 手部防护：戴橡胶耐油手套。 其他防护：工作现场禁止吸烟、进食和饮水。工作完毕，淋浴更衣。实行就业前和定期体检

防 护 与 急 救	
急救措施	火灾应急：喷水冷却容器，可能的话将容器从火场移至空旷处。处在火场中的容器若已变色或从安全泄压装置中产生声音，必须马上撤离。灭火剂：抗溶性泡沫、二氧化碳、干粉、砂土。用水灭火无效。 吸入应急：迅速脱离现场至空气新鲜处。呼吸困难时给输氧。呼吸停止时，立即进行人工呼吸。就医。 皮肤应急：脱去污染的衣着，立即用水冲洗至少15 min。就医治疗。 眼睛应急：立即提起眼睑，用流动清水或生理盐水冲洗至少15 min。就医。 食入应急：误服者立即漱口，给饮牛奶或蛋清。就医

411. 纤维素（Cellulose）

基 本 信 息	
原化学品目录	纤维素
化学物质	纤维素
别名	/
英文名	Cellulose
CAS 号	9004 – 34 – 6
化学式	$(C_6H_{10}O_5)_n$
分子量	160.255
成分/组成信息	纤维素

物 化 性 质	
理化特性	外观与性状：为白色或灰白色细小结晶性粉末，无臭，无味 密度：1.27 ~ 1.60 g/mL（20 ℃） 熔点：260 ~ 270 ℃ 闪点：164 ℃ 溶解性：不溶于水、稀酸、稀碱和大多数有机溶剂，微溶于氢氧化钠溶液和热的干酪素钠液中
禁配物	/

健康危害与毒理信息	
危险有害概述	可燃。可能引起呼吸道刺激、皮肤刺激、眼睛刺激
GHS 危害分类	/
急性毒性数（HSDB）	/
致癌分类	/
ToxCast 毒性数据	LD_{50}：＞5000 mg/kg（大鼠经口）； LD_{50}：＞2000 mg/kg（兔子经皮）
急性暴露水平（AEGL）	/
暴露途径	可通过吸入其气溶胶，或食入进入到体内
靶器官	/
中毒症状	/
职业接触限值	时间加权平均容许浓度：10 mg/m³（中国，2019 年）

（续）

防 护 与 急 救	
接触控制/个体防护	工程控制：密闭操作，加强通风。 呼吸系统防护：适当呼吸防护。 眼睛防护：戴安全防护眼镜。 身体防护：防护服。 手部防护：安全手套
急救措施	灭火急救：使用干粉、抗醇泡沫、二氧化碳灭火。 吸入应急：脱离现场至空气新鲜处。 皮肤应急：脱去污染的衣着，立即用水冲洗。 眼睛应急：立即提起眼睑，用流动清水或生理盐水冲洗。就医。 食入应急：误服者立即漱口。就医

412. 硝化甘油（Nitroglycerine）

基 本 信 息	
原化学品目录	硝化甘油
化学物质	硝化甘油
别名	甘油基三硝酸酯；1，2，3－丙三醇三硝酸酯；爆炸油
英文名	NITROGLYCERIN；GLYCERYL TRINITRATE；GLYCEROL TRINITRATE；1，2，3－PROPANETRIOL TRINITRATE；BLASTING OIL
CAS 号	55－63－0
化学式	$C_3H_5N_3O_9/C_3H_5(NO_3)_3$
分子量	227.1
成分/组成信息	硝化甘油

物 化 性 质	
理化特性	沸点：低于沸点在218 ℃分解 熔点：13 ℃ 相对密度（水＝1）：1.6 水中溶解度：微溶 蒸汽压：20 ℃时0.03 Pa 蒸汽相对密度（空气＝1）：7.8 自燃温度：270 ℃ 辛醇、水分配系数的对数值：1.62
禁配物	强氧化剂、活性金属粉末、酸类

健康危害与毒理信息	
危险有害概述	化学危险性：加热可能引起激烈燃烧或爆炸。受撞击、摩擦或震动时，可能爆炸性分解。燃烧时生成氮氧化物有毒烟雾。与臭氧反应，有着火和爆炸危险。 健康危险性：少量吸收即可引起剧烈的搏动性头痛，常有恶心、心悸，有时有呕吐和腹痛，面部发热、潮红；较大量产生低血压、抑郁、精神错乱，偶见谵妄、高铁血红蛋白血症和紫绀。饮酒后，上述症状加剧，并可发生躁狂。易经皮肤吸收，应防止皮肤接触。慢性影响：可有头痛、疲乏等不适。①吸入危险性：20 ℃时，蒸发不会或很缓慢地达到空气中有害污染浓度，但喷洒和扩散时快得多。②短期接触的影响：刺激眼睛。可能对心血管系统有影响，导致血压降低。需进行医学观察。③长期或反复接触的影响：反复或长期接触可能引起皮肤过敏。反复接触导致显著容忍性。短期脱离接触可能导致突然死亡。 环境危险性：对水生生物有害

694

（续）

健康危害与毒理信息	
GHS 危害分类	爆炸物：不稳定爆炸； 急性毒性－经口：类别 3； 眼睛敏感性：类别 2A－2B； 皮肤致敏性：类别 1； 生殖毒性：类别 2； 特异性靶器官毒性－单次接触：类别 1（心血管系统、血液、神经系统）； 特异性靶器官毒性－反复接触：类别 1（心血管系统）； 急性水生毒性：类别 1； 慢性水生毒性：类别 1
急性毒性数据（HSDB）	LD_{50}：822 mg/kg（大鼠经口）（雄）； LD_{50}：＞280 mg/kg（兔子经皮）
致癌分类	/
ToxCast 毒性数据	/
急性暴露水平（AEGL）	/
暴露途径	可通过吸入其气溶胶、经皮肤或食入吸收到体内
靶器官	心血管系统、血液、神经系统、眼、皮肤
中毒症状	吸入：头痛，脸红，头晕。 皮肤：可能被吸收，其他症状同吸入。 眼睛：发红，疼痛。 食入：脸红，头痛，头晕，恶心，呕吐，休克或虚脱
职业接触限值	阈限值：0.05 ppm（时间加权平均值）（经皮）（美国政府工业卫生学家会议，2017年）。 最高容许浓度：1 mg/m^3（中国，2019 年）

防 护 与 急 救	
接触控制/个体防护	工程控制：严加密闭，提供充分的局部排风。尽可能机械化、自动化。提供安全淋浴和洗眼设备。 呼吸系统防护：可能接触其蒸气时，应该佩戴自吸过滤式防毒面具（半面罩）。紧急事态抢救或撤离时，建议佩戴自给式呼吸器。 眼睛防护：戴安全防护眼镜。 身体防护：穿防静电工作服。 手部防护：必要时戴防护手套。 其他防护：工作现场禁止吸烟、进食和饮水。工作完毕，淋浴更衣。保持良好的卫生习惯
急救措施	火灾应急：消防人员须戴好防毒面具，在安全距离以外，在上风向灭火。灭火剂：雾状水、泡沫。禁止用砂土压盖。 吸入应急：迅速脱离现场至空气新鲜处。保持呼吸道通畅。如呼吸困难，给输氧。如呼吸停止，立即进行人工呼吸。就医。 皮肤应急：立即脱去污染的衣着，用肥皂水和清水彻底冲洗皮肤。就医。 眼睛应急：提起眼睑，用流动清水或生理盐水冲洗。就医。 食入应急：饮足量温水，催吐。洗胃，导泻。就医

413. 硝基苯（Nitrobenzene）

基 本 信 息	
原化学品目录	硝基苯
化学物质	硝基苯
别名	/
英文名	Nitrobenzene
CAS 号	98 – 95 – 3
化学式	$C_6H_5NO_2$
分子量	123.1
成分/组成信息	硝基苯

物 化 性 质	
理化特性	外观与性状：淡黄色油状液体，有特殊气味。 相对密度（水 = 1）：1.20 熔点：5 ℃ 沸点：211 ℃ 闪点：88 ℃（闭杯） 饱和蒸气压：0.02 kPa（20 ℃） 蒸汽相对密度（空气 = 1）：4.2 蒸汽、空气混合物的相对密度（20 ℃，空气 = 1）：1 自燃温度：480 ℃ 爆炸极限：空气中 1.8% ~ 40%（体积） 辛醇、水分配系数的对数值：1.86 溶解性：不溶于水，溶于乙醇、乙醚、苯等多数有机溶剂
禁配物	强氧化剂、氨、胺类等

健康危害与毒理信息	
危险有害概述	化学危险性：燃烧时，生成含有氮氧化物有毒和腐蚀性烟雾。与强氧化剂、还原剂激烈反应，有着火和爆炸的危险。与强酸和氮氧化物激烈反应，有爆炸的危险。 健康危险性：20 ℃时蒸发，相当慢地达到空气中有害污染浓度，但喷洒或扩散时要快得多。可能对血液有影响，导致形成正铁血红蛋白。接触能够造成意识降低。影响可能推迟显现。需进行医学观察。可能对血液、脾和肝脏有影响。可能是人类致癌物。动物实验表明，可能造成人类生殖或发育毒性
GHS 危害分类	急性毒性 – 经口：类别 3； 急性毒性 – 经皮：类别 3； 急性毒性 – 吸入（粉尘和雾气）：类别 3； 皮肤腐蚀/刺激：类别 3； 严重眼损伤/眼刺激：类别 2B； 致癌性：类别 2； 生殖毒性：类别 2； 特异性靶器官毒性 – 单次接触：类别 1（神经系统，血液系统，睾丸，肝脏，肾脏）； 特异性靶器官毒性 – 反复接触：类别 1（神经系统，血液系统，肝脏，甲状腺，呼吸系统，睾丸，肾上腺，肾脏）； 危害水生环境 – 急性危害：类别 2； 危害水生环境 – 长期危害：类别 2

健康危害与毒理信息	
急性毒性数（HSDB）	LD_{50}：600 mg/kg（大鼠经口）； LD_{50}：2100 mg/kg（大鼠经皮）
致癌分类	类别 2B（国际癌症研究机构，2019 年）。 类别 4（德国，2016 年）。 类别 A3（美国政府工业卫生学家会议，2017 年）
ToxCast 毒性数据	AC_{50}（AR）= Inactive；AC_{50}（AhR）= Inactive；AC_{50}（ESR）= 38.93 μmol/L；AC_{50}（p53）= Inactive
急性暴露水平（AEGL）	/
暴露途径	可通过吸入、经皮肤和食入吸收到体内
靶器官	神经系统、血液系统、呼吸系统、甲状腺、睾丸、肝脏、肾脏、眼、皮肤等
中毒症状	头痛，嘴唇发青或指甲发青，皮肤发青，头晕，恶心，虚弱，意识模糊，惊厥，神志不清
职业接触限值	阈限值：5 mg/m³（时间加权平均值）（美国政府工业卫生学家会议，2017 年）； 时间加权平均容许浓度：2 mg/m³（中国，2019 年）
防 护 与 急 救	
接触控制/个体防护	工程防护：严加密闭，提供充分的局部排风。提供安全淋浴和洗眼设备。 呼吸系统防护：可能接触其蒸气时，佩戴过滤式防毒面具（半面罩）。紧急事态抢救或逃生时，建议佩戴自给式呼吸器。 眼睛防护：戴安全防护眼镜。 身体防护：穿透气型防毒服。 手部防护：戴橡胶耐油手套。 其他防护：工作现场禁止吸烟、进食和饮水。及时换洗工作服。工作前后不饮酒，用温水洗澡。注意检测毒物。实行就业前和定期体检
急救措施	皮肤急救：立即脱去被污染的衣着，用肥皂水和清水彻底冲洗皮肤。就医。 眼睛急救：提起眼睑，用流动清水或生理盐水冲洗。就医。 吸入急救：迅速脱离现场至空气新鲜处，保持呼吸道通畅。如呼吸困难，给输氧。如呼吸停止，立即进行人工呼吸。就医。 食入急救：饮足量温水，催吐，就医

414. 4 – 硝基苯胺（4 – Nitroaniline）

基 本 信 息	
原化学品目录	4 – 硝基苯胺
化学物质	4 – 硝基苯胺
别名	对硝基苯胺；1 – 氨基 – 4 – 硝基苯；C. I. 37035
英文名	4 – Nitroaniline；p – Nitroaniline；1 – Amino – 4 – nitrobenzene；C. I. 37035
CAS 号	100 – 01 – 6
化学式	$C_6H_6N_2O_2$
分子量	138.1
成分/组成信息	4 – 硝基苯胺

（续）

物　化　性　质	
理化特性	外观与性状：黄色结晶或粉末 熔点：148 ℃ 沸点：332 ℃ 密度：1.4 g/cm³ 相对密度（水=1）：1.42 相对蒸气密度（空气=1）：4.8 饱和蒸气压：0.13 kPa（142.4 ℃） 燃烧热：-3191.0 kJ/mol 临界压力：4.42 MPa 辛醇/水分配系数：1.39 闪点：199 ℃ 引燃温度：180 ℃ 爆炸上限：9.8% 爆炸下限：1.5% 溶解性：不溶于水，微溶于苯，溶于乙醇、乙醚、丙酮、甲醇
禁配物	强氧化剂、强酸、酰基氯、酸酐、氯仿
健康危害与毒理信息	
危险有害概述	物理危险性：以粉末或颗粒形状与空气混合，可能发生粉尘爆炸。 化学危险性：受热时，可能发生爆炸。燃烧时生成氮氧化物有毒烟雾。与强酸、强氧化剂和强还原剂发生反应。有湿气存在时，与有机物料发生反应，有着火的危险。 健康危险性：20 ℃时蒸发相当快地达到空气中有害污染浓度，但喷洒或扩散时要快得多。可能对血液有影响，导致形成正铁血红蛋白
GHS危害分类	急性毒性-经口：类别3； 生殖毒性：类别2； 特异性靶器官毒性-单次接触：类别1（血液），类别3（麻醉效果）； 特异性靶器官系统毒性-反复接触：类别1（血液）； 急性水生毒性：类别3； 慢性水生毒性：类别3
急性毒性数（HSDB）	LD_{50}：>2500 mg/kg bw（大鼠经皮）； LD_{50}：750~3249 mg/kg bw（大鼠经口）
致癌分类	类别A4（美国政府工业卫生学家会议，2017年）。 类别3A（德国，2016年）
ToxCast毒性数据	AC_{50}（AR）=Inactive；AC_{50}（AhR）=Inactive；AC_{50}（ESR）=Inactive；AC_{50}（p53）=Inactive
急性暴露水平（AEGL）	/
暴露途径	可通过吸入其蒸气，经皮肤和食入吸收到体内
靶器官	血液、神经系统
中毒症状	嘴唇发青或指甲发青。皮肤发青，头痛，头晕，恶心，意识模糊，惊厥，呼吸困难，神志不清。眼睛发红，疼痛
职业接触限值	时间加权平均容许浓度：3 mg/m³（美国政府工业卫生学家会议，2017年）。 时间加权平均容许浓度：3 mg/m³（中国，2019年）

防 护 与 急 救	
接触控制/个体防护	工程控制：严加密闭，提供充分的局部排风。提供安全淋浴和洗眼设备。 呼吸系统防护：空气中粉尘浓度超标时，必须佩戴自吸过滤式防尘口罩。紧急事态抢救或撤离时，应该佩戴空气呼吸器。 身体防护：穿防毒物渗透工作服。 手部防护：戴橡胶手套。 眼睛防护：戴化学安全防护目镜。 其他防护：工作现场禁止吸烟、进食和饮水。及时换洗工作服。工作前后不饮酒，用温水洗澡。实行就业前和定期的体检
急救措施	吸入应急：迅速脱离现场至空气新鲜处，保持呼吸道畅通。如呼吸困难，给输氧。如呼吸停止，立即进行人工呼吸。就医。 眼睛应急：提起眼睑，用流动清水或生理盐水冲洗。就医。 皮肤应急：脱去污染的衣着，用大量流动清水冲洗。就医。 食入应急：饮足量温水，催吐。洗胃，导泄。就医

415. 1-硝基丙烷（1-Nitropropane）

基 本 信 息	
原化学品目录	硝基丙烷
化学物质	1-硝基丙烷
别名	/
英文名	1-NITROPROPANE；1-NP
CAS 号	108-03-2
化学式	$CH_3CH_2CH_2NO_2$
分子量	89.1
成分/组成信息	1-硝基丙烷

物 化 性 质	
理化特性	性状：无色透明液体，有水果香味 沸点：132 ℃ 熔点：-108 ℃ 相对密度（水=1）：0.99 饱和蒸汽压：20 ℃时 1.0 kPa 蒸汽相对密度（空气=1）：3.1 闪点：36 ℃（闭杯） 自燃温度：421 ℃ 爆炸上限：13.8%（体积） 爆炸下限：2.2%（体积） 溶解性：微溶于水（水中溶解度：1.4 g/100 mL），溶于氯仿，混溶于乙醇、乙醚等有机溶剂
禁配物	强氧化剂、强碱、强酸、胺类、铜

健康危害与毒理信息	
危险有害概述	化学危险性：加热时，分解生成有毒烟雾和气体。与氧化剂和强碱激烈反应。 健康危险性：对眼及呼吸道黏膜有刺激作用，吸入高浓度引起麻醉作用。轻度中毒者引起化学性支气管炎；中度中毒者为化学性肺炎；重度中毒者可发生化学性肺水肿。可致轻度高铁血红蛋白血症。对皮肤无刺激性。动物实验认为有轻度麻醉作用，出现软弱和流涎等症状。①吸入危险性：20 ℃时，蒸发可相当快地达到有害空气浓度。②短期接触的影响：刺激眼睛、皮肤和呼吸道

健康危害与毒理信息	
GHS 危害分类	易燃液体：类别 3； 急性毒性 – 经口：类别 4； 急性毒性 – 经皮：类别 4； 急性毒性 – 吸入：类别 3（蒸气）； 严重眼损伤/眼刺激：类别 2； 特异性靶器官毒性 – 单次接触：类别 1（消化系统），类别 3（呼吸道刺激，麻醉作用）； 危害水生环境 – 急性危害：类别 3； 危害水生环境 – 长期危害：类别 3
急性毒性数（HSDB）	LC_{50}：3100 ppm/8 h（大鼠吸入）
致癌分类	类别 A3（美国政府工业卫生学家会议，2017 年）。 类别 3B（德国，2016 年）
ToxCast 毒性数据	/
急性暴露水平（AEGL）	/
暴露途径	可经吸入或食入吸收到体内
靶器官	神经系统、呼吸系统、消化系统、眼等
中毒症状	吸入：头痛，恶心，呕吐。 眼睛：发红。 食入：症状同吸入
职业接触限值	阈限值：25 ppm（时间加权平均值）（美国政府工业卫生学家会议，2017 年）。 时间加权平均容许浓度：25 ppm，90 mg/m³（德国，2016 年）。 时间加权平均容许浓度：90 mg/m³（中国，2019 年）
防 护 与 急 救	
接触控制/个体防护	工程控制：生产过程密闭，加强通风。提供安全淋浴和洗眼设备。 呼吸系统防护：空气中浓度超标时，应该佩戴过滤式防毒面具（半面罩）。紧急事态抢救或撤离时，建议佩戴自给式呼吸器。 身体防护：穿胶布防毒衣。 手部防护：戴橡胶耐油手套。 眼睛防护：戴安全防护眼镜。 其他防护：工作现场严禁吸烟。注意个人清洁卫生
急救措施	火灾应急：尽可能将容器从火场移至空旷处。喷水保持火场容器冷却，直至灭火结束。 灭火剂：雾状水、泡沫、二氧化碳、干粉、砂土。 吸入应急：迅速脱离现场至空气新鲜处。保持呼吸道通畅。如呼吸困难，给输氧。如呼吸停止，立即进行人工呼吸。就医。 皮肤应急：脱去污染的衣着，立即用水冲洗至少15 min。就医治疗。 眼睛应急：立即提起眼睑，用流动清水或生理盐水冲洗至少 15 min。就医。 食入应急：误服者给饮大量温水，催吐。就医

416. 2 – 硝基丙烷（2 – Nitropropane）

基 本 信 息	
原化学品目录	2 – 硝基丙烷
化学物质	2 – 硝基丙烷
别名	异硝基丙烷

（续）

基 本 信 息	
英文名	2 - NITROPROPANE；Isonitropropane
CAS 号	79 - 46 - 9
化学式	$C_3H_7NO_2$
分子量	89.1
成分/组成信息	2 - 硝基丙烷

物 化 性 质	
理化特性	外观与性状：无色油状液体。 熔点：-91 ℃ 沸点：120 ℃ 相对密度（水=1）：0.99 相对蒸气密度（空气=1）：3.1 饱和蒸气压：1.7 kPa（20 ℃） 燃烧热：-1996.4 kJ/mol 临界温度：344.7 ℃ 临界压力：4.45 MPa 辛醇/水分配系数：0.93 闪点：24 ℃ 引燃温度：428 ℃ 爆炸上限：11.0% 爆炸下限：2.6% 溶解性：微溶于水，混溶于芳烃、酮类、酯类、醚类等有机溶剂
禁配物	强还原剂、无机碱、碱金属、卤代烷烃、金属氢化物、金属烷氧化物、氨、胺等

健康危害与毒理信息	
危险有害概述	物理危险性：易燃，具刺激性。 化学危险性：燃烧时，分解生成含氮氧化物有毒烟雾。与酸、胺类、无机碱和重金属氧化物反应，生成震动敏感的化合物。侵蚀某些塑料、橡胶和涂层。 健康危险性：20 ℃时，蒸发相当快地达到空气中有害污染浓度。液体使皮肤脱脂。可能是人类致癌物
GHS 危害分类	急性毒性 - 经口：类别 4； 急性毒性 - 吸入：类别 2； 致癌性：类别 1B； 特定靶器官毒性（单次接触）：类别 1（肝脏，血液）； 特定靶器官毒性（重复接触）：类别 1（神经系统），2 类（肝，血，肺，肾）
急性毒性数（HSDB）	LC_{50}：3712 ppm/1 h（大鼠吸入）； LD_{50}：0.40 g/kg，14 天（大鼠吸入）； LD_{50}：>2000 mg/kg bw（大鼠吸入）
致癌分类	类别 2B（国际癌症研究机构，2019 年）。 类别 A3（美国政府工业卫生学家会议，2017 年）。 类别 2（德国，2016 年）
ToxCast 毒性数据	AC_{50}（AR）= Inactive；AC_{50}（AhR）= Inactive；AC_{50}（ESR）= Inactive
急性暴露水平（AEGL）	/
暴露途径	可通过吸入其蒸气和经食入吸收到体内

健康危害与毒理信息	
靶器官	肝脏、血液、神经系统、肾脏、呼吸系统
中毒症状	咳嗽、头晕、嗜睡、头痛、恶心、呕吐、腹泻、虚弱、呼吸短促
职业接触限值	阈限值：10 ppm（时间加权平均值）（美国政府工业卫生学家会议，2017 年）。 时间加权平均容许浓度：30 mg/m³（中国，2019 年）

防 护 与 急 救	
接触控制/个体防护	工程控制：生产过程密闭，加强通风。提供安全淋浴和洗眼设备。 呼吸系统防护：空气中浓度超标时，应该佩戴过滤式防毒面具（半面罩）。紧急事态抢救或撤离时，建议佩戴空气呼吸器。 眼睛防护：戴化学安全防护眼镜。 身体防护：穿胶布防毒衣。 手部防护：戴橡胶耐油手套。 其他防护：工作现场严禁吸烟。注意个人清洁卫生
急救措施	皮肤应急：脱去污染的衣着，用流动清水冲洗。 眼睛应急：提起眼睑，用流动清水或生理盐水冲洗。就医。迅速脱离现场至空气新鲜处。保持呼吸道通畅。 吸入应急：如呼吸困难，给输氧。如呼吸停止，立即进行人工呼吸。就医。 食入应急：饮足量温水，催吐。就医

417. 硝基甲苯（全部异构体）[Nitrotoluene（all isomers）]

基 本 信 息	
原化学品目录	硝基甲苯（全部异构体）
化学物质	硝基甲苯（全部异构体）
别名	88 - 72 - 2： 邻硝基甲苯；2 - 硝基甲苯；1 - 甲基 - 2 - 硝基苯；邻甲基硝基苯；邻一硝基苯；ONT 99 - 08 - 1： 间硝基甲苯；3 - 甲基硝基苯；3 - 硝基甲苯 99 - 99 - 0： 对硝基甲苯；4 - 硝基甲苯；1 - 甲基 - 4 - 硝基苯；对甲基硝基苯；PNT
英文名	88 - 72 - 2： o - Nitrotoluene；2 - Nitrotoluene；1 - Methyl - 2 - nitrobenzene；o - Methylnitrobenzene；o - Mononitrotoluene；ONT 99 - 08 - 1： m - Nitrotoluene；3 - Methylnitrobenzene； 99 - 99 - 0： p - Nitrotoluene；4 - Nitrotoluene；1 - Methyl - 4 - nitrobenzene；p - Methylnitrobenzene；PNT
CAS 号	88 - 72 - 2；99 - 08 - 1；99 - 99 - 0
化学式	C₇H₇NO₂
分子量	137.1
成分/组成信息	邻硝基甲苯；间硝基甲苯；对硝基甲苯

（续）

物 化 性 质	
理化特性	**邻硝基甲苯（88 - 72 - 2）：** 外观与性状：黄色至无色液体，有特殊气味 密度：1.1629 g/cm³（20 ℃） 熔点：- 10 ℃ 沸点：222 ℃ 闪点：95 ℃（闭杯） 自燃温度：420 ℃ 相对密度（水 =1）：1.16 蒸汽压：20 ℃时 0.02 kPa 蒸汽相对密度（空气 =1）：4.73 爆炸极限：空气中 1.47% ~8.8%（体积） 辛醇、水分配系数的对数值：2.3 溶解性：不溶于水，溶于乙醇、乙醚、苯、丙酮、氯仿、石油醚 **间硝基甲苯（99 - 08 - 1）：** 外观与性状：黄色液体或晶体，有特殊气味 沸点：231.9 ℃ 熔点：16.1 ℃ 密度：1.16 g/cm³ 蒸汽相对密度（空气 =1）：4.73 闪点：106 ℃（闭杯） 爆炸极限：空气中 1.6%（爆炸下限，体积） 辛醇、水分配系数的对数值：2.45 溶解性：不溶于水，溶于苯，可混溶于乙醇、乙醚 **对硝基甲苯（99 - 99 - 0）：** 外观与性状：无色至黄色晶体，有特殊气味 沸点：238 ℃ 熔点：53 ~54 ℃ 密度：1.29 g/cm³ 蒸汽压：20 ℃时 0.016 kPa 蒸汽相对密度（空气 =1）：4.72 闪点：103 ℃（闭杯） 自燃温度：450 ℃ 爆炸极限：空气中 1.6% ~7.6%（体积） 辛醇、水分配系数的对数值：2.41 溶解性：不溶于水，易溶于乙醇、乙醚、苯
禁配物	强氧化剂、强还原剂、强碱
健康危害与毒理信息	
危险有害概述	**邻硝基甲苯（88 - 72 - 2）：** 化学危险性：与强氧化剂、还原剂、酸类或碱类接触时，分解生成有毒烟雾，有着火和爆炸危险。侵蚀某些塑料、橡胶和涂层。燃烧时，生成氮氧化物和一氧化碳。 健康危险性：20 ℃时蒸发，相当慢地达到空气中有害污染浓度。刺激眼睛。可能对血液有影响，导致形成正铁血红蛋白。影响可能推迟显现。需进行医学观察。可能对肝、血液和味觉有影响。 **间硝基甲苯（99 - 08 - 1）：** 化学危险性：燃烧时分解，生成含一氧化碳和氮氧化物有毒气体。与强氧化剂和硫酸发生反应，有着火和爆炸的危险。侵蚀塑料、橡胶和涂层。 健康危险性：20 ℃时蒸发，相当慢地达到空气中有害污染浓度。轻微刺激眼睛和皮肤。可能对血液有影响，导致形成正铁血红蛋白。需进行医学观察。影响可能推迟显现。 **对硝基甲苯（99 - 99 - 0）：**

	健康危害与毒理信息
危险有害概述	化学危险性：加热时，分解生成氮氧化物有毒烟雾。与强氧化剂或硫酸激烈反应，有着火和爆炸危险。侵蚀某些塑料，橡胶和涂层。 健康危险性：20 ℃时蒸发可忽略不计，但扩散时可较快地达到空气中颗粒物有害浓度，尤其是粉末。刺激眼睛。可能对血液有影响，导致形成正铁血红蛋白。影响可能推迟显现。需进行医学观察。可能对血液、肝和味觉有影响
GHS 危害分类	**邻硝基甲苯（88－72－2）：** 急性毒性－经口：类别4； 生殖细胞致突变性：类别1B； 生殖毒性：类别2； 致癌性：类别1B； 特异性靶器官毒性－单次接触：类别1（血液），类别3（麻醉效果）； 特异性靶器官毒性－反复接触：类别1（血液），类别2（肝脏）； 危害水生环境－急性危害：类别2； 危害水生环境－长期危害：类别2。 **间硝基甲苯（99－08－1）：** 急性毒性－经口：类别4； 生殖毒性：类别2； 皮肤腐蚀/刺激：类别3 严重眼损伤/眼刺激：类别2B； 特异性靶器官毒性－单次接触：类别2（血液）； 特异性靶器官毒性－反复接触：类别2（免疫系统）； 危害水生环境－急性危害：类别2； 危害水生环境－长期危害：类别2。 **对硝基甲苯（99－99－0）：** 急性毒性－经口：类别3； 急性毒性－吸入：类别3； 急性毒性－经皮：类别3； 特异性靶器官毒性－单次接触：类别1（血液）； 特异性靶器官毒性－反复接触：类别2（血液、肝脏、免疫系统）； 危害水生环境－急性危害：类别2； 危害水生环境－长期危害：类别2
急性毒性数（HSDB）	**邻硝基甲苯（88－72－2）：** LD_{50}：＞5000 mg/kg bw（大鼠经皮）； LD_{50}：890～2546 mg/kg bw（大鼠经口）； LC_{50}：＞190.8 ppm/8 h（大鼠吸入）。 **间硝基甲苯（99－08－1）：** / **对硝基甲苯（99－99－0）：** LD_{50}：16000 mg/kg bw（大鼠经皮）。 LD_{50}：1960～7100 mg/kg bw（大鼠经口）。 LC_{50}：＞4167 mg/L，1 h（大鼠吸入）。
致癌分类	**对硝基甲苯（99－99－0）：** 类别3（国际癌症研究机构，2019 年）。 类别3B（德国，2016 年）。 **邻硝基甲苯（88－72－2）：** 类别2A（国际癌症研究机构，2019 年）。 类别2（德国，2016 年）。 **间硝基甲苯（99－08－1）：** 类别3（国际癌症研究机构，2019 年）。 类别3B（德国，2016 年）。

（续）

健康危害与毒理信息	
ToxCast 毒性数据	邻硝基甲苯（88 - 72 - 2）： $AC_{50}(AR)$ = Inactive；$AC_{50}(AhR)$ = Inactive；$AC_{50}(ESR)$ = Inactive；$AC_{50}(p53)$ = Inactive。 间硝基甲苯（99 - 08 - 1）： / 对硝基甲苯（99 - 99 - 0）： $AC_{50}(AR)$ = Inactive；$AC_{50}(AhR)$ = Inactive；$AC_{50}(ESR)$ = Inactive；$AC_{50}(p53)$ = Inactive
急性暴露水平（AEGL）	/
暴露途径	可通过吸入其气溶胶，经皮肤和食入吸收到体内
靶器官	血液、肝脏、神经系统、免疫系统、眼、皮肤
中毒症状	头痛，嘴唇发青或手指发青。皮肤发青，头晕，呼吸困难。眼睛发红，疼痛。腹部疼痛
职业接触限值	时间加权平均容许浓度：2 ppm（美国政府工业卫生学家会议，2017 年）。 时间加权平均容许浓度：10 mg/m³（中国，2019 年）
防 护 与 急 救	
接触控制/个体防护	工程控制：严加密闭，提供充分的局部排风。提供安全淋浴和洗眼设备。 呼吸系统防护：空气中浓度超标时，建议佩戴自吸过滤式防毒面具（半面罩）。 眼睛防护：戴安全防护眼镜。 身体防护：穿透气型防毒服。 手部防护：戴橡胶耐油手套。 其他防护：工作现场禁止吸烟、进食和饮水。及时换洗工作服。工作前后不饮酒，用温水洗澡。注意检测毒物。实行就业前和定期的体检
急救措施	皮肤应急：立即脱去被污染的衣着，用肥皂水和清水彻底冲洗皮肤。就医。 眼睛应急：提起眼睑，用流动清水或生理盐水冲洗。就医。 吸入应急：迅速脱离现场至空气新鲜处。保持呼吸道通畅。如呼吸困难，给输氧。如呼吸停止，立即进行人工呼吸。就医。 食入应急：饮足量温水，催吐。就医

418. 硝基甲苯醚（2，4，6 - Trinitroanisole）

基 本 信 息	
原化学品目录	苯的氨基及硝基化合物（不含三硝基甲苯）
化学物质	硝基甲苯醚
别名	苦味酸甲酯
英文名	2，4，6 - TRINITROANISOLE；METHYL PICRATE
CAS 号	606 - 35 - 9
化学式	$C_7H_5N_3O_7$
分子量	343.13
成分/组成信息	硝基甲苯醚
物 化 性 质	
理化特性	外观与性状：黄色结晶 熔点：68.4 ℃ 相对密度（水 = 1）：1.61 溶解性：不溶于水，溶于乙醇、乙醚
禁配物	强氧化剂、强还原剂、强酸、强碱

健康危害与毒理信息	
危险有害概述	化学危险性：受热、接触明火或受到摩擦、震动、撞击时可发生爆炸。与强氧化剂接触可发生化学反应。 健康危险性：具刺激作用。可引起结膜炎，鼻、咽刺激症状，皮肤湿疹和丘疹性皮炎，头痛，发热，疲劳，厌食等
GHS 危害分类	爆炸物：1.1项； 急性毒性－经口：类别4； 急性毒性－经皮：类别4； 急性毒性－吸入：类别4（粉尘和烟雾）； 危害水生环境－长期危害：类别2
急性毒性数据（HSDB）	/
致癌分类	/
ToxCast 毒性数据	/
急性暴露水平（AEGL）	/
暴露途径	可通过吸入和经皮肤和食入吸收到体内
靶器官	皮肤
中毒症状	/
职业接触限值	/

防 护 与 急 救	
接触控制/个体防护	工程控制：严加密闭，提供充分的局部排风和全面通风。提供安全淋浴和洗眼设备。 呼吸系统防护：高浓度环境中，应该佩戴自吸过滤式防尘口罩。 身体防护：穿紧袖工作服，长筒胶鞋。 手部防护：戴橡胶手套。 眼睛防护：戴安全防护眼镜。 其他防护：工作现场严禁吸烟。工作完毕，淋浴更衣。注意个人清洁卫生
急救措施	火灾应急：消防人员须在有防爆掩蔽处操作。用大量水灭火。遇大火须远离以防炸伤。在物料附近失火，须用水保持容器冷却。禁止用砂土压盖。 吸入应急：迅速脱离现场至空气新鲜处。保持呼吸道通畅。如呼吸困难，给输氧。如呼吸停止，立即进行人工呼吸。就医。 皮肤应急：脱去污染的衣着，用肥皂水和清水彻底冲洗皮肤。 眼睛应急：提起眼睑，用流动清水或生理盐水冲洗。就医。 食入应急：饮足量温水，催吐。就医

419. 硝基甲烷（Nitromethane）

基 本 信 息	
原化学品目录	硝基甲烷
化学物质	硝基甲烷
别名	/
英文名	NITROMETHANE；NITROCARBOL
CAS 号	75－52－5
化学式	CH_3NO_2

（续）

基 本 信 息	
分子量	61.04
成分/组成信息	硝基甲烷

物 化 性 质	
理化特性	沸点：101 ℃ 熔点：-29 ℃ 相对密度（水=1）：1.14 蒸汽压：20 ℃时3.7 kPa 蒸汽相对密度（空气=1）：2.1 闪点：35 ℃（闭杯） 自燃温度：417 ℃ 爆炸极限：空气中7.3% ~63%（体积）
禁配物	强氧化剂、强还原剂、酸类、碱类、胺类

健康危害与毒理信息	
危险有害概述	物理危险性：蒸气比空气重，可能沿地面流动，可能造成远处着火。 化学危险性：受撞击、摩擦、震动时，可能发生爆炸分解。加热时可能爆炸。燃烧时，分解生成氮氧化物。与碱发生反应。与强氧化剂和强还原剂激烈反应，有着火和爆炸危险。与胺类生成撞击敏感的混合物。 健康危险性：主要引起中枢神经系统损害，对肝、肾有损害。亦可引起高铁血红蛋白血症。急性中毒：吸入高浓度蒸气出现头晕、四肢无力、呼吸困难、发绀、意识丧失、癫痫样抽搐。对呼吸道黏膜有轻度刺激作用。可发生肝、肾损害，继发肾病。血中高铁血红蛋白含量增高。①吸入危险性：20 ℃时蒸发能相当快地达到空气中有害污染浓度。②短期接触的影响：刺激眼睛、皮肤和呼吸道。可能对中枢神经系统有影响，导致中枢神经系统抑郁。③长期或反复接触的影响：反复或长期与皮肤接触可能引起皮炎。可能对末梢神经系统、肾和肝有影响，导致功能损害
GHS 危害分类	易燃液体：类别3； 急性毒性-经口：类别4； 严重眼损伤/眼刺激：类别2A ~2B； 皮肤腐蚀/刺激：类别3； 致癌性：类别2； 特异性靶器官毒性-单次接触：类别1（肝脏），类别2（肾脏），类别3（呼吸道刺激）； 特定靶器官毒性-反复接触：类别2（肝脏，血液，呼吸系统，神经系统）； 急性水生毒性：类别3； 慢性水生毒性：类别3
急性毒性数（HSDB）	LD_{50}：>2000 mg/kg bw（兔子经皮）
致癌分类	类别2B（国际癌症研究机构，2019年）
ToxCast 毒性数据	AC_{50}(AR)=Inactive；AC_{50}(AhR)=Inactive；AC_{50}(ESR)=Inactive；AC_{50}(p53)=Inactive
急性暴露水平（AEGL）	/
暴露途径	可通过吸入和食入吸收到体内
靶器官	神经系统、呼吸系统、肝脏、肾脏、血液系统、皮肤、眼
中毒症状	吸入：咳嗽，嗜睡，头痛，恶心，咽喉痛，呕吐，神志不清。 皮肤：皮肤干燥，发红。 眼睛：发红。 食入：症状同吸入

（续）

健康危害与毒理信息	
职业接触限值	阈限值：20 ppm、50 mg/m³（时间加权平均值）（美国政府工业卫生学家会议，2017年）。 时间加权平均容许浓度：50 mg/m³（中国，2019年）

防 护 与 急 救	
接触控制/个体防护	工程控制：密闭操作，全面排风。提供安全淋浴和洗眼设备。 呼吸系统防护：空气中浓度超标时，佩戴过滤式防毒面具（半面罩）。紧急事态抢救或撤离时，建议佩戴空气呼吸器。 眼睛防护：戴化学安全防护眼镜。 身体防护：穿胶布防毒衣。 手部防护：戴橡胶耐油手套。 其他防护：工作现场严禁吸烟。注意个人清洁卫生
急救措施	火灾应急：尽可能将容器从火场移至空旷处。喷水保持火场容器冷却，直至灭火结束。 灭火剂：雾状水、泡沫、二氧化碳、干粉、砂土。 吸入应急：迅速脱离现场至空气新鲜处。保持呼吸道通畅。如呼吸困难，给输氧。如呼吸停止，立即进行人工呼吸。就医。 皮肤应急：脱去污染的衣着，立即用水冲洗至少15 min。就医治疗。 眼睛应急：立即提起眼睑，用流动清水或生理盐水冲洗至少15 min。就医。 食入应急：误服者给饮大量温水，催吐。就医

420. 硝基氯苯（Chloronitrobenzene）

基 本 信 息	
原化学品目录	苯的氨基及硝基化合物（不含三硝基甲苯）
化学物质	硝基氯苯
别名	/
英文名	CHLORONITROBENZENE
CAS 号	25167 – 93 – 5
化学式	$C_6H_4ClNO_2$
分子量	157.56
成分/组成信息	硝基氯苯

物 化 性 质	
理化特性	外观：固体
禁配物	/

健康危害与毒理信息	
危险有害概述	健康危险性：吸入、食入会中毒；可经皮肤吸收导致中毒。 环境危险性：对水生生物有害并具有长期持续影响
GHS 危害分类	急毒性 – 经口：类别3； 急毒性 – 经皮：类别3； 急毒性 – 吸入：类别3； 危害水生环境 – 慢性毒性：类别3
急性毒性数据（HSDB）	/

健康危害与毒理信息	
致癌分类	/
ToxCast 毒性数据	$AC_{50}(AR)=Inactive$；$AC_{50}(AhR)=33.82$；$AC_{50}(ESR)=52.70$；$AC_{50}(p53)=Inactive$
急性暴露水平（AEGL）	/
暴露途径	可通过吸入，经皮肤和食入吸收到体内
靶器官	皮肤、呼吸系统
中毒症状	/
职业接触限值	/
防 护 与 急 救	
接触控制/个体防护	工程控制：只能在室外或通风良好之处使用，避免释放到环境中。 呼吸系统防护：避免吸入粉尘/烟/气体/烟雾/蒸气/喷雾。 其他防护：使用时不要进食、饮水或吸烟。 身体防护：穿防护服，戴防护面具。 手部防护：戴防护手套。 眼睛防护：戴防护眼罩。 其他防护：作业后彻底清洗
急救措施	食入应急：漱口。如误吞咽：立即呼叫中毒急救中心或医生。 皮肤应急：如皮肤沾染，用水充分清洗。立即脱掉所有沾染的衣服，清洗后方可重新使用。 吸入应急：如误吸入，将受害人转移到空气新鲜处，保持呼吸舒适的休息姿势

421. 硝基萘（1 – Nitronaphthalene）

基 本 信 息	
原化学品目录	硝基萘
化学物质	硝基萘
别名	1 – 硝基萘
英文名	1 – NITRONAPHTHALENE
CAS 号	86 – 57 – 7
化学式	$C_{10}H_7NO_2$
分子量	173.16
成分/组成信息	硝基萘
物 化 性 质	
理化特性	外观与性状：黄色针状结晶 熔点：58.8 ℃ 相对密度（水 =1）：1.33 沸点：304 ℃ 相对蒸气密度（空气 =1）：5.96 溶解性：不溶于水，溶于乙醇、乙醚、氯仿、二硫化碳
禁配物	强氧化剂、强还原剂

（续）

健康危害与毒理信息	
危险有害概述	物理危险性：粉体与空气可形成爆炸性混合物，当达到一定浓度时，遇火星会发生爆炸。 化学危险性：遇明火、高热易燃。与氧化剂混合能形成爆炸性混合物。 健康危险性：对眼有刺激作用，可引起结膜炎，严重者可致角膜损伤。对黏膜、上呼吸道、皮肤有刺激性。接触后可因缺氧而致皮肤黏膜发绀
GHS 危害分类	急性毒性 – 经口：类别 3； 急性毒性 – 经皮：类别 2； 眼睛腐蚀：类别 1
急性毒性数据（HSDB）	LD_{50}：150 mg/kg（大鼠经口）
致癌分类	类别 3（国际癌症研究机构，2019 年）。 类别 3B（德国，2016 年）
ToxCast 毒性数据	$AC_{50}(AR)$ = Inactive；$AC_{50}(AhR)$ = 183.24；$AC_{50}(ESR)$ = Inactive；$AC_{50}(p53)$ = Inactive
急性暴露水平（AEGL）	/
暴露途径	可通过吸入其气溶胶，经皮肤和食入吸收到体内
靶器官	眼睛、皮肤
中毒症状	/
职业接触限值	/
防 护 与 急 救	
接触控制/个体防护	工程控制：密闭操作，局部排风。 呼吸系统防护：可能接触其粉尘时，应该佩戴自吸过滤式防尘口罩。必要时，佩戴自给式呼吸器。 身体防护：穿防毒物渗透工作服。 手部防护：戴一般作业防护手套。 眼睛防护：戴安全防护眼镜。 其他防护：工作现场禁止吸烟、进食和饮水。工作完毕，淋浴更衣。注意个人清洁卫生
急救措施	吸入应急：迅速脱离现场至空气新鲜处，保持呼吸道通畅。如呼吸困难，给输氧。如呼吸停止，立即进行人工呼吸。就医。 皮肤应急：脱去污染的衣着，用肥皂水和清水彻底冲洗皮肤。 眼睛应急：立即提起眼睑，用大量流动清水或生理盐水彻底冲洗至少 15 min。就医。 食入应急：饮足量温水，催吐。就医

422. 硝基萘胺（4 – Nitronaphthylamine）

基 本 信 息	
原化学品目录	硝基萘胺
化学物质	硝基萘胺
别名	4 – 硝基 – 1 – 萘胺
英文名	4 – NITRONAPHTHYLAMINE
CAS 号	776 – 34 – 1

基 本 信 息	
化学式	$C_{10}H_8N_2O_2$
分子量	188.19
成分/组成信息	硝基萘胺

物 化 性 质	
理化特性	外观与性状：金黄色粉末 熔点：190～193 ℃ 溶解性：溶于乙醇、乙酸，微溶于热水
禁配物	强氧化剂

健康危害与毒理信息	
危险有害概述	化学危险性：遇明火、高热可燃。燃烧分解时，放出有毒的氮氧化物气体。 健康危险性：吸入、食入或经皮肤吸收对身体有害。对眼、黏膜、上呼吸道有刺激性，进入体内致高铁血红蛋白血症，引起紫绀
GHS危害分类	/
急性毒性数据（HSDB）	/
致癌分类	/
ToxCast毒性数据	$AC_{50}(AR)$ = Inactive；$AC_{50}(AhR)$ = Inactive；$AC_{50}(ESR)$ = 42.89；$AC_{50}(p53)$ = Inactive
急性暴露水平（AEGL）	/
暴露途径	可通过吸入其气溶胶、经皮肤和经食入吸收到体内
靶器官	眼睛、血液、呼吸系统
中毒症状	对眼睛、黏膜、上呼吸道有刺激性，进入体内致高铁血红蛋白血症，引起紫绀。有溶血作用
职业接触限值	/

防 护 与 急 救	
接触控制/个体防护	工程控制：严加密闭，提供充分的局部排风。 呼吸系统防护：空气中粉尘浓度超标时，必须佩戴自吸过滤式防尘口罩。紧急事态抢救或撤离时，应该佩戴空气呼吸器。 身体防护：穿防毒物渗透工作服。 手部防护：戴橡胶手套。 眼睛防护：戴化学安全防护眼镜。 其他防护：工作现场禁止吸烟、进食和饮水
急救措施	吸入应急：迅速脱离现场至空气新鲜处，保持呼吸道通畅。如呼吸困难，给输氧。如呼吸停止，立即进行人工呼吸。就医。 皮肤应急：立即脱去污染的衣着，用肥皂水和清水彻底冲洗皮肤。就医。 眼睛应急：提起眼睑，用流动清水或生理盐水冲洗。就医。 食入应急：饮足量温水，催吐。就医

423. 硝基三氯甲烷（Chloropicrin）

基 本 信 息	
原化学品目录	三氯硝基甲烷（氯化苦）
化学物质	硝基三氯甲烷
别名	三氯硝基甲烷；氯化苦；硝基氯仿
英文名	TRICHLORONITROMETHANE；CHLOROPICRIN；NITROCHLOROFORM；NITROTRI-CHLOROMETHANE
CAS 号	76 - 06 - 2
化学式	CCl_3NO_2
分子量	164.4
成分/组成信息	硝基三氯甲烷

物 化 性 质	
理化特性	沸点：112 ℃ 熔点：- 64 ℃ 相对密度（水 =1）：1.7 水中溶解度：25 ℃时 0.162 g/100 mL 蒸汽相对密度（空气 =1）：5.7 辛醇、水分配系数的对数值：2.1
禁配物	硫酸、强还原剂、强氧化剂

健康危害与毒理信息	
危险有害概述	物理危险性：蒸气比空气重。 化学危险性：加热和受撞击时可能发生爆炸。加热和在光线作用下，分解生成含有氯化氢和氮氧化物的有毒烟雾。与含醇氢氧化钠、甲氧基钠、炔丙基溴、苯胺（加热时）激烈反应。 健康危险性：蒸气强烈刺激眼和肺，具有全身毒作用。损害中、小支气管，导致中毒性肺炎和肺水肿。急性中毒：出现眼与咽喉部刺激症状、头痛、恶心、呕吐、腹痛、呼吸困难、心悸、气促、胸部紧束感等。严重者发生肺水肿，往往由于肺水肿而致死。可引起角膜炎和虹膜炎。皮肤接触可致灼伤。①吸入危险性：20 ℃时蒸发，可迅速地达到空气中有害浓度。②短期接触的影响：催泪。强烈刺激眼睛、皮肤和呼吸道。吸入蒸气可能引起肺水肿。高于职业接触限值接触时，可能造成死亡。影响可能推迟显现，需要进行医学观察
GHS 危害分类	急性毒性 - 经口：类别 3； 急性毒性 - 吸入：类别 1； 皮肤敏感性：类别 1A - 1C； 严重眼损伤/眼刺激：类别 1； 特异性靶器官毒性 - 单次接触：类别 1（呼吸系统、血液系统）； 特定靶器官毒性 - 反复接触：类别 1（呼吸系统、肝脏、血液系统）； 急性水生毒性：类别 1； 慢性水生毒性：类别 1
急性毒性数据（HSDB）	LC_{50}：11.9 ppm/4 h（大鼠吸入）； LD_{50}：100 mg/kg（大鼠经皮）； LD_{50}：37.5 ~250 mg/kg（大鼠经口）
致癌分类	类别 A4（美国政府工业卫生学家会议，2017 年）

（续）

健康危害与毒理信息	
ToxCast 毒性数据	/
急性暴露水平（AEGL）	/
暴露途径	可通过吸入其蒸气和食入吸收到体内
靶器官	眼、皮肤、血液系统、呼吸系统、肝脏、神经系统等
中毒症状	吸入：腹部疼痛，咳嗽，腹泻，眩晕，头痛，恶心，咽喉疼痛，呕吐，虚弱，症状可能推迟显现。 皮肤：发红，疼痛。 眼睛：发红，疼痛，灼烧感。 食入：症状同吸入
职业接触限值	阈限值：0.1 ppm、0.67 mg/m³（时间加权平均值）（美国政府工业卫生学家会议，2017年）。 最高容许浓度：1 mg/m³（中国，2019年）
防 护 与 急 救	
接触控制/个体防护	工程控制：严加密闭，提供充分的局部排风和全面通风。提供安全淋浴和洗眼设备。 呼吸系统防护：可能接触其蒸气时，必须佩戴自吸过滤式防毒面具（全面罩）。紧急事态抢救或撤离时，建议佩戴自给式呼吸器。 眼睛防护：呼吸系统防护中已作防护。 身体防护：穿防毒服。 手部防护：戴橡胶耐油手套。 其他防护：工作现场禁止吸烟、进食和饮水。工作完毕，彻底清洗。工作服不准带至非作业场所。单独存放被毒物污染的衣服，洗后备用
急救措施	火灾应急：消防人员须佩戴防毒面具、穿全身消防服，在上风向灭火。灭火剂：雾状水、泡沫、二氧化碳、砂土。 吸入应急：迅速脱离现场至空气新鲜处。保持呼吸道通畅。如呼吸困难，给输氧。如呼吸停止，立即进行人工呼吸。就医。 皮肤应急：脱去污染的衣着，立即用水冲洗至少15 min。就医治疗。 眼睛应急：立即提起眼睑，用流动清水或生理盐水冲洗至少15 min。就医。 食入应急：误服者给饮大量温水，催吐。就医

424. 硝基乙烷（Nitroethane）

基 本 信 息	
原化学品目录	硝基乙烷
化学物质	硝基乙烷
别名	/
英文名	NITROETHANE
CAS 号	79 – 24 – 3
化学式	$C_2H_5NO_2/CH_3CH_2NO_2$
分子量	75.1
成分/组成信息	硝基乙烷

物 化 性 质	
理化特性	沸点：114 ℃ 熔点：-50 ℃ 相对密度（水 =1）：1.05 水中溶解度：20 ℃时 4.5 g/100 mL 蒸汽压：20 ℃时 2.08 kPa 蒸汽相对密度（空气 =1）：2.6 闪点：28 ℃（闭杯） 自燃温度：414 ℃ 爆炸下限：空气中 4.0%（体积） 辛醇、水分配系数的对数值：0.2
禁配物	硫酸、强还原剂、强氧化剂
健康危害与毒理信息	
危险有害概述	化学危险性：快速加热至高温时，可能发生爆炸。与无机强碱、酸或胺类和重金属氧化物化合，生成撞击敏感的化合物。燃烧时，分解生成氮氧化物有毒烟雾。与碱、可燃物质、氧化剂反应，有着火和爆炸危险。 健康危险性：有麻醉作用，有轻度刺激性。未见职业中毒报道。①吸入危险性：20 ℃时蒸发相当缓慢地达到空气中有害污染浓度。②短期接触的影响：流泪。刺激眼睛和呼吸道。可能对血液有影响，导致发绀。高浓度接触时，可能导致意识降低。影响可能推迟显现。需进行医学观察
GHS 危害分类	易燃液体：类别 3； 急性毒性 - 经口：类别 4； 特异性靶器官毒性 - 单次接触：类别 1（血液），类别 2（呼吸道刺激、麻醉效应）
急性毒性数据（HSDB）	/
致癌分类	/
ToxCast 毒性数据	AC_{50}（AR）= Inactive；AC_{50}（AhR）= Inactive；AC_{50}（ESR）= Inactive；AC_{50}（p53）= Inactive
急性暴露水平（AEGL）	/
暴露途径	可通过吸入和食入吸收到体内
靶器官	血液、呼吸道、神经系统
中毒症状	吸入：咳嗽，头痛，头晕，气促，惊厥，神志不清，虚弱。 皮肤：发红。其他症状同吸入。 眼睛：发红。 食入：咽喉痛，腹部疼痛，嘴唇或指甲发青，皮肤发青
职业接触限值	阈限值：100 ppm，307 mg/m³（时间加权平均值）（美国政府工业卫生学家会议，2017 年）。 时间加权平均容许浓度：100 ppm，310 mg/m³（德国，2016 年）。 时间加权平均容许浓度：300 mg/m³（中国，2019 年）
防 护 与 急 救	
接触控制/个体防护	工程控制：生产过程密闭，全面通风。 呼吸系统防护：空气中浓度超标时，佩戴过滤式防毒面具（半面罩）。紧急事态抢救或撤离时，建议佩戴空气呼吸器。 眼睛防护：戴化学安全防护眼镜。 身体防护：穿防毒物渗透工作服。 手部防护：戴橡胶耐油手套。 其他防护：工作现场严禁吸烟。注意个人清洁卫生

	防 护 与 急 救
急救措施	火灾应急：尽可能将容器从火场移至空旷处。喷水保持火场容器冷却，直至灭火结束。灭火剂：雾状水、泡沫、二氧化碳、干粉、砂土。 吸入应急：迅速脱离现场至空气新鲜处，保持呼吸道通畅。如呼吸困难，给输氧。如呼吸停止，立即进行人工呼吸。就医。 皮肤应急：脱去污染的衣着，立即用水冲洗至少15 min。就医治疗。 眼睛应急：立即提起眼睑，用流动清水或生理盐水冲洗至少15 min。就医。 食入应急：误服者给饮大量温水，催吐。就医

425. 辛烷（Octane）

	基 本 信 息
原化学品目录	辛烷
化学物质	辛烷
别名	正辛烷
英文名	OCTANE；n – OCTANE
CAS 号	111 – 65 – 9
化学式	$C_8H_{18}/CH_3(CH_2)_6CH_3$
分子量	114.22
成分/组成信息	辛烷

	物 化 性 质
理化特性	沸点：126 ℃ 熔点：－56.8 ℃ 相对密度（水＝1）：0.7 水中溶解度：难溶 蒸汽压：20 ℃时1.33 kPa 蒸汽相对密度（空气＝1）：3.94 闪点：13 ℃（闭杯） 自燃温度：220 ℃ 爆炸极限：空气中1.0% ~ 6.5%（体积） 辛醇、水分配系数的对数值：4.00 ~ 5.18
禁配物	强氧化剂

	健康危害与毒理信息
危险有害概述	物理危险性：蒸气比空气重，可能沿地面流动，可能造成远处着火。由于流动、搅拌等，可能产生静电。 化学危险性：与强氧化剂发生反应，有着火和爆炸危险。侵蚀某些塑料、橡胶和涂料。 健康危险性：对人的眼睛、呼吸道黏膜有刺激作用，有麻醉和肺部刺激作用。①吸入危险性：20 ℃时蒸发，相当慢地达到有害空气污染浓度。②短期接触的影响：刺激眼睛、皮肤和呼吸道。如果吞咽液体吸入肺中，可能引起化学肺炎。接触高浓度蒸气，可能引起意识降低。③长期或反复接触的影响：反复或长期接触皮肤可能引起皮炎。液体使皮肤脱脂。 环境危险性：可能对环境有危害，对水生生物应给予特别注意

健康危害与毒理信息	
GHS 危害分类	易燃液体：类别 2； 皮肤腐蚀/刺激：类别 2； 严重眼损伤/眼刺激：类别 2； 特异性靶器官毒性 – 单次接触：类别 1（中枢神经系统），类别 3（呼吸道刺激、麻醉效果）； 呛吸毒性：类别 1； 急性水生毒性：类别 1； 慢性水生毒性：类别 1
急性毒性数据（HSDB）	/
致癌分类	/
ToxCast 毒性数据	$AC_{50}(AR)$ = Inactive；$AC_{50}(AhR)$ = Inactive；$AC_{50}(ESR)$ = 0.72；$AC_{50}(p53)$ = Inactive
急性暴露水平（AEGL）	/
暴露途径	可通过吸入和食入吸收到体内
靶器官	眼、皮肤、中枢神经系统、呼吸道
中毒症状	吸入：恶心，头痛，嗜睡，头晕，意识模糊，咳嗽，呼吸困难，咽喉痛，神志不清。 皮肤：皮肤干燥，发红。 眼睛：发红，疼痛。 食入：呕吐，其他症状同吸入
职业接触限值	阈限值：300 ppm（时间加权平均值）（美国政府工业卫生学家会议，2017 年）。 时间加权平均容许浓度：500 ppm、2400 mg/m³（德国，2016 年）。 时间加权平均容许浓度：500 mg/m³（中国，2019 年）
防 护 与 急 救	
接触控制/个体防护	工程控制：生产过程密闭，全面通风。提供安全淋浴和洗眼设备。 呼吸系统防护：一般不需要特殊防护，高浓度接触时可佩戴自吸过滤式防毒面具（半面罩）。 眼睛防护：必要时，戴安全防护眼镜。 身体防护：穿防静电工作服。 手部防护：戴橡胶耐油手套。 其他防护：工作现场严禁吸烟。避免长期反复接触
急救措施	火灾应急：喷水冷却容器，可能的话将容器从火场移至空旷处。处在火场中的容器若已变色或从安全泄压装置中产生声音，必须马上撤离。灭火剂：泡沫、二氧化碳、干粉、砂土。用水灭火无效。 吸入应急：迅速脱离现场至空气新鲜处。保持呼吸道通畅。如呼吸困难，给输氧。如呼吸停止，立即进行人工呼吸。就医。 皮肤应急：脱去污染的衣着，用肥皂水和清水彻底冲洗皮肤。 眼睛应急：提起眼睑，用流动清水或生理盐水冲洗。就医。 食入应急：饮足量温水，催吐。就医

426. 溴（Bromine）

基 本 信 息	
原化学品目录	溴
化学物质	溴
别名	/

基 本 信 息	
英文名	Bromine
CAS 号	7726 – 95 – 6
化学式	Br
分子量	159. 8
成分/组成信息	溴

物 化 性 质	
理化特性	外观与性状：发烟红色至棕色液体，有刺鼻气味。 沸点：58. 8 ℃ 熔点： – 7. 2 ℃ 相对密度（水 =1）：3. 1 水中溶解度：20 ℃时 4. 0 g/100 mL 蒸汽压：20 ℃时 23. 3 kPa 蒸汽相对密度（空气 =1）：5. 5 蒸汽、空气混合物的相对密度（20 ℃，空气 =1）：2 溶解性：微溶于水，易溶于乙醇、乙醚、苯、氯仿、二硫化碳、盐酸
禁配物	强还原剂、碱金属、铝、铜、易燃或可燃物

健康危害与毒理信息	
危险有害概述	物理危险性：蒸气比空气重。 化学危险性：加热时，生成有毒烟雾。是一种强氧化剂，与可燃物质和还原性物质激烈地发生反应。与多数有机和无机化合物反应，有着火和爆炸危险。侵蚀金属、某些形式的橡胶、塑料和涂层。 健康危险性：20 ℃时，蒸发迅速达到空气中有害污染浓度。流泪。对眼睛、皮肤和呼吸道具有腐蚀性。食入有腐蚀性。吸入可能导致哮喘反应、肺炎、肺水肿。接触能够造成死亡
GHS 危害分类	对金属的腐蚀性：类别 1； 急性毒性 – 经口：类别 3； 急性毒性 – 吸入：类别 1（蒸汽）； 皮肤腐蚀/刺激：类别 1； 严重眼损伤/眼刺激：类别 1； 特异性靶器官毒性 – 单次接触：类别 1（呼吸系统，中枢神经系统）； 特异性靶器官毒性 – 反复接触：类别 1（呼吸系统，神经系统，内分泌系统）； 危害水生环境 – 急性危害：类别 1； 危害水生环境 – 长期危害：类别 1
急性毒性数（HSDB）	LD_{50}：2600 mg/kg bw（大鼠经口）； LD_{50}：85. 2 ppm（大鼠腹腔注射）
致癌分类	/
ToxCast 毒性数据	/
急性暴露水平（AEGL）	AEGL1 – 10 min = 0. 033 ppm；AEGL1 – 8 h = 0. 033 ppm；AEGL2 – 10 min = 0. 55 ppm；AEGL2 – 8 h = 0. 095 ppm；AEGL3 – 10 min = 19 ppm；AEGL3 – 8 h = 3. 3 ppm
暴露途径	吸入、食入、经皮吸收
靶器官	神经系统、内分泌系统、眼、皮肤、呼吸系统

健康危害与毒理信息	
中毒症状	咳嗽，咽喉痛，呼吸短促，喘息，呼吸困难，症状可能推迟显现。发红，灼烧感，疼痛，严重的皮肤烧伤。眼睛流泪。发红。视力模糊。疼痛。烧伤。口腔和咽喉烧伤。咽喉和胸腔有灼烧感。腹部疼痛。休克或虚脱
职业接触限值	阈限值：0.1 ppm（时间加权平均值）；0.2 ppm（短时间接触限值）（美国政府工业卫生学家会议，2017 年）。 时间加权平均容许浓度：0.1 ppm，0.7 mg/m³（欧盟，2016 年）。 时间加权平均容许浓度：0.6 mg/m³，短时间接触容许浓度：2 mg/m³（中国，2019 年）
防 护 与 急 救	
接触控制/个体防护	工程控制：密闭操作，注意通风。尽可能机械化、自动化。提供安全淋浴和洗眼设备。 呼吸系统防护：可能接触其烟雾时，必须佩戴自吸过滤式防毒面具（全面罩）或空气呼吸器。紧急事态抢救或撤离时，建议佩戴氧气呼吸器。 眼睛防护：呼吸系统中已作防护。 身体防护：穿橡胶耐酸碱服。 手部防护：戴橡胶耐酸碱手套。 其他防护：工作现场禁止吸烟、进食和饮水。工作完毕，沐浴更衣。单独存放被毒物污染的衣服，洗后备用。保持良好的卫生习惯
急救措施	皮肤应急：立即脱去污染的衣着，用大量流动清水冲洗至少15 min。就医。 眼睛应急：立即提起眼睑，用大量流动清水或生理盐水冲洗至少15 min。就医。 吸入应急：迅速脱离现场至空气新鲜处。保持呼吸道通畅。呼吸困难时给输氧。呼吸停止时，立即进行人工呼吸。就医。 食入应急：用水漱口，给饮牛奶或蛋清。就医

427. 溴苯（Bromobenzene）

基 本 信 息	
原化学品目录	溴苯
化学物质	溴苯
别名	一溴代苯；苯基溴
英文名	BROMOBENZENE；MONOBROMOBENZENE；PHENYL BROMIDE
CAS 号	108 - 86 - 1
化学式	C_6H_5Br
分子量	157.02
成分/组成信息	溴苯
物 化 性 质	
理化特性	外观与性状：无色液体，有特殊气味 沸点：156.2 ℃ 熔点：-30.7 ℃ 相对密度（水=1）：1.5 水中溶解度：25 ℃时 0.04 g/100 mL 蒸汽压：25 ℃时 0.55 kPa 蒸汽相对密度（空气=1）：5.41 闪点：51 ℃（闭杯） 自燃温度：566 ℃ 爆炸极限：空气中6%～36.5%（体积） 辛醇、水分配系数的对数值：2.99

（续）

物 化 性 质	
禁配物	强氧化剂

健康危害与毒理信息	
危险有害概述	物理危险性：由于流动、搅拌等，可能产生静电。 化学危险性：燃烧时，生成溴化氢有毒气体。 健康危险性：①吸入危险性：未指明 20 ℃时蒸发达到空气中有害浓度的速率。②短期接触的影响：刺激皮肤。如果吞咽液体吸入肺中，可能引起化学肺炎。可能对神经系统有影响。③长期或反复接触的影响：可能对肝和肾有影响，导致功能损伤。 环境危险性：对水生生物是有毒的
GHS 危害分类	易燃液体：类别 3； 急性毒性 – 吸入：类别 3（蒸气）； 皮肤腐蚀/刺激：类别 2； 特异性靶器官毒性 – 反复接触：类别 2（神经系统、肝）； 急性水生毒性：类别 2； 慢性水生毒性：类别 2
急性毒性数据（HSDB）	/
致癌分类	/
ToxCast 毒性数据	AC_{50}（AR）= Inactive；AC_{50}（AhR）= Inactive；AC_{50}（ESR）= Inactive；AC_{50}（p53）= Inactive
急性暴露水平（AEGL）	/
暴露途径	可通过吸入和经食入吸收到体内
靶器官	神经系统、肝、皮肤
中毒症状	吸入：头晕。 皮肤：发红。 食入：恶心，腹泻
职业接触限值	/

防 护 与 急 救	
接触控制/个体防护	工程控制：禁止明火、禁止火花和禁止吸烟。高于 51 ℃，使用密闭系统、通风和防爆型电气设备。防止静电荷积聚（例如，通过接地）。 接触控制：防止产生烟云。 呼吸系统防护：适当的呼吸防护。 手部防护：防护手套。 眼睛防护：安全护目镜。 其他防护：工作时不得进食、饮水或吸烟
急救措施	火灾应急：干粉，抗溶性泡沫，雾状水，二氧化碳。 吸入应急：新鲜空气，休息，给予医疗护理。 皮肤应急：脱去污染的衣服。冲洗，然后用水和肥皂清洗皮肤，给予医疗护理。 眼睛应急：先用大量水冲洗几分钟（如可能易行，摘除隐形眼镜），然后就医。 食入应急：不要催吐。给予医疗护理

428. 1 - 溴丙烷（1 - Bromopropane）

基 本 信 息	
原化学品目录	溴丙烷（1 - 溴丙烷；2 - 溴丙烷）
化学物质	1 - 溴丙烷
别名	正丙基溴；丙基溴
英文名	1 - BROMOPROPANE；n - PROPYL BROMIDE；PROPYL BROMIDE
CAS 号	106 - 94 - 5
化学式	$C_3H_7Br/CH_3CH_2CH_2Br$
分子量	123.0
成分/组成信息	1 - 溴丙烷

物 化 性 质	
理化特性	外观与性状：无色液体 沸点：71.0 ℃ 熔点：-110 ℃ 相对密度（水 = 1）：1.35 水中溶解度：20 ℃时 0.25 g/100 mL 蒸汽压：18 ℃时 13.3 kPa 蒸汽相对密度（空气 = 1）：4.3 闪点：-10 ℃（闭杯） 自燃温度：490 ℃ 辛醇、水分配系数的对数值：2.1
禁配物	/

健康危害与毒理信息	
危险有害概述	物理危险性：蒸气比空气重，可能沿地面流动，可能造成远处着火。 化学危险性：燃烧时，分解生成含溴化氢有毒气体。与强碱和强氧化剂发生反应。 健康危险性：①吸入危险性：20 ℃时，蒸发迅速达到空气中有害污染浓度。②短期接触的影响：刺激眼睛和呼吸道。可能对中枢神经系统有影响，导致知觉降低。③长期或反复接触的影响：动物实验表明，可能造成人类生殖或发育毒性
GHS 危害分类	易燃液体：类别2； 急性毒性 - 吸入：类别4（蒸气）； 严重眼损伤/眼刺激：类别2； 生殖毒性：类别2； 特定靶器官毒性 - 单次接触：类别3（呼吸道刺激、麻醉效果）； 特定靶器官毒性 - 重复接触 - ：类别1（中枢神经系统）； 危害水生环境 - 急性危害：类别3； 危害水生环境 - 长期危害：类别3
急性毒性数据（HSDB）	LC_{50}：253 g/m³，30 min（大鼠吸入）； LC_{50}：7000 ~ 14374 ppm/4 h（大鼠吸入）； LD_{50}：>2000 mg/kg（小鼠经皮）； LD_{50}：>2000 mg/kg（大鼠经口）
致癌分类	类别2B（国际癌症研究机构，2019 年）。 类别A3（美国政府工业卫生学家会议，2017 年）。 类别2（德国，2016 年）
ToxCast 毒性数据	/

健康危害与毒理信息	
急性暴露水平（AEGL）	/
暴露途径	可通过吸入其蒸气吸收到体内
靶器官	呼吸系统、眼、中枢神经系统
中毒症状	吸入：咳嗽，咽喉痛，嗜睡。 眼睛：发红，疼痛
职业接触限值	阈限值：0.1 ppm（时间加权平均值）（美国政府工业卫生学家会议，2017 年）。 时间加权平均容许浓度：21 mg/m³（中国，2019 年）
防 护 与 急 救	
接触控制/个体防护	工程控制：禁止明火，禁止火花和禁止吸烟。通风，局部排气通风。 接触控制：避免一切接触。 呼吸系统防护：防毒口罩。 手部防护：防护手套。 眼睛防护：安全眼镜。 其他防护：工作时不得进食、饮水或吸烟
急救措施	火灾应急：干粉，抗溶性泡沫，雾状水，二氧化碳。 爆炸应急：着火时，喷雾状水保持料桶等冷却。 吸入应急：新鲜空气，休息。给予医疗护理。 皮肤应急：脱去污染的衣服。用大量水冲洗皮肤或淋浴。 眼睛应急：先用大量水冲洗几分钟（如可能易行，摘除隐形眼镜），然后就医。 食入应急：漱口

429. 2 - 溴丙烷（2 - Bromopropane）

基 本 信 息	
原化学品目录	溴丙烷（1 - 溴丙烷；2 - 溴丙烷）
化学物质	2 - 溴丙烷
别名	溴化异丙烷
英文名	ISOPROPYL BROMIDE；2 - BROMOPROPANE
CAS 号	75 - 26 - 3
化学式	C_3H_7Br
分子量	122.99
成分/组成信息	2 - 溴丙烷
物 化 性 质	
理化特性	外观与性状：无色液体 熔点：- 90 ℃ 相对密度（水 = 1）：1.30 沸点：58.5 ~ 60.5 ℃ 相对蒸气密度（空气 = 1）：4.27 分子式：C_3H_7Br 分子量：122.99 饱和蒸气压：31.50 kPa（20 ℃） 燃烧热：2049.9 kJ/mol 闪点：19 ℃ 溶解性：微溶于水，可混溶于丙酮、苯、四氯化碳
禁配物	禁配物：强氧化剂、强酸、强碱

健康危害与毒理信息	
危险有害概述	化学危险性：易燃，遇明火、高热易引起燃烧，并放出有毒气体。受高热分解产生有毒的溴化物气体。 健康危险性：其蒸气或雾对眼睛、黏膜和上呼吸道有刺激作用。接触后有可能引起神经系统功能紊乱。长期接触对肝、肾有损害
GHS 危害分类	易燃液体：类别2； 生殖毒性：类别1A； 特定靶器官毒性–重复接触：类别1（血液、睾丸）； 危害水生环境–急性危害：类别3
急性毒性数据（HSDB）	LC_{50}：31171 ppm/4 h（大鼠吸入）； LD_{50}：＞2000 mg/kg（大鼠经口）
致癌分类	/
ToxCast 毒性数据	/
急性暴露水平（AEGL）	/
暴露途径	可通过吸入其蒸气吸收到体内
靶器官	血液、睾丸
中毒症状	吸入：迅速脱离现场至空气新鲜处，保持呼吸道通畅。如呼吸困难，给输氧。如呼吸停止，立即进行人工呼吸。就医。 皮肤：脱去污染的衣着，用肥皂水和清水彻底冲洗皮肤。 眼睛：提起眼睑，用流动清水或生理盐水冲洗。就医。 食入：饮足量温水，催吐。就医
职业接触限值	/
防 护 与 急 救	
接触控制/个体防护	工程控制：生产过程密闭，全面通风。 呼吸系统防护：空气中浓度超标时，应该佩戴过滤式防毒面具（半面罩）。紧急事态抢救或撤离时，佩戴隔离式呼吸器。 身体防护：穿防静电工作服。 手部防护：戴橡胶耐油手套。 眼睛防护：戴化学安全防护眼镜。 其他防护：工作现场禁止吸烟、进食和饮水
急救措施	吸入应急：迅速脱离现场至空气新鲜处。保持呼吸道通畅。如呼吸困难，给输氧。如呼吸停止，立即进行人工呼吸。就医。 皮肤应急：脱去污染的衣着，用肥皂水和清水彻底冲洗皮肤。 眼睛应急：提起眼睑，用流动清水或生理盐水冲洗。就医。 食入应急：饮足量温水，催吐。就医

430. 溴甲烷（Methyl bromide）

基 本 信 息	
原化学品目录	溴甲烷
化学物质	溴甲烷
别名	甲基溴
英文名	METHYL BROMIDE；BROMOMETHANE；MONOBROMOMETHANE

（续）

基 本 信 息	
CAS 号	74 – 83 – 9
化学式	CH_3Br
分子量	94.9
成分/组成信息	甲基溴

物 化 性 质	
理化特性	外观与性状：无气味和无色压缩液化气体 沸点：4 ℃ 熔点：-94 ℃ 相对密度（水 = 1）：1.7 水中溶解度：20 ℃时 1.5 g/100 mL 蒸汽压：20 ℃时 1893 kPa 蒸汽相对密度（空气 = 1）：3.3 闪点：194 ℃ 自燃温度：537 ℃ 爆炸极限：空气中 10% ~16%（体积） 辛醇、水分配系数的对数值：1.19
禁配物	强氧化剂、活性金属粉末

健康危害与毒理信息	
危险有害概述	物理危险性：气体比空气重，可能积聚在低层空间，造成缺氧。 化学危险性：加热时分解，生成有毒和腐蚀性烟雾。与强氧化剂发生反应。有水存在时，侵蚀许多金属。侵蚀铝、锌和镁，形成发火化合物，有着火和爆炸的危险。 健康危险性：①吸入危险性：容器漏损时，迅速达到空气中该气体的有害浓度。②短期接触的影响：（液体）严重刺激皮肤、眼睛和呼吸道。吸入可能引起肺水肿。液体迅速蒸发可能引起冻伤。可能对中枢神经系统和肾脏造成影响。影响可能推迟达 48 h 出现。高浓度接触时可能导致死亡。需进行医学观察。③长期或反复接触的影响：可能对中枢神经系统有影响。动物实验表明，可能造成人类生殖或发育毒性。 环境危险性：对水生生物是有毒的。可能对环境有危害，对臭氧层的影响应给予特别注意
GHS 危害分类	易燃气体：类别 1； 高压气体：液化气体； 急性毒性 – 经口：类别 3； 急性毒性 – 吸入（气体）：类别 3； 皮肤腐蚀/刺激性：类别 2； 严重眼损伤/眼刺激：类别 2B； 生殖细胞致突变性：类别 2； 生殖毒性：类别 2； 特定靶器官毒性（单次接触）：类别 1（神经系统、呼吸系统、肝、肾、消化系统）； 特定靶器官毒性（重复接触）：类别 1（神经系统、心脏、血液）
急性毒性数据（HSDB）	LC_{50}：1540 mg/m³，2 h（小鼠吸入）； LD_{50}：214 mg/kg（大鼠经口）
致癌分类	类别 3（国际癌症研究机构，2019 年）。 类别 A4（美国政府工业卫生学家会议，2017 年）。 类别 3B（德国，2016 年）

健康危害与毒理信息	
ToxCast 毒性数据	$AC_{50}(AR)$ = Inactive；$AC_{50}(AhR)$ = Inactive；$AC_{50}(ESR)$ = Inactive；$AC_{50}(p53)$ = 73.72
急性暴露水平（AEGL）	AEGL1 – 10 min = NR；AEGL1 – 8 h = NR；AEGL2 – 10 min = 940 ppm；AEGL2 – 8 h = 67 ppm；AEGL3 – 10 min = 3300 ppm；AEGL3 – 8 h = 130 ppm
暴露途径	以蒸气形式通过吸入和经皮肤吸收到体内
靶器官	神经系统、呼吸系统、心脏、肝、肾、消化系统、眼、皮肤
中毒症状	吸入：咳嗽，咽喉痛，头晕，头痛，腹部疼痛，呕吐，虚弱，呼吸短促，意识模糊，幻觉，丧失语言能力，运动失调，惊厥。症状可能推迟显现。 皮肤：可能被吸收，麻刺感，发痒，灼烧感，发红，水疱，疼痛。与液体接触：冻伤。 眼睛：发红，疼痛，视力模糊，暂时失明
职业接触限值	阈限值：1 ppm（时间加权平均值）(经皮)（美国政府工业卫生学家会议，2017 年）。 时间加权平均容许浓度：2 mg/m³（中国，2019 年）
防 护 与 急 救	
接触控制/个体防护	工程控制：禁止明火，禁止与铝、锌、镁或纯氧接触。通风，局部排气通风。 接触控制：严格作业环境管理。 呼吸系统防护：适当的呼吸防护。 身体防护：防护服。 手部防护：保温手套。 眼睛防护：安全护目镜，面罩，或眼睛防护结合呼吸防护
急救措施	火灾应急：切断气源，如不可能并对周围环境无危险，让火自行燃尽；其他情况用适当的灭火剂灭火。 爆炸应急：着火时，喷雾状水保持钢瓶冷却。 接触应急：一切情况均向医生咨询。急救：使用个人防护用具。 吸入应急：新鲜空气，休息。半直立体位。必要时进行人工呼吸。立即给予医疗护理。 皮肤应急：用大量水冲洗皮肤或淋浴。冻伤时，用大量水冲洗，不要脱去衣服。立即给予医疗护理。 眼睛应急：用大量水冲洗（如可能易行，摘除隐形眼镜）。立即给予医疗护理

431. 溴氰菊酯（Deltamethrin）

基 本 信 息	
原化学品目录	拟除虫菊酯
化学物质	溴氰菊酯
别名	(S) – α – 氰基 – 3 – 苯氧苄基 – 右旋 – 顺 – 3 – (2，2 – 二溴乙烯基) – 2，2 – 二甲基环丙烷羧酸酯
英文名	DELTAMETHRIN；(S) – alpha – CYANO – 3 – PHENOXYBENZYL (1R) – CIS – 3 – (2，2 – DIBROMOVINYL) – 2，2 – DIMETHYLCYCLOPROPANECARBOXYLATE
CAS 号	52918 – 63 – 5
化学式	$C_{22}H_{19}Br_2NO_3$
分子量	505.2
成分/组成信息	溴氰菊酯

（续）

	物 化 性 质	
理化特性	外观与性状：无色晶体粉末，无气味 熔点：98 ~ 101 ℃ 密度：0.5 g/cm³ 水中溶解度：不溶 蒸汽压：20 ℃时 10 Pa 辛醇、水分配系数的对数值：5.43	
禁配物	强氧化剂、强碱	
	健康危害与毒理信息	
危险有害概述	化学危险性：加热至300 ℃以上时，分解生成含氰化氢、溴化氢有毒烟雾。 健康危险性：①吸入危险性：20 ℃时蒸发可忽略不计，但喷洒时可较快地达到空气中颗粒物有害浓度。②短期接触的影响：刺激眼睛、皮肤和呼吸道。可能对神经系统有影响，导致面部刺痛、发痒或灼烧感。食入可能导致死亡。 环境危险性：对水生生物有极高毒性。避免非正常使用情况下释放到环境中	
GHS 危害分类	急性毒性 – 经口：类别3； 急性毒性 – 吸入：类别3（粉尘和烟雾）； 危害水生环境 – 急性危害：类别1； 危害水生环境 – 长期危害：类别1	
急性毒性数据（HSDB）	LC₅₀：785 mg/m³，2 h（大鼠吸入）； LD₅₀：700 mg/kg（小鼠经皮）； LD₅₀：128 mg/kg（小鼠经口）	
致癌分类	类别3（国际癌症研究机构，2019 年）	
ToxCast 毒性数据	/	
急性暴露水平（AEGL）	/	
暴露途径	可通过吸入其气溶胶和经食入吸收到体内	
靶器官	神经系统等	
中毒症状	吸入：灼烧感，咳嗽，头晕，头痛，恶心。 皮肤：发红，灼烧感，麻木，刺痛，发痒。 眼睛：发红，疼痛。 食入：腹部疼痛，惊厥，呕吐，神志不清	
职业接触限值	时间加权平均容许浓度：0.03 mg/m³（中国，2019 年）	
	防 护 与 急 救	
接触控制/个体防护	工程控制：禁止明火。通风（如果没有粉末），局部排气通风。 接触控制：防止粉尘扩散。 呼吸系统防护：适当的呼吸防护。 身体防护：防护服。 手部防护：防护手套。 眼睛防护：面罩。 其他防护：工作时不得进食、饮水或吸烟。进食前洗手	
急救措施	火灾应急：干粉、水成膜泡沫、泡沫、二氧化碳灭火。 爆炸应急：着火时，喷雾状水保持料桶等冷却。 吸入应急：新鲜空气，休息，给予医疗护理。 皮肤应急：脱去污染的衣服。冲洗，然后用水和肥皂清洗皮肤。 眼睛应急：先用大量水冲洗几分钟（如可能易行，摘除隐形眼镜），然后就医。 食入应急：漱口。催吐（仅对清醒病人），给予医疗护理	

432. 2 – 溴乙氧基苯（2 – bromoethoxybenzene）

基 本 信 息	
原化学品目录	2 – 溴乙氧基苯
化学物质	2 – 溴乙氧基苯
别名	β – 溴苯乙醚，苯氧溴乙烷
英文名	2 – BROMOETHOXYBENZENE；BETA – BROMOPHENETOL
CAS 号	589 – 10 – 6
化学式	C_8H_9BrO
分子量	201.6
成分/组成信息	/

物 化 性 质	
理化特性	外观与性状：无色透明液体或固体 熔点（凝固点）：34 ℃ 沸点：144 ℃ 闪点：65 ℃ 溶解性：易溶于乙醇和乙醚，不溶于水
禁配物	/

健康危害与毒理信息	
危险有害概述	对眼睛、呼吸系统和皮肤有刺激性
GHS 危害分类	急性毒性 – 经口：类别 4
急性毒性数据（HSDB）	/
致癌分类	/
ToxCast 毒性数据	$AC_{50}(AR)$ = Inactive；$AC_{50}(AhR)$ = Inactive；$AC_{50}(ESR)$ = Inactive；$AC_{50}(p53)$ = Inactive
急性暴露水平（AEGL）	/
暴露途径	可通过吸入，经皮肤和食入吸收到体内
靶器官	/
中毒症状	/
职业接触限值	/

防 护 与 急 救	
接触控制/个体防护	工程控制：密闭系统，通风，局部排气通风。 呼吸防护：适当的呼吸防护。 身体防护：防护服。 手部防护：防护手套。 眼睛防护：面罩，或眼睛防护结合呼吸防护。 其他防护：工作时不得进食、饮水或吸烟
急救措施	火灾应急：干粉，水成膜泡沫，泡沫，二氧化碳。 吸入应急：新鲜空气，休息。给予医疗护理。 皮肤应急：脱去污染的衣服。用肥皂水或清水冲洗皮肤或淋浴。 眼睛应急：先用大量水冲洗几分钟，立即就医。 食入应急：漱口，不要催吐，就医

433. 溴乙烷（Bromoethane）

基 本 信 息	
原化学品目录	溴乙烷
化学物质	溴乙烷
别名	乙基溴
英文	BROMOETHANE；ETHYL BROMIDE
CAS 号	74 – 96 – 4
化学式	CH_3CH_2Br/C_2H_5Br
分子量	109.0
成分/组成信息	溴乙烷

物 化 性 质	
理化特性	外观与性状：无色液体，有特殊气味 沸点：38.4 ℃ 熔点：– 119 ℃ 相对密度（水 =1）：1.4 水中溶解度：20 ℃时 0.91 g/100 mL 蒸汽压：20 ℃时 51 kPa 蒸汽相对密度（空气 =1）：3.76 闪点：– 20 ℃（闭杯） 自燃温度：511 ℃ 爆炸极限：空气中 6.8% ~11%（体积） 辛醇、水分配系数的对数值：1.61
禁配物	强碱、强氧化剂、镁

健康危害与毒理信息	
危险有害概述	物理危险性：蒸气比空气重，可能沿地面流动，可能造成远处着火。 化学危险性：燃烧时，分解生成有毒和腐蚀性气体。与氧化剂、强碱、铝、锌和镁激烈反应。侵蚀塑料和橡胶。 健康危险性：①吸入危险性：20 ℃时蒸发，迅速地达到空气中有害污染浓度。②短期接触的影响：刺激眼睛。可能对中枢神经系统有影响。接触可能导致神志不清
GHS 危害分类	易燃气体：类别 2； 急性毒性 – 经口：类别 4； 皮肤腐蚀/刺激：类别 2A ~ 2B； 致癌性：类别 2； 生殖毒性：类别 2； 特异性靶器官毒性 – 单次接触：类别 1（神经系统、呼吸系统），类别 3（麻醉效果）； 特异性靶器官毒性 – 反复接触：类别 2（中枢神经系统、肝）
急性毒性数（HSDB）	LC_{50}：27000 ppm/h（大鼠吸入）
致癌分类	类别 3（国际癌症研究机构，2019 年）。 类别 A3（美国政府工业卫生学家会议，2017 年）。 类别 2（德国，2016 年）
ToxCast 毒性数据	/
急性暴露水平（AEGL）	AEGL1 – 10 min = 0.15 ppm；AEGL1 – 8 h = 0.15 ppm；AEGL2 – 10 min = 1.4 ppm；AEGL2 – 8 h = 0.45 ppm；AEGL3 – 10 min = 3 ppm；AEGL3 – 8 h = 0.98 ppm

健康危害与毒理信息	
暴露途径	可通过吸入和经食入吸收到体内
靶器官	神经系统、呼吸系统、肝脏、皮肤
中毒症状	吸入：嗜睡，神志不清。 眼睛：疼痛，发红
职业接触限值	阈限值：5 ppm（时间加权平均值）（经皮）（美国政府工业卫生学家会议，2017 年）
防 护 与 急 救	
接触控制/个体防护	工程控制：禁止明火、禁止火花和禁止吸烟。通风，局部排气通风。 接触控制：严格作业环境管理。 呼吸系统防护：适当的呼吸防护。 手部防护：防护手套。 眼睛防护：护目镜，或眼睛防护结合呼吸防护。 其他防护：工作时不得进食、饮水或吸烟
急救措施	火灾应急：干粉，雾状水，泡沫，二氧化碳。 接触应急：一切情况均向医生咨询。 吸入应急：新鲜空气，休息，给予医疗护理。 皮肤应急：脱去污染的衣服。冲洗，然后用水和肥皂清洗皮肤，给予医疗护理。 眼睛应急：先用大量水冲洗几分钟（如可能易行，摘除隐形眼镜），然后就医。 食入应急：给予医疗护理

434. 亚硫酸钠（Sodium sulfite）

基 本 信 息	
原化学品目录	亚硫酸钠
化学物质	亚硫酸钠
别名	亚硫酸钠盐；亚硫酸二钠
英文名	SODIUM SULFITE；SODIUM SULPHITE；SULFUROUS ACID；DISODIUM SALT；DISODIUM SULFITE
CAS 号	7757 – 83 – 7
化学式	Na_2SO_3
分子量	126.04
成分/组成信息	亚硫酸钠
物 化 性 质	
理化特性	外观与性状：白色晶体或粉末 熔点：150 ℃（失水分解） 密度：2.63 g/cm³ 水中溶解度：20 ℃时 22 g/100 mL（溶解） 辛醇、水分配系数的对数值：－4
禁配物	强酸、铝、镁

	健康危害与毒理信息
危险有害概述	化学危险性：加热时分解，生成有毒和腐蚀性烟雾。是一种强还原剂，与氧化剂剧烈反应。与强酸发生反应，生成有毒硫氧化物。 健康危险性：①短期接触的影响：该气溶胶刺激呼吸道。②长期或反复接触的影响：反复或长期接触可能引起皮肤过敏。反复或长期吸入接触可能引起哮喘。 环境危险性：对水生生物有害
GHS 危害分类	特异性靶器官毒性 – 单次接触：类别 1（呼吸道）； 特异性靶器官毒性 – 反复接触：类别 1（呼吸系统）
急性毒性数据（HSDB）	/
致癌分类	类别 1& 类别 2（德国，2016 年）； 类别 A3（美国政府工业卫生学家会议，2017 年）
ToxCast 毒性数据	AC_{50}（AR）= Inactive；AC_{50}（AhR）= Inactive；AC_{50}（ESR）= Inactive；AC_{50}（p53）= Inactive
急性暴露水平（AEGL）	/
暴露途径	可通过吸入其气溶胶和经食入吸收到体内
靶器官	呼吸系统
中毒症状	/
职业接触限值	/
	防 护 与 急 救
接触控制/个体防护	工程控制：局部排气通风。 接触控制：防止粉尘扩散，避免一切接触。 呼吸系统防护：适当的呼吸防护。 身体防护：防护服。 手部防护：防护手套。 眼睛防护：安全眼镜。 其他防护：工作时不得进食、饮水或吸烟。进食前洗手
急救措施	火灾应急：周围环境着火时，使用适当的灭火剂。 吸入应急：新鲜空气，休息，半直立体位。如果感觉不舒服，需就医。 皮肤应急：脱去污染的衣服。用大量水冲洗皮肤或淋浴。 眼睛应急：用大量水冲洗（如可能易行，摘除隐形眼镜）。 食入应急：漱口。饮用1 或 2 杯水。休息

435. 亚硝酸乙酯（Ethy nitrite）

	基 本 信 息
原化学品目录	亚硝酸乙酯
化学物质	亚硝酸乙酯
别名	/
英文名	ETHY NITRITE
CAS 号	109 – 95 – 5

（续）

基 本 信 息	
化学式	$C_2H_5NO_2$
分子量	75.08
成分/组成信息	亚硝酸乙酯

物 化 性 质	
理化特性	沸点：17.2 ℃ 熔点：-61 ℃ 相对密度（水=1）：0.90（15.5 ℃） 蒸汽相对密度（空气=1）：2.59 闪点：-35 ℃ 爆炸下限：空气中3%（体积）
禁配物	强氧化剂

健康危害与毒理信息	
危险有害概述	健康危险性：主要使血管扩张，引起血压降低及心动过速。大剂量可引起高铁血红蛋白血症。人急性中毒的特点为头痛、心动过速、高铁血红蛋白血症，可致死
GHS危害分类	易燃液体：类别1； 高压气体：液化气体； 急性毒性-吸入：类别4（蒸气）； 急性毒性-经口：类别4； 急性毒性-经皮：类别4
急性毒性数（HSDB）	LC_{50}：160 ppm/4 h（大鼠吸入）
致癌分类	/
ToxCast毒性数据	AC_{50}（AR）= Inactive；AC_{50}（AhR）= Inactive；AC_{50}（ESR）= 30.63；AC_{50}（p53）= Inactive
急性暴露水平（AEGL）	/
暴露途径	可通过吸入其气溶胶，经皮肤和食入吸收到体内
靶器官	心血管系统
中毒症状	参见危险有害概述
职业接触限值	/

防 护 与 急 救	
接触控制/个体防护	工程控制：严加密闭，提供充分的局部排风。 呼吸系统防护：空气中浓度超标时，应该佩戴过滤式防毒面具（全面罩）或自给式呼吸器。紧急事态抢救或撤离时，建议佩戴空气呼吸器。 眼睛防护：戴化学安全防护眼镜。 身体防护：穿防静电工作服。 手部防护：戴橡胶耐油手套。 其他防护：工作现场严禁吸烟。注意个人清洁卫生
急救措施	火灾应急：尽可能将容器从火场移至空旷处。七氟丙烷、干粉、砂土灭火。禁止用水和泡沫灭火。 吸入应急：迅速脱离现场至空气新鲜处。保持呼吸道通畅。如呼吸困难，给输氧。如呼吸停止，立即进行人工呼吸。就医。 皮肤应急：脱去污染的衣着，用肥皂水和清水彻底冲洗皮肤。 眼睛应急：提起眼睑，用流动清水或生理盐水冲洗。就医。 食入应急：饮足量温水，催吐。就医。

436. 盐酸（Hydrochloric acid）

基 本 信 息	
原化学品目录	氯化氢及盐酸
化学物质	盐酸
别名	氯化氢；无水氯化氢
英文名	HYDROGEN CHLORIDE；ANHYDROUS HYDROGEN CHLORIDE；HYDROCHLORIC ACID；ANHYDROUS
CAS 号	7647 - 01 - 0
化学式	HCl
分子量	36.5
成分/组成信息	盐酸
物 化 性 质	
理化特性	外观与性状：无色压缩液化气体，有刺鼻气味 沸点：-85 ℃ 熔点：-114 ℃ 密度：1.00045 g/L（气体） 水中溶解度：30 ℃时 67 g/100 mL 蒸汽相对密度（空气 =1）：1.3 辛醇/水分配系数的对数值：0.25
禁配物	碱类、胺类、碱金属、易燃或可燃物
健康危害与毒理信息	
危险有害概述	物理危险性：气体比空气重。 化学危险性：水溶液是一种强酸，与碱激烈反应，有腐蚀性。与氧化剂激烈反应，生成有毒氯气。有水存在时，侵蚀许多金属。 健康危险性：①吸入危险性：容器漏损时，迅速达到空气中该气体的有害浓度。②短期接触的影响：液体迅速蒸发可能引起冻伤。腐蚀眼睛、皮肤和呼吸道。吸入高浓度气体可能引起肺炎和肺水肿，导致反应性气道机能障碍综合征（RADS）。影响可能推迟显现。需进行医学观察。③长期或反复接触的影响：可能对肺有影响，导致慢性支气管炎。可能对牙齿有影响，造成腐蚀
GHS 危害分类	高压气体：高压液化气体； 急性毒性-经口：类别3； 急性毒性-吸入：类别3（气体）； 急性毒性-吸入：类别2（粉尘和烟雾）； 皮肤腐蚀/刺激：类别1； 严重眼损伤/眼刺激：类别1； 皮肤致敏性：类别1； 特异性靶器官毒性-单次接触：类别1（呼吸系统）； 特异性靶器官毒性-反复接触：类别2（呼吸系统、牙齿）； 急性水生毒性：类别1
急性毒性数据（HSDB）	LC_{50}：5.7 mg/L/30 min（大鼠吸入）； LD_{50}：238~277 mg/kg（大鼠经口）
致癌分类	类别3（国际癌症研究机构，2019 年）
ToxCast 毒性数据	/

（续）

<div align="center">**健康危害与毒理信息**</div>	
急性暴露水平（AEGL）	AEGL1 – 10 min = 1. 8 ppm；AEGL1 – 8 h = 1. 8 ppm；AEGL2 – 10 min = 100 ppm；AEGL2 – 8 h = 11 ppm；AEGL3 – 10 min = 620 ppm；AEGL3 – 8 h = 26 ppm
暴露途径	可通过吸入吸收到体内
靶器官	呼吸系统、牙齿、眼、皮肤
中毒症状	吸入：腐蚀作用，灼烧感，咳嗽，呼吸困难，气促，咽喉痛。症状可能推迟显现。 皮肤：与液体接触：冻伤。腐蚀作用，严重皮肤烧伤，疼痛。 眼睛：腐蚀作用，疼痛，视力模糊，严重深度烧伤
职业接触限值	阈限值：2 ppm（上限值）（美国政府工业卫生学家会议，2017 年）。 最高容许浓度：2 ppm，3 mg/m³（德国，2016 年）。 最高容许浓度：7. 5 mg/m³（中国，2019 年）
<div align="center">**防 护 与 急 救**</div>	
接触控制/个体防护	工程控制：通风，局部排气通风。 接触控制：避免一切接触。 呼吸系统防护：适当的呼吸防护。 身体防护：防护服。 手部防护：保温手套。 眼睛防护：护目镜或眼睛防护结合呼吸防护
急救措施	火灾应急：周围环境着火时，允许使用各种灭火剂。 爆炸应急：着火时，喷雾状水保持钢瓶冷却。 接触应急：一切情况下均向医生咨询。 吸入应急：新鲜空气，休息，半直立体位。必要时进行人工呼吸，给予医疗护理。 皮肤应急：先用大量水冲洗，然后脱去污染的衣服并再次冲洗，给予医疗护理。 眼睛应急：先用大量水冲洗几分钟（如可能易行，摘除隐形眼镜），然后就医

437. 氧化钙（Calcium oxide）

<div align="center">**基 本 信 息**</div>	
原化学品目录	氧化钙
化学物质	氧化钙
别名	石灰；煅石灰；生石灰
英文名	CALCIUM OXIDE；LIME；BURNT LIME；QUICKLIME
CAS 号	1305 – 78 – 8
化学式	CaO
分子量	56. 1
成分/组成信息	氧化钙
<div align="center">**物 化 性 质**</div>	
理化特性	外观与性状：白色吸湿的晶体粉末 沸点：2850 ℃ 熔点：2570 ℃ 相对密度（水 = 1）：3. 3 ~ 3. 4 水中溶解度：反应

（续）

物 化 性 质	
禁配物	水、酸类、易燃或可燃物

健康危害与毒理信息	
危险有害概述	化学危险性：与酸、卤化物和金属激烈反应。水溶液是一种中强碱。与水反应，放出热量足以引燃可燃物质。 健康危险性：①吸入危险性：20 ℃时蒸发可忽略不计，但是扩散时能较快地达到空气中颗粒物有害浓度。②短期接触的影响：腐蚀眼睛、皮肤和呼吸道。影响可能推迟显现。需进行医学观察。③长期或反复接触的影响：反复或长期与皮肤接触可能引起皮炎。反复或长期接触粉尘颗粒肺可能受到损伤。可能引起鼻中隔溃烂和穿孔
GHS 危害分类	急性毒性－经口：类别 5； 皮肤腐蚀/刺激：类别 1C； 严重眼损伤/眼刺激：类别 1； 特异性靶器官毒性－单次接触：类别 1（呼吸系统），类别 2（消化系统、系统性毒性）； 特异性靶器官毒性－反复接触：类别 1（呼吸系统）； 呛吸毒性：类别 1
急性毒性数据（HSDB）	/
致癌分类	/
ToxCast 毒性数据	/
急性暴露水平（AEGL）	/
暴露途径	可通过吸入其气溶胶和食入吸收到体内
靶器官	消化系统、呼吸系统、眼、皮肤
中毒症状	吸入：灼烧感，咳嗽，气促，咽喉痛。 皮肤：皮肤干燥，发红，皮肤烧伤，灼烧感，疼痛。 眼睛：发红，疼痛，视力模糊，严重深度烧伤。 食入：灼烧感，胃痉挛，腹部疼痛，腹泻，呕吐
职业接触限值	阈限值：2 mg/m³（时间加权平均值）（美国政府工业卫生学家会议，2017 年）。 时间加权平均容许浓度：2 mg/m³（中国，2019 年）

防 护 与 急 救	
接触控制/个体防护	工程控制：局部排气通风。 接触控制：防止粉尘扩散，严格作业环境管理。 呼吸系统防护：适当的呼吸防护。 身体防护：防护服。 手部防护：防护手套。 眼睛防护：安全护目镜或眼睛防护结合呼吸防护。 其他防护：工作时不得进食、饮水或吸烟
急救措施	火灾应急：周围环境着火时，允许使用各种灭火剂（水除外）。 吸入应急：新鲜空气，给予医疗护理。 皮肤应急：脱去污染的衣服，用大量水冲洗皮肤或淋浴，给予医疗护理。 眼睛应急：先用大量水冲洗几分钟（如可能易行，摘除隐形眼镜），然后就医。 食入应急：漱口，不要催吐，不饮用任何东西，给予医疗护理

438. 氧化镁 (Magnesium oxide)

基 本 信 息	
原化学品目录	氧化镁
化学物质	氧化镁
别名	煅烧水镁石；煅烧镁氧；镁氧
英文名	Magnesium oxide；Calcined brucite；Calcined magnesia；Magnesia
CAS 号	1309 – 48 – 4
化学式	MgO
分子量	40. 304
成分/组成信息	氧化镁

物 化 性 质	
理化特性	外观与性状：吸湿的精细白色粉末 密度：3. 58 g/mL（20 ℃） 相对密度（水 = 1）：3. 6 熔点：2800 ℃ 沸点：3600 ℃ 闪点：3600 ℃ 溶解性：溶于稀酸，也溶于铵盐溶液，极微溶于水，其溶液呈碱性，不溶于乙醇
禁配物	强还原剂、碱金属、铝、铜、易燃或可燃物

健康危害与毒理信息	
危险有害概述	化学危险性：与强酸发生剧烈反应。 健康危险性：扩散时，可较快地达到空气中颗粒物公害污染浓度。可能引起机械刺激。反复或长期接触其粉尘颗粒，肺可能受损伤
GHS 危害分类	严重眼损伤/眼刺激：类别 2； 特异性靶器官毒性 – 单次接触：类别 3（呼吸道刺激）
急性毒性数（HSDB）	LD_{50}：3870 mg/kg（大鼠经口）（雄性）； LD_{50}：3990 mg/kg（大鼠经口）（雌性）
致癌分类	类别 4（德国，2016 年）。 类别 A4（美国政府工业卫生学家会议，2017 年）
ToxCast 毒性数据	/
急性暴露水平（AEGL）	/
暴露途径	可通过吸入粉尘和烟雾吸收到体内
靶器官	呼吸系统、眼
中毒症状	咳嗽，眼睛发红
职业接触限值	时间加权平均容许浓度：10 mg/m³（可吸入粉尘）（美国，2017 年）。 时间加权平均容许浓度：4 mg/m³（可吸入粉尘），1. 5 mg/m³（可呼吸粉尘）（德国，2016 年）。 时间加权平均容许浓度：10 mg/m³（氧化镁烟）（中国，2019 年）

防 护 与 急 救	
接触控制/个体防护	工程控制：密闭操作，注意通风。 呼吸系统防护：空气中粉尘浓度超标时，必须佩戴自吸过滤式防尘口罩。紧急事态抢救或撤离时，应该佩戴空气呼吸器。 眼睛防护：戴化学安全防护眼镜。 身体防护：穿防毒物渗透工作服。 手部防护：戴橡胶手套。 其他防护：注意个人清洁卫生
急救措施	皮肤应急：脱去污染的衣着，用流动清水冲洗。 眼睛应急：提起眼睑，用流动清水或生理盐水冲洗。就医。 吸入应急：迅速脱离现场至空气新鲜处。呼吸困难时给输氧。就医。 食入应急：饮足量温水，催吐。就医

439. 氧化锌（Zinc oxide）

基 本 信 息	
原化学品目录	氧化锌
化学物质	氧化锌
别名	锌白；一氧化锌；C. I. 颜料白4
英文名	ZINC OXIDE；ZINC WHITE；ZINC MONOXIDE；C. I. PIGMENT WHITE 4
CAS 号	1314 – 13 – 2
化学式	ZnO
分子量	81.4
成分/组成信息	氧化锌，锌白

物 化 性 质	
理化特性	熔点：1975 ℃ 密度：5.6 g/cm³ 水中溶解度：不溶
禁配物	强氧化剂

健康危害与毒理信息	
危险有害概述	化学危险性：与铝粉和镁粉激烈反应。加热时与氯化橡胶反应，有着火和爆炸的危险。 健康危险性：吸入氧化锌烟尘引起锌铸造热。其症状有口内金属味、口渴、咽干、食欲不振、胸部发紧、干咳、头痛、头晕、四肢酸痛、高热恶寒。大量氧化锌粉尘可阻塞皮脂腺管和引起皮肤丘疹、湿疹。①吸入危险性：可较快地达到空气中颗粒物有害浓度，尤其是氧化锌烟雾颗粒。②短期接触的影响：吸入烟雾可能引起金属烟雾热。其烟雾刺激呼吸道。影响可能推迟显现
GHS 危害分类	生殖毒性：类别2； 特异性靶器官毒性 - 单次接触：类别1（全系统性毒性）； 特异性靶器官毒性 - 反复接触：类别1（肺）； 急性水生毒性：类别1； 慢性水生毒性：类别1
急性毒性数据（HSDB）	LD_{50}：>5 g/kg bw（大鼠经口）； LC_{50}：>5.7 mg/L，4 h（小鼠吸入）

（续）

健康危害与毒理信息	
致癌分类	类别 3B（德国，2016 年）。 类别 A4（美国政府工业卫生学家会议，2017 年）
ToxCast 毒性数据	/
急性暴露水平（AEGL）	/
暴露途径	可通过吸入其气溶胶和经食入吸收到体内
靶器官	皮肤、呼吸系统
中毒症状	吸入：咽喉痛，头痛，发烧或体温升高，恶心，呕吐，虚弱，寒战，肌肉疼痛，症状可能推迟显现。 食入：腹部疼痛，腹泻，恶心，呕吐
职业接触限值	阈限值：2 mg/m³（可呼吸粉尘，时间加权平均值），10 mg/m³（短期接触限值）（美国政府工业卫生学家会议，2017 年）。 时间加权平均容许浓度：0.1 mg/m³（以下呼吸道吸入部分计），2 mg/m³（以上呼吸道吸入部分计）（德国，2016 年）。 时间加权平均容许浓度：3 mg/m³，短时间接触容许浓度：5 mg/m³（中国，2019 年）

防 护 与 急 救	
接触控制/个体防护	工程控制：密闭操作，局部排风。 呼吸系统防护：作业工人建议佩戴防尘口罩。 眼睛防护：必要时可采用安全面罩。 身体防护：穿紧袖工作服、长筒胶鞋。 手部防护：戴防护手套
急救措施	火灾应急：不燃。火场周围可用的灭火介质。 吸入应急：迅速脱离现场至空气新鲜处。保持呼吸道通畅。呼吸困难时，给输氧。呼吸停止时，立即进行人工呼吸。就医。 皮肤应急：用肥皂水及清水彻底冲洗。就医。 眼睛应急：拉开眼睑，用流动清水冲洗 15 min。就医。 食入应急：误服者，口服牛奶、豆浆或蛋清，洗胃。就医

440. 氧化银（Disilver oxide）

基 本 信 息	
原化学品目录	氧化银
化学物质	氧化银
别名	氧化二银；氧化银（I）
英文名	DISILVER OXIDE
CAS 号	20667 - 12 - 3
化学式	Ag_2O
分子量	231.74
成分/组成信息	/

（续）

物 化 性 质	
理化特性	外观：棕色至黑色固体 溶解性：不溶于水 相对密度（水＝1）：7.143
禁配物	与有机物或易氧化物摩擦能引起燃烧。 见光渐分解，与硫酸、高氯酸、浓硝酸及氨水反应

健康危害与毒理信息	
危险有害概述	物理危险性：可能加剧燃烧；氧化剂。 健康危险性：造成严重眼损伤
GHS 危害分类	氧化固体：类别 2； 急性毒性－经口：类别 4； 严重眼损伤/眼刺激：类别 1； 急性水生毒性：类别 1； 慢性水生毒性：类别 1
急性毒性数据（HSDB）	/
致癌分类	/
ToxCast 毒性数据	/
急性暴露水平（AEGL）	/
暴露途径	可通过吸入其气溶胶或食入吸收到体内
靶器官	眼
中毒症状	/
职业接触限值	/

防 护 与 急 救	
接触控制/个体防护	工程控制：远离热源、火花、明火、热表面。 身体防护：戴防护面具。 手部防护：戴防护手套。 眼睛防护：戴防护眼罩
急救措施	接触应急：立即呼叫中毒急救中心/医生。 眼睛应急：用水小心冲洗几分钟。如戴隐形眼镜并可方便地取出，取出隐形眼镜，继续冲洗

441. 氧乐果（Omethoate）

基 本 信 息	
原化学品目录	有机磷
化学物质	氧乐果
别名	氧化乐果；O，O－二甲基 S－甲基氨基甲酰基甲基硫赶磷酸酯；蚧毕丰乳油；高渗氧乐果乳油；氧乐果乳油；氧化乐果乳油
英文名	OMETHOATE
CAS 号	1113 － 02 － 6
化学式	$C_5H_{12}NO_4PS$

（续）

基 本 信 息	
分子量	213.19
成分/组成信息	氧乐果

物 化 性 质	
理化特性	外观：黄色液体 溶解性：与水混溶 相对密度（水＝1）：1.3943
禁配物	氧化剂

健康危害与毒理信息	
危险有害概述	健康危险性：抑制胆碱酯酶活性。轻者表现有头痛、头晕、多汗、流涎、视力模糊、呕吐和胸闷；中度中毒出现肌束震颤、瞳孔缩小、呼吸困难等；重者出现肺水肿、脑水肿。 环境危险性：对水生生物毒性极
GHS 危害分类	急性毒性－经口：类别 3； 急性毒性－经皮：类别 4； 危害水生环境－急性危害：类别 1
急性毒性数据（HSDB）	LC_{50}：>1.5 mg/L，1 h（小鼠雄性吸入）； LD_{50}：700 mg/kg，7 天（大鼠经皮）； LD_{50}：24 mg/kg（小鼠经口）； LD_{50}：25 mg/kg（大鼠经口）
致癌分类	/
ToxCast 毒性数据	AC_{50}（AR）＝Inactive；AC_{50}（AhR）＝Inactive；AC_{50}（ESR）＝Inactive；AC_{50}（p53）＝Inactive
急性暴露水平（AEGL）	/
暴露途径	可通过吸入其气溶胶、经皮或食入吸收到体内
靶器官	神经系统
中毒症状	见危险有害概述
职业接触限值	时间加权平均容许浓度：0.15 mg/m^3（中国，2019 年）

防 护 与 急 救	
接触控制/个体防护	工程控制：密闭操作，加强排风。避免释放到环境中。 呼吸防护：空气中浓度超标时，必须佩戴自吸过滤式防毒面具（全面罩）。紧急事态抢救或撤离时，应该佩戴空气呼吸器。 眼睛防护：戴化学安全防护眼镜或在呼吸系统防护中一起防护。 身体防护：穿防毒物渗透工作服。 手部防护：戴橡胶耐油手套。 其他防护：使用时不要进食、饮水或吸烟。作业后彻底清洗
急救措施	火灾应急：用雾状水、抗溶性泡沫、干粉、二氧化碳、砂土灭火。 吸入应急：迅速脱离现场至空气新鲜处。保持呼吸道通畅。如呼吸困难，给输氧。如呼吸停止，立即进行人工呼吸。就医。 皮肤应急：立即脱去污染的衣着，用肥皂水及流动清水彻底冲洗污染的皮肤、头发、指甲等。就医。 眼睛应急：提起眼睑，用流动清水或生理盐水冲洗。就医。 食入应急：饮足量温水，催吐。用清水或2%～5%碳酸氢钠溶液洗胃。就医

442. 叶蝉散（Isoprocarb）

基 本 信 息	
原化学品目录	氨基甲酸酯类
化学物质	叶蝉散
别名	异丙威；灭扑威；异灭威；2－异丙基苯基－N－甲基氨基甲酸酯；2－（1－甲基乙基）苯基甲基氨基甲酸酯；2－异丙基苯基甲基氨基甲酸酯；叶蝉散粉剂（6%）；灭扑威乳剂；速灭威乳剂；速死威
英文名	ISOPROCARB
CAS 号	2631－40－5
化学式	$C_{11}H_{15}NO_2$
分子量	193.24
成分/组成信息	叶蝉散

物 化 性 质	
理化特性	外观：白色粉末 初沸点和沸程：128 ℃ 溶解性：与水部分混溶 熔点/凝固点：93 ℃ 相对密度（水＝1）：0.62
禁配物	/

健康危害与毒理信息	
危险有害概述	健康危险性：吞咽有害。 环境危险性：对水生生物毒性极大并具有长期持续影响
GHS 危害分类	急性毒性－经口：类别3； 特异性靶器官毒性－单次接触：类别1（神经系统），类别2（呼吸系统）； 特异性靶器官毒性－反复接触：类别1（血液系统、肝脏），类别2（肾脏）； 危害水生环境－急性危害：类别1； 危害水生环境－长期危害：类别1
急性毒性数据（HSDB）	/
致癌分类	/
ToxCast 毒性数据	$AC_{50}(AR)$ = Inactive；$AC_{50}(AhR)$ = Inactive；$AC_{50}(ESR)$ = 65.41；$AC_{50}(p53)$ = Inactive
急性暴露水平（AEGL）	/
暴露途径	可通过吸入其气溶胶、经皮肤和食入吸收到体内
靶器官	神经系统、血液系统、肾脏、肝脏
中毒症状	接触者出现胸闷、头昏、头痛、乏力、面色苍白、呕吐、多汗、流涎、瞳孔缩小、视力模糊等症状，严重者呼吸困难、血压下降、意识不清。接触局部红肿奇痒、皮肤出现接触性皮炎表现
职业接触限值	/

防 护 与 急 救	
接触控制/个体防护	工程控制：密闭操作，加强排风。 呼吸防护：空气中浓度超标时，必须佩戴自吸过滤式防毒面具（全面罩）。紧急事态抢救或撤离时，应该佩戴空气呼吸器。 眼睛防护：戴化学安全防护眼镜或在呼吸系统防护中一起防护。 身体防护：穿防毒物渗透工作服。 手部防护：戴橡胶耐油手套。 其他防护：使用时不要进食、饮水或吸烟。作业后彻底清洗

	防 护 与 急 救
急救措施	火灾应急：用雾状水、抗溶性泡沫、干粉、二氧化碳、砂土灭火。 吸入应急：迅速脱离现场至空气新鲜处。 皮肤应急：立即脱去污染的衣着，用肥皂水及流动清水彻底冲洗污染的皮肤、头发、指甲等。如有不适，就医。 眼睛应急：提起眼睑，用流动清水或生理盐水冲洗。就医。 食入应急：漱口，禁止催吐。立即就医

443. 液化石油气（Liquefied petroleum gas）

	基 本 信 息
原化学品目录	液化石油气
化学物质	液化石油气
别名	/
英文名	Liquefied petroleum gas
CAS 号	68476 – 85 – 7
化学式	C_3、C_4
分子量	/
成分/组成信息	液化石油气

	物 化 性 质
理化特性	外观与性状：无色气体或黄棕色油状液体，有特殊臭味 引燃温度：426 ~ 537 ℃ 爆炸上限：9.5% 爆炸下限：1.5% 燃烧值：45.22 ~ 50.23 MJ/kg 溶解性：不溶于水
禁配物	/

	健康危害与毒理信息
危险有害概述	健康危险性：有麻醉作用。急性中毒：有头晕、头痛、兴奋或嗜睡、恶心、呕吐等；重症者可意识丧失，甚至呼吸停止。长期接触低浓度者，可出现头痛，头晕、睡眠不佳、易疲劳、情绪不稳及自主神经功能紊乱等
GHS 危害分类	易燃气体：类别1； 生殖细胞致突变性：类别1B； 致癌性：1A
急性毒性数（HSDB）	/
致癌分类	/
ToxCast 毒性数据	/
急性暴露水平（AEGL）	/
暴露途径	可通过吸入其蒸气、食入吸收到体内

（续）

健康危害与毒理信息	
靶器官	神经系统
中毒症状	/
职业接触限值	时间加权平均容许浓度：1000 mg/m³，短时间接触容许浓度：1500 mg/m³（中国，2019 年）

防护与急救	
接触控制/个体防护	工程控制：生产过程密闭，全面通风。提供良好的自然通风条件。 呼吸系统防护：高浓度环境中，建议佩戴过滤式防毒面具（半面罩）。 眼睛防护：一般不需要特殊防护，高浓度接触时可戴化学安全防护眼镜。 身体防护：穿防静电工作服。 手部防护：戴一般作业防护手套。 其他防护：工作现场严禁吸烟。避免高浓度吸入。进入罐、限制性空间或其他高浓度区作业，须有人监护
急救措施	皮肤应急：若有冻伤，就医治疗。 吸入应急：迅速脱离现场至空气新鲜处。保持呼吸道通畅。呼吸困难时，给输氧。如呼吸停止，立即进行人工呼吸。就医

444. 一甲胺（Monomethylamine）

基 本 信 息	
原化学品目录	一甲胺
化学物质	一甲胺
别名	甲胺；氨基甲烷
英文名	METHANAMINE；AMINOMETHANE；MONOMETHYLAMINE
CAS 号	74 – 89 – 5
化学式	CH_5N/CH_3NH_2
分子量	31.1
成分/组成信息	一甲胺

物 化 性 质	
理化特性	外观与性状：无色水溶液，有刺鼻气味 沸点：48 ℃ 熔点：－39 ℃ 相对密度（水 =1）：0.89 蒸汽压：20 ℃时 31 kPa 蒸汽相对密度（空气 =1）：1.08 闪点：－10 ℃ 自燃温度：430 ℃ 爆炸极限：空气中 4.9% ~20.8%（体积） 辛醇、水分配系数的对数值：－0.6
禁配物	酸类、卤素、酸酐、强氧化剂、氯仿

（续）

健康危害与毒理信息	
危险有害概述	物理危险性：蒸气与空气充分混合，容易形成爆炸性混合物。 化学危险性：与汞化合物激烈反应，有着火和爆炸危险。是一种中强碱。侵蚀塑料、橡胶、铜、铝、锌合金以及镀锌表面。 健康危险性：①吸入危险性：20 ℃时蒸发迅速达到空气中有害污染浓度。②短期接触的影响：腐蚀眼睛和皮肤，蒸气严重刺激呼吸道。食入有腐蚀性
GHS 危害分类	易燃气体：类别 1； 高压气体：液化气体； 急性毒性 – 经口：类别 3； 急性毒性 – 吸入：类别 4（气体）； 皮肤腐蚀/刺激：类别 1A ~ 1C； 严重眼损伤/眼刺激：类别 1； 生殖细胞致突变性：类别 1B； 特异性靶器官毒性 – 单次接触：类别 1（呼吸道过敏）； 特异性靶器官毒性 – 反复接触：类别 1（呼吸系统、肝脏）； 呛吸毒性：类别 2
急性毒性数据（HSDB）	LD_{50}：80 mg/kg（大鼠经口）
致癌分类	/
ToxCast 毒性数据	/
急性暴露水平（AEGL）	/
暴露途径	可通过吸入其蒸气，经皮肤和经食入吸收到体内
靶器官	呼吸系统、肝脏、眼、皮肤
中毒症状	吸入：灼烧感，咳嗽，头痛，咽喉痛，呼吸困难，气促。 皮肤：发红，疼痛，严重皮肤烧伤。 眼睛：发红，疼痛，视力模糊，严重深度烧伤。 食入：腹部疼痛，灼烧感，休克或虚脱
职业接触限值	阈限值：5 ppm（时间加权平均值）；15 ppm（短期接触限值）（美国政府工业卫生学家会议，2017 年）。 时间加权平均容许浓度：5 mg/m³，短时间接触容许浓度：10 mg/m³（中国，2019 年）。 时间加权平均容许浓度：10 ppm，13 mg/m³（德国，2016 年）
防 护 与 急 救	
接触控制/个体防护	工程控制：禁止明火，禁止火花和禁止吸烟。密闭系统，通风，防爆型电气设备和照明。使用无火花手工具。 接触控制：避免一切接触。 呼吸系统防护：适当的呼吸防护。 身体防护：防护服。 手部防护：防护手套。 眼睛防护：面罩，或眼睛防护结合呼吸防护。 其他防护：工作时不得进食、饮水或吸烟
急救措施	火灾应急：雾状水，抗溶性泡沫，干粉，二氧化碳。 爆炸应急：着火时，喷雾状水保持料桶等冷却。 吸入应急：新鲜空气，休息。半直立体位。必要时进行人工呼吸。给予医疗护理。 皮肤应急：用大量水冲洗皮肤或淋浴。给予医疗护理。脱去污染的衣服。 眼睛应急：先用大量水冲洗几分钟（如可能易行，摘除隐形眼镜），然后就医。 食入应急：漱口，不要催吐，大量饮水，给予医疗护理

742

445. 一氧化氮 (Nitric oxide)

基 本 信 息	
原化学品目录	氮氧化合物
化学物质	一氧化氮
别名	氧化氮；一氧化一氮
英文名	NITRIC OXIDE；NITROGEN OXIDE；MONONITROGEN MONOXIDE
CAS 号	10102 - 43 - 9
化学式	NO
分子量	30.01
成分/组成信息	一氧化氮
物 化 性 质	
理化特性	外观与性状：无色压缩气体 沸点：-151.8 ℃ 熔点：-163.6 ℃ 水中溶解度：0 ℃时 7.4 mL/100 mL 蒸汽相对密度（空气 =1）：1.04
禁配物	易燃或可燃物、铝、卤素、空气、氧
健康危害与毒理信息	
危险有害概述	化学危险性：是一种强氧化剂。与可燃物和还原性物质反应。与空气接触时，释放出氮氧化物。 健康危险性：①吸入危险性：容器漏损时，该气体可迅速地达到空气中有害浓度。②短期接触的影响：刺激眼睛和呼吸道。吸入可能引起肺水肿。可能对血液有影响，导致形成正铁血红蛋白。接触可能造成死亡。影响可能推迟显现，需要进行医学观察。③长期或反复接触的影响：反复或长期接触肺可能受损伤
GHS 危害分类	氧化气体：类别 1； 高压气体：液化气体； 急性毒性 - 吸入：类别 3（气体）； 特异性靶器官毒性 - 单次接触：类别 1（肺、血液）
急性毒性数据（HSDB）	LC_{50}：1068 mg/m³，4 h（大鼠吸入）
致癌分类	/
ToxCast 毒性数据	/
急性暴露水平（AEGL）	AEGL1 - 10 min = 0.5 ppm；AEGL1 - 8 h = 0.5 ppm；AEGL2 - 10 min = 20 ppm；AEGL2 - 8 h = 6.7 ppm；AEGL3 - 10 min = 34 ppm；AEGL3 - 8 h = 11 ppm
暴露途径	可通过吸入吸收到体内
靶器官	肺、血液
中毒症状	吸入：腹部疼痛，咳嗽，头痛，嗜睡，灼烧感，恶心，头晕，意识模糊，皮肤发青，嘴唇或指甲发青，气促，神志不清。症状可能推迟显现。 眼睛：发红
职业接触限值	阈限值：25 ppm（时间加权平均值）（美国政府工业卫生学家会议，2017 年）。 时间加权平均容许浓度：5 mg/m³，短时间接触容许浓度：10 mg/m³（中国，2019 年）。 时间加权平均容许浓度：0.5 ppm，0.63 mg/m³（德国，2016 年）

（续）

	防 护 与 急 救
接触控制/个体防护	工程控制：通风，局部排气通风。 接触控制：严格作业环境管理。 呼吸系统防护：适当的呼吸防护。 眼睛防护：安全护目镜或眼睛防护结合呼吸防护
急救措施	爆炸应急：周围环境着火时，使用适当的灭火剂。 吸入应急：新鲜空气，休息，半直立体位，必要时进行人工呼吸，给予医疗护理。 皮肤应急：给予医疗护理。 眼睛应急：首先用大量水冲洗几分钟（如可能易行，摘除隐形眼镜），然后就医

446. 一氧化碳（Carbon monoxide）

	基 本 信 息
原化学品目录	一氧化碳
化学物质	一氧化碳
别名	碳氧化物
英文名	CARBON MONOXIDE；CARBON OXIDE；CARBONIC OXIDE
CAS 号	630 – 08 – 0
化学式	CO
分子量	28.0
成分/组成信息	一氧化碳

	物 化 性 质
理化特性	外观与性状：无嗅、无味、无色压缩气体 沸点：–191 ℃ 熔点：–205 ℃ 水中溶解度：20 ℃时 2.3 mL/100 mL 蒸汽相对密度（空气 =1）：0.97 闪点：易燃气体 自燃温度：605 ℃ 爆炸极限：空气中12.5% ~74.2%（体积）
禁配物	强氧化剂、碱类

	健康危害与毒理信息
危险有害概述	物理危险性：气体与空气充分混合，容易形成爆炸性混合物。气体容易穿透墙壁和天花板。 化学危险性：可能与氧、乙炔、氯、氟、一氧化二氮剧烈反应。 健康危险性：①吸入危险性：容器漏损时，迅速达到空气中该气体的有害浓度。②短期接触的影响：可能对血液有影响，导致碳氧血红蛋白血（症）和心脏病。高浓度接触时可能导致死亡。需进行医学观察。③长期或反复接触的影响：可能对心血管系统和中枢神经系统有影响。可能造成人类生殖或发育毒性
GHS 危害分类	易燃气体：类别2； 高压气体：适用； 急性毒性 – 吸入：类别3（蒸气）； 生殖毒性：类别1A； 特异性靶器官毒性 – 单次接触：类别1（循环系统、神经系统）； 特异性靶器官毒性 – 反复接触：类别2（心脏、血液）

（续）

健康危害与毒理信息	
急性毒性数据（HSDB）	/
致癌分类	/
ToxCast 毒性数据	/
急性暴露水平（AEGL）	AEGL1 – 10 min = NR；AEGL1 – 8 h = NR；AEGL2 – 10 min = 420 ppm；AEGL2 – 8 h = 27 ppm；AEGL3 – 10 min = 1700 ppm；AEGL3 – 8 h = 130 ppm
暴露途径	可通过吸入吸收到体内
靶器官	循环系统、神经系统、心脏、血液
中毒症状	头痛，意识模糊，头晕，恶心，虚弱，神志不清
职业接触限值	阈限值：25 ppm（时间加权平均值）（美国政府工业卫生学家会议，2017 年）。 时间加权平均容许浓度：20 mg/m³、短时间接触容许浓度：30 mg/m³（非高原）；最高容许浓度：20 mg/m³（高原海拔 2000 ~ 3000 m）；15 mg/m³（高原海拔 > 3000 m）（中国，2019 年）。 最高容许浓度：30 ppm，35 mg/m³（德国，2016 年）
防 护 与 急 救	
接触控制/个体防护	工程控制：禁止明火，禁止火花和禁止吸烟。密闭系统，通风，防爆型电气设备和照明。使用无火花手工工具。 接触控制：避免孕妇接触。 呼吸系统防护：适当的呼吸防护
急救措施	火灾应急：切断气源，如不可能并对周围环境无危险，让火自行燃尽；其他情况用二氧化碳，雾状水，干粉灭火。 爆炸应急：着火时，喷雾状水保持钢瓶冷却。从掩蔽位置灭火。 接触应急：一切情况均向医生咨询。 吸入应急：新鲜空气，休息。必要时进行人工呼吸。给予医疗护理

447. 乙胺（Ethylamine）

基 本 信 息	
原化学品目录	乙胺
化学物质	乙胺
别名	乙烷胺；氨基乙烷
英文名	ETHYLAMINE；ETHANAMINE；AMINOETHANE
CAS 号	75 – 04 – 7
化学式	$C_2H_5NH_2/C_2H_7N$
分子量	45.1
成分/组成信息	乙胺

物 化 性 质	
理化特性	沸点：16.6 ℃ 熔点：-81 ℃ 相对密度（水=1）：0.7（液体） 水中溶解度：混溶 蒸汽压：20 ℃时121 kPa 蒸汽相对密度（空气=1）：1.55 闪点：-17 ℃（闭杯） 自燃温度：385 ℃ 爆炸极限：空气中3.5%~14%（体积） 辛醇、水分配系数的对数值：-0.27/-0.08（计算值）
禁配物	强氧化剂、强酸
健康危害与毒理信息	
危险有害概述	物理危险性：气体比空气重，可能沿地面流动，造成远处着火。 化学危险性：燃烧时，分解生成含氮氧化物有毒气体。水溶液是一种强碱，与酸激烈反应并有腐蚀性。与强氧化剂和有机物激烈反应，有着火和爆炸的危险。侵蚀许多有色金属和塑料。 健康危险性：接触乙胺蒸气可产生眼部刺激、角膜损伤和上呼吸道刺激。液体溅入眼内，可致严重灼伤；皮肤接触可致灼伤。①吸入危险性：容器漏损时，迅速达到空气中该气体的有害浓度。②短期接触的影响：严重刺激眼睛和呼吸道。液体迅速蒸发，可能引起冻伤。 环境危险性：对水生生物有害
GHS危害分类	易燃气体：类别1； 高压气体：液化气体； 急性毒性-经口：类别4； 急性毒性-经皮：类别3； 急性毒性-吸入：类别5（气体）； 皮肤腐蚀/刺激：类别1； 严重眼损伤/眼刺激：类别1； 特异性靶器官毒性-单次接触：类别3（呼吸道过敏）； 特定靶器官毒性-反复接触：类别1（呼吸系统），类别2（肾脏）； 急性水生毒性：类别3
急性毒性数据（HSDB）	LC_{50}：12.6 mg/L，4 h（大鼠吸入）； LD_{50}：400~530 mg/kg（大鼠经口）； LD_{50}：390 mg/kg（兔子经皮）
致癌分类	/
ToxCast毒性数据	/
急性暴露水平（AEGL）	/
暴露途径	可通过吸入吸收到体内
靶器官	皮肤、眼睛、肾脏、呼吸系统
中毒症状	吸入：咳嗽，呼吸困难，咽喉痛。 皮肤：与液体接触：冻伤。 眼睛：发红，疼痛，视力模糊

（续）

健康危害与毒理信息	
职业接触限值	阈限值：5 ppm（时间加权平均值）；15 ppm（短期接触限值）（经皮）（美国政府工业卫生学家会议，2017 年）。 职业接触限值：5 ppm，9.4 mg/m³（德国，2016 年）。 时间加权平均容许浓度：9 mg/m³，短时间接触容许浓度：18 mg/m³（中国，2019 年）
防　护　与　急　救	
接触控制/个体防护	工程控制：密闭操作，注意通风。提供安全淋浴和洗眼设备。 呼吸系统防护：空气中浓度超标时，佩戴过滤式防毒面具（半面罩）。紧急事态抢救或撤离时，建议佩戴氧气呼吸器或空气呼吸器。 眼睛防护：戴化学安全防护眼镜。 身体防护：穿胶布防毒衣。 手部防护：戴橡胶耐油手套。 其他防护：工作现场禁止吸烟、进食和饮水。工作完毕，淋浴更衣。实行就业前和定期的体检
急救措施	火灾应急：切断气源。若不能切断气源，则不允许熄灭泄漏处的火焰。喷水冷却容器，可能的话将容器从火场移至空旷处。灭火剂：雾状水、抗溶性泡沫、干粉、二氧化碳。 吸入应急：迅速脱离现场至空气新鲜处。呼吸困难时，给输氧。呼吸停止时，立即进行人工呼吸。就医。 皮肤应急：脱去污染的衣着，立即用水冲洗至少15 min。就医治疗。 眼睛应急：立即提起眼睑，用流动清水或生理盐水冲洗至少 15 min。就医。 食入应急：误服者立即漱口，给饮牛奶或蛋清。就医

448. 乙苯（Ethyl benzene）

基　本　信　息	
原化学品目录	乙苯
化学物质	乙苯
别名	乙基苯；苯乙烷；EB
英文名	ETHYLBENZENE；ETHYLBENZOL；PHENYLETHANE；EB
CAS 号	100 - 41 - 4
化学式	$C_8H_{10}/C_6H_5C_2H_5$
分子量	106.2
成分/组成信息	乙苯
物　化　性　质	
理化特性	外观与性状：无色液体，具有芳香气味 沸点：136 ℃ 熔点：-95 ℃ 相对密度（水=1）：0.9 水中溶解度：20 ℃时 0.015 g/100 mL 蒸汽压：20 ℃时 0.9 kPa 蒸汽相对密度（空气=1）：3.7 闪点：18 ℃（闭杯） 自燃温度：432 ℃ 爆炸极限：空气中 1.0% ~6.7%（体积） 辛醇、水分配系数的对数值：3.1
禁配物	强氧化剂

（续）

健康危害与毒理信息	
危险有害概述	物理危险性：蒸气与空气充分混合，容易形成爆炸性混合物。 化学危险性：与强氧化剂发生反应。侵蚀塑料和橡胶。 健康危险性：①吸入危险性：20 ℃时，蒸发相当慢地达到空气中有害污染浓度。②短期接触的影响：刺激眼睛、皮肤和呼吸道。吞咽液体可能吸入肺中，有引起化学性肺炎的危险。可能对中枢神经系统有影响。高于职业接触限值接触能够造成意识降低。③长期或反复接触的影响：可能是人类致癌物。可能对肾脏和肝脏有影响，导致功能损伤。反复与皮肤接触可能导致皮肤干燥和皲裂。 环境危险性：对水生生物是有毒的。强烈建议不要让其进入环境
GHS 危害分类	易燃液体：类别2； 急性毒性-经口：类别5； 急性毒性-吸入：类别4（蒸气）； 皮肤腐蚀/刺激：类别3； 严重眼损伤/眼刺激：类别2B； 致癌性：类别2； 生殖毒性：类别1B； 特异性靶器官毒性-单次接触：类别3（呼吸道刺激，麻醉效果）； 特异性靶器官毒性-重复接触：类别2（听觉器官）； 呛吸毒性：类别1； 危害水生环境-急性危害：类别1
急性毒性数据（HSDB）	LD_{50}：17800 mg/kg（兔经皮）； LD_{50}：3500～5360 mg/kg（大鼠经口）
致癌分类	类别2B（国际癌症研究机构，2019年）。 类别A3（美国政府工业卫生学家会议，2017年）。 类别4（德国，2016年）
ToxCast 毒性数据	/
急性暴露水平（AEGL）	/
暴露途径	可通过吸入其蒸气和经食入吸收到体内
靶器官	眼、皮肤、神经系统、听觉器官、呼吸系统
中毒症状	吸入：咳嗽，咽喉痛。头晕，嗜睡，头痛。 皮肤：发红。 眼睛：发红，疼痛。 食入：咽喉和胸腔有灼烧感
职业接触限值	阈限值：20 ppm（时间加权平均值）（美国政府工业卫生学家会议，2017年）。 时间加权平均容许浓度：100 mg/m³，短时间接触容许浓度：150 mg/m³（中国，2019年）。 时间加权平均容许浓度：435 mg/m³，100 ppm，短时间接触容许浓度：545 mg/m³，125 ppm（经皮）（欧盟，2017年）
防 护 与 急 救	
接触控制/个体防护	工程控制：禁止明火，禁止火花和禁止吸烟。密闭系统，通风，防爆型电气设备和照明。不要使用压缩空气灌装、卸料或转运。 接触控制：防止产生烟云。 呼吸系统防护：适当的呼吸防护。 手部防护：防护手套。 眼睛防护：安全护目镜。 其他防护：工作时不得进食、饮水或吸烟

（续）

防 护 与 急 救	
急救措施	火灾应急：干粉，泡沫，二氧化碳。 爆炸应急：着火时，喷雾状水保持料桶等冷却。 吸入应急：新鲜空气，休息。给予医疗护理。 皮肤应急：脱去污染的衣服。冲洗，然后用水和肥皂清洗皮肤。 眼睛应急：先用大量水冲洗几分钟（如可能易行，摘除隐形眼镜），然后就医。 食入应急：漱口，不要催吐，给予医疗护理

449. 乙醇胺（Ethanolamine）

基 本 信 息	
原化学品目录	乙醇胺（氨基乙醇）
化学物质	乙醇胺
别名	2-羟基乙胺；2-氨基乙醇
英文名	ETHANOLAMINE；2-HYDROXYETHYLAMINE；2-AMINOETHANOL
CAS 号	141-43-5
化学式	$C_2H_7NO/H_2NCH_2CH_2OH$
分子量	61.1
成分/组成信息	乙醇胺

物 化 性 质	
理化特性	外观与性状：无色吸湿黏稠液体，有特殊气味 沸点：171 ℃ 熔点：10 ℃ 相对密度（水=1）：1.02 水中溶解度：易溶 蒸汽压：20 ℃时 53 Pa 蒸汽相对密度（空气=1）：2.1 蒸汽、空气混合物的相对密度（20 ℃，空气=1）：1 闪点：85 ℃（闭杯） 自燃温度：410 ℃ 爆炸极限：空气中 5.5%～17%（体积） 辛醇、水分配系数的对数值：-1.31（估计值）
禁配物	酸类、酸酐、酰基氯、铝、铜

健康危害与毒理信息	
危险有害概述	化学危险性：加热和燃烧时，分解生成含氮氧化物有毒和腐蚀性气体。是一种中强碱。与硝酸纤维素反应，有着火和爆炸危险。与强酸和强氧化剂激烈反应。侵蚀铜、铝及其合金和橡胶。 健康危险性：①吸入危险性：20 ℃时，蒸发相当慢达到空气中有害污染浓度，但喷洒或扩散时要快得多。②短期接触的影响：腐蚀呼吸道、皮肤和眼睛。食入有腐蚀性。蒸气刺激眼睛、皮肤和呼吸道。可能对中枢神经系统有影响。接触能够造成意识降低。③长期或反复接触的影响：反复或长期接触可能引起皮肤过敏

（续）

健康危害与毒理信息	
GHS 危害分类	易燃液体：类别 4； 急性毒性 – 经口：类别 5； 急性毒性 – 经皮：类别 3； 皮肤腐蚀/刺激：类别 1； 严重眼损伤/眼刺激：类别 1A； 呼吸致敏性：类别 1； 皮肤致敏性：类别 1； 生殖毒性：类别 2； 特异性靶器官毒性 – 单次接触：类别 1（中枢神经系统、呼吸系统、肝脏）、类别 3（麻醉效果）； 特异性靶器官毒性 – 反复接触：类别 1（中枢神经系统），类别 2（呼吸系统）； 危害水生环境 – 急性危害：类别 2
急性毒性数据（HSDB）	LD_{50}：1000 mg/kg（兔经皮）； LD_{50}：2050 ~ 2740 mg/kg（大鼠经口）； LD_{50}：700 mg/kg（小鼠经口）
致癌分类	/
ToxCast 毒性数据	AC_{50}（AR）= Inactive；AC_{50}（AhR）= Inactive AC_{50}（ESR）= Inactive；AC_{50}（p53）= Inactive
急性暴露水平（AEGL）	/
暴露途径	可通过吸入，经食入和皮肤吸收到体内
靶器官	神经系统、呼吸系统、肝脏、眼、皮肤
中毒症状	吸入：咳嗽，头痛，气促，咽喉痛。 皮肤：发红，疼痛，皮肤烧伤。 眼睛：发红，疼痛，严重深度烧伤。 食入：腹部疼痛，灼烧感，休克或虚脱
职业接触限值	阈限值：3 ppm（时间加权平均值）；6 ppm（短期接触限值）（美国政府工业卫生学家会议，2017 年）。 时间加权平均容许浓度：8 mg/m³，短时间接触容许浓度：15 mg/m³（中国，2019 年）。 最高容许浓度：2 ppm，5.1 mg/m³，皮肤致敏剂（德国，2016 年）
防 护 与 急 救	
接触控制/个体防护	工程控制：禁止明火。高于 85 ℃，使用密闭系统，通风，局部排气通风。 接触控制：严格作业环境管理，防止产生烟云。 呼吸系统防护：适当的呼吸防护。 身体防护：防护服。 手部防护：防护手套。 眼睛防护：面罩或眼睛防护结合呼吸防护。 其他防护：工作时不得进食、饮水或吸烟
急救措施	火灾应急：干粉，抗溶性泡沫，雾状水，二氧化碳。 吸入应急：新鲜空气，休息。给予医疗护理。 皮肤应急：脱去污染的衣服。用大量水冲洗皮肤或淋浴。给予医疗护理。 眼睛应急：先用大量水冲洗几分钟（如可能易行，摘除隐形眼镜），然后就医。 食入应急：漱口，大量饮水，不要催吐，给予医疗护理

450. 1，2 - 乙二胺（Ethylenediamine）

<table>
<tr><td colspan="2" align="center">基 本 信 息</td></tr>
<tr><td>原化学品目录</td><td>乙二胺</td></tr>
<tr><td>化学物质</td><td>1，2 - 乙二胺</td></tr>
<tr><td>别名</td><td>乙二胺；1，2 - 二氨基乙烷</td></tr>
<tr><td>英文名</td><td>ETHYLENEDIAMINE；1，2 - DIAMINOETHANE；1，2 - ETHANEDIAMINE；DIMETH-YLENEDIAMINE</td></tr>
<tr><td>CAS 号</td><td>107 - 15 - 3</td></tr>
<tr><td>化学式</td><td>$H_2NCH_2CH_2NH_2/C_2H_8N_2$</td></tr>
<tr><td>分子量</td><td>60.1</td></tr>
<tr><td>成分/组成信息</td><td>1，2 - 乙二胺</td></tr>
<tr><td colspan="2" align="center">物 化 性 质</td></tr>
<tr><td>理化特性</td><td>沸点：117 ℃
熔点：8.5 ℃
相对密度（水 =1）：0.9
水中溶解度：混溶
蒸汽压：20 ℃时 1.4 kPa
蒸汽相对密度（空气 =1）：2.1
闪点：34 ℃（闭杯）
自燃温度：385 ℃
爆炸极限：空气中 2.5% ~16.6%（体积）
辛醇、水分配系数的对数值：-1.2</td></tr>
<tr><td>禁配物</td><td>禁配物：酸类、酰基氯、酸酐、强氧化剂。
避免接触条件：空气</td></tr>
<tr><td colspan="2" align="center">健康危害与毒理信息</td></tr>
<tr><td>危险有害概述</td><td>化学危险性：燃烧时，分解生成氮氧化物有毒烟雾。是一种中强碱。与氯代有机物、强氧化剂和酸激烈反应。
健康危险性：蒸气对黏膜和皮肤有强烈刺激性。接触蒸气引起结膜炎、支气管炎、肺炎或肺水肿，并可发生接触性皮炎。可有肝、肾损害。皮肤和眼直接接触其液体可致灼伤。可引起职业性哮喘。①吸入危险性：20 ℃时，蒸发相当快达到空气中有害污染浓度。②短期接触的影响：腐蚀眼睛、皮肤和呼吸道，食入有腐蚀性。③长期或反复接触的影响：可能引起皮炎、皮肤过敏。反复或长期吸入接触可能引起哮喘。
环境危险性：对环境有危害，对水体可造成污染</td></tr>
<tr><td>GHS 危害分类</td><td>易燃液体：类别3；
急性毒性 - 经口：类别4；
急性毒性 - 经皮：类别3；
急性毒性 - 吸入：类别4（蒸气）；
皮肤腐蚀/刺激：类别1A ~1C；
严重眼损伤/眼刺激：类别1；
皮肤致敏性：类别1；
呼吸致敏性：类别1；
生殖毒性：类别2；
特异性靶器官毒性 - 单次接触：类别3（呼吸系统）；
特定靶器官毒性 - 反复接触：类别1（肝、肾、视觉器官）；
急性水生毒性：类别2；
慢性水生毒性：类别3</td></tr>
</table>

（续）

健康危害与毒理信息	
急性毒性数据（HSDB）	LD_{50}：500 mg/kg（大鼠经口）； LD_{50}：730 mg/kg（兔子经皮）
致癌分类	类别 A4（美国政府工业卫生学家会议，2017 年）
ToxCast 毒性数据	AC_{50}（AR）= Inactive；AC_{50}（AhR）= Inactive；AC_{50}（ESR）= 0.022；AC_{50}（p53）= Inactive
急性暴露水平（AEGL）	AEGL1 – 10 min = NR；AEGL1 – 8 h = NR；AEGL2 – 10 min = 12 ppm；AEGL2 – 8 h = 4.8 ppm；AEGL3 – 10 min = 25 ppm；AEGL3 – 8 h = 10 ppm
暴露途径	可通过吸入，经皮肤和食入吸收到体内
靶器官	肝、肾、视觉器官、呼吸系统、皮肤、眼睛
中毒症状	吸入：灼烧感，咳嗽，气促，咽喉痛，喘息。 皮肤：发红，皮肤烧伤，疼痛。 眼睛：发红，疼痛，视力模糊，严重深度烧伤。 食入：腹部疼痛，灼烧感，休克或虚脱
职业接触限值	阈限值：10 ppm（时间加权平均值，经皮）（美国政府工业卫生学家会议，2017 年）。 时间加权平均容许浓度：4 mg/m³，短时间接触容许浓度：10 mg/m³（中国，2019 年）

防 护 与 急 救	
接触控制/个体防护	工程控制：密闭操作，注意通风。提供安全淋浴和洗眼设备。 呼吸系统防护：空气中浓度超标时，应该佩戴自吸过滤式防毒面具（全面罩）。 身体防护：穿防腐工作服。 手部防护：戴橡胶耐油手套。 眼睛防护：呼吸系统防护中已作防护。 其他防护：工作现场禁止吸烟、进食和饮水。工作完毕，淋浴更衣。实行就业前和定期的体检
急救措施	火灾应急：用水喷射逸出液体，使其稀释成不燃性混合物，并用雾状水保护消防人员。 灭火剂：水、抗溶性泡沫、干粉、二氧化碳、砂土。 吸入应急：迅速脱离现场至空气新鲜处。呼吸困难时给输氧。呼吸停止时，立即进行人工呼吸。就医。 皮肤应急：脱去污染的衣着，立即用水冲洗至少15 min。 眼睛应急：立即提起眼睑，用流动清水或生理盐水冲洗至少15 min。就医。 食入应急：误服者立即漱口，给饮牛奶或蛋清。就医

451. 乙二醇（Ethylene glycol）

基 本 信 息	
原化学品目录	乙二醇
化学物质	乙二醇
别名	1，2－亚乙基二醇；1，2－乙二醇；1，2－二羟基乙烷
英文名	ETHYLENE GLYCOL；1，2－ETHANEDIOL； 1，2－DIHYDROXYETHANE
CAS 号	107－21－1
化学式	$HOCH_2CH_2OH$

752

（续）

基　本　信　息	
分子量	62.1
成分/组成信息	乙二醇

物　化　性　质	
理化特性	外观与性状：无色黏稠吸湿液体，无气味 沸点：198 ℃ 熔点：－13 ℃ 相对密度（水=1）：1.1 水中溶解度：混溶 蒸汽压：20 ℃时7 Pa 蒸汽相对密度（空气=1）：2.1 蒸汽、空气混合物的相对密度（20 ℃，空气=1）：1 闪点：111 ℃（闭杯） 自燃温度：398 ℃ 爆炸极限：空气中3.2%～15.3%（体积） 辛醇、水分配系数的对数值：－1.93
禁配物	强氧化剂、强酸

健康危害与毒理信息	
危险有害概述	化学危险性：燃烧时生成有毒气体。与强氧化剂和强碱发生反应。 健康危险性：①吸入危险性：20 ℃时，蒸发相当慢地达到空气中有害污染浓度。②短期接触的影响：刺激眼睛和呼吸道。可能对肾和中枢神经系统有影响，导致肾衰竭和脑损伤。接触能够造成意识降低。③长期或反复接触的影响：可能对中枢神经系统有影响，导致异常眼动（眼球震颤）
GHS危害分类	急性毒性-吸入：类别4； 急性毒性-经口：类别4； 严重眼损伤/眼刺激：类别3； 生殖细胞致突变性：类别2B； 生殖毒性：类别1B； 特异性靶器官毒性-单次接触：类别1（中枢神经系统、肾脏、心脏、呼吸系统）； 特异性靶器官毒性-反复接触：类别1（中枢神经系统、心脏、呼吸系统）
急性毒性数据（HSDB）	LD_{50}：4700 mg/kg（大鼠经口）； LD_{50}：7500 mg/kg（小鼠经口）
致癌分类	类别A4（美国政府工业卫生学家会议，2017年）
ToxCast毒性数据	AC_{50}（AR）=Inactive；AC_{50}（AhR）=Inactive；AC_{50}（ESR）=Inactive；AC_{50}（p53）=Inactive
急性暴露水平（AEGL）	/
暴露途径	可通过吸入、食入吸收到体内
靶器官	中枢神经系统、肾脏、心脏、呼吸系统、眼
中毒症状	吸入：咳嗽，头晕，头痛。 皮肤：皮肤干燥。 眼睛：发红，疼痛。 食入：腹部疼痛，迟钝，恶心，神志不清，呕吐
职业接触限值	阈限值：100 mg/m³（上限值）（美国政府工业卫生学家会议，2017年）。 时间加权平均容许浓度：20 mg/m³，短时间接触容许浓度：40 mg/m³（中国，2019年）。 最高容许浓度：10 ppm，26 mg/m³，皮肤吸收（德国，2016年）

（续）

防 护 与 急 救	
接触控制/个体防护	工程控制：禁止明火。通风。 接触控制：防止产生烟云。 呼吸系统防护：适当的呼吸防护。 手部防护：防护手套。 眼睛防护：护目镜。 其他防护：工作时不得进食、饮水或吸烟
急救措施	火灾应急：干粉、抗溶性泡沫、雾状水、二氧化碳。 吸入应急：新鲜空气，休息，必要时进行人工呼吸，给予医疗护理。 皮肤应急：脱去污染的衣服，用大量水冲洗皮肤或淋浴。 眼睛应急：先用大量水冲洗几分钟（如可能易行，摘除隐形眼镜），然后就医。 食入应急：漱口，催吐（仅对清醒病人），给予医疗护理。如无医务人员且病人清醒，服用含酒精饮料可能防止肾衰竭

452. 乙二醇二硝酸酯（Ethylene glycol dinitrate）

基 本 信 息	
原化学品目录	乙二醇二硝酸酯
化学物质	乙二醇二硝酸酯
别名	硝化乙二醇；EGDN；硝化甘醇
英文名	ETHYLENE GLYCOL DINITRATE；GLYCOL DINITRATE；EGDN；NITROGLYCOL
CAS 号	628 – 96 – 6
化学式	$C_2H_4N_2O_6/NO_2 - OCH_2CH_2O - NO_2$
分子量	152.1
成分/组成信息	乙二醇二硝酸酯；硝化乙二醇

物 化 性 质	
理化特性	沸点：在 114 ℃时发生爆炸 熔点：– 22 ℃ 相对密度（水 = 1）：1.49 水中溶解度：25 ℃时 0.5 g/100 mL 蒸汽压：20 ℃时 7 Pa 蒸汽相对密度（空气 = 1）：5.2 辛醇、水分配系数的对数值：1.16
禁配物	强还原剂、强酸

健康危害与毒理信息	
危险有害概述	化学危险性：加热可能引起激烈燃烧或爆炸，生成氮氧化物有毒烟雾。受撞击、摩擦或震动时，可能发生爆炸性分解。与酸发生反应。 健康危险性：毒性主要表现在神经系统和心血管系统。急性中毒可引起头痛、恶心、呕吐、低血压和心动过速。反复接触，可对所致的头痛产生短暂的耐受性。①吸入危险性：20 ℃时蒸发，相当快地达到空气中有害污染浓度。②短期接触的影响：可能对心血管系统有影响，导致血压突然降低。可能对血液有影响，导致形成正铁血红蛋白。需进行医学观察。影响可能推迟显现。③长期或反复接触的影响：反复接触产生明显的耐受性。短期脱离接触可能导致突然死亡。 环境危险性：对水生生物有害

（续）

健康危害与毒理信息	
GHS 危害分类	爆炸物：类别 1.1； 高压气体：液化气体； 急性毒性 – 吸入：类别 2（气体）； 急性毒性 – 经口：类别 2； 急性毒性 – 经皮：类别 1； 特异性靶器官毒性 – 单次接触：类别 1（心血管系统）； 特异性靶器官毒性 – 反复接触：类别 1（心血管系统、血液、神经系统）
急性毒性数（HSDB）	LD_{50}：616 mg/kg（大鼠经口）
致癌分类	类别 A4（美国政府工业卫生学家会议，2017 年）
ToxCast 毒性数据	/
急性暴露水平（AEGL）	/
暴露途径	可通过吸入其气溶胶，经皮肤和食入吸收到体内
靶器官	心血管系统、血液、神经系统
中毒症状	吸入：头痛，头晕，恶心，虚弱，脸红，胸腔疼痛，症状可能推迟显现。 皮肤：可能被吸收，其他症状同吸入。 食入：症状同吸入
职业接触限值	阈限值：0.05 ppm（时间加权平均值）（经皮）（美国政府工业卫生学家会议，2017 年）。 最高容许浓度：0.3 mg/m^3（中国，2019 年）
防 护 与 急 救	
接触控制/个体防护	工程控制：密闭操作，局部排风。 呼吸系统防护：可能接触其蒸气时，佩戴防毒口罩。空气中浓度超标时，应该佩戴自给式呼吸器。 眼睛防护：戴化学安全防护眼镜。 身体防护：穿相应的防护服。 手部防护：戴防护手套
急救措施	火灾应急：水。禁止用砂土压盖。 吸入应急：迅速脱离现场至空气新鲜处。保持呼吸道通畅。如呼吸困难，给输氧。如呼吸停止，立即进行人工呼吸。就医。 皮肤应急：脱去污染的衣着，用肥皂水和清水彻底冲洗皮肤。 眼睛应急：提起眼睑，用流动清水或生理盐水冲洗。就医。 食入应急：饮足量温水，催吐。就医

453. 乙二醇甲醚（Ethylene glycol monomethyl ether）

基 本 信 息	
原化学品目录	甲氧基乙醇
化学物质	乙二醇甲醚
别名	乙二醇一甲醚；2 – 甲氧基乙醇；一甲基乙二醇醚；甲基苯基溶纤剂；EGME；甲基溶纤剂
英文名	ETHYLENE GLYCOL MONOMETHYL ETHER；2 – METHOXYETHANOL；MONOMETHYL GLYCOL ETHER；METHYL OXITOL；EGME；METHYL CELLOSOLVE

（续）

基　本　信　息	
CAS 号	109－86－4
化学式	$C_3H_8O_2 / CH_3OCH_2CH_2OH$
分子量	76.1
成分/组成信息	乙二醇甲醚

物　化　性　质	
理化特性	沸点：125 ℃ 熔点：－85 ℃ 相对密度（水＝1）：0.96 水中溶解度：混溶 蒸汽压：20 ℃时 0.83 kPa 蒸汽相对密度（空气＝1）：2.6 蒸汽、空气混合物的相对密度（20 ℃，空气＝1）：1.01 闪点：39 ℃（闭杯） 自燃温度：285 ℃ 爆炸极限：空气中 2.3% ~24.5%（体积） 辛醇、水分配系数的对数值：－0.503
禁配物	酰基氯、酸酐、强氧化剂

健康危害与毒理信息	
危险有害概述	化学危险性：能生成爆炸性过氧化物。与强氧化剂反应，有着火和爆炸的危险。侵蚀某些塑料和涂层。 健康危险性：吸入蒸气引起无力、失眠、头痛、胃肠功能紊乱、夜尿、体重减轻、眼烧灼感、反应迟钝、嗜睡。误服可致死。慢性中毒：神经衰弱综合征、大细胞性贫血、白细胞减少；严重者呈中毒性脑病和脑萎缩。①吸入危险性：20 ℃时蒸发相当快达到空气中有害污染浓度。②短期接触的影响：轻微刺激眼睛和呼吸道。可能对中枢神经系统、血液、骨髓、肾和肝有影响。高浓度接触可能导致神志不清。需进行医学观察。③长期或反复接触的影响：液体使皮肤脱脂。可能对血液和骨髓有影响，导致贫血和血细胞损伤。可能造成人类生殖或发育毒性
GHS 危害分类	易燃液体：类别 3； 急性毒性－经口：类别 5； 急性毒性－吸入：类别 3（蒸气）； 急性毒性－经皮：类别 4； 生殖毒性：类别 1B； 特异性靶器官毒性－单次接触：类别 1（中枢神经系统，血液系统，肾脏），类别 3（呼吸道刺激，麻醉效果）； 特异性靶器官毒性－反复接触：类别 1（血液系统、睾丸）
急性毒性数（HSDB）	LC_{50}：6.2 mg/L，4 h（大鼠吸入）； LD_{50}：2460 mg/kg（大鼠经口）
致癌分类	/
ToxCast 毒性数据	$AC_{50}(AR)$ = Inactive；$AC_{50}(AhR)$ = Inactive；$AC_{50}(ESR)$ = Inactive；$AC_{50}(p53)$ = Inactive
急性暴露水平（AEGL）	/

健康危害与毒理信息	
暴露途径	可通过吸入其蒸气、经皮和经食入吸收到体内
靶器官	中枢神经系统、肾脏、睾丸、造血系统、呼吸系统
中毒症状	吸入：意识模糊，咳嗽，咽喉痛，头晕，头痛，恶心，神志不清，呕吐，虚弱。 皮肤：可能被吸收，症状同吸入。 眼睛：发红，疼痛，视力模糊。 食入：腹部疼痛，腹泻，恶心，呕吐
职业接触限值	阈限值：0.1 ppm（时间加权平均值）（经皮）（美国政府工业卫生学家会议，2017年）。 时间加权平均容许浓度：1 ppm，3.2 mg/m³（德国，2016年）。 时间加权平均容许浓度：15 mg/m³（中国，2019年）
防 护 与 急 救	
接触控制/个体防护	工程控制：生产过程密闭，全面通风。提供安全淋浴和洗眼设备。 呼吸系统防护：空气中浓度超标时，佩戴过滤式防毒面具（半面罩）。高浓度环境中，佩戴自给式呼吸器或长管面具。 眼睛防护：戴化学安全防护眼镜。 身体防护：穿防静电工作服。 手部防护：戴橡胶耐油手套。 其他防护：工作现场禁止吸烟、进食和饮水。工作完毕，淋浴更衣。注意个人清洁卫生
急救措施	火灾应急：尽可能将容器从火场移至空旷处。喷水保持火场容器冷却，直至灭火结束。处在火场中的容器若已变色或从安全泄压装置中产生声音，必须马上撤离。灭火剂：抗溶性泡沫、干粉、二氧化碳、砂土。 吸入应急：迅速脱离现场至空气新鲜处，保持呼吸道通畅。如呼吸困难，给输氧。如呼吸停止，立即进行人工呼吸。就医。 皮肤应急：脱去污染的衣着，用肥皂水和清水彻底冲洗皮肤。 眼睛应急：提起眼睑，用流动清水或生理盐水冲洗。就医。 食入应急：饮足量温水，催吐。就医

454. 乙二醇乙醚（Ethylene glycol ether）

基 本 信 息	
原化学品目录	2-乙氧基乙醇
化学物质	乙二醇乙醚
别名	乙二醇一乙醚；2-乙氧基乙醇；一乙基乙二醇醚；苯基溶纤剂；EGEE；溶纤剂
英文名	ETHYLENE GLYCOL MONOETHYL ETHER；2-ETHOXYETHANOL；MONOETHYL GLYCOL ETHER；OXITOL；EGEE；CELLOSOLVE
CAS号	110-80-5
化学式	$C_4H_{10}O_2$/$CH_3CH_2OCH_2CH_2OH$
分子量	90.1
成分/组成信息	乙二醇乙醚

（续）

物 化 性 质	
理化特性	沸点：135 ℃ 熔点：-70 ℃ 相对密度（水=1）：0.93 水中溶解度：混溶 蒸汽压：20 ℃时 0.5 kPa 蒸汽相对密度（空气=1）：3.1 蒸汽、空气混合物的相对密度（20 ℃，空气=1）：1 闪点：44 ℃（闭杯） 自燃温度：235 ℃ 爆炸极限：空气中（在93 ℃）1.7%～15.6%（体积） 辛醇、水分配系数的对数值：-0.540
禁配物	强氧化剂、酸类、碱类

健康危害与毒理信息	
危险有害概述	化学危险性：能生成爆炸性过氧化物。与强氧化剂反应，有着火和爆炸的危险。侵蚀许多塑料和橡胶。 健康危险性：除引起黏膜刺激和头痛外，未见急性中毒病例。①吸入危险性：20 ℃时蒸发相当快达到空气中有害污染浓度。②短期接触的影响：轻微刺激眼睛和呼吸道。可能对中枢神经系统、血液、骨髓、肾和肝有影响。高浓度接触可能导致神志不清。需进行医学观察。③长期或反复接触的影响：液体使皮肤脱脂。可能对血液和骨髓有影响，导致贫血和血细胞损伤。可能造成人类生殖或发育毒性
GHS 危害分类	易燃液体：类别 3； 急性毒性-经口：类别 5； 急性毒性-经皮：类别 5； 急性毒性-吸入：类别 4（蒸气）； 皮肤腐蚀/刺激：类别 3； 严重眼损伤/眼刺激：类别 2B； 生殖毒性：类别 1B； 特异性靶器官毒性-单次接触：类别 1（中枢神经系统、肾脏、肝脏、睾丸）； 特异性靶器官毒性-反复接触：类别 1（睾丸、造血系统）
急性毒性数据（HSDB）	LC_{50}：15～16 mg/L，4 h（大鼠吸入）； LD_{50}：3900 mg/kg（大鼠经皮）； LD_{50}：1746 mg/kg bw（大鼠经口）
致癌分类	/
ToxCast 毒性数据	AC_{50}（AR）= Inactive；AC_{50}（AhR）= Inactive；AC_{50}（ESR）= Inactive；AC_{50}（p53）= Inactive
急性暴露水平（AEGL）	/
暴露途径	可通过吸入、经皮肤和食入吸收到体内
靶器官	中枢神经系统、肾脏、肝脏、睾丸、造血系统、眼、皮肤
中毒症状	吸入：咳嗽，嗜睡，头痛，气促，咽喉痛，虚弱，神志不清。 皮肤：可能被吸收，症状同吸入。 眼睛：视力模糊，发红，疼痛。 食入：腹部疼痛，恶心，呕吐
职业接触限值	阈限值：5 ppm（时间加权平均值，经皮）（美国政府工业卫生学家会议，2017 年）。 时间加权平均容许浓度：2 ppm，7.5 mg/m³（德国，2016 年）。 时间加权平均容许浓度：18 mg/m³，短时间接触容许浓度：36 mg/m³（中国，2019 年）

（续）

防 护 与 急 救	
接触控制/个体防护	工程控制：生产过程密闭，全面通风。提供安全淋浴和洗眼设备。 呼吸系统防护：空气中浓度超标时，佩戴过滤式防毒面具（半面罩）。 眼睛防护：一般不需要特殊防护，高浓度接触时可戴化学安全防护眼镜。 身体防护：穿防静电工作服。 手部防护：戴橡胶耐油手套。 其他防护：工作现场严禁吸烟。避免长期反复接触
急救措施	火灾应急：尽可能将容器从火场移至空旷处。喷水保持火场容器冷却，直至灭火结束。处在火场中的容器若已变色或从安全泄压装置中产生声音，必须马上撤离。灭火剂：抗溶性泡沫、干粉、二氧化碳、砂土。 吸入应急：迅速脱离现场至空气新鲜处，保持呼吸道通畅。如呼吸困难，给输氧。如呼吸停止，立即进行人工呼吸。就医。 皮肤应急：脱去污染的衣着，用肥皂水和清水彻底冲洗皮肤。 眼睛应急：提起眼睑，用流动清水或生理盐水冲洗。就医。 食入应急：饮足量温水，催吐。就医

455. 乙酐（Acetic anhydride）

基 本 信 息	
原化学品目录	乙酐
化学物质	乙酐
别名	乙酸酐；醋酸酐；氧化乙酰；乙酰化氧
英文名	Acetic anhydride；Acetic acid；Ethanoic anhydride；Acetyi oxide
CAS 号	108 - 24 - 7
化学式	$C_4H_6O_3$
分子量	102. 1
成分/组成信息	乙酐

物 化 性 质	
理化特性	外观与性状：无色液体，有刺鼻气味 相对密度（水=1）：1.08 沸点：139 ℃ 熔点：-73 ℃ 闪点：64.4 ℃；49 ℃（闭式） 溶解性：溶于乙醇，并在溶液中分解成乙酸乙酯。溶于乙醚、苯、氯仿
禁配物	酸类、碱类、水、醇类、强氧化剂、强还原剂、活性金属粉末

健康危害与毒理信息	
危险有害概述	物理危险性：易燃，其蒸汽与空气可形成爆炸性混合物，遇明火、高热能引起燃烧爆炸。 化学危险性：燃烧时，分解生成含有乙酸烟雾的有毒气体和烟雾。与醇类、胺类、氧化剂、强碱和水激烈反应。有水存在时或干燥时，侵蚀许多金属。 健康危险性：20 ℃时，蒸发相当快地达到空气中有害污染浓度。流泪。腐蚀眼睛、皮肤和呼吸道。食入有腐蚀性。吸入可能引起类似哮喘反应（RADS）

健康危害与毒理信息	
GHS 危害分类	易燃液体：分类 3； 急性毒性 – 经口：类别 4； 急性毒性 – 经皮：类别 5； 急性毒性 – 吸入：类别 3； 皮肤腐蚀/刺激：类别 1A – 1C； 严重眼损伤/眼刺激：分类 1； 特异性靶器官毒性 – 单次接触：类别 1（呼吸系统），类别 3（麻醉效应）； 特异性靶器官毒性 – 反复接触：类别 1（呼吸系统）； 危害水生环境 – 急性危害：类别 3
急性毒性数（HSDB）	LD_{50}：1780 mg/kg（大鼠经口）； LD_{50}：1000 ppm，4 h（大鼠吸入）； LD_{50}：4000 mg/kg（兔子经皮）
致癌分类	类别 A4（美国政府工业卫生学家会议，2017 年）
ToxCast 毒性数据	/
急性暴露水平（AEGL）	/
暴露途径	可通过吸入其气溶胶和经食入吸收到体内
靶器官	呼吸系统、消化系统、皮肤、眼睛、神经系统
中毒症状	吸入后对呼吸道有刺激作用，引起咳嗽、胸痛、呼吸困难。蒸汽对眼有刺激性。眼和皮肤直接接触液体可致灼伤。口服灼伤口腔和消化道，出现腹痛、恶心、呕吐和休克等。受慢性作业影响，可引起结膜炎、畏光、上呼吸道刺激等
职业接触限值	阈限值：1 ppm（时间加权平均值）；3 ppm（短期接触限值）（美国，2017 年）。 时间加权平均容许浓度：16 mg/m³（中国，2019 年）
防 护 与 急 救	
接触控制/个体防护	工程控制：生产过程密闭，加强通风。提供安全淋浴和洗眼设备。 呼吸系统防护：可能接触其蒸气时，必须佩戴自吸式过滤式防毒面具（全面罩）。紧急事态抢救或撤离时，建议佩戴空气呼吸器。 身体防护：穿防酸碱塑料工作服。 眼睛防护：呼吸系统防护中已作防护。 其他防护：工作现场禁止吸烟、进食和饮水。工作完毕，彻底清洗。注意个人清洁卫生
急救措施	吸入应急：迅速脱离现场至空气新鲜处，保持呼吸道通畅。如呼吸困难，给输氧。如呼吸停止，立即进行人工呼吸。就医。 皮肤应急：立即脱去污染的衣着，用大量流动清水冲洗至少 15 min。就医。 眼睛应急：立即提起眼睑，用大量流动清水或生理盐水彻底冲洗至少 15 min。就医。 食入应急：用水漱口，给饮牛奶或蛋清。就医

456. 乙基硫代亚磺酸乙酯（Ethylicin）

基 本 信 息	
原化学品目录	乙基硫代磺酸乙酯
化学物质	乙基硫代亚磺酸乙酯
别名	/

基 本 信 息	
英文名	ETHYLICIN
CAS 号	682 – 91 – 7
化学式	$C_4H_{10}O_2S_2$
分子量	154. 25
成分/组成信息	/

物 化 性 质	
理化特性	性状：纯品为无色油状透明液体；挥发性强，有大蒜臭味 相对密度：1. 1987（20 ℃/4 ℃） 沸点：80 ~ 81 ℃（66. 7 kPa） 溶解性：溶于乙醇、乙酸等有机溶剂
禁配物	/

健康危害与毒理信息	
危险有害概述	物理危险性：可燃性液体。 健康危险性：属强酸类有机硫杀菌剂，具有强烈的刺激性和腐蚀性。口服急性中毒病人除出现流涎、恶心、呕吐、烦躁不安、反复惊厥等中毒症状外，常伴有不同程度的口腔、咽喉、食管、胃及肠黏膜的水肿、糜烂出血等损伤，插胃管洗胃固然可以减少毒物的吸收，但可加重消化道黏膜的损伤，甚至引起穿孔
GHS 危害分类	/
急性毒性数据（HSDB）	/
致癌分类	/
ToxCast 毒性数据	/
急性暴露水平（AEGL）	/
暴露途径	可通过吸入其蒸气和经食入吸收到体内
靶器官	皮肤、消化系统
中毒症状	/
职业接触限值	/

防 护 与 急 救	
接触控制/个体防护	/
急救措施	/

457. N – 乙基吗啉（N – Ethylmorpholine）

基 本 信 息	
原化学品目录	N – 乙基吗啉
化学物质	N – 乙基吗啉
别名	4 – 乙基吗啉
英文名	N – ETHYLMORPHOLINE；4 – ETHYLMORPHOLINE

（续）

<table>
<tr><th colspan="2">基 本 信 息</th></tr>
<tr><td>CAS 号</td><td>100 – 74 – 3</td></tr>
<tr><td>化学式</td><td>$C_6H_{13}NO$</td></tr>
<tr><td>分子量</td><td>115.2</td></tr>
<tr><td>成分/组成信息</td><td>N – 乙基吗啉</td></tr>
<tr><th colspan="2">物 化 性 质</th></tr>
<tr><td>理化特性</td><td>沸点：138 ℃
熔点：–63 ℃
相对密度（水 =1）：0.99
水中溶解度：混溶
蒸汽压：20 ℃时 0.80 kPa
蒸汽相对密度（空气 =1）：4.0
闪点：32 ℃
自燃温度：185 ℃
爆炸极限：空气中 1% ~9.8%（体积）</td></tr>
<tr><td>禁配物</td><td>强氧化剂</td></tr>
<tr><th colspan="2">健康危害与毒理信息</th></tr>
<tr><td>危险有害概述</td><td>化学危险性：加热时，分解生成氨、氮氧化物、一氧化碳有毒气体和蒸气。与强氧化剂激烈反应，有着火和爆炸危险。侵蚀塑料、橡胶和涂层。
健康危险性：对黏膜、上呼吸道、眼和皮肤有强烈的刺激性。吸入后，可因喉及支气管的痉挛、炎症、水肿、化学性肺炎或肺水肿而致死。中毒表现有烧灼感、咳嗽、喘息、喉炎、气短、头痛、恶心和呕吐等。①吸入危险性：20 ℃时蒸发相当快达到空气中有害污染浓度。②短期接触的影响：刺激眼睛、皮肤和呼吸道。可能对眼睛有影响，导致视觉失真</td></tr>
<tr><td>GHS 危害分类</td><td>易燃液体：类别 3；
急性毒性 – 经口：类别 4；
急性毒性 – 吸入：类别 4（蒸气）；
严重眼损伤/眼刺激：类别 2B；
生殖毒性：类别 2；
特定靶器官毒性 – 单次接触：类别 3（呼吸道刺激）；
特定靶器官毒性 – 反复接触：类别 2（神经系统）</td></tr>
<tr><td>急性毒性数据（HSDB）</td><td>/</td></tr>
<tr><td>致癌分类</td><td>/</td></tr>
<tr><td>ToxCast 毒性数据</td><td>$AC_{50}(AR)$ = Inactive；$AC_{50}(AhR)$ = Inactive；$AC_{50}(ESR)$ = Inactive；$AC_{50}(p53)$ = Inactive</td></tr>
<tr><td>急性暴露水平（AEGL）</td><td>/</td></tr>
<tr><td>暴露途径</td><td>可通过吸入其蒸气，经皮肤和食入吸收到体内</td></tr>
<tr><td>靶器官</td><td>神经系统、呼吸道、眼</td></tr>
<tr><td>中毒症状</td><td>吸入：刺激眼睛，皮肤和呼吸道。
皮肤：发红。
眼睛：发红，疼痛，视力模糊发红，疼痛，视力模糊</td></tr>
<tr><td>职业接触限值</td><td>阈限值：5 ppm（时间加权平均值，经皮）（美国政府工业卫生学家会议，2017 年）。
时间加权平均容许浓度：25 mg/m³（中国，2019 年）</td></tr>
</table>

（续）

防 护 与 急 救	
接触控制/个体防护	工程控制：密闭操作、局部排风。 呼吸系统防护：空气中浓度超标时，应该佩戴防毒口罩。紧急事态抢救或逃生时，佩戴自给式呼吸器。 眼睛防护：戴化学安全防护眼镜。 身体防护：穿相应的防护服。 手部防护：戴防化学品手套
急救措施	火灾应急：二氧化碳、泡沫、干粉、砂土。 吸入应急：迅速脱离现场至空气新鲜处，保持呼吸道通畅。必要时进行人工呼吸。就医。 皮肤应急：脱去污染的衣着，立即用流动清水彻底冲洗。 眼睛应急：立即提起眼睑，用流动清水或生理盐水冲洗至少15 min。就医。 食入应急：误服者给饮牛奶或蛋清。就医

458. 乙基戊基甲酮（Ethyl Amyl Ketone）

基 本 信 息	
原化学品目录	乙基戊基甲酮
化学物质	乙基戊基甲酮
别名	3 - 辛酮
英文名	OCTAN - 3 - ONE；3 - OCTANONE；ETHYL AMYL KETONE
CAS 号	106 - 68 - 3；541 - 85 - 5
化学式	$C_8H_{16}O$
分子量	128. 21
成分/组成信息	/

物 化 性 质	
理化特性	外观：无色透明液体 初沸点和沸程：167 ℃ 溶解性：不溶于水 相对密度（水 =1）：0. 822 闪点：46. 11 ℃（闭杯）
禁配物	/

健康危害与毒理信息	
危险有害概述	健康危险性：易燃液体和蒸气，造成皮肤刺激
GHS 危害分类	易燃液体：类别3； 皮肤腐蚀/刺激：类别2B
急性毒性数据（HSDB）	/
致癌分类	/
ToxCast 毒性数据	$AC_{50}(AR)$ = Inactive；$AC_{50}(AhR)$ = Inactive；$AC_{50}(ESR)$ = Inactive；$AC_{50}(p53)$ = Inactive
急性暴露水平（AEGL）	/
暴露途径	可通过吸入其蒸气，食入吸收到体内

健康危害与毒理信息	
靶器官	皮肤、神经系统
中毒症状	/
职业接触限值	阈限值：10 ppm（时间加权平均值）（美国政府工业卫生学家会议，2017 年）。 时间加权平均容许浓度：130 mg/m³（中国，2019 年）

防 护 与 急 救	
接触控制/个体防护	工程控制：远离热源、火花、明火、热表面，禁止吸烟。保持容器密闭。容器和接收设备接地/等势联接，使用防爆的电气/通风/照明等设备。只能使用不产生火花的工具。采取防止静电放电的措施。作业后彻底清洗。 　　身体防护：戴防护面具。 　　手部防护：戴防护手套。 　　眼睛防护：戴防护眼罩
急救措施	皮肤应急：用水充分清洗。如发生皮肤刺激：求医/就诊。脱掉所有沾染的衣服，清洗后方可重新使用。如皮肤（或头发）沾染：立即去除/脱掉所有沾染的衣服。用水清洗皮肤/淋浴

459. 乙腈（Acetonitrile）

基 本 信 息	
原化学品目录	乙腈
化学物质	乙腈
别名	乙腈；甲基氰；氰甲烷；乙烷腈
英文名	Acetonitrile；Methylcyanide；Cyanomethane；Ethanenitrile；Methane carbonitrile
CAS 号	75 - 05 - 8
分子式	C_2H_3N
分子量	41.05
成分/组成信息	乙腈

物 化 性 质	
理化特性	外观与性状：无色透明液体，有特殊气味 相对密度（水 =1）：0.8 熔点：- 46 ℃ 沸点：82 ℃ 饱和蒸气压：13.33 kPa（27 ℃） 溶解度：与水混溶，溶于乙醇、乙醚等多数有机溶剂
禁配物	酸类、碱类、强氧化剂、强还原剂、碱金属

健康危害与毒理信息	
危险有害概述	物理危险性：高度易燃。其蒸气与空气可形成爆炸性混合物，遇明火、高热或与氧化剂接触，有引起燃烧爆炸的危险。 化学危险性：加热或燃烧或与热表面接触时，分解生成含有氰化氢和氮氧化物的有毒烟雾。与强氧化剂发生剧烈反应，有着火和爆炸的危险。与酸、碱发生反应，生成有毒和易燃的氰化氢。侵蚀某些塑料、橡胶和涂层。 健康危险性：20 ℃时，蒸发相当快地达到空气中有害污染浓度。刺激眼睛。可能对细胞呼吸作用有影响（抑制），导致惊厥和呼吸衰竭。远高于职业接触限值接触时，可能导致死亡。影响可能推迟显现，需进行医学观察。可能对血液有影响，导致贫血。可能对肾有影响，导致功能损伤

健康危害与毒理信息	
GHS 危害分类	易燃液体：类别 2； 急性毒性 – 吸入：类别 4； 急性毒性 – 经口：类别 4； 急性毒性 – 经皮：类别 3； 严重眼损伤/眼刺激：类别 2A – 2B； 生殖细胞致突变性：类别 2； 特异性靶器官毒性 – 单次接触：类别 1（中枢神经系统，呼吸系统）； 特异性靶器官毒性 – 反复接触：类别 2（中枢神经系统，呼吸系统，肾脏，血液系统，肝脏）
急性毒性数（HSDB）	LD_{50}：2730 mg/kg（大鼠经口）；1250 mg/kg（兔经皮）； LC_{50}：12663 mg/m³，8 h（大鼠吸入）
致癌分类	类别 A4（美国政府工业卫生学家会议，2017 年）
ToxCast 毒性数据	/
急性暴露水平（AEGL）	AEGL1 – 10 min = 13 ppm；AEGL1 – 8 h = NR；AEGL2 – 10 min = 80 ppm；AEGL2 – 8 h = 14 ppm；AEGL3 – 10 min = 240；AEGL3 – 8 h = 42 ppm
暴露途径	吸入、食入、经皮吸收
靶器官	呼吸系统、肾脏、中枢神经系统、血液系统、肝脏、眼
中毒症状	腹痛、腹泻、恶心、呕吐。严重者影响呼吸及血液循环，表现为呼吸浅、慢而不规则，血压下降，体温下降，阵发性抽搐，昏迷。可有尿频、蛋白尿等
职业接触限值	阈限值：20 ppm（时间加权平均值）（美国政府工业卫生学家会议，2017 年）。 时间加权平均容许浓度：30 mg/m³（中国，2019 年）

防 护 与 急 救	
接触控制/个体防护	工程控制：严加密闭，设置局部排风和全面通风。尽可能机械化、自动化作业。 呼吸系统防护：必须佩戴过滤式防毒面具（全面罩）、自给式呼吸器或通风式呼吸器。紧急事态抢救或撤离时，佩戴空气呼吸器。 身体防护：穿胶布防毒衣。 手部防护：戴橡胶耐油手套。 眼睛防护：呼吸系统防护中已作防护。 其他防护：工作现场禁止吸烟、进食和饮水。工作完毕，彻底清洗。单独存放被毒物污染的衣服，洗后备用。车间应配备急救设备及药品。作业人员应学会自救互救
急救措施	火灾应急：喷水冷却容器，可能的话将容器从火场移至空旷处。灭火剂使用抗溶性泡沫、干粉、二氧化碳、砂土。用水灭火无效。 吸入应急：迅速脱离现场至空气新鲜处，保持呼吸道通畅。如呼吸困难，给氧。如呼吸停止，立即进行人工呼吸。就医。 皮肤应急：脱去污染的衣着，用肥皂水和清水彻底冲洗皮肤。 眼睛应急：提起眼睑，用流动清水或生理盐水冲洗。就医。 食入应急：饮足量温水，催吐。用 1：5000 高锰酸钾或 5% 硫代硫酸钠溶液洗胃。就医

460. 乙硫醇（Ethyl mercaptan）

基 本 信 息	
原化学品目录	乙硫醇
化学物质	乙硫醇
别名	硫代乙醇
英文名	ETHANETHIOL；ETHYL MERCAPTAN；THIOETHYL ALCOHOL
CAS 号	75 - 08 - 1
化学式	C_2H_5SH
分子量	62.1
成分/组成信息	乙硫醇

物 化 性 质	
理化特性	外观与性状：无色液体，有刺鼻气味 沸点：35 ℃ 熔点：-144.4 ℃ 相对密度（水=1）：0.839 水中溶解度：20 ℃时 0.68 g/100 mL 蒸汽压：20 ℃时 58.9 kPa 蒸汽相对密度（空气=1）：2.14 闪点：-48.3 ℃ 自燃温度：299 ℃ 爆炸极限：空气中 2.8%～18.2%（体积） 辛醇、水分配系数的对数值：1.5
禁配物	酸类、强氧化剂、碱金属

健康危害与毒理信息	
危险有害概述	物理危险性：蒸气比空气重，可能沿地面流动，可能造成远处着火。 化学危险性：加热时，分解生成含有硫化氢、硫氧化物有毒烟雾。是一种弱酸。与氧化剂发生反应，有着火和爆炸危险。与强酸反应，生成有毒气体硫化氢和硫氧化物。 健康危险性：①吸入危险性：20 ℃时，蒸发迅速达到空气中有害污染浓度。②短期接触的影响：刺激眼睛、皮肤和呼吸道。可能对中枢神经系统有影响，导致意识降低和呼吸抑制
GHS 危害分类	易燃液体：类别1； 急性毒性-经口：类别4； 急性毒性-吸入：类别4（蒸气）； 严重眼损伤/眼刺激：类别2A～2B； 特异性靶器官毒性-单次接触：类别1（中枢神经系统），类别3（呼吸道刺激）； 急性水生毒性：类别1； 慢性水生毒性：类别1
急性毒性数据（HSDB）	LC_{50}：4420 ppm/4 h（小鼠吸入）； LC_{50}：2770 ppm/4 h（大鼠吸入）； LD_{50}：>2000 mg/kg（小鼠经皮）； LD_{50}：682 mg/kg（大鼠经口）
致癌分类	/
ToxCast 毒性数据	$AC_{50}(AR)$ = Inactive；$AC_{50}(AhR)$ = Inactive；$AC_{50}(ESR)$ = Inactive；$AC_{50}(p53)$ = Inactive
急性暴露水平（AEGL）	AEGL1 - 10 min = 1 ppm；AEGL1 - 8 h = 1 ppm；AEGL2 - 10 min = 150 ppm；AEGL2 - 8 h = 37 ppm；AEGL3 - 10 min = 450 ppm；AEGL3 - 8 h = 110 ppm

健康危害与毒理信息	
暴露途径	可通过吸入和食入吸收到体内
靶器官	中枢神经系统、呼吸道、眼
中毒症状	吸入：头晕，头痛，恶心，呕吐，震颤，虚弱，神志不清。 皮肤：发红。 眼睛：发红，疼痛。 食入：症状见吸入
职业接触限值	阈限值：0.5 ppm（时间加权平均值）（美国政府工业卫生学家会议，2017 年）。 时间加权平均容许浓度：1 mg/m³（中国，2019 年）
防 护 与 急 救	
接触控制/个体防护	工程控制：禁止明火，禁止火花和禁止吸烟。密闭系统，通风，防爆型电气设备和照明。 接触控制：严格作业环境管理。 呼吸系统防护：适当的呼吸防护。 手部防护：防护手套。 眼睛防护：安全护目镜，或眼睛防护结合呼吸防护。 其他防护：工作时不得进食、饮水或吸烟
急救措施	火灾应急：干粉，泡沫，二氧化碳。 爆炸应急：着火时，喷雾状水保持料桶等冷却。 吸入应急：新鲜空气，休息。必要时进行人工呼吸，给予医疗护理。 皮肤应急：用大量水冲洗皮肤或淋浴。 眼睛应急：先用大量水冲洗几分钟（如可能易行，摘除隐形眼镜），然后就医。 食入应急：漱口，大量饮水，不要催吐，给予医疗护理

461. 乙醚（Diethyl ether）

基 本 信 息	
原化学品目录	乙醚
化学物质	乙醚
别名	（二）乙醚；乙基氧化物
英文名	DIETHYL ETHER；ETHYL ETHER；ETHYL OXIDE；ETHER
CAS 号	60 – 29 – 7
化学式	$C_4H_{10}O/(C_2H_5)_2O$
分子量	74.1
成分/组成信息	乙醚
物 化 性 质	
理化特性	外观与性状：无色易挥发液体，有特殊气味 沸点：35 ℃ 熔点：－116 ℃ 相对密度（水 =1）：0.7 水中溶解度：20 ℃时 6.9 g/100 mL 蒸汽压：20 ℃时 58.6 kPa 蒸汽相对密度（空气 =1）：2.6 闪点：－45 ℃（闭杯） 爆炸极限：空气中 1.7% ~48%（体积） 辛醇、水分配系数的对数值：0.89

（续）

物 化 性 质	
禁配物	强氧化剂、氧、氯、过氯酸

健康危害与毒理信息	
危险有害概述	物理危险性：蒸气比空气重，可能沿地面流动，可能造成远处着火。由于流动、搅拌等，可能产生静电。 化学危险性：在光和空气的作用下，能生成爆炸性过氧化物。与卤素、卤间化合物、硫化物和氧化剂激烈反应，有着火和爆炸的危险。侵蚀塑料和橡胶。 健康危险性：吸入危险性：20 ℃时，蒸发相当快地达到空气中有害污染浓度。 短期接触的影响：刺激眼睛和呼吸道。如果吞咽液体吸入肺中，可能引起化学肺炎。可能对中枢神经系统有影响，导致昏迷。 长期或反复接触的影响：液体使皮肤脱脂。可能对中枢神经系统有影响，可能成瘾
GHS 危害分类	易燃液体：类别 1； 急性毒性 - 经口：类别 4； 皮肤腐蚀/刺激：类别 3； 严重眼损伤/眼刺激：类别 2B； 生殖毒性：类别 2； 特异性靶器官毒性 - 单次接触：类别 3（呼吸道刺激、麻醉效果）； 呛吸毒性：类别 2
急性毒性数据（HSDB）	LC_{50}：32000 ppm/4 h（大鼠吸入）； LD_{50}：1213 mg/kg（大鼠经口）
致癌分类	/
ToxCast 毒性数据	/
急性暴露水平（AEGL）	/
暴露途径	可通过吸入其蒸气和经食入吸收到体内
靶器官	呼吸系统、中枢神经系统、皮肤、眼
中毒症状	吸入：咳嗽，咽喉痛，嗜睡，呕吐，头痛，呼吸困难，神志不清。 皮肤：皮肤干燥。 眼睛：发红，疼痛。 食入：头晕，嗜睡，呕吐
职业接触限值	阈限值：400 ppm（时间加权平均值），500 ppm（短期接触限值）（美国政府工业卫生学家会议，2017 年）。 职业接触限值：100 ppm，308 mg/m³（时间加权平均值）；200 ppm，616 mg/m³（短期接触限值）（欧盟，2000 年）。 时间加权平均容许浓度：300 mg/m³，短时间接触容许浓度：500 mg/m³（中国，2019 年）

防 护 与 急 救	
接触控制/个体防护	工程控制：禁止明火、禁止火花和禁止吸烟。禁止与高温表面接触。密闭系统，通风，防爆型电气设备和照明。防止静电荷积聚（如，通过接地）。不要使用压缩空气灌装、卸料或转运。使用无火花手工工具。 呼吸系统防护：适当的呼吸防护。 手部防护：防护手套。 眼睛防护：护目镜。 其他防护：工作时不得进食、饮水或吸烟

<table>
<tr><td colspan="2" align="center">（续）</td></tr>
<tr><td colspan="2" align="center">防 护 与 急 救</td></tr>
<tr><td>急救措施</td><td>火灾应急：抗溶性泡沫，干粉，二氧化碳。
爆炸应急：着火时，喷雾状水保持料桶等冷却。
吸入应急：新鲜空气，休息。必要时进行人工呼吸，给予医疗护理。
皮肤应急：脱去污染的衣服，用大量水冲洗皮肤或淋浴。
眼睛应急：先用大量水冲洗几分钟（如可能易行，摘除隐形眼镜），然后就医。
食入应急：漱口，不要催吐。饮用1或2杯水。给予医疗护理</td></tr>
</table>

462. 乙硼烷（Diborane）

<table>
<tr><td colspan="2" align="center">基 本 信 息</td></tr>
<tr><td>原化学品目录</td><td>乙硼烷</td></tr>
<tr><td>化学物质</td><td>乙硼烷</td></tr>
<tr><td>别名</td><td>氢化硼；六氢化二硼</td></tr>
<tr><td>英文名</td><td>DIBORANE；BOROETHANE；BORON HYDRIDE；DIBORON HEXAHYDRIDE</td></tr>
<tr><td>CAS 号</td><td>19287 - 45 - 7</td></tr>
<tr><td>化学式</td><td>B_2H_6/BH_3BH_3</td></tr>
<tr><td>分子量</td><td>27.7</td></tr>
<tr><td>成分/组成信息</td><td>乙硼烷</td></tr>
<tr><td colspan="2" align="center">物 化 性 质</td></tr>
<tr><td>理化特性</td><td>外观与性状：无色压缩气体，有特殊气味
沸点： - 92 ℃
熔点： - 165 ℃
水中溶解度：水解生成氢和硼酸
蒸汽相对密度（空气 =1）：0.96
闪点：易燃气体
自燃温度：40 ~ 50 ℃
爆炸极限：空气中0.8% ~88%（体积）</td></tr>
<tr><td>禁配物</td><td>强氧化剂、碱、卤素、水、四氯化碳</td></tr>
<tr><td colspan="2" align="center">健康危害与毒理信息</td></tr>
<tr><td>危险有害概述</td><td>物理危险性：气体与空气充分混合，容易形成爆炸性混合物。
化学危险性：发生聚合时，生成液体五硼烷。与氧化剂激烈反应。加热时，迅速分解，生成氢、硼酸和氧化硼。
健康危险性：①吸入危险性：容器漏损时，迅速达到空气中该气体的有害浓度。②短期接触的影响：腐蚀眼睛、皮肤和呼吸道。吸入可能引起肺水肿。影响可能推迟显现。接触可能导致死亡。③长期或反复接触的影响：吸入可能引起类似哮喘反应（RADS）</td></tr>
<tr><td>GHS 危害分类</td><td>易燃气体：类别1；
高压气体：高压液化气体；
急性毒性 - 吸入：类别1（蒸气）；
皮肤腐蚀/刺激：类别1；
严重眼损伤/眼刺激：类别1；
特异性靶器官毒性 - 单次接触：类别1（呼吸系统）；
特异性靶器官毒性 - 单次接触：类别1（神经系统、呼吸系统）</td></tr>
</table>

健康危害与毒理信息	
急性毒性数据（HSDB）	/
致癌分类	/
ToxCast 毒性数据	/
急性暴露水平（AEGL）	AEGL1 – 10 min = NR；AEGL1 – 8 h = NR；AEGL2 – 10 min = 2 ppm；AEGL2 – 8 h = 0. 13 ppm；AEGL3 – 10 min = 7. 3 ppm；AEGL3 – 8 h = 0. 46 ppm
暴露途径	可通过吸入吸收到体内
靶器官	神经系统、呼吸系统、皮肤、眼
中毒症状	吸入：咳嗽，咽喉痛，恶心，呼吸困难，头晕，虚弱，头痛，发烧或体温升高，震颤，症状可能推迟出现。 皮肤：严重冻伤。 眼睛：严重深度烧伤
职业接触限值	阈限值：0. 1 ppm；0. 1 mg/m³（美国政府工业卫生学家会议，2017 年）。 时间加权平均容许浓度：0. 1 mg/m³（中国，2019 年）
防 护 与 急 救	
接触控制/个体防护	工程控制：禁止明火，禁止火花和禁止吸烟。禁止与卤素、氧化剂或水接触。禁止与高温表面接触。密闭系统，通风，防爆型电气设备和照明。防止静电荷积聚（例如，通过接地）。使用无火花手工工具。 接触控制：严格作业环境管理。 呼吸系统防护：适当的呼吸防护。 手部防护：保温手套。 眼睛防护：安全护目镜，眼睛防护结合呼吸防护。 其他防护：工作时不得进食、饮水或吸烟
急救措施	火灾应急：切断气源，如不可能并对周围环境无危险，让火自行燃尽，其他情况用干粉灭火。禁用含水灭火剂。 爆炸应急：着火时，喷雾状水保持钢瓶冷却，但避免与水接触。从掩蔽位置灭火。消防人员应当穿着全套防护服，包括自给式呼吸器。 接触应急：一切情况均向医生咨询。 吸入应急：新鲜空气，休息，半直立体位。必要时进行人工呼吸。给予医疗护理。 皮肤应急：冻伤时，用大量水冲洗，不要脱去衣服。给予医疗护理。 眼睛应急：先用大量水冲洗几分钟（如可能易行摘除隐形眼镜），然后就医

463. 乙醛（Acetaldehyde）

基 本 信 息	
原化学品目录	乙醛
化学物质	乙醛
别名	乙醛
英文名	ACETALDEHYDE；ACETIC ALDEHYDE；ETHANAL；ETHYL ALDEHYDE
CAS 号	75 – 07 – 0
化学式	C_2H_4O/CH_3CHO

（续）

基 本 信 息	
分子量	44.1
成分/组成信息	乙醛

物 化 性 质	
理化特性	外观与性状：气体或无色液体，有刺鼻气味 沸点：20.2 ℃ 熔点：－123 ℃ 相对密度（水＝1）：0.78 水中溶解度：混溶 蒸汽压：20 ℃时101 kPa 蒸汽相对密度（空气＝1）：1.5 闪点：－38 ℃（闭杯） 自燃温度：185 ℃ 爆炸极限：空气中4%～60%（体积） 辛醇、水分配系数的对数值：0.63
禁配物	强酸、强氧化剂、强还原剂、强碱、卤素、氧

健康危害与毒理信息	
危险有害概述	物理危险性：蒸气比空气重，可能沿地面流动，可能造成远处着火。 化学危险性：与空气接触时，能生成爆炸性过氧化物。在有微量金属（铁）存在时，在酸和碱性氢氧化物作用下，可能发生聚合，有着火或爆炸危险。是一种强还原剂。与氧化剂和胺类激烈反应，有着火和爆炸的危险。 健康危险性：①吸入危险性：20 ℃时，蒸发迅速达到空气中有害污染浓度。②短期接触的影响：轻微刺激眼睛、皮肤和呼吸道。可能对中枢神经系统有影响。③长期或反复接触的影响：反复或长期与皮肤接触可能引起皮炎。可能对呼吸道有影响，导致机体组织损伤。可能是人类致癌物。 环境危险性：对水生生物有害
GHS危害分类	易燃液体：类别1； 急性毒性-经口：类别4； 急性毒性-吸入：类别4（蒸气）； 严重眼损伤/眼刺激：类别2A； 皮肤致敏性：类别1； 生殖细胞致突变性：类别2； 致癌性：类别2； 生殖毒性：类别2； 特异性靶器官毒性-单次接触：类别1（呼吸系统、中枢神经系统），类别3（麻醉效应）； 特异性靶器官毒性-反复接触：类别1（上呼吸道）； 急性水生毒性：类别3
急性毒性数据（HSDB）	LD_{50}：661～1930 mg/kg（大鼠经口）； LD_{50}：3540 mg/kg（兔子经皮）
致癌分类	类别2B（国际癌症研究机构，2019年）
ToxCast毒性数据	AC_{50}（AR）＝Inactive；AC_{50}（AhR）＝Inactive；AC_{50}（ESR）＝Inactive；AC_{50}（p53）＝33.77
急性暴露水平（AEGL）	/
暴露途径	可通过吸入、经皮肤和食入吸收进体内
靶器官	呼吸系统、中枢神经系统、皮肤、眼

(续)

健康危害与毒理信息	
中毒症状	吸入：咳嗽。 皮肤：发红，疼痛。 眼睛：发红，疼痛。 食入：腹泻，头晕，恶心，呕吐
职业接触限值	阈限值：25 ppm（上限值），A3（美国政府工业卫生学家会议，2017年） 最高容许浓度：50 ppm，91 mg/m³（德国，2016年）。 最高容许浓度：45 mg/m³（中国，2019年）
防 护 与 急 救	
接触控制/个体防护	工程控制：禁止明火，禁止火花和禁止吸烟。禁止与高温表面接触。密闭系统，通风，防爆型电气设备和照明。不要使用压缩空气灌装、卸料或转运。使用无火花手工工具。 接触控制：避免一切接触。 呼吸系统防护：适当的呼吸防护。 手部防护：防护手套。 眼睛防护：安全护目镜或眼睛防护结合呼吸防护。 其他防护：工作时不得进食、饮水或吸烟
急救措施	火灾应急：干粉，抗溶性泡沫，大量水，二氧化碳。 爆炸应急：着火时，喷雾状水保持料桶等冷却。 吸入应急：新鲜空气，休息。给予医疗护理。 皮肤应急：脱去污染的衣服，冲洗，然后用水和肥皂清洗皮肤，给予医疗护理。 眼睛应急：先用大量水冲洗几分钟（如可能易行，摘除隐形眼镜），然后就医。 食入应急：漱口，饮用1或2杯水。给予医疗护理

464. 乙炔（Acetylene）

基 本 信 息	
原化学品目录	乙炔
化学物质	乙炔
别名	/
英文名	ACETYLENE；ETHINE；ETHYNE；
CAS号	74 - 86 - 2
化学式	C_2H_2
分子量	26.0
成分/组成信息	乙炔
物 化 性 质	
理化特性	外观与性状：无色，加压下溶解在丙酮中的气体 沸点：-85 ℃ 熔点：-81 ℃ 水中溶解度：20 ℃时 0.12 g/100 mL 蒸汽压：20 ℃时 4460 kPa 蒸汽相对密度（空气=1）：0.907 闪点：易燃气体 自燃温度：305 ℃ 爆炸极限：空气中 2.5% ~100%（体积） 辛醇、水分配系数的对数值：0.37

772

物　化　性　质	
禁配物	强氧化剂、强酸、卤素
健康危害与毒理信息	
危险有害概述	物理危险性：气体与空气充分混合，容易形成爆炸性混合物。 化学危险性：加热时可能发生聚合。加热和加压时分解，有着火和爆炸危险。是一种强还原剂，与氧化剂激烈反应。在光作用下与氟或氯激烈反应，有着火和爆炸危险。与铜、银和汞及其盐反应，生成撞击敏感化合物（乙炔化物）。 健康危险性:①吸入危险性：容器漏损时，由于降低封闭空间的氧含量，该气体能够造成窒息。②短期接触的影响：窒息
GHS 危害分类	易燃气体：类别 1； 高压气体：溶解气体； 特异性靶器官毒性 – 单次接触：类别 3（麻醉效果）
急性毒性数据（HSDB）	/
致癌分类	/
ToxCast 毒性数据	AC_{50}（AR）= Inactive；AC_{50}（AhR）= Inactive；AC_{50}（ESR）= Inactive；AC_{50}（p53）= Inactive
急性暴露水平（AEGL）	/
暴露途径	可通过吸入吸收到体内
靶器官	神经系统
中毒症状	头晕、头痛；反应迟钝，窒息
职业接触限值	/
防　护　与　急　救	
接触控制/个体防护	工程控制：禁止明火，禁止火花和禁止吸烟。密闭系统，通风，防爆型电气设备和照明。防止静电荷积聚（如通过接地）。使用无火花手工具。使用火焰消除装置防止从燃烧器向钢瓶回火。 呼吸系统防护：适当的呼吸防护。 其他防护：工作时不得进食、饮水或吸烟
急救措施	火灾应急：切断气源，如不可能并对周围环境无危险，让火自行燃尽。其他情况用干粉，二氧化碳灭火。 爆炸应急：着火时，喷雾状水保持钢瓶冷却。 吸入应急：新鲜空气，休息。必要时进行人工呼吸。给予医疗护理。 眼睛应急：先用大量水冲洗几分钟（如可能易行，摘除隐形眼镜），然后就医

465. 乙酸（Acetic acid）

基　本　信　息	
原化学品目录	乙酸
化学物质	乙酸
别名	冰醋酸；醋酸；冰乙酸；甲烷羧酸
英文名	ACETIC ACID；GLACIAL ACETIC ACID；ETHANOIC ACID；ETHYLIC ACID METHANECARBOXYLIC ACID
CAS 号	64 – 19 – 7

（续）

基　本　信　息	
化学式	$C_2H_4O_2/CH_3COOH$
分子量	60.1
成分/组成信息	乙酸

物　化　性　质	
理化特性	沸点：118 ℃ 熔点：16.7 ℃ 相对密度（水 =1）：1.05 水中溶解度：混溶 蒸汽压：20 ℃时 1.5 kPa 蒸汽相对密度（空气 =1）：2.1 闪点：39 ℃（闭杯） 自燃温度：485 ℃ 爆炸极限：空气中 6.0% ~17%（体积） 辛醇、水分配系数的对数值：−0.17
禁配物	碱类、强氧化剂

健康危害与毒理信息	
危险有害概述	化学危险性：是一种弱酸。与强氧化剂剧烈反应，有着火和爆炸的危险。与强碱、强酸和许多其他化合物发生剧烈反应。侵蚀某些塑料、橡胶和涂层。 健康危险性：吸入蒸气对鼻、喉和呼吸道有刺激性。对眼有强烈刺激作用。皮肤接触，轻者出现红斑，重者引起化学灼伤。误服浓乙酸，口腔和消化道可产生糜烂，重者可因休克而致死。慢性影响：眼睑水肿、结膜充血、慢性咽炎和支气管炎。长期反复接触，可致皮肤干燥、脱脂和皮炎。①吸入危险性：20 ℃时，蒸发相当快地达到空气中有害污染浓度。②短期接触的影响：腐蚀眼睛、皮肤和呼吸道。食入有腐蚀性。吸入可能引起肺水肿，但只在最初的对眼睛和/或呼吸道的腐蚀性影响已经显现后。③长期或反复接触的影响：反复或长期与皮肤接触可能引起皮炎。反复或长期接触到气溶胶，肺可能受损伤。反复或长期接触的气溶胶，有牙齿侵蚀的危险。 环境危险性：对环境有危害，对水体可造成污染
GHS 危害分类	易燃液体：类别 3； 急性毒性－经皮：类别 4； 急性毒性－经口：类别 5 皮肤腐蚀/刺激：类别 1； 严重眼损伤/眼刺激：类别 1； 特异性靶器官毒性－单次接触：类别 1（血液），类别 2（呼吸系统）； 急性水生毒性：类别 3
急性毒性数据（HSDB）	LC_{50}：11.4 mg/L，4 h（大鼠吸入）； LD_{50}：3.31 ~3.53 g/kg（大鼠经口）； LD_{50}：1060 mg/kg（兔子经皮）
致癌分类	/
ToxCast 毒性数据	$AC_{50}(AR)$ = Inactive；$AC_{50}(AhR)$ = Inactive；$AC_{50}(ESR)$ = Inactive；$AC_{50}(p53)$ = Inactive
急性暴露水平（AEGL）	/
暴露途径	可通过吸入其蒸气、食入吸收进体内

健康危害与毒理信息	
靶器官	呼吸系统、血液、皮肤、眼
中毒症状	吸入：咽喉痛，咳嗽，灼烧感，头痛，头晕。呼吸短促，呼吸困难。 皮肤：疼痛，发红，皮肤烧伤，水疱。 眼睛：发红，疼痛，严重烧伤，视力丧失。 食入：咽喉疼痛，有灼烧感，腹部疼痛，呕吐，休克或虚脱
职业接触限值	阈限值：10 ppm（时间加权平均值），15 ppm（短期接触限值）（美国政府工业卫生学家会议，2017年）。 职业接触限值：10 ppm，25 mg/m³（时间加权平均值）（欧盟，1991年）。 时间加权平均容许浓度：10 mg/m³，短时间接触容许浓度：20 mg/m³（中国，2019年）

防 护 与 急 救	
接触控制/个体防护	工程控制：密闭操作，局部排风。提供安全淋浴和洗眼设备。 呼吸系统防护：空气中浓度超标时，应该佩戴自吸过滤式防毒面具（半面罩）。紧急事态抢救或撤离时，佩戴空气呼吸器。 眼睛防护：戴化学安全防护眼镜。 身体防护：穿防酸碱工作服。 手部防护：戴橡胶耐酸碱手套。 其他防护：工作场所禁止吸烟、进食和饮水，饭前要洗手。工作完毕，淋浴更衣。注意个人清洁卫生
急救措施	火灾应急：用水喷射逸出液体，使其稀释成不燃性混合物，并用雾状水保护消防人员。灭火剂：雾状水、抗溶性泡沫、干粉、二氧化碳。 吸入应急：迅速脱离现场至空气新鲜处，保持呼吸道通畅。如呼吸困难，给输氧。如呼吸停止，立即进行人工呼吸。就医。 皮肤应急：立即脱去污染的衣着，用大量流动清水冲洗至少15 min。就医。若有灼伤，按酸灼伤处理。 眼睛应急：立即提起眼睑，用大量流动清水或生理盐水彻底冲洗至少15 min。就医。 食入应急：用水漱口，就医

466. 乙酸苄酯（Benzyl acetate）

基 本 信 息	
原化学品目录	乙酸苄酯
化学物质	乙酸苄酯
别名	苯甲基乙酸酯
英文名	BENZYL ACETATE；BENZYL ACETATE；PHENYLMETHYL ACETATE；ACETIC ACID, BENZYL ESTER
CAS号	140－11－4
化学式	$C_9H_{10}O_2/CH_3COOCH_2C_6H_5$
分子量	150.2
成分/组成信息	乙酸苄酯

物 化 性 质	
理化特性	沸点：212 ℃ 熔点：－51 ℃ 相对密度（水＝1）：1.1 水中溶解度：20 ℃时不溶 蒸汽压：25 ℃时190 Pa 蒸汽相对密度（空气＝1）：5.1 闪点：90 ℃（闭杯） 自燃温度：460 ℃ 爆炸极限：空气中0.9%～8.4%（体积） 辛醇、水分配系数的对数值：1.96
禁配物	/
健康危害与毒理信息	
危险有害概述	化学危险性：燃烧时，分解生成刺激性烟雾。与强氧化剂发生反应，有着火和爆炸危险。 健康危险性：①吸入危险性：20 ℃时蒸发相当慢地达到空气中有害浓度，但喷洒时快得多。②短期接触的影响：蒸气刺激眼睛和呼吸道。可能对中枢神经系统有影响。远高于职业接触限值接触时，可能导致神志不清。③长期或反复接触的影响：液体使皮肤脱脂。可能对肾有影响
GHS 危害分类	易燃液体：类别4； 皮肤腐蚀/刺激：类别2； 严重眼损伤/眼刺激：类别2； 特异性靶器官毒性－单次接触：类别1（呼吸系统），类别3（麻醉效应）； 特异性靶器官毒性－反复接触：类别1（呼吸系统），类别2（鼻腔）； 急性水生毒性：类别2； 慢性水生毒性：类别3
急性毒性数（HSDB）	LD_{50}：2.49 g/kg（大鼠经口）； LD_{50}：2400 mg/kg（兔子经皮）
致癌分类	/
ToxCast 毒性数据	AC_{50}（AR）＝Inactive；AC_{50}（AhR）＝Inactive；AC_{50}（ESR）＝Inactive；AC_{50}（p53）＝Inactive
急性暴露水平（AEGL）	/
暴露途径	可通过吸入和经食入吸收到体内
靶器官	呼吸系统、神经系统、皮肤、眼
中毒症状	吸入：灼烧感，意识模糊，头晕，嗜睡，呼吸困难，咽喉痛。 皮肤：皮肤干燥。 眼睛：发红。 食入：灼烧感，惊厥，腹泻，嗜睡，呕吐
职业接触限值	阈限值：10 ppm（时间加权平均值）（美国政府工业卫生学家会议，2017 年）
防 护 与 急 救	
接触控制/个体防护	工程控制：密闭操作，局部排风。 呼吸系统防护：适当的呼吸器。 眼睛防护：戴化学安全防护眼镜。 身体防护：穿相应的防护服。 手部防护：戴防护手套

	防护与急救
急救措施	火灾应急：干粉、抗溶性泡沫、雾状水、二氧化碳灭火。 吸入应急：迅速脱离现场至空气新鲜处，保持呼吸道通畅。如呼吸困难，给输氧。如呼吸停止，立即进行人工呼吸。就医。 皮肤应急：脱去污染的衣着，用肥皂水和清水彻底冲洗皮肤。 眼睛应急：提起眼睑，用流动清水或生理盐水冲洗。就医。 食入应急：漱口，不要催吐，大量饮水，休息，给予医疗护理

467. 乙酸酐（Acetic anhydride）

	基 本 信 息
原化学品目录	乙酸酐
化学物质	乙酸酐
别名	醋酸酐；氧化乙酰；乙酰化氧
英文名	ACETIC ANHYDRIDE；ACETIC ACID，ANHYDRIDE；ACETIC OXIDE；ETHANOIC ANHYDRIDE；ACETYL OXIDE
CAS 号	108 – 24 – 7
化学式	$C_4H_6O_3/(CH_3CO)_2O$
分子量	102.1
成分/组成信息	乙酸酐

	物 化 性 质
理化特性	沸点：139 ℃ 熔点：- 73 ℃ 相对密度（水 =1）：1.08 水中溶解度：反应 蒸汽压：20 ℃时 0.5 kPa 蒸汽相对密度（空气 =1）：3.5 闪点：49 ℃（闭杯） 自燃温度：316 ℃ 爆炸极限：空气中 2.7% ~10.3%（体积） 辛醇、水分配系数的对数值：- 0.27
禁配物	酸类、碱类、水、醇类、强氧化剂、强还原剂、活性金属粉末

	健康危害与毒理信息
危险有害概述	化学危险性：燃烧时，分解生成含有乙酸烟雾的有毒气体和烟雾。与醇类、胺类、氧化剂、强碱和水激烈反应。有水存在时或干燥时，侵蚀许多金属。 健康危险性：吸入后对呼吸道有刺激作用，引起咳嗽、胸痛、呼吸困难。蒸气对眼有刺激性。眼和皮肤直接接触液体可致灼伤。口服灼伤口腔和消化道，出现腹痛、恶心、呕吐和休克等。①吸入危险性：20 ℃时，蒸发相当快地达到空气中有害污染浓度。②短期接触的影响：流泪。腐蚀眼睛、皮肤和呼吸道。食入有腐蚀性。吸入可引起类似哮喘反应。③长期或反复接触的影响：吸入可能引起类似哮喘反应（RADS）

健康危害与毒理信息	
GHS 危害分类	易燃液体：类别 3； 急性毒性－经口：类别 4； 急性毒性－吸入：类别 3（蒸气）； 急性毒性－经皮：类别 5 皮肤腐蚀/刺激：类别 1； 严重眼损伤/眼刺激：类别 1； 特异性靶器官毒性－单次接触：类别 1（呼吸系统），类别 3（麻醉效应）； 特异性靶器官毒性－反复接触：类别 1（呼吸系统）； 急性水生毒性：类别 3
急性毒性数（HSDB）	LC_{50}：1000 ppm，4 h（大鼠吸入）
致癌分类	/
ToxCast 毒性数据	AC_{50}（AR）= Inactive；AC_{50}（AhR）= Inactive；AC_{50}（ESR）= Inactive；AC_{50}（p53）= Inactive
急性暴露水平（AEGL）	/
暴露途径	可通过吸入其蒸气和食入吸收到体内
靶器官	呼吸系统、皮肤、眼睛、神经系统
中毒症状	吸入：咳嗽，呼吸困难，呼吸短促，咽喉痛。 皮肤：皮肤干燥，发红，疼痛。 眼睛：引起流泪，发红，疼痛，灼伤。 食入：腹部疼痛，灼烧感，休克或虚脱
职业接触限值	阈限值：1 ppm（时间加权平均值），3 ppm（上限值）（美国政府工业卫生学家会议，2017 年）。 最高容许浓度：5 ppm，21 mg/m³（德国，2016 年）。 时间加权平均容许浓度：16 mg/m³（中国，2019 年）
防 护 与 急 救	
接触控制/个体防护	工程控制：生产过程密闭，加强通风。提供安全淋浴和洗眼设备。 呼吸系统防护：可能接触其蒸气时，必须佩戴自吸过滤式防毒面具（全面罩）。紧急事态抢救或撤离时，建议佩戴空气呼吸器。 眼睛防护：呼吸系统防护中已作防护。 身体防护：穿防酸碱塑料工作服。 手部防护：戴橡胶耐酸碱手套。 其他防护：工作场所禁止吸烟、进食和饮水，饭前要洗手。工作完毕，淋浴更衣。注意个人清洁卫生
急救措施	火灾应急：用水喷射逸出液体，使其稀释成不燃性混合物，并用雾状水保护消防人员。灭火剂：雾状水、抗溶性泡沫、干粉、二氧化碳。 吸入应急：迅速脱离现场至空气新鲜处，保持呼吸道通畅。如呼吸困难，给输氧。如呼吸停止，立即进行人工呼吸。就医。 皮肤应急：立即脱去污染的衣着，用大量流动清水冲洗至少15 min。就医。 眼睛应急：立即提起眼睑，用大量流动清水或生理盐水彻底冲洗至少15 min。就医。 食入应急：用水漱口，给饮牛奶或蛋清。就医

468. 乙酸甲酯（Methyl acetate）

基 本 信 息	
原化学品目录	乙酸甲酯
化学物质	乙酸甲酯
别名	甲基乙酸酯
英文名	METHYL ACETATE；ACETIC ACID METHYL ESTER
CAS 号	79 – 20 – 9
化学式	CH_3COOCH_3
分子量	74.1
成分/组成信息	乙酸甲酯

物 化 性 质	
理化特性	沸点：57 ℃ 熔点：－98 ℃ 相对密度（水 =1）：0.93 水中溶解度：20 ℃时 24.4 g/100 mL 蒸汽压：20 ℃时 21.7 kPa 蒸汽相对密度（空气 =1）：2.6 闪点：－13 ℃（闭杯） 自燃温度：445 ℃ 爆炸极限：空气中 3.1% ~16%（体积） 辛醇、水分配系数的对数值：0.18
禁配物	强氧化剂、碱类、酸类

健康危害与毒理信息	
危险有害概述	物理危险性：蒸气比空气重，可能沿地面流动，可能造成远处着火。 化学危险性：在空气、碱、强氧化剂、水、紫外光作用下，加热时分解，有着火和爆炸危险。是一种强还原剂。与氧化剂发生反应。有水存在时，侵蚀许多金属。侵蚀塑料。 健康危险性：具有麻醉和刺激作用。接触蒸气引起眼灼痛、流泪、进行性呼吸困难、头痛、头晕、心悸、忧郁、中枢神经抑制。由其分解产生的甲醇可引起视力减退、视野缩小和视神经萎缩等。①吸入危险性：20 ℃时蒸发，能相当快地达到空气中有害污染浓度。②短期接触的影响：刺激眼睛和呼吸道。可能对中枢神经系统有影响，导致意识降低。接触可能造成意识降低。远高于职业接触限值接触时，可能造成死亡。③长期或反复接触的影响：使皮肤脱指。可能对视神经有影响，导致视力损害
GHS 危害分类	易燃液体：类别 2； 严重眼损伤/眼刺激：类别 2B； 特异性靶器官毒性 – 单次接触：类别 1（神经系统），类别 3（呼吸道刺激）； 特异性靶器官毒性 – 重复接触：类别 1（视神经）
急性毒性数据（HSDB）	LC_{50}：>49 mg/L，4 h（大鼠吸入）； LD_{50}：>2000 mg/kg（大鼠经皮）； LD_{50}：6482 mg/kg（大鼠经口）
致癌分类	类别 3A（德国，2016 年）。 类别 A3（美国政府工业卫生学家会议，2017 年）
ToxCast 毒性数据	AC_{50}（AR）= Inactive；AC_{50}（AhR）= Inactive；AC_{50}（ESR）= Inactive；AC_{50}（p53）= Inactive
急性暴露水平（AEGL）	/

（续）

健康危害与毒理信息	
暴露途径	可通过吸入其蒸气吸收到体内
靶器官	神经系统、呼吸道、眼
中毒症状	吸入：咳嗽，嗜睡，迟钝，头痛，咽喉疼痛，呼吸困难，神志不清。症状可能推迟显现。 皮肤：皮肤干燥，发红，粗糙。 眼睛：发红，疼痛，视力模糊。 食入：腹部疼痛，迟钝，恶心，呕吐，虚弱（另见吸入）
职业接触限值	阈限值：200 ppm（时间加权平均值），250 ppm（短期接触限值）（美国政府工业卫生学家会议，2017年）。 最高容许浓度：100 ppm，310 mg/m³（德国，2016年）。 时间加权平均容许浓度：200 mg/m³，短时间接触容许浓度：500 mg/m³（中国，2019年）

防 护 与 急 救	
接触控制/个体防护	工程控制：生产过程密闭，全面通风。提供安全淋浴和洗眼设备。 呼吸系统防护：可能接触其蒸气时，应该佩戴自吸过滤式防毒面具（半面罩）。紧急事态抢救或撤离时，建议佩戴空气呼吸器。 眼睛防护：戴化学安全防护眼镜。 身体防护：穿防静电工作服。 手部防护：戴橡胶耐油手套。 其他防护：工作现场严禁吸烟。工作完毕，淋浴更衣。注意个人清洁卫生
急救措施	火灾应急：采用抗溶性泡沫、二氧化碳、干粉、砂土灭火。用水灭火无效，但可用水保持火场中容器冷却。 吸入应急：迅速脱离现场至空气新鲜处，保持呼吸道通畅。如呼吸困难，给输氧。如呼吸停止，立即进行人工呼吸。就医。 皮肤应急：脱去污染的衣着，用肥皂水和清水彻底冲洗皮肤。 眼睛应急：提起眼睑，用流动清水或生理盐水冲洗。就医。 食入应急：饮足量温水，催吐。就医

469. 乙酸乙二醇甲醚（2 – Methoxyethyl acetate）

基 本 信 息	
原化学品目录	2 - 甲氧基乙基乙酸酯
化学物质	乙酸乙二醇甲醚
别名	2 - 甲氧基乙酸乙酯；乙二醇一甲醚乙酸酯；2 - 甲氧基醋酸乙酯；甲基溶纤剂乙酸酯；甲基乙二醇醋酸酯
英文名	2 - METHOXYETHYL ACETATE；ETHYLENE GLYCOL MONOMETHYL ETHER ACETATE；2 - METHOXYETHANOL ACETATE；ACETIC ACID, 2 - METHOXYETHYL ESTER；METHYL CELLOSOLVE ACETATE；METHYL GLYCOL ACETATE
CAS 号	110 - 49 - 6
化学式	$C_5H_{10}O_3$/$CH_3COOCH_2CH_2OCH_3$
分子量	118.1
成分/组成信息	乙酸乙二醇甲醚

（续）

物　化　性　质	
理化特性	沸点：145 ℃ 熔点：-65 ℃ 相对密度（水＝1）：1.01 水中溶解度：混溶 蒸汽压：20 ℃时 0.27 kPa 蒸汽相对密度（空气＝1）：4.1 闪点：45 ℃（闭杯） 自燃温度：380 ℃ 爆炸极限：空气中 1.5% ~ 12.3%（体积）(93 ℃) 辛醇、水分配系数的对数值：0.121
禁配物	酸类、碱类、强氧化剂
健康危害与毒理信息	
危险有害概述	化学危险性：大概能生成爆炸性过氧化物。与强氧化剂、强碱发生反应。 健康危险性：吸入、口服或经皮肤吸收对身体有害。其蒸气或雾对眼睛、黏膜和呼吸道有刺激性。中毒表现有头痛、恶心和呕吐。①吸入危险性：20 ℃时，蒸发相当快地达到空气中有害污染浓度。②短期接触的影响：蒸气轻微刺激眼睛。可能对骨髓和中枢神经系统有影响。高浓度时，可能对血液有影响，导致血细胞损伤和肾损伤。远高于职业接触限值接触可能导致神志不清。③长期或反复接触的影响：液体使皮肤脱脂。可能对骨髓和血液有影响，导致血细胞损伤和肾损伤。可能造成人类生殖或发育毒性。 环境危险性：对水生生物有害
GHS 危害分类	易燃液体：类别 3； 急性毒性 - 吸入：类别 3（蒸气）； 急性毒性 - 经口：类别 4； 急性毒性 - 经皮：类别 4； 严重眼损伤/眼刺激：类别 2B； 生殖毒性：类别 1A； 特异性靶器官毒性 - 单次接触：类别 1（血液系统、中枢神经系统、肾脏）；类别 3（呼吸道刺激、麻醉效应）； 特异性靶器官毒性 - 反复接触：类别 1（血液系统、睾丸）；类别 2（中枢神经系统）； 急性水生毒性：类别 3； 慢性水生毒性：类别 2
急性毒性数据（HSDB）	LC_{50}：700 ppm/4 h（大鼠吸入）； LD_{50}：1.25 ~ 3.93 g/kg（大鼠经口）； LD_{50}：5.29 g/kg（兔子经皮）
致癌分类	/
ToxCast 毒性数据	/
急性暴露水平（AEGL）	/
暴露途径	可通过吸入其蒸气，经皮肤和食入吸收到体内
靶器官	呼吸道、眼、血液系统、中枢神经系统、睾丸、肾脏
中毒症状	吸入：头晕，嗜睡，头痛。 皮肤：可能被吸收，皮肤干燥。 眼睛：发红。 食入：腹部疼痛，恶心，呕吐，虚弱，神志不清

（续）

健康危害与毒理信息	
职业接触限值	阈限值：0.1 ppm（时间加权平均值），（经皮）（美国政府工业卫生学家会议，2017 年）。 最高容许浓度：1 ppm，4.9 mg/m³（德国，2016 年）。 时间加权平均容许浓度：20 mg/m³（中国，2019 年）
防 护 与 急 救	
接触控制/个体防护	工程控制：生产过程密闭，全面通风。提供安全淋浴和洗眼设备。 呼吸系统防护：空气中浓度超标时，佩戴过滤式防毒面具（半面罩）。高浓度环境中，佩戴自给式呼吸器或自吸式长管面具。 眼睛防护：戴化学安全防护眼镜。 身体防护：穿防静电工作服。 手部防护：戴橡胶耐油手套 其他防护：工作现场禁止吸烟、进食和饮水。工作完毕，淋浴更衣。注意个人清洁卫生
急救措施	火灾应急：尽可能将容器从火场移至空旷处。喷水保持火场容器冷却，直至灭火结束。处在火场中的容器若已变色或从安全泄压装置中产生声音，必须马上撤离。灭火剂：抗溶性泡沫、干粉、二氧化碳、砂土。 吸入应急：迅速脱离现场至空气新鲜处，保持呼吸道通畅。如呼吸困难，给输氧。如呼吸停止，立即进行人工呼吸。就医。 皮肤应急：脱去污染的衣着，立即用水冲洗至少15 min。就医治疗。 眼睛应急：立即提起眼睑，用流动清水或生理盐水冲洗至少15 min。就医。 食入应急：误服者给饮大量温水，催吐，就医

470. 乙酸乙烯酯（Vinyl acetate）

基 本 信 息	
原化学品目录	乙酸乙烯酯
化学物质	乙酸乙烯酯
别名	乙烯基乙酸酯；1-醋酸乙烯
英文名	VINYL ACETATE（MONOMER）；ACETICA CID ETHYNYLESTER；1-ACETOXYETHYLENE；ACETIC ACID VINYL ESTER
CAS 号	108-05-4
化学式	$C_4H_6O_2/CH_3COOCH=CH_2$
分子量	86.1
成分/组成信息	乙酸乙烯酯
物 化 性 质	
理化特性	沸点：72 ℃ 熔点：-93 ℃ 相对密度（水=1）：0.9 水中溶解度：20 ℃时 2.5 g/100 mL 蒸汽压：20 ℃时 11.7 kPa 蒸汽相对密度（空气=1）：3.0 闪点：-8 ℃（闭杯） 自燃温度：402 ℃ 爆炸极限：空气中2.6% ~13.4%（体积） 辛醇、水分配系数的对数值：0.73
禁配物	酸类、碱、氧化剂、过氧化物

健康危害与毒理信息	
危险有害概述	物理危险性：蒸气比空气重，可沿地面流动，可能造成远处着火。 化学危险性：加热或在光线或过氧化物作用下，容易发生聚合，有着火和爆炸危险。与强氧化剂激烈反应。 健康危险性：对眼睛、皮肤、黏膜和上呼吸道有刺激性。长时间接触有麻醉作用。①吸入危险性：20 ℃时蒸发可迅速达到空气中有害污染浓度。②短期接触的影响：刺激眼睛、皮肤和呼吸道。可能对肺有影响，导致组织损伤。 环境危险性：对水生生物有害
GHS 危害分类	易燃液体：类别 2； 急性毒性－经口：类别 5； 急性毒性－经皮：类别 5； 急性毒性－吸入：类别 4（蒸气）； 严重眼损伤/眼刺激：类别 2A； 皮肤致敏性：类别 1； 生殖细胞致突变性：类别 2； 致癌性：类别 2； 特异性靶器官毒性－单次接触：类别 3（呼吸道刺激）； 特异性靶器官毒性－反复接触：类别 2（神经系统）； 急性水生毒性：类别 2
急性毒性数据（HSDB）	LC_{50}：3680 ppm/4 h（大鼠吸入）； LD_{50}：2335 mg/kg（兔子经皮）
致癌分类	类别 2B（国际癌症研究机构，2019 年）
ToxCast 毒性数据	AC_{50}（AR）= Inactive；AC_{50}（AhR）= Inactive；AC_{50}（ESR）= Inactive；AC_{50}（p53）= Inactive
急性暴露水平（AEGL）	AEGL1 – 10 min = 6.7 ppm；AEGL1 – 8 h = 6.7 ppm；AEGL2 – 10 min = 46 ppm；AEGL2 – 8 h = 15 ppm；AEGL3 – 10 min = 230 ppm；AEGL3 – 8 h = 75 ppm
暴露途径	可通过吸入和食入吸收进体内
靶器官	神经系统、呼吸道、眼睛、皮肤
中毒症状	吸入：咳嗽，呼吸短促，咽喉痛。 皮肤：发红，水疱。 眼睛：发红，疼痛，轻度烧伤。 食入：嗜睡，头痛
职业接触限值	阈限值：10 ppm（时间加权平均值），15 ppm（短期接触限值）（美国政府工业卫生学家会议，2017 年）。 时间加权平均容许浓度：10 mg/m³，短时间接触容许浓度：15 mg/m³（中国，2019 年）
防 护 与 急 救	
接触控制/个体防护	工程控制：生产过程密闭，全面通风。提供安全淋浴和洗眼设备。 呼吸系统防护：可能接触其蒸气时，应该佩戴自吸过滤式防毒面具（半面罩）。紧急事态抢救或撤离时，建议佩戴空气呼吸器。 眼睛防护：戴化学安全防护眼镜。 身体防护：穿防静电工作服。 手部防护：戴橡胶耐油手套。 其他防护：工作现场严禁吸烟。工作完毕，淋浴更衣。注意个人清洁卫生

	防 护 与 急 救
急救措施	火灾应急：遇大火，消防人员须在有防护掩蔽处操作。用水灭火无效，但须用水保持火场容器冷却。灭火剂：抗溶性泡沫、二氧化碳、干粉、砂土。 吸入应急：迅速脱离现场至空气新鲜处，保持呼吸道通畅。如呼吸困难，给输氧。如呼吸停止，立即进行人工呼吸。就医。 皮肤应急：脱去污染的衣着，用肥皂水和清水彻底冲洗皮肤。 眼睛应急：提起眼睑，用流动清水或生理盐水冲洗。就医。 食入应急：饮足量温水，催吐。就医

471. 乙酸乙酯（Ethyl acetate）

	基 本 信 息
原化学品目录	乙酸乙酯
化学物质	乙酸乙酯
别名	醋酸乙酯
英文名	ETHYL ACETATE；ACETIC ACID，ETHYL ESTER；ACETIC ETHER
CAS 号	141 – 78 – 6
化学式	$C_4H_8O_2/CH_3COOC_2H_5$
分子量	88.1
成分/组成信息	乙酸乙酯

	物 化 性 质
理化特性	沸点：77 ℃ 熔点：– 84 ℃ 相对密度（水 = 1）：0.9 水中溶解度：易溶 蒸汽压：20 ℃时 10 kPa 蒸汽相对密度（空气 = 1）：3.0 闪点：– 4 ℃（闭杯） 自燃温度：427 ℃ 爆炸极限：空气中 2.2% ~ 11.5%（体积） 辛醇、水分配系数的对数值：0.73
禁配物	强氧化剂、碱类、酸类

	健康危害与毒理信息
危险有害概述	物理危险性：蒸气比空气重，可沿地面流动，可能造成远处着火。 化学危险性：加热时可能引起激烈燃烧或爆炸。在紫外光、碱和酸作用下，发生分解。与强氧化剂、碱或酸发生反应。侵蚀铝和塑料。 健康危险性：对眼、鼻、咽喉有刺激作用。高浓度吸入可引起进行性麻醉作用，急性肺水肿，肝、肾损害。持续大量吸入，可致呼吸麻痹。误服者可产生恶心、呕吐、腹痛、腹泻等。有致敏作用，因血管神经障碍而致牙龈出血；可致湿疹样皮炎。慢性影响：长期接触有时可致角膜混浊、继发性贫血、白细胞增多等。①吸入危险性：20 ℃时，蒸发可以相当快地达到空气中有害污染浓度。②短期接触的影响：刺激眼睛、皮肤和呼吸道。可能对神经系统有影响。过多超过职业接触限值时，可能导致死亡。③长期或反复接触的影响：液体使皮肤脱脂

健康危害与毒理信息	
GHS 危害分类	易燃液体：类别 2； 急性毒性 – 吸入：类别 4（蒸气）； 严重眼损伤/眼刺激：类别 2B； 特异性靶器官毒性 – 单次接触：类别 3（呼吸系统），类别 3（呼吸道刺激、麻醉效应）； 急性水生毒性：类别 3
急性毒性数据（HSDB）	LC_{50}：4000 ppm/4 h（大鼠吸入）； LD_{50}：11.3 mL/kg（大鼠经口）
致癌分类	/
ToxCast 毒性数据	AC_{50}（AR）= Inactive；AC_{50}（AhR）= Inactive；AC_{50}（ESR）= Inactive；AC_{50}（p53）= Inactive
急性暴露水平（AEGL）	/
暴露途径	可通过吸入其蒸气吸收到体内
靶器官	呼吸系统、神经系统、眼睛
中毒症状	吸入：咳嗽，头晕，瞌睡，头痛，恶心，咽喉疼痛，神志不清，虚弱。 皮肤：皮肤干燥。 眼睛：发红，疼痛
职业接触限值	阈限值：400 ppm（时间加权平均值）（美国政府工业卫生学家会议，2017 年）。 最高容许浓度：200 ppm，750 mg/m^3（德国，2017 年）。 时间加权平均容许浓度：200 mg/m^3，短时间接触容许浓度：300 mg/m^3（中国，2019 年）
防 护 与 急 救	
接触控制/个体防护	工程控制：生产过程密闭，全面通风。提供安全淋浴和洗眼设备。 呼吸系统防护：可能接触其蒸气时，应该佩戴自吸过滤式防毒面具（半面罩）。紧急事态抢救或撤离时，建议佩戴空气呼吸器。 眼睛防护：戴化学安全防护眼镜。 身体防护：穿防静电工作服。 手部防护：戴橡胶耐油手套。 其他防护：工作现场严禁吸烟。工作完毕，淋浴更衣。注意个人清洁卫生
急救措施	火灾应急：采用抗溶性泡沫、二氧化碳、干粉、砂土灭火。用水灭火无效，但可用水保持火场中容器冷却。 吸入应急：迅速脱离现场至空气新鲜处，保持呼吸道通畅。如呼吸困难，给输氧。如呼吸停止，立即进行人工呼吸。就医。 皮肤应急：脱去污染的衣着，用肥皂水和清水彻底冲洗皮肤。 眼睛应急：提起眼睑，用流动清水或生理盐水冲洗。就医。 食入应急：饮足量温水，催吐。就医

472. 乙酸异丙酯（Isopropyl acetate）

基 本 信 息	
原化学品目录	乙酸异丙酯
化学物质	乙酸异丙酯
别名	异丙基乙酸酯；乙酸 – 1 – 甲基乙基酯；2 – 乙酰氧基丙烷；2 – 丙基乙酸酯
英文名	ISOPROPYL ACETATE；ACETIC ACID, 1 – METHYLETHYLESTER；2 – ACETOXYPROPANE；2 – PROPYL ACETATE

（续）

基 本 信 息	
CAS 号	108 – 21 – 4
化学式	$C_5H_{10}O_2/(CH_3)_2CHCOOCH_3$
分子量	102.1
成分/组成信息	乙酸异丙酯

物 化 性 质	
理化特性	沸点：89 ℃ 熔点： – 73 ℃ 相对密度（水 =1）：0.88 水中溶解度：27 ℃时 4.3 g/100 mL（适度溶解） 蒸汽压：17 ℃时 5.3 kPa 蒸汽相对密度（空气 =1）：3.5 闪点：2 ℃（闭杯） 自燃温度：460 ℃ 爆炸极限：空气中 1.8% ~ 7.8%（体积） 辛醇、水分配系数的对数值：1.3
禁配物	强氧化剂、碱类、酸类

健康危害与毒理信息	
危险有害概述	物理危险性：蒸气比空气重，可沿地面流动，可能造成远处着火。 化学危险性：与氧化性物质激烈反应。侵蚀许多种塑料。 健康危险性：蒸气对呼吸道有刺激性。吸入高浓度蒸气可出现头痛、头晕、恶心、呕吐及麻醉作用。蒸气和雾对眼有刺激性，液体可致角膜损害。大量口服引起恶心、呕吐。短时接触对皮肤无刺激，长期接触有刺激性。①吸入危险性：20 ℃时蒸发，可相当快地达到空气中有害浓度。②短期接触的影响：刺激眼睛和呼吸道。如果吞咽液体吸入肺中，可能引起化学肺炎。远高于职业接触限值接触，可能造成意识降低。③长期或反复接触的影响：液体使皮肤脱脂
GHS 危害分类	易燃液体：类别 2； 急性毒性 - 经口：类别 5； 急性毒性 - 吸入：类别 4； 皮肤腐蚀/刺激性：类别 2； 严重眼损伤/眼刺激：类别 2B； 特定靶器官毒性（单次接触）：类别 2（中枢神经系统），类别 3（呼吸道刺激）； 特定靶器官毒性（重复接触）：类别 2（呼吸系统，肝脏）； 呛吸毒性：类别 2
急性毒性数（HSDB）	LD$_{50}$：3.0 ~ 6.75 g/kg（大鼠经口）
致癌分类	/
ToxCast 毒性数据	AC$_{50}$（AR）= Inactive；AC$_{50}$（AhR）= Inactive；AC$_{50}$（ESR）= 54.84；AC$_{50}$（p53）= 0.00015
急性暴露水平（AEGL）	/
暴露途径	可通过吸入其蒸气和食入吸收到体内
靶器官	眼睛、皮肤、呼吸系统、肝脏、中枢神经系统
中毒症状	吸入：咳嗽，瞌睡，头痛，咽喉疼痛。 皮肤：皮肤干燥，发红。 眼睛：发红，疼痛。 食入：腹部疼痛，眩晕

健康危害与毒理信息	
职业接触限值	阈限值 100 ppm（时间加权平均值），200 ppm（短期接触限值）（美国政府工业卫生学家会议，2017 年）。 最高容许浓度：100 ppm，420 mg/m³（德国，2016 年）

防 护 与 急 救	
接触控制/个体防护	工程控制：生产过程密闭，全面通风。提供安全淋浴和洗眼设备。 呼吸系统防护：可能接触其蒸气时，应该佩戴自吸过滤式防毒面具（半面罩）。紧急事态抢救或撤离时，建议佩戴空气呼吸器。 眼睛防护：戴化学安全防护眼镜。 身体防护：穿防静电工作服。 手部防护：戴橡胶耐油手套。 其他防护：工作现场严禁吸烟。工作完毕，淋浴更衣。注意个人清洁卫生
急救措施	火灾应急：采用抗溶性泡沫、二氧化碳、干粉、砂土灭火。用水灭火无效，但可用水保持火场中容器冷却。 吸入应急：迅速脱离现场至空气新鲜处，保持呼吸道通畅。如呼吸困难，给输氧。如呼吸停止，立即进行人工呼吸。就医。 皮肤应急：脱去污染的衣着，用肥皂水和清水彻底冲洗皮肤。 眼睛应急：提起眼睑，用流动清水或生理盐水冲洗。就医。 食入应急：饮足量温水，催吐。就医

473. 乙酸正戊酯（n - Amyl acetate）

基 本 信 息	
原化学品目录	乙酸戊酯
化学物	乙酸正戊酯
别名	醋酸正戊酯；1 - 乙酸戊酯；乙酸 - 1 - 戊酯
英文名	N - AMYL ACETATE；N - PENTYL ACETATE；1 - PENTYL ACETATE；ACETIC ACID，1 - PENTYL ESTER
CAS 号	628 - 63 - 7
化学式	$C_7H_{14}O_2/CH_3COO(CH_2)_4CH_3$
分子量	130.2
成分/组成信息	乙酸正戊酯

物 化 性 质	
理化特性	沸点：149 ℃ 熔点：-71 ℃ 相对密度（水 = 1）：0.88 水中溶解度：微溶 蒸汽压：25 ℃时 0.65 kPa 蒸汽相对密度（空气 = 1）：4.5 闪点：25 ℃（闭杯） 自燃温度：360 ℃ 爆炸极限：空气中 1.1% ~7.5%（体积） 辛醇、水分配系数的对数值：2.18
禁配物	强氧化剂、强碱、强酸

（续）

健康危害与毒理信息	
危险有害概述	物理危险性：蒸气比空气重。 化学危险性：与氧化剂反应，有着火和爆炸的危险。侵蚀许多塑料。 健康危害性：对眼及上呼吸道黏膜有刺激作用，可引起结膜炎、鼻炎、咽喉炎等，重者伴有头痛、嗜睡、胸闷、心悸、食欲不振、恶心、呕吐等症状。皮肤长期接触可致、皮炎或湿疹。有的可发生贫血和嗜酸性粒细胞增多。①吸入危险性：20℃时，蒸发相当慢达到空气中有害污染浓度。②短期接触的影响：刺激眼睛、皮肤和呼吸道。高浓度下接触可能导致意识降低。③长期或反复接触的影响：液体使皮肤脱脂
GHS 危害分类	易燃液体：类别3； 严重眼损伤/眼刺激：类别2B； 皮肤腐蚀/刺激性：类别2； 特异性靶器官毒性 – 单次接触：类别3（麻醉效应，呼吸道刺激）； 特异性靶器官毒性 – 反复接触：类别1（神经系统）； 急性水生毒性：类别3
急性毒性数据（HSDB）	LC_{50}：＞976 ppm（5192 mg/m^3），4 h（大鼠吸入）； LD_{50}：6500 mg/kg（大鼠经口）
致癌分类	/
ToxCast 毒性数据	AC_{50}（AR）= Inactive；AC_{50}（AhR）= Inactive；AC_{50}（ESR）= Inactive；AC_{50}（p53）= Inactive
急性暴露水平（AEGL）	/
暴露途径	可通过吸入其蒸气吸收到体内
靶器官	神经系统、呼吸道、眼睛、皮肤
中毒症状	吸入：咳嗽，头晕，嗜睡，头痛，咽喉痛。 皮肤：皮肤干燥，发红。 眼睛：发红，疼痛
职业接触限值	阈限值：50 ppm（时间加权平均值）；100 ppm（短期接触限值）（美国政府工业卫生学家会议，2017 年）。 职业接触限值：50 ppm，270 mg/m^3（时间加权平均值）；100 ppm，540 mg/m^3（短期接触限值）（欧盟，2000 年）。 时间加权平均容许浓度：100 mg/m^3，短时间接触容许浓度：200 mg/m^3（中国，2019年）
防 护 与 急 救	
接触控制/个体防护	工程控制：生产过程密闭，全面通风。提供安全淋浴和洗眼设备。 呼吸系统防护：空气中浓度较高时，应该佩戴导管式防毒面具。必要时，佩戴空气呼吸器。 眼睛防护：戴化学安全防护眼镜。 身体防护：穿防静电工作服。 手部防护：戴橡胶耐油手套。 其他防护：工作现场严禁吸烟。工作完毕，淋浴更衣。注意个人清洁卫生
急救措施	火灾应急：喷水冷却容器，可能的话将容器从火场移至空旷处。灭火剂：泡沫、干粉、二氧化碳、砂土。 吸入应急：迅速脱离现场至空气新鲜处，保持呼吸道通畅。如呼吸困难，给输氧。如呼吸停止，立即进行人工呼吸。就医。 皮肤应急：脱去污染的衣着，用肥皂水和清水彻底冲洗皮肤。 眼睛应急：提起眼睑，用流动清水或生理盐水冲洗。就医。 食入应急：饮足量温水，催吐。就医

474. 乙酸仲己酯 （1，3 - Dimethylbutyl acetate）

基 本 信 息	
原化学品目录	1，3 - 二甲基丁基乙酸酯 （乙酸仲己酯）
化学物质	乙酸仲己酯
别名	仲乙酸己酯；1，3 - 二甲基丁基乙酸酯；甲基异戊基乙酸酯；乙酸 - 1，3 - 甲基丁基酯；4 - 甲基 - 2 - 戊醇乙酸酯
英文名	SEC - HEXYL ACETATE；1，3 - DIMETHYLBUTYL ACETATE；METHYLISOAMYL ACETATE；ACETIC ACID，1，3 - DIMETHYLBUTYL ESTER；4 - METHYL - 2 - PENTANOL，ACE TATE
CAS 号	108 - 84 - 9
化学式	$C_8H_{16}O_2/CH_3COOCH(CH_3)CH_2CH(CH_3)_2$
分子量	144.2
成分/组成信息	乙酸仲己酯

物 化 性 质	
理化特性	沸点：146 ℃ 熔点：- 64 ℃ 相对密度 （水 = 1）：0.86 水中溶解度：不溶 蒸汽压：20 ℃时 0.4 kPa 蒸汽相对密度 （空气 = 1）：5.0 闪点：45 ℃ （闭杯） 爆炸极限：空气中 0.9% ~ 5.7% （体积）
禁配物	强氧化剂、强还原剂、强酸、强碱

健康危害与毒理信息	
危险有害概述	化学危险性：与强氧化剂发生反应。 健康危险性：对眼睛有刺激作用，可引起头痛、麻醉作用。①吸入危险性：20 ℃时蒸发，相当慢地达到空气中有害污染浓度。②短期接触的影响：刺激眼睛、皮肤和呼吸道。高浓度接触可能导致神志不清
GHS 危害分类	易燃液体：类别 3； 急性毒性 - 吸入：类别 3 （蒸气）； 严重眼损伤/眼刺激：类别 2B； 生殖毒性：类别 2B； 特异性靶器官毒性 - 单次接触：类别 3 （呼吸道刺激、麻醉效应）
急性毒性数据 （HSDB）	/
致癌分类	/
ToxCast 毒性数据	/
急性暴露水平 （AEGL）	/
暴露途径	可通过吸入其蒸气吸收到体内
靶器官	呼吸道、神经系统、眼睛
中毒症状	吸入：咳嗽，咽喉痛。 皮肤：发红。 眼睛：发红

健康危害与毒理信息	
职业接触限值	阈限值：50 ppm（时间加权平均值）（美国政府工业卫生学家会议，2017 年）。 时间加权平均容许浓度：300 mg/m³（中国，2019 年）

防 护 与 急 救	
接触控制/个体防护	工程控制：生产过程密闭，全面通风。 呼吸系统防护：空气中浓度超标时，应该佩戴防毒口罩。必要时佩戴自给式呼吸器。 眼睛防护：一般不需特殊防护，高浓度接触时可戴化学安全防护眼镜。 身体防护：穿相应的防护服。 手部防护：戴防护手套
急救措施	火灾应急：泡沫、二氧化碳、干粉、砂土。用水灭火无效。 吸入应急：迅速脱离现场至空气新鲜处。保持呼吸道通畅。如呼吸困难，给输氧。如呼吸停止，立即进行人工呼吸。就医。 皮肤应急：脱去污染的衣着，立即用水冲洗至少15 min。就医治疗。 眼睛应急：立即提起眼睑，用流动清水或生理盐水冲洗至少15 min。就医。 食入应急：误服者给饮大量温水，催吐，就医

475. 乙烯酮（Vinyl ketone）

基 本 信 息	
原化学品目录	乙烯酮
化学物质	乙烯酮
别名	酮乙烯
英文名	KETENE；CARBOMETHENE；ETHENONE；KETOETHYLENE
CAS 号	463 – 51 – 4
化学式	$C_2H_2O/CH_2 = C = O$
分子量	42
成分/组成信息	/

物 化 性 质	
理化特性	沸点：– 56 ℃ 熔点：– 150 ℃ 水中溶解度：反应 蒸汽相对密度（空气 = 1）：1.4 闪点：易燃气体
禁配物	/

健康危害与毒理信息	
危险有害概述	物理危险性：气体比空气重，可能沿地面流动，可能造成远处着火。 化学危险性：可能容易聚合。与许多有机化合物激烈反应。与水反应生成乙酸。在乙醇和氨中发生分解。 健康危险性：①吸入危险性：容器漏损时，该气体迅速达到空气中有害浓度。②短期接触的影响：刺激眼睛、皮肤和呼吸道。吸入气体可能引起肺水肿。影响可能推迟显现，需进行医学观察。③长期或反复接触的影响：反复或长期接触肺可能受损伤，导致肺气肿和纤维化

健康危害与毒理信息	
GHS 危害分类	易燃气体：类别 1； 高压气体：液化气体； 急性毒性 – 吸入：类别 1（蒸气）； 皮肤腐蚀/刺激：类别 2； 严重眼损伤/眼刺激：类别 2； 特异性靶器官毒性 – 单次接触：类别 1（呼吸系统、唾腺）； 急性水生毒性：类别 3
急性毒性数（HSDB）	LC_{50}：17 ppm/10 min（小鼠吸入）
致癌分类	/
ToxCast 毒性数据	/
急性暴露水平（AEGL）	AEGL1 – 10 min = NR；AEGL1 – 8 h = NR；AEGL2 – 10 min = 0.08 ppm；AEGL2 – 8 h = 0.029 ppm；AEGL3 – 10 min = 0.24 ppm；AEGL3 – 8 h = 0.088 ppm
暴露途径	可通过吸入吸收到体内
靶器官	呼吸系统、唾腺、皮肤、眼
中毒症状	吸入：咳嗽，气促。症状可能推迟显现。 皮肤：发红。 眼睛：发红，疼痛
职业接触限值	阈限值：0.5 ppm，0.86 mg/m³（时间加权平均值）；1.5 ppm，2.6 mg/m³（短期接触限值）（美国政府工业卫生学家会议，2017 年）。 时间加权平均容许浓度：0.8 mg/m³，短时间接触容许浓度：2.5 mg/m³（中国，2019 年）
防 护 与 急 救	
接触控制/个体防护	工程控制：密闭操作，注意通风。 呼吸系统防护：通风，局部排气通风适当的呼吸防护。 眼睛防护：安全护目镜，或眼睛防护结合呼吸防护。 身体防护：穿相应的防护服。 手部防护：戴防护手套
急救措施	火灾应急：干粉，二氧化碳。禁止用水。 吸入应急：新鲜空气，休息，半直立体位。必要时进行人工呼吸，给予医疗护理。就医。 皮肤应急：脱去污染的衣着，用流动清水冲洗。 眼睛应急：立即翻开上下眼睑，用流动清水冲洗15 min。就医

476. 乙酰甲胺磷（Acephate）

基 本 信 息	
原化学品目录	乙酰甲胺磷
化学物质	乙酰甲胺磷
别名	高灭磷；O，S－二甲基乙酰氨基硫代磷酸酯；N－（甲氧基（甲基硫代）膦基）乙酰胺
英文名	Acephate；O，S－Dimethyl Acetylphosphoramidothioate；N－(Methoxy（methylthio）phosphinoyl）acetamide

基　本　信　息	
CAS 号	30560 - 19 - 1
化学式	$C_4H_{10}NO_3PS$
分子量	183.2
成分/组成信息	乙酰甲胺磷

物　化　性　质	
理化特性	外观与性状：无色晶体或白色粉末，有特殊气味 沸点：147 ℃ 熔点：92 ℃（纯）；70～80 ℃（工业品） 相对密度（水 =1）：1.35 水中溶解度：易溶于水，易溶于甲醇、乙醇、丙酮等多数有机溶剂 蒸汽压：2.266×10^{-1} Pa（24 ℃）
禁配物	强氧化剂、强碱

健康危害与毒理信息	
危险有害概述	物理危险性：可燃，有毒。遇明火、高热可燃。 化学危险性：加热时，分解生成含氮氧化物、氧化亚磷和硫氧化物有毒烟雾。 健康危险性：喷洒或扩散时，可较快达到空气中颗粒物有害浓度，尤其是粉末。可能对神经系统和血液有影响，导致胆碱酯酶抑制。影响可能推迟显现，需进行医学观察。重症出现肺水肿、昏迷、呼吸麻痹、脑水肿。少数重度中毒者在临床症状消失后数周出现神经病
GHS 危害分类	急性毒性 - 经口：类别 4； 生殖毒性：类别 2； 严重眼损伤/眼刺激：类别 2A； 特异性靶器官毒性 - 单次接触：类别 1（神经系统）； 特异性靶器官毒性 - 反复接触：类别 2（神经系统）； 危害水生环境 - 急性危害：类别 2； 危害水生环境 - 长期危害：类别 2
急性毒性数据（HSDB）	LD_{50}：866～945 mg/kg（大鼠经口）； LD_{50}：> 2000 mg/kg（体重）（兔子经皮）
致癌分类	/
ToxCast 毒性数据	$AC_{50}(AR)$ = Inactive；$AC_{50}(AhR)$ = Inactive；$AC_{50}(ESR)$ = Inactive；$AC_{50}(p53)$ = Inactive
急性暴露水平（AEGL）	/
暴露途径	可通过吸入其气溶胶、食入和经皮进入体内
靶器官	中枢神经系统、胃肠道、血液系统、眼
中毒症状	头痛、头昏、恶心、呕吐、多汗、无力、胸闷、视力模糊、胃口不佳等。全血胆碱酯酶活性一般降到正常值的70%以下。中度中毒除上述症状外，还出现轻度呼吸困难、肌肉震颤、瞳孔缩小、精神恍惚、步态不稳、大汗、流涎、腹痛、腹泻等。重者还会出现昏迷、抽搐、呼吸困难、口吐白沫、大小便失禁、惊厥、呼吸麻痹等。急性中毒多在12 h 内发病，误服者可立即发病
职业接触限值	时间加权平均容许浓度：0.3 mg/m³（中国，2019 年）

（续）

防 护 与 急 救	
接触控制/个体防护	工程控制：密闭操作，局部排风。操作尽可能机械化、自动化。使用防爆型的通风系统和设备。 呼吸系统防护：呼吸防护，佩戴自吸过滤式防尘口罩。 身体防护：穿透气型防毒服。 手部防护：戴防化学品手套。 眼睛防护：戴化学安全防护眼镜。 其他防护：工作时不得进食、饮水或吸烟。进食前洗手
急救措施	吸入应急：迅速脱离现场至空气新鲜处，保持呼吸道通畅。如呼吸困难，给输氧。如呼吸停止，立即进行人工呼吸。就医。 皮肤应急：立即脱去污染的衣着，用肥皂水及流动清水彻底冲洗污染的皮肤、头发、指甲等。就医。 眼睛应急：提起眼睑，用流动清水或生理盐水冲洗。就医。 食入应急：饮足量温水，催吐。用清水或2%～5%碳酸氢钠溶液洗胃。就医

477. 乙酰水杨酸 ［Acetylsalicylic acid（aspirin）］

基 本 信 息	
原化学品目录	乙酰水杨酸
化学物质	乙酰水杨酸
别名	阿司匹林；邻乙酰水杨酸；2-乙酰氧基苯甲酸
英文名	Acetylsalicylic acid；Aspirin；2-（Acetyloxy）benzoic acid
CAS号	50-78-2
化学式	$C_9H_8O_4$
分子量	180.16
成分/组成信息	乙酰水杨酸

物 化 性 质	
理化特性	外观与性状：无色至白色晶体或粉末，有特殊气味 沸点：低于沸点在140℃时分解 熔点：135℃ 密度：1.4 g/cm³ 溶解度：溶于乙醇、乙醚 水中溶解度：0.25 g/100 mL（15℃），微溶 蒸气压：25℃约0.004 Pa
禁配物	强氧化剂、强酸、强碱

健康危害与毒理信息	
危险有害概述	物理危险性：如果以粉末或颗粒形式与空气混合，可能发生粉尘爆炸。 化学危险性：水溶液是一种弱酸。 健康危险性：20℃时蒸发可忽略不计，但扩散时可较快地达到空气中颗粒物有害浓度，尤其是粉末。刺激眼睛、皮肤和呼吸道。大量食入时，可能对血液和中枢神经系统有影响。动物实验表明，可能对人类生殖造成毒性影响

健康危害与毒理信息	
GHS 危害分类	急性毒性－经口：类别4； 皮肤腐蚀/刺激：类别3； 严重眼损伤/眼刺激：类别2A； 生殖毒性：类别1A； 呼吸敏感性：类别1； 特异性靶器官毒性－单次接触：类别1（中枢神经系统，胃，肝，肺）； 特异性靶器官毒性－反复接触：类别1（血液系统，中枢神经系统，胃，肝，肾，肺）
急性毒性数据（HSDB）	LD_{50}：200～1500 mg/kg（大鼠经口）； LD_{50}：340 mg/kg（大鼠腹腔注射）
致癌分类	/
ToxCast 毒性数据	AC_{50}（AR）= Inactive；AC_{50}（AhR）= Inactive；AC_{50}（ESR）= Inactive；AC_{50}（p53）= Inactive
急性暴露水平（AEGL）	/
暴露途径	可通过吸入其气溶胶和经食入吸收到体内
靶器官	中枢神经系统、消化系统、皮肤、眼睛、呼吸系统、血液系统、肝脏、肾脏
中毒症状	吸入：咳嗽，咽喉痛。 食入：恶心，呕吐
职业接触限值	阈限值：5 mg/m³（时间加权平均值）（美国政府工业卫生学家会议，2017 年）。 时间加权平均容许浓度：5 mg/m³（中国，2019 年）

防 护 与 急 救	
接触控制/个体防护	工程控制：防止粉尘沉积、密闭系统，防止粉尘爆炸电气设备和照明。 呼吸系统防护：适当的呼吸防护。 手部防护：防护手套。 眼睛防护：安全护目镜，眼保护罩，面部保护罩。 其他防护：操作后彻底清洁皮肤。工作时不得进食、饮水或吸烟
急救措施	吸入应急：新鲜空气，休息。给予医疗护理。 皮肤应急：脱掉沾污衣物，用大量水冲洗皮肤或淋浴。如仍觉皮肤刺激，就医。 眼睛应急：先用大量水缓慢温和地冲洗几分钟（如可能易行，摘除隐形眼镜），如仍觉不适，就医。 食入应急：漱口，就医

478. 2－乙氧基乙酸乙酯（2－Ethoxyethyl acetate）

基 本 信 息	
原化学品目录	2－乙氧基乙基乙酸酯
化学物质	2－乙氧基乙酸乙酯
别名	乙酸乙二醇一乙醚酯；乙酸－2－乙氧基酯；2－乙氧基乙醇乙酸酯；醋酸溶纤剂；乙基乙二醇醋酸酯
英文名	2－ETHOXYETHYL ACETATE；ETHYLENE GLYCOL MONOETHYL ETHER ACETATE；2－ETHOXYETHANOL ACETATE；ACETIC ACID, 2－ETHOXYETHYL ESTER；CELLO-SOLVE ACETATE；ETHYL GLYCOL ACETATE

（续）

基 本 信 息	
CAS 号	111 - 15 - 9
化学式	$C_6H_{12}O_3/CH_3COOCH_2CH_2OCH_2CH_3$
分子量	132.2
成分/组成信息	2 - 乙氧基乙酸乙酯

物 化 性 质	
理化特性	沸点：156 ℃ 熔点：-62 ℃ 相对密度（水=1）：0.97（20 ℃时） 水中溶解度：20 ℃时 23 g/100 mL 蒸汽压：20 ℃时 0.27 kPa 蒸汽相对密度（空气=1）：4.7 闪点：51.1 ℃（闭杯） 自燃温度：375 ℃ 爆炸极限：空气中 1.3% ~14%（体积）（93 ℃） 辛醇、水分配系数的对数值：0.24
禁配物	酸类、碱类、强氧化剂

健康危害与毒理信息	
危险有害概述	化学危险性：可能生成爆炸性过氧化物。与强酸、强碱和强氧化剂发生反应。 健康危险性：吸入、口服或经皮肤吸收对身体有害。具有刺激性。中毒表现有头痛、恶心和呕吐。慢性影响：有可能引起生殖功能紊乱。①吸入危险性：20 ℃时，蒸发相当慢地达到空气中有害污染浓度。②短期接触的影响：蒸气轻微刺激眼睛。高浓度时，可能对血液有影响，导致血细胞损伤和肾损伤。可能对中枢神经系统有影响。远高于职业接触限值接触，可能导致神志不清。③长期或反复接触的影响：液体使皮肤脱脂。可能对血液有影响，导致血细胞损伤、贫血和肾损伤。可能造成人类生殖或发育毒性。 环境危险性：对水生生物有害
GHS 危害分类	易燃液体：类别 3； 急性毒性 - 吸入：类别 4（蒸气）； 急性毒性 - 经皮：类别 4； 急性毒性 - 经口：类别 4； 严重眼损伤/眼刺激：类别 2B； 生殖毒性：类别 1B； 特异性靶器官毒性 - 单次接触：类别 3（麻醉效应）； 急性水生毒性：类别 3
急性毒性数据（HSDB）	LC_{50}：1500 ppm/8 h（大鼠吸入）； LD_{50}：5.1 g/kg（大鼠经口）； LD_{50}：10300 mg/kg（兔子经皮）
致癌分类	类别 A4（美国政府工业卫生学家会议，2017 年）
ToxCast 毒性数据	AC_{50}(AR) = Inactive；AC_{50}(AhR) = Inactive；AC_{50}(ESR) = Inactive；AC_{50}(p53) = Inactive
急性暴露水平（AEGL）	/
暴露途径	可通过吸入其蒸气，经皮肤和食入吸收到体内
靶器官	眼睛、神经系统、生殖系统、血液

（续）

健康危害与毒理信息	
中毒症状	吸入：头晕，嗜睡，头痛，神志不清。 皮肤：可能被吸收，皮肤干燥。 眼睛：发红。 食入：恶心，呕吐
职业接触限值	阈限值：5 ppm，27 mg/m³（时间加权平均值）（经皮）（美国政府工业卫生学家会议，2017 年）。 最高容许浓度：（乙二醇—乙醚及其乙酸酯的总和）2 ppm，11 mg/m³（德国，2007 年）。 时间加权平均容许浓度：30 mg/m³（中国，2019 年）

防 护 与 急 救	
接触控制/个体防护	工程控制：生产过程密闭，全面通风。提供安全淋浴和洗眼设备。 呼吸系统防护：空气中浓度超标时，佩戴过滤式防毒面具（半面罩）。高浓度环境中，佩戴自给式呼吸器或自吸式长管面具。 眼睛防护：戴化学安全防护眼镜。 身体防护：穿防静电工作服。 手部防护：戴橡胶耐油手套 其他防护：工作现场禁止吸烟、进食和饮水。工作完毕，淋浴更衣。注意个人清洁卫生
急救措施	火灾应急：尽可能将容器从火场移至空旷处。灭火剂：抗溶性泡沫、干粉、二氧化碳、砂土。 吸入应急：迅速脱离现场至空气新鲜处，保持呼吸道通畅。如呼吸困难，给输氧。如呼吸停止，立即进行人工呼吸。就医。 皮肤应急：脱去污染的衣着，立即用水冲洗至少15 min。就医治疗。 眼睛应急：立即提起眼睑，用流动清水或生理盐水冲洗至少15 min。就医。 食入应急：误服者给饮大量温水，催吐，就医

479. 钇及其化合物（Yttrium and compounds）

基 本 信 息	
原化学品目录	钇及其化合物
化学物质	钇
别名	钇粉
英文名	Yttrium
CAS 号	7440－65－5
化学式	Y
分子量	88.91
成分/组成信息	钇

物 化 性 质	
理化特性	外观与性状：银白色固体，脆而硬，与冷水缓慢反应，在热水中反应较快，水溶液无色。 沸点：3338 ℃ 熔点：1522 ℃ 密度：4.472 g/mL（20 ℃） 水中溶解度：可溶于稀酸和 KOH 溶液
禁配物	强氧化剂

健康危害与毒理信息	
危险有害概述	物理危险性：在空气中加热到 400 ℃以上燃烧。 化学危险性：与水反应生成氢气。在空气中生成一层氧化膜，故较稳定。避免与酸、卤素、碱、空气、光、潮湿的水分接触。 健康危险性：有一定蓄积性，影响血液系统。钇组稀土粉尘显示出致肺纤维化的作用，其氯化物对皮肤有损伤，能刺激眼睛的黏膜
GHS 危害分类	特异性靶器官毒性－单次接触：类别 2（肺）
急性毒性数据（HSDB）	/
致癌分类	/
ToxCast 毒性数据	/
急性暴露水平（AEGL）	/
暴露途径	可通过吸入其气溶胶进入到体内
靶器官	血液、呼吸系统
中毒症状	/
职业接触限值	阈限值：1 mg/m^3（时间加权平均值）（美国政府工业卫生学家会议，2017 年）。 时间加权平均容许浓度：1 mg/m^3（中国，2019 年）
防 护 与 急 救	
接触控制/个体防护	接触控制：防止粉尘生成与扩散。 呼吸系统防护：粉尘作业环境中，常规呼吸防护。 手部防护：防护手套。 其他防护：工作时不得进食、饮水或吸烟
急救措施	吸入应急：新鲜空气，休息。给予医疗护理。 皮肤应急：脱去污染的衣服。冲洗，然后用水和肥皂清洗皮肤。 眼睛应急：水冲洗（如可能易行，摘除隐形眼镜），然后就医。 食入应急：漱口，就医

480. 异丙胺（Isopropylamine）

基 本 信 息	
原化学品目录	异丙胺
化学物质	异丙胺
别名	异丙基胺 2－丙胺 2－氨基丙烷 1－甲基乙基胺
英文名	ISOPROPYLAMINE；2－PROPANEAMINE；2－AMINOPROPANE；1－METHYLETHYL-AMINE
CAS 号	75－31－0
化学式	$C_3H_9N/(CH_3)_2CHNH_2$
分子量	59.1
成分/组成信息	异丙胺；2－氨基丙烷

物　化　性　质	
理化特性	沸点：33～34℃ 熔点：－95.2℃ 相对密度（水=1）：0.7 水中溶解度：混溶 蒸汽压：20℃时63.7 kPa 蒸汽相对密度（空气=1）：2.0 自燃温度：402℃ 爆炸极限：空气中2.3%～10%（体积） 辛醇、水分配系数的对数值：0.3
禁配物	酸类、酰基氯、酸酐、强氧化剂、二氧化碳
健康危害与毒理信息	
危险有害概述	物理危险性：蒸气比空气重，可能沿地面流动，可能造成远处着火。 化学危险性：加热时，分解生成氮氧化物、氰化氢有毒烟雾。与强氧化剂、酸、酸酐、酰基氯发生反应。与硝基烷烃、卤代烃、氧化剂和许多其他物质激烈反应。侵蚀铜及其化合物、铅、锌、锡。 健康危险性：吸入蒸气或雾，对呼吸道有刺激性；持续高浓度吸入引起肺水肿。蒸气对眼有强烈刺激性；液体或雾严重损害眼睛，重者可致失明。可致皮肤灼伤。口服灼伤消化道，大量口服引起死亡。①吸入危险性：20℃时蒸发，可迅速地达到空气中有害浓度。②短期接触的影响：腐蚀眼睛、皮肤和呼吸道。食入有腐蚀性。吸入蒸气可能引起肺水肿。如果吞咽液体吸入肺中，可能引起化学肺炎。接触可能造成死亡。③长期或反复接触的影响：反复或长期皮肤接触可能引起皮炎。 环境危险性：对水生生物有害
GHS危害分类	易燃液体：类别1； 急性毒性－经口：类别3； 急性毒性－经皮：类别3； 急性毒性－吸入：类别4（蒸气）； 皮肤腐蚀/刺激：类别2； 严重眼损伤/眼刺激：类别1； 特异性靶器官毒性－单次接触：类别1（呼吸系统）； 特定靶器官毒性－反复接触：类别2（呼吸系统）； 呛吸毒性：类别3； 急性水生毒性：类别3
急性毒性数据（HSDB）	LC_{50}：8.7 mg/L，4 h（大鼠吸入）； LD_{50}：＞400 mg/kg（大鼠经皮）； LD_{50}：820 mg/kg（大鼠经口）
致癌分类	/
ToxCast毒性数据	/
急性暴露水平（AEGL）	/
暴露途径	可通过吸入，经皮肤和食入吸收到体内
靶器官	呼吸系统、眼、皮肤
中毒症状	吸入：咽喉疼痛，咳嗽，灼烧感，气促，呼吸困难。症状可能推迟显现。 皮肤：疼痛，发红，起疱，皮肤烧伤。 眼睛：发红，疼痛，严重深度烧伤，视力丧失。 食入：灼烧感，胃痉挛，休克或虚脱

（续）

健康危害与毒理信息	
职业接触限值	阈限值：5 ppm、12 mg/m³（时间加权平均值）；10 ppm、24 mg/m³（短期接触限值）（美国政府工业卫生学家会议，2017 年）。 时间加权平均容许浓度：12 mg/m³，短时间接触容许浓度：24 mg/m³（中国，2019 年）

防 护 与 急 救	
接触控制/个体防护	工程控制：生产过程密闭，加强通风。 呼吸系统防护：可能接触其蒸气时，佩戴防毒面具。 眼睛防护：戴化学安全防护眼镜。 身体防护：穿相应的防护服。 手部防护：戴防化学品手套
急救措施	火灾应急：泡沫、二氧化碳、干粉、砂土。用水灭火无效。 吸入应急：迅速脱离现场至空气新鲜处。呼吸困难时，给输氧。呼吸停止时，立即进行人工呼吸。就医。 皮肤应急：脱去污染的衣着，立即用水冲洗至少15 min。就医治疗。 眼睛应急：立即提起眼睑，用流动清水或生理盐水冲洗至少15 min。就医。 食入应急：误服者立即漱口，给饮牛奶或蛋清。就医

481. 异丙醇（Isopropyl alcohol）

基 本 信 息	
原化学品目录	异丙醇
化学物质	异丙醇
别名	2 - 丙醇；丙烷 - 2 - 醇；二甲基甲醇
英文名	ISOPROPYL ALCOHOL；2 - PROPANOL；PROPAN - 2 - OL；ISOPROPANOL；DIME-THYLCARBINOL
CAS 号	67 - 63 - 0
化学式	$C_3H_8O/CH_3CHOHCH_3$
分子量	60.1
成分/组成信息	异丙醇

物 化 性 质	
理化特性	外观与性状：无色液体 沸点：83 ℃ 熔点：- 90 ℃ 相对密度（水 =1）：0.79 水中溶解度：混溶 蒸汽压：20 ℃时 4.4 kPa 蒸汽相对密度（空气 =1）：2.1 闪点：11.7 ℃（闭杯） 自燃温度：456 ℃ 爆炸极限：空气中 2% ~12%（体积） 辛醇、水分配系数的对数值：0.05
禁配物	强氧化剂、酸类、酸酐、卤素

健康危害与毒理信息	
危险有害概述	物理危险性：蒸气与空气充分混合，容易形成爆炸性混合物。 化学危险性：与强氧化剂发生反应。侵蚀某些塑料和橡胶。 健康危险性：①吸入危险性：20 ℃时蒸发，相当慢地达到空气中有害浓度，但喷洒或扩散时要快得多。②短期接触的影响：刺激眼睛和呼吸道。可能对中枢神经系统有影响，导致抑郁。远高于职业接触限值接触时，可能导致神志不清。③长期或反复接触的影响：液体使皮肤脱脂
GHS危害分类	易燃液体：类别2； 急性毒性－经皮：类别5； 急性毒性－经口：类别5； 严重眼损伤/眼刺激：类别2； 生殖毒性：类别2； 特异性靶器官毒性－单次接触：类别1（中枢神经系统、系统性毒性），类别3（呼吸道过敏）； 特异性靶器官毒性－反复接触：类别1（血液系统），类别2（呼吸系统、肝脏、脾脏）
急性毒性数据（HSDB）	LC_{50}：72.6 mg/L，4 h（大鼠吸入）； LD_{50}：12800 mg/kg（兔经皮）； LD_{50}：4710～5840 mg/kg（大鼠经口）； LD_{50}：3600～4475 mg/kg（小鼠经口）
致癌分类	类别3（国际癌症研究机构，2019年）。 类别A4（美国政府工业卫生学家会议，2017年）
ToxCast毒性数据	/
急性暴露水平（AEGL）	/
暴露途径	可通过吸入，经皮肤和食入吸收到体内
靶器官	呼吸系统、肝脏、脾脏
中毒症状	吸入：咳嗽，头晕，嗜睡，头痛，咽喉痛。 皮肤：皮肤干燥。 眼睛：发红。 食入：腹部疼痛，呼吸困难，恶心，神志不清，呕吐
职业接触限值	阈限值：200 ppm（时间加权平均值），400 ppm（短期接触限值）（美国政府工业卫生学家会议，2017年）。 时间加权平均容许浓度：350 mg/m³，短时间接触容许浓度：700 mg/m³（中国，2019年）。 最高容许浓度：200 ppm，500 mg/m³（德国，2016年）
防 护 与 急 救	
接触控制/个体防护	工程控制：禁止明火、禁止火花和禁止吸烟。密闭系统、通风、防爆型电气设备和照明。 呼吸系统防护：适当的呼吸防护。 手部防护：防护手套。 眼睛防护：安全护目镜，或眼睛防护结合呼吸防护。 其他防护：工作时不得进食、饮水或吸烟
急救措施	火灾应急：干粉、抗溶性泡沫、大量水、二氧化碳。 爆炸应急：着火时，喷雾状水保持料桶等冷却。 吸入应急：新鲜空气，休息，给予医疗护理。 皮肤应急：脱去污染的衣服，冲洗，然后用水和肥皂清洗皮肤。 眼睛应急：先用大量水冲洗几分钟（如可能易行，摘除隐形眼镜），然后就医。 食入应急：漱口，不要催吐，休息，给予医疗护理

482. 异丙醇胺 (Isopropanolamine)

基 本 信 息	
原化学品目录	异丙醇胺 (1-氨基-2-二丙醇)
化学物质	异丙醇胺
别名	1-氨基-2-丙醇;苏糖胺
英文名	ISOPROPANOLAMINE; 1-AMINO-2-PROPANOL; THREAMINE
CAS 号	78-96-6
化学式	$C_3H_9NO/CH_3CHOHCH_2NH_2$
分子量	75.11
成分/组成信息	异丙醇胺

物 化 性 质	
理化特性	外观与性状:无色液体,有特殊气味 沸点:159.5 ℃ 熔点:-2 ℃ 相对密度(水=1):0.96 水中溶解度:可溶解 蒸汽压:<0.2 kPa (20 ℃时) 蒸汽相对密度(空气=1):2.6 蒸汽、空气混合物的相对密度(20 ℃,空气=1):1 闪点:77 ℃ 自燃温度:374 ℃ 辛醇、水分配系数的对数值:-1.0
禁配物	强氧化剂、强酸

健康危害与毒理信息	
危险有害概述	化学危险性:燃烧时,生成氮氧化物。与强氧化剂发生反应。 健康危险性:①吸入危险性:20 ℃时蒸发可相当快地达到空气中有害污染浓度。②短期接触的影响:腐蚀眼睛、皮肤和呼吸道。吸入蒸气可能引起肺水肿
GHS 危害分类	易燃液体:类别4; 急性毒性-经皮:类别4; 皮肤腐蚀/刺激:类别1; 严重眼损伤/眼刺激:类别1; 危害水生环境-急性危害:类别3; 危害水生环境-长期危害:类别3
急性毒性数据(HSDB)	LD_{50}:4260 mg/kg (大鼠经口)
致癌分类	/
ToxCast 毒性数据	/
急性暴露水平(AEGL)	/
暴露途径	可通过吸入其蒸气、食入吸收到体内
靶器官	皮肤、眼睛
中毒症状	吸入:灼烧感,咳嗽,气促,呼吸困难,咽喉疼痛。症状可能推迟显现。 皮肤:发红,疼痛,水疱,皮肤烧伤。 眼睛:发红,疼痛,严重深度烧伤,视力丧失。 食入:胃痉挛,灼烧感,休克或虚脱。

（续）

健康危害与毒理信息	
职业接触限值	／

防 护 与 急 救	
接触控制/个体防护	工程控制：禁止明火。高于77℃时，密闭系统，通风。 接触控制：避免一切接触。 呼吸系统防护：适当的呼吸防护。 身体防护：防护服。 手部防护：防护手套。 眼睛防护：面罩，或眼睛防护结合呼吸防护。 其他防护：工作时不得进食、饮水或吸烟
急救措施	火灾应急：干粉，雾状水，抗溶性泡沫，二氧化碳。 接触应急：一切情况均向医生咨询。 吸入应急：新鲜空气，休息，半直立体位。必要时进行人工呼吸，给予医疗护理。 皮肤应急：先用大量水冲洗，然后脱去污染的衣服，再次冲洗，给予医疗护理。 眼睛应急：先用大量水冲洗几分钟（如可能易行，摘除隐形眼镜），然后就医。 食入应急：漱口，不要催吐，给予医疗护理

483. N－异丙基苯胺（N－Isopropylaniline）

基 本 信 息	
原化学品目录	N－异丙基苯胺
化学物质	N－异丙基苯胺
别名	N－苯基异丙胺；N－（1－甲基乙基）苯胺
英文名	N－Isopropylaniline；N－Phenylisopropylamine；N－（1－Methylethyl）benzenamine
CAS号	768－52－5
化学式	$C_6H_5NHCH(CH_3)_2$
分子量	135.2
成分/组成信息	N－异丙基苯胺

物 化 性 质	
理化特性	外观与性状：黄色液体 密度：$(0.9 \pm 0.1)g/cm^3$ 沸点：203~204℃ 熔点：－32℃ 闪点：87.8℃ 蒸汽压：$(0.3 \pm 0.4)mmHg$（25℃） 相对密度：0.913（25℃） 溶解性：微溶于水
禁配物	／

健康危害与毒理信息	
危险有害概述	健康危险性：①吸入危险性：20℃时蒸发可相当慢地达到空气中有害浓度。②反复或长期接触的影响：可能引起皮肤过敏。轻微刺激眼睛、皮肤。可能对血液有影响，导致形成正铁血红蛋白。影响可能推迟显现，需要进行医学观察

健康危害与毒理信息	
GHS 危害分类	易燃液体：类别 4； 急性毒性 – 经口：类别 4； 急性毒性 – 经皮：类别 5； 急性毒性 – 吸入：类别 4； 严重损伤/刺激眼睛：类别 2B； 生殖毒性：类别 2； 特异性靶器官毒性 – 单次接触：类别 3 级（呼吸道刺激）； 特异性靶器官毒性 – 反复接触：类别 2 级（血液）
急性毒性数（HSDB）	LD_{50}：560 mg/kg（大鼠经口）； LC_{50}：218 ppm/4 h（大鼠吸入）； LD_{50}：3550 mg/kg（大鼠吸入）
致癌分类	/
ToxCast 毒性数据	/
急性暴露水平（AEGL）	/
暴露途径	可通过吸入其气溶胶、经皮肤和食入吸收到体内
靶器官	眼、血液、呼吸系统
中毒症状	嘴唇或指甲发青，皮肤发青，眩晕，头痛，呼吸困难，恶心，眼睛发红，疼痛
职业接触限值	阈限值：2 ppm、11 mg/m³（经皮）（时间加权平均值，美国政府工业卫生学家会议，2017 年）。 时间加权平均容许浓度：10 mg/m³（中国，2019 年）
防 护 与 急 救	
接触控制/个体防护	工程控制：严禁烟火。 呼吸系统防护：选用适当的呼吸器。 身体防护：穿戴清洁完好的防护服、足靴、头盔，以保护皮肤。 手部防护：戴防护手套。 眼睛防护：戴防化镜和面罩以保护眼睛
急救措施	吸入应急：将受害者移到新鲜空气处，呼吸停止，施行呼吸复苏术；心跳停止施行心肺复苏术；就医。 皮肤应急：用大量肥皂、水冲洗污染处，就医。 眼睛应急：用大量水冲洗至少 15 min。 食入应急：若感不适，呼叫解毒中心、医生。漱口

484. 异稻瘟净（Iprobenfos）

基 本 信 息	
原化学品目录	异稻瘟净
化学物质	异稻瘟净
别名	O，O – 二异丙基 – S – 苄基硫化磷酸酯；克打净 P
英文名	Iprobenfos；Kitazin P
CAS 号	26087 – 47 – 8
化学式	$C_{13}H_{21}O_3PS$

基 本 信 息	
分子量	288.34
成分/组成信息	异稻瘟净

物 化 性 质	
理化特性	外观与形状：纯品为无色固体或液体，工业品为淡黄色，有臭味 沸点：126 ℃ 熔点：22.5～23.8 ℃ 密度：1.103 g/cm³ 饱和蒸气压：0.005（kPa；126 ℃） 水中溶解度：不溶于水，易溶于多数有机溶剂
禁配物	强氧化剂、碱类

健康危害与毒理信息	
危险有害概述	物理危险性：遇明火、高热可燃。 化学危险性：受热分解，释放磷、硫的氧化物等毒性气体。与强氧化剂接触可发生化学反应。 健康危险性：可导致急慢性中毒，急性中毒多在 12 h 内发病，误服者可立即发病
GHS 危害分类	急性毒性-经口：类别4； 急性毒性-吸入（粉尘和雾气）：类别2； 严重眼损伤/眼刺激：类别2B； 皮肤过敏性：类别1； 危害水生环境-急性危害：类别1； 危害水生环境-长期危害：类别1
急性毒性数据（HSDB）	LD_{50}：366 mg/kg（大鼠经口）
致癌分类	/
ToxCast 毒性数据	/
急性暴露水平（AEGL）	/
暴露途径	可通过皮肤吸收，吸入气溶胶和食入吸收到体内
靶器官	中枢神经系统、呼吸系统、眼、皮肤
中毒症状	轻度中毒：头痛、头昏、恶心、呕吐、多汗、无力，胸闷、视力模糊等。 中度中毒：呼吸困难、肌肉震颤、瞳孔收缩，精神恍惚，步态不稳，大汗，流涎，腹痛，腹泻。严重者出现昏迷，口吐白沫，大小便失禁，惊厥，呼吸麻痹
职业接触限值	时间加权平均容许浓度：2 mg/m³，短时间接触容许浓度：5 mg/m³（中国，2019 年）

防 护 与 急 救	
接触控制/个体防护	工程控制：密闭，局部排风。使用防爆型的通风系统和设备。操作尽可能机械化、自动化。提供安全淋浴和洗眼设备。 呼吸系统防护：生产操作时，佩戴自吸过滤式防毒面具（半面罩）；紧急事态抢救和撤离时，应佩戴空气呼吸器。 身体防护：聚乙烯防毒服。 手部防护：戴氯丁橡胶手套。 眼睛防护：戴化学安全防护眼镜。 其他防护：工作时不得进食、饮水或吸烟。工作完毕，彻底清洗。工作服不准带至非工作场所。单独存放被毒物污染的衣服，洗后备用。注意个人清洁卫生

（续）

防 护 与 急 救	
急救措施	吸入应急：迅速脱离现场至空气新鲜处，保持呼吸道通畅。如呼吸困难，给输氧。如呼吸停止，立即进行人工呼吸。就医。 皮肤应急：立即脱去污染的衣着，用肥皂水及流动清水彻底冲洗污染的皮肤、头发、指甲等。就医。 眼睛应急：提起眼睑，用流动清水或生理盐水冲洗。就医。 食入应急：漱口，饮足量温水，催吐。用清水或2%~5%碳酸氢钠溶液洗洗胃。就医

485. 异佛尔酮 [1，1，3 - 三甲基环己烯酮（Isophorone）]

基 本 信 息	
原化学品目录	3，5，5 - 三甲基 - 2 - 环己烯 - 1 - 酮（异佛尔酮）
化学物质	异佛尔酮；1，1，3 - 三甲基环己烯酮
别名	1，1，3 - 三甲基 - 3 - 环己烯 - 5 - 酮；3，5，5 - 三甲基环己 - 2 - 烯酮；异乙酰佛尔酮
英文名	ISOPHORONE；1，1，3 - TRIMETHYL - 3 - CYCLOHEXENE - 5 - ONE；3，5，5 - TRIMETHYLCYCLOHEX - 2 - ENONE；ISOACETOPHORONE
CAS 号	78 - 59 - 1
化学式	$C_9H_{14}O$
分子量	138.2
成分/组成信息	异佛尔酮；1，1，3 - 三甲基环己烯酮
物 化 性 质	
理化特性	沸点：215 ℃ 熔点：- 8 ℃ 相对密度（水 =1）：0.92 水中溶解度：25 ℃时 1.2 g/100 mL 蒸汽压：20 ℃时 40 Pa 蒸汽相对密度（空气 =1）：4.8 闪点：84 ℃（闭杯） 自燃温度：460 ℃ 爆炸极限：空气中 0.8%~3.8%（体积） 辛醇、水分配系数的对数值：1.67
禁配物	强氧化剂、强酸、强碱
健康危害与毒理信息	
危险有害概述	化学危险性：与强氧化剂、强碱和胺类发生反应。 健康危险性：对眼睛、黏膜和皮肤有刺激作用。人接触后有烦躁感觉。沸点较高，在生产实际中未见严重中毒或慢性中毒报告。①吸入危险性：20 ℃时，蒸发相当慢地达到空气中有害污染浓度。②短期接触的影响：其蒸气刺激眼睛和呼吸道。可能对中枢神经系统有影响

（续）

健康危害与毒理信息	
GHS 危害分类	易燃液体：类别 4； 急性毒性－经口：类别 4； 急性毒性－经皮：类别 4； 急性毒性－吸入：类别 5（粉尘和烟雾）； 皮肤腐蚀/刺激：类别 3； 严重眼损伤/眼刺激：类别 2； 致癌性：类别 2； 特异性靶器官毒性－单次接触：类别 3（呼吸道刺激，麻醉效应） 急性水生毒性：类别 3
急性毒性数据（HSDB）	LC_{50}：7000 mg/m^3，4 h（大鼠吸入）； LD_{50}：1000~3450 mg/kg（大鼠经口）
致癌分类	类别 A3（美国政府工业卫生学家会议，2017 年）。 类别 3B（德国，2016 年）
ToxCast 毒性数据	AC_{50}（AR）= Inactive；AC_{50}（AhR）= Inactive；AC_{50}（ESR）= Inactive；AC_{50}（p53）= Inactive
急性暴露水平（AEGL）	/
暴露途径	可通过吸入，经皮肤和食入吸收到体内
靶器官	呼吸道、中枢神经系统、眼、皮肤
中毒症状	吸入：灼烧感，咽喉痛，咳嗽，头晕，头痛，恶心，气促。 眼睛：发红，疼痛，视力模糊。 食入：腹部疼痛，症状另见吸入
职业接触限值	阈限值：5 ppm（上限值）（美国政府工业卫生学家会议，2017 年）。 最高容许浓度：2 ppm，11 mg/m^3（德国，2016 年）。 最高容许浓度：30 mg/m^3（中国，2019 年）
防 护 与 急 救	
接触控制/个体防护	工程控制：密闭操作，注意通风。 呼吸系统防护：可能接触其蒸气时，应该佩戴防毒口罩。紧急事态抢救或逃生时，建议佩戴防毒面具。 眼睛防护：戴化学安全防护眼镜。 身体防护：穿相应的防护服。 手部防护：戴防化学品手套
急救措施	火灾应急：灭火剂：雾状水、抗溶性泡沫、二氧化碳、干粉。 吸入应急：脱离现场至空气新鲜处。呼吸困难时给输氧。呼吸停止时，立即进行人工呼吸。就医。 皮肤应急：用肥皂水及清水彻底冲洗。就医。 眼睛应急：立即提起眼睑，用大量流动清水或生理盐水彻底冲洗至少 15 min。就医。 食入应急：饮足量温水，催吐。洗胃。就医

486. 异佛尔酮二异氰酸酯 （Isophorone diisocyanate）

基 本 信 息	
原化学品目录	异佛尔酮二异氰酸酯
化学物质	异佛尔酮二异氰酸酯
别名	异佛尔酮二异氰酸酯；3-异酸甲基-3，5，5-三甲基环己基异氰酸酯；异氰酸亚甲基（3，5，5-三甲基-3，1-环亚己基）酯；IPDI
英文名	ISOPHORONE DIISOCYANATE；3-ISOCYANATOMETHYL-3，5，5-TRIMETHYLCY-CLOHEXYL ISOCYANATE；ISOCYANIC ACID，METHYLENE（3，5，5-TRIMETHYL-3，1-CYCLOHEXYLENE）ESTER；IPDI
CAS 号	4098-71-9
化学式	$C_{12}H_{18}N_2O_2/(CH_3)_2C_6H_7(CH_3)(N=C=O)CH_2N=C=O$
分子量	222.3
成分/组成信息	异佛尔酮二异氰酸酯

物 化 性 质	
理化特性	沸点：在 1.33 kPa 时 158 ℃，310 ℃时分解 熔点：-60 ℃ 相对密度（水=1）：1.06 水中溶解度：15 mg/L，反应 蒸汽压：20 ℃时 0.04 Pa 蒸汽、空气混合物的相对密度（20 ℃，空气=1）：1 闪点：155 ℃（闭杯） 自燃温度：430 ℃ 爆炸极限：空气中 0.7%～4.5%（体积） 辛醇、水分配系数的对数值：4.75（计算值）
禁配物	强氧化剂、碱类、醇类、胺类、水

健康危害与毒理信息	
危险有害概述	化学危险性：在加热和强碱及金属化合物的作用下，可能发生聚合。燃烧时分解，生成含有氰化氢和氮氧化物的有毒和腐蚀性烟雾。与酸类、醇类、胺类、碱类、酰胺、苯酚和硫醇类发生激烈反应，有中毒、着火和爆炸的危险。侵蚀塑料和橡胶。 健康危险性：吸入、摄入或经皮肤吸收后对身体有害。蒸气或烟雾对眼睛、黏膜和上呼吸道有强烈刺激作用。①吸入危险性：20 ℃喷洒时，蒸发相当快地达到空气中有害污染浓度。②短期接触的影响：腐蚀皮肤和严重刺激眼睛。气溶胶刺激呼吸道。③长期或反复接触的影响：反复或长期接触可能引起皮肤过敏、哮喘。 环境危险性：可能对环境有危害，应对水生生物给予特别关注
GHS 危害分类	急性毒性-吸入：类别 1（粉尘和烟雾）； 急性毒性-经皮：类别 4； 急性毒性-经口：类别 4； 皮肤腐蚀/刺激：类别 1A～1C； 严重眼损伤/眼刺激：类别 2A； 皮肤致敏性：类别 1； 呼吸致敏性：类别 1； 特定靶器官毒性-单次接触：类别 1（呼吸系统）； 特定靶器官毒性-反复接触：类别 1（呼吸系统）； 急性水生毒性：类别 3； 慢性水生毒性：类别 3

健康危害与毒理信息	
急性毒性数据（HSDB）	LD_{50}：＞1000 mg/kg（大鼠经口）
致癌分类	/
ToxCast 毒性数据	AC_{50}（AR）= Inactive；AC_{50}（AhR）= Inactive；AC_{50}（ESR）= Inactive；AC_{50}（p53）= Inactive
急性暴露水平（AEGL）	/
暴露途径	可通过吸入其气溶胶、经皮和食入吸收到体内
靶器官	呼吸系统、皮肤、眼睛
中毒症状	吸入：咳嗽，咽喉痛，灼烧感。 皮肤：发红，疼痛，严重的皮肤烧伤。 眼睛：发红，疼痛。 食入：咽喉疼痛，灼烧感，腹部疼痛
职业接触限值	阈限值：0.005 ppm（时间加权平均值）（美国政府工业卫生学家会议，2017 年）。 时间加权平均容许浓度：0.05 mg/m³，短时间接触容许浓度：0.1 mg/m³（中国，2019 年）

防 护 与 急 救	
接触控制/个体防护	工程控制：密闭操作，局部排风。 呼吸系统防护：作业工人佩戴防毒口罩。紧急事态抢救或逃生时，应该佩戴自给式呼吸器。 眼睛防护：作业工人佩戴防毒口罩。紧急事态抢救或逃生时，应该佩戴自给式呼吸器。 身体防护：穿相应的防护服。 手部防护：戴防化学品手套
急救措施	火灾应急：二氧化碳、干粉。 吸入应急：脱离现场至空气新鲜处。呼吸困难时给输氧。呼吸停止时，立即进行人工呼吸。就医。 皮肤应急：用肥皂水及清水彻底冲洗。就医。 眼睛应急：拉开眼睑，用流动清水冲洗 15 min。就医。 食入应急：误服者，饮适量温水，催吐。就医

487. 异氰酸六亚甲基酯（Hexamethylene diisocyanate）

基 本 信 息	
原化学品目录	六亚甲基二异氰酸酯（HDI）（1，6-己二异氰酸酯）
化学物质	异氰酸六亚甲基酯
别名	六亚甲基二异氰酸酯；1，6-六亚甲基二异氰酸酯；1，6-二异氰酸己酯
英文名	HEXAMETHYLENE DIISOCYANATE；HDI； 1，6-HEXAMETHYLENE DIISOCYANATE； 1，6-DIISOCYANATOHEXANE
CAS 号	822-06-0
化学式	$C_8H_{12}N_2O_2$/OCN-$(CH_2)_6$-NCO
分子量	168.2
成分/组成信息	六甲撑二异氰酸酯；异氰酸六亚甲基酯

（续）

物　化　性　质	
理化特性	沸点：255 ℃ 熔点：－67 ℃ 相对密度（水＝1）：1.05 水中溶解度：反应 蒸汽压：25 ℃时7 kPa 蒸汽相对密度（空气＝1）：5.8 蒸汽、空气混合物的相对密度（20 ℃，空气＝1）：1 闪点：140 ℃（开杯） 自燃温度：454 ℃ 爆炸极限：空气中0.9%～9.5%（体积） 辛醇、水分配系数的对数值：1.08
禁配物	水、醇类、强碱、胺类、酸类、强氧化剂
健康危害与毒理信息	
危险有害概述	化学危险性：加热超过93 ℃时，发生聚合。燃烧时，生成氮氧化物和氰化氢有毒和腐蚀性烟雾。与酸、醇类、胺类、碱和氧化剂激烈反应，有着火和爆炸危险。与水接触时，生成胺和聚脲。侵蚀铜。 健康危险性：对人的呼吸道、眼睛和黏膜及皮肤有强烈的刺激作用。有催泪作用。重者可引起化学性肺炎、肺水肿。有致敏作用。①吸入危险性：20 ℃时，蒸发很缓慢地达到空气中有害污染浓度，但喷洒或扩散时快得多。②短期接触的影响：刺激眼睛、皮肤和呼吸道。远高于职业接触限值接触时，可能导致呼吸系统过敏。③长期或反复接触的影响：反复或长期接触可能引起皮肤过敏、哮喘
GHS危害分类	急性毒性－经口：类别4； 急性毒性－经皮：类别3； 急性毒性－吸入：类别1（粉尘和烟雾）； 皮肤腐蚀/刺激：类别1； 严重眼损伤/眼刺激：类别1； 皮肤致敏性：类别1； 呼吸致敏性：类别1； 特定靶器官毒性－单次接触：类别1（呼吸系统）； 特定靶器官毒性－反复接触：类别1（呼吸系统）
急性毒性数据（HSDB）	LC_{50}：310 mg/m³（45 ppm），4 h（大鼠吸入）（雄）； LD_{50}：738 mg/kg（大鼠经口）； LD_{50}：593 mg/kg（兔子经皮）
致癌分类	/
ToxCast毒性数据	AC_{50}（AR）＝Inactive；AC_{50}（AhR）＝Inactive；AC_{50}（ESR）＝Inactive；AC_{50}（p53）＝Inactive
急性暴露水平（AEGL）	/
暴露途径	可通过吸入其气溶胶、食入和经皮肤吸收进体内
靶器官	呼吸系统、皮肤、眼睛
中毒症状	吸入：烧灼感，咳嗽，呼吸困难，呼吸短促，咽喉疼痛。 皮肤：可能被吸收，发红，皮肤烧伤，水疱。 眼睛：发红，疼痛，眼睑肿胀
职业接触限值	阈限值：0.005 ppm（时间加权平均值）（美国政府工业卫生学家会议，2017 年）。 时间加权平均容许浓度：0.03 mg/m³（中国，2019 年）

防 护 与 急 救	
接触控制/个体防护	工程控制：严加密闭，提供充分的局部排风和全面排风。尽可能采用隔离式操作。 呼吸系统防护：可能接触其蒸气时，必须佩戴防毒面具。紧急事态抢救或撤离时，建议佩戴正压自给式呼吸器。 眼睛防护：戴化学安全防护眼镜。 身体防护：穿聚乙烯薄膜防毒服。 手部防护：戴防化学品手套
急救措施	火灾应急：二氧化碳、干粉、砂土。 吸入应急：脱离现场至空气新鲜处。呼吸困难时给输氧。呼吸停止时，立即进行人工呼吸。就医。 皮肤应急：脱去污染的衣着，立即用流动清水彻底冲洗。 眼睛应急：立即提起眼睑，用大量流动清水彻底冲洗。 食入应急：误服者立即漱口，给饮牛奶或蛋清。就医

488. 铟（Indium）

基 本 信 息	
原化学品目录	铟及其化合物
化学物质	铟
别名	/
英文名	INDIUM
CAS 号	7440 – 74 – 6
化学式	In
分子量	114.82
成分/组成信息	铟

物 化 性 质	
理化特性	外观与性状：银白色金属或黑色粉末 沸点：2000 ℃ 熔点：156.6 ℃ 密度：7.3 g/cm^3 水中溶解度：不溶
禁配物	强氧化剂、强酸

健康危害与毒理信息	
危险有害概述	物理危险性：以粉末或颗粒形状与空气混合，可能发生粉尘爆炸。 化学危险性：与强酸、强氧化剂和硫发生反应，有着火和爆炸的危险。 健康危险性：①吸入危险性：20 ℃时蒸发可忽略不计，但可较快地达到空气中颗粒物有害浓度。②短期接触的影响：刺激眼睛和呼吸道。③长期或反复接触的影响：可能对肾有影响，导致肾损伤
GHS 危害分类	急性毒性 – 经口：类别 5； 特异性靶器官毒性 – 反复接触：类别 1（肺、骨骼系统、胃肠道）
急性毒性数据（HSDB）	/
致癌分类	/

健康危害与毒理信息	
ToxCast 毒性数据	$AC_{50}(AR)$ = Inactive；$AC_{50}(AhR)$ = Inactive；$AC_{50}(ESR)$ = Inactive；$AC_{50}(p53)$ = Inactive
急性暴露水平（AEGL）	/
暴露途径	可通过吸入其气溶胶和经食入吸收到体内
靶器官	肺、骨骼系统、胃肠道
中毒症状	吸入：咳嗽，气促，咽喉痛。 眼睛：发红，疼痛。 食入：恶心，呕吐
职业接触限值	阈限值：0.1 mg/m³（时间加权平均值）（美国政府工业卫生学家会议，2017 年）。 时间加权平均容许浓度：0.1 mg/m³，短时间接触容许浓度：0.3 mg/m³（中国，2019 年）
防 护 与 急 救	
接触控制/个体防护	工程控制：如为粉末，禁止明火、禁止火花和禁止吸烟。防止粉尘沉积、密闭系统。采用粉尘爆炸型电气设备和照明。局部排气通风。 接触控制：防止粉尘扩散。 呼吸系统防护：适当的呼吸防护。 手部防护：防护手套。 眼睛防护：护目镜，如为粉末，眼睛防护结合呼吸防护。 其他防护：工作时不得进食、饮水或吸烟。进食前洗手
急救措施	火灾应急：周围环境着火时，允许使用各种灭火剂。 吸入应急：新鲜空气，休息，给予医疗护理。 皮肤应急：脱去污染的衣服。冲洗，然后用水和肥皂清洗皮肤。 眼睛应急：先用大量水冲洗几分钟（如可能易行，摘除隐形眼镜），然后就医。 食入应急：漱口

489. 茚（Indene）

基 本 信 息	
原化学品目录	茚
化学物质	茚
别名	/
英文名	INDENE
CAS 号	95－13－6
化学式	C_9H_8
分子量	116.16
成分/组成信息	避免与氧化物、光接触
物 化 性 质	
理化特性	外观：淡黄色至橙色液体 初沸点和沸程：182.6 ℃ 溶解性：不溶于水 熔点/凝固点：－1.5 ℃ 相对密度（水＝1）：1 闪点：48.89 ℃（闭杯）
禁配物	/

健康危害与毒理信息	
危险有害概述	物理危险性：易燃液体和蒸气 健康危险性：吞咽并进入呼吸道可能致命
GHS 危害分类	易燃液体：类别 3； 皮肤腐蚀/刺激：类别 2A； 严重眼损伤/眼刺激：类别 2B； 皮肤致敏性：类别 1； 特定靶器官毒性 – 单次接触：类别 1（肝脏、肾脏、脾脏），类别 3（呼吸道刺激）； 特定靶器官毒性 – 反复接触：类别 1（肝脏、肾脏）
急性毒性数据（HSDB）	/
致癌分类	类别 A4（美国政府工业卫生学家会议，2017 年）
ToxCast 毒性数据	$AC_{50}(AR)$ = Inactive；$AC_{50}(AhR)$ = 19.82；$AC_{50}(ESR)$ = 49.98；$AC_{50}(p53)$ = Inactive
急性暴露水平（AEGL）	/
暴露途径	可通过经皮或食入吸收到体内
靶器官	肝脏、肾脏、脾脏、呼吸道、皮肤、眼
中毒症状	/
职业接触限值	阈限值：5 ppm（时间加权平均值）（美国工业卫生学家会议，2017 年）。 时间加权平均容许浓度：50 mg/m³（中国，2019 年）
防 护 与 急 救	
接触控制/个体防护	工程控制：远离热源、火花、明火、热表面。禁止吸烟。保持容器密闭。容器和接收设备接地/等势联接。使用防爆的电气、通风、照明等设备。只能使用不产生火花的工具。采取防止静电放电的措施。 身体防护：戴防护面具。 手部防护：戴防护手套。 眼睛防护：戴防护眼罩
急救措施	食入应急：不得诱导呕吐。如误吞咽，立即呼叫中毒急救中心或医生。 皮肤应急：如皮肤（或头发）沾染，立即去除/脱掉所有沾染的衣服。用水清洗皮肤/淋浴

490. 铀（Uranium）

基 本 信 息	
原化学品目录	铀及其化合物
化学物质	铀
别名	/
英文名	URANIUM
CAS 号	7440 – 61 – 1
化学式	U
分子量	238.03
成分/组成信息	铀

（续）

物 化 性 质	
理化特性	外观与性状：外表似铁，呈银灰色，纯铀则发亮，色浅，质软，但在空气中很快变暗 熔点：1132.3 ℃ 沸点：3818 ℃ 相对密度（水 =1）：19.05（24.6 ℃） 溶解性：不溶于水，不溶于碱，溶于盐酸、硫酸、硝酸
禁配物	强氧化剂、强酸、强碱、空气、水

健 康 危 害 与 毒 理 信 息	
危险有害概述	化学危险性：即使在二氧化碳、氮气、氟、碘中，也能剧烈反应而燃烧。 健康危险性：铀及其化合物对人体的影响有放射性危害和化学性中毒两种类型。①短时间接触影响：最特异的改变是肾脏的急性中毒性损害。严重病例可发生尿毒症并伴有中毒性实质性肝炎，可致死。②长期或反复接触影响：主要影响肾脏和肝脏，可有肝、肾功能改变
GHS 危害分类	自燃固体：类别 1； 急性毒性 – 经口：类别 2； 急性毒性 – 吸入：类别 2； 生殖毒性：类别 1； 特异性靶器官毒性 – 单次接触：类别 1（肾脏）； 特异性靶器官毒性 – 反复接触：类别 1（肾脏）； 危害水生环境 – 长期危害：类别 4
急性毒性数据（HSDB）	/
致癌分类	类别 2（德国，2016 年）。 类别 A1（美国政府工业卫生学家会议，2017 年）
ToxCast 毒性数据	/
急性暴露水平（AEGL）	AEGL1 – 10 min = 0.5 ppm；AEGL1 – 8 h = 0.5 ppm；AEGL2 – 10 min = 2.8 ppm；AEGL2 – 8 h = 0.71 ppm；AEGL3 – 10 min = 50 ppm；AEGL3 – 8 h = 7.1 ppm
暴露途径	可经皮肤和食入吸收到体内
靶器官	肾脏、肝脏
中毒症状	/
职业接触限值	阈限值：0.2 mg/m³（时间加权平均值），0.6 mg/m³（短期接触限值）（美国政府工业卫生学家会议，2017 年）

防 护 与 急 救	
接触控制/个体防护	工程控制：严加密封，防辐射。尽可能机械化、自动化。 眼睛防护：戴防辐射面罩。 身体防护：穿抗辐射防护服。 手部防护：戴抗辐射手套。 其他防护：实行就业前和定期的体检
急救措施	皮肤应急：脱去污染的衣着，用肥皂水和流动清水彻底冲洗。就医。 眼睛应急：立即翻开上下眼睑，用流动清水或生理盐水冲洗。就医。 吸入应急：迅速脱离现场至空气新鲜处，保持呼吸道通畅。呼吸困难时，给输氧。呼吸停止时，立即进行人工呼吸。送放射病专科医院或门诊就医。 食入应急：给饮足量温水，催吐，送放射病专科医院或门诊就医

491. 正丁基硫醇（n–Butyl mercaptan）

基 本 信 息	
原化学品目录	正丁基硫醇
化学物质	正丁基硫醇
别名	1–丁基硫醇；丁硫醇；硫代丁基硫醇
英文名	n–BUTYL MERCAPTAN；1–BUTANETHIOL；BUTYL MERCAPTAN；THIOBUTYL ALCOHOL
CAS 号	109–79–5
化学式	$C_4H_{10}S/CH_3(CH_2)_3SH$
分子量	90.2
成分/组成信息	正丁基硫醇

物 化 性 质	
理化特性	外观与性状：无色至黄色液体，有特殊气味 沸点：98 ℃ 熔点：–116 ℃ 相对密度（水=1）：0.83 水中溶解度：0.06 g/100 mL 蒸汽压：20 ℃时 4.0 kPa 蒸汽相对密度（空气=1）：3.1 蒸汽、空气混合物的相对密度（20 ℃，空气=1）：1.2 闪点：2 ℃（闭杯） 自燃温度：低于 225 ℃ 爆炸极限：空气中 1.4% ~10.2%（体积） 辛醇、水分配系数的对数值：2.28
禁配物	碱、强氧化剂、碱金属

健康危害与毒理信息	
危险有害概述	物理危险性：蒸气比空气重，可能沿地面流动，可能造成远处着火。 化学危险性：加热时，分解生成硫氧化物有毒烟雾。与酸类、碱类和强氧化剂发生反应。 健康危险性：①吸入危险性：20 ℃时蒸发，迅速地达到空气中有害浓度。②短期接触的影响：刺激眼睛、皮肤和呼吸道。可能对甲状腺有影响。远高于职业接触限值接触可能对神经系统有影响，造成意识降低。 环境危险性：对水生生物是有毒的
GHS 危害分类	易燃液体：类别 2； 急性毒性–经口：类别 4； 急性毒性–吸入：类别 4（蒸气）； 严重眼损伤/眼刺激：类别 2B； 生殖毒性：类别 2； 特异性靶器官毒性–单次接触：类别 2（血液），类别 3（呼吸道刺激、麻醉作用）
急性毒性数据（HSDB）	LD_{50}：1500 mg/kg（大鼠经口）
致癌分类	/
ToxCast 毒性数据	AC_{50}(AR) = Inactive；AC_{50}(AhR) = Inactive；AC_{50}(ESR) = Inactive；AC_{50}(p53) = Inactive

健康危害与毒理信息	
急性暴露水平（AEGL）	AEGL1 – 10 min = NR；AEGL1 – 8 h = NR；AEGL2 – 10 min = 4.7 ppm；AEGL2 – 8 h = 1.2 ppm；AEGL3 – 10 min = 14 ppm；AEGL3 – 8 h = 3.5 ppm
暴露途径	可通过吸入、食入吸收到体内
靶器官	血液、呼吸道、中枢神经系统、眼
中毒症状	吸入：虚弱，意识模糊，咳嗽，头晕，嗜睡，头痛，恶心，呕吐，气促。 皮肤：发红，疼痛。 眼睛：发红，疼痛。 食入：症状同吸入
职业接触限值	阈限值：0.5 ppm（时间加权平均值）（美国政府工业卫生学家会议，2017 年）； 时间加权平均容许浓度：2 mg/m³（中国，2019 年）
防 护 与 急 救	
接触控制/个体防护	工程控制：禁止明火、禁止火花和禁止吸烟。密闭系统、通风、防爆型电气设备和照明。不要使用压缩空气灌装、卸料或转运。 接触控制：严格作业环境管理。 呼吸系统防护：适当的呼吸防护。 手部防护：防护手套。 眼睛防护：护目镜，或眼睛防护结合呼吸防护。 其他防护：工作时不得进食、饮水或吸烟
急救措施	火灾应急：抗溶性泡沫，干粉，二氧化碳。 爆炸应急：着火时，喷雾状水保持料桶等冷却。 吸入应急：新鲜空气，休息，必要时进行人工呼吸，给予医疗护理。 皮肤应急：脱去污染的衣服，用大量水冲洗皮肤或淋浴，给予医疗护理。 眼睛应急：先用大量水冲洗几分钟（如可能易行，摘除隐形眼镜），然后就医。 食入应急：漱口，给予医疗护理

492. 正丁基缩水甘油醚（N – butyl glycidyl ether）

基 本 信 息	
原化学品目录	正丁基缩水甘油醚
化学物质	正丁基缩水甘油醚
别名	缩水甘油丁醚；1 – 丁氧基 – 2，3 – 环氧丙烷；2，3 – 环氧丙基醚；（丁氧甲基）环氧乙烷
英文名	n – BUTYL GLYCIDYL ETHER；BGE；1 – BUTOXY – 2，3 – EPOXYPROPANE；2，3 – EPOXYPROPYL ETHER；（BUTOXYMETHYL）OXIRANE
CAS 号	2426 – 08 – 6
化学式	$C_7H_{14}O_2$
分子量	130.2

（续）

基　本　信　息	
成分/组成信息	正丁基缩水甘油醚

物　化　性　质	
理化特性	外观与性状：无色液体，有特殊气味 沸点：164 ℃ 相对密度（水 = 1）：0.91 水中溶解度：20 ℃时 2 g/100 mL 蒸汽压：25 ℃时 0.43 kPa 蒸汽相对密度（空气 = 1）：3.78 蒸汽、空气混合物的相对密度（20 ℃，空气 = 1）：1.01 闪点：54 ℃（闭杯） 辛醇、水分配系数的对数值：0.63
禁配物	/

健康危害与毒理信息	
危险有害概述	化学危险性：可能生成爆炸性过氧化物。与强氧化剂、酸、碱和胺类发生反应。 健康危险性：①吸入危险性：20 ℃时，蒸发相当快地达到空气中有害污染浓度。②短期接触的影响：刺激眼睛、皮肤和呼吸道。③长期或反复接触的影响：反复或长期接触可能引起皮肤过敏，可能引起人类胚细胞可继承的遗传损伤
GHS 危害分类	易燃液体：类别 1； 急性毒性 – 经口：类别 4； 急性毒性 – 经皮：类别 3； 急性毒性 – 吸入：类别 4（蒸气）； 皮肤腐蚀/刺激：类别 2； 严重眼损伤/眼刺激：类别 2A ~ 2B； 皮肤致敏性：类别 1； 生殖细胞致突变性：类别 2； 致癌性：类别 2； 特异性靶器官毒性 – 单次接触：类别 1（呼吸道刺激）； 特异性靶器官毒性 – 反复接触：类别 2（呼吸系统）
急性毒性数（HSDB）	LC_{50}：> 670 ppm/8 h（大鼠吸入）
致癌分类	/
ToxCast 毒性数据	AC_{50}（AR）= Inactive；AC_{50}（AhR）= Inactive；AC_{50}（ESR）= 63.07；AC_{50}（p53）= Inactive
急性暴露水平（AEGL）	/
暴露途径	可通过吸入其气溶胶和经食入吸收到体内
靶器官	眼、皮肤、呼吸系统
中毒症状	吸入：咳嗽，咽喉痛。 皮肤：发红，疼痛。 眼睛：发红，疼痛
职业接触限值	阈限值：3 ppm（时间加权平均值）（经皮）（美国政府工业卫生学家会议，2017 年）。 时间加权平均容许浓度：60 mg/m³（中国，2019 年）

防 护 与 急 救	
接触控制/个体防护	工程控制：禁止明火，禁止火花和禁止吸烟。54 ℃以上时密闭系统，通风和防爆型电气设备。 接触控制：避免一切接触。 呼吸系统防护：适当的呼吸防护。 身体防护：防护服。 手部防护：防护手套。 眼睛防护：护目镜或眼睛防护结合呼吸防护。 其他防护：工作时，不得进食、饮水或吸烟
急救措施	火灾应急：干粉，雾状水，泡沫，二氧化碳。 爆炸应急：着火时，喷雾状水保持料桶等冷却。 吸入应急：新鲜空气，休息。 皮肤应急：脱去污染的衣服。冲洗，然后用水和肥皂清洗皮肤。 眼睛应急：先用大量水冲洗几分钟（如可能易行，摘除隐形眼镜），然后就医。 食入应急：漱口

493. 正庚烷（Heptane）

基 本 信 息	
原化学品目录	正庚烷
化学物质	正庚烷
别名	/
英文名	n‒HEPTANE
CAS 号	142‒82‒5
化学式	$C_7H_{16}/CH_3(CH_2)_5CH_3$
分子量	100.2
成分/组成信息	正庚烷
物 化 性 质	
理化特性	沸点：98 ℃ 熔点：‒91 ℃ 相对密度（水=1）：0.68 水中溶解度：不溶 蒸汽压：20 ℃时4.6 kPa 蒸汽相对密度（空气=1）：3.46 闪点：‒4 ℃（闭杯） 自燃温度：285 ℃ 爆炸极限：空气中1.1%~6.7%（体积） 辛醇、水分配系数的对数值：4.66
禁配物	强氧化剂

（续）

	健康危害与毒理信息
危险有害概述	物理危险性：蒸气比空气重，可能沿地面流动，可能造成远处着火。如果在干燥状态，由于搅拌、空气输送和注入等能够产生静电。 化学危险性：与强氧化剂激烈反应。侵蚀许多塑料。 健康危险性：有麻醉作用和刺激性。急性中毒：吸入蒸气可引起眩晕、恶心、厌食、欣快感和步态蹒跚，甚至出现意识丧失和木僵状态。对皮肤有轻度刺激性。慢性影响：长期接触可引起神经衰弱综合征。少数人有轻度中性白细胞减少，消化不良。①吸入危险性：20 ℃时蒸发相当慢地达到空气中有害污染浓度。②短期接触的影响：刺激眼睛和皮肤。蒸气刺激眼睛、皮肤和呼吸道。如果吞咽液体吸入肺中，可能引起化学性肺炎。可能对中枢神经系统有影响。③长期或反复接触的影响：液体使皮肤脱脂，可能对肝有影响，导致功能损害
GHS 危害分类	易燃液体：类别 2； 皮肤腐蚀/刺激：类别 2； 严重眼损伤/眼刺激：类别 2B； 特异性靶器官毒性 - 单次接触：类别 3（呼吸道刺激、麻醉效果）； 特异性靶器官毒性 - 重复接触：类别 2（肝脏）； 呛吸毒性：类别 1； 急性水生毒性：类别 1； 慢性水生毒性：类别 2
急性毒性数据（HSDB）	/
致癌分类	/
ToxCast 毒性数据	$AC_{50}(AR) = 44.81$；$AC_{50}(AhR) = Inactive$；$AC_{50}(ESR) = Inactive$；$AC_{50}(p53) = Inactive$
急性暴露水平（AEGL）	/
暴露途径	可能通过吸入其蒸气和食入吸收到体内
靶器官	呼吸道、肝脏、神经系统
中毒症状	吸入：迟钝，头痛。 皮肤：皮肤干燥。 眼睛：发红，头痛。 食入：胃痉挛，灼烧感，恶心，呕吐
职业接触限值	阈限值：400 ppm（时间加权平均值），500 ppm（短期接触限值）（美国政府工业卫生学家会议，2017 年）。 职业接触限值：500 ppm，2085 mg/m³（时间加权平均值）（欧盟，2000 年）。 时间加权平均容许浓度：500 mg/m³，短时间接触容许浓度：1000 mg/m³（中国，2019 年）
	防 护 与 急 救
接触控制/个体防护	工程控制：生产过程密闭，全面通风。提供安全淋浴和洗眼设备。 呼吸系统防护：一般不需要特殊防护，高浓度接触时可佩戴自吸过滤式防毒面具（半面罩）。 眼睛防护：必要时，戴安全防护眼镜。 身体防护：穿防静电工作服。 手部防护：戴橡胶耐油手套。 其他防护：工作现场严禁吸烟。避免长期反复接触

	防 护 与 急 救
急救措施	火灾应急：喷水冷却容器，可能的话将容器从火场移至空旷处。处在火场中的容器若已变色或从安全泄压装置中产生声音，必须马上撤离。灭火剂：泡沫、二氧化碳、干粉、砂土。用水灭火无效。 吸入应急：迅速脱离现场至空气新鲜处，保持呼吸道通畅。如呼吸困难，给输氧。如呼吸停止，立即进行人工呼吸。就医。 皮肤应急：脱去污染的衣着，用肥皂水和清水彻底冲洗皮肤。 眼睛应急：提起眼睑，用流动清水或生理盐水冲洗。就医。 食入应急：饮足量温水，催吐。就医

494. 正己烷（n - Hexane）

	基 本 信 息
原化学品目录	正己烷
化学物质	正己烷
别名	正己酰基氢化物；己基氢化物
英文名	n - HEXANE；n - CAPROYL HYDRIDE；HEXYL HYDRIDE
CAS 号	110 - 54 - 3
化学式	C_6H_{14}
分子量	86.2
成分/组成信息	正己烷

	物 化 性 质
理化特性	外观与性状：无色挥发性液体，有特殊气味 沸点：69 ℃ 熔点：- 95 ℃ 相对密度（水 =1）：0.7 水中溶解度：20 ℃时 0.0013 g/100 mL 蒸汽压：20 ℃时 17 kPa 蒸汽相对密度（空气 =1）：3.0 闪点：- 22 ℃（闭杯） 自燃温度：225 ℃ 爆炸极限：空气中 1.1% ~7.5%（体积） 辛醇、水分配系数的对数值：3.9
禁配物	强氧化剂

	健康危害与毒理信息
危险有害概述	物理危险性：蒸气比空气重，可能沿地面流动，可能造成远处着火。 化学危险性：与强氧化剂发生反应，有着火和爆炸危险。侵蚀某些塑料、橡胶和涂层。 健康危险性：①吸入危险性：20 ℃时，蒸发相当快地达到空气中有害污染浓度。②短期接触的影响：刺激皮肤。吞咽液体吸入肺中，可能引起化学性肺炎。接触高浓度能够造成意识降低。③长期或反复接触的影响：反复或长期与皮肤接触可能引起皮炎。可能对中枢神经系统，尤其是末梢神经系统有影响，导致多神经病。动物实验表明，可能对人类生殖造成毒性影响。 环境危险性：对水生生物是有毒的

（续）

健康危害与毒理信息	
GHS 危害分类	易燃液体：类别 2； 皮肤腐蚀/刺激：类别 2； 严重眼损伤/眼刺激：类别 2A； 生殖毒性：类别 2； 特异性靶器官毒性–单次接触：类别 3（麻醉效果、呼吸道过敏）； 特异性靶器官毒性–反复接触：类别 1（中枢神经系统、周围神经系统）； 呛吸毒性：类别 1； 危害水生环境–急性危害：类别 2
急性毒性数据（HSDB）	LC_{50}：48000 ppm/4 h（小鼠吸入）； LC_{50}：48000 ppm/<4 h（大鼠吸入）； LD_{50}：45 mL/kg（大鼠经口）； LD_{50}：3000 mg/kg bw（兔经皮）
致癌分类	/
ToxCast 毒性数据	/
急性暴露水平（AEGL）	AEGL1 – 10 min = NR；AEGL1 – 8 h = NR；AEGL2 – 10 min = 4000 ppm；AEGL2 – 8 h = 2900 ppm；AEGL3 – 10 min = 12000 ppm；AEGL3 – 8 h = 8600 ppm
暴露途径	可通过吸入其蒸气和经食入吸收到体内
靶器官	中枢神经系统、周围神经系统、呼吸系统、皮肤、眼
中毒症状	吸入：头晕，嗜睡，迟钝，头痛，恶心，虚弱，神志不清。 皮肤：皮肤干燥，发红，疼痛。 眼睛：发红，疼痛。 食入：腹部疼痛。症状另见吸入
职业接触限值	阈限值：50 ppm，176 mg/m³（时间加权平均值）(经皮)（美国政府工业卫生学家会议，2017 年）。 时间加权平均容许浓度：100 mg/m³，短时间接触容许浓度：180 mg/m³（中国，2019年）。 时间加权平均容许浓度：50 ppm，180 mg/m³（德国，2016 年）
防 护 与 急 救	
接触控制/个体防护	工程控制：禁止明火，禁止火花，禁止吸烟。密闭系统，通风，防爆型电气设备和照明。不要使用压缩空气灌装、卸料或转运。使用无火花手工工具。 呼吸系统防护：适当的呼吸防护。 手部防护：防护手套。 眼睛防护：护目镜，面罩或眼睛防护结合呼吸防护。 其他防护：工作时不得进食、饮水或吸烟
急救措施	火灾应急：干粉、水成膜泡沫、泡沫、二氧化碳。 爆炸应急：着火时，喷雾状水保持料桶等冷却。 吸入应急：新鲜空气，休息，给予医疗护理。 皮肤应急：脱去污染的衣服，冲洗，然后用水和肥皂清洗皮肤，给予医疗护理。 眼睛应急：先用大量水冲洗几分钟（如可能易行，摘除隐形眼镜），然后就医。 食入应急：漱口，不要催吐，休息，给予医疗护理

495. 正戊醇（Amyl alcohol）

基 本 信 息	
原化学品目录	正戊醇
化学物质	正戊醇
别名	1-戊醇；正丁基甲醇；戊-1-醇
英文名	1-PENTANOL；n-AMYL ALCOHOL；n-BUTYL CARBINOL；n-PENTYL ALCO-HOL；PENTAN-1-OL
CAS 号	71-41-0
化学式	$C_5H_{12}O/CH_3(CH_2)_3CH_2OH$
分子量	88.2
成分/组成信息	正戊醇

物 化 性 质	
理化特性	外观与性状：无色液体，有特殊气味 沸点：138 ℃ 熔点：-79 ℃ 相对密度（水=1）：0.8 水中溶解度：20 ℃时 2.2 g/100 mL（适度溶解） 蒸汽压：20 ℃时 0.6 kPa 蒸汽相对密度（空气=1）：3 黏度：在 20 ℃时 5 mm²/s 闪点：43 ℃（闭杯） 自燃温度：320 ℃ 爆炸极限：空气中 1.2% ~10.5%（体积） 辛醇、水分配系数的对数值：1.51
禁配物	强酸、强氧化剂、酰基氯、酸酐

健康危害与毒理信息	
危险有害概述	化学危险性：与氧化剂发生激烈反应。 健康危险性：①吸入危险性：20 ℃时，蒸发相当快地达到空气中有害污染浓度。②短期接触的影响：刺激眼睛、皮肤和呼吸道。如果吞咽，可能引起呕吐，导致吸入性肺炎。可能对中枢神经系统有影响。高浓度接触时可能导致意识水平下降。③长期或反复接触的影响：反复或长期与皮肤接触可能引起皮炎
GHS 危害分类	易燃液体：类别3； 急性毒性-吸入：类别4 皮肤腐蚀/刺激：类别2； 严重眼损伤/眼刺激：类别2A； 生殖毒性：类别2； 特异性靶器官毒性-单次接触：类别2（中枢神经系统），类别3（呼吸道过敏）； 危害水生环境-急性危害：类别3
急性毒性数据（HSDB）	LD$_{50}$：2000 mg/kg（兔经皮）； LD$_{50}$：2200 mg/kg（大鼠经口）； LD$_{50}$：200 mg/kg（小鼠经口）

（续）

健康危害与毒理信息	
致癌分类	/
ToxCast 毒性数据	/
急性暴露水平（AEGL）	/
暴露途径	/
靶器官	中枢神经系统、呼吸系统、眼、皮肤
中毒症状	吸入：咳嗽，咽喉痛，头痛，恶心，头晕，嗜睡，神志不清。 皮肤：发红，疼痛。 眼睛：发红，疼痛，暂时视力丧失。 食入：腹部疼痛，咽喉和胸腔有灼烧感
职业接触限值	时间加权平均容许浓度：100 mg/m³（中国，2019 年）。 时间加权平均容许浓度：20 ppm，73 mg/m³（德国，2016 年）

防 护 与 急 救	
接触控制/个体防护	工程控制：禁止明火，禁止火花和禁止吸烟。高于 43 ℃，使用密闭系统、通风和防爆型电气设备。 接触控制：防止产生烟云。 呼吸系统防护：适当的呼吸防护。 手部防护：防护手套。 眼睛防护：安全护目镜，或眼睛防护结合呼吸防护。 其他防护：工作时不得进食、饮水或吸烟
急救措施	火灾应急：抗溶性泡沫，干粉，二氧化碳。 爆炸应急：着火时，喷雾状水保持料桶等冷却。 吸入应急：新鲜空气，休息。给予医疗护理。 皮肤应急：脱去污染的衣服，用大量水冲洗皮肤或淋浴。如果（皮肤吸收后）感觉不舒服，需就医。 眼睛应急：用大量水冲洗（如可能易行，摘除隐形眼镜）。给予医疗护理。 食入应急：漱口，不要催吐，立即给予医疗护理

496. 正乙酸丙酯（n – Propyl acetate）

基 本 信 息	
原化学品目录	乙酸丙酯
化学物质	正乙酸丙酯
别名	1 – 乙氧基丙烷；1 – 乙酸丙酯；乙酸正丙酯
英文名	n – PROPYL ACETATE；1 – ACETOXYPROPANE；1 – PROPYL ACETATE；ACETIC ACID n – PROPYL ESTER
CAS 号	109 – 60 – 4
化学式	$C_5H_{10}O_2$/$CH_3COOCH_2CH_2CH_3$
分子量	102.13
成分/组成信息	正乙酸丙酯

（续）

物 化 性 质	
理化特性	沸点：101.6 ℃ 熔点：−92 ℃ 相对密度（水 =1）：0.9 水中溶解度：适度溶解 蒸汽压：20 ℃时3.3 kPa 蒸汽相对密度（空气 =1）：3.5 黏度：32 闪点：14 ℃（闭杯） 自燃温度：450 ℃ 爆炸极限：空气中2% ~8%（体积） 辛醇、水分配系数的对数值：1.24（估算值）
禁配物	强氧化剂、酸类、碱类

健康危害与毒理信息	
危险有害概述	物理危险性：气体与空气充分混合，容易形成爆炸性混合物。 化学危险性：与强氧化剂、强碱、强酸和硝酸盐激烈反应，有着火和爆炸危险。侵蚀塑料。 健康危险性：对眼和上呼吸道黏膜有刺激作用。吸入高浓度时，感恶心、眼部灼热感、胸闷、疲乏无力，并可引起麻醉。①吸入危险性：20 ℃时蒸发可相当快达到有害空气污染浓度。②短期接触的影响：刺激眼睛和呼吸道。远超过职业接触限值接触时，可能导致意识降低。③长期或反复接触的影响：液体使皮肤脱脂
GHS 危害分类	易燃液体：类别2； 急性毒性 – 吸入：类别5（气体）； 急性毒性 – 吸入：类别4 严重眼损伤/眼刺激：类别2B； 特异性靶器官毒性 – 单次接触：类别1（中枢神经系统），类别2（肝脏），类别3（呼吸道刺激、麻醉效果）； 急性水生毒性：类别3
急性毒性数据（HSDB）	LD_{50}：9370 ~9800 mg/kg（大鼠经口）； LD_{50}：＞2000 mg/kg bw（兔子经皮）
致癌分类	/
ToxCast 毒性数据	AC_{50}（AR）= Inactive；AC_{50}（AhR）= Inactive；AC_{50}（ESR）= Inactive；AC_{50}（p53）= Inactive
急性暴露水平（AEGL）	/
暴露途径	可通过吸入其蒸气和食入吸收到体内
靶器官	中枢神经系统、肝脏、呼吸道、眼
中毒症状	吸入：咳嗽，咽喉痛。 皮肤：皮肤干燥。 眼睛：发红
职业接触限值	阈限值：200 ppm（时间加权平均值）；250 ppm（短期接触限值）（美国政府工业卫生学家会议，2017 年）。 时间加权平均容许浓度：100 ppm，420 mg/m³（德国，2016 年）。 时间加权平均容许浓度：200 mg/m³，短时间接触容许浓度：300 mg/m³（中国，2019 年）

（续）

防 护 与 急 救	
接触控制/个体防护	工程控制：生产过程密闭，全面通风。提供安全淋浴和洗眼设备。 呼吸系统防护：可能接触其蒸气时，应该佩戴自吸过滤式防毒面具（半面罩）。紧急事态抢救或撤离时，建议佩戴空气呼吸器。 身体防护：穿防静电工作服。 手部防护：戴橡胶耐油手套。 眼睛防护：戴化学安全防护眼镜。 其他防护：工作现场严禁吸烟。工作完毕，淋浴更衣。注意个人清洁卫生
急救措施	火灾应急：采用抗溶性泡沫、二氧化碳、干粉、砂土灭火。用水灭火无效，但可用水保持火场中容器冷却。 吸入应急：迅速脱离现场至空气新鲜处，保持呼吸道通畅。如呼吸困难，给输氧。如呼吸停止，立即进行人工呼吸。就医。 皮肤应急：脱去污染的衣着，用肥皂水和清水彻底冲洗皮肤。 眼睛应急：提起眼睑，用流动清水或生理盐水冲洗。就医。 食入应急：饮足量温水，催吐。就医

参 考 文 献

［1］中华人民共和国国家质量监督检验检疫总局，中国国家标准化管理委员会. GB 30000—2013 化学品分类和标签规范［S］. 北京：中国标准出版社，2014.

［2］EPA. Summary of the Toxic Substances Control Act［DB/OL］. https：//www. epa. gov/laws – regulations/summary – toxic – substances – control – act.

［3］Occupational Safety and Health Administration. Occupational Safety and Health Standards, Toxic and Hazardous Substances, Asbestos［DB/OL］. http：//www. osha. gov/pls/oshaweb/owadisp. show_document? p_table = STANDARDS&p_id = 9995.

［4］U. S. Government Printing Office. SUBCHAPTER II—ASBESTOSHAZARD EMERGENCY RESPONSE［DB/OL］. https：//www. gpo. gov/fdsys/pkg/USCODE – 2009 – title15/html/USCODE – 2009 – title15 – chap53 – subchapII. htm.

［5］全球化学品统一分类和标签制度（GHS）2017 版［DB/OL］. http：//www. unece. org/trans/danger/publi/ghs/ghs_rev07/07files_e. html#c61353.

［6］国际癌症研究机构（IARC）致癌物质等级分类（2018）. https：//monographs. iarc. fr/list – of – classifications – volumes/.

［7］eChemPortal. The Global Portal to Information on Chemical Substances［DB/OL］. https：//www. echemportal. org/echemportal/index. action.

［8］ECHA. Information on Chemicals［DB/OL］. https：//echa. europa. eu/information – on – chemicals.

［9］ICSC. International Chemical Safety Cards［DB/OL］. http：//www. ilo. org/dyn/icsc/showcard. home.

［10］TOXNET. Toxicology data network［DB/OL］. https：//toxnet. nlm. nih. gov/.

［11］NPG. NIOSH Pocket Guide to Chemical Hazards［DB/OL］. http：//www. cdc. gov/niosh/npg/.

［12］RTECS. Registry of Toxic Effects of Chemical Substances［DB/OL］. http：//ccinfoweb. ccohs. ca/rtecs/search. html.

［13］NJHSFS. New Jersey Hazardous Substance Fact Sheets［DB/OL］. http：//web. doh. state. nj. us/rtkhsfs/search. aspx.

［14］AEGLs. The Acute Exposure Guideline Levels program［DB/OL］. http：//www. epa. gov/oppt/aegl/pubs/priority. htm.

［15］Access Acute Exposure Guideline Levels（AEGLs）Values［DB/OL］. https：//www. epa. gov/aegl/access – acute – exposure – guideline – levels – aegls – values#chemicals.

［16］朱桐君，张春颖，陈醒言. 二巯丙磺钠对乙基硫代磺酸乙酯（抗菌剂 402）解毒机制研究［J］. 中国新药与临床杂志，1999，（04）：201 – 203.

［17］龚理征. 小儿 402 农药急性中毒 4 例［J］. 浙江医学，1994，（01）.

［18］郭立申. 小儿 402 农药中毒的临床分析［J］. 中国农村医学，1993，21（6）：20 – 1.

［19］黄群，陈健，丁正琪. 农药 401、402 急性中毒（附 6 例报道）. 中国农村医学，1992，20（1）：17 – 8.

［20］肖帮良，李琼英，彭琪毅，等. 三氟甲基次氟酸酯对大鼠肝脏酶组织化学改变研究［J］. 职业卫生与病伤，1988，（4）.

［21］王泽甫，康忠玉，张万友，等. 车间空气中三氟甲基次氟酸酯卫生标准研制［J］. 职业卫生与病伤，1997，12（1）：13 – 14.

［22］林潮，林宏亮，黄超群，等. 脲醛树脂对接触工人健康影响的调查［J］. 职业医学，1989，（3）.

［23］刘雪公. 二昇丙胺基氯乙烷引起的眼灼伤的报告［J］. 眼外伤与职业性眼病杂志，1983 – 04 – 02.